U0728185

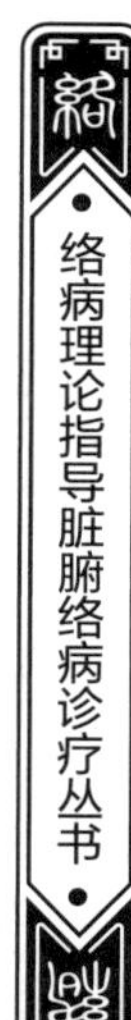
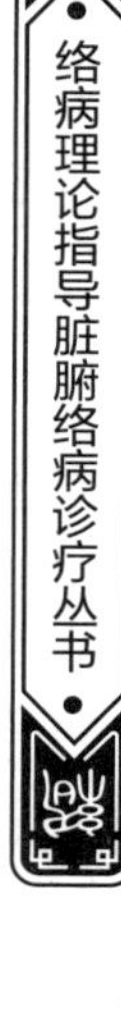

络病理论指导脏腑络病诊疗丛书

肺络病证治

贾振华◎主编

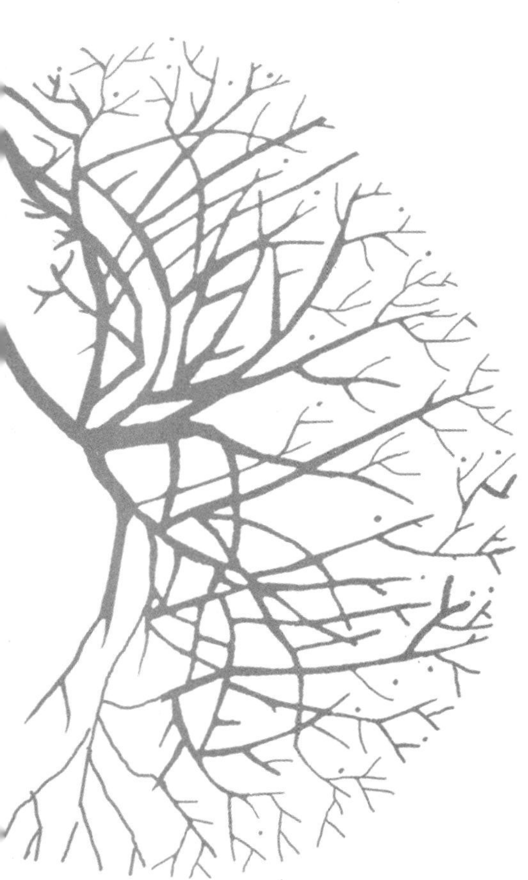

中国中医药出版社
·北　京·

图书在版编目（CIP）数据

肺络病证治 / 贾振华主编 . -- 北京 : 中国中医药出版社 , 2025. 7. --（络病理论指导脏腑络病诊疗丛书）.
ISBN 978-7-5132-9365-5

Ⅰ. R256.1

中国国家版本馆 CIP 数据核字第 2025TS9455 号

中国中医药出版社出版
北京经济技术开发区科创十三街 31 号院二区 8 号楼
邮政编码　100176
传真　010-64405721
河北品睿印刷有限公司印刷
各地新华书店经销

开本 787×1092　1/16　印张 52　字数 1108 千字
2025 年 7 月第 1 版　2025 年 7 月第 1 次印刷
书号　ISBN 978－7－5132－9365－5

定价　259.00 元
网址　www.cptcm.com

服务热线　010-64405510
购书热线　010-89535836
维权打假　010-64405753

微信服务号　zgzyycbs
微商城网址　https://kdt.im/LIdUGr
官方微博　http://e.weibo.com/cptcm
天猫旗舰店网址　https://zgzyycbs.tmall.com

如有印装质量问题请与本社出版部联系（010-64405510）

《肺络病证治》
编 委 会

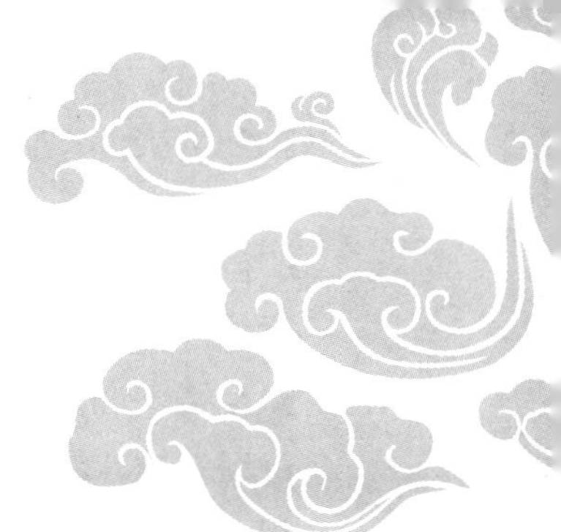

前言

络病理论是研究络病发生发展与辨证治疗规律的理论。络病即络脉发生的病变，它不是一个独立病种，而是广泛存在于内伤疑难杂病和外感重症中的病机状态及过程。肺络病证治运用中医络病理论研究肺脏生理功能及肺系疾病证治规律，系统构建络病证治，对提高上述难治性疾病的临床疗效具有重要价值。基于络病理论框架——三维立体网络系统，对于从经脉支横别出、逐层细分、遍布全身的络脉系统，分为布散于皮肤与体表黏膜的阳络与循行于脏腑区域的阴络。清代叶天士明确指出“阴络即脏腑隶下之络”，是脏腑结构与功能的有机组成部分，也是致病因素引起脏腑结构功能失常导致各种病变的关键因素。脏腑络病证治是络病理论体系的重要组成部分，也是络病学与藏象学说及脏腑辨证深化发展的研究方向。构建肺络病证治体系的重要价值应从络病理论与藏象学说及脏腑辨证发展的历史坐标和时代交叉点上去探寻。

藏象、经脉（络）、气血形成中医学术的体系核心，也是两千多年中医学最鲜明的学术特征。藏象是关于人体组织器官形态结构及生理病理表现的理论，气血是脏腑赖以维持生命活动的营养物质，经络是气血运行的通道并对五脏六腑、形体官窍及四肢百骸发挥络属作用，从而形成有机统一整体。藏象、经脉（络）、气血以五脏为中心，借助经脉及其分支络脉的分布络属关联，与腑、志、液、体、窍、时共同建立起特定关系的藏象学说体系，其早在两千多年前成书的中医学奠基之作《黄帝内经》中已初步建立。络脉既是经络系统的重要组成部分，又在藏象学说的构建中发挥着不可替代的作用。没有逐层细分、网状分布、遍布全身的络脉系统，就不可能实现经络“内属于脏腑，外络于肢节”的功能；没有络脉系统对气血的面性敷布弥散作用，仅靠经脉系统的线性输布，就不可能实现气血对脏腑组织、形体官窍及四肢百骸的温煦濡养作用，以五脏为中心把人体脏腑组织、形体官窍及四肢百骸整合为一体的藏象学说体系自然也失去了重要的组织结构支撑。

正因为经络学说在构建以五脏为中心的藏象学说中发挥着不可替代的作用，所以经络学说的逐步完善必然持续推动藏象学说的深入发展。《黄帝内经》成书之前的早期经脉学文献《足臂十一脉灸经》和《阴阳十一脉灸经》中，“脉”是早期经络循行的概念，“脉”与“脉”之间没有相互衔接的联系，各脉只有主干没有分支，也无内行线、外行线之区别，尚未形成“脉”与脏腑特定的络属关系。《黄帝内经》首次建立经络学说，提出“经脉”“经络”“络脉”等概念，建立了以十二经脉为主体，通过奇经八脉、经别、经筋、皮部，以及从经脉分出的十五络脉和孙络、浮络等形成表里相合、循环交接及联络脏腑、沟通百骸的网络系统，为建立以五脏为中心的藏象学说提供了前提与支撑，也为基于藏象学说探讨脏腑生理及发病、病机、辨证、治疗，推动脏腑辨证发展，提高临床各科疾病的辨证治疗水平奠定了基础，显示出络脉在藏象学说形成与建立过程中的重要作用。

东汉张仲景开脏腑辨证之先河，重视“经络”在脏腑疾病发生发展中的作用，提出“经络受邪，入脏腑，为内所因也”的脏腑感邪途径。针对内伤疑难杂病，基于脏腑辨证用药首创通络治疗特色用药，显著提高肝着、疟母、虚劳等多种难治性疾病的治疗水平，奠定了络病证治的临床基础。清代叶天士高度评价仲景通络治疗方药：“考仲景于劳伤血痹诸法，其通络方法，每取虫蚁迅速飞走诸灵，俾飞者升，走者降，血无凝著，气可宣通，与攻积除坚，徒入脏腑者有间。”其指出络病治疗和一般攻积除坚不同，强调了通络治疗在脏腑疾病中的独特临床价值。叶天士明确提出“久病入络”“久痛入络”说，发展络病治法用药用于癥积、痹证、中风、虚劳、痛证等内伤杂病，显著提高临床疗效；吸取络病传变规律，指导创建外感温热病卫气营血辨治体系，把络病发展成内伤疑难杂病和外感重症的病机概念。上述先贤的临床实践反映了络病证治与脏腑辨证相结合提高临床治疗水平的历史规律。由于中医学术发展史长期存在重经轻络现象，络病理论始终未形成体系，使络病证治对难治性疾病的临床指导作用及学术价值未充分彰显，叶天士针对“遍阅医药，未尝说及络病”的现状发出“医不知络脉治法，所谓愈究愈穷矣”的感慨，显示络病证治发展滞后制约了脏腑辨证深入发展及难治性疾病临床疗效进一步提高。

吴以岭院士自20世纪80年代初开始致力于络病证治研究，提出络病理论框架——三维立体网络系统，从时间、空间与功能的统一性研究络脉理论，系统研究络病发病、病机、辨证、治疗，首次形成系统络病理论，建立络病证治体系，创立络病学中医新学科。“中医络病诊疗方法”被列入国家级非物质文化遗产。吴以岭院士撰写了反映络病证治的《络病学》专著，反映学科分支气络学说的《气络论》与脉络学说的《脉络论》，这三部专著奠定了络病学科的理论基础。“络病学”在全国40余所高校开课。吴以岭院士还在中华中医药学会、中国中西医结合学会、世界中医药学会联合会发起成立了所属络病分会，推动建立30个省级络病专业委员会及100余个地市级络病专业委员会，吸引了众多致力于络病学术研究的多学科高层次专家。“中医络病学”被列为国家中医药管理局中医药重点学科，脉络学说构建及指导血管病变防治被列入2012—2022年新时代中医药标志性科技成果，“中医络病理论体系构建与创新转化”被列入中国工程院与大国工程。围绕络病理论创新及其转化应用取得的系列重大突破被称为中医络病研究史上的“第四座里程碑”。

相对于中医藏象学说及脏腑辨证在两千年发展过程中从建立到发展不断完善，络脉与络病理论历史上仅有春秋战国《黄帝内经》、东汉张仲景《伤寒杂病论》及清代叶天士三次里程碑式的发展，但每一次发展都对藏象学说及脏腑辨证的发展起了推动作用，并显著提高了难治性疾病的临床辨治水平。近40年，在吴以岭院士的带领下，络病研究取得“第四座里程碑”的突破式成果，为络病证治与脏腑辨证紧密结合、系统研究脏腑络病证治规律，提高难治性疾病的临床治疗水平提供了重要契机，也是中医药临床及科研工作者面临的现实而紧迫的重大课题。如同两千多年中医学术发展史上络病理论经历了三次里程碑式发展一样，基于当代医学发展系统构建络病证治指导脏腑辨证，深入研究脏腑络病证治规律是络病学学科深化发展的必然方向，也是推动藏象学说及脏腑辨证进一步发展完善的历史使命，这正是认识和把握作为脏腑络病证治重要组成部分的肺络病证治研究的重要价值和意义所在。

肺络是循行于肺的络脉，是肺脏结构与功能的有机组成部分，在维持肺脏生理功能中发挥着核心作用。肺络病证治是运用络病理论研究肺脏生理功能及肺络病证治规律的临床应用理论，肺络病证治研究范围涵盖肺络生理及肺络病发病、病机、辨证及治疗用药规律。循行于肺的络脉基于功能分为肺之气络和肺之血络，气络运行经气，血络运行血液，与作为“气息之路”的肺之气道密切配合，共同完成肺主气司呼吸、朝百脉，通过宣发肃降发挥通调水道及治理调节等重要生理功能。气络中运行的元气为呼吸之门，宗气根于元气，又下注气街充养元气，实现里气与里气之回旋。宗气积于胸中包举肺外，成为推动肺产生呼吸运动的直接动力。天之清气通过宗气的作用进入气道，与借助血（脉）络朝会而来的百脉之血相互交会，实现里气与外气的清浊交运；宗气贯心脉又分为营卫之气，营卫循脉而行，营行脉内，卫行脉外，借助肺气之宣肃作用向上向外布散于皮肤肌表阳络，向下向内循行于脏腑膜理阴络。清代周学海《读医随笔》指出：升降者，里气与里气相回旋之道也；出入者，里气与外气相交接之道也。肺之“气络－气道－血（脉）络”不仅共同完成肺的核心生理功能，而且在人体气的升降出入运动中也发挥着核心作用，成为维持脏腑间功能协调及内外环境稳定的重要调控机制。无论是新感六淫、温热之邪或疫疠之气袭阳络，新感病久传内、肺病日久迁延、他病日久及肺等久病伤及阴络，或是情志、饮食、起居、劳逸、环境毒素启络伤之机，水饮、痰浊、瘀血、内生毒素助络损病进，导致的肺络病变，均遵循肺之气络－气道－血（脉）络的传变规律，同时肺络病变过程中又有病机传变的连续性、病理损伤的交互性，导致病变状态的复杂性。

肺络病证治体系的构建遵循“历史文献挖掘－指导临床实践－形成创新理论－再指导临床－升华完善理论”的中医药学科发展规律，在呼吸系统重大疾病防治中取得突破，特别是在应对病毒类呼吸系统传染病中取得显著成效。2003年，严重急性呼吸综合征（SARS）暴发流行，我们团队首先提出该病属“肺疫”范畴，基于病程久暂是相对概念，挖掘“新病入络”的历史源流，提出外感温热病包括瘟疫“新感入络”说，根据《灵枢·百病始生》所载虚邪中人“络－经－络”传变规律，运用络脉空间位置分布探讨 SARS 由阳络传至经脉的病机特点及易于传入脏腑阴络的传变规律，确立了“积极干预”治疗策略。面对这一新发病毒引起的呼吸系统传染病，虽然没有既往的临床实践经验可参考，但中医药抗击疫病的两千年历史经验值得借鉴。我们团队系统梳理了秦汉至清末疫病相关文献涉及的 1500 余首方剂，基于数据挖掘分析历代疫病治疗用药规律，结合临床经验荟萃确立了中药连花清瘟组方。中国人民解放军军事科学院军事医学研究所体外研究证实连花清瘟能有效抑制 SARS 病毒，河北省特批其用于省内疫情防控。2004 年，连花清瘟通过国家药监部门绿色通道获批流行性感冒（简称流感）适应证，将抑制 SARS 病毒作用列入说明书。2009 年甲型 H1N1 流感暴发期间，随机、双盲、对照、多中心临床研究证实，连花清瘟促使病毒核酸转阴的效果与磷酸奥司他韦疗效相当，缓解流感样症状优于磷酸奥司他韦，日治疗费用仅为磷酸奥司他韦的 1/8；对疫区密切接触者预防用药显示，连花清瘟能显著降低流感样症状出现率。连花清瘟被列入多省市防控“甲流”储备用药，入选《科技日报》2009 年国际十大科技新闻，在抗击“甲流”中发挥了重大作用，获 2011 年国家科学技术进步奖二等奖。

新型冠状病毒感染期间，我们率先开展随机对照，开放、双盲，国际、国内多中心临床研究和前瞻性、回顾性队列研究，证实连花清瘟可降低密切接触者核酸阳性率，提高无症状感染者核酸转阴率，改善确诊轻型患者临床症状，降低确诊普通型患者转重率，提高临床治愈率，显示出防治结合临床优势。我们在国内外率先发表中医药抗击新型冠状病毒感染基础与临床研究文章，*Lancet*、*The New England Journal of Medicine*、*Nature reviews immunology*、*Signal Transduction and Targeted Therapy* 等国际权威期刊给予肯定性评价，产生了重大国际学术影响。连花清瘟作为首批获新型冠状病毒感染适应证的中成药，被列入国家疫情防控“三方三药”，用于确诊患者、无症状感染者、密接人群，被列入国家卫生健康委员会及各省市的 63 项诊疗方案、指南、共识，在 26 个国家和地区以药品注册销售，在国内外疫情防控中发挥了重大作用。这显著提升了中医药国际影响力，推动了中医药国际化进程。“肺疫病证治指导新冠病毒感染防治及应用”获 2024 年度世界中医药学会联合会中医药国际贡献奖——科技进步奖一等奖。

近 20 年在应对病毒类呼吸系统传染病的防控中，连花清瘟对 SARS、甲型 H1N1 流感及新型冠状病毒感染的异病同治作用为构建肺疫证治规律奠定了坚实基础。肺疫证治是肺络病证治体系的组成部分之一，是专门针对病毒类呼吸系统传染病传变及治疗规律的应用理论。肺疫证治吸取了《灵枢·百病始生》“络－经－络”与《素问·刺热》五脏热病中肺热病的传变规律，揭示了病毒类呼吸系统传染病的“气络－气道－血（脉）络”传变规律，突破了既往六经辨证与卫气营血、三焦辨证体系，明确疫毒、毒热早中期从气络到气道的关键驱动因素，为该阶段的积极干预提供了理论支撑。同时，连花清瘟体现的“文献挖掘＋大数据分析＋临床经验荟萃”组方思路，也为中医药应对新发突发呼吸系统传染病的先发应用优势提供了示范与借鉴。

指导外感咳嗽（急性气管－支气管炎）研制另一创新中药连花清咳片，基于外感咳嗽风热袭表、痰热壅肺、气道壅阻的病机特点，确立宣肺泄热、化痰止咳治法，以麻杏石甘汤与清金化痰汤为基础方化裁形成。随机双盲、安慰剂对照、多中心Ⅲ期临床试验显示，连花清咳片可改善急性气管－支气管炎咳嗽、咳痰症状。药效学研究显示，连花清咳片针对气道黏液高分泌，发挥减少痰液生成、降低痰液黏度、促进痰液排出的作用。气道黏液高分泌既是急性气管－支气管炎及慢性阻塞性肺疾病等急、慢性气道炎症疾病的重要病理特点，又是社区获得性肺炎迁延不愈的独立危险因素，是病情转重并迅速恶化的关键因素。新型冠状病毒感染肺部的病理解剖也显示出黏液高分泌和黏液栓形成的特点。连花清咳片有化痰止咳、改善气道壅阻作用，不仅有效治疗急性支气管炎，对肺炎、慢性阻塞性肺疾病急性发作等下呼吸道感染疾病也发挥着“异病同治”作用，而且对基于肺络病证治“气络－气道－血（脉）络”传变规律揭示下呼吸道感染性疾病共性病机特点，具有重要理论指导价值。

肺络病证治揭示了肺络病变“气络－气道－血（脉）络”传变规律，更为关键的是基于病机传变的连续性和病理损伤的交互性，提示了重视肺之血（脉）络在肺络病变中的重要作用。由于中医学术发展史上重经轻络、重经轻脉现象长期存在，历代虽有肺朝百脉之论，但也是为了配合肺主气司呼吸及辅助心主血脉功能。本书系统地提出了肺之血（脉）络病变的基本病机、证候类型及辨证论治方案，突破了历代重视肺主气司呼吸而忽视其主血（脉）络功能的理论与临床应用。如关于肺胀病，《素问·逆调论》提出“夫起居如故而息有音者，此肺之络脉逆也……络脉之病人也微……夫不得卧卧则喘者，是水气之客也”，指出“肺之络脉逆”[包括肺之血（脉）络]贯穿肺胀从轻到重的整个病变过程，但对血（脉）络在肺胀早中期的作用始终未深入阐明。研究前期基于中医血（脉）络与西医微血管（包括微循环）解剖形态学的同一性，证实了肺微血管内皮细胞损伤先于慢性阻塞性肺疾病发生并贯穿病变全程，是影响病变进程的关键病理环节。通络代表药物通心络胶囊通过保护心肌微血管的完整性发挥改善心肌梗死预后作用的证据链已建立，并且还能基于肺微血管保护发挥干预慢性阻塞性肺疾病的作用。以上研究不仅有助于开发基于肺微血管内皮细胞保护的有效新途径，突破当前以改善气道炎症为主的治疗现状，而且佐证了肺络病证治在呼吸慢病防治中的重要理论指导价值。

肺络病证治在构建过程中，充分利用现代科技，将宏观与微观、整体与局部、定性和定量相结合，致力于促进呼吸系统疾病研究领域整合医学的发展。肺之气络与神经、内分泌、免疫调节功能之间的相关性，肺之血（脉）络与微血管（特别是微循环）之间的相关性，有助于从气络－气道－血（脉）络关联互作关系，进一步整合解析肺脏生理及肺络病的病理机制。气络、气道、血（脉）络共同参与维持肺脏的生理功能及病理状态下的病机传变过程，提示我们应从神经、内分泌、免疫调控与血管及气道之间的复杂交互作用把握呼吸系统疾病的病理本质。哺乳动物体内的大多数组织和器官由上皮细胞、内皮细胞和成纤维细胞等结构细胞组成，这些结构细胞是器官特异性免疫反应的关键调节器，存在复杂的免疫基因活动和调节，并与造血免疫细胞之间发生广泛的相互作用。结构细胞的这种关键调节作用会在全身性病毒感染时触发，病毒感染后，宿主面临的挑战是减轻病原体负担，修复组织损伤以维持功能，这一过程包括呼吸系统结构细胞与免疫细胞的复杂交互作用，最终决定感染临床结局。同样在慢性阻塞性肺疾病、肺间质纤维化等呼吸系统重大慢病中，不同的病程阶段都伴随着结构细胞与免疫细胞之间的复杂交互作用，介导损伤与修复的病变过程，但目前的治疗方法和药物均未触及疾病的核心病理机制。肺络病“气络－气道－血（脉）络”传变规律，为呼吸道结构细胞与免疫细胞交互作用研究提供了中医原创思维，有助于揭示呼吸系统疾病的核心病理机制，寻求更有针对性的治疗措施和药物，提高呼吸系统传染性、感染性和重大慢病的防治水平。

本书分为三部分。理论篇为肺络病证治规律研究总论，明确了肺络、肺之气络、气道、血（脉）络概念；阐述了肺之气络、气道、血（脉）络在实现肺主气司呼吸、朝百脉，通过宣发肃降发挥通调水道及治理调节功能中的作用，指出了其在人体气机中发挥的核心作用；提出了新感袭阳络、久病及阴络，情志、饮食、起居、劳逸、环境毒素启络伤之机，水饮、痰浊、瘀血、内生毒素助络损病进的机制；阐述了肺之气络、气道、血络病变的基本病理变化；总结了 13 种肺络病的主要临床表现，提出了肺络病治疗原则及 10 种治法；建立肺络病辨证八纲，确立关于肺之气络、气道、血（脉）络病变基本病机的辨证论治方案；基于通络药物功能分类归纳肺络病常用药物，总结历代肺络病治疗的常用方剂，论述基于肺络病证治研制的创新中药。临床篇以西医学疾病为纲，肺络病证治为目，列举了 20 种常见呼吸系统疾病基于肺络病证治的辨证论治方案，以期抛砖引玉指导临床实践。药物篇着重介绍了肺络病证治指导呼吸系统疾病防治而研制的代表性药物及产品的理论组方依据、基础与临床研究，为肺络病证治指导临床促进转化应用提供了示范。以期本书能为关注肺络病证治及其临床运用的中西医科研、临床、教学人员，以及高等医学院校的学生提供参考。

值此书即将付梓之际，首先感谢导师吴以岭院士的辛勤培养。回首 20 余年前，我还是一名刚刚毕业走出校门的学生，有机会在导师身边工作学习，导师耳提面命、口授身传、孜孜不倦的教诲，促进了我的理论素养、临床功底和科研能力提升。特别是自 2003 年 SARS 暴发流行后的 20 余年里，我们团队围绕“新感入络”这一重大课题，开展肺疫与病毒类呼吸系统传染病防治的理论、基础与临床研究，为构建肺疫证治规律奠定了坚实基础，并由此扩展到呼吸系统感染性及重大慢病防治中，系统构建起肺络病证治体系。这本“虽迟也至”的著作是报答导师多年培养之恩的礼物。

感谢国家中医药管理局肺络病防治研究多学科交叉创新团队的各位成员，以及河北以岭医院、河北以岭医药研究院各位同仁的鼎力支持。希冀该书的出版作为星星之火，引燃脏腑络病证治规律研究而成燎原之势，不断推动络病学科深入发展。

贾振华

二〇二四年八月二十六日

目　录

理论篇

肺络病证治总论

绪　论

络病学是研究中医络病理论及其运用的临床学科，络病理论是研究络病发生发展与辨证治疗规律的应用理论。络病广泛存在于内伤疑难杂病和外感重症中，系统构建络病证治体系对提高上述难治性疾病的临床疗效具有重要的临床价值。基于中医络病理论研究的理论框架——三维立体网络系统，从经脉支横别出、逐层细分、遍布全身的络脉系统，分为皮肤与体表黏膜的阳络与循行体内布散脏腑区域的阴络，形成外（阳络）–中（经脉）–内（阴络）的空间分布规律。清代名医叶天士明确指出“阴络即脏腑隶下之络”，显然，阴络已成为脏腑结构与功能的有机组成部分。阴络在维持脏腑结构与功能中发挥着核心作用，也是引起脏腑结构与功能失常、导致各种病机变化的核心要素，更是恢复脏腑结构与功能正常稳态的干预靶标。脏腑络病证治是络病证治体系的重要有机组成部分，是推动络病证治体系深入发展的学科研究方向及必然需求。遵循中医药学科自身发展规律，深入研究脏腑络病证治，也是现代科技条件下传承精华、守正创新，进一步丰富发展中医藏象学说与脏腑辨证的历史使命。

肺络是循行于肺的络脉，成为肺脏结构与功能的有机组成部分，按功能分为肺之气络和肺之血（脉）络，与作为“气息之路”的气道协同配合，在维持肺脏生理功能中发挥着核心作用。肺络病证治是运用中医络病理论研究肺脏生理功能及肺系疾病证治规律的临床应用理论，肺络病证治研究范围涵盖肺络生理及肺络病发病、病机、辨证与治疗规律，包括肺络生理功能及其在肺脏功能中的核心作用、肺络病发病因素与主要病机变化及传变规律、肺络病主要临床表现与证候特征及辨证要点、肺络病治疗原则与主要治法及治疗方药。肺络病证治规律既是络病证治体系的重要内容，也与中医学肺藏象学说及肺脏腑辨证密切相关，因此构建肺络病证治体系的重要价值要从络病理论与藏象学说及脏腑辨证发展的历史坐标及时代交叉点上深入解析。

第一节　构建肺络病证治体系的历史使命

藏象、经脉（络）、气血形成了中医药学术理论体系的核心，成为具有两千多年发展历史的中医药学最鲜明的学术特征。藏象是关于人体内脏器官形态结构及生理病理表现的理论，气血是脏腑赖以维持生命活动的营养物质，经络是气血运行的通道并对五脏六腑、形体官窍及四肢百骸发挥络属作用，气血通过经络运行至脏腑，脏腑间，脏腑与形体官窍、四肢百骸通过经络联系形成统一的整体。藏象、经脉（络）、气血以五脏为中心，借助经脉及其分支络脉的分布络属关联，与腑、志、液、体、窍、时共同建立起特定联系的藏象学说体系，这早在两千多年前成书的第一部中医学理论奠基之作《黄帝内经》中已初步建立。气血通过经络系统输布渗灌至五脏六腑、形体官窍、四肢百骸，维持人体正常功能状态及内外环境的稳态平衡，形成中医藏象学说独具特色的“四时五脏阴阳”功能结构载体，对解释人体复杂的生命现象，分析疾病发展演变的核心病机变化，指导临床各科疾病辨证治疗具有重要的学术价值。遍布全身、广泛分布、发挥络属调节作用的经络系统在构建以五脏为中心的藏象学说功能结构载体中发挥着核心作用。气血以经络为通道输布运行至脏腑组织及形体官窍，发挥温煦濡养的重要生理功能，在“首尾相贯，如环无端”的线性纵向分布的经脉主干中无法完成，必须借助经络系统的中下层组织结构——络脉系统实现。络脉由经脉支横别出、逐层细分、表里循行、网状分布的结构特点，决定了气血行缓、面性弥散、末端连通、津血互换、双向流动、功能调节的运行特点，使在经脉中线性运行的气血得以在络脉特别是末端的孙络中弥散渗灌，发挥“气主煦之”“血主濡之”的重要生理功能，不仅实现气血对五脏六腑、形体官窍与四肢百骸的温煦濡养，而且成为构建以五脏为中心的藏象学说功能结构载体的枢纽核心作用。故《汉书·艺文志》曰“医经者，原人血脉、经落（络）、骨髓、阴阳、表里，以起百病之本，死生之分，而用度箴石汤火所施”，《灵枢·经脉》也言“经脉者，所以能决死生，处百病，调虚实，不可不通”，均对经脉（络）在认识人体生命现象及病理变化，指导临床辨证治疗方面的重要作用赋予了极高的地位。

回顾藏象、经脉（络）、气血三大理论体系的形成发展过程有助于深刻理解络脉系统的科学价值。正因为经络学说在构建以五脏为中心的藏象学说中发挥着不可替代的作用，试想如果没有经络系统的广泛沟通联系，脏腑器官在体内孤立存在不仅不能成为“四时五脏阴阳”的功能结构载体，连最基本的生命功能活动也不能实现。因此，一个内在的逻辑关系是经络学说必然先于藏象学说体系的形成而建立，而经络学说的逐步完善又必然持续推动藏象学说体系的不断发展。事实上，通常认为春秋战国（前770—前221）以前的漫长时期是中医学形成的萌芽阶段，到了春秋特别是战国至秦汉时期，中医药学逐步从经验向理论升华。1972—1974年长沙马王堆汉墓出土的《足臂十一脉灸经》和《阴阳十一脉灸经》为经络学说早期著作，也是《黄帝内经》成书之前的文献。全书虽未出现“经”“络”等文字，但所载“十一脉”反映了经络循行的路线，“脉”与“脉”之间没有相互衔接的联系，没有构成“脉”的全身循环系统，各“脉”只有主干没有分支，也无内行线、外行线之区别。虽然“脉”与脏腑没有形成特定的络属关系，但已经开始尝试建立二者之间的联系，如《足臂十一脉灸经》有手太阴脉“之（至）心”，足少阴脉“出肝”；《阴阳十一脉灸经》有（足）大（太）阴脉彼（被）胃，臂巨阴脉“入心中”，（足）少阴脉“系于肾”。迨至《黄帝内经》首次系统论述了经络学说，提出“经脉”“经络”“络脉”等概念，确立了经络系统的基本组成，包括十二经脉、奇经八脉，附属于十二经脉的十二经别、十二经筋、十二皮部，以及从经脉分出的络脉系统，包括十五络脉和支横别出、逐层细分的孙络、浮络等。《黄帝内经》突出了十二经脉的主要地位，建立了以十二经脉为主体，其他组成部分为辅的体表分布、表里相合、循环交接及联络脏腑、沟通百骸的网络系统。较之《足臂十一脉灸经》和《阴阳十一脉灸经》的早期经络循行路线，《黄帝内经》记载的经脉起止点延伸到指端，同时增加了表里经脉之间的相互衔接分支，使经络系统可以循环无端、依次灌注。更重要的是，我们首次提出并建立了体内经脉络属脏腑的循行路线，形成了经络与脏腑特定的络属关系，从而揭示气血通过经络敷布渗灌于脏腑，脏腑通过经络络属相互控制，脏腑与四肢百骸通过经络联系内外协调的机制，也为《黄帝内经》建立以五脏为中心的藏象学说体系提供了前提与支撑。在此基础上建立的藏象学说，基于脏腑生理探讨其发病、病机、辨证及治疗，推动了中医学脏腑辨证论治体系的发展，提高了临床各科多种疾病的辨证治疗水平。

络脉既是经络系统的重要组成部分，又发挥着不可替代的独特生理功能。没有络脉系统逐层细分、网状分布、遍布全身的空间分布，经络系统不可能实现“内属于腑脏，外络于肢节”（《灵枢·海论》）的广泛联系功能；没有络脉系统对气血的面性敷布弥散作用，仅靠经脉系统的线性输布，不可能实现气血对脏腑组织、形体官窍及四肢百骸发挥温煦濡养的重要生理功能，以五脏为中心把人体脏腑组织、形体官窍及四肢百骸整合为一体的藏象学说体系也失去了重要的组织结构支撑。因此，《黄帝内经》吸取《足臂十一脉灸经》和《阴阳十一脉灸经》等早期经络学专著建立的完整经络系统，除了十二经脉、奇经八脉及附属十二经脉的十二经别、经筋及皮部，还提出了十五络脉及孙络、浮络，初步构建了络脉系统，从而推动了以五脏为中心的藏象学说体系的建立。东汉张仲景在《黄帝内经》藏象学说的基础上，以脏腑的生理特点和病理特征为核心探讨疾病的发生发展规律，开脏腑辨证的临床证治之先河，成为后世脏腑辨证之圭臬。诚如《金匮要略·脏腑经络先后病脉证》所言“五脏病各有得者愈，五脏病各有所恶，各随其所不喜者为病”，由于脏腑功能不同，其病变表现及临床特征也各有区别，成为脏腑辨证的理论依据。同时，仲景重视经络在脏腑疾病发生和传变中的作用，提出致病途径“经络受邪，入脏腑，为内所因也”，指出病邪借助经络可传入脏腑而发病。张仲景针对内伤疑难杂病在脏腑辨证治疗用药基础上，首创通络治疗特色用药，把《黄帝内经》建立的络脉理论首次转化，应用于内伤疑难杂病的临床辨证论治，不仅显著提高了肝着、疟母、虚劳等多种难治性疾病的治疗水平，也奠定了络病证治的临床基础。迨至清代，名医叶天士对仲景通络治疗内伤疑难杂病给予了极高评价，将治疗肝着的旋覆花汤称为通络治疗的祖方，对仲景首创虫类通络极具赞赏，指出通络治疗之独特作用“考仲景于劳伤血痹诸法，其通络方法，每取虫蚁迅速飞走诸灵，俾飞者升，走者降，血无凝著，气可宣通。与攻积除坚，徒入脏腑者有间”，指出络病治疗和一般活血化瘀、攻积除坚之不同，从而突出强调了络病辨证及通络治疗在脏腑疾病中的独特临床价值。叶天士明确提出“久病入络”“久痛入络”说，记载络病表现，提出“络以辛为泄”“大凡络虚，通补最宜”的观点，创辛味通络、络虚通补，发展络病治法用药，把络病证治应用于癥积、痹证、中风、虚劳、痛证等内伤杂病，显著提高临床疗效。叶天士还基于“初为气结在经，久则血伤入络”的络病发病规律创建指导外感温热病治疗的卫气营血辨治体系，从而把络病发展成广泛存在于内伤疑难杂病和外感重症的病机概念。东汉张仲景和清代叶天士的临床实践提示，把络病证治与脏腑辨证相结合有助于提高难治性疾病临床治疗水平，开辟通络干预难治性疾病的有效新途径。

然而，由于中医学术发展史上长期存在重经轻络现象，也因为络脉本身庞大繁杂，古人受古代科技条件限制难以深入微观层面细致研究的原因，络脉理论与络病证治未受到充分重视和深入研究。两千多年前的《黄帝内经》已初步奠定络病理论基础，东汉张仲景首次将通络药物用于治疗内伤疑难杂病，奠定了络病理论的临床证治基础，清代叶天士创造性提出“久病入络”“久痛入络”，将其发展成中医学重要病机概念。虽然三次里程碑式发展推动了络病证治与脏腑辨证的初步结合，提高了内伤疑难杂病的辨证治疗水平，但仍难掩一个历史现状：在中医学两千多年的发展史上，络脉与络病理论始终未形成体系，正如清代喻嘉言《医门法律》言：“十二经脉，前贤论之详矣，而络脉则未之及，亦缺典也。”叶天士《临证指南医案》也说“遍阅医药，未尝说及络病”“医不知络脉治法，所谓愈究愈穷矣”。这一现状在叶天士身后200余年仍未得到根本改变，不仅络病证治对难治性疾病的临床指导作用及学术价值未充分彰显，络病证治体系的发展滞后也制约了脏腑辨证理论的深入发展。

吴以岭院士自20世纪80年代初开始致力于络病证治研究，提出络病研究的理论框架——“三维立体网络系统”，从时间、空间与功能的统一性研究络脉系统及络病发病、病机、辨证、治疗规律；提出“易滞易瘀”“易入难出”“易积成形”的病机特点；阐明络气郁滞、络脉瘀阻、络脉绌急、络脉瘀塞、络息成积、热毒滞络、络虚不荣、络脉损伤八大络病基本病机变化；创立“络病辨证八要”，提出“络以通为用”的治疗原则，总结古人通络用药经验，按功能重新分类通络药物，主持的国家中医药管理局课题——络病理论及其应用研究，专家鉴定认为：“在中医学术发展史上首次建立系统络病理论，初步建立‘络病证治’体系，为络病学学科建立奠定理论基础。”出版反映络病证治体系的《络病学》专著，后改编为教材在全国40余所高校开课；出版反映学科分支气络学说的《气络论》与脉络学说的《脉络论》，三部专著均获中华中医药学会学术著作一等奖，奠定了络病学科的理论基础，“中医络病诊疗方法”被列入国家级非物质文化遗产。他发起成立中华中医药学会、中国中西医结合学会、世界中医药学会联合会下属的络病分会，推动建立30个省级络病专业委员会及100余个地市级络病专业委员会，凝聚起致力于络病学术研究的多学科高层次专家团队；推动建立的中医络病学新学科被列为国家中医药管理局高水平中医药重点学科。脉络学说构建及指导血管病变防治被列入2012—2022年新时代中医药标志性科技成果，“新学说新学科形成”首位；“中医络病理论体系构建与创新转化”被收入《中国工程院与大国工程》。上述开创性工作被称为“中医络病研究史上的第四座里程碑”。

相对于中医学其他学术理论体系在两千年发展过程中从建立到发展不断完善，络脉与络病理论在历史上仅有春秋战国《黄帝内经》、东汉张仲景《伤寒杂病论》及清代叶天士三次里程碑式发展，但每一次发展都对中医藏象学说及脏腑辨证起到了重要的推动作用，也显著提高了难治性疾病的临床辨治水平。络脉与络病理论是摆在中医药临床及科研工作者面前现实而紧迫的重大课题。20世纪80年代以来，吴以岭院士在络病证治体系构建及络病学学科发展方面所做的重大突破性研究工作，为络病证治与脏腑辨证更加紧密结合，围绕脏腑络病证治体系的构建与深入研究，带动临床难治性疾病辨证论治体系的持续深化提供了重要契机。我们认为，如同中医学术发展史上经历了络病理论三次里程碑推动藏象学说与脏腑辨证发展一样，基于当代医学发展构建的络病证治体系与肺系疾病的临床辨证论治研究紧密结合，系统构建肺络病证治体系，既是进一步深入发展络病证治的学科研究方向，也是进一步完善肺藏象学说及临床证治体系的历史使命。

第二节　构建肺络病证治体系的现实需求

一、呼吸系统重大疾病防治的现实需求

呼吸系统疾病包括慢性非传染性疾病及急性传染性、感染性疾病。一方面由于环境污染加重、烟草持续流行、人口老龄化加剧及生活方式改变等因素，呼吸系统慢性非传染性疾病的患病率不断增加。以慢性阻塞性肺疾病、支气管哮喘、肺癌等为代表的慢性呼吸系统疾病呈现高发病率、高致残率、高病死率等特点。肺癌是我国发病率和死亡率最高的恶性肿瘤。慢性阻塞性肺疾病的发病率持续上升，患者数居高不下。2007年，中国工程院院士钟南山牵头对我国7个地区20245名成年人的调查结果显示，40岁及以上人群中，慢性阻塞性肺疾病的患病率高达8.2%。2018年，中国工程院院士王辰牵头的“中国成人肺部健康研究”调查结果显示，慢性阻塞性肺疾病在我国40岁及以上人群中的患病率急剧上升到13.7%，估算全国患者人数达1亿，提示我国慢性阻塞性肺疾病呈现持续高发态势，2017年其成为我国第3大伤残调整生命年的主要原因。另据世界卫生组织（WHO）的最新预测，随着发展中国家的吸烟率不断升高和发达国家人口老龄化加剧，慢性阻塞性肺疾病的患病率未来40年在全球范

围内将持续上升，预测至2060年死于慢性阻塞性肺疾病及相关疾病的患者人数超过540万，显示我国慢性阻塞性肺疾病的防控形势异常严峻。支气管哮喘的防控也面临相似的形势，据2012—2015年10省市进行的“中国肺健康研究”调查结果显示，20岁及以上人群的哮喘患病率为4.2%，按照2015年全国人口普查数据推算，20岁及以上人群中有4570万哮喘患者。基于北京、上海、广州的城市流行病学调查数据，10年间哮喘的发病率分别由0.48%、0.41%、0.99%上升至1.19%、1.14%、1.13%，推进哮喘的防治工作刻不容缓。另一方面，以流行性感冒、社区获得性肺炎、医院获得性肺炎为代表的急性呼吸系统感染性疾病对健康与生命的威胁有增无减，自发现已有百年历史的流感病毒每年可导致全球大量的发病、重症和死亡病例，造成严重的疾病负担。由于致病源耐药性日趋严重，医院获得性肺炎、社区获得性肺炎等肺部炎症疾病发病率迅速增加，是延长住院时间、增加住院费用、导致全因死亡率上升的主要因素。特别需要关注的是，进入21世纪以来，世界范围内相继暴发的新型病毒引起的呼吸系统公共卫生事件。包括2003年的SARS大流行，WHO报道的全球病死率为9.3%，远高于季节性流感；2009年甲型H1N1流感世界性大流行，为1968年以来的新型全球流感大流行，影响了全球所有国家和地区；2012年新型的冠状病毒引起的中东呼吸综合征累及25个国家，致死率近35%；2020—2022年暴发的新型冠状病毒感染引起全球229个国家和地区的7.76亿人感染，累计死亡707万例，被称为百年来全球最严重的传染病大流行，也是二战以来全球范围内最严重的社会危机。进入21世纪的前20年，全球至少暴发了4次新型病毒引起的呼吸系统公共卫生事件，平均5年暴发1次，这还不包括呈散发状态未造成区域或全球大流行的呼吸系统病毒感染事件。如此高暴发频率的呼吸系统公共卫生事件，对我国及全球范围内生命与健康、经济社会稳定与发展产生了重大影响。这也提示加强呼吸系统传染性、感染性及重大慢病的防控工作是我国中医、西医及中西医结合医药卫生工作者须直面的重大课题，亟须多学科交叉协作提高防治水平，降低医疗负担。

藏象学说是中医学认识脏腑生理病理、指导疾病防治、形成辨证论治特色诊疗模式的理论基础。中医学理论体系以脏腑、经脉（络）、气血为核心，以五脏为中心，通过经脉及其分支络脉的分布和络属关联，建立起独具特色的藏象学说。气血通过经脉系统输布渗灌至五脏六腑、形体官窍及四肢百骸，维持人体正常功能状态及内外环境的稳态平衡。肺藏象学说以肺脏为中心，与大肠构成脏腑表里关系，开窍于鼻、在液为涕、在体合皮毛、在志藏魄，与悲忧相关、与自然界秋气相通应；肺主气司呼吸，朝百脉，通过宣发肃降通调水道发挥治理调节作用。肺藏象学说初步建立便对临床相关疾病辨治发挥了指导作用，《黄帝内经》中已记载肺风、肺热、肺咳、肺痹、肺胀等病证，《素问·脏气法时论》提出肺病用药的补泻原则“肺欲收，急食酸以收之，用酸补之，辛泻之”“肺苦气上逆，急食苦以泄之”，基于顺其气为补，逆其性泻，以酸收之品收敛欲散之肺气为补，以辛苦之品降泄上逆之肺气为泻。《难经·五十六难》提出了肺积病名“肺之积，名曰息贲”，《难经·十四难》提出治损之法“损其肺者，益其气”，成为后世指导肺病辨证用药的圭臬，表明在两千多年前中医理论体系形成的早期阶段，已对呼吸系统感染性及非感染性疾病的辨治有了初步认识。东汉张仲景在《伤寒杂病论》中创立了外感伤寒“六经辨证”及内伤杂病“脏腑辨证”，《金匮要略》中设“肺痿肺痈咳嗽上气病脉证治”专篇论述相关肺系疾病的病因病机、证候特征、临床用药及转归预后，记载了治疗虚寒肺痿的甘草干姜汤、寒饮咳喘的射干麻黄汤、肺痈初期脓未成的葶苈大枣泻肺汤、后期脓已成的桔梗汤、肺胀饮甚于热的小青龙加石膏汤、热重饮轻的越婢加半夏汤等流传至今仍广泛应用于临床的经典名方。此外，张仲景还在“痰饮咳嗽病脉证并治”中提出肺气虚失于通调水道是痰饮形成的病机因素之一，“水气病脉证并治”中指出肺的通调、运化和气化功能失调是导致水湿停聚发为水肿的原因，拓宽了肺系疾病的临床证治范围。虽然《伤寒论》以六经传变指导外感伤寒辨证论治，但因肺外合皮毛，主一身之表，输布卫气至皮肤阳络发挥卫外抗邪作用，卫表为抵御外邪的第一道屏障，风寒之邪外袭肌表之太阳证多为肺卫表证，针对太阳中风表虚证的桂枝汤，针对太阳伤寒表实证的麻黄汤，以及在此基础上针对不同兼夹证候加减而形成的系列类方，如治疗太阳病表未解、下之微喘的桂枝加厚朴杏子汤，治疗外感风寒兼有里热的大青龙汤，治疗表邪未解、邪热壅肺之喘咳的麻杏石甘汤，也常用于与感染相关的肺系疾病治疗。《伤寒论》与《金匮要略》中“肺痿肺痈咳嗽上气病脉证治”等篇相参，进一步丰富了外感与内伤引起的肺系疾病、肺脏功能失调波及他脏所致疾病的证治规律，也体现出张仲景高超的临床辨证论治造诣。

东汉张仲景之后，随着临床实践的不断积累与发展，肺脏腑辨证论治所涉及的病种不断增多，唐代《备急千金要方》“肺脏方”记载 7 类病证及方剂，宋代《太平圣惠方》扩增到 13 种，《圣济总录》进一步增加到 17 种，并按肺之虚实寒热辨证指导“鼻病”及“咽喉病”的处方用药，扩展了肺系疾病的诊治范围。基于《黄帝内经》构建的肺藏象学说体系指导临床实践，不断有新说产生，进一步丰富了肺脏腑辨证论治体系。宋代《太平圣惠方》首提肺之“宣发”，清代叶天士首提肺之“肃降”；金元时期刘完素、朱丹溪提出化痰顺气的治咳法则；明代孙一奎、清代喻嘉言、近代张锡纯发扬“大气”学说，为从升举大气、燮理营卫入手治疗心肺疾病提供新思路；基于肺与大肠生理上相互为用、相辅相成的关系，宋代杨士瀛、清代叶天士通过清泄肺热，肃降肺气，调畅气机治疗肺气壅滞、腑气不通所致便秘，拓展了肺肠同治、下病上取的临床实践；明代汪昂提出“肺为水之上源”，张景岳提出“水之标在肺”，进一步发展了“开鬼门”（《素问·汤液醪醴论》）宣肺利水治疗水肿病的理论和临床实践运用。

包括伤寒、温病、温疫等外感温热病辨治体系的发展也与肺藏象学说密切相关。《素问·热论》提出的“今夫热病者，皆伤寒之类也”及《难经》“伤寒有五”奠定了广义伤寒之基础，以寒统温的学术影响持续至宋金元时期，形成“法不离伤寒，方不离仲景”的局面。经过宋金元时期医家如韩祗和抵制辛温解表的早期试探，庞安常、朱肱变辛温为辛凉的折中处理，刘完素、张子和开创辛凉解表法的颠覆创新，直至王履《医经溯洄集》明确提出“仲景专为即病之伤寒设，不兼为不即病之温暑设也”“温病不得混称伤寒”之论，外感温热病的辨证治疗从以寒统温的广义伤寒框架中挣脱出来，为后世明清时期温病（疫）学说的建立奠定了基础。明代吴又可撰首部中医疫病专著《温疫论》，提出疫病“杂气”病因学说，首次把疫病病因与六淫划清了界限，建立了“客邪贵乎早逐”的积极干预思想，基于肺与大肠相表里，通过通腑泻肺达到快速祛邪外出的目的，提出“下不厌早”“勿拘结粪”“因证数攻”等疫病治疗中极具创新性的学术观点，他重视下法喜用承气首重大黄，突破了伤寒六经辨证用药治疗疫病的历史局限。清代叶天士创立外感温热病卫气营血辨治体系，基于“温邪上受，首先犯肺，逆传心包，肺主气属卫”（《温热论》），明确了以肺为中心的顺逆传变规律。清代吴鞠通创三焦辨治体系，提出“凡病温者，始于上焦，在手太阴”（《温病条辨》），明确指出了温病先上焦（肺），再中焦最后传至下焦的传变规律。可见，肺藏象学说体系在指导明清时期温病（疫）学说的形成与发展过程中同样发挥了重大作用，卫气营血和三焦辨治体系均体现了肺在温病传变及辨证治疗中的核心地位，而肺与大肠相表里的脏腑相关关系，也为吴又可重视下法、善用大黄通腑泻肺达到早逐客邪的目的提供了理论依据。

综上可见，秦汉时期《黄帝内经》初步建立肺藏象学说体系，为指导临床辨证治疗奠定理论基础；东汉张仲景《伤寒杂病论》设肺系疾病专篇，详述主要肺系疾病的病因病机、证候特征及转归预后，创制治疗肺系疾病的经典名方，初步建立肺脏腑疾病辨证论治体系；其指导外感伤寒辨治的“六经辨证”中的“太阳证”多为肺卫表证，创制的麻黄汤、桂枝汤及其类方治疗风寒侵袭肺卫证在临床广泛应用，为诊治外感与内伤引起的肺系疾病奠定了临床证治基础；后世医家在临床实践中不断总结肺系疾病的证治规律加以发展，扩大了内伤引起的肺系疾病诊治病种，丰富了治法方药；外感温热病从“由寒统温”的广义伤寒向“脱却伤寒，辨治温病”转移，最终建立温病（疫）学说，肺藏象学说体系在这一过程中揭示外感温热病发病特点、传变规律及辨证用药中均发挥了重要的指导作用。上述过程反映了古人基于临床实践推动理论创新、再指导提高临床疗效的中医学内在发展规律，也启迪我们，对于当前呼吸系统重大传染性、感染性及慢病的威胁，亟须加强肺脏腑辨证理论的持续创新发展。这既是应对呼吸系统重大疾病的现实需求，也是中医藏象学说持续发展、不断更新的必然规律。借鉴明代为中医疫病防治作出重大贡献的著名医家吴又可所言“守古法不合今病，是以投剂不效”，新时代应对呼吸系统疾病同样需要吴又可敢于质疑、勇于创新的精神！

二、络病学科深入发展与脏腑辨证相结合的现实需求

络病广泛存在于内伤疑难杂病和外感重症中，广义上存在于内外妇儿临床各科疾病中。络病学的临床学科性质决定了络病学研究的主要目标是建立络病证治体系，指导提高临床各科难治性疾病的治疗水平。这就既要研究临床各科疾病发展到络病阶段的共性发病因素、病机特点、证候特征和辨证用药规律，又要认识到循行于不同脏腑区域的阴络作为脏腑结构与功能的有机组成部分，发病时体现出脏腑的差异化特点。发挥络病证治在临床各科难治性疾病中的指导作用须与具体脏腑辨证相结合，推动脏腑络病证治体系构建是络病学的临床学科特点所决定的。回顾络病理论的历史发展，东汉张仲景首次将《黄帝内经》络脉理论应用于临床，便是从通络药物入手，提高肝着、疟母、虚劳等临床难治性疾病的疗效。清代名医叶天士对络病理论的发展作出重要贡献，注重从临床实践中认识、观察、总结各种疾病中的络病表现，指导临床辨证用药。在《临证指南医案》中，叶天士记载了癥积、痹证、中风、虚劳、痛证等不同疾病中的络病表现，如动络、入络、中络、传络、袭络、乘络、流络、聚络、蒸络、灼络等，虽有一字之差，但却将脏腑寒热虚实不同状态下的络病发病差异化特征描绘得淋漓尽致。叶天士除提出“络以辛为络”“大凡络虚，通补最宜”的观点，除将辛味通络药、补通虚络药作为入络专长药物使用外，也主张络病治疗须结合脏腑、寒热、虚实、浅深，入络专长药与辨证用药相结合提高疗效。古代先贤关于络病理论的创新临床实践表明，络病证治体系的建立与不断发展，需要与临床各科脏腑疾病的辨证论治相结合，充分把握脏腑疾病发展到络病阶段的共性及差异化特征，才能不断丰富络病证治体系，提高临床各科难治性疾病的治疗水平。

络病理论在当代的创新发展也是先从临床应用取得突破的。吴以岭院士自 20 世纪 80 年代初开始致力于络病理论的创新研究，首先运用络病理论指导治疗心脑血管病取得重大进展，提出心脑血管病络气郁滞（虚滞）、脉络瘀阻、脉络绌急的病机特点，总结出“搜剔疏通”组方用药规律，把全蝎、蜈蚣、蝉蜕等搜风通络药用于冠心病治疗，研制的通心络胶囊，获得 2000 年国家科学技术进步奖二等奖；提出心律失常“络虚不荣”的病机新观点，总结出“温清补通”的组方用药规律，研制出国家专利新药参松养心胶囊，显示出“快慢兼治，整合调节”治疗心律失常的临床优势；总结出慢性心衰“气血水同治分消”的组方用药规律，研制的芪苈强心胶囊具有标本兼治慢性心衰的干预特色。络病理论指导糖尿病及其并发症、恶性肿瘤、神经类疑难病等的辨证治疗也取得了重大进展，不仅显著提高了临床疗效，也进一步加深了对络病的病机特点、证候特征及组方用药规律的认识，为系统构建络病证治奠定了坚实基础。这反映了络病学学科在建立与深入发展过程中，先从临床实践总结共性证治规律，再进一步指导临床实践的学科发展过程。络病学学科建立后，以络病理论为指导进一步深入研究脏腑络病的证治规律，提高临床各科疾病的治疗水平，成为学科下一

步的发展方向和研究重点，也需从临床各科代表性疾病的共性及差异化证治规律切入研究，由点到面取得突破。

肺络病证治体系的构建同样也是先从呼吸系统重大疾病防治研究取得突破开始，特别是在应对病毒类呼吸系统传染病防治研究中取得显著成效。2003 年 SARS 暴发，根据 SARS 以发热为主，具有明显传染性，可引起暴发流行，属“瘟疫”范畴，我们提出“肺疫”概念。根据《灵枢·百病始生》虚邪中人“络－经－络”的传变途径，首次运用络脉空间位置分布探讨瘟疫病邪由阳络传至经脉的病机特点及易于传入脏腑阴络的传变规律：患者早期短暂恶寒，疫毒侵袭六经皮部之阳络；旋即高热则因邪毒由阳络进入经脉，表现为卫气同病的病机特点；若不能及时阻止病程发展，则热毒由经脉内侵肺脏阴络，SARS 中后期可出现肺实变、呼吸窘迫导致呼吸衰竭而死亡，若积极治疗康复后也可出现肺间质纤维化，均属影响肺之阴络引起的病变。这突破了基于六经辨证与卫气营血辨证指导 SARS 中医治疗的现状。在此基础上提出“卫气同治，表里双解；先证用药，截断病势；整体调节，多靶治疗”的“积极干预”干预策略。虽然这一新发病毒引起的呼吸系统传染病没有既往的临床实践经验可供参考，但中医药抗击疫病的历史经验可供借鉴。据《中国疫病史鉴》记载，西汉至清末两千多年间发生过 300 余次大型疫病流行，平均每 6 年发生 1 次。系统梳理秦汉至清末疫病相关文献涉及的 1500 余首方剂，基于数据挖掘分析总结历代疫病治疗组方用药规律，结合临床经验荟萃确立了连花清瘟组方。全方以清代《温病条辨》辛凉清解代表方银翘散、东汉《伤寒杂病论》宣肺泄热代表方麻杏石甘汤为基础方卫气同治，表里双解，汲取明代吴又可治疫病用大黄经验，先证用药，截断病势，再结合肺疫病变特点，创新加入清肺化瘀护正气的红景天与芳香化湿护脾胃的藿香，全方具有“清热与辛温兼备、解毒与芳化并用、扶正与通腑同施”的组方特色，使清而不过凉，温而不助火，扶正不留邪，祛邪不伤正。中国人民解放军军事科学院军事医学研究院微生物流行病研究所体外研究发现，连花清瘟可有效抑制 SARS 病毒，河北省特批该药用于 SARS 疫情防控。由于 SARS 疫情迅速得到有效控制，2004 年连花清瘟通过国家药品监督管理部门绿色通道以流感适应证获批新药上市，抑制 SARS 病毒的作用已被列入说明书。

2009 年甲型 H1N1 流感暴发期间，连花清瘟治疗甲型 H1N1 流感随机、双盲、对照、多中心 244 例临床研究的结果证实，连花清瘟在病毒核酸转阴时间及流感总体症状缓解时间方面与磷酸奥司他韦疗效相当，并能明显降低疾病的严重程度和缩短咳嗽、喉咙痛、疲劳等症状持续时间，且日治疗费用仅为磷酸奥司他韦的 1/8。对疫区甲型 H1N1 流感密切接触者及周围人群 20553 人预防性应用连花清瘟，结果显示连花清瘟治疗组症状出现率 1.2%，其他药物组为 6.8%，未用药组为 8.8%，预防效果显著优于其他两组。2020—2022 年新型冠状病毒感染期间，我们率先开展随机对照，开放、双盲，国际、国内多中心临床研究和前瞻性、回顾性队列研究，证实连花清瘟能降低密切接触者核酸阳性率，提高无症状感染者核酸转阴率，改善确诊轻型患者临床症状，降低确诊普通型患者转重率，提高临床治愈率，显示出防治结合的临床优势。

在应对近20年病毒类呼吸系统传染病过程中，连花清瘟对SARS、甲型H1N1流感病毒及新型冠状病毒感染表现出的“异病同治”作用，为构建肺疫证治规律体系奠定了坚实基础。在阳络－经脉－阴络传变规律的基础上，基于肺之气络敷布卫气布散至肌表皮肤阳络的认识，提出疫毒袭肺遵循肺之“气络－气道－血（脉）络”传变规律：疫毒自口鼻而入先犯肺之气络，气络输布卫气至皮肤黏膜的阳络，卫外抗邪作用受损，临床可见发热、咽痛、乏力等症状，表现为疫毒袭肺、络气虚滞；疫毒袭肺迅速化热，毒热内生，炼液成痰，痰热阻滞、气道壅阻，可见持续高热、咳嗽咳痰、痰少质黏等表现，表明病变由气络发展至气道，表现为毒热内生、气道壅阻。该阶段的高炎症状态造成细支气管或肺泡弥漫性损伤，黏液渗出增多，引起通气－换气功能障碍，使病变迅速发展加重，导致低氧血症、呼吸困难及急性呼吸窘迫综合征等临床表现，这与毒热内生、气道壅阻引起“换气转血”（《中国医药汇海》）功能失常的认识高度一致。因此，该阶段既是阻断病势传变的关键环节，又是临床干预的难点问题。后期“延及血（脉）络、络紊血伤、邪极正脱”：临床可见瘀血阻络甚则络伤血溢，表现为喘憋气促、咳血衄血等症，多见于疾病后期出现的脓毒症休克、凝血功能障碍及多脏器衰竭等。肺疫证治揭示了病毒类呼吸系统传染病“气络－气道－血（脉）络”的传变规律，明确“气络－气道”的关键驱动因素是疫毒、毒热，为积极干预该阶段提供了理论支撑，也为清瘟解毒、宣肺泄热治法的代表药物连花清瘟“异病同治”肺疫（病毒类呼吸系统传染病）提供了理论依据。

应用络病理论指导研制的另一创新中成药连花清咳片，基于外感咳嗽风热袭表、痰热壅肺、气道壅阻的病机特点，确立宣肺泄热、化痰止咳的治法，以麻杏石甘汤与清金化痰汤为基础方化裁形成。随机双盲、安慰剂对照、多中心Ⅲ期临床研究显示，连花清咳可改善急性支气管炎的咳嗽、咳痰症状。更为关键的是，药效学研究显示出其针对气道黏液高分泌发挥减少痰液生成、降低痰液黏度、促进痰液排出的作用，表明其不仅有效治疗急性支气管炎，而且对肺炎、慢性阻塞性肺疾病急性发作等代表性下呼吸道感染发挥“异病同治”作用。气道黏液高分泌既是急性气管－支气管炎及慢性阻塞性肺疾病等急、慢性气道炎症疾病的重要病理特点，又是社区获得性肺炎迁延不愈的独立危险因素，同时，新型冠状病毒感染肺部的病理解剖也有黏液高分泌和黏液栓形成的特点，该特点是病情转重并迅速恶化的关键因素，有效解决气道黏液异常分泌的临床难题，改善通气－换气功能，对于提高呼吸系统传染性或感染性疾病的防治水平具有重要的临床价值。

同样，围绕以慢性阻塞性肺疾病为代表的呼吸慢病开展证治规律研究，对构建肺络病证治体系也发挥了重要作用。慢性阻塞性肺疾病的特征性病理改变不仅存在于中央气道、外周气道、肺实质，还包括血管系统，肺血管的改变始于疾病早期且贯穿疾病的全过程，但目前的治疗药物还只是聚焦于气道。中医学虽然认识到肺之络脉［包括气络、血（脉）络］与慢性阻塞性肺疾病的关系，《素问·逆调论》提出“夫起居如故而息有音者，此肺之络脉逆也……络脉之病人也微……夫不得卧卧则喘者，是水气之客也”，指出了“肺之络脉逆”贯穿呼吸异常疾病（包括肺胀）从轻到重的整个病变过程。但由于中医学术发展史上重经轻络及重经轻脉的现象长期存在，中医对络脉分支之脉络在慢性阻塞性肺疾病发展中的作用始终未深入阐释。我们团队基于中医血（脉）络与西医微血管包括微循环解剖形态学同一性，从肺微血管内皮细胞与慢性阻塞性肺疾病的相关性切入研究，证实肺微血管内皮细胞损伤先于慢性阻塞性肺疾病发生，并贯穿其病变全程；烟熏叠加内皮细胞损伤因素后，肺气肿表型出现的时间节点提前，肺功能损伤程度加重，表明肺微血管内皮细胞损伤是影响慢性阻塞性肺疾病进程的关键病理环节。以上研究不仅有助于开辟从保护肺微血管内皮细胞干预慢性阻塞性肺疾病的有效新途径，而且对基于肺络病证治“气络－气道－血（脉）络”传变规律探讨以慢性阻塞性肺疾病为代表的呼吸慢病的证治规律，有重要启迪作用。疾病在肺之“气络－气道－血（脉）络”传变过程中表现出病机传变的连续性及病理损伤的交互性，导致病变状态的复杂性，提示应重视肺之血（脉）络病变研究，从络病证治角度提出的血（脉）络病变证治规律对补充完善肺络病变“气络－气道－血（脉）络”的传变规律具有重要价值，有助于突破历代重视肺主气司呼吸而忽视其主血（脉）络的不足。

以上围绕呼吸系统传染性、感染性及重大慢病开展的研究为系统构建肺络病证治体系奠定了坚实基础。肺络病证治是研究肺络病发病因素、病机特点、证候分型、临床表现、治疗原则及治法方药的临床应用理论。肺络病证治体系首先要回答肺络在肺功能中的核心作用这一历史遗留问题，当代络病证治体系的系统建立为这一历史之问的解答奠定了基础。接下来的研究重点是肺络结构与功能失常在肺系疾病发病及病机传变中发挥的关键作用，最终要回归到通络干预纠正肺络结构与功能异常状态，如何进一步提高呼吸系统传染性、感染性及重大慢病的防治水平？在应对上述疾病对生命与健康的威胁中如何发挥出临床指导价值？这既是肺络病证治体系研究的出发点，也是最终落脚点。基于络病理论研究框架——三维立体网络系统，遍布全身网状分布的络脉系统分为分布于皮肤和体表黏膜的阳络，以及循行于体内、布散于脏腑区域，成为脏腑结构与功能的有机组成部分的阴络。阴络又按其功能分为运行经气的气络和运行血液的血（脉）络。循行于肺部的络脉是络脉系统中阴络的组成部分，亦可按功能分为肺之气络与肺之血（脉）络。古人已通过解剖学观察提出了肺之气道即“气管”概念，明代翟良《经络汇编》已明确记载：“其管坚空……为气息之路。”清代王清任对肺之气管及其各级分支已有细致的解剖观察描述，称“其形仿佛麒麟菜”，与西医学气管、支气管及其各级分支的支气管树概念基本一致。显然肺之气络与气道的概念不同，但它们与血（脉）络均是肺之结构与功能的载体，那么气络、气道与血（脉）

络如何协调一致实现肺主气司呼吸、朝百脉，主宣发肃降，通调水道及治理调节的功能？外感与内伤等相关致病因素如何影响肺之气络、气道与血（脉）络功能导致肺系疾病的发生？肺系疾病的发展演变规律如何基于肺络病证治体系深入诠释？这些问题均是当前应对呼吸系统疾病、构建肺络病证治体系所必须回答的，对这些问题的准确阐释有助于从更新的视角理解并诠释肺系疾病的发病与病机传变规律，从而为临床干预提供全新的治法与组方思路，开辟肺络病证治指导防治呼吸系统传染性、感染性及重大慢病的新学术研究领域。

中医学应对外感温热病的临床实践与理论总结有助于更深刻地理解构建肺络病证治体系的必要性。《黄帝内经》是秦汉时期中医学临床实践的第一次系统理论总结，该书提出的关于外感温热病的诸多理论观点持续影响着两千年来中医学外感温热病的学术轨迹。《黄帝内经》对外感温热病的记载既有散在论述，同时又相对集中于四篇专论，分别是《素问·热论》《素问·刺热》《素问·评热病论》《灵枢·热病》。深入剖析这四篇专论，能大致了解《黄帝内经》建立的外感温热病理论框架的历史原貌，对后世中医学外感温热病理论与临床实践发展的影响也跃然纸面。按六经提出外感温热病由表入里的传变规律，为东汉伤寒六经辨治体系建立奠定基础；论述“卫气”“营血”及“三焦”概念、生理、病理，为清代卫气营血及三焦辨治体系的建立也奠定了基础。需要指出的是，《黄帝内经》还提出了外感温热病“络 – 经 – 络”的传变规律，《灵枢·百病始生》言“虚邪之中人也，始于皮肤，皮肤缓则腠理开……留而不去，则传舍于络脉，在络之时，痛于肌肉……留而不去，传舍于经，在经之时，洒淅喜惊……留而不去，传舍于肠胃之外、募原之间，留著于脉，稽留而不去，息而成积。或著孙脉，或著络脉”，《素问·缪刺论》也说“夫邪之客于形也，必先舍于皮毛，留而不去，入舍于孙脉，留而不去，入舍于络脉，留而不去，入舍于经脉，内连五脏，散于肠胃，阴阳俱感，五脏乃伤，此邪之从皮毛而入，极于五脏之次也”，均指出了外邪袭人先犯皮肤之络脉，再至经脉，终至脏腑之络脉的过程，明显与《素问·热论》提出的六经传变次序不同，但中医外感温热病在学术发展史中对此却鲜有论述。同时，《素问·刺热》以五脏为纲论述热病症状及其预后，言肺热病“先淅然厥，起毫毛，恶风寒，舌上黄，身热。热争则喘咳，痛走胸膺背，不得大息，头痛不堪，汗出而寒”，显然描述的是发生在肺的传染性或感染性疾病的病理演变过程，此过程也未完全遵从六经、卫气营血或三焦传变规律。清代叶天士虽将“久病入络”的络病证治思想延伸到外感温热病，并从络阐述外感温热病传变过程“吸入温邪，鼻通肺络，逆传心包络中”（《临证指南医案》），与其所倡“温邪上受，首先犯肺，逆传心包”（《温热论》）相互呼应，但也未深入探究，远逊于其对内伤疑难杂病络病证治研究的贡献。结合近 20 年病毒类呼吸系统传染病的暴发流行特点，其传变符合《灵枢·百病始生》提出的由皮表络脉到经脉，再至脏腑络脉的传变规律，早中期虽符合伤寒六经辨证太阳病、阳明病，以及卫气营血辨证卫分证、气分证，但后期出现的肺炎甚至呼吸窘迫综合征引起的呼吸功能衰竭，或救治恢复后出现的肺间质纤维化却不能用六经辨证三阴证（虚寒）及卫气营血辨证营血分证（斑疹、出血）概括，应是热毒伤及肺之阴络引起肺脏结构功能失常的表现。这也提示系统构建肺络病证治体系，不仅能有效应对呼吸系统传染性和感染性疾病的威胁，而且对创新发展中医外感温热病辨治体系也具有重要学术价值。

三、中医药传承精华守正创新与整合医学发展的现实需求

医学伴随着人类的出现而产生，从人类最初自我疗伤的本能活动开始不断积累；医学的发展又受到同时期社会经济文化科技水平的深刻影响。纵观世界文明史，人类从农业革命、工业革命发展到信息革命，每一次产业技术革命，给人类的生产和生活带来巨大而深刻影响的同时也推动了医学的发展。中、西医学均起源于两千多年前农业革命时期的经验医学（传统医学）时代，均以中国和西方古代哲学思想为基础，注重从整体认识人体与疾病。特别是中医学通过取类比象、司外揣内、见微知著等思维模式认识健康与疾病，形成了以气－阴阳－五行哲学理论为指导思想，以藏象经络理论为基础，以六经、八纲、脏腑、卫气营血、三焦为辨证诊断方法，以辨证论治、整体观念为特色的理论体系。与中医学长期处于农耕文明而理论体系更新缓慢不同，西医学在欧洲文艺复兴时期特别是工业革命之后，与当时的生命科学技术紧密结合走上了实证科学的发展道路。细胞学说的确立促进了细胞生物学的发展，化学的发展促进了分子生物学的发展，物理学、电磁学的发展为各种医学检测仪器的发明奠定了基础。西医采用还原分析的方法研究人体的微细结构和疾病的发展规律，在 16 世纪解剖学的基础上，经过 17 世纪生理学、18 世纪病理解剖学、19 世纪细胞学及细菌学的发展，推动了 19 世纪末 20 世纪初的临床医学发展，迅速发展到与工业革命时代背景相匹配的生物医学时代。纵观 20 世纪生命科学的发展，从宏观到微观、从表型到机制探求是其重要特征，以还原论为基础的经典结构生物学、分子生物学、细胞生物学的研究极大促进了人类对生命本质的理解，实现了从器官到组织、细胞、分子逐级细化的研究过程，更新了人体结构、病理生理、诊断治疗的知识概念。然而在还原论指导下，西医只关注从器官、组织到细胞、分子等层层细分的各个部分形态结构和功能改变的生物医学模式，忽略了生命机体整体的生命运动状态，更忽略了来自社会环境、情志心理等因素对生命及疾病的影响，面对复杂的生命机体和疾病，往往陷入难以解释的窘境。

伴随着 20 世纪复杂性科学的兴起，在改变科学世界图景的同时将其核心思想渗透至生命科学领域，21 世纪生命科学研究呈现出由还原论向整体论加快发展的新趋势。鉴于以还原论为主导的线性思维解释复杂生命现象和疾病规律的局限性，整体、系统、非线性成为生命科学及医学研究的发展趋势。人类基因组计划完成后，生命科学研究进入“功能基因组学”时代，转录组学、蛋白质组学、代谢组学开始迅速发

展，生命科学的研究方法不再局限于以还原论为指导的微观拆分，开始注重宏观整体，生命科学也升华到探求定性现象归纳与定量规律互相结合、共同发展的更高层次。分子生物学借由生物信息学发展为系统生物学成为这一发展趋势的特征，应用系统生物学方法探讨复杂机体及疾病的本质成为“21 世纪生命科学的核心驱动力”。但由还原分析朝向系统整合，直至揭示人体这一复杂系统生命运动及复杂疾病的本质规律尚有相当的距离。美国、德国等西方国家研究前沿科学的专家认为，非线性科学的哲学指导思想可能需要在东方智慧中找寻，西方科学家向东方哲学思想的靠拢和认同可能成为沟通现代科学体系与中国古代哲学思想的重要契机，自然科学可能由此进入一个全新的境界并孕育重大突破。诺贝尔奖获得者普利高津曾言：“西方科学和中国文化整体性、协同性、自发性理解的很好结合，将导致新的自然哲学和自然观的产生。”中医产生于经验医学时代，注重宏观整体，但微观分析显然不足，西医发展于实验医学时代，微观细分是其优势，但系统整合尚未完成，未来医学的发展方向必然是整体与局部、综合与分析、经验与实验并重，恰恰是汲取中西医两种医学各自所长而构建的全新医学模式。正如陈竺院士指出：“打破中西医之间的壁垒，是东西方两种认知力量的汇聚，是现代医学向更高境界提升和发展的一种必然趋势。”

构建朝向未来的整合医学需要全面解析中医理论体系的科学内涵，加快中医药现代化进程，这是一个由量变累积逐步达成质变结果的过程，围绕中医脏腑、经脉（络）、气血等核心理论的现代化研究对推动这一进程具有尤为重要的作用。在五脏之中，肺被赋予重要的地位，不仅肺位最高，为“脏之长”，而且为仅次于君主之官心的相傅之官，具有覆盖和保护诸脏的作用。肺又与中医理论体系的两大基石——气、血均有密切关系，主气司呼吸，通过宣发肃降调节着全身气的升降出入运动。气的升降出入及伴随的气化功能是生命运动的核心，“出入废则神机化灭，升降息则气立孤危。故非出入，则无以生长壮老已；非升降，则无以生长化收藏”（《素问・六微旨大论》）。虽然“升降出入，无器不有”，但显然肺在其中的作用尤为突出，胎儿尚在母腹之中，脐下元气日渐充盈，息息上达胸中以养宗气，宗气又下注气街以资元气，伴随着胎儿脱离母腹具备呼吸功能，宗气包举肺外鼓动肺产生吸清呼浊的呼吸运动，实现里气（浊气）与外气（清气）之间的清浊交运，清代周学海《读医随笔》言“升降者，里气与里气相回旋之道也；出入者，里气与外气相交接之道也”，显然肺主气司呼吸功能在人体气的升降出入中居核心地位。肺主气司呼吸、宣发肃降的作用是通过循行于肺的络脉分支——肺之气络实现的，气络既发挥温煦充养、防御卫护、信息传达、调节控制作用，又与神经、内分泌、免疫调节维护肺与气道功能具有高度相关性。近年，国际医学界在该领域的相关研究不断取得重要进展，不仅有助于揭示肺之气络的科学内涵，更重要的是基于气络温煦充养、防御卫护、信息传达、调节控制作用，进一步整合细胞与分子层面上，神经、内分泌、免疫系统之间通过各种神经递质、神经肽、细胞因子、激素等进行信息沟通的多维立体网络，在维持肺脏结构与功能、肺与其他脏腑之间的稳态结构方面发挥重要作用。

肺朝百脉又具有主血功能，是由肺络的另一重要分支——肺之血（脉）络完成的，肺之血（脉）络渗灌濡养、供血供气、津血互换、营养代谢，不仅为肺脏发挥功能提供血之濡养的物质基础，又借助肺之气络的调节控制功能使血液朝会于肺，在肺之气道的末端与吸入的天之清气完成“换气转血”的生理过程。西医学中最经典的生理学理论是1628年哈维提出的血液循环理论，他将心脏作为体循环（大循环）和肺循环（小循环）的中心，近400年来该血液循环理论的正确性从未被怀疑。哈维去世之后，随着毛细血管被发现，动、静脉之间的通路被找到，动、静脉血液的起源和运动的终端被发现，证实了肺脏的气体交换功能和动、静脉血液成分的转换，人体内实际上存在着以肺为静脉血、动脉血转换中心的血液自然上行、下行运动。静脉血起源于全身各毛细血管的静脉端，汇聚到右心后继续上行入肺，终结于肺脏；动脉血均起源于肺脏，经左心后做下行运动，终结于全身毛细血管动脉端。从这一视角来看，右心、左心只是带有血液混合功能和泵功能的特殊管腔，将分别进入心脏、成分不同或不均的动脉血与静脉血液混合后，右心的泵功能使静脉血上行入肺，左心的泵功能使下行动脉血注入主动脉。动脉血并不起源于心脏，而是起源于肺脏；静脉血液回流也不终结于心脏，而是终结于肺脏。因此，有学者提出，以肺为中心的上行、下行血液环流路径才符合真正循环的定义，各种血液成分在由毛细血管静脉端起源，经历上行阶段至肺完成动、静脉血液的成分交换，转入下行阶段至各血液自然分布单位，再回归到上行阶段起始处的周期运动中，进行着血液成分的更替代谢，构成了血液成分演化的周期变化，参与到各脏器功能活动的广泛调控过程中。以肺为中心的血液循环学说可能重新认识并修正传统以心为中心的血液循环理论的不足。事实上，两千多年前成书的《黄帝内经》也提出了心肺血脉循环系统，记载了“动脉”及与之相对应的另一种血管（应为静脉），相应地还观察到两种脉中运行的血量流出及血液颜色存在不同，记载的“血出而射”（《灵枢·血络论》）显然是指动脉，“血少黑而浊”（《灵枢·血络论》）则是指静脉血，进而提出“心主身之血脉”（《素问·痿论》）和“肺朝百脉”（《素问·经脉别论》），均以心为血液循环的主导地位，肺则发挥“辅心行血”的作用，远早于哈维关于血液循环的发现。重视肺之血（脉）络对“肺朝百脉”功能实现及维持血脉循行的作用，对认识心肺在血液循环中的地位具有重要价值，对于中西医整合医学的发展具有重要的推动作用，而且对重新认识并评估肺之血（脉）络在慢性阻塞性肺疾病、肺间质纤维化等呼吸慢病发展演变中的作用，突破目前的治疗现状也具有重要价值。

基于肺络病证治提出的肺之气络、气道、血（脉）络概念、功能及其相互之间的关系，有助于重新诠释这些网络在实现肺功能中的重要作用。同时，考虑到肺之气络与神经、内分泌、免疫调节功能之间的相关性，以及肺之血（脉）络与微血管（特别是微循环）之间的相关性，有助于从“气络－气道－血（脉）络”关联互作关系出发，进一步整合解析肺脏生理及肺系疾病的病理生理过程。气络、气道、血（脉）络共同参与肺络生理状态下的功能维持，以及疾病的发生与病机演变过程，提示从神经内分泌免疫调控、血管及气道之间的复杂交互作用方面有助于准确把握呼吸疾病的主要病理本质。哺乳动物体内，包括肺在内的大多数组织和器官的结构是由上皮细胞形成的。上皮细胞形成了内部和外部的表面及屏障，内皮细胞构成了血管的内壁，成纤维细胞则提供了必要的结缔组织形成基质，这三种细胞类型被统称为结构细胞。结构细胞不仅在大多数组织器官中发挥结构作用，而且还是器官特异性免疫反应的关键调节器。结构细胞中存在高度器官特异性的复杂免疫基因活动和调节机制，并与造血免疫细胞之间发生着广泛相互作用。结构细胞的这种关键调节作用在全身性病毒感染时尤为显著。其中，新型冠状病毒感染及流感是最具代表性的新发或复发病毒类呼吸系统传染病。病毒感染后，宿主面临的挑战包括减轻病原体负担，修复组织损伤以维持功能。这一过程涉及呼吸道非免疫结构细胞与免疫细胞的复杂交互作用，最终决定感染临床结局。这为基于宿主导向疗法的广谱抗病毒研究提供了重要思路。目前，国际上相关研究虽有进展，但尚未取得突破。同样的道理，在慢性阻塞性肺疾病、肺间质纤维化等呼吸系统重大慢病中，疾病发展演变的不同病程阶段均伴随着结构细胞与炎症免疫细胞之间的复杂交互作用，这些作用介导了损伤与修复的病变过程。然而，目前的治疗方法和药物均未触及这一核心病理机制。基于肺络病的“气络－气道－血（脉）络”传变规律，气络与血（脉）络对气道的影响决定了肺络病的发展演变过程与临床预后。从呼吸道结构细胞［包括上皮细胞、成纤维细胞和内皮细胞，主要涉及气道与血（脉）络］与免疫细胞（气络）的交互作用研究，有助于揭示呼吸系统疾病的病理生理核心机制，为采取更针对性的治疗措施提供依据，从而提高呼吸系统重大疾病的防治水平。

第三节　构建肺络病证治体系的方法路径

一、加强肺络病证治中医概念的现代诠释

概念是学术理论体系的基本构成单元，也是学术理论体系构建的基石。肺络病证治体系的建立，首先应以相关概念内涵与外延的诠释为前提。肺络病证治体系既是传统中医藏象学说的进一步传承，也是络病理论与藏象学说相结合，探讨肺脏生理及肺系疾病发病、病机、辨证及治疗的创新理论体系。任何理论体系的形成都不可避免地要受到当时历史背景下诸多因素的影响，肺络病证治相关概念包括了脏腑、经脉（络）、气血等中医理论体系的核心概念。肺络病证治是络病理论应用于肺进行脏腑辨证形成的研究领域，其相关概念涉及络病理论中的络脉、气络、血（脉）络、孙络、络病等概念。要深入研究这些概念形成与发展的历史背景，以及其对这些概念的内涵

与外延的影响。起源于18世纪自然科学领域的发生学，对研究对象发展的过程进行动态考察，分析历史过程中影响本质的必然因素。20世纪以来，发生学被应用于研究元素、生命、人类起源和演化，取得了重要进展。将发生学方法应用于中医学领域，即将中医理论放在具体的历史环境下，研究其发生发展过程中的主要影响因素，有助于客观诠释其理论体系及相关概念的内涵与外延。结合《黄帝内经》成书时代的医学、哲学、天文、社会等历史背景因素进行综合分析，梳理肺藏象学说体系构建的基本过程及要素，解析其形成发展的内在规律，对以史为鉴、传承创新具有重要价值。

从发生学的角度分析，建立于古代解剖学基础上、对人体的直观观察是藏象学说构建的始基。《史记·扁鹊仓公列传》记载上古俞跗治疗疾病“乃割皮解肌，诀脉结筋，搦髓脑，揲荒爪幕，湔浣肠胃，漱涤五脏”，显示了我国古代解剖学已经达到了一个相当高的水平，人们通过解剖学认识实质脏器的形态结构及主要生理功能。《灵枢·经水》记载“若夫八尺之士，皮肉在此，外可度量切循而得之，其死可解剖而视之。其脏之坚脆，腑之大小，谷之多少，脉之长短，血之清浊……皆有大数”，不仅在两千多年前明确提出了“解剖”概念，而且把死后的“可解剖而视之”与活体状态下“外可度量切循而得之”并列为认识实质脏腑形态结构及生理功能特点的重要研究方法。解剖的直视结果与活体状态下生理活动的观察相结合，为确立肺脏的主要生理功能奠定了基础。中医学是指导临床实践的应用理论，中医学理论体系的形成与发展遵循理论－实践－再理论－再实践的循环往复、不断丰富的过程，解剖观察获得了肺脏的大体形态结构，并据此建立了其核心功能，这些理论又在指导临床实践中不断丰富发展。特别是生理状态下不便获知的脏器功能，通过病理状态下的相关表现加以反推，进一步丰富了肺脏功能结构体系的认识。随着医疗实践活动的日趋深入，积累的观察数据日益增多，超越了基于解剖和活体观察的认知范围，就需要借助其他工具继续推动中医药学术理论体系的发展，在自然科学尚全面落后的古代中国，我们的先人非常智慧地借助了哲学思辨的思维方式，依托气、阴阳、五行等哲学工具处理医疗实践中的信息数据，在当时非常落后的条件下赋予了中医脏腑概念整体、系统、恒动、辨证的丰富科学内涵，对肺藏象学说体系的构建发挥了重大作用。解剖观察与临床实践相结合，再借助气－阴阳－五行等古代哲学思想推动了中医学的发展。

二、把握肺络病证治临床学科的属性定位

络病学是研究中医络病理论及其临床运用的临床学科，其临床学科属性决定了肺络病证治体系构建的根本目的是提高肺系疾病辨证治疗水平。肺络病证治的相关概念诠释也从服务于其临床学科的属性定位，旨在提高临床疗效。医学发展初期，理论的发展源于长期医疗实践中的经验总结和升华。在当代医学的发展过程中，学科分化日益细化，研究成果层出不穷，但也面临着基础研究成果难以有效指导临床实践的困境。为了破解这一难题，国际医学界提出转化医学概念，强调从实验室到病床旁的无

缝衔接，推动基础研究成果尽快转化为临床可应用的诊疗技术。中医学在两千多年的发展历程中，始终遵循在临床实践中不断总结升华理论的原则，推动了一系列具有时代特征的千古名方流传至今，当代中医药学术理论体系的创新发展应始终坚守这一根本路径，避免重蹈西医学基础与临床研究脱节的覆辙。

近20年来，呼吸系统疾病谱的变化带来的临床防治需求，迫切需要中医药工作者肩负起时代的责任，加强基于临床需求的理论原创研究。平均每5年暴发一次的病毒类呼吸系统公共卫生事件，以及被WHO列为全球“四大慢病”之一的慢性阻塞性肺疾病等呼吸系统重大慢病，成为生命与健康的严重威胁。中医药两千多年来抗击疫病的精神值得学习借鉴。历史上我国是一个疫病高发的国家，自西汉至清末有文字记载的较大规模疫病有300余次，也是平均5年暴发一次。虽然疫病高发、频发，但至清末我国人口仍达4亿多，同时我国历史上没有出现类似中世纪欧洲那样一次大的疫病导致近一半人口死亡的惨状，显然中医药在抗击疫病、保障中华民族的繁衍昌盛中发挥着不可替代的重要作用。中医药学关于疫病的几次重大理论创新均与疫病暴发流行的时代背景及先贤抗疫的临床实践紧密相连，如东汉末年“伤寒”类传染病的大流行，促成了《伤寒杂病论》这一时代巨著的出现；明代吴又可撰写《温疫论》，也与其生活的社会环境及本人极富创新的实践精神密不可分。当时许多医生墨守成规，生搬套用伤寒方法治疗瘟疫，导致枉死的民众不计其数。吴又可深入疫区，串门走户，通过对疫区病例的仔细观察与悉心治疗，系统总结温疫病的发病原因、传染途径、感染部位、传变形式、治疗原则与治法用药，著成的《瘟疫论》成为推动中医温病（疫）学说理论体系发展的代表性著作。历代先贤抗击疫病的创新精神对当代肺络病证治体系的构建有重要借鉴和启迪。近20年来，中医药在应对病毒类呼吸系统传染病方面取得重大进展，进而指导了感染性及重大慢病的临床与科研实践，不断升华，逐渐形成系统的络病证治，对推动呼吸系统传染性、感染性及重大慢病的防治研究，提高临床治疗水平发挥了重要理论指导作用。

三、重视肺络病证治宏观和微观的整合研究

还原论主导下的西医学经过近百年的飞速发展后，在世纪之交由生物信息学、系统生物学引领了一场革命性变化，标志着医学与生命科学由微观细分向宏观整体回归。生命机体在不同分子层次、不同时空节点上均存在着复杂的交互作用，维持生物系统的稳态对影响疾病的发生发展发挥着重要作用，由单一基因或环境因素改变所致的表型改变，可能是由“牵一发动全身”的“蝴蝶效应”所致的。试图将复杂的生命现象简单还原为分子水平事件，是近一百年基于还原论思想的西医所致力研究的，这一做法目前也被证实从方法论和认识论角度是极难实现的，必须与宏观整体的研究思维与方法相结合才有可能把握复杂生命现象与疾病状态的根本规律，找到破解生命密码和疾病治疗的钥匙。中医学在其形成与发展过程中充分吸收中国古代辩证思维的哲

学思想，因而整体观念、辨证思维突出。但由于中医学没有像西医学那样经过工业革命带来的实验科学阶段，致使其在微观领域研究的不足成为制约现代中医学术发展的薄弱环节，亟须在遵循自身发展规律的基础上充分汲取生命科学领域的前沿思想与技术，把整体与局部研究、宏观与微观研究紧密结合，中西医取长补短、融合发展。

肺络病证治体系构建同样需和生命科学与疾病领域的前沿进展相结合，强调整体与局部、宏观与微观、定性与定量的整合研究。络脉是由经脉支横别出、逐层细分、遍布全身的网状结构，其在中医学概念范畴内属于微观领域。气血由纵行经脉线性运行到肺腑区域网状分布的络脉，呈面性弥散。气血经脉中的微观生理特性包括运行时速与常度。常度指气血循环的状态和节律。正如叶天士所言："凡经脉直行，络脉横行，经气注络，络气还经，是其常度。"这些微观层面的生理特性是为保障肺脏功能正常发挥的顺应性变化，深刻阐明这些变化特征有助于将中医肺藏象的研究在既往突出宏观把握的基础上向微观层面推进。同时，既往研究中提出的气络之温煦充养、防御卫护、信息传导、调节控制功能与西医学神经－内分泌－免疫功能的相关性，血（脉）络渗灌濡养、供血供气、津血互换、营养代谢作用与微血管（特别是微循环）的相关性，又形成了中西医宏观与微观、整体与局部研究的结合点，不仅有助于借助现代科技揭示肺络病证治这一中医原创理论的科学内涵，而且有可能从中医整体、系统、恒动、辨证的原创思维中发现肺脏生理与肺系疾病病生理的变化规律，产生具有国际影响力的原创成果。

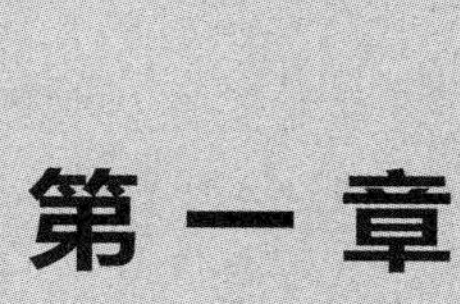

第一章

肺络概念及其功能

概念是反映事物对象本质属性或特有属性的思维形式，是科学思维必不可少的工具，也是科学研究认识成果的最后结晶。概念是科学理论构建的基石，任何一个学科体系都是建立在基本概念基础上的范畴体系，中医学术理论也不例外。内涵和外延是概念的两个基本逻辑特征，概念的内涵是指对事物对象本质属性或特有属性的反映，外延是指具有某种本质属性或特有属性的事物对象范围。在中医学术理论体系形成与发展历程中，不同历史时代、不同社会环境、不同医家围绕经典文本进行的注疏诠释构成了中医学术发展的原动力，但同时也造成了中医概念术语的交叉重复及语义的含混不清。明确核心概念的内涵与外延既是中医学术传承发展的时代所需，也是亟待解决的历史难题。中医概念研究需要回溯到其发生发展的特定历史环境中，综合分析影响基本概念的各种因素，探讨其内涵与外延的发展演变过程，这与发生学研究方法的核心要义基本吻合。发生学是反映和揭示自然界、人类社会、人类思维发展演化的历史阶段、形态和规律的方法。它把研究对象作为发展的过程进行动态考察，注重考察历史发展过程中主要、本质及必然的因素。从发生认识论的角度而言，不仅要研究认识如何发生，也要研究认识为何发生，这与中医学基于历史文献总结、归纳、分析基础上再加以传承创新的研究思路不谋而合。发生学方法成为研究中医相关概念产生及发展源流的重要工具，同时借鉴现代诠释学方法，围绕经典文本的注疏训诂文献考镜源流、辨析词义、澄清语意、分析脉络，从而尽可能明确概念的定义及其内涵与外延。

肺络病证治体系的相关概念既包括与肺藏象相关中医基础理论的基本概念，又包含络病证治相关的基本概念。伴随着藏象学说的形成与发展，肺藏象学说及辨证论治模式在中医理论体系形成的关键时期——秦汉时期已初具雏形，《黄帝内经》《难经》为肺藏象及其辨证论治奠定了理论基础；《金匮要略》设立专篇论治肺病，奠定肺病辨证论治的临床证治基础。魏晋隋唐时期，肺病证治临证实践不断积累；宋金元时期，肺藏象辨证论治理论呈现多元化发展；明清时期，该理论进一步创新发展，构成了肺藏象辨证论治理论的发展源流。由于中医学术发展史上长期存在“重经轻络”现象，虽然《黄帝内经》已提出络脉及络病概念，奠定其理论基础，《伤寒杂病论》创制通络方药，奠定其临床证治基础，清代叶天士提出“久病入络”“久痛入络”说，将络病理论发展成中医学重要病机概念，并发展了络病治法方药，但始终未受到充分重视和深入研究，亦未形成体系。正如清代喻嘉言《医门法律》所言：“十二经脉，前贤论之详矣，而络脉则未之及，亦缺典也。”叶天士亦言“遍阅医药，未尝说及络病”“医不知络脉治法，所谓愈究愈穷”，惜叶天士之后三百余年，络脉与络病仍未形成体系。自20世纪80年代初，吴以岭院士致力于络病理论系统研究，提出络病理论框架——三维立体网络系统，从空间、时间及功能系统阐述络脉系统，由此切入研究络病生理及络病发病、病机、辨证及治疗，在中医学术发展史上首次形成系统络病理论，初步建立“络病证治”，为络病学学科的建立奠定理论基础。构建肺络病证治体系的重要价值要从络病理论与藏象学说及脏腑辨证发展的历史坐标及时代交叉点上深入解析，这也是深入诠释肺络病证治相关概念的切入点。

第一节　肺的概念形成与演变

成书于春秋战国时期的中医学第一部理论奠基之作《黄帝内经》，构建起以脏腑、经脉（络）、气血为核心的学术理论体系，建立以五脏为中心的藏象学说。肺藏象学说以肺脏为中心，与大肠构成脏腑表里关系，开窍于鼻、在液为涕、在体合皮毛、在志藏魄，与悲忧相关。肺为藏之长，位居上焦，为五脏六腑之华盖；肺主气司呼吸，朝百脉，通过宣发肃降、通调水道发挥治理调节作用。中医学自《黄帝内经》之后有两千多年的发展历程，肺藏象学说的核心理论在《黄帝内经》中已系统建立，后世在此基础上又作补充丰富发展。发生学方法将中医理论放在具体历史环境下，研究其发生发展过程中主要影响因素，有助于客观诠释其概念的内涵与外延。结合《黄帝内经》成书时代的医学、哲学、天文、社会等历史背景加以综合分析，梳理肺藏象学说构建的基本过程及要素，解析其形成发展的内在规律，对以史为鉴传承创新具有重要价值。

一、古代解剖学实践对肺脏概念建立的奠基作用

从发生学的角度分析，建立在古代解剖学基础上，对人体的直观观察是藏象学说构建的始基，《史记·扁鹊仓公列传》记载了上古俞（跗）治疗疾病“乃割皮解肌，诀脉结筋，搦髓脑，揲荒爪幕，湔浣肠胃，漱涤五脏”，显示我国古代解剖学已达到了一个相当高的水平，为通过解剖学认识实质脏器的形态结构及生理功能奠定了基础。《灵枢·经水》中记载“若夫八尺之士，皮肉在此，外可度量切循而得之，其死可解剖而视之。其藏之坚脆，腑之大小，谷之多少，脉之长短，血之清浊……皆

有大数”，不仅在两千多年前明确提出了“解剖”概念，而且把死后的“可解剖而视之”与活体状态下“外可度量切循而得之”并列，作为认识实质脏腑形态结构及生理功能特点的重要研究方法。《黄帝内经》中有关肺在体内的位置、肺的外观颜色的记载，无疑是通过解剖直观观察获得的，如《灵枢·师传》云：“五脏六腑者，肺为之盖。”《素问·痿论》说：“肺者，脏之长也，为心之盖也。”《素问·五脏生成》言：“生于肺，如以缟裹红。”从肺字本义分析也显示其与解剖具有密切关系，先秦时期典籍中的肺字从肉、从市，《说文解字》释“凡肉之属皆从肉”，意指与人体相关的解剖部位。“市”为肺的声符，《说文解字》释“上古衣蔽前而已，市以象之”，亦同“芾”，意为草木茂盛的样子，概为“勃”的初文。肺字本义取象于根深叶茂的树木形态，将肺之支气管层层分支形若树枝之分叉，肺中充满气时蓬勃茂盛，郁郁葱葱，如“肺树”形成“心之盖”（《素问·痿论》）及“五脏六腑之盖”（《灵枢·九针论》），显然与解剖的直视观察有密不可分的关系。解剖的直视结果结合活体状态下生理活动的观察，为肺脏主要生理功能的确立奠定了基础。大体解剖认识到肺是位于胸腔中质地疏松的含气组织，鼻腔通过咽喉与肺相连，故有“肺气通于鼻”（《灵枢·脉度》）“鼻者，肺之官也”（《灵枢·五阅五使》）之说，同时观察到人体呼吸时胸腔起伏运动，不难推断出肺主气司呼吸的生理功能。在解剖实践中，人们观察到肺通过诸多血管与心脏相连，生理状态下发现人体呼吸节律与脉率之间的规律性，如《素问·平人气象论》言“人一呼脉再动，一吸脉再动，呼吸定息脉五动，闰以太息，命曰平人”，《灵枢·动输》亦言“人一呼脉再动，一吸脉亦再动，呼吸不已，故动而不止”，这些观察有助于建立肺朝百脉、助心行血的功能概念。结合动、静脉血液清浊不同的解剖观察结果，如《灵枢·经水》载“脉之长短，血之清浊……皆有大数”，人们进一步认识到百脉朝会于肺，通过肺主气司呼吸的功能吐故纳新，实现血脉中清浊之气的交换，从而确立肺主气司呼吸与朝百脉的核心功能，也在两千多年前形成了“心肺血脉循环系统”的概念，与西医学体循环与肺循环的概念基本一致。

《难经》进一步描述了肺脏重量及形态，《难经·四十二难》曰：“肺重三斤三两，六叶两耳，凡八叶。”元代滑寿发展了《难经》关于肺“六叶两耳”的说法，提出：“肺之为脏，六叶两耳，四垂如盖……中有二十四孔，行列分布。”明代医家对肺与毗邻器官的解剖关系有了更深入的认识，李梴《医学入门》记载“肺系喉管，而为气之宗”“（肺）三斤三两，空空相通，六叶两耳，脉脉相会”，不仅指出了肺与喉管相通及肺的形态特点，而且阐述了肺主气与朝百脉功能的联系。翟良《经络汇编》言：“喉在前，主出纳，名吸门；其管坚空，其硬若骨，连接肺本，为气息之路，呼吸出入，下通心肺之窍，以激诸脉之行，此气管也。”明确了气管概念和功能，这与西医解剖学气管的概念基本一致。赵献可《医贯》云：“喉下为肺，两叶白莹，谓之华盖，以覆诸脏，虚如蜂窠，下无透窍，故吸之则满，呼之则虚，一吸一呼，本之有源，无有穷也。乃清浊之交运，人身之橐籥。”他根据肺之解剖形态及与诸脏的位置关系，推断肺为人体内外清浊之气交换的枢纽。清代王清任通过亲身解剖实践，细致地描述了气管的分支特点：“肺两叶大面向背，上有四尖向胸，下一小片亦向胸，肺管下分为两杈，入肺两叶，每杈分九中杈，每中杈分九小杈，每小杈长数小枝，枝之尽头处并无孔窍，其形仿佛麒麟菜，肺外皮亦无孔窍，其内所存皆轻浮白沫，肺下实无透窍，亦无行气之二十四孔。”以“麒麟菜”形象比喻肺之气管分支形成的树状特征。同时，他根据解剖所见推测“痰饮津涎，由此气管而出”，进而提出“咳嗽、喘急、哮吼等症”为肺之“气管”病变，与目前西医学对此类疾病为气道病变的认识也吻合。综上所述，古代解剖学实践形成的对肺脏结构的认识，在精确程度上虽无法与西医解剖学相提并论，但为肺藏象生理及病理体系的构建与更新发展提供了重要依据。

二、临床实践积累对肺脏概念发展的推动作用

中医学是一门指导临床实践的应用理论。中医学理论体系的形成与发展，遵循理论 - 实践 - 再理论 - 再实践的循环往复、不断丰富的过程。人们通过解剖观察获得了肺脏的大体形态结构并建立起对其核心功能的认识，这些认识又在指导临床实践的过程中不断丰富发展。特别是在生理状态下不便获知的脏器功能，通过其在病理状态下的相关表现加以反推，从而进一步丰富肺脏功能结构体系的认识，正如《素问・玉机真脏论》说：“善者不可得见，恶者可见。”对风寒等外邪侵袭皮毛进而引起肺脏系统病变进行长期观察，中医逐渐形成了肺与皮毛之间的内在联系，建立起“在体为皮毛”（《素问・五运行大论》）及“肺者……其华在毛，其充在皮”（《素问・六节藏象论》）的理论认识。如《素问・玉机真脏论》言：“今风寒客于人，使人毫毛毕直，皮肤闭而为热……弗治，病入舍于肺。”《素问・调经论》也说：“今寒气在外，则上焦不通……则皮肤致密，腠理闭塞。”《素问・刺热》亦载：“肺热病者，先淅然厥，起毫毛。”这些论述均体现了临床实践对“肺合皮毛”理论认识形成的推动作用。同样，悲、忧为肺志也是基于临床实践的观察。悲则气消，肺气失于输布，则见意志消沉伴喘咳；忧愁不解则气道闭塞，肺气不畅，可见精神不振、沉闷短气，而肺气不足时亦易于出现悲忧的情绪变化。同理，当风邪外袭，腠理闭塞，肺气失宣可导致小便不利，水溢肌肤而发为风水，水肿初起则会出现肺气上逆“时咳”症状，基于肺与水液代谢之间关系的临床实践观察，中医建立起肺通调水道的概念，进一步提出“其本在肾，其末在肺，皆积水也”的理论，由此形成了发汗宣肺治疗水肿、小便不利的重要治法。这也是《素问・汤液醪醴论》“开鬼门”治则的临床应用。正是这种基于长期临床实践经验的不断总结、提炼和升华形成理论，再将理论应用于指导临床的中医学术理论发展的内在规律，推动了中医学肺脏由实体解剖脏器向功能概念转化。

三、气 - 阴阳 - 五行哲学思想赋予肺概念丰富科学内涵

死后的解剖直视与活体状态下的度量切循，结合临床实践中通过病理现象反推生

理功能，一定时期内推动了中医对肺脏结构与功能的认识。随着临床实践活动的日趋深入，积累的观察数据日益增多，逐渐超越了单纯基于解剖和活体观察的认知范围。要想继续推动中医药学术理论体系的发展，就需要借助其他工具和方法。在自然科学尚落后的古代中国，中医先辈非常智慧地借助了哲学思辨的思维方式，依托气、阴阳、五行等哲学工具处理临床实践中的信息数据。在当时自然科学非常落后的条件下，这种方法赋予了中医概念整体、系统、恒动、辨证的丰富科学内涵。气在甲骨文中写作“☰”，《说文解字》解释：“气，云气也。”气的最初概念源于对自然现象中流动之气的感知认识，如观察到自然界的云气、雾气、风气、寒暖之气等，发现了气的升降运动，如《礼记》载“天气下降，地气上腾”；进一步观察到人类自身的呼吸之气、冬季便溺之热气等，提出“阴、阳、风、雨、晦、明”（《左传·昭公元年》）的“六气”概念解释疾病成因。这些观察显示出，气的概念内涵逐渐从关乎自然万物的生长化收藏、春夏秋冬四季更替、风雨寒暑气候变化等自然现象，扩展到解释人体的生理现象与疾病成因，气的概念也从可感知的自然现象具体概念，逐渐向宇宙万物构成本原、运行规律及相互联系的抽象哲学概念转变。春秋时期道家学派的代表庄子提出“通天下一气耳”，将气的概念上升到哲学高度，指出世界万物是以气为本原的有机整体；管子承前人思想提出“精气”学说，《管子·内业》言“精也者，气之精者也”“人之生也，天出其精，地出其形，合此以为人”，指出精气乃气中之精粹，是生命产生的本原。战国时期《鹖冠子·泰录》载“天地成于元气，万物成于天地”，指出元气是天地万物的生成本原。“气”为气论哲学的核心内涵，先秦时期气、精气、元气等概念，是对社会人文、气候变化、生命科学等各类自然科学规律的高度概括。这些概念应用于生命科学，在指导研究生命发生、疾病演变、防治规律的研究过程中被赋予了医学内涵，成为中医学术理论体系的有机组成部分。《素问·宝命全形论》说“人以天地之气生，四时之法成”，指出气是构成人体及维持人体生命活动的基本物质。《素问·举痛论》言“百病生于气也”，指出了中医学以气为主导的病机观。

（一）气论哲学对肺藏象学说构建发挥的作用

气论哲学观延伸到医学领域，对肺藏象学说的构建发挥了重要作用。作为构成世界万物本原的哲学之气，进入医学领域后，成为构成和维持人体生命活动的最基本物质，被视为人的生命形式和生命的本源，《庄子·知北游》指出：“人之生，气之聚也；聚则为生，散则为死。”气对维持人体生命活动的重要作用体现在由肺所主的天之清气，即呼吸之气上。这一发现首先通过解剖直视与活体度量切循的肉眼观察得出，由此提出“肺藏气”“天气通于肺”概念。而呼吸之气与人体类似水鱼的关系，不可分离须臾，清代熊笏《中风论》言：“盖人在天地气交之中，如鱼之在水也。鱼在水中而不见水，人在气中亦不见气。”在气论哲学观的影响下，肺主呼吸之气被扩展至“肺主一身之气”，主持全身气的生成与气机运动，即《素问·五脏生成》所言：“诸气者皆属于肺。”《素问·六节藏象论》所云：“肺者，气之本。”说明肺参与了人体之气的生成,《灵枢·营卫生会》说:“人受气于谷,谷入于胃,以传与肺,五脏六腑,皆以受气,其清者为营,浊者为卫。”明确指出,脾胃运化的水谷精微在肺中化生为营卫之气,以充养五脏六腑。宗气由肺吸入的天之清气和脾胃运化的水谷精微汇聚积于胸中而成,发挥“以贯心脉,而行呼吸”的重要生理功能。宗气的“宗”字含有宗旨、根本之义。古人认为,肺在宗气生成中的作用尤为关键,因为宗气积聚的胸中部位又是肺所居之处。宗气发挥的“以贯心脉,而行呼吸”的功能是肺产生呼吸运动的原动力。这些均体现了在气论哲学观指导下,基于“天气通于肺”的解剖学观察所赋予肺主一身之气的功能体现。元气禀受于父母先天之精而化生,根于肾,是人体生命的根本,维持生命活动之根基,故又称先天之气。它有赖后天之气的充养资生得以不断化生,即所谓“后天之气得先天之气,则生生而不息;先天之气得后天之气,始化化而不穷也”。后天之气即肺吸入的天之清气与水谷之精所化生的谷气相合而成的宗气。通过肺气散布,先天之元气才能得到充养,用之不竭,故又有“肺为后天之本”之说。这也是气论哲学观影响下,“肺为气之主”的功能体现。

(二)气论哲学与阴阳五行观对肺藏象学说构建发挥的作用

气论哲学观与阴阳、五行学说相结合对肺脏功能的影响,还体现在“肺主宣发肃降”概念的形成。哲学之气的运动形式表现为升、降、聚、散,升降相因、聚散相随,这些气的运动推动四季的更替和万物的生长化收藏,先秦时期的哲学家应用气的升降聚散解释生命现象,《庄子·知北游》言:“人之生,气之聚也;聚则为生,散则为死。”哲学之气的概念进入医学领域,《黄帝内经》将气的运动形式由升、降、聚、散归纳为升、降、出、入,并强调气之升、降、出、入对维持正常生命活动的重要作用,故《素问·六微旨大论》言:“出入废则神机化灭,升降息则气立孤危。故非出入,则无以生长壮老已;非升降,则无以生长化收藏。是以升降出入,无器不有。”人体五脏之间存在着相互的升降出入运动,如肝升肺降、脾升胃降、心火下济肾水、肾水上滋心火,唯独肺脏兼具双重运动。肺脏这种相反相成的气机分别称为宣发与肃降。宣发指肺气宣通、发散、通畅,是向上升宣和向外周布散的运动功能;肃降指肺气清肃、洁净、下降,是向内收敛和向下通降的运动功能。《黄帝内经》中虽未明确提出“宣发”“肃降”的名称,但相关记载已彰显“宣发”“肃降”之蕴义。《灵枢·决气》言:“上焦开发,宣五谷味,熏肤充身泽毛,若雾露之溉,是谓气。”指出肺气之宣发像雾露一样,向上向外布散充养皮肤腠理、五脏六腑及四肢百骸。《素问·六微旨大论》说:“升已而降,降者谓天;降已而升,升者谓地。”肺又禀金之清肃下行之性,肺为华盖之脏,肺位最高,气至肺则“升已而降”,与宣发“升降相因”,形成相反相成的一组运动。至清代,叶天士《临证指南医案》中明确指出肺之肃降之性:“肺为呼吸之橐籥,位居最高,受脏腑上朝之精气,禀清肃之体,性主乎降。”肺不仅自身具有宣发肃降的升降出入运动,又借助升降出入与其他脏腑发生联系,最具代表性的是肝与肺之间的升降出入关系。《素问·刺禁论》说:“肝生于左,肺藏于右。”升降出入是阴阳对立统一运动的基本形式，《素问·天元纪大论》曰“左右者，阴阳之道路也”，“左”表示阳气上升，“右”代表阴气下降。肝主升发之气，故升发于左；肺禀肃降之性，故潜藏于右。这是基于升降出入与阴阳对立统一的关系赋予肺的功能之一。临床佐金平木法即通过肃降肺气达到平抑肝木的作用，常用于肝气犯肺证。同时，肺在五行属金，基于五行学说的肺金模式正式确立后，具有金之特性的功能属性以肺为中心加以归类，初步构建起肺藏象学说，使肺与四时、五方、五色、五音、五味中具有金之属性的秋季、西方、白色、商音、辛味等建立起特定联系，成为中医学“四时五脏阴阳”藏象学说的重要组成部分。正如《素问·五常政大论》曰：“审平之纪，收而不争……其用散落，其化坚敛，其类金，其政劲肃，其候清切，其令燥，其脏肺……其应秋。”《素问·阴阳应象大论》亦言：“西方生燥，燥生金，金生辛，辛生肺，肺生皮毛，皮毛在肾，肺主鼻。其在天为燥，在地为金，在体为皮毛，在脏为肺，在色为白，在音为商，在声为哭，在变动为咳，在窍为鼻，在味为辛，在志为忧。”

阴阳五行观对于“肺合大肠”理论的形成也发挥了重要作用。该理论建立在脏腑阴阳表里关系基础上，从五行关系上指出了肺与大肠同气相应。金气的沉降收敛之性，在肺表现为吸清呼浊，吐故纳新，保持呼吸的深度，维持人体的正常呼吸功能；在大肠表现为饮食水谷精微聚纳精华，而食物糟粕排出的过程。肺合于大肠，肺之肃降作用成为大肠传导功能的动力体现，肺气肃降有助于大肠传导输化糟粕浊气于体外，故有“肺上开窍于鼻，下施于魄门”之说，反之，大肠的传导启闭亦影响肺气之肃降。正如清代唐容川所言：“合者，相合而成功也，有脏以为体即有腑以为用，脏之气行于腑，腑之精输于脏，二者相合，而后成功。”肺合大肠理论为明代吴又可通腑以泻肺逐邪治疗疫病提供了理论支撑。

由此可见，包括肺在内的中医学概念的形成与演变，体现了“解剖＋临床＋哲学”的综合作用和影响。古代解剖学实践对肺脏等概念的建立起到了奠基作用，正是基于古代解剖学实践，中医形成了对脏腑大体形态、结构及功能的认识，而这种认识又随着临床实践积累不断完善修正，更重要的是，融合了气－阴阳－五行哲学思想形成的中医学相关概念突破了古代科技条件的限制而具备更丰富的科学内涵。

第二节 络的概念形成与演变

东汉许慎《说文解字》释“经”为“织从丝也”，指的是织布的纵线；“络”为“絮也”，为细微联系之义。“经络”在古代水利学概念中通“经落”，指的是与主河流相贯通的蓄水排水沟渠网络。由此可见，古汉语中，经是纵行的主干，络（落）是主干分支。将“经”“络”的概念引入中医学领域，显然指明人体内存在的运行全身气血、联络脏腑肢节、沟通上下内外的通路。经，指经脉，有路径的意思；络，指络脉，有网络的含义。经脉有一定的循行路线，而络脉则较经脉细小，纵横交错，网络全身。从经脉分出的支脉称为别络，从别络分出逐层细化的络脉称为系络、缠络和孙络。经络遍布全身，使循行于经脉中的气血，由线状流注扩展为面性弥散，从而发挥对整个机体的渗灌濡养作用，构成维持机体生命功能活动的内环境。

络脉庞大繁杂，遍布全身，历代相关记载缺乏明确的循行路线和生理病理论述，缺乏微观研究技术的历史环境导致了“重经轻络”现象。吴以岭院士在系统构建络病证治的过程中，首先提出络病学说的理论框架——三维立体网络系统，对络脉的网络层次、空间位置、生理功能进行了统一论述，不仅为形成系统络病理论奠定了基础，也对认识把握循行于各脏腑、成为其结构功能的有机组成部分——“脏腑隶下之络”（阴络）的组织结构与生理功能，具有重要指导作用。

一、络脉的网络层次

关于络脉的网络层次，《黄帝内经》中认为其由（大）络与孙络两级网络构成。《灵枢·脉度》言：“经脉为里，支而横者为络，络之别者为孙。”络之支而横者为大络，又称别络，为从经脉分出的络脉一级分支。《灵枢·经脉》记载的别络共十五条，包括十二正经各自别出一络，任脉、督脉各自别出一络，还有脾之大络。别络从经脉分出后，又逐层细分，形成由别络至孙络的各级分支，孙络为络脉系统的最小单位。《黄帝内经》之后的医家对络脉的网络层次进一步补充和论述。金代窦汉卿《针经指南》谓：“络一十有五，有横络、有经络，一万八千。有孙络，不知其纪。”指出络脉有别络、横络、丝络、孙络等不同层次。明代针籍《人镜经》云“十二经生十五络，十五络生一百八十系络，系络生一百八十缠络，缠络生三万四千孙络”，增加了系络、缠络。清代喻嘉言《医门法律》专篇对络脉系统作了进一步描述，明确指出从经脉分出的络脉分为（别）络，又逐级细化分层为系络、缠络、孙络等网络层次，同时提出孙络之间借助缠绊相互联系，形成闭合的网络系统。十二经脉“阴阳相贯，如环无端”，成为气血运行的线性通道，而由经脉逐级细分的络脉系统在其最末端——孙络与孙络之间，具有缠绊而发生面状的相互联系，从而构成遍布周身、维持机体正常功能活动的网状生命内稳系统。

二、络脉的空间位置

《黄帝内经》既把浮而可见者称为络脉，如《灵枢·经脉》曰：“经脉十二者，伏行分肉之间，深而不见……诸脉之浮而常见者，皆络脉也。”又指出络脉也可向体内循行与脏腑相连，如《灵枢·经脉》曰：“手少阴之别，名曰通里。去腕一寸半，别而上行，循经入于心中。”明代张景岳在《类经》中明确提出阳络与阴络的概念，以区分络脉的空间位置：“以络脉为言，则又有大络、孙络，在内、在外之别，深而在内者，是为阴络……浅而在外者，是为阳络。”清代叶天士在《临证指南医案》中提出“阴络即脏腑隶下之络”，明确循行于脏腑区域的络脉称为阴络，随其分布脏腑区域不同分为心络、肝络、肾络、肺络、脾络、胃络、脑络等。络脉在结构与功能上均为所分布区域不可分割的组成部分，《素问·皮部》依据十二经脉在体表的循行范围将人体皮肤划分为十二皮部，即十二经脉之气血分注于体表的区域。皮部布满由该经脉支横别出、浮于体表的阳络，深而在内的阴络则是脏腑结构与功能的有机组成部分。

由此可见，络脉的结构特点可以概括为：①支横别出，逐层细分：经有路径、途径之义，经脉作为经络系统的主干部分，呈线状纵直循行人体上下；络有网络、联络之义，横行于经脉之间，交错分布在全身各处。②络体细窄，网状分布：随着络脉的不断分支，络体变得越来越细窄迂曲，形成了遍布全身的立体网络。网络中发生着不同层次的互联互通，网络末端的孙络与孙络之间借助“缠绊”形成了闭合的系统。络脉细小迂曲、气血流缓使得津血互换、营养代谢得以进行，这些结构和功能特点与西医学的微循环相似。络脉的信息传达、调节控制功能又与神经－内分泌－免疫网络的功能相似。③络分阴阳，循行表里：循行于皮肤和体表黏膜的络脉为阳络，是皮部的组成部分，气血通过阳络温煦、濡养、护卫皮肤；循行于体内、布散于脏腑区域的络脉为阴络，是布散脏腑的结构与功能的有机组成部分。由此形成外（体表阳络）－中（经脉）－内（脏腑阴络）的络脉空间分布规律。

络脉的独特组织结构决定了其中气血的运行特点，为络脉发挥渗灌濡养作用奠定了基础。络中气血的运行特点可概括为：①气血行缓：经脉主干快速运行的气血贯注到络脉后，气血流速减缓，以实现对脏腑组织的充分灌注功能。《灵枢·小针解》说：“节之交，三百六十五会者，络脉之渗灌诸节者也。”络脉气血流缓的特点也决定了病久入深、易入难出、易滞易瘀的病机特点。②面性弥散：功能相同的络脉在体内呈现片状、面状、立体网状结构，气血由经脉中线状流注，进入络脉后相应地转变为面性弥散，发挥温煦、濡养作用。③末端连通：络脉的最末端孙络之间有缠绊使之形成闭合的网状系统，有利于气血层层渗灌，与脏腑组织进行充分的营养交换。④津血互换：津在脉外，血在脉内，津血需借助络脉系统相互渗灌转化，《灵枢·痈疽》言：“中焦出气如露，上注溪谷，而渗孙脉，津液和调，变化而赤为血。”络脉在完成津血互换的同时也带走组织代谢的废物，是营养代谢的处所。⑤双向流动：不仅津血可通过络脉［血（脉）络］互相渗灌，气作为沟通和维持脏腑间联系和平衡的重要介质，也可通过脏腑间的络脉（气络）相互流通，实现脏腑间的信息传递与功能协调。如肺主气发挥助心行血的作用，肺主呼气与肾主纳气在维持呼吸运动中的协调作用，肺气藏于右与肝气升于左在维持气机的协同作用，均是借助气络中气的升降出入发挥脏腑间的协同配合作用。⑥功能调节：络脉根据所处脏腑的功能状态调节气血运行时速和常度，从而发挥特定的生理功能。如阳络循行于体表成为皮部的组成部分，卫气借助肺之宣发敷布于皮部阳络而发挥卫外御邪作用。外邪袭表时，肺之气络调动卫气集中于皮部阳络以御敌于外，故《素问・生气通天论》言："阳者，卫外而为固也。"络中气血的循行输布状态，显然与经脉中气血的线性运行有明显差异，也为运用中医络病理论研究生命机体的气血运行、输布、渗灌状态及其规律提供了重要依据。

三、络脉的生理功能

《灵枢・本脏》曰："经脉者，所以行血气而营阴阳、濡筋骨、利关节者也。""行血气"是经脉最基本的功能，络脉也承载"行血气"的主要生理功能。《黄帝内经》在创建经络系统的过程中，将"经""脉"概念逐渐分离，形成以运行经气为主的"经气环流系统"和以运行血液为主的"心肺血脉循环系统"，共同完成经脉"行血气"的基本功能。以运行经气为主的经络之络（气络）与运行血液为主的脉络之络［血（脉）络］形成遍布全身的网状络脉系统，承载并输布渗灌气血，清代周学海《读医随笔》称之为"气之细络""血之细络"。可见，中医的络脉有广义和狭义之分。广义络脉把由经脉纵向线性运行的气血横向面性弥散至全身，发挥渗灌濡养作用。狭义络脉分为经络之络（气络）和脉络之络［血（脉）络］，经络之络运行经气，脉络之络运行血液，共同发挥"气主煦之，血主濡之"的正常生理功能。由于中医气血可分不可离的高度相关性，"气为血之帅""血为气之母"，形成了中医络脉气血相关的理论特色。

（一）"经气环流系统"与气络

在经络学说的建立过程中，《黄帝内经》首次提出"经气"的概念。"气"涵盖了更深刻、更广泛的科学内涵，更接近于人体生命现象的本质。"气"与"血"的概念建立后，经脉作为"行血气"的通道的概念才得以成立。《黄帝内经》将运行气血的通道统称为"经脉"，随着"脉"的概念逐渐聚焦于运行血液的脉管，"经"作为"经气"运行通道的概念日益突显，可见"经气环流系统"在《黄帝内经》中已初步成形。清代周学海在《读医随笔》中也说："宗气者，营卫之所合也，出于肺，积于气海，行于气脉之中，动而以息往来者也。"提出了"气脉"概念，明确指出其乃专门运行经气的通道。"经气环流系统"的形成对更科学地阐述复杂生命现象，并探讨其发病治疗规律具有重大理论意义。

在经络中线性运行环流周身的"经气"，通过支横别出、逐层细分、网状分布的络脉（经络之络，亦称气络），面性弥散到脏腑肌肤、四肢百骸，激发生命活力，发挥温煦充养、防御卫护、信息传导、调节控制作用。《黄帝内经》有"络气"一词，《素问・通评虚实论》曰："络气不足，经气有余者，脉口热而尺寒也。"明代张景岳的《类经》首提气络"血脉在中，气络在外，所当实其阴经而泻其阳络，则身强矣"，以气络与血脉并列而言，进一步明确了气运行于血脉之外的独立通道。清代周学海在《读医随笔》中进一步指出："更有气并于气之细络，而胀闷不堪，致生自啮自刃之变者；又有气滞于血之细络，而怫郁不解，致成为痒、为疹之灾者。"明确提出"气之细络”与“血之细络”。气在经中为经气，经气入络为络气，中医学按气的生成、分布及功能特点，把经气划分为真气、宗气、卫气三类。络气借助脏腑阴络弥散至脏腑区域称为脏腑之气，如心气、肝气、肺气、肾气、脾胃之气等，不仅维持该脏腑的正常生理活动，而且通过气络的络属关系，将五脏六腑、四肢百骸、皮肉筋骨联系成以五脏为核心的生命活动功能系统。

（二）“心肺血脉循环系统”与脉络

1. 心主血脉

古人借助解剖学观察，对心脏的大体形态、自主舒缩运动以及心脏与血脉的关系均有了初步的认识。《灵枢・胀论》说：“膻中者，心主之宫城也。”指出了心脏的解剖位置处于人体胸部中间。《难经・四十二难》说：“心重十二两，中有七孔三毛，盛精汁三合。”现代研究认为，七孔指心腔和与心脏相连的动静脉血管开口，三毛可能指乳头肌和瓣膜间的腱索，精汁指血液，与西医解剖学之心脏已相当吻合。明代李梴《医学入门》说：“有血肉之心，形如未开莲花，居肺下肝上是也。”张景岳《类经图翼》亦言：“心居肺管之下，膈膜之上，附着脊之第五椎……心象尖圆，形如莲蕊。”这些描述指出了心脏在体内大致的解剖学位置和形态，在当时条件下已属相当精准的定位和描述。综上可见，伴随着解剖活动关于心的知识逐步积累，古人形成了对心的基本认识：位于胸中膈上、两肺之间的形体器官。

古人通过解剖学观察认识到心脏的形态结构，发现心与血脉相接相连形成一个密闭的管道系统。同时，古人对心脏自主节律性搏动现象也有观察，《管子》指出“凡心之刑（通形），自充自盈，自生自成……灵气在心，一来一逝”，这种自律性舒缩运动使心脏成为推动血液循脉运行的动力器官，为建立心脉血液循环的概念奠定了基础。因此，《素问・痿论》提出“心主身之血脉”，《素问・五脏生成》言“心之合脉”，《素问・六节藏象论》亦曰“心者，其充在血脉”，《经籍纂诂》释“充”为“满也，实也，盈也”，“主”“合”“充”均显示了心与血脉相连构成一个密闭循环的管道系统，借助心脏“一来一逝”的舒缩运动推动血液循脉运行周身，循环往复，血液在人体中“流行不止，环周不休”（《素问・举痛论》）。这一认识与西医学认为心脏的泵血功能是维持血液循环的动力基本一致。

2. 肺朝百脉

解剖的直视结果结合活体状态下生理活动的观察，为确立肺脏的主要生理功能奠定了基础。大体解剖显示，肺是位于胸腔内、质地疏松的含气组织，鼻腔通过咽喉与肺相连。《难经》记载了肺脏的重量及形态，元代滑寿发展了《难经》关于肺“六叶两耳”的说法，明代李梴《医学入门》记载“肺系喉管，而为气之宗”“（肺）……脉脉朝会”，解剖实践中观察到肺中有诸多血管相连。生理状态下发现人体呼吸节律与脉率之间的规律性，“人一呼脉再动，一吸脉亦再动，呼吸定息，脉五动，闰以太息，命曰平人”（《素问・平人气象论》）、“人一呼脉再动，一吸脉亦再动，呼吸不已，故动而不止”（《灵枢・动输》），从而有助于建立肺朝百脉、助心行血的功能概念。结合动、静脉血液清浊不同的解剖观察，如《灵枢・经水》载“脉之长短，血之清浊……皆有大数”，不难得出肺使百脉朝会于肺，通过肺主气司呼吸的功能吐故纳新，实现血脉中清浊之气的交换，从而建立起肺主气司呼吸与朝百脉的核心功能，并在两千多年前形成了“心肺血脉循环系统”，与西医学体循环与肺循环的概念基本一致。

3. 血脉与脉络

早在殷商时期，象形文字的甲骨文中已经有“脉”字，写作“[illegible]”或“[illegible]”，此后各种脉字多被加以水旁，《说文解字》释“象众水并流”，“**𠂢**”，篆书写作“[illegible]”，《说文解字》载“水之衺流别也”，这些“脉”的象形文字已有类似江河沟渠水流通道的含义。张家山出土的《脉书》记载：“血者濡也，脉者渎也。”把血的濡养与脉的通道结合起来，初步表达了脉为血液运行通道的含义，为《黄帝内经》血脉理论的提出奠定了基础。但在《黄帝内经》之前的早期经络学著作中，如长沙马王堆汉墓出土的帛书《足臂十一脉灸经》和《阴阳十一脉灸经》，“脉”所代表的含义主要是循经感传的走行路线，这为《黄帝内经》经络学说的建立奠定了基础。随着《黄帝内经》经络学说的建立，经脉理论得以完善，“脉”的概念由《足臂十一脉灸经》与《阴阳十一脉灸经》中的循经感传逐渐转变为容纳血液的脉道。《黄帝内经》明确提出了脉是容纳血液的器官，如《素问・脉要精微论》曰：“夫脉者，血之府也。”同时对血脉与心的关系进行了明确论述，《素问・痿论》指出“心主身之血脉”，《素问・六节藏象论》载“心者……其充在血脉”，《素问・五脏生成》言“心之合脉也”，《素问・平人气象论》曰“心藏血脉之气也”，《灵枢・本脏》说“心应脉”，《黄帝内经》已经论述了血脉与心相连，心为血液在脉道中运行的动力。同时《黄帝内经》还提出“肺朝百脉”，《素问・经脉别论》说：“脉气流经，经气归于肺，肺朝百脉，输精于皮毛。”在《黄帝内经》中，脉有三重含义：一是经脉理论中与运行经气的经络并列、以运行血液为主要功能的系统，二者共同发挥“行血气而营阴阳”的生理功能；二是在心肺血脉循环系统中作为血液运行的通道，正如《素问・痿论》言“心主身之血脉”，《素问・经脉别论》曰“肺朝百脉”；三是作为奇恒之腑的独立实体器官，《素问・脉要精微论》载“夫脉者，血之府也”，指出脉是容纳血液的器官，与现代解剖学血管的概念基本相同。

《黄帝内经》建立了完整的经脉理论并提出血脉概念，虽尚未明确提出“脉络”一词，但基于《灵枢・经脉》所言“经脉为里，支而横者为络，络之别者为孙”的论述，概言经脉及其分支包含了血脉分支——脉络。东汉张仲景明确提出“脉络”概念，《金匮要略・水气病脉证并治》云：“寸口脉浮而迟……沉伏相搏，名曰水，沉则脉络虚，伏则小便难，虚难相搏，水走皮肤，即为水矣。”这句话提示脉络的末端为津血互换的场所，若“脉络虚”，津聚络外，则发为水肿，与《灵枢・痈疽》所云“津液和调，变化而赤为血。血和则孙脉先满溢，乃注于络脉，皆盈，乃注于经脉”

一脉相承。脉作为容纳运行血液的形体器官，将心脏收缩排出的血液，通过循行全身、逐级细化的脉络系统输布于脏腑百骸。血液在脉道中运行除了依靠心脏的推动，还需要脉络的搏动与张力。脉络舒缩有度则血流通畅，既不过速妄行，又不过缓涩滞，正如《灵枢・决气》所言："壅遏营气，令无所避，是谓脉。"因此，中医学的脉与西医学的血管，脉络与中小血管、微血管（特别是微循环）在解剖形态学上具有一定的同一性。气血相关的中医学术理论特色，赋予了中医学血脉与脉络概念更丰富的科学内涵，这为中西医结合研究血管病变的发病与病机演变规律提供了切入点。

虽然络脉的末端按功能分为运行经气的气络及运行血液的脉络，但整体仍体现了与气血相关的中医核心理论特色。气为血之帅，气能生血、行血、摄血，"经气环流系统"中的经气、络气、脏腑之气借助气络对"心肺血脉循环系统"中血液的生成和运行发挥重要作用。血液在血脉及脉络中正常运行需借助气的推动作用，《素问・五脏生成》王冰注"气行乃血流"，宋代杨士瀛《仁斋直指方论》说："气者血之帅也，气行则血行，气止则血止，气温则血滑，气寒则血凝，气有一息之不运，则血有一息之不行。"血为气之母，血不断为气的功能活动提供物质基础；血也为气的载体，气依赖血之运载而到达全身脏腑组织以发挥气的功能，故清代医家唐容川《血证论》说："载气者，血也，而运血者，气也。"明代张景岳《质疑录》高度概括气血的相关关系："人之气血，周流于一身，气如橐籥，血如波澜，气为血行，血为气配，阴阳相维，循环无端。"皆强调气对血脉正常循行的推动作用。"经气环流系统"和"心肺血脉循环系统"是基于经脉系统"行血气"的两大基本功能和循环通路提出的。络病理论中与气血相关的理论特色及整体辨证的思维特点，启迪我们从两个网络系统的相互影响中探讨生命运动。借助现代科技手段，从整体、器官、组织、细胞、分子水平阐明"经气环流系统"和"心肺血脉循环系统"的科学实质及其相互影响，对于科学阐明复杂的生命现象乃至建立现代中医新理论具有重要的指导意义。在肺络病证治体系的构建过程中，要关注肺之气络与肺之血（脉）络在肺主气司呼吸与朝百脉助心行血两大核心功能中发挥的重要作用。

第三节　肺之气络、气道、血（脉）络概念

络脉通过承接经脉"行血气而营阴阳，内属于脏腑外络于肢节"的重要生理功能，在维持脏腑功能活动中发挥着不可替代作用。元气、宗气、卫气在经中运行则称为经气，经气入络即为络气，络气借助"经气环流系统"的网络系统——"气络"布散至某一脏腑则成为该脏腑之气，营气与血液也通过血脉与脉络系统渗灌至该脏腑区域发挥"气主煦之""血主濡之"的重要生理功能。络脉不仅在维持脏腑功能活动中发挥关键核心作用，而且通过遍布全身的网络系统，将五脏六腑、四肢百骸、皮肉筋骨、五官七窍等联系成以五脏为核心的生命活动功能系统。再基于气、阴阳、五行生

克制化的哲学思想，人体被构建成与自然界和谐一体的生命运动系统。鉴于经脉沟通联络脏腑肢节、输布气血以温煦濡养全身组织的核心生理功能均需借助络脉系统完成，因此，络脉在维持脏腑生理功能乃至藏象学说的建立中也发挥着重要作用。

由于中医学术发展史上长期存在的重经轻络现象，藏象学说与络病证治的历史发展进程并不一致。《黄帝内经》首次建立了藏象学说框架，张仲景的《伤寒杂病论》将藏象学说运用于临床，开脏腑辨证之先河。由此可见，藏象学说体系在秦汉时期已基本建立，后世医家基于临床实践提出学术观点并不断加以补充完善。络脉证治的理论基础奠基于《黄帝内经》，临床证治也始自东汉张仲景。在这一阶段，络脉证治与藏象学说的发展轨迹基本相同。但东汉之后，历经魏晋、唐宋、元明的千余年，络病证治的发展并未像藏象学说一样受到历代医家的广泛重视和深入研究。迨至清代，喻嘉言在《医门法律》中设专篇论述络脉，叶天士明确提出“久病入络”“久痛入络”，将络病发展成中医中的重要病机概念，并发展了络病的治法方药，用于提高多种难治性疾病治疗水平。正如两位医家所感慨的，“十二经脉，前贤论之详矣，而络脉则未之及，亦缺典也”“遍阅医药，未尝说及络病”“医不知络脉治法，所谓愈究愈穷矣”。络脉与络病证治的发展滞后，导致其在藏象学说体系的形成及指导脏腑辨证论治中的重要作用未被深入阐明，这也成为提高多种难治性疾病疗效的瓶颈问题。

吴以岭院士致力于络病理论及其应用研究40余年，初步建立络病证治体系，创建络病学中医新学科；出版了反映络病证治体系的《络病学》专著，以及反映其学科分支的专著《脉络论》《气络论》，奠定了络病学科的理论基础。这些成就被称为是继春秋战国时期《黄帝内经》奠定络病理论基础、东汉张仲景奠定临床证治基础、清代叶天士发展络病理论之后的“第四座里程碑”。络病证治研究在当代取得的突破性进展，为深入阐明络脉系统在藏象学说中的重要作用提供了重要契机和必要前提，也必将进一步发挥其在难治性疾病治疗中的独特临床指导作用，提高脏腑疾病的治疗水平，同时也弥补了在藏象学说形成与发展过程中络脉理论缺席的遗憾。本节从肺藏象学说与络病证治体系相关概念的相互诠释入手，探讨肺络相关概念的内涵与外延，明确肺络在实现肺脏核心生理功能中发挥的重要作用。同时也希冀以此抛砖引玉，为研究其他脏腑络病证治相关概念提供示范，进一步推动藏象学说及脏腑辨证在当代的传承与创新发展。

一、肺之气络

气络是由运行经气的经络支横别出、逐层细分后形成的网状分布结构，它遍布全身，深入到脏腑区域成为相应脏腑结构功能的有机组成部分。人体的元气、宗气、卫气在经中运行则称为经气，经气入络称为络气，气络将络气敷布到相应的脏腑区域成为脏腑之气。脏腑之气不仅维持该脏腑的正常生理活动，而且通过气络的络属关系，沟通联系五脏六腑、四肢百骸、皮肉筋骨，构成以五脏为核心的功能结构系统。肺之气络承载运行元气、宗气、卫气，维持肺的主要生理功能。

（一）肺之气络与元气

肺络是循行于肺部的络脉，是将经脉中运行的气血敷布渗灌到肺的网络结构，不仅激发并维持肺脏生理活动，还是形成以肺脏为中心的肺藏象学说体系的关键。通过五行生克制化，肺络实现肺与其他脏腑相生相克关联，从而维持人体内环境的稳定及内外和谐平衡。肺之气络是肺络中具有温煦充养、防御卫护、信息传导、调节控制作用的网络分支，主要负责把经气中运行的元气、宗气、卫气敷布于肺，参与上述生理功能的发挥。经气中的元气又称为真气、原气、元气，由生身父母之精气化生而成，并受后天水谷之气的滋养，藏于肾及命门，历三焦而循行于五脏六腑，是生命活动的根本动力，《难经·八难》明确记载："诸十二经脉者，皆系于生气之原。所谓生气之原者，谓十二经之根本也，谓肾间动气也。此五脏六腑之本，十二经脉之根，呼吸之门，三焦之原。"阐述了元（原）气在调节十二经脉、五脏六腑生理功能方面的核心作用。此处明确提出"肾间动气"为"呼吸之门"，指出肾中元气对肺所主呼吸功能这一最基本生命活动的激发与维持发挥着不可替代的作用。

呼吸是机体与外界进行气体交换、吸清呼浊的基本生理功能，维持着人体的生命活动。古人早已认识到呼吸运动的特点，对呼与吸有不同的定义，《灵枢·五味》说"故呼则出，吸则入"，《说文解字》载"呼，外息也""吸，内吸也"，段玉裁注"外息，出其息也""内息也，纳其息也"。呼吸又称为"息"，《素问·逆调论》曰"人有逆气不得卧而息有音者，有不得卧而息无音者，有起居如故而息有音者"，《黄帝内经素问集注》注："一呼一吸曰息，息有音者，呼吸有声。"古人将呼吸运动视为肺的主要生理功能，《素问·阴阳应象大论》说"天气通于肺"，明代张景岳在《类经》中释曰"天气，清气也，谓呼吸之气"，《素问·六节藏象论》言"天食人以五气，地食人以五味，五气入鼻，藏于心肺，上使五色修明，音声能彰"，均明确指出呼吸之气由肺所主。明代张景岳《类经图翼》引华元化曰："肺者生气之原，乃五脏之华盖，肺叶白莹，谓为华盖。以复诸脏，虚如蜂窠，下无透窍，吸之则满，呼之则虚，一呼一吸，消息自然，司清浊之运化，为人身之橐龠。"进一步阐释肺的功能。《难经》提出的"肾间动气为呼吸之门"的学术观点，明确指出肾间动气为激发呼吸功能的原动力。这既指胎儿离开母体后伴随着第一声啼哭具备的呼吸功能为父母的先天之精气所激发，又指出日常呼吸功能的维持依赖肾间动气的盛衰。肾间动气激发与维持呼吸功能需借助肺与肾之间的经络络属联系，《灵枢·经脉》言："肾足少阴之脉……从肾上贯肝膈，入肺中，循喉咙，夹舌本。"《素问·热论》进一步指出"少阴脉贯肾，络于肺"，这为肾中元气借助于气络建立肺、肾之间的生理联系，从而激发肺脏的生理功能提供了依据。除了激发肺主呼吸这一基本生理功能，肾中元气对肺的治理调节的功能还有温煦与激发作用，正如陈士铎《石室秘录》所说："心得命门，而神明有主，始可以应物。肝得命门而谋虑，胆得命门而决断，胃得命门而能受纳，脾得命门而能转输，肺得命门而准节，大肠得命门而传导，小肠得命门而布化，肾得命门而作强，三焦得命门而决渎，膀胱得命门而收藏。”

（二）肺之气络与宗气

宗气之名首见于《黄帝内经》，《灵枢·邪客》言：“五谷入于胃也，其糟粕、津液、宗气分为三隧，故宗气积于胸中，出于喉咙，以贯心脉，而行呼吸焉。”“宗”字由古代的宗法制度延伸而来，《说文解字》释云：“宗者，尊祖庙也。”王冰、杨上善均遵从此义，认为“宗，尊也”，宗气为“十二经脉之尊主”或“现身之中血气所尊”。宗字除与古代宗法制度有关的“尊”“主”之义外，还有“聚”“众”之义，《尚书·禹贡》言：“江汉朝宗于海。”《黄帝内经》中除宗气概念外，还有“宗筋”（《素问·痿论》言“阳明者，五脏六腑之海，主润宗筋”）、“宗脉”（《灵枢·口问》言“目者，宗脉之所聚也”），以上均显示出宗气在会聚主持一身之气中的重要地位。《黄帝内经》中尚有“大气”一说，或指邪气（《素问·热论》言“大气皆去，病日已矣”），或指真气（《素问·离合真邪论》言“真气者，经气也……候邪不审，大气已过，泻之则真气脱”）。大气亦有居中胸中之说，《灵枢·五味》言：“其大气之抟而不行者，积于胸中，命曰气海，出于肺，循喉咙，故呼则出，吸则入。”宗气与大气均居于胸中，成为其概念混淆的原因之一。后世医家多持宗气即大气的观点，明代张景岳《类经》中注“大气，宗气也”，清代喻嘉言《医门法律》说：“大气即宗气之别名，宗者，尊也，主也，十二经脉奉之为尊主也。”近代张锡纯《医学衷中参西录》亦载：“至大气即宗气者，亦尝深考《内经》而得之。”

元气主要藏于肾与命门，分散至其他脏腑激发其基本生理活动，张锡纯《医学衷中参西录》言：“其呼吸之原动力在元气……迨胎气日盛，脐下元气渐充，上达胸中而生大气。大气渐满，能鼓舞肺脏使之呼吸，即脱离母腹，由肺呼吸而通天地之气矣。”指出了元气在激发宗气产生呼吸功能中的重要作用。宗气的生成、贮藏部位、生理功能则与肺密不可分，需借助于肺之气络的温煦调控作用才能完成。宗气根于元气，聚于胸中，由肺吸入的自然界清气与脾胃运化的水谷精气相合而成，正如张锡纯《医学衷中参西录》所言：“是大气者，原以元气为根本，以水谷之气为养料，以胸中之地为宅窟者也。”宗气所需的水谷养料来源于中焦脾胃运化的水谷精微物质，肺与脾胃之间通过经络及其分支气络相连，为宗气的生成提供天之清气以外的营养物质，《灵枢·经脉》言：“肺手太阴之脉，起于中焦，下络大肠，还循胃口。”这为水谷精微通过经络及其分支络脉上行至胸中，与肺吸入的清气结合成为大气奠定了结构基础。对于水谷精微化生宗气的过程，结合《黄帝内经》相关篇章也能明其大概，《灵枢·邪客》曰：“五谷入于胃也，其糟粕、津液、宗气分为三隧。”《灵枢·五味》言：“谷始入于胃，其精微者，先出于胃之两焦，以溉五脏，别出两行营卫之道。其大气之抟而不行者，积于胸中，命曰气海。”《素问·平人气象论》说：“胃之大络，名虚里，贯膈络肺，出于左乳下，其动应衣，脉宗气也。”《黄帝内经》初步建立络脉概念，虽然系统的络病理论体系尚未形成，但已显露出当时医家从络脉建立肺与脾胃的关联，以阐述宗气生成的意图。

宗气生成之后，积于胸中，首要的功能是走息道以行呼吸。死后解剖所见的肺脏只是气流通过的场所与呼吸发生的器官，呼吸运动的真正原动力来自宗气。机体的一呼一吸运动需借助肺叶节律性的张缩，而宗气包举肺脏，起着司呼吸的核心作用，故张锡纯云："盖大气能鼓动肺脏使之呼吸，而肺中之气遂因之出入也。"宗气走息道以行呼吸的作用，使参与呼吸运动的咽喉、鼻道与肺紧密相连，成为肺系的组成部分。《灵枢・邪气脏腑病形》说："其宗气上出于鼻而为臭。"张景岳注曰："宗气积于胸中，通于鼻而行呼吸，所以能臭。"《类经》中说："喉咙为肺之系而下贯于心，故通宗气而行呼吸。"可见正是宗气走息道以行呼吸的作用，使鼻、咽喉成为肺系的有机组成部分，宗气的激发推动作用使喉主发声、鼻主嗅觉的功能得以彰显。

宗气贯心脉以行气血。《灵枢・邪客》言："宗气……以贯心脉，而行呼吸焉。"贯为贯通之义。肺吐故纳新，吸入的天之清气（氧气）为宗气的组成部分，贯注于心脉，助心脏推动血液循行于周身，所谓"助心行血"，故气血的运行与宗气盛衰有关，宗气的功能涵盖了心肺功能。宗气司心搏之发生与持续，《医学入门》载"人身动则血行于诸经"，心虽为君主之官，但有赖宗气贯注于心肺，推动心脏的搏动及血气的运行。《素问・平人气象论》说："胃之大络，名曰虚里，贯膈络肺，出于左乳下，其动应衣，脉宗气也……绝不至曰死，乳之下其动应衣，宗气泄也。"《医门法律》亦载："上气之虚，由胸中宗气之虚，故其动之应手者无常也。乃知无常之脉，指左乳下之动脉为言。有常则宗气不虚，无常则宗气大虚，而上焦之气始恹恹不足也。"此言"虚里"系指心尖搏动处，由胃气所养，宗气所主。若宗气虚，则心搏微弱无力；宗气泄，则虚里之动应衣；宗气绝，则心脏搏动消失。故近代医家张锡纯在《医学衷中参西录》中说"心血之循环"与"心机之跳动""皆大气主之"。宗气通过贯心脉助心行血，推动气血运行于周身，全身的血液依赖于宗气通过鼓动心脏有节律的收缩作用而运行周身，故张锡纯《医学衷中参西录》指出："虚里之络，即胃输水谷之气于胸中，以养大气之道路，而其贯膈络肺之余，又出于左乳下为动脉，是此动脉，当为大气之余波。""且细审以贯心脉，而行呼吸之语，是大气不但为诸气之纲领，并可为周身血脉之纲领矣。"因此，若宗气不足，不能助心行血则会引起血液瘀滞，正如《灵枢・刺节真邪》所言："宗气不下，脉中之血，凝而留止。"

《灵枢・邪客》谓："宗气积于胸中，出于喉咙，以贯心脉，而行呼吸焉。"明确指出宗气积于胸中气海，走息道以行呼吸，贯心脉以行气血，总理心肺功能，鼓动心肺动而不息，是构成并维系人体心肺功能活动的根本动力。宗气通过调节心肺之间的功能协调，使人体维持呼吸匀畅、心跳平稳、血行畅达的最佳状态。《素问・平人气象论》言："人一呼脉再动，一吸脉亦再动，呼吸定息脉五动。"《灵枢・动输》说："故人一呼脉再动，一吸脉亦再动，呼吸不已，故动而不止。"《难经・一难》言："人一呼脉行三寸，一吸脉行三寸，呼吸定息，脉行六寸。”表明宗气通过参与呼吸节律的调节，参与心搏节律的形成与维持，成为连接心肺功能的中枢环节。“走息道以行呼吸”和“贯心脉以行气血”是宗气的两大功能。宗气居于胸中，通过贯心脉和行呼吸作用，建立起心肺、气血、营卫之间的密切联系。《难经·三十二难》载：“心者血，肺者气。血为荣，气为卫，相随上下，谓之荣卫。”这既是生理状态下心肺相关的理论基础，又是病理状态下心病及肺、肺病及心、心肺同病的根本原因。当宗气不足时，往往出现与心肺两脏相关的症状，如呼吸、心跳、血运失调，出现气短不足以息，心慌脉促，甚则虚里动而应衣，胸满憋闷，喘促难卧等症状。这为从心肺同治探讨呼吸、循环系统疾病的辨证用药，提高临床治疗水平提供了新思路。

宗气又通过斡旋全身气机发挥更广泛的生理功能。“宗”无论是宗、主之谓，还是聚、众之义，皆表明了宗气在人体诸气中的重要地位。宗气基于“贯心脉以行呼吸”的基本生理功能，通过“呼则出，吸则入”的呼吸吐纳运动，不仅形成了肺气的宣发与肃降，而且通过会聚主宰人体一身之气，斡旋调控全身的气机，伴随着气的升降出入，气、血、津、液、精等物质与能量交换、信息代谢过程，为五脏六腑、四肢百骸等功能的发挥提供重要保障。《素问·阴阳应象大论》言：“清阳出上窍，浊阴出下窍，清阳发腠理，浊阴走五脏，清阳实四肢，浊阴归六腑。”清阳、浊阴等来源于饮食水谷精微，这些物质通过脾胃的运化过程上输于肺，再借助宗气助肺司呼吸的功能完成“清浊之交运”这一核心生命活动，正如明代赵献可《医贯》所言：“喉下为肺，两叶白莹，谓之华盖，以覆诸脏，虚如蜂窠，下无透窍，故吸之则满，呼之则虚，一吸一呼，本之有源，无有穷也。乃清浊之交运，人身之橐籥。”清代喻嘉言在《医门法律》中高度评价宗气在人体生命活动中的重要作用：“身形之中，有营气、有卫气、有宗气、有脏腑之气、有经络之气，各为区分。其所以统摄营卫、藏府、经络而令充周无间，环流不息，通体节节皆灵者，全赖胸中大气为之主持。”“大气一衰，则出入废，升降息，神机化灭，气立孤危矣。”

宗气具有推动气血运行、斡旋全身气机、主持一身气化的作用，用以濡养五脏六腑及四肢百骸，保持神思脑力健旺。视、听、言、动等活动无不赖于宗气。故《灵枢·口问》言：“上气不足，脑为之不满，耳为之苦鸣，头为之苦倾，目为之眩。”此处“上气”应指积聚胸中的宗气。宗气上行，贯注于脑，“振作精神，以及心思脑力，官骸动作，莫不赖乎此气”（《医学衷中参西录》）；脑神得养，则思维敏捷、耳目聪明。清代周学海在《读医随笔》中言：“宗气者，动气也，凡呼吸、言语、声音，以及肢体运动、筋力强弱者，宗气之功用也。”宗气随息往来，通达三焦，鼓动气血充养渗灌五脏六腑、四肢百骸，使视、听、言、动等功能皆得其常，正如清代石寿棠《医原》所言：“虽各窍自有其本气，而要皆宗气所贯通也。”近代张锡纯称“大气积于胸中，为后天全身之桢干”，也是言宗气在全身气机中的主导作用。

宗气发挥宗主后天诸气的重要生理功能，与人体经络及其分支在胸中的广泛联系密不可分。人体十二经脉，除足太阳膀胱经外，其余十一条经脉或起于胸中，或注于胸中，或通过其分支与胸中保持联系。手太阴肺经“起于中焦，下络大肠，还循胃口，上膈，属肺”；手阳明大肠经“下入缺盆，络肺，下膈，属大肠”；足阳明胃经之大络虚里“贯膈，络肺，出于左乳下”；足太阴脾经“其支者，复从胃别上膈，注心中”；手少阴心经“起于心中，出属心系”；手太阳小肠经“出肩解，绕肩胛，交肩上，入缺盆，络心”；足少阴肾经“其支者，从肾，上贯肝膈，入肺中，循喉咙，夹舌本，其支者，从肺出络心，注胸中”；手厥阴心包经“起于胸中，出属心包络”；手少阳三焦经“入缺盆，布膻中，散络心包”；足少阳胆经“下颈合缺盆，以下胸中贯膈，络肝，属胆”；足厥阴肝经“其支者，复从肝，别贯膈，上注肺”。虽然足太阳膀胱经与奇经八脉不直接与胸中相连，但是可借助气络的网络结构与胸中发生联络。这正是宗气作为“后天全身之桢干”，发挥宗主后天一身之气作用的结构基础，因此《黄帝内经》把胸中称为“气海”。

（三）肺之气络与卫气

卫气由脾胃运化的水谷精微中慓悍滑疾的部分组成，因此有“水谷之悍气”之说；其以水谷精微为养料，由中焦脾胃运化生成，因此有“卫出中焦”之说。如清代张隐庵《侣山堂类辨》明确指出卫气由中焦所生：“若夫阳明之气，乃水谷之悍气，别走阳明，即行阳行阴之卫气，由中焦之所生。”这显然是从中焦脾胃运化水谷精微以资卫气生成的角度而言的。关于卫气的生成，又有“卫出下焦”之说，这突出了元气为诸气之根本动力。如清代喻嘉言所言“卫气出于下焦，谓其所从出之根底也”，肾属下焦，为元气之根，也是卫气的根本动力所在。而“卫出上焦”说则突出肺及宗气在卫气生成、输布、运行及功能发挥中的重要作用，《黄帝内经》虽未明确提出“卫出上焦”，但全书有十余处论及卫气与上焦的关系。如《素问·调经论》云：“阳受气于上焦，以温皮肤分肉之间。”《灵枢·平人绝谷》载：“上焦泄气，出其精微，慓悍滑疾。”“慓悍滑疾”“温皮肤分肉”均是卫气的特性及功能。《灵枢·决气》云：“上焦开发，宣五谷味，熏肤，充身，泽毛，若雾露之溉，是谓气。”既指出了水谷精微由上焦（肺）宣发后化为卫气，发挥熏肤、充身、泽毛功能的生理过程，又成为“肺主宣发”理论的渊源。《难经·三十二难》明确提出：“心者血，肺者气。血为荣，气为卫，相随上下，谓之荣卫。通行经络，营周于外，故令心肺在膈上也。”明确指出肺主气属卫，同时对心肺、气血、营卫的相关性作了明确论述，也初步奠定了心肺相关理论的基础。迨至隋代，杨上善在《黄帝内经太素》中言：“营出于中焦，卫出于上焦。”“卫出上焦”说突出了卫气与宗气的关系，诚如明代张景岳在《类经》中所言：“然营气卫气，无非资借于宗气，故宗气盛则营卫和，宗气衰则营卫弱矣。”究其根本，宗气为呼吸之枢机，为诸气之纲领，其盛衰关乎营卫之气发挥营周、卫外的功能。近代张锡纯在《医学衷中参西录》中进一步指出：“人身之外表，卫气主之，卫气本于胸中大气，又因肺主皮毛，与肺脏亦有密切之关系。”深入研究肺之气络在卫气的生成、输布、运行及功能发挥中的重要作用，对于进一步提示肺、宗气、卫气之间的协调关系具有重要价值。

1. 肺与卫气生成与布散的关系

人出生后，后天之气的生成与充养依赖于天之清气与水谷精微之气，二者化合为宗气，又进一步生成营卫之气。《灵枢·营卫生会》说："人受气于谷，谷入于胃，以传与肺，五脏六腑，皆以受气，其清者为营，浊者为卫。"明确指出了饮食物由胃入肺化生营卫之气的过程。饮食水谷经过脾胃的运化生成的水谷精微物质由胃传于肺，在肺内与吸入之清气交汇。清气与精微之清者化合成营气，与精微之浊者化合成卫气，即"清者为营，浊者为卫。"肺在人体位置最高，为脏腑之华盖，居其他脏腑之上而呈覆盖之势，象天，脾胃位居中州属土，象地。古人从"地气上为云，天气下为雨"的自然现象推及，认为饮食水谷借助脾气散精作用上输于肺，化生卫气，又借助肺的作用把卫气布散至周身。正如《素问·平人气象论》所说："脏真高于肺，以行营卫阴阳也。"《灵枢·痈疽》也说："上焦出气，以温分肉而养骨节，通腠理。"这些论述为"肺主宣发"的理论渊薮。

2. 肺与卫气循行的关系

卫气的循行规律表现为：卫行脉外，携营而行；循皮肤分肉之间，熏于肓膜，散于胸腹；昼行于阳，夜行于阴。这三种循行规律均与肺有密切关系。

（1）卫行脉外，携营而行：《素问·痹论》言"荣者水谷之精气也，和调于五脏，洒陈于六腑，乃能入于脉也。故循脉上下，贯五脏，络六腑也。卫者水谷之悍气也。其气慓疾滑利，不能入于脉也"，指出了营气伴血液运行于脉中，卫气剽悍滑疾运行于脉外的循行特点。宗气助肺司呼吸，实现里气（浊气）与外气（清气）之间的清浊交运；宗气贯心脉进一步分为营卫之气，卫气慓悍滑疾行于脉外，携营血而行，"营行脉中，卫行脉外"，"阴阳相贯，如环无端"。营卫之气在生理上相互依存、相互为用，外能适应四季气候的变化，内能调和阴阳气血，正如《灵枢·五乱》载："四时者，春秋冬夏，其气各异，营卫相随，阴阳已和，清浊不相干，如是则顺之而治。"进一步言："清气在阴，浊气在阳，营气顺脉，卫气逆行，清浊相干，乱于胸中，是谓大悗……乱于肺，则俯仰喘喝，接手以呼。"明确指出营卫循脉运行失常，胸中清浊之气相互干扰，气机逆乱则会出现烦闷症状；若影响到肺，则会出现俯仰动静间喘息有声，呼吸时双手按于胸前的呼吸异常症状。从病理现象反推营卫循于脉相携而行对实现清浊交运、维持肺主气司呼吸功能的重要性。此论指出了多种呼吸异常的肺系疾病（包括肺胀）发生的基本病机，与营卫循脉运行异常密切相关。宗气是推动肺产生呼吸运动实现吸清呼浊的根本动力，营卫循脉运行失常导致胸中清浊之气不能正常交运而相互干扰，这显然与宗气不能推动肺之呼吸运动相关。因此《难经·三十二难》言："心者血，肺者气。血为荣，气为卫，相随上下，谓之荣卫。通行经络，营周于外。"强调了与宗气相关的心肺、气血、营卫之间的统一关系。行于脉外之卫气与行于脉内之营气又相互感应交汇，近代蔡陆仙的《中国医药汇海》中指出："卫行脉外者，其气交感于脉中矣，营行脉内者，其气交感于脉外矣。"卫气慓悍滑疾有助营血运行，营血渗灌濡养有助卫气发挥其生理功能。诚如《素问·阴阳应象大论》所言："阴在内阳之守也，阳在外阴之使也。"营卫之气在络脉的末端孙络发生交汇生化，《素问·气穴论》说："孙络三百六十五穴会……以通荣卫。"明代张景岳《类经》注云："表里之气，由络以通，故以通营卫。"营卫由络以通，交汇生化，这一过程关乎气、血、津、液、精的物质、信息、能量代谢，避免痰湿、瘀血、水饮等病理产物影响包括肺在内的五脏六腑。

（2）循皮肤分肉之间，熏于肓膜，散于胸腹：对于行于脉外的卫气的循行部位，《素问·痹论》进行了详细描述："卫者……其气慓疾滑利，不能入于脉也，故循皮肤之中，分肉之间，熏于肓膜，散于胸腹。"明确了卫气不像营气随血液在（血）脉络中运行，而是在经气环流系统的经络中运行。卫气与其所源的元气、宗气在经中运行称为经气，《素问·离合真邪论》云"真气者，经气也"，经气入络为络气，络气经络脉网络中宣发敷布，温煦熏蒸，循皮肤分肉，熏于肓膜，散于胸腹。清代唐容川在《血证论》中指出："阴络者，谓躯壳之内，脏腑油膜之脉络……阳络者，谓躯壳之外，肌肉皮肤之脉络之血。"点明卫气昼行于分布在体表肌肉皮肤中的阳络，夜行于分布在体内脏腑肓膜间的阴络，从而发挥其广泛的生理作用。卫气昼行于阳络需借助肺之气络的宣发作用，正如《灵枢·决气》云："上焦开发，宣五谷味，熏肤、充身、泽毛，若雾露之溉，是谓气。"其向内夜行于阴络也需借助肺之气络的肃降作用。对于"肓"，有人认为是胸腔中之脂膜，更多人认为"肓"不仅包括胸腹腔，还包括肌肉组织间隙，如唐代杨上善《太素》云"心下膈上谓肓"，明代吴昆曰"腔中无肉空腋之处，名曰肓"，明代张景岳言："肓者，凡腔腹肉理之间，上下空隙之处皆谓之肓。"对"膜"的解释，《类经》载"膜，筋膜也"，《素问吴注》言"肓，腔中空虚无肉之处也。膜，鬲膜也"，《素问集注》说"募原者，脂膜也"，王冰言"肓膜，谓五脏之间鬲中膜也。以其浮盛，故能布散于胸腹之中，空虚之处，熏其肓膜，令气宣通也"。综合上述，"肓膜"应当是散布于脏腑、肌肉、组织间的膜类组织以及组织细胞间隙。这也显示出卫气慓悍滑疾，能广泛分布于胸腹腔内脏腑之间的组织间隙发挥调控作用。

（3）昼行于阳，夜行于阴：卫气还具有昼行于阳、夜行于阴的昼夜循行节律特点，昼行于阳经与阳络，夜行于阴经与阴络。《灵枢·卫气行》载："阳主昼，阴主夜。故卫气之行，一日一夜五十周于身，昼日行于阳二十五周，夜行于阴二十五周，周于五脏。"指出卫气的循行路线以昼夜为区隔，运行于表里内外、周身上下，并记载了卫气昼夜运行的具体规律："是故平旦阴尽，阳气出于目，目张则气上行于头，循项下足太阳，循背下至小指之端。其散者，别于目锐眦，下手太阳，下至手小指之端外侧。其散者，别于目锐眦，下足少阳，注小指次指之间。其散者，循手少阳之分，下至小指次指之间。别者以上至耳前，合于颔脉，注足阳明以下行，至跗上，入五指之间。其散者，从耳下下手阳明，入大指之间，入掌中。其至于足也，入足心，出内踝下，行阴分，复合于目，故为一周。”指出卫气日间循太阳、少阳、阳明次序运行于手足三阳经，“别出”“注于”“入”“散”至各经重要腧穴，并逐一扩散至三阳经肢节远端（指、趾），再通过各经的交会穴，传至下一经，由皮肤分肉间的阳络发挥“熏”“充”“泽”“散”“煦”的生理功能。卫气夜行于阴经与阴络，《灵枢·卫气行》载：“阳尽于阴，阴受气矣。其始入于阴，常从足少阴注于肾，肾注于心，心注于肺，肺注于肝，肝注于脾，脾复注于肾，为一周。”指出卫气夜间循三阴经依次流注肾、心、肺、肝、脾。《素问·痹论》云“卫者……熏于肓膜，散于胸腹”，《黄帝内经灵枢集注》载“夜行于五脏募原之内”，《血证论》言“阴络者，谓躯壳之内，脏腑油膜之脉络”，明确指出卫气夜间在阴络中循行的特点。

3. 肺与卫气功能的关系

《灵枢·本脏》曰：“卫气者，所以温分肉，充皮肤，肥腠理，司开阖者也。”从《黄帝内经》到后世医家的论述中可以看出，卫气的主要功能包括防御卫护、监视自稳，充皮肤、温分肉，肥腠理、司开阖。

（1）防御卫护、监视自稳：卫气的主要功能是防御卫护、监视自稳，防御外邪侵袭则是卫气循行于阳络所发挥的首要功能。六淫外侵，肺卫首当其冲。因为卫气充养皮肤温煦肌腠，统摄于肺，肺主皮毛，所以卫气是人体抗御外邪侵袭的第一道屏障。卫气充盛则腠理致密，外邪难以入侵；卫气虚乏则腠理开泄，外邪容易侵入，因此《素问·生气通天论》言：“是故阳因而上，卫外者也。”“清净则志意治，顺之则阳气固。虽有贼邪，弗能害也。”金代李杲遥承《黄帝内经》之旨，强调了卫气防御卫护的作用：“卫者……卫护周身，在于皮毛之间也。”明代孙一奎说：“卫气者，为言护卫周身……不使外邪侵犯也。”当卫气虚乏，肺卫不固，腠理开泄，会出现自汗、恶风表虚诸症，更是多种病邪侵袭和疾病产生的原因，故《灵枢·禁服》言：“审察卫气，为百病母。”明代张景岳释言：“卫气者，阳气也，卫外而为固者也。阳气不固，则卫气失常，而邪从卫入，乃生疾病，故为百病母。”

卫气昼行于阳经阳络皮肤分肉，防御外邪侵袭；夜行于阴经阴络熏于肓膜，散于胸腹，发挥广泛的调控自稳作用，从而保持人体内外环境的和谐与平衡。《灵枢·百病始生》载：“故虚邪之中人也，始于皮肤。皮肤缓则腠理开，开则邪从毛发入，入则抵深……留而不去，则传舍于络脉，在络之时，痛于肌肉，其痛之时息，大经乃代，留而不去，传舍于经……留而不去，传舍于肠胃之外，募原之间，留著于脉，稽留而不去，息而成积，或著孙脉，或著络脉。”指出病邪乘卫气之虚而侵袭，先始于体表之阳络，留而不去，则病邪内传至经脉，日久稽留于脏腑膜原之阴络，息而成积。这揭示了外邪乘虚侵袭人体，由皮肤阳络传至经脉，再至包括肺在内的脏腑阴络的病变过程，对认识肺疫－病毒类呼吸系统传染病的传变规律具有重要价值。此外，

“络息成积”还指出了癥积类疾病的发病规律。《灵枢·水胀》云：“肠覃何如？岐伯曰：寒气客于肠外，与卫气相抟，气不得荣，因有所系，癖而内著，恶气乃起，瘜肉乃生。其始生也，大如鸡卵，稍以益大，至其成，如怀子之状，久者离岁，按之则坚。”肠覃多被认为是腹部肿物，也是寒气与卫气相搏致卫气失去温煦自稳功能所致的病理产物。这与现代免疫学的免疫防御、免疫自稳、免疫监视等功能颇为相似。卫气的防御卫护作用不仅体现在肺卫肌表皮肤黏膜的免疫功能上，防御多种外邪致病微生物的侵袭，预防多种疾病尤其是呼吸道传染性疾病的发生，即外邪致病的防护；还体现在夜行阴经阴络熏于肓膜、散于胸腹而发挥的调控自稳功能，从而避免卫气偏盛偏衰、监视自稳功能低下而导致过度免疫或免疫功能低下疾病的发生。

（2）充皮肤、温分肉：卫气“充皮肤、温分肉”作用不仅体现在防御卫护、抵御外邪侵袭的功能上，还体现在充养皮肤、润泽毛发、温煦肌肉、调节体温等广泛的生理作用上。皮肤是人体体表的屏障组织，又称为“皮部”。人体皮肤分为六经皮部，每个皮部都是阳络分布的区域。这些区域形成了以经脉为线状分布、络脉为网状分布、皮部为面状分布的皮部区域划分。皮肤之下则为分肉，分肉泛指肌肉组织，也包括肌肉与肌肉的间隙，皮肤与肌肉共同构成人的躯体外壳。经脉伏行分肉之间，阳络分散于六经皮部，所以也称为“浮络”。

分布在六经皮部的络脉为阳络，包括气络与脉络，脉络运行血液、渗灌濡养，气络运行卫气，温煦充养。对卫气充养皮肤的功能，明代医家马莳在《灵枢注证发微》中注曰：“宗气即大气，积于上焦，上焦开发于脏腑，而宣布五谷精微之气味，此气熏于皮肤，充其身形、泽其毫毛，诚若雾露之灌溉万物也，夫是之谓气也。”形象地描述了卫气温煦皮肤、充养身体、泽亮毛发的作用。同时《黄帝内经》还论述了卫气温养皮肤分肉的作用，如《灵枢·痈疽》言：“上焦出气，以温分肉，而养骨节，通腠理。”卫气充盛则可调节汗出，温煦润养毛发皮肤肌肉，使皮肤润泽、毛发柔亮，肌肉丰满，腠理致密，体温正常。正如《灵枢·本脏》所言：“卫气和则分肉解利，皮肤调柔，腠理致密矣。”清代周学海《读医随笔》亦言：“卫气者，热气也。凡肌肉之所以能温，水谷之所以能化者，卫气之功用也。”人体在生理状态下维持正常体温，不仅依靠卫气不断生化、布散而实现的温煦作用，还依赖卫气的开阖功能，以实现阳气在肌腠留蓄与发散的平衡。卫气行于六经皮部之阳络，司玄府微启而开，疏达腠理，实现体温调节作用。

卫气的“充皮肤、温分肉”的作用有助于形成抵御外邪的屏障。若外感六淫，特别是风寒之气，影响卫气的卫外防御功能，便会出现不同的临床证候特征。若素体卫气虚损，风寒乘虚伤人卫表，导致发热、汗出、恶风等临床表现，东汉张仲景《伤寒论》以“太阳中风证”之“啬啬恶寒，淅淅恶风，翕翕发热，鼻鸣干呕”为提纲概括之；若卫气不虚，感受风寒之邪，气络中之卫气凝滞，卫阳郁遏不得宣泄而见发热、恶寒、无汗等临床表现，张仲景以“太阳伤寒证”之“或已发热，或未发热，必恶寒，体痛，呕逆，脉阴阳俱紧”为提纲概括之。此外，皮痹、肌痹等临床表现与西医学系统性硬皮病颇为相似，其发病机制多为营卫虚乏、阳络空虚，风寒湿乘虚侵袭，痹阻于皮肤肌肉所致，故《素问·痹论》载：“荣卫之气亦令人痹乎……逆其气则病，从其气则愈，不与风寒湿气合，故不为痹。”究其发病原因，乃是“病久入深，荣卫之行涩，经络时疏，故不通；皮肤不营，故为不仁”。可见卫气“充皮肤、温分肉”功能失常会导致皮痹、肌痹、血痹、历节等多种临床难治性疾病的发生。

（3）肥腠理、司开阖

①肥腠理、司开阖调节皮肤腠理汗孔：腠根据月字旁从肉，系指皮肤、皮肉间的间隙。《康熙字典》载“又与腠通……奏，谓牲体皮肤之理也”；理，《说文解字》释其“治玉也，顺玉之文而剖析之”，后引申为物的纹理或事的条理。由此可见，腠理是皮肉纹理的聚合。“腠理”作为中医名词术语首见于《黄帝内经》。《素问·脏气法时论》言：“肾苦燥，急食辛以润之，开腠理，致津液通气也。”《灵枢·决气》说：“腠理发泄，汗出溱溱，是谓津。”指出腠理开泄以利津液与气机的流通。病理状态下，腠理开泄，汗出过度，易致虚邪中人，如《素问·八正神明论》言：“身形若用力汗出，腠理开，逢虚风，其中人也微。”可见，《黄帝内经》中的腠理侧重于指皮肤分肉之纹理，其功能与津液的排泄有关。后世医家据此常将腠理、玄府、汗孔一并论述，如《黄帝内经太素》载：“所谓玄府者，汗空……汗之空名玄府者，谓腠理也。”《杂病源流犀烛》谓：“经言皮肤，亦曰腠理，津液渗泄之所曰腠，文理缝会之中曰理，腠理亦曰玄府。玄府者，汗孔也。汗液色玄，从空而出，以汗聚于里，故谓之玄府。”

《黄帝内经》明确提出卫气的功能为“司开阖”，《说文解字》载：“开，张也，从门。”段玉裁注：“张者，施弓弦也。门之开如弓之张，门之闭如弓之驰。”“阖”即关闭，《说文解字》载：“门扇也，一曰闭也。”从门扇的开闭引申为汗孔的调控、腠理的开闭，进而调节汗液排泄和体温。如《灵枢·五癃津液别》说：“天暑衣厚则腠理开，故汗出……天寒则腠理闭，气湿不行，水下流于膀胱，则为溺与气。”指出卫气司开阖功能正常则腠理致密，天热衣厚则玄府开而汗出，天寒玄府闭则无汗而尿多，这不仅有利于保持正常体温，同时也调节了体内的津液代谢，因此夏天汗多则尿少，冬天汗少则尿多。同时，《黄帝内经》也建立起“肺主皮毛”的概念，提出“肺主身之皮毛”及“皮毛者，肺之合也”，这与肺主卫气，调控腠理开阖、汗孔启闭的功能是密不可分的。正如清代唐容川《中西汇通医经精义》中所言：“皮毛属肺，肺多孔窍以行气，而皮毛尽是孔窍，所以宣肺气，使出于皮毛以卫外也。”

②肥腠理、司开阖调节脏腑肌腠膜原：汉代张仲景对腠理的功能及其分布作了进一步阐发。《医宗金鉴》言：“腠者，一身空隙，血气往来之处，三焦通会真元之道路也。理者，皮肤脏腑内外井然不乱之条理也。”陈修园在《金匮要略浅注》中曰：“腠者，是一身之空隙，三焦通会元真之处，理者，是合皮肤脏腑内外井然不紊之义理

也。”进一步指出“腠”为体内之空隙、元气通会之处，“理”包括皮肤和脏腑之纹理，这在一定程度上拓展了《黄帝内经》中腠理的概念及功能。考张志聪《黄帝内经灵枢集注》注曰：“腠理者，在外肤肉之纹理，在内脏腑募原之肉理，卫气所游行出入之理路也。”《黄帝内经素问集注》谓：“膜原者，连于肠胃之脂膜，亦气分之腠理……盖在外则为皮肤肌肉之腠理，在内则为横连脏腑之膜原。”明确指出了腠理既包括体表皮肤肌肉之纹理，又包括体内脏腑之膜原，为卫气通行之途径。现代组织学的知识有助于理解中医学腠理、膜原概念的内涵，人体体表和有腔器官的腔面均被上皮组织中的被覆上皮覆盖或衬贴，其中衬贴于心脏、血管和淋巴管腔面的单层扁平上皮为内皮，分布在胸膜、腹膜、心包膜表面及包覆在器官表面的单层扁平上皮为间皮，它们均来自胚胎时期的上胚层细胞。人体表皮由上胚层细胞增殖分化的外胚层转化而来，消化管各段的上皮组织、喉至肺各段的上皮组织、尿道近端及膀胱的上皮组织由上胚层增殖分化的内胚层转化而来。人体的表皮和体内空腔器官在组织胚胎的分化发育上具有同根同源的关系，这为古人所言腠理的概念涵盖在外肤表及在内脏腑提供了解剖学依据。

③肥腠理、司开阖调节孙络－玄府：玄府的概念逐渐由皮肤之汗孔延伸到体内脏腑、筋膜、骨髓等。玄府一词首见于《黄帝内经》。《素问·水热穴论》记载：“所谓玄府者，汗空也。”明确指出其本意为汗孔。《黄帝内经》关于玄府的论述除《素问·水热穴论》之外，还有《素问·调经论》《素问·六元正纪大论》，共计 3 篇，在明确玄府即汗孔的基础上，论述其主要功能为参与水液代谢及输通卫气，主要病变表现为汗出及发热。如《素问·水热穴论》载：“肾汗出逢于风，内不得入于藏府，外不得越于皮肤，客于玄府，行于皮里，传为胕肿。”《素问·调经论》言：“上焦不通利，则皮肤致密，腠理闭塞，玄府不通，卫气不得泄越，故外热。”《素问·六元正纪大论》说：“故民病少气，疮疡痈肿，胁腹胸背，面首四支膜愤，胪胀，疡痱，呕逆，瘛疭骨痛……刻终大温，汗濡玄府，其乃发也。”这些论述成为玄府理论的肇始。

金元医家刘完素赋予玄府概念新的含义，《素问玄机原病式》曰：“皮肤之汗孔者，谓泄气液之孔窍也，一名气门，谓泄气之门也，一名腠理者，谓气液出行之腠道纹理也，一名鬼神门者，谓幽冥之门也，一名玄府者，谓玄微府也。然玄府者，无物不有，人之藏脏腑、皮毛、肌肉、筋膜、骨髓、爪牙，至于世之万物，尽皆有之，乃气出入升降之道路门户也……人之眼耳鼻舌身意神识能为用者，皆由升降出入之通利也。有所闭塞者，不能为用也。”刘完素综合先秦两汉时期关于玄府、气门、腠理和鬼门的概念，将玄府概念发展为遍布人体内外的一种微细结构，玄府功能超越了《黄帝内经》仅通行卫气与津液的范畴，成为人体气、血、津、液、神机升降出入之道路与门户，人体气血津液渗灌散布、脏腑官窍功能维持，乃至视、听、嗅、行、思等神识意志功能运转等莫不与玄府相关。玄府通利，气血神机出入有度，则人体各项功能康健如常，反之则疾病丛生。病理上，刘完素将多种疾病产生的原因归结为玄府闭塞，他指出：“若目无所见，耳无所闻，鼻不闻臭，舌不知味，筋痿骨痹，齿腐，毛发堕落，皮肤不仁，肠不能渗泄者，悉由热气怫郁，玄府闭密，而致气液、血脉、荣卫、精神不能升降出入故也，各随郁结微甚，而察病之轻重也。”针对玄府郁闭不通，治疗上提出了开发郁结、宣通气液的治法用药。

可见将人体中存在的细微通道归为一体，统一命名为玄府，不仅有效解决了先秦两汉时期上述概念交叉重叠、定义不清的问题，而且为临床多种难治性疾病的治疗带来了新思路，为玄府理论的后续发展奠定了坚实基础。刘河间的玄府理论传至明清时期，楼英、王肯堂、傅仁宇、汪昂等医家受其影响，重点阐发了眼科疾病的发病与治疗机制。现代医家也有从微循环、细胞间隙、离子通道等角度对刘河间所论玄府的微观结构特点及临床运用进行研究，但尚未将刘河间所论玄府的概念深入解析清楚，其在临床多种难治性疾病的应用价值也未充分体现出来。

刘河间所论玄府在结构特点、分布特点及功能特点方面与络脉，特别是孙络，具有内在密切联系。首先从结构特点而言，二者均是中医学微观概念范畴，玄府又为“玄微府”，一个“微”字将其微观细小、非肉眼能见又客观存在的结构特点充分揭示，与络脉的最小单位——孙络的微观组织特点相吻合。其次，分布特点方面，玄府“无物不有”，广泛分布于机体脏腑组织、肤表肌肤、四肢百骸、五官七窍等上下内外各处，“脏腑、皮毛、肌肉、筋膜、骨髓、爪牙……尽皆有之”，与络脉，特别是孙络，遍布全身、网状分布的结构特点相似。再者，功能方面二者也有同一性，刘河间将玄府功能引申为“气出入升降之道路门户也”，玄府闭塞可致气液、血脉、营卫、精神不能升降出入，可见玄府内发生着将水谷精微转化为气、血、津、液、精的物质、能量、信息的交汇生化过程，是维持人体五脏六腑、四肢百骸等形体官窍的基本功能及机体一切生命活动的生理基础。同样在人体内承担气、血、津、液、精等物质输布及向脏腑组织渗灌功能的另一组织结构为络脉，《灵枢·小针解》言：“节之交三百六十五会者，络脉之渗灌诸节者也。”清代周学海《形色外脉简摩》从“细络”解释玄府，言：“上言舌体隐蓝，为浊血满布细络，细络即玄府也。”又论说：“朱丹溪治久病，必兼郁法，与刘河间极论玄府，叶天士重讲疏络，皆《内经》守经隧之义也。”此论指出了络脉与玄府在功能上具有高度相关性。然而络脉并非等同于玄府，玄府应该是介于络脉与其所渗灌的脏腑组织、四肢百骸之间的孔隙通道，是络脉末端的孙络向脏腑组织延伸、并与脏腑组织之间相互关联形成的孔道。据清代名医喻嘉言所述络脉网络层次，最细小的孙络之间有缠绊相连，这种缠绊使络脉网络成为一个闭合系统。刘河间之前始终未解答孙络借助何通道向脏腑组织渗灌气血津液，刘河间提出的玄府气液学说将玄府作为至微至小的孔隙通道，同时也是气出入升降的道路门户。气液、血脉、营卫、精神升降出入皆由玄府通利，并关乎眼、耳、鼻、舌、身、意、神识之能为用，显然解决了络脉系统，特别是末端的孙络向脏腑组织渗灌气血津液、转运神机的通道问题。由此提出，“孙络－玄府”为络脉与脏腑组织之间气血津液精物质、信息、能量代谢的通道。“孙络－玄府”的开阖通利对维持机体的正常生理功能，发挥人体一切神志活动的结构功能载体作用至关重要。随着现代科学技术和微观领域研究的不断深入，人体器官组织中均存在由毛细血管与组织细胞构成的特殊结构，与“孙络－玄府”概念具有高度相关性。如脑组织中的血脑屏障及神经血管单元，心脏中的心肌灌注单元，肺组织中由肺泡上皮与毛细血管内皮构成的通气－换气单元，在微观层面上与中医学“孙络－玄府”概念非常吻合，在维持肺脏功能及机体生命活动中发挥重要作用。围绕“孙络－玄府”开阖通利的治法与方药研究，有助于提高肺脏重大疾病的防治水平。

④卫气司开阖与调控脏腑节律性生理活动的关系：卫气的司开阖由调节腠理、启闭汗孔而控制汗液排泄、保持正常体温的局部单一功能，延伸到司开阖以调控人体内在脏腑的规律性生理活动。生命的基本特征之一就是节律性，如心搏之数、呼吸之节、二便摄纳排泄之度、月经盈泻之期、气机之贯序、营血循行之次递、胃肠满实之互替、寤寐昼夜之交替。卫气在人体的输布运行具有明显节律性，《灵枢·卫气行》载：“阳主昼，阴主夜。故卫气之行，一日一夜五十周于身，昼日行于阳二十五周，夜行于阴二十五周，周于五脏。”“阳尽于阴，阴受气矣。其始入于阴，常从足少阴注于肾，肾注于心，心注于肺，肺注于肝，肝注于脾，脾复注于肾为一周。”《灵枢·邪客》载：“昼日行于阳，夜行于阴，常从足少阴之分间，行于五脏六腑。”卫气通过节律性的运动，昼司玄府腠理之开阖，夜主脏腑膜原之开阖。诸如脉管之舒缩、胃肠之蠕动、肺部之张缩、组织间隙之疏密，乃至西医学器官组织的物质交换、能量代谢、信息传导通路的开阖调控，莫不属于广义的司开阖范畴。卫气的司开阖作用统领人体的气血津液充溢脏腑腠理，维持脏腑间节律性的生理功能，进而协调全身脏腑之间的功能。沈明宗在《张仲景金匮要略》中说：“三焦之气，统领气血津液，充溢脏腑腠理，则邪不能入，所谓病则无由入其腠理。然三焦之气，充溢躯壳脏腑，肌肉皮肤，相合罅隙之路为腠，故为三焦通会元真之处，为血气所注。精津血液，灌溉滋渗，脏腑筋骨，肌肉皮肤，出入之窍为理，故为皮肤脏腑之文理，总皆赖三焦之气，充溢脏腑，津液实之，则腠理密，而不受邪为病也。”此处所言“腠”为罅隙，乃机体组织之缝隙，所言“理”乃精血津液渗灌脏腑、筋骨、肌肉、皮肤的出入之窍，把气血津液和腠之组织间隙、理之脏腑纹理结合起来，并进一步指出腠理致密对于维持皮肤脏腑功能而不受邪为病具有重要价值。

综上所述，卫气借助体表阳络和体内阴络有规律地出表入里，对脏腑发挥广泛的调控作用。卫气对肺脏生理功能维持、对其他脏腑发挥治理调节作用也具有重要价值。《素问·灵兰秘典论》言：“心者，君主之官，神明出焉。肺者，相傅之官，治节出焉。”以古代国家治理体系中的君王与臣子的关系比喻脏腑的功能及脏腑之间的重要关系，指出肺作为相傅之官，发挥着辅佐君王（指心）治理天下的重要职能，并以“治节出焉”高度概括肺的这一重要功能。“治”与“乱”相对，社会安定、秩序井然即为“治”。《周易·系辞下》言：“君子安而不忘危，存而不忘亡，治而不忘乱。”“治”字有通过调治使之安定有序之义，体现了生命本质的和谐状态。《素问·生气通天论》说：“阴平阳秘，精神乃治。”“节”指规则法度，为事物发展所遵守的准则与规范，既有节制、不可过度之义，又有节律之义，包括了运动的节律性与周期性。如《素问·上古天真论》载“食饮有节，起居有常”，《素问·阴阳应象大论》载“喜怒不节”，《素问·六节藏象论》载：“天以六六为节。”“治节”当作“使治之节”，通过控制事物的“度”，调节运行节律，达到安定、有序的平衡状态，即“和”。明代马莳《黄帝内经素问注证发微》说：“故肺为相傅之官，佐君行令，凡为治之节度，从是而出焉。”肺的治节作用首要在于维持人体正常生理功能的节律性运动，主要是通过卫气出表入里、昼行于阳、夜行于阴的节律运动实现的。五脏六腑之气虽不相同，但其秩序、节奏、规律的维持离不开肺之治节功能，特别是卫气的昼夜节律运动，而又与肺主司卫气的作用有密切关系。正如唐容川说：“肺之令，主行制节，以其居高，清肃下行，天道下际而光明，故五脏六腑皆润利而气不亢，莫不受其节制也。”王冰注曰：“位高非君，故官为相傅，主行荣卫，故治节由之。”李中梓说：“肺主气，气调则脏腑诸官听其节制，无所不治，故曰治节出焉。”卫气通过昼行于皮部阳络、夜行于脏腑膜理阴络的有序运行，协调制约诸脏腑功能，特别是调节作为“气出入升降之道路门户”的“孙络－玄府”，使机体达到一种有周期、节律的和谐有序状态。同时，它也发挥着类似现代免疫功能的监视自稳作用，减少脏腑功能失调乃至癥积等病变的发生。因此，卫气虚乏，功能失调，就会引起外邪侵袭、脏腑失调等各种疾病。故《灵枢·禁服》有言：“审察卫气，为百病母。”指出了卫气失常内外致病的广泛性。

二、肺之血（脉）络

脉络，又称血络，是由血脉支横别出、逐层细分的各级分支，遍布肌肤皮毛、四肢百骸、五脏六腑形成的网状结构。在血脉中线性运行的血液，由经入络，面性弥散渗灌到脏腑组织、四肢百骸，发挥营养濡润作用。如《素问·气穴论》曰：“三百六十五脉，并注于络。”《类经》亦说：“心主血脉，血足则面容光彩，脉络满盈。”指出血液由心脏泵出后经脉络逐级输布渗灌于脏腑组织。在脉络中运行的血液，其生成和功能均依赖全身的脉络来实现。络脉支横别出、逐层细分、络体细窄、网状分布、络分阴阳、循行表里的结构特点，和气血行缓、面性弥散、末端连通、津血互换、双向流动、功能调节的运行特点，是血液生成和发挥功能的重要基础。化生血液的基本物质有水谷精微、营气、津液、精髓等。水谷精微是化生血液最基本、最重要的物质，《灵枢·决气》说：“中焦受气，取汁变化而赤，是谓血。”“受气”之“气”，本字当为“氣”，原意为粳米，又作“饩”，引申为“饮食物”，即中焦接受饮食水谷，经脾胃之气化生为水谷精微。水谷精微中的浓厚部分进入血脉之中，成为赤色的血液。这一过程是在络脉中完成的，正如《灵枢・痈疽》所说："中焦出气如露，上注溪谷，而渗孙脉，津液和调，变化而赤为血。"《灵枢・邪客》进一步描述血液的生成过程："营气者，泌其津液，注之于脉，化以为血，以荣四末，内注五脏六腑。"津液是人体组织液的总称，通过营气的气化调节作用，组织液及淋巴液被注入血脉中，成为血液的组成部分，故有"津血同源"之称。营气有泌津化血的功能，历来又被称为营血。营气有调节气化作用，在血液生成中发挥重要作用，营气在血液中有气之调控作用，对血液运行及其渗灌濡养发挥主导作用。津液在营气的推动下参与血液的生成过程，而且与络内之血互换互渗。津液进入血液则成为其组成部分，血液渗出脉外则转化为津液，这种津血互换的过程主要在脉络的末端——孙络及其循环通路——缠绊之间完成。孙络及其缠绊作为血液流通的最小功能，单位颇类西医学的微循环。微循环的血管通透性很大，能使血液和组织液（津液）之间进行物质交换，调节血液和津液之间的互换与平衡。精髓与血液的化生有着密切关系，明代张景岳说"血即精之属也""肾为水脏，主藏精而化血"，清代张璐更明确指出"血之源头在乎肾"。肾藏精，精生髓，髓生血，而先天之精又需要后天水谷精微的不断充养，才能完成源源不断、生生不息的化血过程。而精化血的过程同样离不开脉络的参与。

络脉循行于肺的部分为肺络，是清代名医叶天士所称"脏腑隶下之络"的组成部分。其中的血（脉）络是由血脉依次分出的各级细小分支组成的网状系统。血络不仅能将营血输布渗灌到肺，为肺功能的维持提供必需的营养物质，还参与血液的生成与输布运行。肺主气属卫，肺络与营血互根互用，阴阳相贯，在维持脏腑功能及人体内环境稳定中发挥重要作用。血液是在脉络（特别是末端孙络）由营气与津液的参与下化生而成的，这一过程必须有肺的参与才能完成，正如《灵枢・营卫生会》云："中焦亦并胃中，出上焦之后，此所受气者，泌糟粕，蒸津液，化其精微，上注于肺脉乃化而为血，以奉生身，莫贵于此。"《灵枢・营气》亦言："谷入于胃，乃传之肺，流溢于中，布散于外，精专者行于经隧，常营无已，终而复始，是谓天地之纪。"均明确指出，肺参与了水谷精微化生为血的过程。这一过程类似西医学静脉血由心汇聚后输布到肺，通过肺主气司呼吸功能，将自然界的清气（氧气）渗灌到静脉血中使之变为富含氧气的动脉血的过程。这与古人的解剖实践有密切关系，古人不仅观察到"心肺独居鬲上"，而且发现肺与心之间有血脉连通，全身大的主要血脉又与心相连，进而提出肺"朝会百脉"的重要生理功能。"肺朝百脉"最早见于《素问・经脉别论》："食气入胃，浊气归心，淫精于脉。脉气流经，经气归于肺，肺朝百脉，输精于皮毛……权衡以平，气口成寸，以决死生。"唐代王冰注曰："脉气流运，用为大经，经气归宗，上朝于肺，肺为华盖，位复居高，治节由之，故受百脉之朝会也。"王冰的注释源于朝字的本义，唐代陆德明《经典释义》说"臣见君曰朝"，《字汇・月部》说"朝，晨朝也。人君视政，臣下觐君，均贵于早，声转为朝也"，指出"朝（zhāo）"由表"早晨"之朝引申而成"朝见、朝会"之"朝（cháo）"，为臣见君，下见上时的用语。在肺与百脉的关系中，肺位最高，因此“肺朝百脉”应指“肺受百脉之朝会”。朝会还含有会聚、会合之义，如“云朝北极，湿化乃布”，指支物聚于总处，小水入于大水之义，也是言百脉通过心朝归于肺之义。这为静脉血与动脉血在肺部血（脉）络中转化提供了支撑。这是肺之血（脉）络不同于其他脏腑血（脉）络之处，除为自身供血供气、提供维持基本功能的保障外，还参与到全身血液的生成与代谢过程中。

三、肺之气道

早期解剖学实践为中医学初步认识脏腑的结构并建立初步的功能概念提供了重要依据，在中医理论体系构建中所起的重要作用也得到了广泛认可。《黄帝内经》对肺的形态部位认识，建立在翔实的解剖基础上。在肉眼观察下，看到肺脏外观“如以缟裹红”，位于胸腔最上部，形大似盖，因此肺被形象地称为华盖之脏，比喻为人体之天。如《素问・痿论》说：“肺者，脏之长也，为心之盖也。”《灵枢・九针论》言：“肺者，五脏六腑之盖也。”表明肺在人体内位置最高，居其他脏腑之上。这显然是解剖直视观察到的结果。《难经・三十二难》更具体指出：“五脏俱等，而心肺独居膈上。”《难经・四十二难》首次对五脏的重量、形态及容量解剖测量，其所载的五脏重量，按战国时衡制折算结果与全国脏器重量协作组统计的结果已非常接近，如肺重三斤三两（折为 797g），全国协作组统计结果为男肺 727g，女肺 689g。《难经》同时指出肺有“六叶两耳，凡八叶”。元代滑寿发展了《难经》“六叶两耳”说法，提出：“肺之为脏，六叶两耳，四垂如盖……中有二十四孔。”

中医通过解剖学观察除了对肺的形态有了直观的认识，对肺的其他组织器官也有了相应的认识。明代李梴在《医学入门》中谓“肺系喉管而为气之宗”，指出肺与喉管相通，与肺主气功能具有密切联系。明代张景岳在《类经图翼》中更具体指出：“肺叶白莹，谓为华盖，以复诸脏，虚如蜂窠，下无透窍，吸之则满，呼之则虚，一呼一吸，消息自然。”把解剖观察到的形态结构特点与肺主呼吸功能建立了明确联系。张景岳指出“肺管九节”，观察到肺管分节的形态特点。明代翟良《经络汇编》进一步指出：“喉在前，主出纳，名吸门；其管坚空，其硬若骨，连接肺本，为气息之路，呼吸出入，下通心肺之窍，以激诸脉之行，此气管也。”不仅描述了解剖所见气管的形态质地，而且指出其作为“气息之路”参与到肺主呼吸的功能活动中。明末医家赵献可也认为“喉系坚空，连接肺本，为气息之路，呼吸出入”，进一步对咽喉的结构和功能作了明确区分，指出“咽系柔空，下接胃本，为饮食之道路”“水谷同下，并归于胃，乃粮运之关津也。二道并行，各不相犯。盖饮食必历气口而下，气口有一会厌，当饮食方咽，会厌即垂，厥口乃闭，故水谷下咽，了不犯喉。言语呼吸，则会厌开张，当食言语，则水谷乘气送入喉脘，遂呛而咳矣”，把喉与肺、咽与胃的连接关系，喉与咽的前后位置关系，喉与咽的结构与功能等论述得精确而具体。

清代医家王清任通过亲身解剖实践提出“肺两叶大面向背，上有四尖向胸，下一小片亦向胸”，不仅纠正了前人关于肺的解剖形态的错误认识，而且对“肺管”分支及其功能作了细致描述，指出：“喉者候也，候气之出入，即肺管上口是也……肺管下分为两杈，入肺两叶，每杈分九中杈，每中杈分九小杈，每小杈长数小枝，枝之尽头处并无孔窍，其形仿佛麒麟菜。”王清任用麒麟菜形象比喻由肺管分出的各级细小分支，与西医解剖中从气管到各级细支气管的分支结构极其类似，支气管依次分支，逐级分为肺叶支气管、肺段支气管、亚肺段支气管、细支气管、呼吸性细支气管、肺泡管、肺泡囊、肺泡，支气管分支达 24 级。可见中医学的气道与西医学中的分支概念是相吻合的。综上，基于古代早期的解剖学实践，古人对肺的形状、色泽、分叶、重量、质地，以及呼吸时肺的动态等都作了较为确切的观察和描述。许多记载同现代解剖学关于肺的描述完全相似。中医学对肺质地的记述如“虚如蜂窝，下无透窍”“肺得水而浮，肺熟而复沉”，表明肺是松软而含气的器官，同现代解剖学、组织学中，肺是有弹性的海绵结构的认识是一致的。基于解剖学观察得出的肺管的形态特点——“其管坚空，其硬若骨，连接肺本”“肺管九节”“其形仿佛麒麟菜”，与现代解剖学气管、支气管的质地及其各级分支特点基本一致，“其形仿佛麒麟菜”形象地描绘出肺由支气管反复分支形成支气管树的形态结构特点。功能特点“为气息之路，呼吸出入”，与西医学关于支气管的作用定位也基本一致。现代组织学证实，支气管末端肺泡上皮与毛细血管内皮形成的呼吸膜（又称气－血屏障），有利于清气（氧气）和浊气（二氧化碳）的交换。古人试图讲清肺主气司呼吸的生理过程，但由于缺乏微观研究的技术条件只能从宏观概括。他们将循行于肺的络脉根据功能分为运行经气的气络和运行血液的血（脉）络，与作为“气息之路”的气道共同成为肺的结构与功能组成部分，有助于宏观与微观相结合理解与把握肺的功能。这也是系统构建肺络病证治的重要前提。

第二章

气络－气道－血（脉）络与肺功能实现

中医藏象学说中，肺脏的主要生理功能为主气司呼吸，朝百脉，通过宣发肃降发挥通调水道及对全身脏腑组织的治理调节作用。中医学理论体系以藏象、经脉（络）、气血为核心，气血通过经脉及其网状分支络脉系统输布至脏腑，为脏腑功能发挥提供了前提。明确络脉的组织结构及功能特点，对于深刻理解藏象学说具有重要价值。由于中医学术发展史上重经轻络现象的长期存在，络脉始终未受到充分重视和深入研究，也未形成体系，严重制约了藏象学说的深入发展。当代络病证治研究取得的突破性进展为藏象学说与络病证治的发展提供了重要契机。本章从肺之气络、气道、血（脉）络对肺功能的实现入手，解析三者在肺主气司呼吸、朝百脉、宣发肃降等主要生理功能中的作用，并借助现代微观科学知识阐明其生理学基础，为推动构建肺络病证治奠定基础。

第一节　气络－气道与肺主气司呼吸功能

一、西医学关于呼吸调节的认识

新陈代谢是生命的最基本特征，其所需的能量依赖于营养物质在体内的氧化过程释放的能量。机体必须不断地通过呼吸运动从外界摄取氧化过程所需的氧气，同时排出产生的二氧化碳，因此呼吸运动也是人体最基本的生命特征之一。就呼吸生理学而言，呼吸包括几个相互衔接的环节：机体从外界摄取氧气进入肺泡，并排出肺泡内的二氧化碳，这一过程称为肺通气；肺泡毛细血管内血液中的二氧化碳进入肺泡，同时肺泡内的氧气进入肺泡毛细血管内的血液中，这一过程称为肺换气；氧气和二氧化碳在血液中运输；氧气进入细胞内，在线粒体中进行氧化供能，产生的二氧化碳则从线粒体转运至血液循环（这一过程被称为内呼吸）等。肺通气和肺换气被统称为外呼吸，也是通常所说的呼吸，这一过程需要多个系统参与及密切配合。骨骼肌（呼吸肌）的收缩与舒张为呼吸运动提供动力，呼吸器官（气道、肺）为气体交换提供场所；血液为氧气和二氧化碳的运输提供载体；循环系统为气体在体内的运输提供动力；呼吸中枢为呼吸提供控制中心，协调参与呼吸过程的各系统。

（一）呼吸系统的基本功能单位

呼吸系统包括呼吸道、肺泡及肺组织（包括肺循环相关的血管）、呼吸肌、呼吸中枢及调节系统等基本功能单位。呼吸道也称为气道，是具有弹性、不塌陷的管道，为气体进入肺泡的通道，包括上呼吸道和下呼吸道。上呼吸道由鼻、咽、喉组成，是气体进入肺内的门户，具有加温、湿化、净化空气和吞咽、嗅觉及发音等功能。下呼吸道为由气管及各级支气管组成的管道，遵循不规则且不断分支的模式。气道分支共达 23 次，形成由气管、支气管构成的树状结构。随着不断深入肺内，气道逐渐变窄、变短，分支逐渐增多，横截面积逐渐增大。气管、支气管和细支气管是无气体交换功能的部位（0～16 级），为传导区；呼吸性细支气管、肺泡管和肺泡囊皆含有肺泡，能进行气体交换，为呼吸区（17～23 级）。肺的分支结构使成人肺的表面积达 $60m^2$，相当于一个羽毛球场的面积，约为皮肤面积的 40 倍，这种结构利于气体交换。

另外需要提出的是，在细支气管分叉处分布有神经内分泌细胞。这些细胞是具有分泌功能的神经元和散在的内分泌细胞。除内分泌腺外，机体许多器官也存在大量散在的内分泌细胞，能分泌激素样物质，参与调节机体的生理功能。分布于细支气管的神经内分泌细胞是由 15～50 个细胞组成、呈菱形或卵圆形的细胞群，被称为神经上皮小体。细胞内含有 5- 羟色胺等物质，具有调节支气管及肺血管口径作用。神经上皮小体还是具有内分泌功能的神经感受器，可能受中枢调节，是肺内感受氧分压变化的化学感受器。肺泡是呼吸道末梢的气囊，为圆形或多边形的薄壁囊泡，直径为 200～250μm，可开口于肺泡囊、肺泡管和呼吸细支气管。呼吸细支气管再分级 3 次，形成肺泡管、肺泡囊及肺泡，通常也将呼吸性细支气管及其远端结构称为终末呼吸单位。成人共有 3 亿～4 亿个肺泡，总面积为 70～$80m^2$。肺泡在舒缩变化时，面积差别非常大，深呼气时的总面积仅为 $30m^2$，深吸气时可达 $100m^2$。肺泡壁构成呼吸表面，是肺内唯一能进行气体交换的结构。肺循环是肺动脉和肺静脉及其终末分支在肺泡周围和肺间质形成的密集的毛细血管网。呼吸肌包括胸肌、腹肌和膈肌。其中，膈肌是肺通气的原动力。呼吸中枢及调节系统主要位于脑干，在接收到机体的机械性和化学性刺激发出的信号后，使呼吸增强或减弱，从而保障机体代谢和内环境稳定。

（二）肺通气的动力与阻力

肺通气是整个呼吸过程的基础，实现肺通气的主要结构基础包括呼吸道、肺泡和胸廓。呼吸道是肺通气时气体进出肺的通道，同时还具有加温，加湿，过滤和清洁吸入气体，以及引起防御反射等保护功能；肺泡是肺换气的主要场所；胸廓的节律性呼吸运动是实现肺通气的原动力。简而言之，肺通气是气体流动进出肺的过程，这取决于推动气体流动的动力和阻止气体流动的阻力之间的相互作用。动力必须克服阻力，才能实现肺通气。气体进出肺取决于肺泡与外界环境之间的压力差。在一定的海拔高度，外界环境的压力（大气压）是相对恒定的，因此在自然呼吸情况下，肺泡与外界环境之间的压力差是由肺泡内的压力（肺内压）决定的。肺内压的高低取决于肺的扩张和缩小程度，但肺自身并不具有主动扩张和缩小的能力，其扩张和缩小依赖于呼吸肌的收缩和舒张引起的胸廓运动。呼吸肌收缩和舒张引起的胸廓节律性呼吸运动是肺通气的原动力，由此产生肺内压的变化，进而建立起肺泡与外界环境之间的压力差。这是肺通气的直接动力。

由此可见，呼吸运动是产生肺通气的基础，它由呼吸肌收缩和舒张引起的胸廓节律性扩大和缩小。胸廓扩大为吸气运动，胸廓缩小为呼气运动。虽然所有与胸腔相连的肌肉都能产生呼吸动作，但对呼吸起主要作用的肌肉是膈肌、肋间外肌、肋间内肌和腹肌。其中，膈肌、肋间外肌是重要的吸气肌，肋间内肌、腹肌则是主要的呼气肌。它们与起辅助作用的肌肉如胸锁乳突肌、斜角肌等，在肺周围形成半硬性壳体的复合排列，这一结构被称为呼吸泵肌肉。吸气肌可使胸腔扩张以引发吸气，呼气肌则可压缩胸腔并引发呼气。呼吸肌节律性收缩、舒张以产生呼吸运动，从而改变胸廓和肺的容积。这种有节奏的胸腔抽吸将空气吸入以及呼出肺部，从而产生通气。

可以将呼吸器设想为一个由可膨胀和压缩腔（胸腔）内的弹性球囊（肺）组成的唧筒。肺周围复杂肌肉群（呼吸肌）的运动能使胸腔膨胀和压缩，这些肌肉的运动发生在肺四周，导致容积变化，进而改变胸腔内的压力，为空气进入和离开胸腔创造了压力梯度。“玻璃罩球囊”模型可以解释体积和压力变化如何引起空气流动。该模型外层为一个钟形玻璃罩（胸腔），玻璃罩内含一个球囊（肺），玻璃罩的底部开口用一层弹性膜（膈肌）密封。尽管这个模型相对简单也不完善，但可以直观地反映主要吸气肌（膈肌）运动引发了什么反应，同时通过移动玻璃罩壁（模拟胸腔扩张）来模拟膈肌运动，也可以直观地看到膈肌运动引发的变化，即体积增加和压力下降（类似于胸膜腔内压）。钟形玻璃罩模型内的球囊还说明了肺和胸腔的另一个重要特点，即它们的弹性。正因为有弹性，它们越膨胀，改变容积所需的力量就越大。也就是说，球囊在初始阶段易于膨胀，但随着它不断变大，需要更大的力量才能使其进一步膨胀。这一性质对于理解人们在运动期间如何呼吸具有重要含义，特别是对于那些因气道阻塞而需要在较大肺容积和较高弹性负荷下用力呼吸的人群。

由此也引申出呼吸运动中的另一个重要概念——肺的内在气流阻力，也称为肺通气的阻力，是肺通气过程中遇到的阻力。它可分为弹性阻力和非弹性阻力。前者包括肺的弹性阻力和胸廓的弹性阻力，后者包括气道阻力、惯性阻力和组织的黏滞阻力。弹性阻力在静止状态下仍存在，属静态阻力，约占肺通气总阻力的70%；而气道阻力、惯性阻力和黏滞阻力只在气体流动时才存在，并随气体流速加快而增加，属动态阻力。气道阻力主要来源于气体流经呼吸道时，气体分子之间和气体分子与气道之间的摩擦，是非弹性阻力的主要成分，占80%～90%。气道阻力受气流速度、气流形式和气道管径大小等多种因素影响，其中，气道管径大小是影响气道阻力的主要因素。气道管径缩小时，气道阻力将显著增加。再回到“玻璃罩球囊”的模型，将空气吸入球囊所需的力度（压力）大小受球囊与外界连接管的直径影响。如果连接管较窄，则需要较大力量克服连接管的内在气流阻力。这里的连接管直径类似于气道直径。气体分子自身之间的摩擦及气体分子与管壁之间的摩擦会产生内部气流阻力，气体密度或黏度越高，以及管直径越小，阻力就越大。呼吸系统阻力由解剖结构和生理决定。气道的解剖特点使得其分支结构能扩大气道总截面面积。虽然总表面积增加，但每个气道级的表面积在减少。气道数量的快速增加在一定程度上消除了气道直径减少对总气道阻力产生的影响。肺实质在气道周围形成一个支撑结构，由于径向牵引的作用，一旦膨胀就能保持气道处于打开的状态，增加气道直径并减少气道的气流阻力。这使得总气道阻力在肺膨胀期间降低，在肺收缩期间则升高。另一个影响气道阻力的因素是支气管平滑肌张力，其可对气道阻力产生极强的影响。可变气道阻力主要位于支气管树的一部分，气道直径的一点点减小会对支气管树该部分的阻力产生巨大的影响，进而影响气体进出肺的速率。

（三）呼吸功能的调节机制

1. 呼吸节律性的中枢调节

呼吸的基本功能是维持正常水平的 PaO_2（动脉血氧分压）、$PaCO_2$（动脉血二氧化碳分压）和 pH（酸碱值），以保障机体的代谢需要，而呼吸功能的实现则依赖于机体对呼吸的精细调节。呼吸调节在酸碱平衡、发音、运动等方面也有重要作用。人体对呼吸调节的过程非常复杂，涉及呼吸中枢、神经 - 内分泌、机械因素、化学因素等多个方面。呼吸是终生不息的节律性运动，其深度和频率随体内外环境等条件的变化而变化，例如劳动或运动时代谢增强，呼吸加快加深，通气量增大，以摄取更多的氧气并排出更多的二氧化碳，使之与代谢水平相适应。在这个复杂调节系统中，呼吸中枢执行许多重要功能，呼吸运动是呼吸肌的一种节律性的舒缩运动，其节律性起源于呼吸中枢。呼吸中枢不仅能产生节律性信号，同时还能接受和处理感受器传入的信号，并将驱动信息输出到效应器，引起呼吸肌的节律性收缩，调节气道内径，产生适当的通气反应。呼吸控制中心位于脑干内，从躯体感觉器官和大脑其他部分接收大量输入信息。控制器的工作是传递适合当前代谢需求和外部环境的每分钟通气量，从而最大程度地减少运动、缺氧等状态对体内平衡的干扰。呼吸的基本节律源自脑干内的中枢模式发生器，它由髓质和脑桥组成，较高的大脑中枢通过脑皮质对呼吸进行自发性控制。基本模式通过大脑其他区域和胸腔提供的输入得到细化，提供一个更平稳、精确的基本呼吸模式。为了维持体内平衡，呼吸控制器需要无数来自感受器的输入，这些感受器包括肺内牵张感受器、喉部和气管内的刺激性感受器和其他快适应感受器、中枢及外周化学感受器、肌肉和关节感受器，广泛收集机械、化学、行为、心理等各种信息，并将这些信息汇聚输入到呼吸中枢，呼吸中枢下达相应的指令，使呼吸运动能够精准适应不同的生理及病理状态。

2. 中枢神经对呼吸肌的调节

与呼吸相关的肌肉均离不开神经的支配。驱动呼吸肌的运动神经元位于脊髓不同的节段，其中，支配膈肌的位于第3～5段颈段脊髓前角，支配肋间肌和腹肌的位于胸段脊髓前角。在相应的脊髓前角运动神经元支配下，呼吸肌发生节律性收缩和舒张运动，产生呼吸运动。然而，脊髓本身以及呼吸肌和支配呼吸肌的传出神经不能产生呼吸节律。脊髓的呼吸运动神经元是高位呼吸中枢和呼吸肌之间的中继站。这种现象早在公元2世纪就被观察到，斗剑士或动物在高位颈脊髓受到损伤时，呼吸运动便停止。1923年，英国生理学家拉姆斯登（Lumsden）用横切脑干的方法对猫进行实验研究，观察到在不同平面横切脑干，可使呼吸运动发生不同的变化。在中脑和脑桥之间横断脑干，呼吸节律无明显变化；在延髓和脊髓之间横断脑干，呼吸运动停止。这些结果表明，呼吸节律产生于低位脑干。在20世纪60年代后的20多年中，微电极技术研究揭示，中枢神经系统内存在呈节律性自发放电的神经元，且其节律性与呼吸周期相关，这些神经元被称为呼吸相关神经元。在低位脑干，呼吸相关神经元主要集中分布于延髓背内侧的背侧呼吸组、延髓腹外侧的腹侧神经组及脑桥头端背侧的脑桥呼吸组等左右对称的三个区域，发挥着调节呼吸肌收缩的作用。20世纪90年代，人们发现延髓外侧的腹侧呼吸组中存在一个被称为前包钦格复合体的区域，该区域可能是哺乳动物呼吸节律起源的关键部位。此外，呼吸运动还受到脑桥以上高位脑中枢部位（如大脑皮质、边缘系统、下丘脑等）的影响。大脑皮质可通过皮层脊髓束和皮层脑干束在一定程度上随意控制低位脑干和脊髓呼吸神经元的活动，以确保说话、唱歌、哭笑、咳嗽、吞咽、排便等其他与呼吸运动相关活动的完成。大脑皮质对呼吸运动的调节系统属于随意的呼吸调节系统，而低位脑干的呼吸运动调节系统则为不随意的自主呼吸节律调节系统。

3. 气道管径的相关调节机制

气道管径直接或间接通过气流形态影响气道阻力，是改变气道阻力的主要因素。气道管径受气道内外的压力差、肺实质对气道壁的外向放射状牵引、神经－内分泌功能对气道平滑肌的调节、内分泌和局部化学因素等的影响。当气道内压高或肺间质压低时，气道跨壁压增大，管壁被动扩张，管径增大，阻力变小；反之，则阻力增大。小气道的弹力纤维、胶原纤维与肺泡壁的纤维彼此穿插，对气道壁发挥牵引作用，以保持没有软骨环支持的细支气管处于开放状态。呼吸道平滑肌受交感神经、副交感神经（迷走神经）的双重支配，还受非肾小腺素非胆碱能神经的调节作用，以保持气道管径的稳定。嗜酸性粒细胞、肥大细胞、上皮细胞和中性粒细胞等细胞局部分泌的化学物质对气道的收缩和舒张也发挥着调节作用。一般情况下，神经调节发挥最主要作用，控制气道内径的运动神经元主要位于脑干疑核和迷走神经核。副交感神经使气道平滑肌收缩，管径变小；交感神经使平滑肌舒张，管径变大。总体上，迷走神经在中央气道起主要作用，至周边数量减少；交感神经在气管树的分布极其稀疏，但受体丰富，肾上腺素可以作用于这些受体。呼吸道的气管和支气管分布有密度不均的迷走神经，这些纤维沿气道纵轴向周边逐渐稀疏。迷走神经的感受器分布在气道上皮细胞的紧密连接处，这些感受器接受的刺激通过传入神经传至中枢，中枢传出的节后纤维释放乙酰胆碱，作用于气道平滑肌的M3受体，使平滑肌收缩，气道口径缩小，阻力增加。乙酰胆碱也可作用于迷走神经传出节后纤维的突触前M2受体，通过突触前抑制机制减少乙酰胆碱的释放，使气道平滑肌舒张；反之，任何因素导致突触前M2受体减少、缺乏或功能抑制，都会导致乙酰胆碱释放增加，进而刺激平滑肌收缩，气道阻力增大。通过麻醉动物观察迷走神经的传出冲动，发现传出纤维呈紧张性运动；直接测定气道阻力时，发现切除迷走神经或应用M受体阻断剂后气道阻力降低。以上提示，在静息状态下，迷走神经传出冲动使平滑肌处于一定的收缩状态。在健康人气道平滑肌的调节中，副交感神经起主要作用。与胆碱能神经相比，交感神经在中等气道的分布极其稀疏，因此对气道平滑肌和气道口径的调节较弱。但交感神经的节前纤维可以刺激肾上腺髓质释放肾上腺素，后者通过血液循环作用于气道平滑肌的β2受体。与肾上腺素能神经纤维不同，该受体在气道平滑肌的分布较为广泛，可使气道平滑肌扩张。因此，交感神经兴奋或临床上用β2受体兴奋剂可取得较好的气道扩张效果。迷走神经的非肾上腺素非胆碱能神经元可以释放一些多肽，如速激肽和小肠血管活性肽，分别具有使气道平滑肌收缩和舒张的作用。

总之，呼吸运动是一种典型的机械运动。肺通气是气体流动进出肺的过程，这一过程取决于推动气体流动的动力和阻止气体流动的阻力之间的相互作用，动力克服阻力才能实现肺通气。中枢神经系统内广泛分布着产生和调节呼吸运动的神经元群，这些神经元群在大脑皮质、间脑、脑桥、延髓和脊髓等各级呼吸中枢的共同作用下实现呼吸节律。同时，自主神经系统及其分泌的神经递质作用于呼吸肌和气道平滑肌，产生肺通气的动力，克服气道的阻力，这成为呼吸运动的主要调节控制模式。然而，呼吸调节又是个极其复杂的过程。呼吸运动频率、深度和样式等受到呼吸器官自身，以及血液循环等其他器官系统的感受器传入冲动的反射性调节。这些调节包括位于中枢及外周的化学感受器。前者可以调节脑脊液的氢离子（H^+）浓度，使中枢神经系统有一个稳定的pH环境；后者则主要在机体低氧时驱动呼吸运动。如位于延髓的呼吸中枢神经元群呈节律性或周期性地发放冲动，冲动通过脊髓及末梢神经传导至呼吸肌（主要是吸气肌），以完成通气动作，通过气体交换使PaO_2、$PaCO_2$和pH维持在适当范围。同样，化学感受区（包括延髓的中枢化学感受区及颈动脉体、主动脉体的外周化学感受器）的相关指标也维持在一定范围内。当血液及脑脊液中PaO_2、$PaCO_2$和pH变化时，这些信号上行传至呼吸中枢神经元群，通过调节呼吸运动和气体交换，使PaO_2、$PaCO_2$和pH仍能维持在正常范围。此外，肺牵张反射、呼吸肌本体感受性反射及防御性呼吸反射也参与到呼吸运动的调节中。各种因素协同配合，保证正常生理状态下呼吸运动有条不紊地进行。

二、气络－气道与肺主气司呼吸功能的调节

元气、宗气、卫气运行于经中为经气，经气入络为络气，气具有温煦充养、防御卫护、络属调节、自稳调控、信息传导等功能，在支横别出、纵横交错、网状分布、遍布全身的气络中得以实现。气络为脏腑结构功能的有机组成部分，并通过络气的络属调控功能，将全身五脏六腑、四肢百骸、皮肉筋脉骨络属连接成有机整体，形成以五脏为核心的人体自稳调控生命系统。肺主气司呼吸是肺脏的核心生理功能，肺之气络是调控肺主气司呼吸功能的主要动力，肺之气络承载的元气为肺脏功能的根本动力，也为“呼吸之门”；宗气根于元气，“聚于胸中”“包举肺外”，使天之清气吸入气道的同时排出气道内的浊气，是推动肺产生呼则出、吸则入的清浊交换运动的直接动力；宗气“贯心脉”分为营卫之气，卫气昼行于皮肤腠理之阳络，夜行于脏腑肌腠之阴络，发挥“温分肉、充皮肤、肥腠理、司开阖”作用，维持着呼吸系统内环境稳定，又通过“司开阖”调节气道舒缩，为体内外清浊之气的交换提供畅通的通路。气络与气道协调配合完成肺主气司呼吸的核心生理功能，也涵盖了西医学肺通气的生理过程。

（一）元气－呼吸之门－呼吸运动的调节

元气又称为真气、原气。真、元、原，本是古代哲学术语，意为构成世界万物的肇基化元之气。《说文解字》曰：“元者始也。”中医学承袭气论哲学的气为本原、分化阴阳、列布五行、精气为灵、元气为始的哲学思想，把构成生命的先天父母媾合之精称为元精，《灵枢·本神》言：“故生之来谓之精，两精相搏谓之神。”强调随着父母媾合之精的着床便有了神——生命的产生。《灵枢·经脉》载：“人始生，先成精，精成而脑髓生，骨为干，脉为营，筋为刚，肉为墙，皮肤坚而毛发长，谷入于胃，脉道以通，血气乃行。”这些关于生命形成过程的描述，与西医学认为由受精卵到胚胎干细胞，繁殖发育为脑、髓、骨、脉、筋、肉、皮肤、毛发的胎儿形成过程非常相似。显然，此处所言之精已从哲学精气学说中泛指生命本源的概念，转变为自然科学医学领域的生殖之精。父母生殖之精相合，形成先天元精，承载父母的遗传物质，元精不断生长分化，形成五脏六腑、形体官窍，并决定人体的生长与发育状况以及先天体质。元气由先天之精化生而成，受后天水谷精微滋养，是生命活动的根本动力。《素问·上古天真论》以肾精元气之“盛”“衰”“竭”，天癸之“至”“竭”论析人体生长、发育、衰老的过程，并从齿、发、筋、骨、肌肉、身体状态、生殖功能等多个方面的表现将生命过程分为生长、发育、盛壮、衰老的不同阶段，强调了肾精元气是人体生命运动的内在动力。

元气通过网络全身的气络运行于五脏六腑，与脏腑之气紧密相连。因此，徐灵胎提出：“五脏有五脏之真精，此元气之分体者。”指出五脏所赖脏腑之气乃元气分布五

脏之谓也，并成为各脏腑组织功能活动的根本动力。元气根于命门，激发推动各脏腑组织的生理功能，各脏腑得元气之力方能行使其用。正如陈士铎《石室秘录》所说："心得命门，而神明有主，始可以应物。肝得命门而谋虑，胆得命门而决断。胃得命门而能受纳，脾得命门而能转输，肺得命门而准节，大肠得命门而传导，小肠得命门而布化，肾得命门而作强，三焦得命门而决渎，膀胱得命门而收藏，无不借命门之火以温养之也。"指出命门为元气发生之所，各脏腑的功能发挥皆有赖于命门元气的温煦和激发。

1. 元气－呼吸之门调控呼吸的重要价值

《难经·八难》明确记载："诸十二经脉者，皆系于生气之原。所谓生气之原者，谓十二经之根本也，谓肾间动气也。此五脏六腑之本，十二经脉之根，呼吸之门，三焦之原。"此论不仅强调元气为激发脏腑生理活动的根本动力，更为重要的是提出了元气为"呼吸之门"之说。如何理解元气为"呼吸之门"？"门"字始见于商代甲骨文，其古字形像两扇大门，本义指房屋两扇的外门，与作内门的户相对。门是出入房屋的必经之处，也是出入口，《说文解字》言："凡门之属皆从门。"引申为凡物之关键处皆谓之门，如《易·系辞》言"道义之门"，后世注疏云："物之得宜，从此易而来，故云道义之门，谓与道义为门户也。"与《老子·道德经》所载"众妙之门"中门的引申义相同，均体现关键之义。呼吸之门的"门"既可理解为呼吸的门户，又可认为是呼吸的关键所在，显示出元气在呼吸运动中的关键作用。

先天概念最早见于《易·乾》，言"先天而天弗违，后天而奉天时"，意为先于天时而天不违背人意，后于天时而人则尊奉天时，指行事应遵循自然规律。后世从哲学范畴对先天、后天的含义进行了发展，先天指先于实践和经验，后天指来自实践和经验。如《论衡·初禀》言："如必须天有命乃以从事，安得先天而后天乎。"先天、后天的概念进入中医学始于《黄帝内经》。《素问·气交变大论》说："太过者先天，不及者后天，所谓治化而人应也。"与《易·乾》中哲学范畴的先天、后天含义相近，强调人应顺应自然规律，勿太过或不及。至明清时期，中医将"先天""后天"概念与藏象学说相结合，说明脏腑的功能及关系，从而赋予其医学内涵。李中梓在《医宗必读》中说"婴儿初生，先两肾……故曰先天之本在肾""一有此身，必资谷气……故曰后天之本在脾"，明确提出肾为先天之本，脾为后天之本。清代吴谦在《医宗金鉴》中进一步阐述："先身而生，谓之先天，后身而生，谓之后天。先天之气在肾，是父母之所赋；后天之气在脾，是水谷之所化。"近代张锡纯在《医学衷中参西录》中也说："以未生为先天，已生为后天者。"由此形成中医学关于先天、后天的概念内涵，即形成于生命之前为先天，形成于生命之后为后天。相较于以受精前后分及有形无形区分先后天的不同观点，更为中医界所普遍使用。先天概念体现了生命的阶段性，先天禀赋表示新生儿得自父母的一切特征，"先天因素"成为现代中医学理论体系中的病因学概念，指"禀受于父母的致病因素，所致疾病成为胎病"。任应秋主编的《中国医学百科全书》在“病因学”中使用“胎传”概念：“指禀赋与疾病由亲代母体而传给子代的过程。”这一概念也反映了以胚胎出生时间作为先后天的划分界线。

中医学通常将出生前后作为先后天的分界。出生前，禀受于父母的生殖之精是构成胚胎的本原物质，也是推动受精卵向胚胎直至成熟胎儿发育的生命推动力，它在整个生命活动中“常先身生”，故称为先天；胎儿在出生之后生长壮老矣的整个生命过程称为后天。在出生的先天阶段，胎儿在父母先天之精的激发与推动作用下不断生长发育，包括心、肺等重要脏器及功能逐渐发育健全，进而形成了胎心和呼吸。这一过程与西医学胎儿产生呼吸和胎心音的生理过程极为相似。可见，中医学已认识到受精卵向胎儿发育的过程，《灵枢・经脉》言：“人始生，先成精，精成而脑髓生，骨为干，脉为营，筋为刚，肉为墙，皮肤坚而毛发长，谷入于胃，脉道以通，血气乃行。”在两千多年前落后的科技条件下，中医对生命形成过程的描述与西医学认识的受精卵逐渐发育为胎儿的过程非常相似，推动这一发育过程的动力来自“常先身生”、禀受于父母之精化生的元气。《黄帝内经》中的描述虽未具体到心肺两脏及呼吸、胎音的形成过程，但可以从脑、髓、骨、脉、筋、肉、皮肤、毛发等的发育过程中类推。胚胎发育学认为，个体的形成从受精卵开始，受精卵着床后分化出内胚层、外胚层和中胚层。外胚层分化发育为神经组织、表皮、部分内分泌腺及一部分感觉器官等，中胚层分化发育为骨骼、骨骼肌、平滑肌、结缔组织、循环系统的内皮等，内胚层分化发育为消化道、呼吸道、泌尿道的上皮等。可见，中西医的认识相吻合。

与《黄帝内经》同时期的《难经》明确提出“肾间动气”为呼吸之门，这一观点暗合了胎儿离开母体前的先天阶段，元气为呼吸产生及维持的根本动力。同时在胎儿出生之前，元气便息息上达于胸中，充养生成宗气，为胎儿出生之后借助宗气主动进行节律性呼吸运动以接受自然界的清气和水谷之气提供了前提和保障，并且在出生之后元气借助水谷精气的不断充养维持充盛状态，参与到后天呼吸运动中。近代名医张锡纯在《医学衷中参西录》中明确指出：“元气者，禀受于先天，为胚胎之根基，故道书尊之曰‘祖气’。大气肇始于先天，而培养于后天，为身体之桢干，故《黄帝内经》尊之曰‘宗气’……元气乃树之根也，大气乃树之身也。”“胎气日盛，脐下元气渐充，遂息息上达胸中而为大气。”指出随着胎儿的生长发育，肾中所藏先天之精逐渐充盛，其化生的先天之气也更加充沛，便借三焦为通路，上达胸中以充养宗气。由此可见，元气在先后天阶段的整个生命过程中，对呼吸功能的维持发挥着不可替代的重要作用。

2. 元气调控呼吸功能的现代科学内涵

（1）元气主脑髓、督络与神经调节的相关性：元气主脑髓、督络，涵盖了西医学高级神经中枢的神经调节和信息传导功能。《灵枢・经脉》言：“人始生，先成精，精成而脑髓生，骨为干，脉为营，筋为刚，肉为墙，皮肤坚而毛发长。”描述了由父母媾合之精聚而为髓，髓聚为脑的生命产生过程。故有“脑为髓之海”之说，可见脑髓是脑神活动的结构与物质基础。精化气，气化神，元精、元气化生元神，元神内守于脑，王冰注《素问·刺禁论》说："脑为髓之海，真气之所聚。"指出脑髓神经是元气功能的体现。精生髓，髓聚为脑；精化气，气化神。前者从物质基础角度揭示了脑髓神经的结构，后者从功能角度论述了精、气、神的转化过程，一体两面的论述集中表达了精气与脑髓、神经的密切相关性。明代李时珍《本草纲目》载"脑为元神之府"，明代李梴《医学入门》指出"脑者，髓之海，诸髓皆属于脑，故上至脑、下至尾骶"，均认识到脑髓神经的主宰作用。脑髓所在之处正是奇经中督脉循行的路径，《素问·骨空论》言："督脉者……与太阳起于目内眦，上额交巅上，入络脑。"《难经·二十八难》云："督脉者，起于下极之俞，并于脊里，上至风府，入属于脑。"强调督脉与脑及脊髓的深部、浅表联系。脊髓与督脉并行于脊柱内，且因督脉上属于脑、下属于肾，故而可以认为脊髓和督脉共同构成脑与肾精元气联系的桥梁，正如《医学衷中参西录》所说："《内经》名脑为髓海，所谓海者乃聚髓之处，非生髓之处。究其本源，实由于肾中真阳真阴之气酝酿化合以成，至精至贵之液体缘督脉上升而贯注于脑者也。"盖督主奇阳，为阳脉之海，统摄一身之阳气，为十二经脉之纲领，功能维系人体之元气，因此督脉是奇经中与元气关系最密切的经脉之一，故李时珍在《奇经八脉考》云："任督二脉，人身之子午也……此元气之所由生，真息之所由起。"

元气的功能还包括外周神经的功能，如明代《人镜经》所谓："其脊中髓，上至于脑，下至尾骶，其两旁附肋骨，每节两向皆有细络一道，内连腹中，与心肺系，五脏相通。"清代刘思敬《彻剩八编内镜》云："从膂髓出筋十三偶，各有细络旁分，无肤不及。其以皮肤接处，稍变似肤，始缘以引气入肤，充满周身，无弗达矣。"所言"细络"皆是从督脉分出的细小分支，与"心肺系，五脏通"并"充满周身，无弗达矣"，功能引气入肤，指出了脑髓通过脊髓督络运行经气至全身，发挥气对脏腑、皮肤、骨骼、肌肉、关节等广泛的调控作用。从西医解剖学的视角分析，"细络"是指从椎间孔发出的脊神经及其支配脏腑的神经网络，"出筋十三偶"似是观察到有至少十三对脊神经从脊髓分出，然后逐级分支，到达身体各部分，即"细络旁分，无肤不及"。

可见，元气作为人体生命活动的根本动力，激发脏腑功能活动，主要通过高级中枢神经及外周神经实现对脏腑功能的调节。脑作为元神之府、真气之所聚，通过督络（脊髓神经）与全身密切联系，发挥主持精神意识思维活动、灵机记忆、控制行为、支配感觉、统率全身等神经功能。汇聚于脑的脑神元气，通过督络布散于周身发挥生命主宰作用，这与西医学关于脑、脊髓、神经密切协作发挥调节控制作用，以及与神经调节相关的各种信息传导及调节过程的认识不谋而合。

（2）元气－呼吸之门涵盖中枢及外周神经对呼吸节律的调节：元气通过脑髓督络联系人体五脏六腑、四肢百骸、骨骼肌肉，发挥广泛的调节控制作用。该作用涵盖了中枢神经系统对内脏活动的调控，如心脏自律性搏动、肺脏节律性呼吸运动、胃肠道虚实交替的消化运动等。中医学以“呼吸之门”高度概括元气对呼吸运动的调节。呼吸运动作为一种典型的机械运动，涉及肺通气过程，即气体流动进出肺的过程。这一过程取决于推动气体流动的动力和阻止气体流动的阻力之间的相互作用，动力必须克服阻力，才能实现肺通气。中枢神经系统内广泛分布着产生和调节呼吸运动的神经元群，这些神经元群在包括大脑皮质、间脑、脑桥、延髓和脊髓等各级呼吸中枢的共同作用下实现呼吸节律，通过自主神经系统及其分泌的神经递质作用于呼吸肌和气道平滑肌，产生肺通气的动力，克服气道的阻力，成为呼吸运动的主要调节控制模式。呼吸运动的节律性起源于呼吸中枢。呼吸中枢不仅能产生节律性信号，同时还能接受和处理感受器传入的信号，并通过呼吸运动神经元将驱动信息输出到效应器，引起呼吸肌的节律性收缩和调节气道内径，从而产生适当的通气反应。呼吸控制中心位于脑干内，它从躯体感觉器官和大脑其他部分接收大量输入信息，根据当前代谢需求和外部环境调整每分钟通气量，从而最大程度减少运动和缺氧等状态对体内平衡的干扰。呼吸的基本节律源自脑干内的中枢模式发生器，它由髓质和脑桥组成。大脑中枢通过脑皮质对呼吸进行自发性控制。这一模式通过大脑其他区域和胸腔提供的输入信息得到细化，从而产生一个更平稳、精确的基本呼吸模式。为了维持体内平衡，呼吸控制器需要无数来自感受器的输入信息，这些感受器包括肺内牵张感受器，喉部、气管内的刺激性感受器和其他快适应感受器，中枢及外周化学感受器，肌肉和关节感受器等。它们广泛收集机械、化学、行为、心理等各种信息，并将这些信息汇聚输入到呼吸中枢，呼吸中枢下达相应的指令，使人体呼吸运动能够精准适应不同的生理、病理状态。中医学“元气为呼吸之门”一说，与西医学中在大脑皮质、间脑、脑桥、延髓和脊髓等各级呼吸中枢的共同作用下实现呼吸节律，又通过自主神经系统调节通气动力的模式，异曲同工。

（二）宗气 –“包举肺外”– 呼吸运动的调节

宗气由元气生成，依靠元气充养。近代名医张锡纯对宗气与元气的关系作了精辟论述，《医学衷中参西录》言：“是大气者，原以元气为根本，以水谷之气为养料，以胸中之地为宅窟者也。”“其气本于先天，而实成于后天，其于全身至切之关系，有与元气同其紧要者，胸中大气是也。”

关于宗气的功能，《灵枢·邪客》明言：“宗气积于胸中，出于喉咙，以贯心脉，而行呼吸焉。”《灵枢·五味》亦言：“大气之抟而不行者，积于胸中，命曰气海，出于肺，循喉咽，故呼则出，吸则入。”明确指出宗气的主要功能为走于息道而行呼吸，贯注心脉助心行血。明代孙一奎提出：“宗气者，为言气之宗主也，此气搏于胸中，混混沌沌，人莫得而见其端倪，此其体也。及其行也，肺得之而为呼，肾得之而为吸。”从体、用两方面，对宗气参与肺主气司呼吸的功能进行了论述。关于宗气如何发挥助肺主气司呼吸的功能，张锡纯在《医学衷中参西录》中也进行了详细论述：“肺悬胸中，下无透窍，胸中大气包举肺外，上原不通于喉，亦并不通于咽，而曰出于肺，循喉咽，呼则出，吸则入者，盖谓大气能鼓动肺脏使之呼吸，而肺中之气，遂因之出入也。”指出大气充满胸中，包举肺外，鼓动肺使之呼吸，从而成为助肺主气司呼吸的直接动力，正因为宗气司呼吸之枢机才称为大气，故张锡纯说：“胸中之气，独名为大气者，诚以其能撑持全身，为诸气之纲领，包举肺外，司呼吸之枢机，故郑而重之曰大气。”

1. 宗气“包举肺外”是产生呼吸运动的直接动力

宗气“包举肺外”是其司呼吸之枢机的关键，这亦可从西医学呼吸运动的发生原理上得到印证。西医呼吸生理学指出，肺通气是通过呼吸肌驱动胸廓运动改变肺内压，使肺泡与外界形成压力差而实现的气体交换过程。膈肌和肋间外肌作为主要吸气肌，收缩使胸廓扩张，降低肺内压引发吸气；肋间内肌和腹肌作为主要呼气肌，通过收缩完成被动呼气。这些核心呼吸肌与辅助肌共同构成呼吸泵系统。其中，呼吸肌收缩产生的胸廓运动是肺通气的原动力，而由此引发肺内压变化形成的压力差则是气体流动的直接动力。恰恰与古人所言宗气“包举肺外”的分布特点极其吻合，宗气通过“鼓动”“撑持”助肺司呼吸的过程，则与吸气肌使胸腔扩张并诱导吸入，呼气肌压缩胸腔并引发呼气，呼吸肌节律性收缩、舒张改变胸廓和肺的容积，有节奏的胸腔抽吸将空气吸入以及吹出肺部，产生肺通气的呼吸过程相吻合。明代孙一奎认为宗气“搏于胸中，混混沌沌，人莫得而见其端倪”，其体有名而无形，通过“肺得之而为呼，肾得之为吸”的呼吸运动彰显其功能，反映了古人以气一元论的哲学思维为指导，结合“其死解剖而视之”的解剖学探查与活体状态下的“度量切循”，高度概括了宗气为呼吸之枢机的生理特点，与西医学基于解剖学与生理学等学科建立的肺通气原理高度契合。

2. 宗气根于元气与神经系统支配呼吸肌产生呼吸运动的相关性

更为重要的是，呼吸生理学认为，与呼吸相关的肌肉均离不开神经的支配，驱动呼吸肌的运动神经元位于脊髓不同的节段，呼吸肌在相应的脊髓前角运动神经元支配下，发生节律性收缩、舒张运动，从而产生呼吸运动。但脊髓本身、呼吸肌和支配呼吸肌的传出神经不能产生呼吸节律，呼吸的基本节律源自脑干内的中枢模式发生器，它由髓质和脑桥组成，通过脑皮质自发性控制呼吸，脊髓的呼吸运动神经元是联系高位呼吸中枢和呼吸肌的中继站。古人认为，胸中大气肇始于元气，在出生之前，随着胎气日益强盛，脐下元气上达胸中，转化为宗气；出生之后，元气作为激发脏腑生命活动的根本动力，在维持宗气充盛、发挥其司呼吸枢机功能方面具有不可替代的作用。换言之，肺司呼吸的功能是在元气与宗气的协调作用下共同完成的。元气通过脑髓督络，使包举肺外之宗气产生节律性鼓动，从而完成呼吸运动。这一过程与脑中的呼吸中枢产生呼吸基本节律，下达脊髓驱动呼吸肌的运动神经元，再通过支配呼吸肌的周围神经，引起呼吸肌节律性收缩舒张，产生肺通气的过程是相一致的。张锡纯总结，大气下陷的主要临床表现多与呼吸功能失常有关。如“有呼吸短气者”“有呼吸满闷者，有努力呼吸似喘者”，甚则“膈上无大气以鼓动肺脏之阖辟，其呼吸必然顿停，是以无病而猝死也”。

（三）卫气 –“卫行脉外”“司开阖”与呼吸调节

营卫之气均由宗气化生而来，俱根源于元气，故清代周学海在《读医随笔》中言：“宗气者，营卫之所合也，出于肺，积于气海，行于气脉之中，动而以息往来者也。”卫气慓悍滑疾，行于脉外携营血而行，循皮肤分肉之间，熏于肓膜，散于胸腹，昼行于阳络，夜行于阴络，循行部位广泛，发挥“充皮肤、温分肉、肥腠理、司开阖”等生理作用。卫气源于元气与宗气，同时又协助元气、宗气发挥对呼吸运动的广泛调节作用。

1.“卫行脉外”与呼吸运动反射性精细调控相关性

《素问·痹论》言：“荣者水谷之精气也，和调于五脏，洒陈于六腑，乃能入于脉也。故循脉上下贯五脏，络六腑也。卫者，水谷之悍气也。其气慓疾滑利，不能入于脉也。”指出营气伴血液运行于脉中，卫气慓悍滑疾运行于脉外的循行特点。宗气助肺司呼吸，实现里气（浊气）与外气（清气）之间的清浊交运；宗气贯心脉进一步分为营卫之气，卫气慓悍滑疾行于脉外，携营血而行，“营行脉中，卫行脉外”“阴阳相贯，如环无端”，生理上相互依存、相互为用，外能适应四季气候的变化，内能调和阴阳气血。《灵枢·五乱》言：“清气在阴，浊气在阳，营气顺脉，卫气逆行，清浊相干，乱于胸中，是谓大悗……乱于肺则俯仰喘喝，接手以呼。”从病理现象反推，营卫循于脉相携而行，对实现清浊交运、维持肺主气司呼吸功能的重要性。

卫气行于脉外，与脉中营气相协而行，循皮肤之中、分肉之间、熏于肓膜、散于胸腹，发挥温煦调控脏腑的作用。同时，卫气还具有昼行于阳络、夜行于阴络的昼夜循行特点，发挥“熏”“充”“泽”“散”“煦”的生理功能，形成卫气日中阳隆、日西阳衰、夜半阴隆、夜半后阴衰的昼夜节律，实现对人体生命现象的节律性调节与控制。卫气的昼夜节律实际上综合了从大脑皮质、中枢神经和自主神经以及神经–体液调节对人体一系列生物昼夜活动节律的调控功能。它也参与到呼吸运动的节律调节过程中，具体体现在通过中枢及外周化学感受器感受血液、脑脊液与细胞外液的化学成分变化，反射到中枢呼吸节律调节器，形成对呼吸节律运动的精细调控，使呼吸运动时刻与昼夜节律、外周环境及人体功能与心理状态的变化相适应。

节律性的呼吸运动不仅受中枢神经控制，还受到来自各种感受器传入信息的反射性调节，使呼吸运动的频率、深度和形式等发生相应的改变。除了肺牵张反射、呼吸肌本体感受器反射，化学感受性呼吸反射在呼吸运动调节中也发挥重要作用。血液中化学成分的改变，特别是低氧、二氧化碳和氢离子浓度增加，可刺激感受器引起呼吸中枢活动的改变，从而调节呼吸运动的频率和深度，增加肺的通气量。化学感受器能感受血液中这些化学物质的变化而发挥相应的调节作用，包括外周化学感受器和中枢化学感受器。外周化学感受器主要位于颈动脉体和主动脉体，能感受动脉血中

$PaCO_2$、PaO_2、pH 变化的刺激，通过神经反射将冲动传入延髓。中枢化学感受器位于延髓外侧浅表部位，与延髓呼吸中枢有一定的空间分隔，能感受脑脊液和局部细胞外液中的 H^+ 浓度；而其化学信号也来自血液，血液中的 CO_2 能迅速透过血－脑脊液屏障，与脑脊液中的 H_2O 在碳酸酐酶的作用下反应生成 H_2CO_3，然后解离出 H^+，对中枢化学感受器起刺激作用。化学感受器通过收集反馈各种信息，实现呼吸节律性调控，以适应机体内外环境变化的过程。这与中医理论中的“卫行脉外”，与脉中营气相协而行，昼行于阳络、夜行于阴络的节律性循行过程高度相关。

中医学以元气为“呼吸之门”概括节律性呼吸运动的发生之源，卫气行于脉外，与营气循脉相协而行，熏于肓膜、散于胸腹，昼行于阳、夜行于阴的昼夜节律运动，参与呼吸运动的节律调节，反映了卫气与元气之间密切协作的关系。《灵枢·营卫生会》提出卫出于下焦，《类经》曰：“卫气者，出其悍气之慓疾，而先行于四末分肉皮肤之间，不入于脉，故于平旦阴尽，阳气出于目，循头项下行，始于足太阳膀胱经而行于阳分，日西阳尽，则始于足少阴肾经而行于阴分，其气自膀胱与肾，由下而出，故卫气出于下焦。”喻嘉言亦云：“卫气出于下焦，谓其所从出之根底也。”肾属下焦，为元气之根，“卫出下焦”说反映了卫气与肾中元气的密切关系。卫气源于肾中元气，有慓悍滑疾之性，不受脉管约束，行于脉外，与营血感应，发挥广泛调节作用。卫气助元气调节节律性呼吸运动，为“卫出下焦”说提供了理论注解。正如《血证论》所云：“肾者水脏，水中含阳，化生元气，根结丹田，内主呼吸，达于膀胱，运行于外，则为卫气。”呼吸运动从发生到调控的整个过程，反映了元气与卫气之间的相互协作关系，涵盖了从大脑皮质、中枢神经和自主神经系统以及神经－体液系统对呼吸节律的调控功能，这有助于进一步丰富“卫出下焦”的内涵。

2. 卫气“司开阖”调节气道舒缩与呼吸阻力调控的相关性

卫气源于元气，由宗气贯心脉生成，其性慓悍滑疾，不受脉管约束，在与脉中营血相协运行的同时，又通过经络系统，从线性分布的经脉流入网络状分布的气络，宣发敷布，到达皮肤分肉，熏于肓膜，散于胸腹，发挥“温分肉、充皮肤、肥腠理、司开阖”的作用。卫气昼行于分布在体表皮肤肌肉中的阳络，夜行于分布在身体内部脏腑肓膜间的阴络，使体内气机宣畅通利无阻。一方面，它具有防御外邪侵袭的作用，是人体抗御外邪的第一道屏障，故明代孙一奎说：“卫气者，为言护卫周身……不使外邪侵犯也。”另一方面，卫气熏于肓膜，散于胸腹，具有广泛的调控自稳作用，从而保持人体内外环境的和谐与平衡。《灵枢·本脏》曰：“卫气者，所以温分肉，充皮肤，肥腠理，司开阖者也。”高度概括了卫气在外通过皮部阳络充养皮肤分肉，发挥卫外御邪作用；在内熏于肓膜腠理，温养脏腑组织，发挥维持人体内稳态的广泛调控作用。

司开阖是卫气的主要生理功能，通常指卫气通过调节汗孔的张闭控制皮肤汗出，进而调节体温和水液代谢。卫气调节皮肤汗孔开阖启闭是承“温分肉、充皮肤、肥腠理”而言。《黄帝内经》所言“腠理”多指皮肤分肉之纹理。迨至东汉张仲景《金匮要略》中言：“腠者，是三焦通会元真之处，为血气所注；理者，是皮肤脏腑之文理也。”清代陈修园曰：“腠者，是一身之空隙，三焦通会元真处。理者，是皮肤脏腑内外井然不紊之义理也。”将腠理概念由《黄帝内经》中多指皮肤腠理，扩展至包括皮肤、脏腑之纹理及体内的空腔间隙，腠理成为三焦元气充溢躯壳脏腑、肌肉皮肤发挥调控功能的重要途径。玄府原指皮肤肌腠之汗孔，金元医家刘河间把玄府的概念扩展至体内脏腑、筋膜、骨髓等，指出万物悉有，遍布机体内外，为气升降之途径。显然，卫气司开阖功能有狭义与广义之别。狭义指司皮肤汗孔之开阖，控制汗液排泄，调节体温；广义则指通过气的升降出入运动调控体内脏腑组织有序的开阖枢机。故清代唐大烈在《吴医汇讲》中言：“开、阖、枢三者，乃其要旨。夫分言之，为出入，为升降，合言之，总不外乎一气而已矣。”可见，卫气之“司开阖”，不仅司玄府腠理之开阖，更主脏腑膜原之开阖，诸如脉管之舒缩、胃肠之蠕动、肺部之张缩、组织间隙之疏密，乃至西医学器官组织的物质交换、能量代谢、信息传导通路的开阖调控，莫不属于广义的司开阖范畴。

卫气的“司开阖”作用对于调节气道正常节律性舒缩，维持“气息之路”的通畅发挥着重要作用，这与西医呼吸生理学关于呼吸运动的认识是一致的。呼吸运动是由中枢神经系统多层级调控的机械过程，脑部各级呼吸中枢协同形成呼吸节律，通过自主神经系统调控呼吸肌及气道平滑肌活动，产生克服气道阻力的通气动力。气道阻力主要受管径变化影响，其调节受双重神经支配（交感神经、副交感神经及非肾上腺素非胆碱能神经）、肺实质牵引、压力差及化学因子（全身性激素与局部免疫细胞分泌物质）共同作用，通过收缩或舒张气道平滑肌控制管径动态平衡，维持正常呼吸运动。从神经、内分泌、免疫角度解析卫气“司开阖”与气道调控之间的相关性，有助于深刻理解卫气在保持气道通畅、维持呼吸功能的重要科学内涵。

3. 卫气防御卫外与呼吸系统内稳态维持的相关性

呼吸是人体与外界不断交换清浊之气的过程。自然界清气进入肺的同时，必然会有有害物质乘机而入。肺系作为一个开放的体系，需要机体内在的防御机制发挥卫外御邪作用，这部分职能由卫气承担。卫气之卫，乃保卫、护卫之义。卫气的主要功能是防御卫护、监视自稳，其中，防御外邪侵袭是卫气循行于皮肤分肉阳络发挥的首要功能。六淫外侵，肺卫皮肤首当其冲。卫气充盛，则腠理致密，外邪难以入侵；卫气虚乏，则腠理开泄，外邪易于侵入。当卫气虚乏，防御卫护失职，外感内伤等因素影响到肺，导致气的升降出入异常，出现气道壅阻的临床表现。《素问·至真要大论》言：“诸气𥂕郁，皆属于肺。”明代李中梓《内经知要》释曰：“𥂕者，喘急上逆；郁者，痞塞不通。”前者谓气的上逆，表现为咳嗽、气喘、喷嚏等症状；后者指气的郁积，导致胸满、气胀、鼻塞、短气等症状。

卫气的防御卫护作用还涵盖了呼吸系统机械性防御、化学性防御、巨噬细胞吞噬、胸膜的免疫作用等多种防御机制。这些机制能及时清除外界环境中的有害物质对呼吸系统的影响，以保持呼吸系统内环境的稳定。每升空气中含有数以百万计的尘粒，包括细菌、尘埃、有毒物质等。据推算，一个煤矿工人一生中吸入肺的煤尘多达6kg，然而死后其肺中分离出来的煤尘仅60～80g，表明肺具有清除微小异物的能力。直径2μm以上的颗粒，或被鼻中隔阻隔，或借助气道黏液纤毛系统被清除；小于2μm的微粒，虽能进入肺泡，但会被巨噬细胞吞噬消化。另外，巨噬细胞内含有多种蛋白水解酶和过氧化物酶，能杀灭和消化被吞噬的病原微生物及其他异物。循环中的血小板聚集体、微血块和进入血中的外源性颗粒（内毒素等），大部分在通过肺循环时被肺毛细血管截留，剩余的一小部分也由巨噬细胞处理。肺泡上皮细胞、淋巴细胞、内皮细胞等也都具有吞噬作用。正是这些防御功能，才使下呼吸道和肺泡几乎没有细菌。肺泡表面的活性物质还具有调节支气管、增强肺泡巨噬细胞的作用；肺的其他细胞还具有一定的化学性防御机制，如吸入与食入毒物和药物后，这些物质在肺内可通过羟化或甲基化而解毒；胸膜浆液中含有少量细胞成分，其中多数为单核细胞，少量为淋巴细胞、巨噬细胞及多形核白细胞，在机体炎症、感染影响到胸膜时，可在局部发挥免疫作用。这些防御作用有助于深入了解中医学卫气所主的防御卫护作用。

卫气的防御卫外作用还与西医学支气管黏膜下淋巴细胞在肺脏中的作用具有相关性。皮肤、支气管黏膜上皮作为机体内部与外界环境之间的屏障，构成了防御外邪的第一道防线。呼吸道黏膜和皮肤的免疫功能在长期进化过程中虽有分化，但功能相合，黏膜下淋巴细胞是执行局部特异性免疫功能的部位。皮肤的表皮和真皮层多存在免疫细胞和局部淋巴结，构成具有免疫作用的独特功能单位。黏膜免疫系统分泌的可溶性免疫球蛋白（sIgA）是执行黏膜免疫屏障功能的重要物质。这些免疫球蛋白能诱导B细胞和T细胞的免疫反应，激活淋巴细胞外流定居到免疫效应位点，进而分化为浆细胞分泌免疫球蛋白，发挥黏膜免疫保护作用。研究表明，肺卫气虚易反复上呼吸道感染的患者，其血清免疫球蛋白sIgA、IgG、IgM明显低于健康人，尤以呼吸道黏膜上皮细胞分泌的sIgA降低最为显著。这与中医学中卫气循行于皮肤肌表阳络发挥防御卫护作用，具有高度相关性。

元气、宗气、卫气与神经-内分泌-免疫的相关性，赋予了肺除呼吸功能之外的更多生理功能。西医学认为，肺不仅是呼吸器官，其呼吸道还是前列腺素E和前列腺素F生物合成、释放、灭活的主要场所，也是缓激肽、甲状腺素、皮质激素等的代谢场所和靶点，这些激素也参与调节免疫功能。呼吸道中还分布有神经内分泌细胞，它们分泌的细胞因子对神经、内分泌和免疫作用均产生影响，从而通过肽因子及其受体产生相互联系，形成呼吸道局部的神经-内分泌-免疫网络，整合相关信号通路反馈到黏膜免疫调节系统，以对刺激或损伤信号产生应答。卫气源于元气，由宗气化生而来，其防御卫护作用又依托于元气与宗气。肺之气络中运行的元气、宗气、卫气功能与神经-内分泌-免疫调节机制相似，维护着呼吸系统的内稳态。气络中的元气、宗气、卫气对气道的综合调控作用，也使作为“气息之路”的气道不单纯是气体进出的通道，而是具备了神经－内分泌－免疫等多层次的综合调节机制。这与西医学中，肺不单单是呼吸器官，而且是重要的内分泌和免疫器官的认识相吻合。

第二节　气络－血（脉）络与肺朝百脉

一、肺朝百脉

“肺朝百脉”出自《素问·经脉别论》，言：“食气入胃，浊气归心，淫精于脉。脉气流经，经气归于肺，肺朝百脉，输精于皮毛。毛脉合精，行气于府。府精神明，留于四脏，气归于权衡。”“朝”字本义是早晨，故《说文解字》言：“朝，旦也。”由此引申出“朝见”，即封建社会“臣见君”之义，如《战国策·齐策》云：“燕、赵、韩、魏闻之，皆朝于齐。”又可作使动字“使……朝见”，如《孟子·公孙丑上》曰：“武丁朝诸侯有天下。”“朝”字亦作“会聚”之义，如《尚书·禹贡》曰：“江河朝宗于海。”唐代王冰注《素问·经脉别论》说：“言脉气流运，乃为大经，经气归宗，上朝于脉，肺为华盖，位复居高，治节由之，故受百脉之朝会也。”其后，多位医家，如马莳、张景岳、张志聪、高士宗、李中梓、姚止庵等，均承王冰之说，将“肺朝百脉”注为“肺受百脉之朝会”或“百脉朝会于肺”。

“肺朝百脉”概念的建立与古代解剖学的观察所见有密切关系。《黄帝内经》时期通过解剖学观察认识到心脏的组织形态结构，发现了心与血脉相连形成一个密闭的管道系统，《素问·痿论》提出“心主身之血脉”，《素问·五脏生成》言“心之合脉”，《素问·六节藏象论》亦曰“心者，其充在血脉”，“主”“合”“充”均表明心与血脉相连构成一个密闭循环的管道系统，借助心脏“一来一往”的舒缩运动推动血液循脉运行周身。这与西医学认为心脏的泵血功能是维持血液循环动力的认识基本一致。“心主血脉”包括主血和主脉两方面功能。心主血强调，心脏推动血液在脉管中运行不息，渗灌濡养脏腑百骸；心主脉则突出了心与血脉及脉络直接相连，形成密闭循环的管道系统。血脉随心脏节律性搏动而舒缩，是维持血液循脉运行濡养周身脏腑的基础。《灵枢·决气》言：“壅遏营气，令无所避，是谓脉。”指出血液在心脏动力的推动下，既不外溢又不凝滞，循行周身的生理状态。然而没有逐层细分、网状分布、遍布全身的脉络系统使血液在脉道中的线性流注转变为面性弥散渗灌状态，“血主濡之”的功能是难以完成的。血液渗灌濡养、供血供气、津血互换、营养代谢的功能必须借助交织成网状的脉络来实现，故《素问·气穴论》说“三百六十五脉，并注于络”，《灵枢·卫气失常》言“血气之腧，腧之诸络”，《灵枢·小针解》亦云“节之交三百六十五会者，络脉之渗灌诸节者也”，均指出血液由心脏泵出后由脉输送至脉络，在脉络部位渗灌到脏腑肢节，心主血脉之脉涵盖了由脉分出的各级网络分支。故明代张景岳言："心主血脉，血足则面容光彩，脉络满盈。"清代黄元御说："脉络者，心火之所生也，心气盛则脉络疏通而条达。"明确指出脉络由心所主。脏腑组织通过脉络的层层渗灌得到充足的血液供应，以维持正常功能，这与西医学认为血液由心脏泵出，经大血管逐渐进入中小血管直至微循环，血液在微循环中流动缓慢以利于血液和组织液之间物质交换的循行特点是一致的。

古代医家基于解剖学观察，对肺的形态、重量、质地、在体内的位置等已有初步记载。明代张景岳在《类经图翼》中描述了肺的色泽、质地及呼吸时动态变化："肺叶白莹，谓为华盖，以复诸脏，虚如蜂窠，下无透窍，吸之则满，呼之则虚，一呼一吸，消息自然。"指出肺质地轻松柔软，富有弹性，体积随吸气、呼气而增减，与现代解剖学关于肺的描述基本相似。《难经·三十二难》更指出："五脏俱等，而心肺独在膈上。"既说明肺在体内胸腔的位置，又指出肺与心的密切关系。古人通过解剖观察，不仅认识到肺脏的质地与形态结构，也在此基础上提出了肺脏的主要生理功能，通过解剖认识到肺之上有气道通于喉，与外界相通，肺之下无透窍，随呼吸运作"吸之则满，呼之则虚"，提出了"肺主气，司呼吸"的生理功能。在对肺进行解剖时，不仅观察到"心肺独居鬲上"，也发现肺与心之间有血脉连通。《黄帝内经》已开始通过有意识的解剖学观察认识血液，《灵枢·血络论》记载："血出而射者，何也？血出黑而浊者，何也……岐伯曰：血气俱盛而阴气多者，其血滑，刺之则射；阳气蓄积，久留而不泻者，其血黑以浊，故不能射。""血出而射"显然是指动脉血，久留不泻、颜色黑浊则是指静脉血。解剖学观察及临床实践所见，心与肺同居膈上，位置毗邻，相互之间血脉联通的解剖结构，均为肺的另一生理功能——"朝会百脉"的提供了解剖学依据。"心主血脉""肺朝百脉""壅遏营气，令无避是谓脉"等概念的提出，初步建立起"心肺血脉循环系统"。其中，心是推动血液运行的基本动力，全身的血朝会于肺，借助肺司呼吸，吸清呼浊，将天之清气（氧气）注入血液，并带走血中之浊气。这一清浊之气与血液之间的交换过程是在脉络的末端进行的。富含天之清气的血液，又通过末端的孙络渗灌到脏腑组织，发挥"血主濡之"的重要生理功能。

"朝"字亦通"潮"，有潮动之义，"潮汐"古多通于"朝夕"，如《初学记·海》言："海一云朝夕池。"此"朝夕"即为"潮汐"之意。《黄帝内经》中即有多处此类用法，《素问·五脏生成》说："诸气者，皆属于肺，此四肢八溪之朝夕也。"《素问·移精变气论》亦云："贼风数至，虚邪朝夕。"此两处"朝夕"均为"潮汐"解。因此，"肺朝百脉"亦作"肺潮百脉。""肺潮百脉"还指肺具有使全身经脉气血如同海水潮汐运动、起落有常的功能。这一理论不仅揭示了全身血液具有如潮汐般节律性的运行特点及规律，也反映了肺朝百脉的功能特点在主持全身血液循行中的重要作用。

西医学关于肺循环概念的认识与建立也经历了长期过程。古波斯学者曾写道："血液从肝脏转移到心脏，在那里引起心悸（收缩），然后被肺部吸收，释放到心。"

公元 129—200 年，古罗马医生盖伦（Galen）认为，人体存在三种精气——自然之精气、生命之精气和动物之精气，并指出由右心室进入左心室的血与肺静脉带来的气结合，赋予血液生命之精气；他还认为血液到达心脏右半部分，能够穿过心脏间隔上看不见的小孔到达左半部分，并在此与空气混合，形成精元，再分布到全身各处。Galen 对血液循环的早期雏形进行了描述，虽与实际生理学差距较大，但指出了空气与血液混合形成精元的过程，为后世肺循环的提出及发展奠定了基础。1213—1288 年，来自大马士革的阿拉伯医生伊本·纳菲斯（Ibn AI–Nafis）对 Galen 的血液循环说发起了挑战。首先，他明确指出左右心室之间的室间隔无孔，不能让血液通过；其次，他认为由于右心室和左心室之间没有通过室间隔的通道，右心室的输出只能通过肺到达左心室；最后，他指出肺动脉和肺静脉之间必须有小的通道，从而预测了肺毛细血管的存在。

1511—1553 年，西班牙医师塞尔维特（Michael Servetus）提出，血液必须通过肺循环，不能直接从右心室流向左心室，血液从心脏的右心室经过很长一段时间通过肺部向前推进，经过肺的作用变成红色，并从肺动脉注入肺静脉，同时认为血液进入肺不仅是为了滋养肺，还是为了能够与空气混合。这一阶段相对准确地描述了肺部的血液转运，标志着肺循环概念的正式提出。1578—1657 年，哈维发现并提出血液循环的概念，也是第一个提出心脏泵送血液的医生，指出血液的动力起点是心脏，描述了肺循环的基本过程和右心将血液泵入肺循环的作用。然而，他尚未辨认血液从动脉到静脉的毛细血管通道，不清楚肺动脉和肺静脉之间的连接通道，未认识肺循环过程中的气体交换。这一点相较于之前的发现有所不足。1628—1694 年，意大利生物学家和内科医生马尔切罗·马尔皮基（Marcello Malpighi）发现，在两根血管（肺动脉和肺静脉）之间存在着可感知的通道（或气孔）。他通过显微镜观察青蛙的肺，首次证明肺泡和毛细血管的存在，解释了肺动脉和肺静脉之间如何连接的问题。他在 1661 年首次发现了气 - 血屏障。

随着显微技术的发展，1810—1882 年，德国医生和生理学家西奥多·施旺（Theodor Schwann）通过观察蝌蚪的毛细血管，第一个描述了后来被称为内皮的结构，并将毛细血管壁细胞的内层称为“内皮”，使对肺循环的解剖认识更加完整。其后 1873 年，法国生理学家在观察青蛙透明质膜的毛细血管和其他组织时，首次描述了由毛细血管周围不规则的细胞体纵向排列而成的结构。1886 年，德国解剖学家和组织学家对这种细胞进行了明确鉴定，命名为“周细胞”，并确定区分出三种类型：毛细血管前周细胞、毛细血管周细胞和毛细血管后周细胞。

这段时间跨越了 1600 多年，使肺循环从懵懂逐渐得到解剖实证。这为西医学循环系统研究借助现代技术发展，由宏观到微观层层细分的还原分析奠定了基础。综上可见，西医学借助解剖学不断地发展与进步，逐步建立起对肺循环生理过程的认识。

中医学也借助早期解剖学观察认识肺、心及血脉大体组织结构、生理功能及相关关系，也在两千多年前的《黄帝内经》中初步建立了“心肺血脉循环系统”，提出了肺朝百脉的认识。更重要的是，中医学的概念发展还依托于临床实践经验积累，特别是气阴阳五行等哲学工具，从而赋予“肺朝百脉”更丰富的科学内涵。单纯从解剖学的发展历史来看，中医学在宋代之前的解剖学成就已远超同期的西方医学，这从对肺循环概念的认识及中西对比中也可得到证实。中医学在春秋战国时期通过解剖学对心、肺、脉、血的大体形态与结构有了初步观察和认识，基于早期解剖学实践建立起“心肺血脉循环系统”的概念，这比 129—200 年罗马 Galen 提出早期血液循环的雏形早数百年。“肺朝百脉”的提出，较 1511—1553 年西班牙医师 Michael Servetus 提出肺循环概念早了 1800 年左右。更重要的是，中医学把解剖观察与临床实践及气论哲学紧密结合。当应用比较原始的解剖技术难以解释复杂生命运动与疾病规律时，中医学把视野转向五千年文明创造的“气－阴阳－五行”等哲学概念工具，建立起“司外揣内”的临床辨证分析方法。这种方法以活着的生命机体为研究对象，通过观察其外在的“象”从整体上把握生命活动规律。这极大地克服了历史条件的限制及原始解剖观察的不足，为在缺乏现代科学技术的历史条件下揭示生命运动规律、探讨疾病病机、确立治法方药开辟了有效途径。中医藏象学说及气血相关理论均具有鲜明的整体特征，与还原论主导下的微观分析有余、综合分析不足对比，有相对的优势。气为血之帅、血为气之母的气血相关理论赋予“肺朝百脉”更深层次的科学内涵。即使在科技日益发达的当代，其科学价值也毫不逊色。

二、肺调百脉

为什么肺能够朝百脉？除了心与肺之间有血脉相连的解剖结构基础，更因为气的调动作用。《素问·经脉别论》载：“食气入胃，浊气归心，淫精于脉。脉气流经，经气归于肺，肺朝百脉，输精于皮毛。毛脉合精，行气于府。”对于这段关于“肺朝百脉”的论述，明代张景岳注曰：“精淫于脉，脉流于经，经脉流通，必由于气，气主于肺，故为百脉之朝会。”清代姚止庵注曰：“言血之精华，既化而为脉，而脉已有气，流行于十二经络之中，总上归于肺。肺为华盖，贯通诸脏，为百脉之大要会，故云朝百脉也。”两家之言均把“肺朝百脉”归为肺为气之主，故而调动百脉朝会于肺。中国语言文化中，“朝”又为“调（tiáo）”字的假借字，“调”与“朝”在上古时读音极近，具通假之条件。在古文中常见二字通假之用，如《诗经》言：“未见君子，惄如调饥。”《毛传》曰：“调，朝也。”郑玄《笺》说：“未见君子之时，如朝饥之思食。”因此，“肺朝百脉”又作“肺调百脉”，“调”在《素问》中凡五十余见，均为“调节”“调理”“调治”“调和”之义，正如《说文解字》所释：“调，和也。”“肺朝百脉”作“肺调百脉”训解，与上文“脉气流经，经气归于肺”恰好相互呼应，显示出肺为一身气之主，对全身百脉起调节、调动、调和作用。

肺之气络中运行的元气、宗气及卫气对肺之血脉（络）中运行的血液的调控作用，使其朝会于肺，体现了“气为血之帅”的气血关系。元气作为“呼吸之门”，为激发肺主气司呼吸功能的原动力。元气上注于胸中成为宗气生成的基础，脾胃运化产生的水谷精气与自然界的天之清气汇聚于胸中化为宗气，宗气包举肺外，鼓动肺产生开阖交替的呼吸运动。宗气贯心脉而分为营卫之气，卫气慓悍滑疾不受脉管约束，敷布于皮部阳络发挥防御卫外之功，循行于腔内脏腑分肉之间，上下空隙之处，发挥“气主煦之”的温煦充养作用，又与营气以血脉为界相协而行，推动血液循脉上下，发挥“血主濡之”的渗灌濡养作用。

气的功能涵盖了西医学神经、内分泌、免疫调节作用。“肺调百脉”显示的元气、宗气、卫气通过肺之气络对血脉（络）舒缩及血液运行起调节控制作用，赋予了肺在循环系统中的广泛调控机制。肺内含有丰富的凝血活酶，可促使凝血酶原转化为凝血酶，当血管内皮细胞受损时，凝血活酶被释放出来，从而迅速引起凝血。肺组织的肥大细胞可产生肝素，肝素能与凝血酶Ⅱ结合，发挥强大的抗凝血作用。另外，肺内皮细胞含有丰富的纤维蛋白溶解酶致活剂，可将纤维蛋白溶酶原转变为纤维溶酶，此酶可降解纤维蛋白。可见，肺通过调节凝血与抗凝机制的动态平衡，维持正常血液循环。肺脏还可通过产生或激活某些物质，调节血管的舒缩，调控血压。肺内毛细血管的内皮细胞中含有羟二肽酶，一方面可使血浆中的血管紧张素Ⅰ在血液流经肺毛细血管时将之转化为血管紧张素Ⅱ，后者具有较强的缩血管作用，可升高血压，推动血液运行；另一方面可在肺脏内对血液中的缓激肽进行灭活，后者是较强的舒血管物质，灭活可维持外周的血管阻力。肺能合成多种前列腺素。其中，前列腺素 G2（PGG2）、前列腺素 H2（PGH2）、前列腺素 F2α（PGF2α）能使支气管和血管平滑肌收缩，而前列腺素 E（PGE）和前列环素（PGI2）可使支气管和血管舒张。肺通过选择性灭活不同的前列腺素以调节血管的收缩与舒张。肺还能合成血管活性肠肽、P 物质等多种肽类活性物质，发挥舒张外周血管的作用。其中，心钠素作为一种肺源性激素，可以舒张支气管和肺动脉，对抗去甲肾上腺素和血管紧张素引起的血管收缩，增加肺表面活性物质。此外，肺对去甲肾上腺素具有显著的消除作用，可降低肺循环和体循环压力。同时，正如上文所言，“肺朝百脉”亦作“肺潮百脉”解，言肺使百脉如潮汐般规律运动，这种调节作用反映到微血管乃至微循环层面，可使微动脉如潮汐般产生舒张与收缩的自律运动，对机体根据不同生理状态调动全身脏腑组织的血流灌注具有重要价值。上述所言显示，中医学基于解剖观察、临床实践与哲学思维建立的“肺朝百脉”概念具有丰富的现代科学内涵。

第三节　气络－气道－血（脉）络与肺“换气转血”功能

气络中运行的元气、宗气、卫气与气道相互配合，完成肺司呼吸的生理功能，实现天之清气与体内浊气之间的相互交换。元气激发全身脏腑组织功能，是呼吸功能产生及维持的原动力。宗气根于元气，包举肺外，鼓动肺一吸一呼，吸之则满，呼之则虚，产生清浊交运的呼吸运动。宗气贯心脉又分为营卫之气，卫气协助元气与宗气参与肺司呼吸的调控；卫气行于脉外携营血而行，与元气、宗气共同助营血发挥营运血液周行于全身的作用，全身血脉中的血液在元气、宗气、卫气的调动及营血的推动下朝会于肺之血脉（络），与肺司呼吸功能密切配合，在一呼一吸的动静之间发生着“清浊之运化”，明代赵献可《医贯》也言肺“虚如蜂窠……吸之则满，呼之则虚，一吸一呼……乃清浊之交运”。

近代蔡陆仙在《中国医药汇海》中提出“换气转血”，高度概括了肺司呼吸与肺朝百脉这两个重要的生理功能之间的内在联系，并指出其在人体生理功能中发挥着重要作用：“肺为呼吸器官，一吸氧气纳入，一呼碳气吐出，肺予以换气转血，实司人身重要功能。”“肺予以换气转血”用中医学的语言高度概括了机体从外界摄取氧气进入肺泡，并排出肺泡内的二氧化碳的肺通气过程，以及肺泡毛细血管内血液中的二氧化碳进入肺泡及肺泡内的氧气进入肺泡毛细血管内血液的肺换气过程。此外，这一过程还可能涵盖了氧气进入细胞内在线粒体中进行氧化供能，产生的二氧化碳从线粒体转运至血液循环的内呼吸过程。西医学认为，全身脏腑组织器官的生理活动与氧气密切相关，而呼吸系统主要通过肺循环吸入氧气，再通过体循环将氧气输至全身各个组织，以维持机体正常的功能活动。这与中医学认为肺主呼吸，吐故纳新，吸入自然界的清气（氧气）并通过肺朝会百脉的作用注于血脉“换气转血”，在维持脏腑组织的生理功能及人体生命活动中发挥关键作用相吻合。鉴于肺司呼吸功能在人体出生后的脏腑组织功能维持中发挥的重要作用，有学者提出应将肺与脾并称为“后天之本”。

一、“孙络－玄府”是肺换气转血发生的处所

西医学微观领域的深入研究已经揭示了人体呼吸在体内的气体交换过程。成人肺内有 3 亿～4 亿个肺泡，其表面积在吸气时可达 $100m^2$。肺泡呈多面形而有开口的囊泡状。肺泡壁内分布着密集的毛细血管网，毛细血管中的血液与肺泡腔之间只隔两层扁平上皮，即毛细血管内皮及其基膜与肺泡上皮层共同形成的呼吸膜，又称气－血屏障，有利于清气（氧气）和浊气（二氧化碳）的交换。肺循环的独特结构有力保障了低压状态下血液从右心室运输到肺微血管进行气体交换，肺微循环提供了 $50～70m^2$ 的巨大气体交换面积，微血管及肺泡壁的气体扩散厚度仅为机体周围组织气体扩散距离的 1/10。肺泡内的气体和血液中的气体之间交换的机理主要是两者中氧气和二氧化碳的分压不同。体内循环的血液流经肺泡上的毛细血管时，氧气和二氧化碳通过气－血屏障进行交换，使含二氧化碳较多的静脉血转变为含氧气较多的动脉血，这就是生理学上机体借助外呼吸将体内的废气和自然界清气交换互通的过程，完成气体交换后，富含氧气的动脉血被输送到全身各处组织细胞间的毛细血管，血液和组织液之间再次进行气体交换。这一过程与肺内的交换过程相反，被称为内呼吸。肺既是直接完

成外呼吸的器官，又是保证内呼吸正常进行的结构。

孙络是从经脉支横别出、逐层细分、网状分布、遍布全身的末端组织，包括气之细络与血之细络。清代周学海《读医随笔》将气络的末端称为“气之细络”，脉络的末端称为“血之细络”，气络运行经气，脉络运行血液，共同发挥“气主煦之”“血主濡之”的生理功能。脉络末端之孙络是脉络网络结构的终端组织，据古代文献记载有160多亿根。孙络之间有缠绊，颇似西医学之微循环。微血管是指直径小于100μm的血管，包括微动脉、后微动脉、毛细血管前括约肌、真毛细血管、通血毛细血管、动-静脉吻合支和微静脉。血液与组织细胞间的物质交换在直径小于10μm的毛细血管处实现。人体的各种脏腑组织器官遍布着许许多多的微细血管，这些微血管最细的仅2μm，最粗的也不过100μm，均小于一般头发直径的1/20。这些微细血管又称为毛细血管，其管壁由单层内皮细胞及一薄层基膜组成。它是连接微动脉和微静脉的血管，其分支并互相吻合成网。毛细血管内血液流速慢，弹性小，通透性大，管壁很薄，与周围细胞相距很近，这些特点使得毛细血管成为营养代谢物质能量交换的场所。微循环直接参与组织、细胞的物质、信息、能量传递。气络运行经气发挥温煦充养、防御卫护、信息传达、调节控制作用，涵盖了西医学的神经-内分泌-免疫系统功能。现代研究证实，神经、内分泌、免疫系统各司其职，又相互协调，三个系统之间进行信息沟通的生物学语言是各种神经递质、神经肽、细胞因子、激素等，其细胞表面都有接收这些分子语言的受体，同时也能分泌这些信息分子，从而使三大功能系统形成人体稳态机制的多维立体网络结构。神经系统通过其广泛的外周神经突触及其分泌的神经递质和众多的内分泌激素，甚至还有神经细胞分泌的细胞因子，共同调控免疫系统的功能。而免疫系统通过免疫细胞产生的多种细胞因子和激素样物质反馈作用于神经、内分泌系统。各系统的细胞表面都有相关受体接受对方传来的各种信息，这种多维多向的信息沟通与联系，使神经-免疫-内分泌网络（NEI网络）作为一种多维立体网络调控结构，实现对人体功能的整合调节。孙络中，气络与脉络之间的相互作用，体现了中医学气为血之帅、血为气之母的气血关系，与西医学神经、内分泌、免疫因子对血管及血液循环之间的调控作用具有高度相关性。这种作用是实现气血通过孙络向脏腑组织渗灌的内在动力。

“孙络-玄府”将中医学微观领域概念在孙络的基础上推进到更微、更玄的玄府层面，明确指出了分布于孙络与脏腑组织之间起连接通道作用、主气血运行之隙窍的中医学独特微观结构，是气血濡灌至脏腑、筋膜、骨髓等组织的功能结构载体。以心为例，冠脉循环是营养心脏本身的血液循环，冠状动脉的主干走行于心脏表面，其细小分支以垂直于心脏表面的方向穿入心肌，最终形成毛细血管网分布于心肌纤维之间，并与心肌纤维平行。通常一根心肌纤维有一根毛细血管供血，使心肌和冠脉之间的物质交换能很快进行。由“心肌微血管内皮细胞+基膜+心肌细胞”构成的“心肌灌注单元”是血液与心肌细胞之间物质、信息与能量传递的重要结构，为心肌细胞正常生理活动提供必需的营养物质。急性心肌缺血再灌注可引起心肌灌注单元损伤，导致心肌不能有效再灌注，成为影响急性心肌梗死患者远期预后的关键因素，也被称为“ST 段抬高型急性心肌梗死治疗的巨大挑战”。“脑”作为中空有腔的独立实体脏器，其功能结构的组织基础由气络与脉络构成。脉络作为从血脉逐层细分的网络分支，承担着向脑髓组织渗灌血气、濡养代谢的功能。分布在脉络末端的孙络，向脑组织提供物质能量交换，成为血脑屏障的有机组成部分，“孙络－玄府”对脑组织而言，涵盖了血脑屏障的结构与功能。《灵枢·营卫生会》曰“血者神气也”，明确指出脑部血供对脑神的濡养作用，即刘完素所言玄府主持人之精神的内在机制。

同样，肺内存在的气－血屏障对实现呼吸过程中体内气体交换过程发挥重要作用，不仅有助于理解“肺换气转血”的科学内涵，而且有助于深刻把握肺之“孙络－玄府”的微观结构与功能特点。借助于气道不断分支的树状分支，其末端的肺泡可达3 亿～4 亿个，其表面积在吸气时可达 $100m^2$，肺泡呈多面形而有开口的囊泡状，肺泡壁内分布着密集的毛细血管网，毛细血管中的血液与肺泡腔之间只隔两层扁平上皮，即毛细血管内皮及其基膜形成的呼吸膜，又称气－血屏障，有利于清气（氧气）和浊气（二氧化碳）的交换。肺“气－血屏障”的结构特点与中医学“孙络－玄府”概念具有高度相关性，肺循环通过独特的低压结构保障右心室血液高效运输至肺泡微血管，其微循环系统具备 50～$70m^2$ 的巨大气体交换面积，且气－血屏障厚度仅为周围组织的 1/10；基于氧气与二氧化碳分压差驱动，静脉血在流经肺泡毛细血管时，通过气体扩散完成气血交换——静脉血释放二氧化碳并摄取氧气转化为动脉血，实现机体外呼吸的核心环节，完成代谢废气与自然界清气的交换过程，毛细血管与组织之间同样存在着“孙络－玄府”的结构连接，保证血液和组织液之间再次进行气体交换，在这个过程中，人体气（清气－氧气、浊气－二氧化碳）、液（津液－组织液）、血脉（血液）之间有序交换，营卫循行有度，脏腑组织功能及内环境稳定，人体外在之精神神志活动正常，达成形与神俱的状态与境界。

二、气络中气的升降出入是肺“换气转血”的原动力

（一）肺之宣发肃降在人体气的升降出入中居于核心地位

气的升降出入是人体生命存在的基本特征，也是维持生命活动的根本。正如《素问·六微旨大论》所言：“是以升降出入，无器不有，故器者，生化之宇，器散则分之，生化息矣。故无不出入，无不升降。”五脏因生理功能和解剖位置不同，其气的升降出入运动形式也有差异，在脏腑内部形成相反相成的制约关系，如肺之宣发与肃降、心之藏神与主血运、肝之疏泄与藏血、脾之运化与升清。同时，脏腑之间也因气的升降出入运动形成生克制化关系，心肺居上，肝肾居下，脾胃居中，脾升胃降，清升浊降，为气升降之枢纽。肝肾之气随脾气而升，上达心肺；心肺之气随胃气而降，下归肝肾。脾胃居中斡旋气机，使心肺居于上焦属阳，心肺之气下降，为升已而降，

降者为天；肝肾居于下焦属阴，肝肾之气升，为降已而升，升者为地。高下相召，升降相因，成为人体小宇宙之天地交泰之象。此外，肝之疏泄使气机从左而升，肺之肃降使气机从右而降，肝升肺降成为调控左右气机的主要形式；心火下降温煦肾水，肾水上腾滋润心火，成为除脾升胃降外，气上下运动的另一形式。可见，升降出入既存在于独立脏器中，成为某一脏器相反相成功能的形式体现，又存在于脏脏之间、脏腑之间，形成上下左右的气机。气之一升一降、一出一入，相互为用，相反相成，成为维持人体生命活动及其变化发展的根本动力，正如《素问·六微旨大论》所言："高下相召，升降相因，而变作矣。"气之升降出入最终建立起脏与脏、脏腑与形体官窍以及人体与外环境之间生克制化的相互协调与相互制约关系，构建起独具中医学整体观念特色的"四时五脏阴阳"藏象学说。

五脏在维持人体内外环境稳定中均发挥着不可替代的作用，其功能各有侧重，相辅相成，缺一不可。但若要在其中分个轻重主次，则肺气之升降出入发挥的作用更为重要。肺气之升降出入表现为肺之宣发与肃降这一相反相成的矛盾运动。宣发中的宣，指宣通、疏通之义；发，指透发、敷布之义。肺的向上向外宣发敷布作用，将脾胃运化生成的水谷精微转输至身体肌肤、皮肤毛发，发挥熏泽充养作用，像天之雾露从上而下灌溉大地一样。肃降指清肃、下降之义。肺在五行属金，在天应秋，故具坚敛劲肃之性，肺的清肃下行作用将水谷精微输送至脏腑组织，代谢下来的部分借助尿、便排出体外。《素问·六微旨大论》说："升已而降，降者谓天；降已而升，升者谓地。"肺为华盖之脏，位置最高，脾气散精上归于肺，精微借肺之宣发布散于外，即"降已而升，升者谓地"；气至肺又借其肃降作用而布散于内，即"升已而降，降者谓天"。宣发与肃降"升降相因"，对立统一又相互协调，形成相反相成的一组运动，共同完成肺的各种功能活动。肺气有宣有降才能吸清呼浊，人体表里上下、各个组织器官才能得到气血津液的滋润营养，水液能在体内正常输布代谢而无潴留之虞。

清代周学海在《读医随笔》中谓："升降者，里气与里气相回旋之道也；出入者，里气与外气相交接之道也。里气者，身气也；外气者，空气也。"明确指出，出入为外气（空气）与里气（身气）之间的相互交接。这显然与肺通过呼吸运动完成的呼浊吸清功能有关。肺开阖有序，通过呼吸运动吸清呼浊，实现外气与里气出入运动的同时，主司人体生命过程中所有与清浊交互相关的运化过程，从而维持五脏六腑、四肢百骸、皮肉筋骨的正常生理功能。积于胸中之大气包举、鼓动肺的作用是推动肺产生呼吸运动的直接动力。近代名医张锡纯直言大气为内气，呼吸之气为外气，从"大气虚而欲陷，不能包举肺外"而产生呼吸外气与内气不相接续的表现，反推积于胸中之大气是推动呼吸运动的直接动力，而脱离母体的胎儿首先在大气推动下产生呼吸运动。这种里气与外气的交接应当是人体之气出入的初始。正如《灵枢·五味》说："其大气……出于肺，循喉咙，故呼则出，吸则入。"

胸中大气肇始于元气，出生之前即随着胎气日盛，脐下元气上达胸中而成为宗气；出生之后，元气是激发脏腑生命活动的根本动力。可见，在胎儿尚未脱离母体的胚胎时期即有脐下元气由下向上到达胸中积聚为宗气，为后天产生呼吸功能做准备，《医学衷中参西录》指出："其呼吸之原动力在元气……迨胎气日盛，脐下元气渐充，上达胸中而为大气。大气渐满，能鼓动肺脏使之呼吸，即脱离母腹，由肺呼吸而通天地之气矣。"宗气生成之后，除上走息道以利呼吸外，还有借助肺之肃降作用下注气街，与肾中元气相合。《灵枢·刺节真邪》载："宗气留于海，其下者，注于气街，其上者，走于息道。故厥在于足，宗气不下。"张志聪在《黄帝内经灵枢集注》中释言："厥在足者，少阴之气厥也，寒气厥逆于下，是以宗气不能下行。"又言："然而后天气生之宗气，亦下行而与少阴之精气相合。"肾中元气亏虚，除了肾脏本身化生先天之气的功能失常，后天生成之宗气不能下行以资助先天之气也是其重要因素，故明代孙一奎《医旨绪余》说："原气使无宗气积而养之，则日馁而瘁。"可见，宗气与元气借三焦为通道，元气自下而上运行，散布于胸中，以助后天之宗气；宗气自上而下分布，蓄积于脐下丹田，以资元气。两者互为资生，又体现了里气与里气回旋，维持生命功能健康有序。后天生命始于胎儿脱离母腹后的自主呼吸运动，而胎儿时期肾中元气息息上达胸中生成大气，胸中大气又下注气街不断资助元气，成为人体气之升降、里气与里气回旋的始基；胎儿脱离母腹后借助胸中大气包举肺外的鼓动作用，产生吸清呼浊的呼吸运动，实现里气与外气的相互交接，又是人体之气出入的源头。宗气助肺司呼吸，贯注心脉又分为营卫之气，伴随肺之宣发肃降，发挥着温煦濡养五脏六腑与四肢百骸的重要生理功能。历代医家均高度重视肺之宣发肃降产生的司呼吸及主一身之气的作用。《素问·五脏生成》载"诸气者，皆属于肺"，清代黄元御《四圣心源》说："气统于肺，凡脏腑经络之气，皆肺金之所宣布也。"指出一身之气均与肺司呼吸及主持宣发肃降功能有关。近代名医张锡纯不仅直言宗气鼓动肺脏使之呼吸产生出入之气机，更指出宗气被称为"大气"的原因为其"司呼吸之枢机"，又鉴于其在人体脏腑功能维持及后天生命活动维持中发挥的枢机作用，被称为"后天全身之桢干"，这也反映出肺主气司呼吸，以及肺气宣发与肃降在后天生命维持中的关键作用。

（二）肺之气络是肺气宣发肃降的场所

从经脉支横别出、逐层细分、网状分布、遍布全身的气络网络，承载着元气、宗气、卫气、脏腑之气、经络之气。气在经中为经气，经气入络为络气，络气入脏腑则成为脏腑功能结构的有机组成部分。气络的络属调节作用将全身脏腑、四肢百骸连接成一个统一的生命机体，用于解释复杂的生命现象和疾病传变及防治规律。气络系统构成网状分布的自稳调控系统，为元气、宗气、卫气、脏腑之气、经络之气的升降出入提供了条件。气络昼行于六经皮部之阳络，以充皮肤、司开阖、肥腠理，夜行脏腑膜原之阴络，以温煦和调五脏六腑，将分布于躯体的皮肉筋脉骨与居于体内的五脏六腑整合成和谐有序的生命机体，维持体表与脏腑、五脏与六腑、脏阴与脏阳、升降与出入之间的动态平衡。气络在自稳调控中发挥着枢纽作用，气络中的气升降正常才能维持清阳出上窍、浊阴出下窍、升降相因的自稳平衡，才能维持机体与自然界之间出与入的动态平衡，实现物质交换与能量代谢。因此，《素问·六微旨大论》言："故非出入，则无以生长壮老已；非升降，则无以生长化收藏，是以升降出入，无器不有，故器者，生化之宇，器散则分之，生化息矣，故无不出入，无不升降。"随着气的升降出入而发生的气化运动，维持着气、血、津、液、精相互转化的物质能量交换的营养代谢，是维持正常生命活动的基础。气络入脏腑，成为脏腑功能结构的有机组成部分，不仅维持着该脏腑自身功能的正常发挥，且通过络脉的络属调节作用将五脏六腑、四肢百骸、五官九窍等整合为和谐有序、自稳调控的生命机体。五脏六腑同样进行着阴阳平衡、升降出入、形气转化的生理活动，脏腑的阴阳动态平衡是维持脏腑正常功能的基础。脏腑之间的气机是维持脏腑功能和谐有序的前提，诸如肝升肺降、心肾相交、脾运胃纳等正常功能活动，均有赖于气络及脏腑之气升降相因、出入有序的运动。

肺主气司呼吸、朝百脉等离不开肺脏络脉的协调。特别是肺之气络调控气的升降出入运动，借助肺之宣发与肃降维持肺的主要生理功能，同时又借助全身的络脉网络与其他脏腑相互协调，维持脏腑间的功能平衡，维持人体内外环境之间的协调平衡。元气与宗气之间借助气络连通。元气自胎儿时期即不断上达胸中充养宗气，为出生后实现自主呼吸提供原动力；宗气下注于气街以充养元气而使之不虚馁，借助气络以三焦为通道，实现里气与里气之间的相互升降回旋。宗气借助肺之气络包举肺外直接鼓动产生"呼则出，吸则入"的吸清呼浊呼吸运动，则是里气与外气之间的相互交接。宗气贯注于心脉则分为营卫之气，以血脉为界相互协行，气络借助肺之宣发与肃降，使卫气向上向外行于六经皮部之阳络以充皮肤、肥腠理、司开阖，向内向下行于脏腑膜原之阴络以温煦和调五脏六腑，与人体其他脏腑组织中的气络调控的气机相呼应，维持着更广泛的脏腑组织生理功能及内外环境的稳态平衡。可见，借助肺之气络中气的升降出入，以宗气的生成及鼓动肺之吸清呼浊的生理功能为核心，以宗气化生营卫之气维持脏腑组织功能平衡为旨归，反映出肺之气络的气机在主导肺之基本功能及人体内外环境平衡中的重要核心作用。故清代周学海称"宗气者，动气也"，不仅关乎呼吸，而且包括言语、声音，以及肢体运动、筋力强弱等视听言动，均与宗气相关。这亦反映出肺主呼吸之功能的发挥保证了人体生命活动的正常进行。氧气作为氧化磷酸化的最终电子受体，决定着各器官组织的能量代谢。人体生命的正常维持，有赖于宗气所主的心血管系统和呼吸系统协调有序地运行，把人体所需的各种营养物质和氧气运送到器官组织之中，并把代谢产生的废物运送到相关脏腑排出体外。在肺之气络中的宗气功能正常，人体视听言动的具体功能才能正常运行。

（三）肺之气络调控"孙络－玄府"开阖实现换气转血及治理调节

发生在肺"孙络－玄府"的"换气转血"属于里气与外气交换过程的一部分。在宗气的鼓动作用下，人体吸入自然界的清气，呼出气道中的浊气。同时，宗气贯注于心脉而化生为营卫之气，此属换气过程。转血则是将天之清气注于血液，在营卫之气循脉感应而行的过程中输注到脏腑组织，发挥温煦充养作用。中医学把肺作为气血交换的场所，人体在肺换气转血化生富含天之清气的血液，正如《灵枢·营卫生会》载："中焦亦并胃中，出上焦之后，此所受气者，泌糟粕，蒸精液，化其精微，上注于肺脉乃化而为血，以奉生身，莫贵于此。"换气转血过程发生的具体场所为"孙络－玄府"。玄府作为孙络气血通路上的隙窍，具有分布广泛、至微至幽、开阖有度的特征，为连接络脉网络系统与五脏六腑四肢百骸的至微至幽通道。《素问玄机原病式》称："玄府者……乃气出入升降之道路门户也。"其开阖有度的特征为实现气之升降出入创造了条件。"孙络－玄府"的有序启闭离不开气络中卫气司开阖的功能。卫气昼行于六经皮部之阳络，根据气候寒热、寒暑季节、动静等因素调控玄府汗孔之开阖状态，保持玄府腠理似开非开、似阖非阖、时开时阖、开阖有度的状态，发挥温煦充养、宣通阳气、宣发清阳、发泄津汗、流通气血、防御卫护的生理功能。卫气夜行于脏腑膜原之阴络，调控脏腑膜原腠理玄府之开阖，调节气的出入功能。这种调控作用是卫气对皮肤腠理玄府的精细调控作用，根据内外环境的变化有序调节"孙络－玄府"的开阖启闭。

玄府作为孙络与机体组织进行物质能量交换的通路，开阖有度。"孙络－玄府"中气的升降出入运动除了实现换气转血，还产生了气血津液精的输布代谢及物质能量信息交换过程。这是"孙络－玄府"中气机与气化协同产生的结果，气、血、津、液、精的生成，输布和代谢均在同一时空中同步发生。这也正是金元医家刘完素将玄府概念发展为人体气、血、津、液、神机升降出入的道路与门户的原因。人体气血津液的渗灌散布、脏腑官窍功能的维持，乃至视、听、嗅、行、思等神识意志功能的运转等莫不与玄府相关。《黄帝内经》以"肺者，相傅之官，治节出焉"高度概括了肺主治节的功能。肺的治节作用体现了肺脏在维持人体脏腑正常生理功能中的重要作用。肺主气司呼吸，通过宣发肃降调节人体气的升降出入，主持气血津液精物质、信息、能量代谢的气化过程，这又与肺之气络中运行的元气、宗气、卫气调节"气出入升降之道路门户"的"孙络－玄府"密切相关。气络涵盖了广泛的神经－内分泌－免疫功能，从神经－内分泌－免疫调节网络与孙络－微血管在"孙络－玄府"区域发生的分子互作机制入手，不仅有助于阐明"孙络－玄府"的生物学基础，而且有助于寻找到呼吸系统多种难治性疾病的新发病机制，提高呼吸系统疾病的防治水平。

第三章

肺络病发病因素

肺之气络承载着元气、宗气、卫气，与肺之气道和血（脉）络共同完成肺主气司呼吸的功能，通过宣发肃降发挥通调水道及治理调节作用。宗气根于元气，积于胸中包举肺外，是产生吸清呼浊呼吸运动的直接动力，宗气贯心脉分为营卫之气，卫气借助气络昼行于六经皮部之阳络以充皮肤、司开阖、肥腠理，夜行脏腑膜原之阴络以温煦和调五脏六腑，在维持人体气机及气血津液精的物质、能量、信息转化中发挥着重要作用。六淫、温热、疫疠邪气侵袭肺之阳络符合“新感入络”这一传变规律；若新感病久传内、肺病日久迁延以及他病日久及肺影响肺之阴络则符合“久病入络”的发病规律。另外，情志、饮食、起居、劳逸、环境毒素等均可导致肺之络伤，水饮、痰浊、瘀血、内生毒素又可使肺之络损病进。

第一节　新感袭阳络

中医学自《黄帝内经》开始，就将邪气初入、正气未伤的状态称为“新病”。除了最常见的外感疾病，还包括了“旧病未除，新病复起”和痼疾猝发等发病类型，涵盖了西医学对于疾病并发症以及缓解期急性发作的认识，这也符合从“新”字引申出的初始、新鲜之义。明代马莳的《黄帝内经灵枢注证发微》在注《灵枢·贼风》时首次提出“新感”一词：“此言人有故邪，而又有新感，虽不必有贼风邪气之甚，而亦足以病也。”此处“新感”有感受新邪之意。清代张志聪则明确指出，感受外邪所致的“新病”为“新感”。口鼻、咽喉及皮肤肌表为人体抵御外邪的第一道屏障，肺之气络中的卫气借助肺之宣发作用，昼行于肌表皮部之阳络，发挥卫外御邪作用。无论六淫之邪，还是疫疠之气，自外而入侵袭机体，必首犯肌表皮部之阳络，与卫气交争而引发新感之疾。《灵枢·百病始生》言“是故虚邪之中人也，始于皮肤，皮肤缓则腠理开，开则邪从毛发入……留而不去，则传舍于络脉，在络之时，痛于肌肉……留而不去，传舍于经，在经之时，洒淅喜惊……留而不去，传舍于伏冲之脉……留而不去，传舍于肠胃……留而不去，传舍于肠胃之外，募原之间，留著于脉，稽留而不去，息而成积，或著孙脉，或著络脉”，明确指出六淫之邪自外侵袭人体，由表入里，由阳络传至经脉，再传至脏腑，最终深入脏腑之阴络的过程，奠定了“新感入络”的理论基础。

一、六淫之邪

风、寒、暑、湿、燥、火本是自然界正常的气候，又称六气。当气候变化异常或人体不能适应外界气候变化而引起疾病发生时则称为六淫之邪。清代张志聪《黄帝内经素问集注》曰：“暴至之病，自外而内，色脉之伤，从内而外，故有病而色脉俱不夺者，知其为新感之病也。”明确指出“暴病”属“新感”范畴。近代汪莲石《伤寒论汇注精华》亦曰：“《黄帝内经》云百疾之始期也，必生于风雨寒暑，又云虚邪之中人也，起毫毛而发腠理，可知卒病者，即六淫外感之病也。”进一步明确了六淫邪气导致“卒病新感”内在机理。在人体正气不足，气络卫外功能失调时，六淫之邪袭人体肌表，并按阳络—经脉—阴络的顺序传变。

风为百病之长，也为六淫之首。风邪乘虚伤人表卫，致使卫气司皮肤汗孔开阖功能失常而出现发热、汗出、恶风等症状。东汉张仲景《伤寒论》以“太阳中风证”之“啬啬恶寒，淅淅恶风，翕翕发热，鼻鸣干呕”为提纲概括之，创立调和营卫之桂枝汤治疗太阳中风证；寒性凝滞主收引，易使气络中卫气郁滞，卫阳郁遏不得宣泄，皮肤紧束，腠理闭合而见发热、恶寒、无汗等临床表现，张仲景以“太阳伤寒证”之“或已发热，或未发热，必恶寒，体痛，呕逆，脉阴阳俱紧”为提纲概括之，创立发汗解表之麻黄汤治疗太阳伤寒证，从而形成针对表实证与表虚证两大辨证论治体系。张仲景基于经络循行，将六经中的太阳经视为人体之藩篱，亦是卫气借助肺之气络宣发作用所敷布的阳络部位。若寒邪过重，卫阳郁遏失于温煦充养，肌肉筋脉收引拘急而见项背强急，角弓反张，即张仲景所谓“刚痉”之变；若风邪偏盛，卫阳不足，卫外失固，腠理疏松，津随汗泄，筋脉失于濡养而挛急，发为“柔痉”之变。湿性重浊，黏滞难化，伤于肌表阳络，易于流注关节，阻滞气机，困遏清阳，卫阳不展，温煦充养失职，则见身重、疼痛、发热、头昏等临床表现。湿邪可单独袭表，病在肌肉关节，以发热、身重、骨节疼痛为主症。若湿邪滞留，久必化热，湿热交蒸，又见皮肤色黄；若湿重于热，黄如烟熏，色黄而晦，热重于湿，黄如橘色，黄色鲜明，如《金匮要略·痉湿暍病脉证》言：“湿家之为病，一身尽疼，发热，身色如熏黄也。”

风、寒、湿邪又可相兼为患。风、寒、湿三气夹杂是导致痹病的主要因素，如《素问·痹论》言：“风寒湿三气杂至，合而为痹，其风气胜者为行痹，寒气胜者为痛痹，湿气胜者为着痹也。”风、寒、湿侵袭肢体关节，卫气的温煦充养、防御卫护功能失职，气机气化失常，津血失于输布代谢，致津凝为痰，血滞为瘀，痰瘀阻络，不通则痛。风气偏胜者痛而走窜，寒气偏胜者痛重而拘紧，湿气偏胜者痛而酸重，甚则

“诸肢节疼痛，身体尪羸，脚肿如脱”，张仲景称为历节，常见于西医学类风湿关节炎等。风寒湿邪作为病因，除气候等自然界因素外，还应包含某些病原微生物和条件致病微生物，如细菌、病毒等。类风湿关节炎的发病与细菌、支原体、病毒、原虫等感染相关，50%～80% 的患者是在反复链球菌感染之后 2～4 周开始发病的。若痹阻肌表肤腠，皮部阳络失于充养，则见皮肤局部损伤、肿胀、肤色改变，甚则皮硬如革，不能捏起，临床谓之皮痹；若病情迁延，内舍其合，则发为肺痹。《素问·痹论》承“风寒湿三气杂至，合而为痹”进一步言：“皮痹不已，复感于邪，内舍于肺。所谓痹者，各以其时重感于风寒湿之气也。凡痹之客五脏者，肺痹者，烦满喘而呕。”这又与西医学硬皮病久治不愈，导致肺间质纤维化的病变过程相吻合。

燥、暑、火均属阳热之邪，易耗伤阴津，损及气络。《素问·举痛论》言“炅则气泄”，概括指出阳热之邪致病，易使腠理疏松，卫气失固，皮肤玄府开张而多汗，导致气随津泄的病理变化。《素问·气交变大论》曰：“燥气流行……甚则喘咳逆气。”《素问·阴阳应象大论》言：“燥胜则干。”《素问病机气宜保命集》载：“诸涩枯涸，干劲皴揭，皆属于燥。涩枯者，水液气衰少，血不荣于皮肉，气不通利，故皮肤皴揭而涩也，及甚则麻痹不仁。”燥邪伤人先犯肺与皮毛，致使气络气机不利，肺气失于宣肃而不能布散津液，出现一系列气机涩滞之症，如喘闷、咳痰或干咳等。人体伤于暑邪，卫气司开阖功能障碍，皮肤玄府失司，出现汗多烦渴、喘息气粗、壮热等症状，如《素问·生气通天论》言：“因于暑，汗，烦则喘喝，静则多言，体若燔炭，汗出而散。”暑性炎热，易伤津气，东汉张仲景《金匮要略·痉湿暍病脉证》中所载太阳中暍即为伤暑，“其脉弦细芤迟”。芤脉为洪大中空的脉，与伤于热邪的白虎汤证之“脉洪大”有明显区别，指出了暑邪易耗伤气津的致病特点。清代王士雄在《温热经纬》中云：“暑月热伤元气，气短倦怠，口渴多汗，肺虚而咳。”指出暑伤更易伤肺之气络元气而致虚咳的致病特点。火为热之极，火邪可致气、血、津、液、精的物质、信息、能量代谢气化运动失常，不仅可以迫津液外泄而多汗，又可以直接消灼津液，出现口渴喜饮、咽干舌燥、小便短赤、大便秘结等伤津的症状。

二、温热之邪

受广义伤寒的影响，中医学将感受温热邪气所致的温病归为“伤寒”范畴。其发病原因如《素问·阴阳应象大论》所言“冬伤于寒，春必病温”，认为是冬季伤于寒邪，邪蕴肌肤之间，至春有感而发为温病。东汉张仲景在《伤寒论》中除了太阳伤寒、太阳中风，还记载了太阳温病，《伤寒论》言：“太阳病，发热而渴，不恶寒者，为温病。若发汗已，身灼热者，名风温。”指出其与太阳伤寒和太阳中风不同的临床表现，且应用辛温发汗后，热不解而病益进。张仲景虽有太阳温病的记载，但并未给出恰当的治法方药。而后世医家更多地受《黄帝内经》的影响，以伏气温病为主要致病因素。至明代汪石山首次提出新感温病：“有不因冬伤于寒而病温者，此特春温之气，可名曰春温……此新感之温病也。”明确指出感受温热邪气可导致温病的发生。迨至清代叶天士创立卫气营血辨证体系，吴鞠通创立三焦辨证体系，温病从广义伤寒中独立出来，并明确指出温热邪气是温病的主要致病因素。

叶天士提出：“温邪上受，首先犯肺，逆传心包。”指出温邪侵袭，首先从口鼻而入。口鼻咽喉亦为肺系的组成部分，由肺之气络宣发敷布的卫气所主，与肌表皮部阳络共同构成机体卫外御邪的屏障。温邪从口鼻而入遵循卫气营血的传变规律，先犯肺卫，继而到气分，再进一步由气入营入血，即“卫之后方言气，营之后方言血”。叶天士提出了温邪在卫气营血不同阶段的治疗原则：“在卫汗之可也……到气才可清气；入营犹可透热转气……入血就恐耗血动血，直须凉血散血。”温邪初犯机体，首先引起肺卫功能失调，卫气郁滞，腠理开阖失司，而见发热、恶寒、少汗或无汗的临床表现，与太阳表证类似；但由于温邪的温热属性，且温邪易从口鼻而入，表现出发热重、恶寒轻、口渴、咽干或痛等症状，与太阳伤寒或太阳中风表证有差异性。针对温热之邪侵袭肺卫，叶天士提出应用“辛凉轻剂”的治法药物，从而确立了太阳温病的正治之法。吴鞠通在叶天士卫气营血辨证体系的基础上，进一步提出“三焦辨证”，指出温热邪气由上焦（肺心）到中焦（脾胃）再至下焦（肝肾）的传变规律，即“始上焦，终下焦”，确立“治上焦如羽，非轻不举”“治中焦如衡，非平不安”“治下焦如权，非重不沉”的三焦论治原则。上焦肺卫阶段与卫气营血辨证中卫气证的临床证候特征类似，受叶天士“辛凉轻剂”用药思路的影响，吴鞠通创立了该阶段代表性治疗方药如银翘散、桑菊饮等。

三、疫疠之气

疫疠之气也称“戾气”“厉气”“异气”“疫气”“疫邪”“疫毒”“杂气”“乖戾之气”等，是一类具有强烈传染性的病邪。清代陈念祖在《医学三字经》中言：“瘟疫之病，皆新感乖戾之气而发。”提出了新感疫疠之说，认为机体感染疫疠之气而为新发瘟疫。明代王肯堂在《证治准绳》中言：“如四时天令不正，感而为病，长幼相似，互相传染者，谓之时行之气也。夫时气者，一曰时疫，盖受天地疫疠之气而为病，乃非寒也。”明确疫疠之气具有传染性，新感发而为病。明代吴又可于《温疫论》中创造性地将戾气发展为系统的病因学说——戾气学说，谓：“夫疫者，感天地之戾气也。戾气者，非寒、非暑、非暖、非凉，亦非四时交错之气，乃天地别有一种戾气。”明确指出戾气并非六淫，温疫病的发病原因在于感受了自然界“非风非寒，非暑非湿”的戾气。他认为：“此气之来，无论老少强弱，触之者即病。”吴又可强调“新感戾气”在瘟疫发病中的重要作用，同时又提出“逐邪为第一要义”，认为“客邪贵乎早逐”“邪不去则病不愈”以及“数日之法，一日之行”，提倡疫病以逐邪为本的积极治疗观。

由于戾气所致疫病具有来势迅猛、发病剧烈、病情严重、预后不佳的临床特点，古人常将其与“毒”并列而称。《说文解字》载：“毒，厚也，害人之草。”《素问·刺法论》明确记载疫病的流行特点：“五疫之至，皆相染易，无问大小，病状相似。”《素问遗篇》将“五疫”称为“毒气”，提出“毒”是疫病流行的致病因素。明代吴又可在《温疫论》中也将“疫气”称为“天地之毒气也”。清代尤在泾在《金匮要略心典》中言：“毒者，邪气蕴畜不解之谓。”指出毒寓于邪，使邪气及其所致疫病更为猛烈。喻嘉言在《尚论篇》提出逐邪与解毒之法同步实施：“急以逐秽为第一义。上焦如雾，升而逐之，兼以解毒；中焦如沤，疏而逐之，兼以解毒；下焦如渎，决而逐之，兼以解毒。”辟秽解毒类药物在秦汉时期已被用于治疗疫病，在晋唐和宋金元时期更受重视，明清时期依然是治疫常用药物。《黄帝内经》提出：“正气存内，邪不可干，避其毒气。”指出“存正气”与“避毒气”是基本防治原则，强调了人体正气充盛对于防治疫病的重要性，如《温疫论》云：“本气充满，邪不易入。”疠气会导致人体气络防御卫护功能失常。属于中医正气范畴的元气、宗气、卫气在疫病防护中发挥免疫防御、监视自稳功能，人们可通过食饮有节、起居有常、不妄作劳、药物防疫等方式固护机体正气。疫气与西医学中可以导致各种传染病的病原微生物（包括细菌、病毒、寄生虫、真菌、螺旋体、支原体、立克次体、衣原体等）具有高度相关性。特别是21世纪来暴发流行的呼吸系统传染病，如SARS、甲型H1N1流感病毒及新型冠状病毒感染，形成了全球大流行，它们均由呼吸系统病毒引起，与中医学戾气致病特点基本一致。汲取两千年医学抗击疫病的历史经验，对应对新发呼吸疫病具有重要价值。

第二节　久病及阴络

一、新感病久传内

《灵枢·百病始生》言：“是故虚邪之中人也，始于皮肤，皮肤缓则腠理开，开则邪从毛发入……留而不去，则传舍于络脉，在络之时，痛于肌肉……留而不去，传舍于经，在经之时，洒淅喜惊……留而不去，传舍于伏冲之脉……留而不去，传舍于肠胃……留而不去，传舍于肠胃之外，募原之间，留著于脉，稽留而不去，息而成积。或著孙脉，或著络脉。”明确指出六淫之邪自外侵袭人体，由表入里，由阳络传至经脉，再传至脏腑，最终深入脏腑之阴络，这一过程不仅揭示了广泛存在于外感温热病中的络－经－络由表入里的传变规律，也展现了随着病程的进展，在原有表证的基础上出现合病、并病、变证、坏证等新发病证的过程。《素问·刺热》又有肺热病的记载：“肺热病者，先淅然厥，起毫毛，恶风寒，舌上黄，身热，热争则喘咳，痛走胸膺背，不得大息，头痛不堪。”进一步明确了新感外邪所致的肺系疾病，随时间进展而病情不断变化的发展演变过程。基于肺之“气络－气道－血（脉）络”的传变规律，“先淅然厥，起毫毛，恶风寒”指发病初期发热、恶寒、头痛、身疼等症状，此时外邪侵袭肺卫，气络中卫气布散于皮部阳络而奋起御邪。“舌上黄，身热，热争则喘咳”则指疾病进一步发展，出现发热、咳嗽、咳痰、气促等症状，病变由肌表肤腠进展到气道。“不得大息”显然是指呼吸困难，指出了肺热病后期，病变由气道影响到血（脉）络，导致肺之“换气转血”功能异常。这一过程与符合病毒类呼吸系统传染病由感染初期出现流感样症状，发展到支气管炎、肺部炎症渗出、肺实变、呼吸窘迫等，肺通气换气功能下降而表现出呼吸困难的临床病变过程。这也提示，针对疫毒引起的肺疫治疗，我们应重视在“气络－气道”阶段积极干预，发挥系统阻断病变进展的作用。

肺疫的发病体现了“气络－气道－血（脉）络”传变规律。肺疫早期“疫毒袭肺、气络虚滞、邪袭正损”：疫毒自口鼻而入先犯肺之气络，气络输布卫气至皮肤黏膜的阳络，卫外抗邪作用受损，临床可见发热、咽痛、乏力等症状，免疫应答表现为外周血淋巴细胞减少，免疫细胞数量下降且过度激活的特点，与疫毒袭肺，卫气防御功能下降密切相关。发展加重关键环节“毒热内生、气道壅阻、邪盛正衰”：疫毒袭肺迅速化热，毒热内生，炼液成痰，痰热阻滞、气道壅阻，可见持续高热、咳嗽咳痰、痰少质黏等表现，表明病变位置由气络发展至气道。该阶段，高炎症状态造成细支气管或肺泡弥漫性损伤，黏液渗出增多，引起通气－换气功能障碍，导致低氧血症、呼吸困难及急性呼吸窘迫综合征等临床表现，往往使病变迅速发展加重，这与毒热内生、气道壅阻引起“换气转血”功能失常的认识高度一致。该阶段既有过度炎症与免疫抑制的免疫反应失衡状态，又有损伤后机体修复、内环境紊乱等复杂病理过程；既是阻断疾病传变的关键环节，又是临床干预的难点问题。后期“延及血（脉）络、络紊血伤、邪极正脱”：临床可见瘀血阻络甚则络伤血溢，表现出喘憋气促、咳血衄血等症，多见于疾病后期出现的脓毒症休克、凝血功能障碍及多脏器衰竭等。

中医学的肺痿指肺叶萎废不用，常由多种疾病所致，其中包括肺系疾病中的肺间质纤维化病变。唐代《外台秘要》将肺痿归为传尸疾中气急咳的一种：“传尸之疾，本起于无端，莫问老少男女，皆有斯疾……故曰传尸……气急咳者，名曰肺痿。”传尸是对多种传染性疾病的统称，包括发生在呼吸系统的肺疫。该记载明确指出了肺痿可见于急性传染病中。肺间质纤维化不仅可由年龄、环境粉尘诱发，也可见于呼吸系统急性病毒感染中。如 SARS、甲型 H1N1 流感、新型冠状病毒感染等病毒类呼吸系统传染病的患者，均出现不同程度的肺部纤维化病变。肺疫的后期转归特别是纤维化的病变，超出了六经辨证之三阴证及卫气营血辨证之营血证的范畴，各种病理变化均与肺之阴络结构与功能受损有关，影响肺的换气转血功能，或由络脉病变继发出现脏腑组织的病理变化。“阳络－经脉－阴络”的传变规律有效补充了肺疫中后期六经辨证与卫气营血辨治体系之不足，为构建肺络病证治体系指导病毒类呼吸系统传染病提供了理论依据。

二、肺病日久迁延

“久病入络”是清代名医叶天士关于络病发生发展规律的学术观点，阐明了内伤疑难杂病由气到血、由功能性病变向器质性病变演变的病理过程。叶天士深刻揭示了多种难治性内伤疑难杂病的病邪由经深入，布散于体内脏腑阴络的病机演变过程。其所谓“经主气”“络主血”“其初在经在气，其久入络入血”，成为“久病入络”学术观点的代表性表述。气无形，血有形，经气、络气损伤阶段多属气机失调的功能性损伤，入血、入络则属实质性损伤的器质性病变，诸如癥积、痹证、中风等病皆属此类。病邪邪势鸱张，久则正气耗损，脏腑之络空虚，病邪乘虚内袭，此如《素问·评热病论》所说：“邪之所凑，其气必虚。”脏腑之阴络络体细窄，气血流缓，邪气病久入深，盘踞不去，病情深锢难愈。初病在气，脏腑气机失调，气化失司，或本脏腑气机壅塞不通，功能失调；久则气病及血，气滞血瘀络阻，久痛不愈，甚则积聚成形。如五脏积证之肝积肥气，心积伏梁，肺积息贲，肾积奔豚，脾积痞气，均为久瘀入络的常见病证。

循行于肺的络脉为肺络，包括肺之气络和血（脉）络，为肺结构功能的有机组成部分。肺之气络温煦充养、防御卫护、信息传达、调节控制，涵盖神经、内分泌、免疫功能，与呼吸调节、气道舒缩、免疫防御高度相关；肺之血（脉）络渗灌濡养、营养代谢、津血互换，借助肺之气络“调百脉”，使血液朝会于肺；肺之气道不同于气络，为“气息之路”，与西医通气、换气概念相同，肺通过气道吸入清气完成气血交换，这一过程可以高度概括为“肺予以换气转血”。肺系疾病遵循“气络－气道－血（脉）络”的传变规律。外感内伤等致病因素先伤肺之气络，继而影响气道，导致换气转血功能障碍延及血（脉）络，可迅速出现呼吸困难，使病情恶化加重。在呼吸慢病，如慢性阻塞性肺疾病（COPD）中，换气转血功能由代偿到失代偿是一个长期缓慢的过程，但这一过程同样体现了“气络－气道－血（脉）络”的传变规律。

若久嗽不愈，发展至肺胀，体现了肺病日久、病情迁延而出现新的病变，代表性疾病为COPD。它是一种异质性肺部疾病，是由有毒颗粒或气体引起的气道异常或肺泡异常，并导致持续性（常为进展性）气流阻塞。COPD的特征是持续存在的气流受限和相应的呼吸系统症状，其病理学改变主要是气道和（或）肺泡异常，通常与有害颗粒或气体相关，遗传易感性、异常的炎症反应与肺异常发育等众多的宿主因素也参与发病过程。随着研究与认识的不断深入，COPD与慢性支气管炎、肺气肿在临床诊断上已被明确区分。慢性支气管炎的慢性咳嗽、咳痰常先于气流受限许多年存在，虽不是所有伴咳嗽、咳痰症状的患者均会发展成COPD，但却是COPD的高危人群。长期的气道慢性炎症刺激气道上皮细胞释放生长因子，促进气道周围平滑肌和成纤维细胞增生，导致小气道重塑引起气流受限。随着COPD的进展，外周气道阻塞、肺实质破坏及肺血管异常等降低了肺气体交换的能力，产生低氧血症。长期慢性缺氧可导致肺血管广泛收缩和肺动脉高压，伴有血管内膜增生，某些血管发生纤维化和闭塞，使肺循环的结构重构。COPD 加重时，平滑肌、蛋白多糖和胶原的增多进一步使血管壁增厚。COPD 晚期继发的肺动脉高压是其重要的心血管并发症，进而产生慢性肺源性心脏病及右心衰竭。COPD 的发展演变过程与肺胀病“气络 – 气道 – 血（脉）络”的传变规律相吻合。气络中运行的宗气节律性地鼓动作用产生吸清呼浊的呼吸运动，宗气贯心脉分为营卫之气，营卫循脉运行是实现清浊之气交运的关键因素。气络温煦充养、调节控制功能失常，宗气虚陷及循脉运行的营卫之气失调是 COPD 的关键发病因素，继发产生的痰饮、瘀血等病理产物壅阻气道是推动 COPD 病程进展的重要因素，再传变至血（脉）络，影响肺之换气转血功能。“气络 – 气道 – 血（脉）络”的传变规律提示，COPD 的发生发展是神经 – 内分泌 – 免疫调节机制，气道炎症、重塑及黏液高分泌，血（脉）络 – 肺血管（包括肺微血管）结构与功能异常等因素综合作用的结果，为突破目前仅治疗气道炎症的局限，整合调节系统干预 COPD 提供了理论指导。

其他如久嗽不愈，虚火烁肺，重伤肺阴，或内伤久咳、冷哮、久喘等反复发病，肺气日耗，渐伤肺阳，肺中虚冷，气不化津，肺失濡养，日渐枯萎，均可发为肺痿。这些病变属肺病日久迁延出现新的肺病机转。唐代王焘在《外台秘要》中说：“肺气衰便成气嗽，此嗽不早疗，遂成肺痿。”指出久嗽不愈可致肺痿。明代陈实功在《外科正宗》中说：“久嗽劳伤，咳吐痰血，寒热往来，形体消削，咯吐瘀脓，声哑咽痛，其候传为肺痿。”

三、他病日久及肺

肺痹的罹患途径虽可由邪气直中肺脏所致，如《素问·玉机真脏论》言：“今风寒客于人，使人毫毛毕直……病入舍于肺，名曰肺痹。”但多由皮痹内传所致，正如《素问·痹论》所言：“五脏皆有合，病久而不去者，内舍于其合也。故……皮痹不已，复感于邪，内舍于肺。”《圣济总录》亦言：“皮痹不已，复感于邪，内舍于肺，是为肺痹。”肺与肌表皮部通过肺之气络宣发的卫气相合。皮痹由外邪闭阻肌表阳络导致，久则卫气失宣，影响肺气的升降出入而致肺中气机闭塞不通。再如，胃反可致肺痿，孙思邈《备急千金要方》中指出：“胃反为病，朝食暮吐，心下坚如杯升，往为寒热，吐逆不下食，此为关上寒澼所作，将成肺痿。”肺与胃之间通过经脉及其逐层细分的络脉相连，胃反不愈，借由经络影响肺而成肺痿。西医学认为，胃食管反流是引起肺间质纤维化的危险因素之一，即使症状不明显者，也多数伴有“隐形反流”。

咳嗽是肺系疾病最常见也最具代表性的临床症状。《黄帝内经》设“咳论”专篇，论述了“五脏六腑皆令人咳”的理论，显示五脏六腑之病均可影响肺，肺失宣降之职而发咳嗽。《黄帝内经》按照脏腑特点及经络循行的部位不同，对咳嗽进行了命名：

心咳、肺咳、肝咳、脾咳、肾咳、小肠咳、胆咳、胃咳、膀胱咳、三焦咳。以目前的视角看或许不太成熟，但重要的是提出了肺脏和其他脏腑之间生理与病理影响的普遍规律。这种紧密联系的建立，一部分通过经络循行实现。人体十二经脉除足太阳膀胱经外，其余十一条经脉或起于胸中，或注于胸中，或通过分支与胸中保持联系，从而与胸中肺脏建立密切关系。足太阳膀胱经与奇经八脉虽不直接与胸中相连，但可借助气络的网络结构与肺发生联络，这也是古人把宗气称为“后天之桢干”的原因。宗气贯心脉分为营卫之气，卫气借助肺之宣降作用，行于脉外携营血而行，循皮肤分肉之间，熏于肓膜，散于胸腹，昼行于阳，夜行于阴，循行部位广泛，遍及各个脏腑，有利于发挥御外邪、充皮肤、温分肉、肥腠理、司开阖等生理作用，故《四圣心源》言：“凡脏腑经络之气，皆肺气之所宣。”这种联系体现了中医学基于经络联系与五行生克制化的脏腑相关关系，突出了肺脏在脏腑关系中的重要地位。这不仅有利于基于整体观念全面认识肺系疾病的发病原因，对于脏腑间相关疾病的治疗也有重要临床价值。

《素问·咳论》言心咳“心咳之状，咳则心痛，喉中介介如梗状，甚则咽肿喉痹”，指出了心病及肺的传变特点。《素问·玉机真脏论》通过论述夏脉、秋脉的太过与不及，阐述心肺之间病理上的相关性。夏季心当令，“其不及则令人烦心，上见咳唾，下为气泄”，不及为心气虚，心气不足而虚烦，虚火上攻肺则咳嗽吐痰，指出心病易影响及肺的传变规律。心肺之间的联系在肺与其他脏腑的联系中居于核心地位，病理上不仅存在心病及肺，而且存在普遍的心肺共病现象。东汉张仲景在《金匮要略》中描述胸痹之病，除“胸背痛”外，还有“喘息咳唾”等肺病相关症状，故以苦寒滑润、开胸中痰结的瓜蒌，配以辛温通阳、豁痰下气的薤白，以辛温通阳、轻浮上行的白酒为佐使，共奏通阳散结、豁痰下气之功，实开心病治肺之先河。《金匮要略》中治疗“心下悸者”的半夏麻黄丸，宣通阳气、降逆消饮，方中的麻黄是入肺之气络宣发肺气的代表药，半夏既降逆祛痰又利于肃清肺之气道而使肺气清肃下行，这何尝不是仲景另辟蹊径从肺治心的又一经典案例？心肺同居上焦，心主血，肺主气，血为营，气为卫，相随上下谓之营卫，《难经》中已经对心肺、气血、营卫进行了一体化论述，《难经·三十二难》言：“心者血，肺者气，血为荣，气为卫，相随上下，谓之荣卫。”显示相互之间生理功能联系的密切性。基于心肺－气血－营卫一体化的密切关系，不仅有助于揭示心病及肺的内在病理机制，对探讨心肺共病及心肺同治的理论与临床应用也具有重要意义。

临床上，心肺共病已被流行病学证实，并成为一个重大的研究课题。COPD 除肺部表现外，往往伴有心血管疾病（CVD）、代谢综合征、糖尿病等肺外共病。其中，COPD 与 CVD 存在明显的流行病学联系，COPD 患者中有 7%～13% 患有 CVD，诊断为 CVD 的患者中有 26%～35% 被报告有 COPD。COPD 本身是 CVD 发生的独立危险因素，第 1 秒用力呼气容积（FEV1）下降 10%，心血管事件所致病死率至少增加 28%。COPD 患者最常见的心血管疾病是缺血性心脏病、心力衰竭和心律失常。根据研究人群的特点，COPD 患者的缺血性心脏病患病率在 20%～60%。心力衰竭患病率在 10%～30%，心律失常患病率在 10%～15%。在心力衰竭患者中，COPD 患病率在 13%～39%；而在房颤病例中，患病率为 10%～15%，在一些研究报告中患病率超过 20%；COPD 在缺血性心脏病患者中也很常见，高达 1/3 的缺血性心脏病患者患有 COPD。国外的研究数据显示，在欧洲 9 个国家的 15 例心血管门诊患者中，30.5% 的患者有气流限制，其中轻度占 11.3%，中度占 15.8%，重度或极重度占 3.4%。显示心肺共病的普遍性。COPD 合并 CVD 患者会产生一系列不良后果，包括生活质量下降、住院次数增加、全因死亡率及 CVD 死亡风险增加，并显著增加了医疗负担。

COPD 合并 CVD 存在复杂的心肺交互作用，其机制涉及系统性炎症、缺氧、氧化应激、内皮细胞功能障碍、细胞凋亡、动脉壁弹性蛋白降解等。近几年对 COPD 与动脉粥样硬化共病的机制研究主要聚焦于系统性炎症。吸烟是二者共同的危险因素，除了对血管内皮细胞造成直接的物理损伤，还可以诱导组织重塑、血栓形成过程以及全身炎症信号的激活。相关研究表明，COPD 的系统性炎症反应与冠心病的严重程度呈正相关，这是动脉粥样硬化和 CVD 进展的关键因素。由此可见，COPD 病程中，炎症反应的增加不仅是 COPD 发生和发展的主要驱动因素，而且是 COPD 和 CVD 共病的重要因素。然而针对 COPD 和 CVD 的治疗措施之间互存利弊。β 受体阻滞剂在心血管疾病的治疗中起重要作用，但由于其可能引起气道痉挛而使 COPD 患者病情加重，故在 CVD 合并 COPD 患者中的应用受限。另外，β2 受体激动剂选择性作用于 β2 受体从而松弛支气管平滑肌，是治疗 COPD 的重要药物，但其兴奋心脏作用易导致心血管不良反应。目前对于 COPD 合并 CVD 的治疗主要局限于单个病种的对症治疗，缺乏针对合并症的治疗方案。临床亟待深入阐明 COPD 与 CVD 之间的内在发病机制，寻找新的干预药物。这对提高心肺共病患者的远期预后，降低重大慢性疾病的发病率和死亡率具有重要的临床价值。

我们围绕心肺同病及心肺同治开展了相关探索性研究工作。基于“孙络 – 微血管”的同一性，肺微血管既是肺之阴络的组成部分、肺结构与功能的主要组成单位，又是由心所主血脉的有机组成部分，我们首次提出肺微血管结构与功能障碍是心肺同病的主要病理生理学基础，应用益气活血通络治法及其代表药物通心络干预心肺疾病。通过体内建立慢性阻塞性肺疾病合并动脉粥样硬化的动物模型，体外建立香烟烟雾提取物诱导人肺微血管内皮细胞致屏障功能障碍的模型，从整体动物和离体细胞水平分别揭示肺微血管屏障功能障碍在慢性阻塞性肺疾病合并动脉粥样硬化中的病理机制。采用小干扰 RNA（siRNA）沉默 Ras 相关 C3 肉毒毒素底物 1（Rac1）基因，探讨 Rac1/ 细胞分裂周期蛋白 42（Cdc42）信号通路在调控肺微血管屏障功能参与慢性阻塞性肺疾病合并动脉粥样硬化病理进程中的作用，研究发现，通心络可通过保护肺微血管屏障功能阻断慢性阻塞性肺疾病及动脉粥样硬化进展，发挥心肺同治作用。以上研究为解决心肺共病的重大临床难题提供了研究思路和实验数据支持。

第三节　情志、饮食、起居、劳逸、环境毒素启络伤之机

一、七情过用

七情指喜、怒、忧、思、悲、恐、惊七种情感，是人们对外界事物及变化的心理反应。适度的情绪反应为人之常性，属生理范畴；若精神刺激过度，则常引起体内阴阳、气血以及脏腑功能活动失调而发生疾病。宋代陈无择在《三因极一病证方论》中将情志所伤作为三大致病因素之一，指出："七情，人之常性，动之则先自脏腑郁发，外形于肢体，为内所因。"强调了情志因素在中医病因学说中的重要性。七情常易影响人体气络气机而发病，如《素问·举痛论》云："百病生于气也，怒则气上，喜则气缓，悲则气消，恐则气下……惊则气乱……思则气结。"概述了情志刺激过度而引发气络气机紊乱的病因病机理论，阐明了气络气机紊乱是疾病发生的基本病因。如悲忧伤肺，使肺之络气郁滞，意志消沉，出现气短声低、倦怠乏力、精神萎靡不振等症，《素问·举痛论》说："悲则心系急，肺布叶举，而上焦不通，荣卫不散，热气在中，故气消矣。"《灵枢·本神》亦言："愁忧者，气闭塞而不行。"元气上达胸中资助宗气，宗气下注气街充养元气，宗气助肺通过吸清呼浊实现里气与外气的交换，贯心脉分为营卫之气。肺之气络的宣发肃降又调控全身气机，七情过极、识神过用导致脏腑之间的协调平衡状态被打破而功能失常，又可反向影响肺。如大怒伤肝，肝络气逆，气郁化火，木火刑金又可致肺气上逆而呛咳连连，甚则咳血；久思伤脾，脾络气结，母病及子，肺气虚滞，则出现食欲不振、纳呆食少、形容憔悴、气短、神疲力乏、郁闷不舒等症；过喜伤心，可使心之络气涣散，肺气亦随之耗散，痰浊、水饮等阴邪乘于胸中阳位，胸中痹阻不通，而见胸闷胸痛、咳唾短气等症；恐惧伤肾，肾之络气固摄功能失常，肾不纳气而见呼吸表浅，气短不足以吸，有似乎喘等症。

七情过用影响肺中气络气机，卫气防循卫护、信息传达、调节控制的功能失职，从而放大外感及内伤致病因素在肺系疾病中的作用。《素问·刺法论》言"正气存内，邪不可干"，《素问·评热病论》言"邪之所凑，其气必虚"，《黄帝内经》把外邪侵袭称为虚邪中人，强调卫气的防御卫护作用，《灵枢·百病始生》载："风雨寒热不得虚，邪不能独伤人。"七情过极影响肺中卫气的卫外防御功能，则外邪更易乘虚而入，正如《辨证录》所言："肺气受伤，而风寒湿之邪遂填塞肺窍而成痹矣。"清代叶天士的《临证指南医案》也说："痹者，闭而不通之谓也，正气为邪所阻，脏腑经络不能畅达，皆由气血亏损，腠理疏豁，风寒湿三气得以乘虚外袭，留滞于内以致湿痰、浊血流注凝涩而得之。"特殊情况下，七情过极可单纯致痹，清代罗美在《内经博议》中言："凡七情过用，则亦能伤脏气而为痹，不必三气入舍于其合也。所以然者，阴

气静则神藏，躁则消亡，故气不养而上逆喘息，则痹聚在肺。”清代沈金鳌在《杂病源流犀烛》中说：“不特三气入舍于其合而后成痹，即七情过用亦能伤脏气而为病，以气淫则燥能消阴故也。”

《素问·上古天真论》云：“食饮有节，起居有常，不妄作劳，故能形与神俱，而尽终其天年，度百岁乃去。”明确提出饮食有节、劳逸结合是保持机体形与神俱的重要因素。同时记载：“以酒为浆，以妄为常，醉以入房，以欲竭其精，以耗散其真，不知持满，不时御神，务快其心，逆于生乐，起居无节，故半百而衰也。”指出不健康的生活方式严重影响人的健康和寿命。《素问·调经论》指出：“夫邪之生也，或生于阴，或生于阳。其生于阳者，得之风雨寒暑；其生于阴者，得之饮食居处，阴阳喜怒。”明确把饮食居处作为疾病的重要致病因素。

二、饮食失宜

《素问·平人气象论》云“人以水谷为本，故人绝水谷则死”，说明饮食是摄取营养、维持生命活动不可缺少的能量来源，食饮有节、食饮有洁等健康的饮食习性与健康密切相关。反之，饮食不节、饮食偏嗜、饮食不洁等饮食失宜则可导致疾病的发生。饮食过量，大大超过了机体的消化能力，则会损伤脾胃等脏腑功能，诚如《素问·痹论》所言“饮食自倍，肠胃乃伤”，明确指出饮食过量就会导致脾胃病，强调了饮食失节对病变发生的重要性。唐代孙思邈在《备急千金要方》中亦言“饱食过多则结积聚，渴饮过多则成痰澼”，指出饮食过量可引起脾胃运化和胃肠的受纳、传导、分清泌浊等功能失常，致气络气化失常而生湿、生痰、化热、成积等，变生肺络病变。

同时，古代医学家意识到，五味太过及偏嗜亦可导致脏腑之气偏盛偏衰而变生他病。如《素问·生气通天论》云：“是故味过于酸，肝气以津，脾气乃绝。味过于咸，大骨气劳，短肌，心气抑。味过于甘，心气喘满，色黑，肾气不衡。味过于苦，脾气不濡，胃气乃厚。味过于辛，筋脉沮弛，精神乃央。是故谨和五味，骨正筋柔，气血以流。”明确指出过食酸味，则肝气淫溢而亢盛，而致脾气衰竭；过食咸味，则骨骼损伤，肌肉短缩，而致心气抑郁；过食甜味，则心气满闷，气逆作喘，颜面发黑，而致肾气失衡；过食苦味，则脾气过燥而不濡润，使胃气壅滞；过食辛味则筋脉败坏，发生弛纵，精神受损。这也成为直接损伤肺络导致肺系疾病，或通过损伤其他脏腑功能影响肺络而发病的原因。明代《普济方》言：“忧思喜怒，饮食饥饱，致脏气不平，积微成著，以致渐成肺痿。”元代罗天益《卫生宝鉴》也言：“因而大饮则气以逆，肺痹寒热喘而虚惊。”因此提出谨慎地调和五味，则骨骼强健，筋脉柔和，气血通畅，身体健康。

三、起居无常

起居有常指日常生活中遵循传统的养生原则，合理地安排起居，从而达到祛疾长寿的目的。《素问·上古天真论》云："食饮有节，起居有常，不妄作劳，故能形与神俱，而尽终其天年，度百岁乃去……起居无节，故半百而衰也。"明确指出起居有常是保持人体形与神俱的健康状态的基本要素。《素问·金匮真言论》云："平旦至日中，天之阳，阳中之阳也；日中至黄昏，天之阳，阳中之阴也；合夜至鸡鸣，天之阴，阴中之阴也；鸡鸣至平旦，天之阴，阴中之阳也，故人亦应之。"说明机体活动的昼夜变化规律是随自然界阴阳变化而变化的，晨起始旺，中午最盛，午后转弱，半夜最衰，即白昼阳气旺盛的时候从事日常活动，到夜晚阳气衰微的时候则需安卧休息以恢复精力。肺之气络中的卫气昼行于阳、夜行于阴的运行规律恰恰是机体阳气一天的运行分布规律，符合"日出而作，日入而息"的昼夜规律。以昼夜规律类比一年四季，四季起居应顺应春生、夏长、秋收、冬藏的自然之气变化。"春夏养阳"——顺应春夏阳气由生发到隆盛的变化，"秋冬养阴"——顺应秋冬阳气由收敛到闭藏的变化，如是起居有常，作息规律，卫气藏露有节，才能保养精神。反之，起居无常，不遵守昼夜及四季节律，影响卫气昼夜及季节的循行规律，机体的防御卫护功能遭到破坏，卫外防御功能失职，则易使外邪乘机体之虚而入，机体易受到六淫甚至疫毒之邪的侵扰；若机体的免疫监视功能受到影响，则易发生各种癌瘤之变。故《灵枢·禁服》言："审察卫气，为百病母。"

四、劳逸失度

"劳则气耗""久卧伤气"，指出过劳和过逸均可耗伤正气，导致气络病变的发生。过劳包括劳力过度、劳神过度和房劳过度。劳力过度最易耗伤人体之气，致气络气机耗损，如《素问·举痛论》说："百病生于气也……劳则气耗……劳则喘息汗出，外内皆越，故气耗矣。"《素问·调经论》说："有所劳倦，形气衰少。"李东垣《内外伤辨惑论》云："劳役过度，而损耗元气，既脾胃虚衰，元气不足，而心火独盛。"明确指出过度劳累耗伤气络元气元神，初见喘促、汗出，继而倦怠乏力、短气懒言、精神萎靡等症。劳神过度易耗损脏腑之络气致元神不养，出现不寐等临床表现，诚如明代张景岳在《景岳全书》中所云："舍此之外，则凡思虑劳倦，惊恐忧疑，及别无所累而常多不寐者，总属其阴精血之不足，阴阳不交而神有不安其室耳。"即为思虑劳倦伤心、阴阳不交、神所不安而致不寐。宋代陈无择在《三因极一病证方论》中说："以其尽力谋虑则肝劳，曲运神机则心劳，意外致思则脾劳，预事而忧则肺劳，矜持志节则肾劳，是皆不量禀赋，临事过差，遂伤五脏。"明确指出劳神太过可致气络温养脏腑无力而损伤脏腑。欲嗜过多即房劳过度则损肾中精气。元代朱丹溪在《丹溪心法》中亦云："劳役伤于血气，淫欲耗其精元。"可见劳力过度、房劳过度均损耗气络元气，元气不足则气络防御卫护、温煦充养、自稳调控等功能失常，外损形体，内及脏腑。现代研究亦证实，过度劳累是致病的危险因素，长期的超时工作可增加慢性感染等疾病的风险。

过逸伤气由“久卧伤气”延伸而来，刘完素在《伤寒直格》中云：“外有风寒暑湿，内有饥饱劳逸。”劳逸，非奔逸之逸，乃逸豫怠惰而生病也，与劳相反。故《素问·至真要大论》曰：“劳者温之……逸者行之。”“久劳则安闲以保其极力之处，久逸则导引以宣其积滞之气。”明确将久逸归为发病因素，并对逸下了定义，认为逸为安闲怠惰之意，而对于逸病的治疗则应注重宣通积滞之气以调畅气络气机。若过度安逸，则易使阴阳气血逆乱而生气络病变，诚如《景岳全书》所云：“凡富贵之家过于安逸者，每多气血壅滞。”

五、环境毒素

环境污染是指人类活动引起的环境质量下降而对人类及其他生物的正常生存和发展产生不良影响的现象。当各种物理、化学和生物因素进入大气、水、土壤环境，其数量、浓度和持续时间超出了环境的自净力，破坏了生态平衡，就会影响人体健康。随着我国工业化城市化进程的加快，工业污染也日渐严重，石油行业、化工行业等排放的工业废气，不仅严重污染空气，对环境造成危害，而且对周边人群的健康产生严重威胁。电磁辐射、核污染亦成为许多重大疾病的发病因素。汽车尾气作为重要的污染源，以气体和颗粒物的形式加剧了大气的污染。近年来引起国民广泛关注的污染问题莫过于雾霾。研究发现，形成雾霾的最重要原因是大气中 PM2.5 浓度的上升，雾霾会影响人体呼吸系统、神经系统、心血管系统等多系统，特别是会导致肺癌的患病率明显上升。由于体积小，重量轻，PM2.5 可以在空气中滞留很长的时间，并吸附更多的细菌、病毒和各种对人体健康有害的污染物，通过呼吸道进入肺泡，在肺泡内积聚，从而引发各种疾病。目前，PM2.5 对心肺等损伤的毒性机制仍未完全阐明，但其引起的氧化应激、局部和系统炎症作用、自主神经功能改变、血液循环状态改变、血管生理状况改变及直接毒性作用等是目前较为公认的效应机制。PM2.5 除了对肺巨噬细胞、脑小胶质细胞等定居在组织中的巨噬细胞产生影响，还对机体的免疫调节能力有一定的影响。如颗粒物引起哮喘与过敏性疾病的机制，与颗粒物的免疫佐剂效应有关。有学者用蛋白组学方法研究发现，超细颗粒物引起支气管肺泡灌洗液中的多聚免疫球蛋白受体、补体 C3 等显著升高，可能与颗粒物引起的过敏反应和哮喘的病理损伤有关。多项研究亦观察到，颗粒物在促进 Th2 型细胞偏向反应的同时，也对 Th1 型免疫反应起抑制作用，表明颗粒物对免疫系统具有相对抑制的作用，可能降低机体对病原微生物的免疫反应，导致感染性疾病的发生率增加。气络学说的热毒滞络病机理论，有助于探索雾霾颗粒物对人体损伤的中医发病机制及有效干预策略。如对于吸入汽车尾气而致呼吸道及肺部炎性反应的小鼠模型，连花清瘟胶囊及以清肺解毒中药制成的连花清肺饮品均可明显减轻模型动物肺部炎性损伤，同时降低血液中的炎性因子，提示清肺解毒法对雾霾颗粒引起的呼吸道炎性损伤具有较好干预作用。这也显示了中医药对当代工业化社会环境污染所致疾病的防治具有广泛应用前景。

第四节 水饮、痰浊、瘀血、内生毒素导致络损病进

水饮、痰浊、瘀血、内生毒素均是各种外感、内伤致病因素作用下的病理产物，蓄积体内又成为继发性致病因素，加重络脉损伤，促进病程进展。伴随气的升降出入而发生的气血津液精相互转化的气化运动，维持着物质能量交换的正常生命运动。气络气机紊乱而引起的形气转化的气化异常，气血津液不能正常相互转化而蓄积于体内。水饮、痰浊均是体内气机气化失常，津液输布代谢异常不归正化，凝聚成形而成的病理产物，瘀血因血液涩滞而生，津血同源，脉络末端是津血互渗互化的场所，水饮、痰浊、瘀血在病理上相互影响，加重病情进展。

一、水饮、痰浊

水饮与痰浊俱由津液不归正化凝聚而成。饮质地清稀，痰浊质地稠浊，正如明代张景岳《景岳全书》所言："若痰有不同于饮者，饮清澈而痰稠浊。"清代叶天士也说："津液凝滞，不能输布，水之清者悉变为浊，水积阴则为饮，饮凝阳则为痰。"言简意赅地指出了痰与饮之间的区别与联系。《黄帝内经》首提"饮积"之说，《素问·至真要大论》云："岁太阴在泉……民病饮积心痛。""太阴之胜……饮发于中。"责之湿淫土郁为患。汉之前无"痰"字，而有"淡"字，至晋唐时仍有医书如《脉经》《千金翼方》作"淡饮"。《文字集略》言"淡为胸中液"，说明与人体内水液相关；淡与澹通，为水液摇动之谓，《说文解字》释："澹，水摇也。"东汉张仲景首提"痰饮"之名，《金匮要略·痰饮咳嗽病脉证治》中共有33处描述了津聚为饮、随处留积的病证特点："其人素盛今瘦，水走肠间，沥沥有声，谓之痰饮；饮后水流在胁下，咳唾引痛，谓之悬饮；饮水流行，归于四肢，当汗出而不汗出，身体疼痛，谓之溢饮；咳逆倚息，短气不得卧，其形如肿，谓之支饮。"仲景所论痰饮有广义和狭义之分。广义痰饮包括痰饮、悬饮、溢饮、支饮四类，是诸饮的总称；狭义痰饮则是四饮之一，系指饮停胃肠之证。仲景所论痰饮重在饮，指津液不归正化形成的质地清稀的水饮之邪。自隋朝开始，"痰"与"饮"概念分离，逐渐出现以"痰"单独命名的病证。巢元方的《诸病源候论》分列"诸痰候""诸饮候"，应是最早关于痰和饮分别论述的著作，饮病命名基本遵循张仲景《金匮要略》的种类，痰病则是超越隋之前论述的创新之举。至宋代，重视痰与饮之差异的持续分化深入，杨士瀛《仁斋直指方论》对痰、饮的成因、治法分别予以阐述，载："痰者，津液之异名，人之所恃以润养肢体者也，血气和平，关络调畅，则痰散而无；气脉闭塞，脘窍凝滞，则痰聚而有。""水之与饮，同出而异名也。人唯脾土有亏，故平日所饮水浆不能传化，或停于心下，或聚于胁间，或注于经络，或溢于膀胱，往往因此而致病矣。"成为痰、饮分立的标志。自金元时期起，对于痰及其所致病证的研究日益兴盛，形成重痰轻饮的研

究局面。“百病皆因痰作祟”“怪病责之于痰”，将痰病学说推广、渗透到临床多种难治性疾病中。

《素问·经脉别论》言：“饮入于胃，游溢精气，上输于脾，脾气散精，上归于肺，通调水道，下输膀胱，水精四布，五经并行。”指出了水饮在机体内的输布代谢过程，与肾之蒸腾、脾之转输与肺之通调等三脏功能密切相关，为临床辨治津聚为饮之疾提供了理论指导。本篇尤其指出了肺通调水道作用在水饮代谢中的承上启下作用。气络中元气上达于胸中充养宗气，宗气包举肺外，推动肺产生一呼一吸的呼吸运动，实现了里气与外气之间的清浊出入；宗气贯心脉分为营卫之气，卫气向外布散于肌肤皮表之阳络，向内循行于脏腑腠理之阴络，形成调控机体气机的关键枢纽。脾胃运化后转输至肺的水谷精微，正是借助肺气的升降出入运动，布散于肌表皮肤及脏腑膜原腠理，发挥温煦濡养作用，故有“肺为水之上源”之说。肺之气机失常，肺气失于宣发肃降，输布代谢之通道阻滞不通，由脾转输而来的水谷津液凝聚而成水饮之邪，随外留积，滞于脏腑、经络、肌肤、腔隙而形成张仲景所言“痰饮”之病证。肺与大肠相表里，“大肠者，传导之官，变化出焉”，肺之肃降失职，影响大肠主传导变化之功，造成肠满液溢，“水走肠间，沥沥有声”则发为痰饮，甚则“水气客于大肠，疾行则鸣濯濯，如囊裹浆”。肺之气络中运行的卫气借助肺之宣发肃降，外布于肌表皮肤，内行于脏腑腠理，主司周身玄府开阖、气液宣通，若卫气郁于肌表，水饮不能通过皮肤汗孔化液为汗，积于肌腠则形成溢饮，所谓“饮水流行，归于四肢，当汗出而不汗出，身体疼重，谓之溢饮”；若卫气虚于内里，失于熏散，脏腑腠理之玄府开阖失司，水饮留积于内，渗入脏腑间腔隙空窍，饮流于胁下，则“咳唾引痛”，发为悬饮；饮伏于胸膈，则“咳逆倚息，短气不得卧，其形如肿”，谓之支饮。根据《金匮要略》相关篇章的记载，水饮所致病证包括眩、呕、悸、痞、满、咳、喘、痛、下利等，所致临床病证复杂多端。这与水饮之邪在体内流动不居，易积于周身脏腑组织之间隙，使周边脏腑功能失调的致病特点有关。

实际上，张仲景非常重视水饮在肺系疾病发展演变过程中作为继发致病因素的作用。《金匮要略·痰饮咳嗽病脉证并治》以痰饮与咳嗽症状共同命名，显示二者之间的密切关系。“水在肺”之“吐涎沫、欲饮水”，胸中留饮之“其人短气而渴”，“膈上病痰”之“满喘咳吐”，肺饮之“苦喘短气”，支饮之“喘而不能卧，加短气”，膈间支饮之“其人喘满，心下痞坚，面色黧黑”，支饮家之“咳烦胸中痛”等与肺关系密切的水饮致病多有肺系症状，即使“水在心”“水停心下”“水流在胁下”，也可致“短气”“咳唾引痛”等肺病症状，显示仲景重视肺在痰饮生成及其所致疾病中的作用。该篇所载之支饮“咳逆倚息，短气不得卧，其形如肿”及“其人喘满，心下痞坚，面色黧黑”之症状，颇类似西医学之肺源性心脏病心功能衰竭发作时喘息不能平卧、面色黧黑缺氧面容、消化道充血之心下痞坚、面目虚浮周身水肿等症状。治以木防己汤。方中木防己利水消肿，人参益气补虚，桂枝温阳化气利水行瘀通脉，生石膏清肺部郁热。纵观全方药物的现代药理作用，人参有强心作用，桂枝有扩张血管作用，木防己有利尿消肿作用，生石膏有利于肺部感染的控制，与西医学在肺源性心脏病急性期应用强心、利尿、扩血管、抗感染等治疗原则相吻合。若服用后“心下痞坚”未转虚软，水饮凝积，结实仍在，饮热交结，饮重热轻，则以木防己汤去辛凉长于清泄肺热之石膏，而易以咸寒功专软坚破结之芒硝，再合以淡渗利水之茯苓，合奏通阳利水、攻坚破结之功。若支饮水饮壅肺化热，见喘咳气逆、张口抬肩、口吐稀涎等诸多呼吸困难症状者，急以葶苈大枣泻肺汤泻肺开结平喘。支饮若因外寒发动内饮，“咳逆倚息不得卧”兼见新感形寒者，与《伤寒论》“伤寒表不解，心下有水气，干呕，发热而咳，或渴，或利，或噎，或小便不利，少腹满，或喘者，小青龙汤主之”相参，治以小青龙汤，意在外解其寒，内化其饮。可见仲景基于水饮所致支饮的临床证治规律分析，明确指出了水饮作为津不归正化的病理产物和继发致病因素，在支饮发生及复发、加重与转归预后中发挥重要作用。

再如张仲景对肺胀病的病机及治疗的论述，也是重视水饮在其中的作用体现。《金匮要略·肺痿肺痈咳嗽上气病脉证治》记载肺胀病的临床症状特点：“上气喘而躁者，属肺胀，欲作风水，发汗则愈。”“欲作风水”显然与水饮致病有关，创立小青龙加石膏汤与越婢半夏汤治疗肺胀，反映了仲景从外感与内饮合邪认识肺胀的病机，根据热重饮轻及饮重热轻的临床证候特点辨证论治的思想。该篇还对寒饮阻于气道，水气相搏，咽喉不利之“咳而上气，喉中水鸡声”者，给予射干麻黄汤以化痰蠲饮，为认识支气管哮喘及咳嗽变异性哮喘的病机及治疗提供了启迪。其治疗水饮射肺或伏肺病证，多用细辛、干姜（或生姜）及麻黄、杏仁等温肺散寒化饮的药物，体现了其“病痰饮者，当以温药和之”的治疗原则。

痰浊是津液在体内运化输布障碍，停积于内的病理产物中质地稠浊部分。由秦汉时期的重饮轻痰，到宋代痰与饮正式分立，痰证学说的研究逐渐受到重视，痰由狭义的由肺之气道咳出的有形之物扩展至与多种脏腑难治病相关的无形之痰，扩大了其临床应用范围。脏腑之络气是脏腑功能结构的有机组成部分，络气郁滞则脏腑气机失常，气络形气转化的物质能量交换异常致脾运失健，水谷精微不从正化，反聚为痰湿之邪，加之过食肥甘厚味更滞脾运，化生痰浊。痰浊与气关系密切，《杂病广要》云“人之一身，无非血气周流，痰亦随之。夫痰者，津液之异名，流行于上者，为痰饮；散周于下者，为精液。其所以使之流行于上下者，亦气使之然耳。大抵气滞则痰滞，气行则痰行”，指出津液不归正化则为痰饮，气滞可致痰浊阻滞络脉。《丹溪心法》云“善治痰者，不治痰而治气，气顺则一身之津液，亦随气而顺矣”，指出保持或恢复机体正常的气机气化功能，令全身津液输布正常，是治痰的重要原则。《类证治裁》云“饮唯停蓄肠胃，痰则随气升降，遍身皆到，在肺则咳，在胃则呕，在心则悸，在头则眩”，明确指出痰饮随气升降而引起诸多病症，如肺气失宣，水不布散，则气壅为痰，痰浊阻滞肺络可见咳喘、喉中痰鸣等症；脾失运化，水不转输，则水湿停聚，凝而成痰，痰浊阻滞脾络可见厌食恶心、呕吐痰涎等症；肝气郁结，疏泄失职，则气滞成痰，痰浊阻滞肝络可见胸部闷塞、胁肋胀满等症；痰湿阻于脑络，则有神昏癫狂、眩晕之变等；痰湿阻滞于四肢络脉则见肢体麻木等症。正如金元医家朱丹溪《丹溪心法》中所言“痰之为物，随气升降，无处不到……凡痰之为患，为喘为咳，为呕为利，为眩为晕，心嘈杂、怔忡、惊悸，为寒热痛肿，为痞膈，为壅塞；或胸胁间辘辘有声；或背心一片常为冰冷，或四肢麻痹不仁”，将狭义与广义之痰浊所致病症特点进行了高度概括。

东汉张仲景虽重视水饮致病，但对有形之痰浊与肺系疾病发展演变的关系也作了深入论述。《金匮要略·肺痿肺痈咳逆上气病脉证治》以“浊唾腥臭”“吐脓如米粥”“时时吐浊”有形之痰浊的质地与气味特点，作为判断病情严重程度的关键信息，为临床分期论治提供依据。该篇明确记载：“咳逆上气，时时吐浊，但坐不得眠，皂荚丸主之。”根据患者频频吐出黏稠浊痰，但咳逆喘满依然不减，令患者但坐不得卧，卧则气逆更甚，判断为痰壅气闭之危证，直以药力峻猛、药性慓悍、专攻浊痰的皂荚丸宣壅利窍。再如关于肺痈的辨治，初期喘甚者以麻石甘汤清肺平喘，进一步发展至痰热互结者以小陷胸汤清热化痰；成痈期喘不得卧，以葶苈大枣泻肺汤或千金苇茎汤逐瘀排脓；溃脓期咳吐大量腥臭脓痰，以桔梗汤排脓解毒。根据“吐涎沫”的特点辨识肺痿虚实寒热的病机特点，吐浊唾涎沫结合脉虚数的病机是“热在上焦”“重亡津液”，当治以生津润肺；“吐涎沫而不咳”结合不渴、小便数被认为是“肺中冷”，当治以温复肺气，显示有形之痰直接从肺之气道咳出。这对外感或内伤所致肺病的病机判断均具有重要临床指导价值。西医学认为，痰由气道黏液的异常分泌产生，与呼吸系统传染性及感染性疾病的发展、预后均有密切关系。病理状态下，气道黏液分泌亢进，黏液纤毛系统清除功能障碍，黏液阻塞气道引起通气–换气功能障碍，加重病情甚至导致死亡。新型冠状病毒感染后，气道特别是小气道，因感染出现炎症损伤，产生的黏性分泌物易阻塞各级气道，如发生在小气道则易影响通气–换气功能，导致低氧血症，甚至呼吸衰竭而死亡，这是新型冠状病毒感染所致的临床难题。在下呼吸道感染性疾病中，痰既是急性气管–支气管炎及慢性阻塞性肺疾病等急、慢性气道炎症疾病的病理产物，又是社区获得性肺炎迁延不愈的独立危险因素。基于“气络–气道–血（脉）络”的肺系疾病传变规律，外感与内伤致病因素突破肺之气络的防御卫护功能，发展至以痰浊阻滞气道为特点的阶段，若不积极干预，则极易引起血（脉）络结构与功能损伤，影响肺之换气转血功能。所以无论外感还是内伤引起的肺系疾病，痰浊阻滞气道既是疾病进一步发展的中间环节，也是治疗干预的关键环节。

二、瘀血

《说文解字》释曰：“瘀，积血也。”《黄帝内经》记载有血凝泣、恶血、留血、凝血、着血等名称,《伤寒杂病论》中有瘀血、蓄血、血结、干血等名称,《诸病源候论》中有结血之名,《医林改错》中有血瘀之称,《血证论》中有败血、旧血、离经之血、紫血等名。中医之瘀血泛指痰浊、食滞、瘟疫、暑热、寒湿、情志刺激等因素导致血液流行不畅,或积于脉内,或溢于脉外,或形成血栓,以及性质、成分发生改变者。气为血之帅,气行则血行,气虚、气滞均可导致气化失常,进而影响血液在脉络中的运行时速和状态,导致瘀血阻滞而发病。

基于肺络病“气络–气道–血(脉)络”的传变规律,无论外感还是内伤所致肺络疾病,均存在血(脉)络病变(包括瘀血)。实际上,古人已注意到外邪袭肺过程中存在瘀血病变。东汉张仲景在《伤寒论》中已明确指出,外感伤寒,邪热可随经内传与血相结,形成瘀热互结于里的“蓄血证”,如:“太阳病不解,热结膀胱,其人如狂……外解已,但少腹急结者,乃可攻之,宜桃核承气汤。”“太阳病六七日,热结膀胱,表证仍在,脉微而沉,反不结胸,其人发狂者,以热在下焦,少腹当硬满……所以然者,以太阳随经,瘀热在里故也,抵当汤主之。”清代叶天士创立外感温热病卫气营血辨治体系,指出外感温热病邪随病程进展由气入血、由经入络、由功能病变到器质性损伤的传变过程,其言:“夫热邪、湿邪,皆气也。由募原分布三焦,营卫不主循环,升降清浊失司。邪属无形,先著气分……但无形之邪,久延必致有形,由气入血,一定理也。”清代王清任在《医林改错》中也言:“瘟毒自口鼻入气管,自气管达于血管,将气血凝结,壅塞津门,水不得出,故上吐下泻。”“瘟毒在内烧炼其血,血受烧炼,其血必凝。”指出瘟毒所致呼吸疫病中也存在血液凝滞的病变。征之于临床,新型冠状病毒感染可引起肺组织血流动力学变化,造成内皮功能障碍,血管渗漏,血栓性微血管病和静脉血栓栓塞,证实古人所述的科学性。历代疫病用药规律的研究发现,在疫病的治疗用药中,活血行气、活血祛瘀、活血利水等药物始终占有一席之地,亦反映了肺疫等呼吸系统传染病中普遍存在肺之血(脉)络病变。

再如肺胀,根据“气络–气道–血(脉)络”的传变规律,亦存在着血(脉)络病变。《黄帝内经》描述了肺胀“虚满而喘咳”的临床特征,反映了肺之气络因虚留滞而胀的病机特点。宗气“贯心脉以行呼吸”,是推动肺产生呼吸运动、实现吸清呼浊的根本动力。宗气虚陷是肺胀“虚满而喘咳”的主要病机因素。宗气“贯心脉”又分为营卫之气,卫气“温分肉、充皮肤、肥腠理、司开阖”,一方面卫外御邪,维持着呼吸系统的免疫屏障作用,另一方面通过“司开阖”调节气道的舒缩,为体内外清浊之气交换提供畅通通路。若宗气虚陷,卫气“司开阖”功能失职,气道舒缩不利发生的“肺管不利”“气道涩”是产生肺胀“气上喘逆”“鸣息不通”的关键环节。肺管不利,气道中津液异常之代谢产物不能及时肃清,积聚为痰,痰阻气道而发生气道壅滞或壅阻之变。津血同源,二者通过脉络末端互渗互换;痰瘀相关,络外津液积聚为痰,影响络内血液运行而凝滞。元代朱丹溪首次论述了肺胀的病机为痰夹瘀血,阻碍气机。《丹溪心法》曰:“肺胀而嗽,或左或右,不得眠,此痰夹瘀血碍气而病。”清代张璐《张氏医通》也认为：“肺胀而咳，左右不得卧，此痰夹瘀血碍气而胀。”可见，瘀血阻络是肺胀病遵循“气络–气道–血（脉）络”传变中后期存在的病机变化。同时，《素问·逆调论》载：“夫起居如故而息有音者，此肺之络脉逆也，络脉不得随经上下，故留经而不行，络脉之患者也微……夫不得卧卧则喘者，是水气之客也。”指出了肺胀病在早期病变尚轻微阶段，也存在肺之络脉包括血脉（络）病变，并持续至病变中后期病情严重阶段。这与宗气的功能有关。宗气不仅维持吸清呼浊的呼吸功能，而且贯注于心脉发挥助心行血作用，《灵枢·刺节真邪》言：“宗气不下，脉中之血凝而留止。”气血相关，气为血之帅。病变早期，病在肺之气络，宗气虚陷，必然影响肺之血（脉）络，而早期病轻微，尚未反映出典型的瘀血阻络特征，但络中之血的循行、脉络的结构与功能均已发生了变化。这也提示我们应关注肺胀病在早、中、晚各个阶段瘀血阻络的病理表现，针对瘀血阻络的治疗有可能成为早期介入阻断病变发展演变过程的关键因素。

三、内生毒素

毒，《说文解字》云“毒，厚也，害人之草”，厚有程度重之意。《广雅》言：“毒，犹恶也。”《辞源》云：“物之能害人者皆曰毒。”把一切对人体有损害作用的物质均称为“毒”。毒邪作为致病因素，有内毒与外毒之分。外毒自外而受，或为温热毒邪直接侵袭，或由风、寒、暑、湿、燥、火等六淫之邪所转化。《素问·五常政大论》提出了寒毒、热毒、湿毒、燥毒等。王冰注曰：“夫毒者，皆五行标盛暴烈之气所为也。”指出了毒由外感邪气过盛所化。明代吴又可在《温疫论》中说：“今感疫气者，乃天地之毒气也。”把外界自然环境中导致疫病流行的特殊致病因子——疫气亦称为毒。外毒涵盖了来自外界自然环境中损害人体的多种因素，包括了随着人类社会进步、生产力高速发展、环境污染及生态环境恶化等带来的“环境毒邪”等致病因素，如工业粉尘及烟雾、汽车尾气、室内装修材料中含有的有害物质造成的空气污染等，均可引发神经–内分泌–免疫系统的功能紊乱，成为促发神经–内分泌–免疫系统疾病的重要危险因素。内毒则多在长期七情内伤、饮食不节、劳逸过度及年老体衰或久病的基础上形成。脏腑功能失调，气血运行紊乱导致机体生理或病理代谢产物不能及时排出；或外毒积聚体内，蕴积不解，转化内毒，败坏形体。清代医家喻嘉言在《尚论篇》中说：“太阳温证，病久不解，结成阳毒；少阴温证，病久不解，结成阴毒。”指出病久不解可蕴结成毒，清代尤怡在《金匮要略心典》中亦云：“毒者，邪气蕴畜不解之谓。”

肺疫–病毒类呼吸系统传染病在发展演变过程中，存在外来疫毒之邪侵袭后迅速入里化热，继发内生之毒热的“毒热气盛”病机。内生之毒热既是病理产物，又是继发性致病因素，损伤肺之气道并炼液成痰。痰热与毒热交织为患，使病变由口鼻咽喉肌表发展至气道。这一阶段的证候学特点为与气道壅阻相关的持续高热、汗出咳喘、咳吐黄痰或白痰量少质黏。西医学认为，病毒感染呼吸道后，通过直接或间接的免疫机制引起炎症反应，分泌的各种细胞因子会对组织器官的结构与功能造成损伤。若炎症不能有效控制，进一步出现的细胞因子风暴是导致病变迅速加重的关键因素。高炎症状态造成细支气管或肺泡弥漫性损伤，黏液渗出增多，引起通气－换气功能障碍，使病变迅速发展加重。病毒感染之后继发的炎症反应，与中医学外来疫毒向内生毒素转化的过程相类似。该阶段既有过度炎症与免疫抑制的免疫反应失衡状态，又有损伤后，机体修复机制紊乱等复杂病理过程；既是阻断病势传变的关键环节，又是临床干预的难点问题。同样，肺痈也存在毒热内生导致血败肉腐成痈的病变过程；肺积（肺间质纤维化）对“孙络－玄府”的损伤是病变由络脉自身向脏腑组织发展的关键，其损伤也与内生毒素（细胞因子、黏附分子、转化生长因子等）有关。把握内生毒素的致病特点有助于采取针对性的干预方法和药物，提高肺络病中外感重症和内伤疑难杂病的治疗水平。

第四章

肺络病基本病机

病机是疾病发生、发展、变化和转归的机制，审察病机是中医诊疗过程中的关键环节，故孙思邈《备急千金要方》强调："夫欲理病，先察其源，候其病机。"络病学首次建立"络病证治"体系，即古人称为络病的一类疾病的辨证论治方法体系。络病系指病邪侵入络脉网络系统后发生的病变；络病病机是指广泛存在于内伤疑难杂病与外感重症中的络脉病变，是多种内伤疑难杂病及外感重症发展到迁延难愈的病程阶段后存在的病机状态，是络病病机学的主要研究内容。

经脉包括经（气）络与脉（血）络，经（气）络运行经气，脉（血）络运行血液，因此广义的络脉又分为"气之细络"——气络与"血之细络"——脉络。基于络病理论的理论框架——三维立体网络系统，络脉又分为外（体表阳络）—中（经脉）—内（脏腑阴络）的分布规律，以及支横别出、逐层细分、络体细窄、网状分布、络分阴阳、循行表里的独特空间结构，在此基础上形成了气血行缓、面性弥散、末端连通、津血互换、双向流动、功能调节的气血运行时速特点，表现出易滞易瘀、易入难出、易积成形的络脉病机特点，以及络气郁滞、络脉瘀阻、络脉绌急、络脉瘀塞、络息成积、热毒滞络、络虚不荣、络脉损伤的基本病机变化，确立了"络以通为用"的治疗原则和辨证治疗方药。循行于脏腑区域的阴络即清代叶天士所言"脏腑隶下之络"，为脏腑结构与功能的有机组成部分，也由气络和脉络组成。因此，不同脏腑的络病病机变化包括了气络与脉络病变，体现了络病普遍的病机变化与脏腑特性紧密结合的病机特点。

循行于肺脏的肺络也包括气络与脉络两部分，与作为"气息之路"层层细分形似麒麟菜样的气道共同完成肺主气司呼吸、朝百脉，通过宣发肃降发挥通调水道及治理调节等生理功能。气络中的元气上达胸中以养宗气；宗气包举肺外，鼓动肺张翕有度地一呼一吸，吸清呼浊，吸入的天之清气，通过气道与脉络中朝会而来的百脉之血液于"孙络－玄府"发生气血交换，完成肺"换气转血"的核心生理功能。元气上达胸中接济宗气，宗气下注气街资助元气，为机体里气与里气之回旋；宗气吸清呼浊为内气与外气之交换，成为机体内气之始宗，在机体气血津液精的物质、信息、能量代谢中发挥着核心作用。宗气贯心脉进一步分为营卫之气，营行脉中，卫行脉外，借肺之宣发作用外布于皮肤肌腠之阳络，内行于脏腑腠理，发挥防御卫护作用，不仅是维持肺脏基本生理的关键因素，而且在维持脏腑之间及脏腑与外环境的稳定中发挥至关重要的作用。肺脏生理功能由肺之气络、气道、血（脉）络共同参与维持。肺络病变遵循“气络－气道－血（脉）络”的传变规律。肺络病变的基本病机也包括气络、气道、血（脉）络的基本病机变化，出三者之间的相互交叉影响，决定了肺络病变发展演变过程中的病程进退与预后转归。

第一节　肺之气络病变基本病机

一、络气郁滞，郁而化热

络气郁滞是指络气输布运行障碍，升降出入之气机失常的病理状态。气络承载元气、宗气、卫气、脏腑之气、经络之气。元气历三焦而循行于五脏六腑，宗气贯心脉而行呼吸，卫气行于脉外偕营气而助血运，元气、宗气、卫气在升降出入运动中而发挥其生理功能。行于经中称为经气，经气入络为络气，络气循行于体内脏腑的“脏腑隶下之络”而成为脏腑功能结构的重要组成部分，络气也随其分布区域而体现为所属脏腑的功能。络中气机通畅，络道无阻既是维持络脉正常功能的前提，也是保持人体脏腑功能稳定和谐的重要条件。外邪侵袭、情志刺激、生活起居异常等多种致病因素均可引起元气、宗气、卫气、脏腑经络之气郁滞进而导致络气郁滞。在经脉中呈现线性流注运行的经气，进入逐层细分、遍布全身的气络网络后呈现面性弥散的“熏”“充”“泽”“散”“煦”状态，加之气络支横别出、逐层细分、络体细窄网状分布、络分阴阳、循行表里的空间分布规律，气络中运行的络气易于发生郁滞，并成为临床多种疾病发生的重要发病机制，这也体现了络病“易滞易瘀”的病机特点。络气郁滞则多见于七情郁结，愁忧苦闷、思虑日久，气留不行而易致气机郁滞不通。

络气郁滞导致气的升降出入障碍，脏腑气机郁滞不畅，以致气络的络属调节、温煦充养、防御卫护、信息传导、自稳调控功能失常，脏腑生理功能紊乱，气血津液气化失司之病理状态。清代李用粹《证治汇补》谓：“有本气自郁而生病者，心郁昏昧健忘，肝郁胁胀嗳气，脾郁中满不食，肺郁干咳无痰，肾郁腰胀淋浊，不能久立，胆郁口苦晡热，怔忡不宁。”明确指出脏腑络气郁滞的临床表现。气郁不解，久郁易从热化，朱丹溪《格致余论》所谓“气有余便是火”。气郁化火亦可影响五脏六腑，涉及五官九窍、四肢百骸。清代医家林珮琴《类证治裁》云：“相火附木，木郁则化火，为吞酸胁痛，为狂，为痿，为厥，为痞，为呃噎，为失血，皆肝火冲激也。”临床可表现为肝火炽盛、肝火犯肺、肝胃郁热、郁火扰神、扰动风阳等类型。若心之络气郁滞，则推动血液运行和维持脉道充盈的作用减弱，从而产生胸痹心痛之症，气郁化火，灼津为痰，痰热上扰，蒙蔽清窍，影响心主神明的功能活动，则可见心神不宁之心烦、失眠、心悸，甚则谵语、癫狂，诚如叶天士《临证指南医案》所云："气郁则痰迷，神志为之混淆。"若饮食劳倦伤及脾脏气机，致使脾失健运，清气不升，浊气不降，清浊相干，精微不布，出现腹胀、泄泻、纳呆等症；日久郁火横逆犯胃，肝胃失和，胃失和降，则见胃脘胸胁胀满疼痛、吞酸嘈杂之症。若各种致病因素影响肾精气化及肾气通达而成肾之络气郁滞之证，出现癃闭、淋证、水肿等临床表现。

可见，元气、宗气、卫气在经中运行为经气，经气入络为络气，络气分布于脏腑成为脏腑之气，随其所分布的脏腑区域不同，功能各有差异，发生的络气郁滞既有共性，也有分布脏腑的差异性。肺的主要生理功能为主气司呼吸，肺之气络中气的升降出入运动形成了肺的宣发肃降功能，气络中的卫气外行于皮肤阳络，内行于脏腑腠理，发挥"温分肉，充皮肤，肥腠理，司开阖"职能，肺之络气郁滞影响卫气的循行，其防御卫护功能失职，则会发生多种疾病。肺之络气郁滞在外，邪由外侵袭肺卫肌表是最常见的病机变化。东汉张仲景创立指导外感伤寒辨证论治的六经辨证，《伤寒论》"太阳病，或已发热，或未发热，必恶寒，体痛，呕逆，脉阴阳俱紧者，名为伤寒"指出了太阳伤寒表实证的证候特点，亦反映了外感伤寒导致卫气郁滞不畅的病机变化。"太阳病，头痛，发热，身疼，腰痛，骨节疼痛，恶风，无汗而喘者，麻黄汤主之。"进一步描述了太阳伤寒的临床证候特点，也确立了以麻黄汤为治疗方药。伤寒之伤字意指伤于表皮，病位尚浅，代表人体正气，特别是卫气不虚，感寒之初尚在皮部阳络时即可"应急而起亟"，奋起抗争与外邪交争于皮表阳络而病作，正如《素问·疟论》所言："卫气之所在与邪气相合，则病作。"寒主收引，闭阻皮肤毛窍，卫气郁滞不畅，失其温煦充养之功，故恶寒、体痛、身疼、腰痛、骨节疼痛、无汗、脉浮且阴阳俱紧。若卫气郁而化热或可见发热，如《伤寒明理论》所言："其发热属表者，即风寒客于皮肤，阳气怫郁所致。"此处阳气应指卫气；邪气尚盛，毛窍闭塞，卫气郁滞不畅，失于宣发之功，不能顺势从皮表祛邪而出，必转而循气道上逆而见咳喘等症，若胃气随之上行而见呃逆之症。麻黄汤中，麻黄宣肺助卫，其力悉在皮肤毛窍以开泄祛邪，为仲景第一宣肺药物，又通过麻黄宣畅卫气，减小肺气向上向外升宣时卫气郁滞不畅而产生的阻力，使肺气归于常道而不从息道上逆引发咳喘，故仲景言"麻黄发其阳故也"；又以桂枝温通卫阳，以助之开卫祛邪；佐杏仁通降肺气，以畅卫气，助麻黄宣泄之功。

卫气郁滞又会引发诸多变症。若风寒外束，卫气郁滞失于温煦充养，卫气失宣，不能布散津液发挥"熏肤、充身、泽毛，若雾露之溉"的作用，皮表、肌肉、筋脉失养可见项背拘急不舒，甚至项背强急、角弓反张、口噤不开发为刚痉。若寒闭皮肤不得汗出，卫气郁滞益甚，不能伸展，"不汗出而烦躁者"之阳郁化热重症，或郁滞之卫阳虽得暂时之汗出而略减，但仍"汗出而喘无大热者"之郁热轻症。以麻黄汤加减配伍而成的大青龙汤、麻杏石甘汤，突出了麻黄配石膏的药对组合，外宣内清发散卫气郁滞之热，也反映了以卫气郁滞为核心的病机变化，正如清代程应旄《伤寒论后条辨》所言：“总是阳气怫郁不得越之故。”李时珍谓麻黄“实为发散肺经火郁之药也”。风寒又易夹湿，湿性重浊黏滞，与风寒相搏于肌表，加重卫气郁滞，阳气失于温煦充养，可见一身尽疼、关节疼痛剧烈，或发热日晡而剧、脉浮身重、面黄而喘等。外感暑热之邪若兼寒，虽亦可导致卫气郁滞，但时间较为短暂，因热邪性升散，皮肤汗孔旋即开泄，津随汗出，郁滞之证虽得以缓解，但暑热之邪不因汗泄而消减，反而引起气津耗伤之证。清代叶天士、吴鞠通创立温病学说，针对风温之邪侵袭肺卫肌表，发热重、恶寒轻，主要自口鼻而入，创立了以辛凉清解为主的治法方药，与仲景针对风寒之邪所致卫气郁滞以辛温解表的治法不同。

古人以“温分肉、充皮肤、肥腠理、司开阖”概括卫气的功能，腠理既包括体表皮肤肌肉之纹理，也包括体内脏腑之膜原，为卫气通行的途径。卫气昼行于皮肤腠理之阳络，司汗孔腠理之开阖；夜行于脏腑阴络，“熏于肓膜，散于腠理”，游走于脏腑间的空腔器官组织，主脏腑膜原之开阖，脏腑组织有节律地舒缩运动，包括脉管之舒缩、胃肠之蠕动、肺部之张缩、气道之舒缩均属卫气“司开阖”的调控范围。若夜行于脏腑阴络的卫气郁滞，开阖失司，脏腑组织空腔器官失于节律舒缩运动，气升降出入之道路受阻，则可见气机因郁滞而逆乱之变。如脉管之舒缩失常，则可见胸闷、胸痛卒急而发，缓解后一如常人；胃肠之蠕动受阻则发为呕吐、干哕、腹胀、便秘、下利等；肺之张缩受阻，气道不畅，肺气宣肃失常而发为咳嗽、气急、喘逆等。东汉张仲景《金匮要略·肺痿肺痈咳嗽上气病脉证治》以“咳嗽上气”概括肺气上逆的诸多病证，包括因卫气郁滞，开阖失司所致的病证，气道不畅又会影响气道中津液的输布代谢，津聚为饮，饮积为痰，痰饮碍其气，气触其痰饮，痰气相互搏击而表现出特异性的临床症状，或寒痰水饮随逆气上壅喉间，呼吸出入之气与之相搏而见“咳而上气，喉中水鸡声”，或痰浊壅滞于气道，虽频频吐浊唾浓痰，但咳逆喘满依然不减，卧则气逆更甚，而见“时时吐浊，但坐不得眠”，时有痰壅气闭的风险。仲景所言，对于理解内伤肺系疾病中卫气郁滞的病机特点具有重要参考价值。

二、津伤液亏，络虚不荣

络脉具有环流经气、渗灌血气、互化津血、贯通营卫等功能，气血阴阳是络脉发挥其功能的物质基础。络中气血充沛，输布渗灌正常，则五脏六腑、四肢百骸皆得其养。络虚不荣，既包括络中气血阴阳不足、脏腑百骸失其荣养的病理变化，又包括络脉自身虚而不荣的病机。若肺之络气郁滞，郁而化热，热盛伤津耗液可致络虚不荣之变，轻则津伤，出现渴欲饮水，口干舌燥，倦怠少气，甚则气逆欲吐。如东汉张仲景《伤寒论》中的经典名方白虎加人参汤，治阳明经证，表里俱热，汗出过多，津液大伤，气随津脱，以人参补气生津；竹叶石膏汤针对伤寒解后，余热未清，气津两伤，同样以人参合以麦冬益气生津。若肺热"重亡津液"，络虚不荣，甚则可致肺叶痿废不振，可见咳唾涎沫、咽干口燥、口渴等症，即《金匮要略》所列虚热肺痿，其病机为"热在上焦"和"重亡津液"。可以麦门冬汤重用麦冬滋肺阴，清虚火，滋养肺络；亦可用清代喻嘉言清燥救肺汤，以桑叶、石膏清热生津，胡麻仁、麦冬、阿胶养阴润燥。若肺阴耗伤，肺络失于濡润，肺气失于清肃，则上逆咳喘、咳痰带血、咽喉干燥，则以百合、地黄、麦冬、玄参、白芍等滋养肺阴；若素体阴虚，复感外邪而见头痛身热，微恶风寒，无汗或有汗不多，咳嗽，心烦，口渴，咽干等症，可以葳蕤（玉竹）、白薇滋阴润燥，配合薄荷、葱白、淡豆豉解表散邪，共成滋阴清热、辛凉解表之功。

三、络气虚滞，虚而下陷

络气虚滞是由气虚引起的气化及气机失常，气机紊乱虚而留滞的病理状态，即叶天士所谓"虚气留滞"，易造成气络的络属调节、温煦充养、防御卫护、信息传导、自稳调控功能低下或衰退，临床表现为神疲乏力、面色苍白、呼吸短促、头晕、语声低微等症。气络有支横别出、逐层细分、络体细窄、网状分布、气血行缓、面性弥散的特点，故气络中运行的络气易发生虚滞，所谓"络虚之处便是留邪之处"。气络承载元气、宗气、卫气、脏腑经络之气，故络气虚滞包含了元气、宗气、卫气、脏腑经络之气的功能不足。气络入脏腑，成为脏腑功能结构的有机组成部分。若脏腑之络气虚滞，则表现为脏腑功能的衰退，如《灵枢・本神》载"肝气虚则恐""脾气虚则四肢不用，五脏不安""心气虚则悲，实则笑不休""肺气虚则鼻塞不利少气""肾气虚则厥"。若气虚，脑络失养可致神昏健忘，脾之络气失运可致脘腹胀满、四肢肌肉失养，肺之络气不宣可致鼻塞、咳喘无力、气短等。络气虚滞与脉络功能异常密切相关，如气虚无力推动血行，则血流缓慢不畅，日久瘀血阻滞脉络。清代王清任《医林改错》说："元气既虚，必不能达于血管，血管无气，必停留而瘀。"气虚温煦无力，脉络拘急收引，可致脉络绌急，正如《素问・举痛论》所言："脉寒则缩蜷，缩蜷则脉绌急，则外引小络，故卒然而痛。"每遇寒冷季节更易发作。气虚统摄无力，可致血液妄行，甚或溢出脉外而为各种出血，正如明代张景岳《景岳全书》所言："气虚夹寒，阴阳不相为守，营气虚散，血亦错行，所谓阳虚阴必走耳。"

肺主气司呼吸、朝百脉、宣发肃降等功能，由聚于胸中之宗气及其分为的营卫之气完成。宗气根于元气，并由肺吸入的自然界清气与脾胃运化的水谷精气结合而成。喻嘉言说："大气一衰，则出入废，升降息，神机化灭，气立孤危矣。"明确指出宗气虚衰可导致气的升降出入异常。宗气虚可导致呼吸功能失常，出现气短不足以息、语颤声微、胸满憋闷、喘促难卧、喉中痰鸣等症，常见于慢性阻塞性肺疾病、支气管哮喘等肺系疾病。宗气虚亦可累及脉络，影响血运导致血液凝滞，如《灵枢・刺节真邪论》载"宗气不下，脉中之血，凝而留止"，是慢性心力衰竭患者常见宗气虚损的表现。

卫气虚滞，肌表失于防御卫护而易招致外邪侵袭为患，东汉张仲景以“太阳中风”概括这一病机变化，与太阳伤寒中的卫气郁滞证作了明确区分。中者中于内，中风者言其邪深，由于平素卫气虚，卫外之力不足，外邪侵袭很容易由皮表深入到肌肉部位。虽同属感染风寒之邪，但中风与伤寒的临床表现却显著不同。

太阳中风证以发热、汗出、恶风、脉缓为主要脉证表现，仲景以“阳浮而阴弱”的脉象特点概括其风寒外袭卫阳虚滞的病机特点。阳浮而阴弱指脉浮于外而弱于内，轻按浮重按弱，阳浮为有热之症，阴弱是汗出之应；卫气虚滞，腠理疏缓，虽无寒若不能御，虽无风常觉洒淅，发热如鸟之合羽样闷热，弥漫全身，合而不开。其啬啬然恶寒、淅淅然恶风、翕翕样发热，与伤寒卫气郁滞之壮热无汗、恶寒虽近衣被而不减、恶风虽处密室而仍畏有明显不同。针对太阳中风，卫气虚滞，阳浮而阴弱的病机特点，治以桂枝汤发汗解肌，调和营卫。以桂枝、生姜之辛温，辛能发散，温通卫阳，以治阳浮；甘草、大枣之甘，以治阴弱；芍药之苦以制桂、姜之辛，酸以助甘草、大枣养液；精义又在服后须臾啜稀粥以助药力，“人所以汗出者，皆生于谷，谷生于精”，谷气内充，易为酿汗，温覆时许，微似有汗，使已入之邪不能留，将来之邪不得复入。若平素阳气亏虚又复感风寒，而见恶寒、发热、无汗、脉沉等，为“无热恶寒者发于阴”之太阳表阴证，则以麻黄与附子同用，扶阳与解表并施，如麻黄附子甘草汤、麻黄附子细辛汤之属。

太阳中风以微发其汗为要旨，若治疗不当或将息失宜，汗出过多伤及气阴，见汗出恶风、身疼痛、四肢亦痛者，以桂枝汤重用芍药，再加人参以补气养阴；若汗漏不止，津失阳伤，卫阳虚乏，见恶风、小便难、四肢拘挛、难以屈伸、脉搏无力等，则以桂枝加附子汤解表扶阳；若汗出过多伤及心阳，见“其人叉手自冒心，心下悸，欲得按”，以桂枝甘草汤以振奋心阳；若卫阳虚乏不能化气行水，饮积心下而见心下满微痛，小便不利者，治以桂枝去芍加茯苓白术汤以通阳化饮；卫阳不足以敷布于四末，发为手足逆冷之厥证，伴形寒心悸，治以茯苓甘草汤通阳散水，平冲制悸；若津气俱伤，阴阳两虚，见心烦、脚挛急、肢厥、烦躁、吐逆等症，以甘草干姜汤先复其阳，芍药甘草汤继复其阴。可见，虽然太阳中风也会出现气机逆乱之咳喘、津不养筋之项背拘急不舒，但更多是在卫气虚滞基础上汗出津泄、气随液脱而伤及卫阳、气阴，甚至阴阳俱虚的变证。这与太阳伤寒中，卫气郁滞容易化热的病机转变趋势不同。

循行于脏腑阴络的卫气虚滞，其司开阖功能失职，气道之节律性舒缩功能失常，加之气失温煦，气道之津液失于阳气蒸化而凝聚为饮，一旦外邪引动内饮，则易发为“咳嗽上气之变”。若卫气虚乏，温煦充养、免疫监视自稳功能不足，则导致肺积等多种疾病的发生，《灵枢·百病始生》记载了病邪乘卫气之虚而侵袭，先始于体表之阳络，留而不去则病邪内传至经脉，日久稽留不去则传至脏腑膜原之阴络，息而成积，从而发生脏器纤维化功能衰竭、恶性肿瘤等病变。

络气因虚而陷就积于胸中的宗气而言。宗气又名大气，《黄帝内经》首提“大气”之名，本义指自然界之清气，大气概念引入中医学，意指积于胸中之宗气。如《灵枢·五味》言：“其大气之抟而不行者，积于胸中，命曰气海，出于肺，循喉咽，故呼则出，吸则入。”《灵枢·邪客》进一步说：“故宗气积于胸中，出于喉咙，以贯心脉而行呼吸焉。”不仅指出了宗气在人体停积的位置，而且指出其生理功能为“贯心脉则行呼吸”。宗气基于这一生理功能，通过“呼则出，吸则入”的呼吸吐纳运动，不仅形成了肺气的宣发与肃降的运动，而且通过会聚、主宰人体一身之气，调控全身气机，人身之营卫之气、脏腑、经络之气均赖胸中大气斡旋其间。近代张锡纯《医学衷中参西录》首创“大气下陷”病机新说，认为：“夫大气者，内气也。呼吸之气，外气也。人觉有呼吸之外气与内气不相接续者，即大气虚而欲陷，不能紧紧包举肺外也。”张锡纯总结 17 种大气下陷的临床症状，其中大部分与大气“司呼吸”功能失常相关，如“此气一虚，呼吸即觉不利”“胸中大气下陷，气短不足以息……满闷怔忡”“有呼吸短气者”“有胸中满闷者，有努力呼吸似喘者”，甚则“大气既陷，无气包举肺外以鼓动其阖辟之机，则呼吸顿停，所以不病而猝死也”。“气短不足以息，因而努力呼吸，有似乎喘”与慢性阻塞性肺疾病标志性的临床症状——活动后呼吸困难极其吻合。宗气虚陷是慢性阻塞性肺疾病本虚标实病机特点中本虚的主要表现。宗气虚陷影响营卫二气的生成及循行，卫气通过司开阖调控气道节律性舒缩，痰饮阻滞气道而出现“肺管不利”“气道涩”等病变，是慢性阻塞性肺疾病产生“气上喘逆”“鸣息不通”的肺胀症状的关键环节，这与目前西医学关于慢性阻塞性肺疾病是气道异常或肺泡异常并导致持续性气流阻塞的认识是一致的。“宗气不下，脉中之血，凝而留止”，宗气虚陷，影响络中血液的正常循行，血行涩滞，久则瘀血阻滞脉络，脉络末端津血互换异常，“血不利则为水”，临床可见不能平卧、肢体浮肿等水湿停聚之象。可见在慢性阻塞性肺疾病的发展演变过程中，宗气虚陷是其发病之本，推动病变不断发展加重。

四、阳虚失煦，络虚不荣

若气虚及阳，或全身脏腑阳气不足，功能减退，影响络脉，可致络中阳气虚损。络阳虚则络气络属调节、温煦充养、防御卫护、信息传导、自稳调控失常。如络阳虚致气络温煦充养功能不足，则阳虚生寒，可有全身畏寒或局部皮温降低；络阳虚致气络信息传导功能不足，则有疼痛、麻木、感觉减退，浅表处青紫或肢端苍白、冷痛、僵硬、肿胀等症；络阳虚致气络气、血、津、液、精的转化不足，则有水肿、瘀血等症。若外邪偏盛或正气虚极，可致气虚极而脱，阳虚极而亡，而见四肢逆冷、冷汗淋漓等症。

肺络中阳虚失于温煦，可致络虚不荣，常在络气虚滞的基础上发展而来，出现气虚失于推动、阳虚失于温煦的症状。常见于太阳表虚证，络气虚滞，治之失宜，进一步伤及阳气，如太阳中风，汗不得法，损其肺阳，阳虚失于固密温煦，导致“遂漏不止，其人恶风，小便难，四肢微急，难以屈伸者”，治以桂枝加附子汤，用附子益卫固表，舒缓筋急。若平素心肺阳虚不足，卫阳不能固护，风寒客于肌表，而见恶寒、发热、无汗、脉沉等，为“无热恶寒者，发于阴”之太阳表阴证，以麻黄与附子同用，扶阳与解表并施，如麻黄附子甘草汤、麻黄附子细辛汤之属。

又如仲景《金匮要略》所载人参汤亦名理中丸，方中补气药人参与温阳药干姜配伍，用于“胸痹心中痞，留气结在胸，胸满，胁下逆抢心”。胸痹的病机涵盖了肺气亏虚，肺阳虚乏，阳虚失煦，饮邪上逆，阻塞胸中的特点。以枳实薤白桂枝汤通阳开结，除满降逆，重在通滞；人参汤补益肺气，温理肺阳，侧重其虚，即“养阳之虚，即以逐阴”，也反映了在肺中络气虚滞的基础上出现肺阳虚乏，阳虚失于温煦，寒饮失于温化的阳虚失荣的病机特点。若肺气虚冷，阳虚津液失于布化，由脾上输至肺化为涎沫，或“上虚不能制下”，水液直趋下焦，可见频吐痰涎、遗尿与小便频数等症，而发为虚寒肺痿，治以甘草干姜汤温复肺之阳气，使治节有权，气化复得。唐代孙思邈的《备急千金要方》中概括肺中阳气不足所致肺虚冷的症状特点：“病苦少气不足以息，嗌干不津液，名曰肺虚冷也。”

五、热毒滞络，损伤络体

古人所论之毒，根据毒邪的来源分为外毒与内毒。外毒乃自外而受，无论是温热毒邪侵袭，还是由风、寒、暑、湿、燥、火等六淫之邪转化，均首先伤及皮肤肌表敷布之卫气。卫气虽能拒邪于一时，奈何毒性致病剧烈，邪正激烈交争于皮肤、咽喉等肺卫所布区域，临床表现出恶寒或寒战，旋即以发热或高热为主要表现，同时伴有咳嗽、乏力等症状，出现邪袭正损的病机特点；外毒内传可化热生火，火热成毒，内生之毒热煎熬津液，炼液成痰，阻滞气道，出现持续高热、咳嗽、咳痰的临床表现，同时毒热耗气伤津，进一步损伤正气，出现邪盛正衰的病机特点；若病情不能迅速控制，进一步发展影响肺换气转血功能，则致呼吸困难甚至喘脱的危候，表现为邪极正脱，影响血（脉）络，出现络紊血伤之变。

外毒内传化为内生毒热的过程，与西医学感受呼吸道病毒引起细胞因子风暴的病生理过程具有相关性。呼吸系统病毒感染的早期，机体会激发自身免疫应答，巨噬细胞产生细胞因子和炎症趋化因子到病毒入侵部位，诱导淋巴细胞、中性粒细胞等活化。无论是 SARS、中东呼吸综合征冠状病毒还是新型冠状病毒在感染机体细胞后，均能发生快速复制。这些病毒早期快速复制，可引起受感染的肺上皮细胞短期内分泌大量的早期反应因子，随后抗炎细胞因子开始分泌，以调节炎症反应的强度，这个过程在病毒感染的炎症早期，使机体既能消除有害刺激，又能维持细胞稳态，对控制病毒感染具有积极意义。若抗炎 – 促炎平衡被破坏，不受控制的过度免疫反应会引起免疫激活，以级联瀑布效应模式引起患者体内一系列炎症因子及炎症趋化因子的活化及释放，形成一种失控的炎症过度反应，从而出现细胞因子风暴。在这种过激免疫反应过程中，机体呈现高炎症反应状态，免疫网络中的细胞因子呈现交叉式的网络作用，引起急性肺损伤；失控的细胞因子风暴会进一步弥散炎症和破损肺泡结构，造成机体肺内血氧不足，最终发展为急性呼吸窘迫综合征，甚至呼吸衰竭，导致死亡，这也是在多种病毒感染性疾病中都存在的一种严重病理生理反应综合征。影响此类病毒感染疾病预后的重症肺炎，往往并不是病毒本身产生的，而是感染诱发了机体产生过度的免疫应答，失衡的细胞因子产生过度炎症及组织损伤所造成的。

内毒多在长期七情内伤、饮食不节、劳逸过度及年老体衰或久病基础上形成。脏腑功能失调，气血运行紊乱，导致机体生理或病理代谢产物不能及时排出，蕴积体内不解，以致邪气亢盛，败坏形体，转化为毒。今言之内毒含义更加广泛，包括组织细胞功能障碍，机体一系列病理生理生化过程的产物，如毒性氧自由基、兴奋性神经毒、过敏介质、炎性介质、钙离子超载、新陈代谢毒素、致癌因子等。滞于肺之气络的内毒，多为慢性阻塞性肺疾病、肺间质纤维化、肺癌等呼吸慢病过程中产生的上述因子。

如慢性阻塞性肺疾病患者的气道和肺泡长期暴露于含有烟草烟雾、雾霾、各种病原微生物等高污染和有害气体的环境中时，肺部组织和血液中的免疫反应被激活，启动相关靶蛋白信号，释放大量炎性介质、氧自由基、活性酶，过量氧化物的产生和肺清除能力的减弱，使肺组织受损，黏液分泌过多、气道上皮受损。若有毒物质反复刺激肺部，可损伤肺血管内皮，导致促炎因子、凝血类指标聚集，即成“瘀”，毒瘀胶结，相互作用，腐蚀肺脏，故出现气道平滑肌增厚、肺泡异常膨胀、肺细胞发育异常及血管重塑等病理异常，促使患者气流受限，肺功能恶化，活动耐力下降，病情急速进展。肺间质纤维化以弥漫性肺泡炎、肺泡结构紊乱并最终导致肺间质纤维化为特征。肺泡炎性渗出液中含有大量的细胞生长因子，对肺间质纤维化的发生发展起至关重要的作用。肺受到损伤后，静止的肌成纤维细胞暴露在不同的促纤维化介质中，例如病毒感染、细胞损伤、氧化应激、促纤维因子、炎症因子等，会向活化的肌成纤维细胞表型分化，进而导致细胞外基质过度积聚。细胞外基质成分在肺泡和间质内沉积、纤维组织过度修复造成肺组织结构紊乱，肺实质损伤，慢性肺纤维增生，胶原沉积，肺泡结构改变，最终发生肺间质纤维化。肺癌的发生是一个长期积累的过程，肺部正常细胞发生突变，转变为恶性细胞，而恶性细胞必须克服很多障碍才能形成肿瘤，包括逃避免疫攻击，将周围基质转化为支持肿瘤生存的肿瘤微环境，获得足够的氧气和营养供应以满足其高代谢需求。肿瘤微环境包含多种基质细胞如免疫细胞、炎症细胞、成纤维细胞、平滑肌细胞和血管细胞等。基质细胞被肿瘤细胞诱导，产生大量的生长因子、趋化因子和基质降解酶等内生毒素，为肿瘤细胞的增殖与侵袭提供有利条件，从而形成恶性循环。

第二节　肺之气道病变基本病机

一、气道壅（滞）阻

气道作为空腔器官，是肺气升降出入运动的道路。气道表面常有津液敷布以保持气道表面湿润润滑，为肺气进出提供流畅的通路。与运行血液的空腔脉管一样，各种因素引起气道表面的津液输布代谢异常，津聚为水，水积为饮，饮凝为痰。质地稠者为痰，清稀者为饮，更稀者为水，均可阻滞气道，影响气机则发为气道壅（滞）阻之变。痰又分有形、无形。经气道咳出者为有形之痰，多与肺系疾病相关，根据咳出之痰的形质、颜色等可以判断病情的寒热虚实，为临床辨证治疗提供重要参考。

外感咳嗽中，若咳痰稀白，咳嗽声重，伴鼻塞流涕，恶寒发热，无汗头痛，脉浮紧者多为风寒袭肺，卫气郁滞，汗孔闭塞，肺气失宣所致；若痰黏黄稠，咳痰不爽，伴身热、汗出、咽痛、脉浮数者，多为风热犯肺，风热之邪由口鼻咽喉侵及气道，热灼津伤，炼液为痰；若痰少质黏，喉痒干咳，伴咽喉干痛，口鼻干燥，舌质干少津，多与燥邪伤肺有关，燥胜则干，凝津为痰。若平素咳嗽痰多，痰白质稀或质黏，伴气短自汗，少气懒言，纳呆腹胀者，为湿（浊）痰阻滞气道。若痰多质黏色黄，或有腥味，咯吐不爽，口干而黏，气息粗促为热痰。痰热壅阻气道常见于风温肺热或肺痈，若不积极干预，病情进展至危重阶段，可见喘促痰鸣，高热不退，神昏烦躁，甚至呼吸困难，面色苍白，口唇青紫，多是痰阻气道影响肺之“换气转血”功能而发生的正虚欲脱之危象。

痰浊与痰热之间的转化是多种慢性肺系疾病因感染复发加重的常见病机特点。肺胀病的早期，痰浊壅阻气道，常因反复咳嗽咳痰招致外邪侵袭，痰浊可迅速转化为热痰，表现为痰热壅肺证；缓解期又以咳嗽咳痰、痰白质黏的痰浊阻滞证为主。支气管扩张迁延期也以反复咳嗽，咯大量脓痰，痰黄白黏稠，痰多易咯等痰浊壅阻证为主；若有外邪侵袭，则迅速表现为痰多质稠，气味腥臭，痰中带血，苔黄腻，脉滑数等痰热证。

因痰始终不能彻底根除，常成为招致外邪的“夙根”，易反复感染使病情呈现反复发作、不断加重的特点。这也成为哮病反复发作的关键因素。隋代《诸病源候论》提出胸膈痰满的哮病病机：“肺病令人上气，兼胸膈痰满，气行壅滞，喘息不调，致咽喉有声如水鸡之鸣也。”张景岳在《景岳全书》将其称为“夙根”：“喘有夙根，遇寒即发，或遇劳即发者，亦名哮喘。”李用粹《证治汇补》概括哮病病机特点：“哮即痰喘之久而常发者因内有壅塞之气，外有非时之感，膈有胶固之痰，三者相合，闭拒气道，搏击有声，发为哮病。”膈上胶固之痰为哮病发作的关键因素之一。

水饮质地清稀，流动性强，宋代之前亦谓之痰饮。东汉张仲景《金匮要略·痰饮咳嗽病脉证并治》设专篇论述其证治规律。留于胃肠谓之“痰饮”，症见腹胀而痛，胃中时有振水声，或肠间辘辘有声；停于胸胁谓之“悬饮”，症见胸胁胀满疼痛，呼吸、咳唾、转侧时痛剧，气短息促；溢于四肢谓之“溢饮”，症见四肢沉重或关节疼痛，甚则肢体微肿，无汗恶寒，或见咳喘；犯于胸肺谓之“支饮”，症见咳喘胸满，不能平卧，呼吸困难，痰如白沫量多，或见肢体肿。所谓“支饮”饮犯胸肺者，即水饮阻于气道所致的病证，张仲景称“咳逆倚息，短气不得卧，其形如肿”，涵盖了慢性阻塞性肺疾病等疾病；若进一步发展至肺心病，由气道壅阻发展至脉络瘀阻，则见咳喘胸满，面色黧黑，心下痞坚，口唇紫绀，即张仲景所言“膈间支饮，其人喘满，心下痞坚，面色黧黑”。水饮伏聚气道易被风寒触发，发则咳喘气短，口吐痰涎，伴恶寒发热，无汗，肢体酸楚等症。寒饮阻于气道，水气相搏，又可引发哮吼，症见喘息上气，不能平卧，声高息涌，胸胀气粗，喉间痰鸣声连连不绝，如水鸡之声，即张仲景所言：“咳而上气，喉中水鸡声。”

气道壅（滞）阻不仅包括气道内津液输布代谢失常所致的痰浊、水饮停聚之变，以及其引起的气道内气机异常的病机变化，还应重视气道重塑的病理变化。古代缺乏微观研究的技术手段，不能直接观察气道重塑的病理形态。借鉴动脉粥样硬化的发病机制包括来自血液中的危险因素对血管壁的损伤，导致血管平滑肌增生，气道重塑也存在气道平滑肌的异常增生，且与炎症因子的刺激及支配气道的各种神经纤维分泌的递质，反复损伤后的修复过程均有密切关系。气道重塑是支气管哮喘、慢性阻塞性肺疾病等多种呼吸系统疾病发展演变过程中的重要病理改变，基于肺络病“气络－气道－血（脉）络”的传变及相互影响，气道重塑反映了气络中气机及气化功能失常，气、血、津、液、精的物质、能量、信息因子输布代谢异常，这也为基于调控气络中运行的元气、宗气、卫气干预气道重塑提供了依据。

二、气道绌急

络脉绌急是指感受外邪、情志过极、过劳等多种原因引起的络脉收引、挛缩、痉挛状态。络脉是血气运行的主要通道，如六淫外邪、情志等各种因素导致的气滞、血凝、痰结络脉，皆可致络脉出现绌急状态，使络脉血气运行不畅，绌急挛缩而痛。如《素问·举痛论》说：“寒气客于脉外则脉寒，脉寒则缩蜷，缩蜷则脉绌急，绌急则外引小络，故卒然而痛。”指出外界气候寒冷可导致络气郁滞，使络脉出现收引挛缩痉挛状态，造成气血运行的卒然不通而痛。叶天士亦说：“邪与气血两凝，结聚络脉。”气络病变所致绌急常表现为，气所调控的组织器官如肺之气道、胃肠发生的痉挛拘急状态。胃肠络脉绌急常因受寒引起脘腹疼痛突然发作，如《素问·举痛论》所说：“寒气客于肠胃之间，膜原之下，血不得散，小络急引故痛。”肺之气道受肺之气络的调控，与肺之脉络共同完成肺主气、司呼吸、朝百脉、宣发肃降等核心功能，肺之气道绌急是肺之气络调控功能失常的具体病机变化，因此将其作为气道病机变化的类型之一进行论述。

宗气贯心脉而分为营卫之气，营气行于脉内，卫气不受脉管约束，昼行于体表皮肤肌腠，夜行于体内脏腑腠理，卫气通过“司开阖”作用调节脏腑组织节律性舒缩，包括肺之气道的舒缩，保持气道通畅，为宗气将天之清气注于肺，并将体内浊气排出提供了流畅通道。感受外邪、情志过极、过劳等多种原因引起卫气郁滞或虚滞，导致气机异常，升降出入失序，或气化失常，气失温煦等，均影响卫气“司开阖”功能，使气道发生收引、挛缩、痉挛状态而发为喘喝等呼吸异常状态。《黄帝内经》指出“喘喝”等与营卫之气，特别是卫气逆行有关，《灵枢·五乱》云：“清气在阴，浊气在阳，营气顺脉，卫气逆行，清浊相干……乱于肺，则俯仰喘喝。”《灵枢·卫气失常》也云：“卫气之留于腹中，蓄积不行，苑蕴不得常所，使人支胁、胃中满，喘呼逆息者。”《灵枢·刺节真邪》已观察到吸入振埃（烟尘）可发为喘喝：“振埃者，阳气大逆，上满于胸中，愤瞋肩息，大气逆上，喘喝坐伏。”其大气逆上满于胸中也与卫气逆行之病机相吻合，对于理解把握气道痉挛的病机特点具有重要价值。

气道痉挛可广泛发生在各种肺系疾病中，表现为咳嗽、喘鸣、哮吼等。哮以声响名，“哮”字原义指动物和人的呼叫声，因发作时，喉中哮吼有声，故称为哮病。哮病在《黄帝内经》中又称为喘鸣、喘呼、喘喝，《素问·阴阳别论》中记载：“阴争于内，阳扰于外，魄汗未藏，四逆而起，起则熏肺，使人喘鸣。”指出阴寒争盛于内，迫使阳气浮越于外随汗外泄，阳虚寒盛，厥寒上逆，使人喘鸣有声，这与《素问·举痛论》所载寒客络脉致脉寒缩蜷、绌急而痛的病机变化异曲同工。东汉张仲景承《黄帝内经》所言，进一步阐述了阳虚寒盛致喘喝的病机变化，《金匮要略·血痹虚劳病脉证并治》说：“脉沉小迟，名脱气，其人疾行则喘喝，手足逆寒，腹满，甚则溏泄，食不消化也。”宋代《太平圣惠方》中也云：“寒气客于肺，则寒热上气，喘急汗出，胸满喉鸣。”认为寒邪客于肺可导致寒热上气，继而出现哮病症状。寒性凝滞，主收引，易使络气郁滞不畅，或肌肉筋脉拘急收引，或寒胜阳虚失于温煦，均可致气道拘急不舒，息路不畅，气机紊乱而发为喘鸣，伴有畏寒身疲、手脚发凉、腹胀腹泻、谷物不消、四肢逆冷等阳虚寒盛之症。风性主动，易使关节、肌肉、筋脉拘急收引。隋代《诸病源候论》首提“风咳”病名，“风咳，语因咳，言不得竟是也”，指出风盛挛急引发的咳嗽阵作，呛咳气急，语不得言，伴鼻塞声重，咽干咽痒等。宋代王衮的《博济方》载：“肺气喘急者，由肺乘于风邪，则肺胀，胀则肺不利，经络涩；气道不宣，则上气逆喘或息鸣。”指出风邪袭肺入络，气机紊乱而涩滞，气道失于宣畅导致气逆喘鸣的病机，首次提出气道不宣。这与《诸病源候论》所言“肺主于气，邪乘于肺则肺胀，胀则肺管不利，不利则气道涩，故气上喘逆，鸣息不通”中的气道涩属同理。此外，感受风热之邪内传于肺影响气道，也可致喘鸣之疾，《素问·通评虚实论》说：“帝曰：乳子中风热，喘鸣肩息者，脉何如？岐伯曰：喘鸣肩息者，脉实大也，缓则生，急则死。”宋代《太平圣惠方》亦载：“小儿肺脏热多，咳嗽喘急，喉中作呀呷声。”南宋杨士瀛《仁斋直指方论》中综合分析各种致病因素，提出“动风发气”的病机观点，言“风搏寒凝，暑烦湿滞，以至诸热蒸郁，啖食生冷、煎爆、腥膻、咸藏动风发气”。风乃体内阳气之变动，无论外风侵袭，还是内风扰动，均反映了气的升降出入运动紊乱，与卫气上逆相参，有助于进一步理解把握气道绌急的病机特点。

与脉络绌急既可单独发生，又常与脉络瘀阻相互影响、相兼为患的病机特点一样，气道发生绌急时，也易于与气道中的痰饮水湿相互兼夹，促使发病或加重病情。兼饮如东汉张仲景《金匮要略·肺痿肺痈咳嗽上气病脉证并治》中言“咳而上气，喉中水鸡声，射干麻黄汤主之”。“上气”即指喘息不能平卧，“水鸡声”指蛙叫声或水鸟叫声，在此形容喉间痰鸣声连绵不绝，犹如夏天荷塘中的蛙叫声或水鸟叫声，是现存医籍中对哮病发作时典型症状的最早记述。兼痰则如《肘后备急方》云“治上气咳嗽，呷呀息气，喉中作声，唾黏”，《诸病源候论》所载“肺病令人上气，兼胸膈痰满，气行壅滞，喘息不调，致咽喉有声如水鸡之鸣也”，喘促气急，咳嗽咳痰，伴有胸膈满闷，喉中痰声辘辘如水鸡声。《诸病源候论》中首称哮病为呷嗽：“呷嗽者，犹是咳嗽也。其胸膈痰饮多者，嗽则气动于痰，上搏喉咽之间，痰气相击，随嗽动息，呼呷有声，谓之呷嗽。”类似于咳嗽变异性哮喘的临床症状及病机特点。明代秦景明在《症因脉治》中曰：“痰饮留伏，结成窠臼，潜伏于内，偶有七情之犯，饮食之伤，或外有时令之风寒，束其肌表，则哮喘之症作矣。”认为痰饮内伏于体内形成窠臼，当有诱发因素时便会使哮病发作。此观点与明代张景岳《景岳全书》所提出的“宿（夙）根”观点相类似：“喘有夙根，遇寒即发，或遇劳发者，亦名哮喘。”清代李用粹《证治汇补》提出：“内有壅塞之气，外有非时之感，膈有胶固之痰，三者相合，闭拒气道，搏击有声，发为哮病。”指出胶固之痰受外在非时之感而闭塞气道的发病机制。

综上可见，气道绌急是内外多种致病因素作用引起气道拘急收引的病理状态，既可单独为患，又可与气道中的痰饮水湿之邪相兼为患，广泛存在于多种肺系疾病的发展演变过程中。该病机的内涵与外延已远远超出《诸病源候论》提出的“风咳”范畴。气道绌急的病机概念不仅与西医学气道痉挛的病理状态具有高度相关性，基于气道绌急病因的多样性、病理的复杂性及涉及病种的广泛性，该病机概念对于中西医结合寻找气道高反应性这一复杂病理状态的防治方法更具参考价值。气道高反应性（AHR）指气道对多种刺激因素如变应原、理化因素、运动、药物等呈现高度敏感状态，不仅是哮喘的基本特征，而且与长期吸烟、接触臭氧、呼吸道病毒感染、慢性阻塞性肺疾病等也密切相关。AHR 的发生与气道炎症、气道重构和神经调节的异常相关。多种炎症细胞与 AHR 发生相关，最主要的有嗜酸性粒细胞、T 淋巴细胞（尤其是 Th2 淋巴细胞）和肥大细胞。气道重构，尤其是气道周围平滑肌层的增厚，在 AHR 中发挥重要作用。气道平滑肌中含有多种收缩功能蛋白，如平滑肌肌动蛋白等，当受到变应原或炎症因子刺激后，气道平滑肌收缩致使气道狭窄，气道反应性增高。

采用影像学手段研究发现，气道重构可使哮喘患者的支气管收缩出现广泛不一致，这种现象称为气道收缩的异质性。部分区域的气道平滑肌严重收缩，致气道陷闭。研究表明，AHR 的发生不仅因为气道狭窄，气道收缩异质性和气道陷闭也发挥了重要的作用。气道收缩异质性和气道陷闭越明显的哮喘患者，AHR 越高。部分哮喘患者在气道炎症消退后仍存在明显的气道高反应性，这可能与气道重构的存在相关。此外，异常的神经调节也在 AHR 中发挥作用。支气管受复杂的自主神经支配，除胆碱能神经、肾上腺素能神经外，还有非肾上腺素能非胆碱能（NANC）神经系统。支气管哮喘与 β 肾上腺素受体功能低下和迷走神经张力亢进有关，并可能有 α 肾上腺素能神经的反应性增加。NANC 能释放舒张支气管平滑肌的神经递质，如血管活性肠肽（VIP）、NO，以及收缩支气管平滑肌的介质，如 P 物质、神经激肽，两者之间的平衡失调则可引起支气管平滑肌收缩。可见，气道高反应性的复杂发病机制，与基于肺络病证治规律从气络 – 气道相互作用提出的气道绌急发病机制具有高度相关性，这也为寻找气道高反应的有效干预方法和药物提供了思路。

三、气道闭塞

气道闭塞病机的提出，借鉴了络脉系统与其生理结构相适应的功能特点与病机变化。为了把经脉中线性运行的气血输布至脏腑组织，发挥渗灌濡养作用，络脉形成了支横别出、逐层细分、络体细窄、网状分布、络分阴阳、循行表里的生理结构，决定了脉络中气血行缓、面性弥散、末端连通、津血互换、功能调节的特点。多种致病因素通过各种途径伤及络脉时，络脉因其生理结构和气血循行特点出现易滞易瘀、易入难出、易积成形的病机特点。东汉张仲景的“血脉相传，壅塞不通”之论，明确地论述了络脉由壅到塞的病理传变过程，壅者血流壅滞，形象地描述了血行障碍的病理变化，可见于络气郁滞或虚滞所致血行涩滞，或脉络瘀阻及脉络绌急引起的血行障碍。络气郁滞或虚滞是脉络病变的始动因素，痰浊、瘀血、毒邪既是其病理产物，又是脉络瘀阻或脉络绌急的继发性致病因素；塞者，阻塞不通，是脉络瘀阻或绌急发展加重，导致脉络完全性阻塞，血流中断，脏腑组织由于血气供应中断而发生严重损伤的病理结果。脉络瘀塞，血管堵塞或闭塞不通，可引起所在区域脏腑组织急性缺血或慢性缺血的病理改变，从而在临床上表现为真心痛、中风、脱疽等疾病，包括西医学的急性心肌梗死、急性脑梗死、动脉硬化血管闭塞症等血管事件。如心之脉络主要指分布于心脏区域的中小血管及微血管（包括微循环），心络瘀塞不通可引起心脏本身血气供应中断。《灵枢·厥病》所载真心痛发作时“手足清至节，心痛甚，旦发夕死”，相当于西医学之心肌梗死（AMI），AMI 与血栓形成并阻塞冠脉有着十分密切的关系。据报道，AMI 患者中 87% 有冠状动脉的栓塞。大多数 AMI 病例中，冠状动脉斑块纤维帽破裂或溃疡，且有全身或局部利于血栓形成的因素，就会在斑块形成部位形成血栓，导致冠状动脉急性闭塞。冠脉一旦闭塞，其下游的微小动脉和毛细血管随即发生相应的严重损害。近年来，虽有西医学的介入治疗可在短时间内迅速开通大血管使血运重建，但重建后，冠脉远端缺血区的微循环血流仍可能受阻，即“无复流”现象。AMI急诊经皮冠状动脉介入治疗（包括球囊扩张或支架植入）后，20%～30%的患者并发无复流现象，不能实现心肌有效再灌注，并且使AMI住院期间的病死率增加5倍以上。可见，心肌梗死再灌注后仍然存在脉络瘀塞的病理变化，特别是脉络最末端的孙络部分闭塞不通，是心肌不能有效再灌注的核心病理机制。

气道虽然不属于络脉系统，但也具有类似络脉系统逐层细分的组织结构。清代王清任对肺之气管及其各级分支已有细致的解剖观察描述：“肺管下分为两杈，入肺两叶，每杈分九中杈，每中杈分九小杈，每小杈长数小枝，枝之尽头处，并无孔窍，其形仿佛麒麟菜也。”与西医学对气管到各级细支气管分支的认识极其类似。支气管依次分支，逐次分为肺叶支气管、肺段支气管、亚肺段支气管、细支气管、呼吸性细支气管、肺泡管、肺泡囊、肺泡，肺内支气管分支达24级。西医学把在吸气状态下管径＞2mm者统称大气道，包括叶、段支气管；管径＜2mm者为小气道，包括部分小支气管和细支气管等。小气道内有气流阻力且极易阻塞。在平静吸气时，空气进入狭窄的鼻咽，产生涡流，到气管、支气管的分叉处，涡流更为明显，气流阻力显著上升。在肺脏周围部分，支气管分为数目众多的小气道，管径的总横断面积陡然增加，吸入空气到此分散，形成层流，气流阻力下降，故小气道的阻力只占总气道阻力的极小部分，因此吸入的空气能均匀地分布到所有的肺泡内。小气道为膜性气道，管壁无软骨支持。故当小气道发炎、痰液阻塞时，或最大呼气时气道的外压力大于气道内压力时，小气道极易闭合。可见支气管的各级分支及其结构为实现气体进入肺泡，完成气血交换提供结构保障。虽然基于古代原始解剖学的认识，古人不能认识到各级支气管的结构与功能特点，但络脉组织结构与其气血循行和病理特点的相关性，以及脉络病变存在由壅到塞的连续性，均可以被借鉴作为气道闭塞病机类型提出的依据。

气道闭塞在急慢性呼吸系统疾病中均存在，新型冠状病毒感染患者感受的外来疫毒可迅速转化为内生之毒热，出现化热生痰之变，可见持续高热、咳嗽咳痰、痰少质黏或咳吐黄痰等症，这属于痰热壅阻气道的病机表现。若内生之毒热不能迅速消除，造成气道持续性损伤，黏性分泌物形成的痰栓壅堵在小气道可造成气道闭塞，可使病情迅速发展加重，出现呼吸困难和低氧血症，甚至呼吸衰竭。对患者进行的病理解剖显示，肺部具有弥漫性肺泡损伤、小气道黏液栓堵塞等病理特征。弥漫性泛细支气管炎是以两肺弥漫性呼吸性细支气管及周围的慢性炎症为特征的气道疾病，炎症细胞浸润及损伤修复过程导致呼吸性细支气管管壁增厚、管腔狭窄。如果肉芽组织充填于呼吸性细支气管腔内，可以导致管腔闭塞，继发细支气管扩张和末梢气腔过度充气，符合气道闭塞的病机特点。肺功能检查表现为阻塞性通气功能障碍，早期出现低氧血症；临床表现为持续性喘咳、活动时加重，伴咳痰、胸闷气短等症，可发展为支气管扩张、呼吸衰竭、肺动脉高压、肺心病等。闭塞性细支气管炎是临床上少见的存在进行性呼吸困难及气流受限的肺细支气管闭塞性疾病；其病理特征为终末细支气管和呼吸性细支气管周围炎症和纤维化，导致管腔变窄甚至完全闭塞，影响通气–换气功能；5 年内一半以上的患者死于呼吸衰竭。临床表现为逐渐进展的喘促，活动后加重且进行性加重，伴干咳无痰，身疲乏力等。

慢性阻塞性肺疾病的特征性病理改变在中央气道（气管、支气管以及内径＞4mm 的细支气管），表层上皮炎症细胞浸润，黏液分泌腺增大和杯状细胞增多，使黏液分泌增多。支气管哮喘中也存在气道炎症反应及气道损伤修复过程中相似的病理改变，类似中医学痰饮壅阻气道的病机变化；进一步可引起气道平滑肌肥大、增生，胶原沉积和纤维化，导致气道重构，与中医学气道壅阻的病机变化相吻合。气道重构可使患者支气管收缩出现广泛不一致，这种气道收缩的异质性使部分区域的气道收缩严重，致气道陷闭，加之黏液栓阻塞，发生中医学气道闭塞的病机变化。慢性阻塞性肺疾病的气道壅阻与闭塞还发生在外周气道（内径＜2mm 小支气管和细支气管）。慢性炎症导致外周气道壁损伤和修复过程反复循环发生，导致气道壁结构重构，胶原含量增加及瘢痕组织形成，管壁平滑肌增厚。这些病理改变造成气腔狭窄，引起固定性气道阻塞甚至闭塞，出现显著的小气道阻力增高和气流受限，表现为气道壅阻与闭塞并存。呼气时气体陷闭，是导致呼气气流受限和肺过度充气的关键病理变化。随着病情发展加重，气道由阻塞出现闭塞，影响肺换气转血功能，发生低氧血症，长期慢性缺氧又引发一系列病理变化，加重气道病变，甚至出现继发性组织增生，发生络息成积，形成恶性病理循环。

第三节　肺之血（脉）络病变基本病机

由于中医学术发展史上存在重经轻络、重经轻脉现象，络脉及络病理论未受到充分重视和深入研究，也未形成系统理论。这种学术影响反映到肺藏象学说及脏腑辨证理论，重视肺主气而忽视肺主血，对肺之血（脉）络的基本病机变化也缺乏系统论述。本书基于肺络病证治，提出肺之血（脉）络病变的基本病机变化，并单列章节进行详述。东汉张仲景在《伤寒杂病论》中提出“营卫不通，血凝不流”“血脉相传，壅塞不通”之说，对血（脉）络病变的病机研究具有纲领性指导作用。宗气积于胸中，贯心脉以行呼吸，串联起人体最重要的脏腑——心与肺的主要功能；宗气贯心脉又分为营卫之气，二者循脉运行，遍布全身上下内外各脏腑组织，发挥“气主煦之”“血主濡之”的重要生理功能。《难经・三十二难》言：“心者血，肺者气，血为荣，气为卫，相随上下，谓之荣卫。”对心肺、营卫、气血作了统一论述。清代吴谦《医宗金鉴》也言：“以其定位之体而言，则曰气血，以其流行之用而言，则曰营卫。”指出营卫以气血之体作流通之用，强调了其流动不居的重要性。气为血之帅，营卫之气是推动血液运行的直接动力。若营卫之气输布运行障碍，升降出入失常，或因虚留滞引起气化功能失常，无力推动血液循脉运行而发生血行缓慢，甚至停而为瘀，即张仲景所言："营卫不通，血凝不流。""血脉相传，壅塞不通"则言血脉病变从"壅"到"塞"是不断发展加重的过程，"壅"者，壅滞不畅之谓；"塞"者，脉络堵塞或闭塞而致血流中断。其病理实质为"不通"。可见，营卫络气郁滞或虚滞为血脉病变的始动病机并贯穿病变全过程，伴随着气机紊乱发生的气化异常产生痰、瘀、毒等继发性致病因素，使脉络瘀阻、脉络绌急均可致血行壅而不通，进而引起脉络完全性阻塞或闭塞，脉络瘀塞后又可引起脏腑组织络息成积的病机变化，显示出脉络病变由气入血、由功能障碍到器质损伤、由脉络自身病变向脏腑组织继发病理变化的发展演变过程，络气郁滞或虚滞、脉络瘀阻、脉络绌急、脉络瘀塞、络息成积也成为脉络病变的主要病机类型。

依托国家973计划完成的3469例血管病变患者临床证候流行病学调查，结果显示，络气郁滞或虚滞等络气变化覆盖全部患者，提示气机紊乱及伴随发生的气化异常是血脉病变的始动因素并贯穿病变全过程。在此基础上形成的痰、瘀、热（毒）既是病理产物，又作为继发性致病因素，作用于血脉，形成脉络瘀阻、脉络绌急、脉络瘀塞等病理环节。实验研究证实，社会心理应激、情绪抑郁，或过劳过逸伤气所致络气郁滞或虚滞状态，可破坏全身性NEI网络相关因子稳态机制及损伤血管外膜功能，进而引起血管内皮功能障碍，可见血脉病变的共性病机演变是由气及血，由功能病变到器质性损伤，即由络气郁滞或虚滞引起脉络瘀阻（动脉粥样硬化）或脉络绌急（血管痉挛），进而导致脉络瘀塞（血管阻塞或闭塞）的慢性病理过程。其中，络气郁滞或虚滞可称为第一病机。

分布于肺的血（脉）络既是全身血脉的有机组成部分，又是肺脏结构与功能不可分割的一部分，与肺之气络与气道生理上相互协同完成肺的主要生理功能。肺络的发病特点与病机类型与作为独立实体脏器的血脉具有同一性，疾病状态下也相互影响，促进病变发生发展与加重。中医学以"受本难知，发则可辨，因发知受"的审证求因为突出特点，从宏观整体辨证角度观察到，血（脉）络病变通常由气络发展到气道，早期缺乏特异性的临床症状，但随着微观实验技术手段的不断丰富，血脉结构与功能的改变在疾病早期即可以借助理化检查发现，并贯穿疾病的全过程。因此，在讨论肺之血（脉）络病变的基本病机时，需把中医学宏观整体与西医学微观局部紧密结合，才能准确把握血（脉）络病变的病理特点。

一、络气郁滞或虚滞与肺血管内皮结构与功能障碍

气络中运行的元气、宗气、卫气与气道、血（脉）络相互配合，完成肺司呼吸的生理功能，实现天之清气与体内浊气之间的相互交换，调节人体新陈代谢。明代张景岳《类经图翼》引华元化曰："肺者生气之原……虚如蜂窠，下无透窍，吸之则满，呼之则虚，一呼一吸，消息自然，司清浊之运化，为人身之橐籥。""清浊之运化"不

仅指出了天之清气与体内浊气之间的交换过程，与西医学呼吸生理学肺通气——机体从外界摄取氧气进入肺泡，排出肺泡内的二氧化碳过程相似，而且强调了其在人体整个气机生化运动过程中发挥如鼓风之风箱样的关键作用。近代蔡陆仙《中国医药汇海》提出“肺为呼吸器官，肺予以换气转血”，用中医学的语言高度概括了肺通气、换气过程。元气为激发肺产生呼吸功能的原动力。宗气根于元气，包举肺外，鼓动肺一吸一呼，吸之则满，呼之则虚，将天之清气通过气道吸入于肺；进一步贯心脉分为营卫，营卫之气在脉络末端相互贯通实现“换气转血”，最终完成清浊交运的呼吸运动，将体内浊气借气道排出肺外，为脏腑组织提供富含天之清气（氧气）的新鲜血液渗灌濡养。这一关乎人体核心生理功能的里气与外气的清浊交运过程，是通过宗气分为营卫之气并由络贯通完成的，故明代张景岳在《类经》中云：“表里之气，由络以通，故以通营卫。”《灵枢·五乱》言：“清浊相干，乱于胸中，是谓大悗……乱于肺，则俯仰喘喝，接手以呼。”明确指出胸中清浊之气相互干扰，气机逆乱，烦闷异常的情况；若影响到肺，则会出现俯仰动静间喘息有声，呼吸时双手按于胸前的呼吸异常症状。提示以天之清气（氧气）吸入为主的清浊交运在机体代谢过程中的重要作用。这一清浊交运的生理过程是通过宗气及营卫之气实现的，络气郁滞或虚滞反映了宗气与营卫之气的升降出入运动及气化运动异常，必然也会影响血脉功能和血液循行，正如《灵枢·刺节真邪》言：“宗气不下，脉中之血，凝而留止。”但《素问·逆调论》言：“夫起居如故而息有音者，此肺之络脉逆也，络脉不得随经上下，故留经而不行，络脉之病人也微……夫不得卧卧则喘者，是水气之客也。”络脉气机逆乱或留而不行，虽在疾病早期即出现，但缺乏特异性临床表现。卫气的功能涵盖了血管外膜及全身神经－内分泌－免疫调控机制对血脉及血液运行的影响，营气的功能则包括了血管内皮对维持血管结构功能及血液循行的调节作用。从缺氧、神经－内分泌－免疫因子对血管内皮结构与功能异常方面理解肺之血（脉）络病变早期病机变化的病生理基础，具有重要意义。

血管是一个系统性分布的器官。几乎每个身体细胞与最近的毛细血管之间的距离都在 150μm 以内，因为这是氧气扩散的极限。微血管的巨大表面形成了循环系统与不同器官隔室之间的关键交流界面，这种战略位置使内皮细胞处于独特的“守门人”位置，它们通过分泌、旁分泌的生长因子调控着器官功能。内皮细胞是寿命较长的细胞，在早期胚胎发育过程中，干细胞和祖细胞原位分化出一个全新的毛细血管网，融合的血管母细胞和分化中的内皮细胞构成的原始毛细血管网。分化中的内皮细胞随后形成管腔，使血液流动成为可能。血管新生指血管从现有毛细血管中生长出来，血管新生既可通过毛细血管萌发发生，也可通过非萌发性方式，即通过毛细血管纵向分裂形成网络，后者称为内陷性血管新生。血管新生的内皮细胞通过降解其基底膜，启动刺激血管生成的定向萌发，内皮细胞迁移发生于内皮细胞增殖之前，最终生长中的毛细血管芽融合形成网络。长期形成的历史观点认为，血管在需要的地方生长，这反映了缺氧是调节血管新生级联反应主调节因子表达的最强生理性触发因素，任何超出氧气扩散距离的组织生长都需要通过血管新生来促进新毛细血管的生长。血管新生是一种胚胎发育和出生后生长的生理机制，但在成年后也与病理状态下多种形式的组织生长有关。在血管新生之后，内皮细胞进入一种依靠主动调控维持的静息状态，血管静息信号转导由层流血流调控的生化刺激之间的复杂相互作用控制。在大多数器官中，连续的毛细血管内皮衬里不仅能确保层流血流并提供抗血栓表面，还能维持血流与周围组织之间的选择性屏障。紧密的血管屏障对于维持稳态和保护中枢神经系统免受有害物质侵害、防止感染传播发挥着至关重要的作用。

肺中的气 – 血屏障由一层内皮细胞和上皮细胞组成，两者之间由双层基底膜分隔，基底膜的厚度不到 1μm，这种超薄屏障紧密分隔了携带血液的毛细血管和气体交换的肺泡，不仅保障了气血交换的顺利进行，而且对于维持机体内稳态也极为重要。肺微血管内皮细胞在形态及功能上均有别于肺大血管内皮细胞，前者的胞体长而且薄，表面有圆形和椭圆形的窗孔，以增加内皮细胞的通透性；胞质中有丰富的吞饮小泡以利于通过胞吞或胞吐作用搬运血管内外的液体或大分子物质；内皮细胞和上皮细胞之间形成紧密连接或缝隙连接以调节大分子物质渗出，介导细胞间信号传递，维持机体微环境稳定。肺微血管内皮细胞通过参与构成血气单元，组成渗透性屏障，合成表达细胞因子与黏附分子、血管活性因子、促凝因子和抗凝因子等对机体内环境稳定发挥重要调控作用。肺微血管内皮细胞既是气 – 血屏障的重要组成部分，也是抗击致病因子的主要屏障，还是血液或细胞携带信息进入组织的重要门户。它不仅容易受到经呼吸道吸入并在肺泡中残留的致病因子刺激，也很容易受到血液中的致病因子刺激而发生损伤；同时，它也是经血液传播的刺激因子发挥组织损伤作用的主要信号介导细胞。

急性肺损伤或急性呼吸窘迫综合征是指在严重感染、休克、创伤及烧伤等非心源性疾病过程中，肺毛细血管内皮细胞和肺泡上皮细胞损伤造成弥漫性肺间质及肺泡水肿导致的急性低氧性呼吸功能不全或衰竭。临床表现为进行性低氧血症和呼吸窘迫。基本病理生理改变是肺泡上皮和肺毛细血管内皮通透性增加所致的非心源性肺水肿，若是由病毒感染引起的，则类似毒损脉络的病机特点。慢性阻塞性肺疾病的肺部病理学改变包括黏液高分泌、纤毛功能失调、小气道炎症、纤维化及管腔内渗出、气流受限、肺过度充气、气体交换异常、肺动脉高压和肺源性心脏病。黏液高分泌和纤毛功能失调导致慢性咳嗽及多痰，随着慢性阻塞性肺疾病的进展，外周气道阻塞、肺实质破坏及肺血管异常等降低了气体交换能力，产生低氧血症并出现高碳酸血症，高碳酸血症和代偿状态下的红细胞增多症可导致血液黏度增加，出现“宗气不下，脉中之血，血凝而不流”的瘀血状态。同时，肺微血管内皮细胞损伤是慢性阻塞性肺疾病进展的关键因素。吸烟、感染、家庭生物质烟雾、室外空气污染以及职业暴露于灰尘和烟雾等风险因素会影响内皮，导致通透性增加、慢性炎症和组织损伤。肺间质纤维化是以肺泡、肺间质、肺小血管、终末气道的不同程度炎症损伤及损伤后的修复、纤维化为特征，肺微血管内皮细胞促黏附、促凝、收缩表型，可以介导循环中的炎症细胞、骨髓来源的成纤维前体细胞等进入肺间质参与修复，肺微血管的渗透性增高导致血液中的纤维蛋白渗入组织中，造成肺血管周围微环境改变，为血管新生创造条件；同时，肺损伤早期的炎症渗出与肺微血管的渗透性升高也有关。这些急、慢性肺系疾病发展的早期均有肺微血管结构与功能异常，基于络气郁滞或虚滞与血管内皮功能障碍相关性，这些微观病理生理学方面的变化帮我们从另一个视角认识肺之血（脉）络病变，也为在流气畅络、络虚通补基础上应用活血通络类药物，保护微血管结构与屏障功能，早期干预肺系疾病提供了重要依据。

二、脉络瘀阻与肺血管重构

脉络瘀阻是功能性病变发展为器质性损伤的重要病程阶段，是痰浊、瘀血、热毒等继发性致病因素损伤脉络形体，导致脉络狭窄、血行受阻的病理改变。宗气贯心脉而分为营卫之气，营卫之气由络以通交汇生化，在脉络末端完成物质与能量代谢，同时维护脉络功能结构的正常。络气郁滞或虚滞，气机气化功能异常，营卫交汇生化障碍，导致血液运行涩滞或津血互换失常，津凝为痰，血滞为瘀，代谢废物蓄积为毒，痰浊、瘀血、热毒等病理产物又可作为继发性致病因素损伤脉络形体，引起脉道狭窄而发为脉络瘀阻，导致血液运行障碍。清代叶天士在《临证指南医案》中提出“久病入络”“久痛入络”，强调脉络病变的发生经历由气到血、由功能病变到结构损伤的漫长病理过程。《素问·逆调论》言：“夫起居如故而息有音者，此肺之络脉逆也，络脉不得随经上下，故留经而不行，络脉之病人也微……夫不得卧卧则喘者，是水气之客也。”指出在络脉由功能障碍到结构损伤，影响脉络末端津血互换，脉络瘀阻瘀血化水的过程中，临床症状由呼吸不受起居影响，逐渐加重不能平卧卧则喘促。东汉张仲景《金匮要略》关于“支饮”的症状描述“咳逆倚息，短气不得卧，其形如肿”“其人喘满，心下痞坚，面色黧黑”，即脉络病变发展至脉络瘀阻阶段的证候特点。咳喘难以平卧、面色黧黑之缺氧面容、肝充血肿大之心下痞坚、面目虚浮周身水肿等症状描述，颇似慢性阻塞性肺疾病引起的肺源性心脏病。

在慢性肺病中，肺动脉高压由肺血管阻力增加引起，影响因素较多，最根本的原因是肺泡内低氧。急性低氧导致肺血管收缩，慢性长期低氧引起肺血管床结构改变，肺小动脉肌层平滑肌肥厚，无肌层肺动脉壁肌性和内膜纤维化，导致肺血管阻力增加，逐步发展至肺动脉高压，进而出现右心重构和心功能衰竭。慢性阻塞性肺疾病早期就开始出现肺血管的改变，轻－中度慢性阻塞性肺疾病的肺小血管存在血管内膜增厚。随着病情加重，平滑肌细胞增生肥大、蛋白多糖和胶原的增多使血管壁进一步增厚；随着慢性阻塞性肺疾病的进展，慢性缺氧导致肺小动脉缺氧性收缩，内皮功能障碍及平滑肌肥大、增殖，共同参与了肺动脉高压的发生发展。这有助于理解肺之脉络瘀阻的微观病理学改变。

三、脉络绌急与肺血管收缩、痉挛

脉络绌急是指脉络收引、挛缩、痉挛状态，既可单独为患，也可在脉络瘀阻基础上发生。脉络绌急可进一步加重脉络瘀阻，脉络瘀阻则更易引起脉络绌急。营主血属阴，行于脉内；卫主气属阳，行于脉外。营卫气血交会相偕而行，对维持脉络舒缩运动发挥着重要作用。营卫失调，卫气无以发挥温煦充养、防御卫护之功，营气无以发挥和调五脏、洒陈六腑之用，脉络失于弛张而拘急挛缩，如《素问·举痛论》说："寒气客于脉外则脉寒，脉寒则缩踡，缩踡则脉绌急，绌急则外引小络，故卒然而痛。"指出卫气不足温煦无权，脉络失于温煦，寒邪侵袭可致脉络收引挛缩，造成气血运行不通而痛。《诸病源候论》言："诊其心脉急者，为心痛引背。""急"有拘急之意，"心脉急"意为心之脉络痉挛拘急，可致心痛发作。同样，肺之脉络也同样存在脉络绌急之变。

脉络绌急与西医学之血管痉挛的病理表现相吻合。在急、慢性呼吸系统疾病中，肺血管痉挛是缺氧后广泛存在的病理现象，并与肺血管重构相互影响，促进病变进一步发展。缺氧使平滑肌细胞膜对钙离子的通透性增加，细胞内钙含量升高，肌肉兴奋－收缩耦联效应增强，直接使肺血管平滑肌收缩；低氧性肺血管重构的发生机制与低氧后内皮细胞功能失调的主要原因可能是内皮细胞依赖性舒张因子和收缩因子分泌失衡。在缺氧的情况下，血管内皮细胞受损，舒血管因子合成释放减少，缩血管因子合成释放增多，二者之间的不平衡导致了肺血管产生收缩反应。另外，内皮素－1不仅可直接作用于肺血管平滑肌细胞，使血管收缩，而且可作为一种促进细胞增殖的启动生长因子及促生长因子，使肺血管平滑肌细胞增生，造成血管壁肌层肥厚，管腔狭窄。随着慢性阻塞性肺疾病的进展，外周气道阻塞、肺实质破坏及肺血管异常等降低了气体交换能力，产生低氧血症并出现高碳酸血症。长期慢性缺氧可导致肺血管广泛收缩和肺动脉高压，常伴有血管内膜增生，某些血管发生纤维化和闭塞，导致肺循环的结构重构。急性肺损伤和急性呼吸窘迫综合征由于肺泡水肿、肺泡塌陷，出现严重通气/血流比例失调，特别是肺内分流明显增加，从而产生严重低氧血症，肺血管痉挛和肺微小血栓形成，引发肺动脉高压。中医将动摇、眩晕、绌急、痉挛、颤动等称为风证，故叶天士将肝肾阴虚而致肝风内动袭络所见眩晕、仆倒、肢体掣动称为"内风袭络"，如"偏枯在左，血虚不荣筋骨，内风袭络"，《医学入门》亦认为"风动筋脉蜷缩"，因此，脉络绌急可以理解为风邪入络。肺之脉络绌急虽然不像心之脉络绌急有心痛猝然发作恢复后一如常人的典型临床表现，但从微观病理学观察到其广泛存在，这为应用搜风、息风、祛风通络药物治疗脉络绌急提供了理论依据。

四、脉络瘀塞与肺血管堵塞或闭塞

脉络瘀塞指脉络完全性阻塞或闭塞导致血液中断的病理改变。东汉张仲景在《伤寒杂病论》中的“血脉相传，壅塞不通”之论，明确地论述了脉络由壅到塞的病理传变过程。壅者，血流壅滞，形象地描述了血行障碍的病理变化，可见于络气郁滞或虚滞所致血行涩滞，或脉络瘀阻及脉络绌急引起的血行障碍；塞者，阻塞不通，是脉络瘀阻或绌急发展加重，导致脉络完全性阻塞血流中断，脏腑组织由于血气供应中断而发生严重损伤的病理结果。如心之脉络主要是指分布于心脏区域的中小血管及微血管（包括微循环），心络瘀塞不通可引起心脏本身血气供应中断，《灵枢·厥病》载真心痛发作时“手足清至节，心痛甚，旦发夕死”，其描述类似指西医学之AMI，即由斑块破裂形成血栓导致的冠状动脉急性闭塞。虽然介入治疗可在短时间内迅速开通大的血管使血运重建，但重建后的冠脉远端缺血区微血管，由于再灌注损伤结构与功能完整性破坏而瘀塞不通，不能实现心肌有效再灌注，严重影响患者远期预后，是心肌梗死再灌注治疗的难题。中药通心络针对3797例急性心肌梗死患者临床预后的大样本循证医学临床研究证实，常规治疗基础上加用通心络可以显著降低3个月及1年的心血管死亡，取得了近10年来急性心肌梗死药物治疗的国际重大突破。

在急慢性呼吸系统疾病中，由于肺微血管内皮结构与功能损伤，血小板激活、聚集以及凝血因子、抗凝因子失衡，凝血和纤溶紊乱，促进了血栓的形成。早期促凝机制增强，而纤溶过程受抑制，引起广泛血栓形成和纤维蛋白大量沉积，导致血管堵塞及微循环结构受损。慢性缺氧引起的高碳酸血症和红细胞增多症导致血液黏度增加，引起肺血管阻力增加；同时，血液黏度增加易继发肺动脉原位血栓形成，特别是肺微小动脉血栓，加重肺动脉高压。急性肺损伤和急性呼吸窘迫综合征由于肺泡水肿、肺泡塌陷，出现严重通气/血流比例失调；除急性严重低氧诱发肺血管痉挛外，还有肺微小血栓形成参与引发肺动脉高压。研究显示，新型冠状病毒可引起肺组织的血流动力学变化，造成内皮功能障碍，血管渗漏，血栓性微血管病和静脉血栓栓塞事件明显增加。这与清代王清任《医林改错》所载“瘟毒自口鼻入气管，自气管达于血管，将气血凝结”“瘟毒在内烧炼其血，血受烧炼，其血必凝”的认识是一致的。

肺之血（脉）络病变还存在微血管形态及数量的异常改变。既往研究采用甲襞微循环技术，揭示血管病变高危因素患者的“孙络-微血管”四大微观病理特征，包括孙络绌急（输出/输入支比例增大、乳头下血管丛可见），孙络疏失（管袢短小、数量减少），孙络滋生（管袢交叉、畸形，红细胞聚集、渗出、出血为主），孙络瘀阻（流速明显减慢、红细胞聚集，可见白微栓、袢顶瘀张）四种类型。其中，高血压患者主要表现为孙络绌急、孙络疏失，高血脂患者主要表现为孙络瘀阻，高血糖患者主要表现为孙络滋生。肺之微血管病变除绌急、瘀阻外，也有形态和数量上的异常变化，表现为孙络滋生和孙络疏失。如肺组织损伤后的异常修复是引起纤维化等慢性肺系疾病的重要机制，血管生成是组织损伤修复过程中的中心环节，特别是异常的、不受控制的血管生成必然导致组织的异常修复。但同时也有研究发现，晚期肺间质纤维化患者存在血管生成下调，肺泡毛细血管密度降低，显示出肺间质纤维化病变过程中存在血管生成的不均一性。围绕血管生成和血管生成抑制的平衡失调机制研究，有可能进一步揭示包括肺间质纤维化在内的诸多肺系疾病的病理生理机制。微观领域的研究是中医宏观整体辨证体系中缺失的，也是亟须借助现代科学手段发展完善的。把中医学宏观整体与西医学微观局部相结合，合理地将微血管微观病理改变纳入中医学辨治体系，围绕通络干预肺微血管病变，有助于开辟肺系疾病防治的新途径。

第四节　“孙络－玄府”闭塞

络脉的网络分支中，孙络是最细小的结构与功能载体，是使经脉中的气血由经入络再到脏腑组织发挥“气主煦之”“血主濡之”作用的组织结构。根据金元医家刘完素所言，凡人之脏腑组织等所有结构均有玄府分布，玄府是气升降出入的道路门户，主持气液、血脉、营卫等升降出入，发挥对周身上下内外脏腑组织的渗灌濡养作用。玄府既是孙络与脏腑组织之间类似桥梁的连接通道，也是将孙络中的气血渗灌到脏腑组织的结构功能载体，是气血渗灌到脏腑组织的必由通道。“孙络－玄府”是分布于孙络与脏腑组织之间，起连接通道、主气血运行之隙窍的中医学独特微观结构，是气血濡灌至脏腑、筋膜、骨髓等组织的功能结构载体。肺之“孙络－玄府”包括气络与脉络末端的孙络及其与肺之气道末端相连接形成的组织罅隙，也是肺之气络、气道、血（脉）络在最末端的微观层面上相互连接而成的功能结构载体。若“孙络－玄府”闭塞，或影响肺之“换气转血”功能而发生喘脱之变，或由络脉影响脏腑组织而出现络息成积之变。

一、“孙络－玄府”闭塞与喘脱

肺“孙络－玄府”涵盖了肺换气转血发生的处所，与西医学肺“气－血屏障”的结构特点高度相关，是实现呼吸过程中体内气体交换的场所。体内循环的血液流经肺泡毛细血管时，通过气－血屏障进行氧气和二氧化碳交换，使含二氧化碳较多的静脉血转变为含氧气较多的动脉血，这就是生理学上机体借助外呼吸将体内废气和自然界清气交换互通的过程。完成气体交换，富含氧气的动脉血被输送到全身各处组织细胞，借助分布于各脏腑组织的“孙络－玄府”的结构连接，进一步将氧气等营养物质输送至脏腑组织，同时带走二氧化碳等代谢废物。这个过程中发生着人体气（清气－氧气、浊气－二氧化碳）、液（津液－组织液）、血（血液）地有序交换，即生理学上内呼吸的过程。

无论外感或是内伤等多种因素导致的肺络病变，发展到危重的中后期阶段皆会损伤肺之“孙络－玄府”。若“孙络－玄府”闭塞，则会影响肺之“换气转血”功能而出现呼吸急促，甚至发生喘脱之危候。如肺疫之疫毒外袭入里化为内生毒热，极易损伤闭塞之“孙络－玄府”，引起的喘脱之变，与西医学急性肺损伤（ALI）和急性呼吸窘迫综合征（ARDS）病变过程中发生的呼吸衰竭类似。ALI 和 ARDS 的主要病理特征为肺微血管通透性增高，进而产生富含蛋白质的肺泡渗出液，导致肺水肿及透明膜形成，并伴有肺间质纤维化。肺内炎症细胞（如中性粒细胞、巨噬细胞）主导的肺内炎症反应失控，导致肺泡毛细血管膜损伤，这是肺毛细血管通透性增高所致肺水肿的病理基础。病理生理改变以肺顺应性降低，肺内分流增加及通气 / 血流比例失调为主。临床表现为顽固性低氧血症、呼吸频数和呼吸窘迫，胸部 X 线显示双肺弥漫性浸润影，后期多并发多器官功能障碍。

在肺胀等疾病发展过程中，若失去代偿调节功能也会导致“孙络－玄府”闭塞而发生“换气转血”功能失常。慢性阻塞性肺疾病的特征性病理改变不仅存在于中央气道、外周气道、肺实质，还存在于血管系统。如轻中度慢性阻塞性肺疾病的肺小血管存在血管内膜增厚，随着病情进展，在重度及极重度慢性阻塞性肺疾病中出现血管壁弹性纤维增厚、平滑肌增殖、血管壁炎症细胞浸润和肺毛细血管数量减少。从西医学角度看，这种肺血管的改变始于气体交换异常引起的低氧血症，气流受限致肺过度充气和肺容量增加，降低吸气肌肉力量；气道阻力增加导致呼吸负荷增加，两者的共同作用导致呼吸负荷与肌肉力量之间失衡，通气驱动力减弱，使肺泡通气量明显下降。肺实质广泛破坏，肺毛细血管床减少，使通气 / 血流比例失调，气体交换进一步恶化，出现低氧血症的同时伴有高碳酸血症，高碳酸血症和代偿状态下的红细胞增多症可导致血液黏度增加出现瘀血阻络。晚期出现肺源性心脏病时，可见多发性肺细小动脉原位血栓形成，极易引起“孙络－玄府”闭塞；若代偿功能失调，肺“换气转血”功能失常，也可出现喘脱之变。

二、“孙络－玄府”闭塞与络息成积

《灵枢·百病始生》论述积之形成时说：“虚邪之中人也，始于皮肤……留而不去，传舍于肠胃之外，募原之间，留著于脉，稽留而不去，息而成积，或著孙脉，或著络脉。”指出邪气久聚络脉，稽留不去，息而成积的病理变化。又说“肠胃之络伤，则血溢于肠外，肠外有寒汁沫与血相搏，则并合凝聚不得散而积成矣”，所谓“凝血蕴里而不散，津液涩渗，著而不去，而积皆成矣”，《黄帝内经》此论明确指出积由凝血不散与津液涩渗著而成，故元代朱丹溪说“痰夹瘀血，遂成窠囊”，《明医指掌》说：“痞块……或先有死血，继以食积、痰饮；或先有食积，继以死血、痰饮相裹而成者。”血在络中运行，津血在络脉末端互渗互换，津血的凝滞属于络脉结构与功能失常而致的病变。因此，络息成积是邪气稽留络脉，导致络脉瘀阻或瘀塞，瘀血与痰浊凝聚成形的病变。《难经·五十六难》论述了邪入五脏阴络，留而成积的病变类型：

“肝之积，名曰肥气……心之积，名曰伏梁……脾之积，名曰痞气……肺之积，名曰息贲……肾之积，名曰贲豚。”这些记载既包括脏器络脉瘀滞，积聚成形，在外扪而可及的病理性积块，也包括西医学多种脏器纤维化引起的病变，如肝纤维化、肺间质纤维化、肾硬化、脾肿大、心脏扩大等。这些病变属络脉结构与功能损伤，导致络脉末端与脏腑组织之间营卫气血输布代谢失常，引起脏腑组织的继发性病理改变。

（一）络息成积与肺间质纤维化

肺间质纤维化归属于中医学“肺积”范畴，突出了其在营卫由络以通交汇生化异常基础上，导致“孙络－玄府”闭塞不通，引起病变由络脉自身向继发性脏腑组织病变发展的病机特点。玄府作为孙络气血通路上至微至小的隙窍，形成了输布渗灌气血津液、维持脏腑组织功能、运转神机的微细通路，只有升降出入的通路功能正常，机体的神机才能正常运转，与《黄帝内经》所言络脉渗灌诸节之处为“神气之所游行出入”具有异曲同工之妙。“孙络－玄府”保持开阖通利的状态是人体气血津液渗灌散布、脏腑官窍功能维持，乃至视、听、嗅、行、思等神识意志功能运转的关键和前提，一旦闭塞，则气液、血脉、荣卫、精神升降出入之通路闭阻不通，是多种疾病发生的关键病机。肺间质纤维化的发生先有宗气虚陷，营卫循脉运行失常，孙络结构与功能障碍，贯通营卫之气的功能失职，气升降出入之通路受阻，伴随气、血、津、液、精的物质、信息、能量代谢失常，产生痰、瘀、毒等病理产物闭阻“孙络－玄府”，推动病变由络脉自身功能障碍发展到器质损伤，由络脉自身病变发展为继发脏腑组织病理变化。这一中医核心病机与肺间质纤维化发展演变过程中，肺泡上皮细胞、肺微血管内皮细胞结构与功能损伤，促进成纤维细胞向肌成纤维细胞活化转变，最终导致间质纤维化的病理过程是极其吻合的。

（二）络息成积与肺癌

络息成积还包括恶性肿瘤病变。中医对恶性肿瘤类的癥积已经有了明确的认识，称为癌瘤，与一般脏腑良性肿大的发病特点不同，癌瘤预后不良。宋代《仁斋直指附遗方》记载了癌的概念：“癌者，上高下深，岩穴之状……毒根深藏。”指出癌症的临床特点是体内肿块，表面高低不平，坚如岩石，盘根错节，易与周围组织粘连。癌瘤的病机变化主要为气络防御卫护不及，瘀血阻络，气血不行，癌毒乘虚内生，瘀毒内蕴，郁瘀化热，热毒壅滞而成积块。尤其是脏腑之络气虚衰，防御自稳功能低下，一方面组织呈现无序增长，另一方面气之帅血功能失常影响脉络，致脉络大量增生供给癌瘤血液营养，不为正体所用反助邪为虐，导致癥积呈破坏性增长。由此可见，恶性肿瘤是一种虚实夹杂、虚而留积的病变，脾肾两亏、络气虚滞是其发病基础，络气虚滞，防御卫护、免疫监视功能低下，脏腑组织自适应、自调节、自稳态、自修复能力下降，痰、瘀、毒等病理产物蓄积损伤络脉，促使脏腑组织异常增生而发为恶性肿瘤之变。

肺癌的发生包括逃避免疫攻击，将周围基质转化为支持肿瘤生存的肿瘤微环境，获得足够的氧气和营养供应，以满足其高代谢需求的过程。“免疫”是机体识别“自身”和“非己”抗原，对自身抗原形成天然免疫耐受，对“非己”抗原产生排异的一种生理功能。机体免疫功能降低，特别是细胞免疫和体液免疫能力下降，对局部细胞的免疫监视能力减弱，清除抗原异物能力异常，是导致癌肿发生的启动因素之一。这与中医学络气虚滞、防御卫护功能低下的病机特点类似。肿瘤微环境中的基质细胞包括免疫细胞、炎症细胞、成纤维细胞、平滑肌细胞和血管细胞等，被诱导可产生大量的生长因子、趋化因子和基质降解酶等内生毒素，为肿瘤细胞的增殖与侵袭提供了有利条件。这与热毒滞络的过程类似。为了满足肿瘤细胞生长所需的氧气与血液供应，大量肿瘤新生血管生成，新生的微血管仅排列单层内皮细胞，平滑肌及基底膜薄弱或缺如，与正常毛细血管的结构与功能存在明显差异，这有利于肿瘤细胞营养供给及侵袭与转移。这种病变又与热毒滞络，“孙络－玄府”闭塞引起病理性脉络滋生，促进脏腑组织异常增生的病变过程相吻合。

第五节　基于气络－气道－血（脉）络传变的肺络病病变特点

一、病机传变的连续性

肺之气络、气道、血（脉）络之间相互协作，共同完成肺主气、司呼吸、朝百脉、宣发肃降等主要生理功能。肺之气络中运行元气、宗气、卫气。元气为“呼吸之门”，肺司呼吸功能的原动力；宗气根于元气，积于胸中，包举肺外，鼓动肺吸之则满，呼之则虚，产生清浊交运的呼吸运动，与借助血（脉）络朝会而来的血液在气道末端发生“清浊之运化”，正如明代赵献可《医贯》所言：“虚如蜂窠……吸之则满，呼之则虚。一吸一呼……乃清浊之交运。”宗气贯心脉又分为营卫之气，卫气与营气以脉为界相携而行，发挥营运血液周行于全身的作用；卫气慓悍滑疾不受脉管约束，外行于皮表阳络肌腠，内行于脏腑阴络腠理，又发挥“温分肉、充皮肤、肥腠理、司开阖”的广泛调控作用，维持着脏腑间内环境及与外环境之间的稳态平衡。

无论外感六淫或疫疠之气、内伤七情，还是饮食居处等因素导致的肺系疾病，均体现了肺之“气络－气道－血（脉）络”的传变规律。卫气借助肺之气络的宣发布散作用敷布于皮肤肌表之阳络，发挥防御外邪侵袭的作用，人生活于充满病原微生物的环境下，一般不发病正是借助卫气的防御防护作用。风、寒、暑、湿、燥、火等天之六气在一定条件下转变为致病之邪气，虽感染人体，但病变往往局限于皮肤、口鼻、咽喉，在卫气“应急而起亟”的防护作用下，病变也会很快痊愈。若感受疫毒之邪，由于毒性剧烈，通常突破人体卫气的防御屏障，遵循“气络－气道－血（脉）络”的传变规律。疫毒自口鼻而入先犯肺之气络，气络输布卫气至皮肤黏膜的阳络，卫外抗邪作用受损，邪正交争于口鼻咽喉与肌表阳络肺卫防御之地，临床可见发热、咽痛、乏力、头痛、肌痛、鼻塞流涕等症状，还会出现外周血淋巴细胞减少，免疫细胞数量下降，与病毒感染相关的免疫应答过度激活的特点。这与疫毒袭肺，气络调动卫气防御功能下降密切相关，表现为“疫毒袭肺、气络虚滞、邪袭正损”的病机特点。感受外来疫毒之邪后，迅速入里化热，继发内生毒热，表现为“毒热气盛”病机，内生之毒热既是病理产物，又是继发性致病因素，损伤肺之气道，还可炼液成痰，痰热与毒热相互交织为患，使病变由口鼻、咽喉、肌表发展至气道。这一阶段的证候学特点为与气道壅阻相关的持续高热、汗出咳喘、痰吐黄痰或白痰量少质黏，病理学上既有过度炎症和免疫抑制的免疫反应失衡状态，又有损伤后机体修复机制的紊乱。该阶段“毒热内生、气道壅阻、邪盛正衰”的病机特点容易引起肺“换气转血”功能异常，导致低氧血症、呼吸困难及急性呼吸窘迫综合征等临床表现，使病变迅速发展加重。后期“延及血（脉）络、络紊血伤、邪极正脱”，临床可见瘀血阻络，甚则络伤血溢，出现喘憋气促、咳血衄血等症，多见于后期出现的脓毒症休克、凝血功能障碍及多脏器衰竭等，属临床危重症，也提示在“气络－气道”阶段积极干预有助于在早中期控制病情进展。

再如呼吸慢病中的代表性疾病——慢性阻塞性肺疾病，因肺气胀满，不能敛降而出现喘息上气、胸部膨满、窒闷如塞、咳嗽咳痰、心悸烦躁等相关临床症状，中医学将其归为“肺胀”范畴。《素问·逆调论》曾言“夫起居如故而息有音者，此肺之络脉逆也”，指慢性阻塞性肺疾病早期病变，病在肺之气络，气络发展至血（脉）络，出现瘀血阻络的病机转归，影响脉络末端的津血互换；“血不利则为水”，水饮凌心射肺则见“不得卧，卧则喘者”。《灵枢·胀论》以“肺胀者，虚满而喘咳”概括肺之气络本虚的病机特点，反映了肺胀因虚留滞而胀的病机特点。表明肺胀既与肺之气络中元气、宗气、卫气不足的因素有关，又与气借助气络通道输布紊乱有关。虽然因虚留滞的病机形成与气络中的元气、宗气、卫气均相关，但最主要的是宗气。宗气因虚留滞，导致慢性阻塞性肺疾病发生“虚满而喘咳”。宗气“包举肺外”是肺司呼吸之枢机的关键，在人体清浊交运的气机中发挥着核心作用。宗气虚而下陷，不能包举鼓动肺之呼吸运动，胸中清浊之气不能正常交运、相互干扰而发生肺胀“虚满而喘咳”。宗气“贯心脉”而分为营卫之气，卫气通过“司开阖”调节气道的舒缩，为体内外清浊之气交换提供畅通通路。若宗气虚陷，肺气肃降失职，气道内的津液聚而成痰，加之卫气生成不足，“司开阖”调控气道舒缩功能障碍，“肺管不利”“气道涩”，成为“气上喘逆”“鸣息不通”等肺胀症状的关键环节。这与目前西医学关于慢性阻塞性肺疾病的病机是气道异常或肺泡异常，进而导致持续性气流阻塞的认识是一致的；与慢性气道炎症导致气道重构及黏液分泌增加，出现痰液阻塞致气腔狭窄的病理认识是一致的。气道反复阻塞影响肺“换气转血”功能，使病变由气道发展至血（脉）络，引起脉络瘀阻、绌急甚至瘀塞，甚则瘀血化水形成水肿，痰瘀水互结，引起继发性脏腑组织络息成积的病理变化。这与长期慢性缺氧可导致肺血管广泛收缩和肺动脉高压，伴有血管内膜增生，血管周围组织发生纤维化和闭塞，造成肺循环结构重构，进一步发展到右心衰竭的病理认识是一致的。

可见，无论是以肺疫（病毒类呼吸系统传染病）为代表的急性传染性疾病，还是以肺胀（慢性阻塞性肺疾病）为代表的呼吸慢病，整个病变发展演变过程体现了由气络发展到气道，再由气道影响肺之“换气转血”功能而发展至血（脉）络的特点。无论急性还是慢性疾病，病变发展演变的规律基本一致。急性传染或感染性疾病发展迅速，短时间内可导致肺之“换气转血”功能失常引起呼吸衰竭；而呼吸慢病中，由于代偿机制，由气道影响到血（脉）络的病程会经历较长时间。

二、病理损伤的交互性

肺络病变遵循“气络－气道－血（脉）络”的传变规律，在各种致病因素及继发病理产物的作用下，气络、气道、血（脉）络损伤在不同阶段各有侧重，相互之间又发生着交互影响的内在机制。毒邪既包括外来之疫毒，也包括外感疫毒入里转化成的内生之毒热。外感疫毒侵袭机体，首犯肌表腠理，表现出邪袭正损的病机特点，正如《素问·评热病论》所言：“邪之所凑，其气必虚。”外来之疫毒由表入里转为内生之毒热，毒热作为继发性致病因素损伤气道并炼液成痰，痰热与毒热相互影响，痰受热扰而胶固难去，热受痰阻而蕴结不散，进一步耗气伤津，损伤正气，所谓“壮火食气”，使病变呈现邪盛正衰的病机特点，表现为过度炎症与免疫抑制的失衡状态；阻于气道之热痰胶结不散，又可闭阻气道，影响肺之“换气转血”，加之内生毒热直接伤及肺之血（脉）络，络中之血受毒热煎熬而凝滞，正如清代王清任所言：“瘟毒在内烧炼其血，血受烧炼，其血必凝。”可见肺疫由外入里进展到气道病变阶段，毒热与痰热交互影响，损伤、壅阻气道，又加重气络损伤并影响血（脉）络及血行。

肺胀以虚满而喘咳为临床特点，原因是气络中运行的宗气虚陷。宗气贯心脉分为营卫之气，若宗气虚陷，卫气“司开阖”调节气道舒缩功能失职，气道舒缩不利，发生“肺管不利”“气道涩”。肺管不利，气道中的异常代谢产物不能及时被肃清，积聚为痰，痰阻气道而发生气道壅滞或壅阻之变，反过来又阻碍气道中的气机，引起“气还于肺间”“气聚于肺”的病理机转。这是产生“气上喘逆”“鸣息不通”的关键环节，体现了气络与气道之间因痰浊这一病理产物交互影响的结果。宗气不仅走息道调节呼吸运动，而且贯心脉助心行血。“宗气不下，脉中之血，凝而留止”，宗气虚陷既影响肺之呼吸，又影响血（脉）络中血液的运行。肺胀病变早期，虽病在气络与气道，出现“虚满而喘咳”相关临床症状，但亦有肺之血（脉）络病变，正如《素问·逆调论》所言：“起居如故而息有音者，此肺之络脉逆也，络脉不得随经上下，故留经而不行，络脉之病人也微。”此时病变尚处于早期阶段，脉络病变轻微，临床尚未出现典型的瘀血阻络证候特征，因此常被忽略。病变发展到气道壅阻阶段，痰浊除阻滞脉外，还影响脉络末端的津血互换，络中之血凝而为瘀，脉络瘀阻，痰瘀互结，病势更为胶着，甚则瘀血化水，痰、瘀、水互结，出现“夫不得卧卧则喘者，是水气之客也”的络息成积表现。可见在肺胀的发展演变过程中，肺之血（脉）络病变从早期即发生，并与肺之气络与气道之间的病变相互影响，促进了病变由轻到重不断进展。

三、病变状态的复杂性

肺络病变起于气络，发展至气道，终于血（脉）络。在整个病变发展演变过程中，虽然每个阶段病变各有侧重，但病理损伤又交互影响，呈现病变状态的复杂性。肺的核心功能是换气转血，肺络病变发展到一定阶段影响肺之换气转血功能，往往标志着疾病已发展到相对严重的阶段。孙络是从经脉支横别出、逐层细分、遍布全身的网络结构的末端组织，包括“气之细络”——气络与“血之细络”——血（脉）络。气络运行经气，血（脉）络运行血液，共同发挥“气主煦之”“血主濡之”的主要生理功能。玄府是孙络与脏腑组织之间类似桥梁的连接通道，是存在于孙络中调控气机、可开可阖的窍门，也是孙络中的气血渗灌到脏腑组织的结构功能载体。“孙络－玄府”是肺脏微观层面上的最小功能结构载体，脉络末端的孙络与气道末端通过玄府相互连接，气络中元气、宗气、卫气对孙络和气道发挥调节控制作用。“孙络－玄府”不仅是完成肺换气转血功能的场所，更在调节肺脏功能以及机体内环境稳定中发挥重要作用。其与西医学中肺泡上皮和毛细血管网构成的气－血屏障在解剖形态学上极其吻合，而相关的神经－内分泌－免疫网络则体现了肺之气络发挥的信息调控作用。肺络病变遵循“气络－气道－血（脉）络”的传变规律，每一阶段的病理损伤各有侧重又交互影响，影响到“孙络－玄府”，则体现了气络、气道与血（脉）络病变在微观层面上的交互影响。肺疫－病毒类呼吸系统传染病可在较短时间内由气络发展至气道。内生毒热与痰浊交结引起气道损伤、气络虚滞与脉络血凝并存，引起肺换气转血功能障碍，并导致其他脏腑功能衰竭。肺胀－慢性阻塞性肺疾病起于肺之气络，影响到气道，早期即有脉络及血液病变，病变进展过程中出现气络中宗气虚陷、气道壅阻与脉络瘀阻的相互影响，引起“孙络－玄府”闭塞，不仅导致换气转血功能异常，而且痰瘀互结，瘀血化水，又可引起心积心水的继发病理改变，即元代朱丹溪所说：“痰夹瘀血，遂成窠囊。”

肺积（肺间质纤维化）是典型的络脉病变继发脏腑组织病理变化的疾病，“孙络－玄府”闭塞不通是其关键病机。肺积的发生先有宗气虚陷，营卫循脉运行失常，而后孙络结构与功能障碍，贯通营卫之气的功能失职，气机之通路受阻，伴随气、血、津、液、精的物质、信息、能量代谢失常，产生痰、瘀、毒等病理产物闭阻“孙络－玄府”，推动病变由络脉自身功能障碍发展为器质损伤，由络脉自身病变继发脏腑组织病理变化。这一关于肺积的核心病机与肺间质纤维化的发生发展演变过程吻合。该病理过程具体表现为肺泡上皮细胞、肺微血管内皮细胞结构与功能损伤，促进成纤维细胞向肌成纤维细胞转变，最终导致间质纤维化。

四、基于“气络－气道－血（脉）络”传变规律研究肺络病的科学价值

肺络病变复杂多变，提示治疗时需全面考虑，综合权衡气络、气道与血（脉）络的病变程度及相互关系，掌握主要病机关键的同时，兼顾协同病机。中医学肺之气道概念来自解剖学，肺之气络与神经－内分泌－免疫调节因子、血（脉）络与微血管具有高度相关性。肺络病变过程中，气络、气道、血（脉）络相关病理损伤因素及病机类型呈现交互作用、复杂动态的发展演变关系，反映了肺之气络、气道、血（脉）络共同参与肺络病的发展演变过程，为认识肺络病变的核心病机特点进而采取针对性的干预方法及药物提供了重要理论指导。

肺之“气络－气道－（脉）络”的传变规律为现代科学研究呼吸系统疾病的病生理过程提供了重要启迪。肺之气络中运行的元气、宗气、卫气，发挥温煦充养、防御卫护、信息传导、调节控制的作用，元气、宗气、卫气的功能涵盖了西医学神经－内分泌－免疫调节网络的功能。肺之血（脉）络运行血液，发挥渗灌濡养、供血供气的生理功能，与西医学中小血管、微血管（包括微循环）的功能高度吻合。肺之气道作为气息之路，中医学基于解剖观察形成了形态、结构及功能方面的认识，且肺之气道与西医学气管的概念基本一致。气络、气道、血（脉）络共同参与肺络的功能维持，以及疾病发生与病机演变的过程。这也提示我们，只有从神经－内分泌－免疫调控、血管及气道之间的复杂交互作用中，才能准确把握肺病变的病理本质。

哺乳动物体内，上皮细胞形成了器官内部和外部的表面及屏障，内皮细胞（内皮）构成了血管的内壁，成纤维细胞则组成了必要的结缔组织（基质），这三种类型的细胞称为结构细胞。结构细胞不仅在大多数组织器官中发挥着重要的结构作用，而且还是器官特异性免疫反应的关键调节器。采用细胞表型分析、转录组测序、染色质可及性分析和表观基因组图谱对动物器官中的结构细胞进行的特征化分析显示，结构细胞中存在高度器官特异性的复杂免疫基因活动和调节，并与造血免疫细胞之间发生着广泛相互作用。

结构细胞的调节作用会在全身性病毒感染时触发。新发或复发病毒类呼吸系统传染病可导致严重的临床后果及大范围流行，是生命健康与社会秩序的重大威胁。病毒异质性及持续变异特点给针对病原体的药物应用带来巨大挑战。病毒依赖宿主细胞因子和代谢产物维持生存，宿主细胞具有感染触发的内在防御机制，该机制激活对病原体的对抗作用，使机体不受感染或在感染后实现病原体清除。据此提出的传染病免疫疗法被定义为宿主导向疗法——针对病原体感染的关键机制，调控宿主先天性或适应性免疫反应，促进病原体清除并预防免疫，实现广谱抗病毒作用。病毒感染后，宿主

面临的挑战是减轻病原体负担，修复组织损伤以维持功能，这一过程包括呼吸道非免疫结构细胞（上皮细胞、间充质细胞、内皮细胞）与免疫细胞的复杂交互作用。上皮细胞借助宿主免疫释放炎症介质应对感染，间充质细胞是炎症消退和组织修复转换的关键因子，内皮细胞是免疫细胞迁移到感染部位的入口。上述细胞与免疫细胞之间的交互作用，最终决定感染临床结局，这为基于宿主导向疗法广谱抗病毒研究提供了重要思路，目前国际上的相关研究虽有进展但尚未取得突破。基于肺络病“气络－气道－血（脉）络”传变规律，气络与血（脉）络病变对气道的影响决定了肺疫（病毒类呼吸系统传染病）的发展演变。这与病毒感染宿主后，呼吸道结构细胞［气道与血（脉）络］与免疫细胞（气络）发生的交互作用高度相关，这为应用肺络证治研究其“异病同治”奠定理论基础。

同样，在慢性阻塞性肺疾病、肺间质纤维化等呼吸系统难治性重大慢病的不同病程阶段，均伴随结构细胞（上皮、内皮、成纤维）与炎症免疫细胞之间的复杂交互作用、不断损伤与修复的过程，这是推动疾病进展的关键因素。但目前的治疗方法和药物均未触及其核心病理机制，相较于心脑血管病、糖尿病及其并发症、恶性肿瘤等重大慢病的治疗，无法从根本上遏制呼吸系统慢病的发病率与死亡率均不断攀升的势头。病毒类呼吸系统传染病的相关研究已不局限于病毒本身，而是着眼于病毒与宿主之间的相互作用，宿主结构细胞在应对病毒感染过程中与免疫细胞之间的交互作用。将这些研究思路与呼吸系统其他疾病，特别是重大慢病的病理生理学机制研究相结合，有可能找到疾病的核心机制，为采取更为针对性的治疗措施提供依据，提高呼吸系统重大慢病的防治水平。

第五章

肺络病临床表现

一、恶寒

恶寒指患者自觉怕冷，多加衣被或近火取暖仍不能缓解。东汉许慎《说文解字》注解“寒”为“冻也。从人在宀下，以茻荐覆之，下有仌”，指出“寒”是由于天气很冷，人蜷曲在室内，以草避寒的含义，可见“寒”字已有怕冷主观感觉的含义。《说文解字》注解“恶”字：“过也，从心亚声。”清代段玉裁《说文解字注》进一步解释说：“人有过曰恶。有过而人憎之亦曰恶。”“过”的本义为“度也，越也，超也”，恶寒被引申为过度怕冷的感觉。恶寒一词最早见于《黄帝内经》，《素问·骨空论》曰：“风从外入，令人振寒，汗出头痛，身重恶寒。”《素问·至真要大论》曰：“寒热皮肤痛……恶寒发热如疟，少腹中痛、腹大、蛰虫不藏。”均指出恶寒多与感受外邪有关。

东汉张仲景《伤寒论》记载“太阳病，脉浮，头项强痛而恶寒”，将恶寒作为外邪侵袭人体肌表，正气奋起抗邪所致表证的特征性症状之一。清代俞根初《重订通俗伤寒论》指出：“有一分恶寒，即有一分表证。”肺外合皮毛，主一身之表，肺之气络输布卫气至皮肤阳络，发挥卫外抗邪作用，为抵御外邪的第一道屏障。张仲景所言太阳证即肺卫表证，外感六淫之邪特别是风寒之邪侵袭肺卫，表现出不同的临床证候特征。若卫气卫阳不虚，风寒之邪束表，邪正交争于皮表阳络，寒主收引，闭塞皮肤汗孔，卫气郁滞不得宣泄而见恶寒、无汗等临床表现，即张仲景所言太阳伤寒证：“太阳病，或已发热，或未发热，必恶寒，体痛，呕逆，脉阴阳俱紧者，名为伤寒。”若卫气虚滞，皮表失于固护，风寒之邪直中肌腠，出现“啬啬恶寒，淅淅恶风，翕翕发热，鼻鸣干呕”的太阳中风证，此处恶风亦指微恶风寒，如清代黄凯钧《证治摘要》说：“恶寒有轻重程度不同，重则恶寒战栗，四肢厥冷；轻则微恶风寒而已，亦称恶风。”虽同属感染风寒之邪，但中风与伤寒的临床表现特点却显著不同。太阳中风证卫气虚滞，腠理疏松，虽无寒若不能御，虽无风常觉洒淅，啬啬然恶寒、淅淅然恶风、翕翕样发热，与伤寒卫气郁滞之无汗体痛、恶寒虽近衣被而不减、恶风虽处密室而仍畏有明显不同。

六淫之邪又易相兼为患。风寒之邪夹湿，湿性重浊黏滞，与风寒相搏于肌表，加重卫气郁滞，阳气失于温煦充养，可见一身尽疼，关节疼痛剧烈，或发热日晡而剧，脉浮身重，面黄而喘等。外感温邪易从口鼻而入侵犯肺系，温邪又属阳热之气，可导致邪正交争于皮部阳络，表现为恶寒轻发热重，又有咽干、咽痛及口渴。疫毒之邪是引起具有广泛流行性的疫病的主要原因。若疫毒之邪毒性暴烈，侵袭肺卫肌表，可出现恶寒甚至寒战，但时间相对短暂，进而出现高热、咳嗽、咳痰等肺热症状，呈现卫气同病的初期证候特点。

西医学认为，人体出现恶寒与体温调节有关。体温调定点学说认为恶寒、畏寒和发热都是温度感觉与体温调节的异常。生理上，现代生物气象学研究表明，当外界环境温度降至15℃以下时，人便感觉到了明显的寒冷，即恶寒。病理上，由于恶寒与发热往往一起出现，现代病理生理学对恶寒的研究主要通过发热进行。临床上，发热可分为体温上升期、高峰期和退热期三期，人体在体温上升期自觉发冷或恶寒，并伴随寒战、皮肤苍白等现象，常见于普通感冒、流感、冠状病毒感染、肺炎等病毒或细菌性呼吸系统疾病。

二、发热

发热是机体在抵御病邪侵犯过程中最常见的症状，反映了邪正相争的病变状态。人们对疾病发热症状的观察已经有相当长的历史。中国古代象形文字甲骨文“疾”字的写法形如人卧于床榻津津汗出之状，取意于疾病患者的病态，卧床汗出类似发热类疾病汗出的表现。发热汗出应当是当时人们认识到的疾病最基本特征，从某一种症状产生出对疾病的最基本认识进而抽象为疾病的代称。甲骨文中亦有“疾年”一词，指疾病多发的年份，推测某年多发的疾病应当是具有传染性的流行性疾病。古人将疾病与发热及规律性传染流行联系起来，说明古代传染病是对生命健康的主要威胁。由“温”到“瘟”象形文字的演变，也表明古人认识的传染性疾病具备温热性质疾病的含义。从相关文献记载来看，秦汉之前通常将“病温”与“病热”视为同病异名的情况。《素问·热论》言“今夫热病者，皆伤寒之类也”，把发热类疾病的原因归结为伤寒，从而奠定了广义伤寒的理论基础。《素问·生气通天论》说“冬伤于寒，春必病温”，成为伏气温病的理论渊薮。《素问·六元正纪大论》言“气乃大温，草乃早荣，民乃疠，温病乃作”则成为后世新感温病之滥觞。《黄帝内经》设置《素问·热论》《素问·刺热》《素问·评热病论》《灵枢·热病》四篇，相对集中地论述了外感温热病，是对秦汉之前外感温热病的首次系统理论总结，并持续影响数千年后中医学外感温热病的学术轨迹。

《黄帝内经》首次明确提出“肺热”，《素问·刺热》载：“肺热病者，先淅然厥，起毫毛，恶风寒，舌上黄，身热。热争则喘咳，痛走胸膺背，不得大息，头痛不堪，汗出而寒；丙丁甚，庚辛大汗，气逆则丙丁死。”指出了肺热病发展演变过程中的主要临床表现特点，先恶寒，继而身热，伴有气喘、咳嗽甚至呼吸困难。东汉张仲景描述了太阳表证阶段的发热特点，以“翕翕发热”形容太阳中风证如鸟之合羽样闷热，弥漫全身，合而不开。同时以少阳病“往来寒热”，阳明病“蒸蒸发热”“不恶寒反恶热”“汗出濈濈然”“潮热”等概述表邪入里、邪正相争的发热特点。少阳病之发热为往来寒热，且会伴有胸胁苦满、心烦喜呕、口苦咽干等症。因营卫气弱，不能与邪相争于表，导致邪气入里，但邪气不足，正气亦不甚虚，故正邪相争，胶着于半表半里，故往来寒热，休作有时。表邪入里出现阳明病之发热为“蒸蒸发热”“不恶寒反恶热”“汗出濈濈然”“潮热”，反映了里热外蒸、迫津外出的发热特点。潮热即形容持续发热的同时，一阵阵有如潮水上涌的烘热感，反映里热外蒸之病势。发热的同时往往伴有大汗、大渴、脉洪大、烦躁，不大便、腹部拒按、谵语，甚至阳盛格阴之手足厥冷等症状。

张仲景六经辨证用以虚寒为主的三阴证概括伤寒后期的传变。少阴发热的特点是“真寒假热，里寒外热”。因少阴病全身正气衰微，一般情况下没有发热；若阳衰阴盛，阴盛格阳反会出现身热不恶寒。如四逆汤证的辨证要点是四肢厥逆，下利清谷，恶寒蜷卧，里寒外热，脉沉，脉弱，脉微欲绝等。通脉四逆汤主“少阴病，下利清谷，里寒外热，手足厥逆，脉微欲绝，身反不恶寒，其人面赤色”，其证应为虚阳被阴寒之邪格拒于外，而见面赤、身反不恶寒的真寒假热证。厥阴病指病邪传入厥阴经，表现为阴阳对峙，寒热交错，厥热胜复，上热下寒等病机特征。清代叶天士、吴鞠通创立外感温热病卫气营血与三焦辨治体系，其相对于伤寒六经辨证最大的创新之一是提出了不同于六经之三阴证的后期转归病机特点。卫气营血辨证提出了营分证与血分证。营分证指温热邪气内陷，营阴受损，以身热夜甚、心烦不寐、斑疹隐隐、舌绛等为主要表现的证候；血分证指温热邪气深入血分，耗血、伤阴，动血、动风，以发热、谵语神昏、抽搐或手足蠕动、斑疹、吐衄、舌质深绛等为主要表现的证候。三焦辨证之下焦证为温病末期肝肾阴虚之候，以身热颧红，手足蠕动或瘛疭，舌绛少苔为主要表现。外感温热病包括了发生在肺的多种传染性及感染性疾病，在疾病发展的不同阶段，发热也有显著差异。这对于把握该阶段的病机及传变与预后转归具有重要价值。

《黄帝内经》对于发生在肺的以发热为主要特点的病证也有相应论述。《素问·刺热》记载了五脏热病的传变规律，其言肺热病症状：“先淅然厥，起毫毛，恶风寒，舌上黄，身热。热争则喘咳，痛走胸膺背，不得大息，头痛不堪，汗出而寒；丙丁甚，庚辛大汗，气逆则丙丁死。”论述了外邪袭表“起毫毛，恶风寒”，进而出现“舌上黄，身热，喘咳”的肺热表现，如病情发展预后不良，“气逆则丙丁死”。东汉张仲景除以少阳证及阳明证论述表邪入里化热的传变规律外，亦呼应《素问·刺热》所论肺热病，提出了表邪入里传肺化热的传变规律。治疗外感风寒兼有里热烦躁的“大青龙汤”，治疗表邪未解、邪热壅肺之“汗出而喘，无大热”的“麻杏石甘汤”，亦可理解为张仲景针对表邪化热传肺不同阶段的论治。此外，《金匮要略》中设置了“肺痿肺痈咳嗽上气病脉证治”等专篇论述肺系疾病，提出“热在上焦者，因咳为肺痿”“咳而胸满，振寒脉数”“数则为热”之肺痈、“上气喘而躁者，属肺胀”，指出了不同的肺系疾病均有发热的特点，建立了发热与其他脉证相参的辨证论治方法，为中医学肺之脏腑辨证发展奠定了基础。

西医学认为，发热指机体在致热原作用下或各种原因引起体温调节中枢的功能障碍时，体温升高超出正常范围。正常人的体温受体温调节中枢调控，并通过神经、体液因素使产热和散热过程呈动态平衡，保持体温在相对恒定的范围内。临床上常见的呼吸系统热型有以下几种：①稽留热，指体温维持在39～40℃，甚至40℃以上的高水平，达数天或数周，24小时内体温波动范围不超过1℃。常见于大叶性肺炎。②弛张热，又称败血症热型，体温常在39℃以上，体温波动幅度大，24小时内波动超过2℃，但都在正常水平以上。常见于重症肺结核及肺脓肿等。③不规则热，体温曲线无一定规律，可见于流行性感冒、结核病、支气管肺炎、渗出性胸膜炎等。

三、汗出

考“汗”字，一般有两义。一为名词属性，指汗液。二为动词属性，为出汗，使出汗。《说文解字》云：“汗，人液也。从水干声，矦旰切。”只提及其名词属性，也是古代文献中最常见的义项。其义可见于《汉书·刘向传》载：“言号令如汗，汗出而不反者。”《黄帝内经》认为，汗液主要是人体阳气蒸化津液的代谢产物，若由气温、衣着厚薄、情绪等因素引起的汗出就为生理性汗出。如《灵枢·五癃津液别》云：“天暑衣厚，则腠理开，故汗出。”说明汗液从腠理而出，与气温高低及衣着厚薄密切相关。《黄帝内经》还对汗出的生理及病理提出更多论述，如“阳加于阴谓之汗”“五脏化液，心为汗”“腠理发泄，汗出溱溱，是谓津”等，并记载了寝汗、灌汗、汗出偏沮、绝汗、漉汗等不同的病名。此外，《素问·玉机真脏论》云：“身汗得后利，则实者活。”《素问·热论》中言：“其未满三日者，可汗而已。”指出通过发汗达到祛邪目的，是张仲景以发汗解表法为主治疗太阳病的理论渊源。

张仲景将外感病汗出的见症分为漐漐汗出、自汗出、大汗出、手足濈然汗出、额汗、头汗出、汗出而喘、盗汗、黄汗等。并根据出汗的性质、程度、部位来推断疾病的病机。如外感病的汗证可有在表、在里、为寒、为热、属实、属虚等不同，大大丰富了汗证的辨证内容。张仲景拟定的调和营卫的桂枝汤，清热生津的白虎汤，通下泻火的承气汤，利湿退黄的茵陈蒿汤，回阳固脱的四逆汤等，发挥针对病原治疗汗证的作用。同时《伤寒论》提出：“太阳病未解，脉阴阳俱停，先振栗汗出而解。”指出“战汗”为先振栗，旋即汗出，为邪正相争的表现，不同于“寒战”，仅觉全身发冷而振栗，战汗指寒战与汗出同时出现，战汗之后诸症悉解，其病自愈。吴又可《温疫论》中把战汗作为疫病过程中的症状加以阐述，指出了战汗的病位为“疫邪留于气分”，如“凡疫邪留于气分，解以战汗”“疫邪先传表后传里，忽得战汗”。清代叶天士《温热论》进一步提出通过药物治疗达到“战汗透邪”的目的，说：“若其邪始终在气分流连者，可冀其战汗透邪，法宜益胃，令邪与汗并，热达腠开，邪从汗出。”这实际上是发汗法在外感温热病中的应用。

肺外合皮毛，通过气络输布卫气至皮肤阳络，发挥卫外御邪作用，卫气司腠理汗孔开合，使汗出有节，调节体温适应外界环境变化。外感温热病中，外邪侵袭肌表及化热入里导致的汗出，均与肺之卫气“温分肉、充皮肤、肥腠理、司开阖”的防御卫外功能有关。汗出于体表肌腠，为肺卫所掌控，发病多关乎表证，所以临床常通过有汗无汗出来判断肺卫表证的虚实。风寒之邪侵袭人体，多由皮毛肌腠而入，若肺卫气虚，卫外固摄之力不足，腠理开阖无度，营阴外泄，症见汗出恶风，此为风寒表虚之证。如《伤寒论》中曰：“太阳病，头痛，发热，汗出，恶风，桂枝汤主之。”创立微发其汗治疗太阳中风证的治法方药。若风寒侵袭，肺卫之气郁闭不通，腠理闭塞，营阴不通，汗不得泄，症见无汗恶寒，此为风寒表实证，如《伤寒论》言：“太阳病，头痛发热，身疼腰痛，骨节疼痛，恶风，无汗而喘者，麻黄汤主之。”此条为太阳伤寒表实证，外邪犯肺，肺失宣肃，肺气郁闭，故汗不出。麻黄汤可宣发肺气，使肺恢复宣发肃降的生理功能，进而腠理开泄，汗出则表邪随之而解。若外邪化热入里，邪热蕴蒸于肺，迫津由汗孔外泄，常见发热与汗出并见，“发热汗出无大热”或“汗出濈濈然”，汗出连绵不绝。此外。若平素肺之卫气虚乏，卫外防御卫护失职，司开阖之功能紊乱，则会出现表虚自汗，伴汗出恶风、面色㿠白等症状，又称为肺卫表虚证。

四、喘症

喘症是以呼吸急促为特征的一种症状，严重时甚至张口抬肩，鼻翼扇动，不能平卧。《说文解字》曰：“喘，疾息也。从口耑声。”疾，指快速；息，指一呼一吸，疾息指急迫呼吸，为肺系疾病的常见症状。《灵枢・五阅五使》言：“肺病者喘息鼻张。”《灵枢・经脉》云：“肺手太阴之脉……是动则病肺胀满，膨膨而喘咳。”《灵枢・五乱》载：“清浊相干，乱于胸中，是谓大悗……乱于肺，则俯仰喘喝，接手以呼。”显然早在《黄帝内经》时期就已认识到喘症的病位主要在肺，西医学呼吸系统传染性、感染性及呼吸慢病等均可见到该症状。喘亦称喘息、喘鸣、喘逆、喘喝、上气等，《金匮要略》中称“上气”，《诸病源候论》中称为“逆气”，《景岳全书》中则称为“喘促”。金元以前，喘与哮二症并未严格区分，明代虞抟《医学正传》谓：“大抵哮以声响名，喘以气息言。夫喘促喉中如水鸡声者，谓之哮；气促而连属不能以息者，谓之喘。”可见哮必兼喘，而喘未必兼哮。

肺主气司呼吸，元气为呼吸之门，元气上达胸中助宗气生成；宗气包举肺外，助肺产生吸清呼浊的呼吸运动，宗气贯心脉分为营卫之气；卫气慓悍滑疾行于脉外，昼行于皮肤肌腠之阳络，夜行于脏腑腠理之阴络，发挥广泛的调节控制作用。上述生理过程借助肺之宣发肃降完成，是调控人体气机的关键。外感六淫、内伤七情、饮食不节、劳役过度，均可影响肺之气络中气的升降出入，使肺失宣肃而发为喘症，正如元代朱丹溪所说："六淫七情之所感伤，饱食动作，脏气不和，呼吸之息，不得宣畅而为喘急。"肺主宣发肃降，但外感与内伤影响宣发肃降有别，风寒、风热、表寒入里化热等使肺失宣肃，以宣发失常为主，治以宣肺祛邪为主，辅以肃降肺气，诚如清代喻嘉言《医门法律》对于外感咳嗽治疗提出的治疗原则："若咳而其脉亦浮，则外邪居多，全以外散为主……一举而表解脉和，于以置力于本病，然后破竹之势可成耳。"气郁伤肺、痰浊蕴肺、肺气阴两虚、络虚肺气失荣、肾虚肺气失于摄纳等使肺失宣肃，以肃降失常为主，治以肃肺降逆，辅以宣畅肺气，清代叶天士《临证指南医案》明确指出了肺之肃降之性："肺为呼吸之橐籥，位居最高，受脏腑上朝之清气，禀清肃之体，性主乎降。"明代虞抟《医学正传》中云："治痰者，必以顺气为主。"肺为气之主，肾为气之根，肺主呼气，肾主纳气，肺之肃降必借助肾之摄纳，方能使呼吸保持一定的深度，肃肺降逆的同时还需配伍温肾纳气，以使肺肾相济，呼吸有根，如《太平惠民和剂局方》紫苏子降气汤于肃肺降逆药物紫苏子、半夏、前胡、厚朴中配伍肉桂以温肾纳气。

五、哮症

哮症是以呼吸急促，喉中哮鸣如哨鸣音为特征的临床常见症状。因为哮必兼喘，所以一般也称为哮喘。《说文解字》释："豕惊声也。"《玄应音义》释："虎鸣也。"《集韵》释："呼也。"《类篇》释："大呼。"可见"哮"在古籍中多用以指代动物和人的呼叫声，因人哮病发作时，喉中痰鸣，哮吼有声，故亦称哮鸣。《素问·阴阳别论》中记载："阴争于内，阳扰于外，魄汗未藏，四逆而起，起则熏肺，使人喘鸣。"《说文解字》释"鸣"为"鸟声也"，此处"喘鸣"之意与张仲景《金匮要略》中"喉中水鸡声"类似，是哮病的特征性表现。《诸病源候论》中称哮病为"呷嗽"。唐代孙思邈在《备急千金要方》记载"吹管声""喉咽鸣"等描述与哮病的发病表现相符，如"胸中满，上气，喉中如吹管声，吸吸气上欲咳""上气喉咽鸣，气逆"。南宋医家许叔微在《普济本事方》中首次提出"呴嗽"病名："紫金丹，治多年肺气喘急，呴嗽，晨夕不得眠。"《广雅》释："呴，鸣也。""呴"为雉鸣之声，此处"呴嗽"之名与"咳嗽"而伴"喉中水鸡鸣"相似。明代李中梓在《医宗必读》中认为，"哮"是由"呷""呀"二字合音而成："呷者口开，呀者口闭，开口闭口，尽有音声。呷呀二音，合成哮字，以痰结喉间，与气相击，故呷呀作声。"宋代王执中的《针灸资生经》首次提出哮病病名。

关于哮病的病因病机，《黄帝内经》认为营卫之气运行异常，清浊之气相干，肺中气机逆乱是“喘呼逆息”等呼吸异常疾病发病的重要病机。《灵枢·刺节真邪》云：“振埃者，阳气大逆，上满于胸中，愤䐜肩息，大气逆上，喘喝坐伏，病恶埃烟。”“振埃”指自然环境中的尘埃、烟雾，表明两千多年前的古人已认识到自然环境中存在可引起呼吸异常的物质，与目前空气环境中致敏原的认识一致。《金匮要略·痰饮咳嗽病脉证并治》明确提出“伏饮”致“满喘咳吐”病机观点。明代医家提出哮病有“夙根”的观点。清代李用粹在《证治汇补》中进一步将哮病病机总结为“内有壅塞之气，外有非时之感，膈有胶固之痰，三者相合，闭拒气道，搏击有声，发为哮病”，是多种因素综合致哮的病机学说。

基于肺络病“气络－气道－血（脉）络”的传变规律，哮病病位在肺之气道，气络中运行的元气、宗气、卫气对气道的温煦充养、调节控制功能失常，导致气道绌急，加之营卫由络以通交汇生化异常，引起痰饮等继发病理产物壅阻气道，形成气道绌急与气道壅阻之间交互为患的核心病机。气道绌急可单独发生，气道壅阻易引发气道绌急，气络中气机气化失常、气道绌急与气道壅阻综合是哮病发生的关键因素，与西医学气道高反应的哮喘病理机制相吻合。哮病有寒热之分，因寒所致者，属冷哮范畴，遇寒而发，常表现为呼吸急促，喉中哮鸣，胸膈满闷，痰白而黏，或清稀多沫，面色晦滞而青，口不渴，或渴喜热饮，舌苔白滑，脉象浮紧，或兼见恶寒，发热，无汗，头身疼痛等表证。因热所致者，属热哮范畴，遇热而发，其主要临床表现有呼吸急促，喉中哮鸣声高气粗，烦闷不安，痰黄黏稠，咳吐不爽，面红自汗，口渴欲饮，舌质红，苔黄腻，脉滑数，或兼见发热，微恶风寒，头痛等表证。又有寒热错杂哮鸣，表现为呼吸急促，喉中哮鸣，痰黄黏稠，或白黏难咯，胸闷心烦兼见恶寒发热，无汗，头身疼痛，舌苔黄白，脉浮紧而数。

六、短气

短气是以呼吸微弱短促或短气不足以息为特征的病症，《灵枢·癫狂》言：“短气，息短不属，动作气索。”东汉张仲景记载了短气与肺痿、支饮等疾病的关系，《金匮要略·脏腑经络先后病脉证》言“息张口短气者，肺痿唾沫”，《金匮要略·痰饮咳嗽病脉证并治》说“咳逆倚息，短气不得卧，其形如肿，谓之支饮”，指出了肺痿、支饮等肺系疾病有短气的症状及特点。中医学又有“少气”之说，“少气”与“短气”不完全相同。清代吴谦在《医宗金鉴》中说：“短气者，气短而不能续息也；少气者，气少而不能称形也。”强调了短气的特点为呼吸短促异常，而少气重点反映全身气机虚弱的表现，应是上承《灵枢·癫狂》所言“少气，身漯漯也，言吸吸也，骨酸体重，懈惰不能动”。金代成无己《伤寒明理论》也言：“所谓短气者，呼吸虽数，而不能相续。”明代王肯堂《证治准绳》亦言：“少气者，气少不足以言也。”日本丹波元简《杂病广要》中分析两者病机的异同，说：“短气不足以息者体实，实则气盛，盛则气逆不通，故短气；又肺虚则气少不足，亦令短气。”而少气“此由脏气不足故也”，指出“短气”有虚实之分：其虚者与“少气”无异，为肺气虚所致；其实者为“气逆不通”，可归属于“气喘”。

近代张锡纯关于短气的论述有助于理解虚实之分。张锡纯上承《黄帝内经》及《伤寒杂病论》“大气”之说，创新性提出大气下陷的病机学说。基于《灵枢·邪客》所言“宗气积于胸中，出于喉咙，以贯心脉，而行呼吸焉”，认为胸中大气即宗气，为“司呼吸之枢机”。《医学衷中参西录》论述胸中大气助肺司呼吸功能：“肺悬胸中，下无透窍，胸中大气，包举肺外，上原不通于喉，亦并不通于咽，而曰出于肺，循喉咽，呼则出，吸则入者，盖谓大气能鼓动肺脏使之呼吸，而肺中之气，遂因之出入也。”故将大气称为“人身后天之桢干”。张锡纯总结大气下陷的主要临床表现包括“此气一虚，呼吸即觉不利”“夫大气者，内气也。呼吸之气，外气也。人觉有呼吸之外气与内气不相接续者，即大气虚而欲陷”“胸中大气下陷，气短不足以息……满闷怔忡”“有呼吸短气者”“有呼吸满闷者，有努力呼吸似喘者”，甚则“大气既陷，无气包举肺外，以鼓动其阖阚之机，则呼吸顿停，是以不病而猝死也”。其论大气下陷主症为“气短不足以息，努力呼吸有似乎喘”，形象地指出了一种呼吸短浅不足以息且不相接续的状态，严重时为了努力维持呼吸，必须加快呼吸频率而让人误认为似喘，可见短气并无虚实之分，实际上是胸中大气因虚而下陷，胸中气机失于斡旋，因虚而留滞的病机状态。大气下陷证常见于以肺胀（慢性阻塞性肺疾病）为代表的呼吸慢病，亦涵盖了肺痿（肺间质纤维化）和支饮（肺心病）等肺络病中宗气虚陷、肺叶不振或脉络瘀阻、瘀血化水的证型。大气下陷证理论为治疗肺胀、肺痿、支饮等肺络病变开辟了不同于从肺肾论治的新途径。

七、咳嗽

咳嗽是指肺失宣降，肺气上逆作声，咯吐痰液的一种疾病，也是肺系疾病的主要症状之一。有声无痰为咳，有痰无声为嗽，临床上多表现为痰、声并见，难以截然分开，故以咳嗽并称。咳通“欬”，《说文解字》释为“逆气”。《素问·阴阳应象大论》明确提出肺“在变动为咳”，指出肺与咳嗽的关系，并设《素问·咳论》专篇，确立从内、外两个方面认识咳嗽的病因，外为“皮毛先受邪气，邪气以从其合也”，内则“寒饮食入胃，从肺脉上至于肺”，因而提出“五脏六腑皆令人咳，非独肺也”之说，与肺“在变动为咳”相呼应，为后世基于外感内伤论治咳嗽确立了理论基础。东汉张仲景论述了外感伤寒袭肺及肺脏内伤等多种咳嗽病证的证治规律。明代李梴在《医学入门》中系统提出咳嗽的外感、内伤病因分类。明代张景岳在《景岳全书》中确立咳嗽标本分立之原则：外感由外邪所致，由肺及他脏，以肺为本，他脏为标；内伤病无外邪，由他脏及肺，以他脏为本，以肺为标。清代程国彭在《医学心悟》中以钟鸣形象描述：“风寒暑湿燥火，六淫之邪，自外击之则鸣，劳欲情志，饮食炙煿之火，自内攻之则亦鸣。”六淫之邪外袭肺卫，影响肺之宣发肃降，肺气上逆而为咳者，又因外感六淫之病邪性质，其证候各有特点。如风寒束表，症见咳嗽，鼻塞流清涕等；风热袭肺，症见咳嗽不爽，痰黄或黄白而稠等，更有甚者可见咳而气喘，痰黄稠，甚或痰中带血；燥邪伤肺，症见干咳无痰，甚则胸痛；暑湿伤肺，症见咳嗽，痰多而稠等。内伤咳嗽之肺气虚，症见咳嗽，气短等；肺阴虚，症见久咳不止，痰少而黏，或咳声嘶哑等；肝火犯肺，症见咳嗽气逆，痰出不爽，胁痛等；脾虚，则症见咳嗽，痰多色白易咳出等；肾阳虚，症见咳嗽，痰清稀呈泡沫状等。

八、咳痰

经肺之气道咳吐而出之痰，属中医有形之痰范畴。秦汉之前无痰字，通“淡”“澹”，指的是可以“淡荡流动”的水样物质。《说书解字》释：“澹，水摇也。”体内一切停水证（如停于肠间、胸、胁、四肢）均称为痰或痰饮，而由肺、肺系所产生的痰液，《金匮要略》称“涎”“沫”“唾”“浊”。东汉张仲景首提“痰饮”之名，《金匮要略·痰饮咳嗽病脉证治》中有 33 处描述了津聚为饮、随处留积的病证特点，所论痰饮有广义和狭义之分。广义痰饮包括痰饮、悬饮、溢饮、支饮四类，是诸饮的总称；狭义痰饮则是四饮之一，系指饮停胃肠之证。张仲景所论痰饮重在饮，指津液不归正化形成的质地清稀的水饮之邪，其对有形之痰浊也作了明确论述。《金匮要略·肺痿肺痈咳嗽上气病脉证治》记载了“浊唾腥臭”“吐脓如米粥”“时时吐浊”等有形之痰浊的质地与气味特点，为肺痈临床论治提供依据；“吐浊唾涎沫”“吐涎沫而不咳”作为判断肺痿虚实寒热的主要依据。对外感或内伤所致肺病，根据咳痰的性质可综合判断病机特点及病势发展。热痰则咳出之痰色黄、黏稠，有块；寒痰则咳出之痰色白清稀；风痰则痰液清稀多泡沫；燥痰则痰少黏稠难于咳出；湿痰则咳痰量多，白滑易于咳出；湿热蕴肺成毒，则咳吐脓血痰或咳痰腥臭。西医学认为，痰是由气道黏液异常分泌产生的，与呼吸系统传染性及感染性疾病的发展和预后均有密切关系。痰既是急性气管－支气管炎及慢性阻塞性肺疾病等急、慢性气道炎症疾病的重要病理特点，又是社区获得性肺炎迁延不愈的独立危险因素。基于“气络－气道－血（脉）络”的肺系疾病传变规律，外感与内伤致病因素突破肺之气络的防御卫护功能，发展至以痰浊阻滞气道为特点的阶段。若不积极干预，则极易影响肺之换气转血功能，引起血（脉）络结构与功能损伤。所以无论外感还是内伤引起的肺系疾病，痰浊阻滞气道既是疾病发展的中间环节，也是治疗干预的关键环节。

九、咳血

咳血指经咳嗽而出血。多见痰血相兼，或痰中带有血丝。若痰少而血多，或大量出血，则称咯血，《素问·至真要大论》明确提出“咳唾血”概念：“少阳司天，火淫所胜，则温气流行，金政不平，民病……咳唾血。”咳血、咯血、嗽血的概念至明清时期渐趋统一。如明代秦景明《症因脉治》中言："咯血即嗽血。"清代何梦瑶《医碥》中云："咳多则肺络伤，而血出矣。嗽则兼有痰，痰中带有血线，亦肺络之血也。"同时指出，咳血多与肺中血（脉）络受损有关。外感风热、肺热壅盛、肝火犯肺可因火热灼伤肺之血（脉）络而见咳血；瘀阻肺络也可致络中之血不循常道而溢于脉外；肺脾气虚，络中之血失于固摄而冲出络道；或阴虚火旺，虚火灼伤血（脉）络均可导致咳血。近代张锡纯创立补络补管汤治咳血久不愈者。

十、胸痹

胸为病位，痹为病机。"痹"指痞塞不通。胸痹是以胸部闷痛，甚则胸痛彻背，喘息不得卧为主要表现的病症。轻者感觉胸闷，呼吸欠畅；重者则有胸痛；严重者心痛彻背，背痛彻心。《灵枢·本脏》中"肺大则多饮，善病胸痹"，首次指出肺与胸痹的关系。东汉张仲景《金匮要略》设"胸痹心痛短气病脉证治"专篇："夫脉当取太过不及，阳微阴弦，即胸痹而痛……今阳虚知在上焦，所以胸痹、心痛者……关上小紧数……胸痹心中痞，留气结在胸，胸满胁下逆抢心。""阳微阴弦"既指胸痹的脉象，又反映其病机：阳微指胸阳不振，阴弦指阴寒邪气上干阳位。胸中为心肺所居之所，又为胸中大气统领斡旋一身气机变化的关键位置，胸痹的发生与胸中之大气虚乏失于阳运有关，故《金匮要略》中记载的胸痹既有"胸背痛""心痛彻背"等心主血脉的病变，又有"喘息咳唾""短气""胸中气塞，短气"等肺主气的功能失常。《灵枢·邪客》言："宗气积于胸中，出于喉咙，以贯心脉，而行呼吸焉。"东汉张仲景首次将"大气"应用于临床，指出水肿病在气分的病机为大气不转，阳虚寒凝，水饮停聚；提出"大气一转，其气乃散"的治疗原则，通过加强胸中大气运转促进阴寒邪气消散。清代喻嘉言《医门法律》亦倡仲景之说："《金匮》独窥其微，举胸痹、心痛、短气，总发其义于一门……其治胸痹心痛诸方，率以薤白、白酒为君，亦通阳之义也。"张仲景创立的治疗胸痹的瓜蒌薤白白酒汤、瓜蒌薤白半夏汤、枳实薤白桂枝汤等，开创了胸痹心肺同治法的用药先河。近代张锡纯进一步发挥大气学说，认为宗气积于胸中为"司呼吸之枢机"，"心血之循环"与"心机之跳动"也为宗气所主。肺之气络、气道、血（脉）络共主肺的生理功能，肺络病变也有肺之气络、气道、血（脉）络的共同参与，为我们从胸中大气探讨气络与血（脉）络参与肺络病变的病机特点及治疗规律奠定了基础。

十一、皮痹

皮痹是以局部或全身皮肤进行性肿硬、萎缩，严重者可累及脏腑为主要表现的病症。皮痹病位在皮肤，与肺脏关系密切。《素问·痹论》明确提出："风寒湿三气杂至，合而为痹……皮痹不已，复感于邪，内舍于肺。所谓痹者，各以其时重感于风寒湿之气也，凡痹之客五脏者，肺痹者，烦满喘而呕。"指出了皮肤肌表外受风寒湿之邪先导致皮痹，进而影响其所合之肺脏的发病过程。《素问·玉机真脏论》言："风寒客于人，使人毫毛毕直，皮肤闭而为热，当是之时，可汗而发也；或痹不仁肿痛，当是之时，可汤熨及火灸刺而去之。弗治，病入舍于肺，名曰肺痹。"与《素问·痹论》所言相呼应，指出皮痹内传可发为肺痹。关于肺痹的形成，内有正气不足，肺气虚损，宣降失司，加之风寒湿等外邪侵入皮毛，痹阻日久内舍于肺而致病。西医学系统性硬化症累及肺脏时，可发生肺广泛纤维变及囊肿性变，至肺功能不全时，出现进行性呼吸困难伴咳嗽等症状，还可累及消化道出现吞咽困难、恶心呕吐等症状，与肺痹"烦满喘而呕"的症状描述相似。

十二、水肿

水肿是因感受外邪、饮食失调或劳倦内伤，脏腑功能失调，气化不利，津液输布失常，出现体内水液潴留，泛溢于肌肤，引起以头面、四肢、腹背等局部甚至全身浮肿为临床表现的一类病症。《黄帝内经》把水肿分为"风水""石水""涌水"等证候；《金匮要略》又称"水气"，设有专篇论述，并分为"风水""皮水""正水""石水"数种，并据五脏证候的轻重，分为"心水""肝水""脾水""肺水""肾水"；元代朱丹溪则将水肿分成"阳水""阴水"两大类，为后世所宗。

《素问·经脉别论》言："饮入于胃，游溢精气，上输于脾，脾气散精，上归于肺，通调水道，下输膀胱，水精四布，五经并行。"指出了水饮在机体内的输布代谢过程，与肾之蒸化、脾之转输与肺之通调三脏功能密切相关，尤其点明了肺通调水道作用承上启下的重要性。《素问·汤液醪醴论》言："平治于权衡，去宛陈莝，微动四极，温衣缪刺其处，以复其形。开鬼门，洁净府，精以时服。""开鬼门"即宣发皮肤汗孔以祛邪外出。水肿的发病关乎肺、脾、肾三脏，正如明代张介宾《景岳全书》云："凡水肿等证，乃肺脾肾三脏相干之病……水化于气，故其标在肺。"当风邪外袭，腠理闭塞，肺气失宣，可导致小便不利水溢肌肤而发为风水，水肿初起则会出现肺气上逆"时咳"症状，影响肺气通调水道职能，由此形成发汗宣肺治疗水肿、小便不利的重要治法，如仲景《金匮要略·痰饮咳嗽病脉证并治》指出："诸有水者，腰以下肿，当利小便；腰以上肿，当发汗乃愈。"创立越婢汤宣通肺气、发汗行水。另外，仲景提出"溢饮"概念，《金匮要略·痰饮咳嗽病脉证并治》云："饮水流行，归于四肢，当汗出而不汗出，身体疼重，谓之溢饮。"肺之气络中运行的卫气借助肺之宣发肃降，外布于肌表皮肤，内行于脏腑腠理，主司周身玄府开阖气液宣通，若卫气郁于肌表，水饮不能通过皮肤汗孔化液为汗，积于肌腠则形成溢饮，症见四肢沉重或关节疼痛，甚则肢体微肿，无汗恶寒，或见咳喘。张仲景创立大青龙汤，辛温、辛寒并用，发表清里治疗溢饮，如《金匮要略·痰饮咳嗽病脉证并治》载："病溢饮者，当发其汗，大青龙汤主之。"均为"开鬼门"治法的具体运用。

十三、鼻鼽

鼻鼽是包括反复鼻塞、鼻痒、打喷嚏、流清涕等多种鼻部症状的表现，亦可作为独立疾病，可呈季节性发作。“鼻鼽”首见于《素问·脉解》：“所谓客孙脉，则头痛、鼻鼽、腹肿者，阳明并于上，上者则其孙络太阴也，故头痛、鼻鼽、腹肿也。”将鼻鼽与头痛、腹肿等症状并列而言。东汉许慎《说文解字》指出：“鼽，病寒鼻窒也。”刘熙《释名》中说：“鼻塞曰鼽。鼽，久也。涕久不通，遂至窒塞。”综合而言，鼻鼽是感寒引起的，以鼻塞、流涕为主要表现的病症。金代刘完素在《素问玄机原病式》中进一步指出“鼽者，鼻出清涕也”，清代何梦瑶《医碥》也提出“常流清涕名鼻鼽”，明确了该病以流清涕为主要表现特征。外受风寒之邪可出现鼻塞、流清涕，如《冯氏锦囊秘录》言：“夫鼻为肺窍……风邪客于皮毛，是以津液不收，致流清涕……名曰鼻鼽。”《诸病源候论》记载：“肺脏为风冷所乘，则鼻气不和，津液壅塞，而为鼻鼽。”除了外寒内侵，肺之络气虚滞，虚寒内生亦可发为鼻鼽。如《辨证录》言：“人有鼻流清涕，经年不愈，是肺气虚寒，非脑漏也。”指出肺气虚寒，肺卫不固，加之外邪，上犯鼻窍而发为鼻鼽。《诸病源候论》也云：“肺气通于鼻，其脏有冷，冷随气入乘于鼻，故使津液不能自收。”若寒邪束于皮毛，肌肤腠理闭塞，阳气无从泄越，可喷而上出为嚏。

“肺开窍于鼻”，肺鼻在生理结构上相通，在经络上相连。对肺鼻关系的论述首见于《黄帝内经》。《灵枢·五阅五使》曰“鼻者，肺之官也”，《素问·金匮真言论》言“西方白色，入通于肺，开窍于鼻”，均指出鼻为肺之官窍。《灵枢·脉度》云：“肺气通于鼻，肺和则鼻能知臭香矣。”指出人之所以有嗅觉正是因为肺气能够通于鼻。鼻后连颃颡，下通于肺，为肺系的一部分，是肺之门户。肺鼻由经络相连，通过经脉加深二者之间的联系。《灵枢·经脉》言：“大肠手阳明之脉……络肺……交人中，左之右，右之左，上夹鼻孔。”表明肺与鼻在经络上的相关性。《经络考》直接指出“鼻，属手太阴肺经”，手太阴肺经受邪可循经上犯鼻窍，《诸病源候论》记载：“风冷伤于脏腑，而邪气乘于太阴之经，其气蕴积于鼻者，则津液壅塞，鼻气不宣调。”均表明，外感、内伤导致的鼻鼽，均与肺及肺之经络具有密切关系。西医学中的变应性鼻炎是机体接触过敏原后引起的，由免疫球蛋白E介导的鼻黏膜非感染性慢性炎症，临床表现与鼻鼽高度相似。宋代陈无择的《三因极一病证方论》言：“民病……目赤心痛，寒热更作，咳喘；或鼻鼽，嗌咽吐饮，发黄疸，甚则连小腹而作寒中。”言鼻鼽容易伴随咳喘、目赤，这与变应性鼻炎出现咳嗽、喘息和眼部充血等症状相吻合，为补肺益卫固表与祛风散寒相结合治疗变应性鼻炎提供了理论依据。

除鼻流清涕外，鼻部流出的鼻涕尚有“黏脓涕”“黄脓涕”“脓血涕”“臭涕”等，或因风寒蕴久化热，或因直接感受风热、湿热、燥热之邪，治疗均可从宣肺祛邪入手。

第六章

肺络病治则治法

第一节 “络以通为用”的络病治则在肺络病中的应用价值

络脉是从经脉支横别出、逐层细分、广泛分布于人体上下内外的网络系统，承载经脉中运行的气血并将其敷布渗灌到脏腑组织。其络属脏腑肢节，津血互换、营养代谢、温煦充养、调节控制诸功能都与其“行血气”这一基本功能密切相关。因此，络脉通畅无滞、气血运行正常是络脉系统维持人体正常生命活动的基础。络脉支横别出、逐层细分、络体细窄、网状分布的结构特点，决定了气血流缓、面性弥散的运行特点，进而导致其病机特点为易滞易瘀、易入难出、易积成形，而其病理实质则为“不通”。中医学补偏救弊、调整阴阳等所有治疗的最终目标都是恢复机体的正常生理状态，正如《黄帝内经》所言：“谨守病机，各司其属……必先五脏，疏其血气，令其调达，而致和平。”络脉是气血运行的通路，络病治疗的根本目的是保持络脉通畅，故“络以通为用”的治疗原则正是针对络脉的生理特点及络病的病理实质提出的。

通，《说文解字》释：“通，达也。”《吕氏春秋》载：“血脉欲其通也。”注“利也”，本义为通畅、通达、通利之意，亦有疏通、开通之意，正如唐代柳宗元《柳河东集》所云：“疏之欲其通。”常见通路（开通道路）、通堙（开浚堵塞的水道）等词。基于络脉研究的“三维立体网络系统”中，广义络脉包括从经脉支横别出、运行气血的所有络脉，狭义络脉分为经络之络（气络）和脉络之络［血（脉）络］，经络之络运行经气，脉络之络运行血液，共同发挥“气主煦之”和“血主濡之”的生理功能。气络作为运行经气的“经”之分支，空间结构特点为支横别出、逐层细分、络体细窄、网状分布、络分阴阳、循行表里，决定了经气在经脉中呈线性流注状态运行，在络脉中呈面性弥散的“熏”“充”“泽”“散”“煦”状态。经气昼行于六经皮部之阳络，夜行于脏腑膜原之阴络，与天地四时相呼应，气疾血缓、偕血而行、末端连通、多维传导，从而有利于络气发挥络属调节、温煦充养、防御卫护、信息传导、自稳调控等功能。气络的结构又决定了气络易入难出、易滞易瘀、易积成形的发病特点，其病理本质为“不通”。营卫以气血之体作流通之用，“营卫不通，血凝不流”，“血脉相传，壅塞不通”揭示了血（脉）络病变由“壅”到“塞”的病理演变过程，“不通”则揭示了贯穿血（脉）络病变始终的病理实质。“损其心者，调其营卫”指出，调和营卫气血、保持脉络通畅是脉络病变的重要治疗原则。

循行于肺的络脉包括肺之气络和肺之血（脉）络，是肺脏结构与功能的有机组成部分，与作为“气息之路”的气道密切配合，共同完成肺主气司呼吸，朝百脉，通过宣发肃降发挥通调水道及治理调节等重要生理功能。元气为呼吸之门，宗气根于元气，积于胸中，包举肺外，是推动肺产生呼吸运动的直接动力；天之清气借助宗气的作用进入气道，与借助血（脉）络朝会而来的百脉之血交会，实现里气与外气的清浊交运；宗气贯心脉又分为营卫之气，营卫循脉而行，营行脉内，卫行脉外，借助肺气之宣肃作用向上向外布散于皮肤肌表阳络，向下向内循行于脏腑腠理阴络，在人体气机中发挥核心作用，也是维持脏腑间功能协调及与外环境稳定的重要调控机制。肺脏的生理功能由肺之气络、气道、血（脉）络共同参与维持，肺络病变遵循“气络－气道－血（脉）络”的传变规律。新感六淫、温热之邪或疫疠之气袭阳络，新感病久传内、肺病日久迁延、他病日久及肺等久病伤及阴络，或是情志、饮食、起居、劳逸、环境毒素启络伤之机，水饮、痰浊、瘀血、内生毒素助络损病进，引起肺之“气络－气道－血（脉）络”的病机类型，均体现了“不通”的病机特点。正如清代程文囿《医述》言：“肺为清虚之脏，喜通利，恶壅塞，毫发不可干。”临床辨证遣方用药时，需把握“以通为用”的治疗原则。根据肺络病病机传变的连续性、病理损伤的交互性、病变状态的复杂性，针对络病之因、络病的基本病机及络病继发组织的病理改变，祛除络病之因以利络脉通畅，采用入络药物疏通络脉，针对络脉病变引起的继发性病理改变采用有效治疗方药，有利于络脉运行气血功能恢复，达到“通”之目的。正如清代高士宗《医学真传》所言：“通之之法，各有不同。调气以和血，调血以和气，通也；下逆者使之上行，中结者使之旁达，亦通也；虚者助之使通，寒者温之使通，无非通之之法也。”论述了通络方法各不相同，其总旨在于保持络脉气血的畅通以利于其功能的发挥。

第二节　肺络病常用治法

一、宣

宣者，宣散、宣发、宣透、宣通之义，指通过宣发卫气，开泄腠理以祛邪外出的治法。《灵枢·决气》言：“上焦开发，宣五谷味，熏肤、充身、泽毛，若雾露之溉，是谓气。”指出气络中运行的卫气，通过肺的宣发布散作用向上向外敷布于皮表肌腠阳络的生理过程。肺之气络的宣发功能将各种营养物质输布于肌表，使肌表得到滋润和营养，即“输精于皮毛”，使肌表阳络成为机体抵抗外邪的第一道保护屏障。正如清代唐容川《中西汇通医经精义》所言：“皮毛属肺，肺多孔窍以行气，而皮毛尽是孔窍，所以宣肺气，使出于皮毛以卫外也。”卫气司开阖可以调节皮肤汗孔的启闭，通过宣发卫气开启汗孔促进发汗，使外邪随汗而解。宣肺法包括了汗法，清代程国澎谓：“汗者，散也。”汗法作为八法之首，具有发散、通透、升浮、向上向外的特点，从而善于祛散在外在表之邪气，正如《素问·阴阳应象大论》所言：“其有邪者，渍形以为汗；其在皮者，汗而发之。”因卫气郁滞于皮表不得宣散而出现的发热症状，也可以随汗而愈，如《素问·生气通天论》所言：“体若燔炭，汗出而散。”通过宣发卫气，调节汗孔启闭，更有利于卫气津液敷布肌表，不仅有助于祛散外邪，而且还能使伏于肌表的寒湿、水饮之邪通过汗液排出而泄，《素问·热论》言：“三阳经络皆受其病，而未入于脏者，故可汗而已。”金代张从正在《儒门事亲》中指出：“诸风寒之邪，结搏皮肤之间，藏于经络之内，留而不去，或发疼痛走注，麻痹不仁，及四肢肿痒拘挛，可汗而出之。”东汉张仲景以宣肺发汗法为主创制了以麻黄汤、桂枝汤为代表的经典方剂，清代柯韵伯进行了高度概括：“发汗有五法：麻黄汤汗在皮肤，是发散外感之寒气；桂枝汤汗在经络，是疏通血脉之精气；葛根汤汗在肌肉，是升提津液之清气；大青龙汗在胸中，是解散内扰之阳气；小青龙汗在心下，是驱逐内蓄之水气。”彰显了仲景根据患者的证候特点，灵活运用宣肺发汗法的辨证论治精神。其中，张仲景以麻黄为宣肺第一要药，通过麻黄宣发卫气、开泄腠理，达到祛邪的目的，《本草正义》言：“麻黄轻清上浮，专疏肺郁，宣泄气机……虽曰解表，实为开肺，虽曰散寒，实为泄邪，风寒固得之而外散，即温热亦无不赖之以宣通。”麻黄尚有宣通作用，对于卫气郁滞，化热郁肺，不能畅达于外而见“手足厥逆”伴有“喉咽不利，唾脓血”者，治以麻黄升黄汤，以麻黄配升麻宣发通畅郁滞之卫气。仲景另针对太阳表虚中风证创制的桂枝汤，通阳行卫、解肌祛风，被称为“解肌发汗之总方”，与麻黄汤分别树立了宣肺发汗解表的不同法门。肺之络气郁滞证不仅见于外邪伤于皮肤阳络，亦见于卫气内行之脏腑肌腠阴络。金元刘河间针对脏腑玄府闭塞不通提出了开发郁结、宣通气液的治法。麻黄汤的组方要义为外感内伤各种肺系疾病络气郁滞证的治疗提供了组方思路和重要借鉴。风热或温热之邪，虽自外而来但亦伤及肺卫，其与表寒证不同，多从口鼻而入，发热、咽痛、咳嗽明显，而恶寒、畏风不著，治疗以桑叶、薄荷、菊花、牛蒡子等辛凉清解药物祛散在表之风热。

风性主动，寒主收引，风寒之邪各自或相兼为害，易使关节、肌肉、筋脉拘急收引。隋代《诸病源候论》首提“风咳”病名：“风咳，语因咳，言不得竟是也。”指出风盛气道挛急引发的咳嗽阵作，呛咳气急，语不得言，伴鼻塞声重，咽干咽痒等。同样，《素问·举痛论》说：“寒气客于脉外则脉寒，脉寒则缩蜷，缩蜷则脉绌急，绌急则外引小络，故卒然而痛。”指出了外寒内客或阳虚失于温煦所致的血脉拘急挛缩状态，宣发肺中之阳气有助于缓解肺之气道或血（脉）络的绌急状态。

不仅肌表皮肤有腠理，五脏六腑皆有腠理。东汉张仲景在《金匮要略·脏腑经络先后病脉证》中言："腠者，是三焦通会元真之处，为血气所注；理者，是皮肤脏腑之纹理也。""若五脏元真通畅，人即安和。"宣肺发汗不仅可以开皮肤之腠理，亦可以宣通脏腑之腠理，通利三焦，促进真气流通。刘完素综合先秦两汉时期关于玄府、气门、腠理、鬼门的概念，将玄府概念发展为遍布人体内外各处的一种微细结构，玄府的功能超越了《黄帝内经》中仅通行卫气与津液的范畴，是人体气、血、津、液、神机升降出入之道路与门户。玄府通利，气血神机出入有度，则人体各项功能康健如常，若"热气怫郁，玄府闭塞"，气液、血脉、荣卫、精神不能升降出入，则见"目无所见，耳无所闻，鼻不闻臭，舌不知味，筋痿骨痹，齿腐，毛发堕落，皮肤不仁，肠不能渗泄"等多种临床病症。开发郁结、宣通气液的治法用药不仅为肺之"孙络－玄府"闭塞提供了有效治法药物，也为宣肺法用于脏腑疾病的治疗提供了重要启迪。

二、肃

"肃降"含有清肃、洁净和下降之意，清代叶天士《临证指南医案》曰："肺为呼吸之橐龠……清肃之体，性主乎降。"清肃是指肺之气络具有使呼吸道保持清洁，并能清除气道废物的作用；下降指肺之气络向下通降，保持呼吸的深度。降的反面为上逆，肺气上逆表现为咳嗽、气急、喘满等症。《素问·脏气法时论》曰"肺苦气上逆"，揭示了肺系疾病以肺失肃降、肺气上逆多见，如出现肺清肃失司、邪气壅塞于肺、腑气不通等，表现为咳嗽、咳痰或大便不畅等症。宣发与肃降是肺气相互协调、相反相成的两种运动形式，《灵枢·决气》言："上焦开发，宣五味谷，熏肤，充身，泽毛，若雾露之溉，是谓气。"强调了肺气的宣发作用。"若雾露之溉"又言肺气若地气升腾上为空中之云，云中之水气以雨露的形式回归滋润大地的自然界循环一样，肺气升已而降，降已而升，呈现宣发与肃降升降相因、相反相成的循环往复。

肺主肃降，言肺气以向下向内的通降为顺，肃肺者即加强肺气向下向内的通降作用。然肃降以宣发为前提，肺之宣发肃降功能在病理情况下各有侧重，即宣肃有别。皮部阳络为肺所主，卫气依靠肺之气络宣发作用外实肌表，发挥卫外防御功能。若阳络郁闭，气络郁滞，肺气失宣，肺气壅滞而宣发不利，上逆冲击声门作咳者，用药要顺从肺脏的生理特性，以宣为主，宣肃结合，宜及早宣邪外出，勿过早应用敛肺镇咳或滋阴润肺之品。诚如清代喻嘉言《医门法律》所言："若咳而其脉亦浮，则外邪居多，全以外散为主……一举而表解脉合，于以置力于本病，然后破竹之势可成耳。"清代唐容川也言："若毛窍之气不得外出，则反入于内，壅塞于肺，上出口鼻而为喘。寒伤皮毛，卫气不外出，是以返于内，而上壅为喘，治法但将皮毛发散，使气外泄，不壅于内，则喘自止。"仲景以杏仁为肃降肺气第一要药，麻黄汤以升宣之麻黄配以苦降之杏仁，寓升于降，治太阳伤寒，卫气郁滞肌表阳络之恶寒发热、体痛呕逆、无汗而喘等症。以桂枝汤合苦降之杏仁、厚朴，治疗太阳病表证未解，过早应用下法，肺失肃降，肺气上逆而咳嗽气喘者。苦降之半夏也是仲景常用的肃肺降逆之品，常与麻黄相伍，用于外寒引动内饮迫肺，肺失宣肃，肺气上逆之咳嗽气喘等症，如治疗寒饮夹热之厚朴麻黄汤、饮热迫肺之越婢加半夏汤、寒饮郁肺之射干麻黄汤，俱是此例。若纯然肺之血津亏虚，其清肃之体失却濡养上逆为咳喘，治疗时则以肃肺为主，如《金匮要略》所载麦门冬汤，治疗肺津枯燥失于濡润，肺失清肃而上逆为喘咳之证，于大量养阴润肺药中配伍少量半夏，制其燥性的同时取其苦降之性大行肃肺之功，开滋润降逆肃肺治法之先河。肺与大肠相表里，大肠之传导需借肺气通降，肺气失于肃降影响大肠传导所致腹胀便秘，可通过通降肺气恢复大肠传导之功。麻子仁丸中配伍杏仁，取其质润以润肠，苦降以肃降肺气的功效。

三、补

《素问·三部九候论》言“虚则补之”，针对气血阴阳诸虚不足的治法均属广义的补法范畴。由于肺为气之主，主一身之气并调节全身气机，肺气不足不仅对肺，对全身脏腑功能均产生重要影响。因此补法之于肺者，首重甘温益其肺气也，正如《难经·十四难》所言“损其肺者，益其气”，也是《素问·至真要大论》“损者温之”治则在肺气虚损的具体运用。东汉张仲景重视人参补肺气的作用，古时之人参多出自上党，《本草求真》言：“人参而有上党之号，专入肺……宣肺寒，清肺热。”因其性平补肺而不助热，多用于肺热耗伤气阴之证。如白虎加人参汤治“渴欲饮水，口干舌燥者”“大汗出后，大烦渴不解”“大渴，舌上干燥而烦，欲饮水数升者”；竹叶石膏汤治“伤寒解后，虚羸少气，气逆欲吐者”，由白虎汤去知母，加人参、麦冬、半夏、竹叶而成，将大寒之剂易为清补之方。以上两证，俱是热病过程中或之后，气虚又伴津亏液脱者，可见对于气虚津液亏失者，人参为益气生津之要药。

补肺气还要重视脾胃与肺的关系，《素问·经脉别论》言：“食气入胃，浊气归心，淫精于脉。脉气流经，经气归于肺，肺朝百脉，输精于皮毛。毛脉合精，行气于府。府精神明，留于四脏，气归于权衡。权衡以平，气口成寸，以决死生。”又言：“饮入于胃，游溢精气，上输于脾，脾气散精，上归于肺，通调水道，下输膀胱。水精四布，五经并行，合于四时五脏阴阳，揆度以为常也。”均指出了脾胃运化产生的水谷之精气，需上输至肺以温煦濡养肺体，同时借助肺气的推动作用，宣发布散到五脏六腑、四肢百骸。脾与肺为五行配属中的母子关系，通过补益脾胃之气而达到充养肺气的效果，即“培土生金”的治法。《金匮要略·血痹虚劳病脉证并治》以黄芪建中汤治“虚劳里急，诸不足”，方后注“及疗肺虚损不足”。小建中汤由桂枝汤倍芍药加饴糖而成，取辛甘化阳与酸甘化阴药物配伍以建立脾胃中气，使营卫气血之源不竭，清代徐彬称其为“后世补中益气之祖也”，加用黄芪或再合用人参、党参更巩固其补中益气之效。金元李东垣基于脾胃与肺的位置与功能关系，创制补中益气汤，于黄芪、人参等补气药中合少量升麻、柴胡，使中焦脾胃清阳之气上升，充养肺金，进一步创新了“培土生金”治法及方药的临床应用。

气虚进一步即阳虚，气虚、阳虚往往密不可分，治疗上又可相互借力，中医学有“助阳需先益气”之说。仲景《金匮要略》所载人参汤亦名理中丸，方中补气药人参与温阳药干姜配伍，用于“胸痹心中痞，留气结在胸，胸满，胁下逆抢心”。胸痹的病机涵盖了肺气亏虚，肺阳虚乏，饮邪上逆，阻塞胸中，气滞上焦的络气因虚留滞的特点，以枳实薤白桂枝汤通阳开结、除满降逆重在通滞，人参汤补益肺气、温理肺阳侧重其虚，即“养阳之虚，即以逐阴”。

四、泻

《素问·至真要大论》言“其实者，散而泻之”，泻肺者，泻肺中积聚停留之实邪。广义泻肺法为针对痰浊水饮热盛之实邪壅肺证而设，狭义泻肺法仅指上述实邪所致邪壅气闭之急危重症而言。泻字本义指河水迅速流淌的景象，所谓“河水奔腾，一泻千里”，泻肺法需使肺中积聚之痰水迅速流出方能解燃眉之急。《金匮要略》所载葶苈大枣泻肺汤是书中众多治疗肺系疾病的经典名方中唯一在方名中体现泻肺法的。该方所治“肺痈，喘不得卧”及“肺痈，胸满胀，一身目浮肿，鼻塞清涕出，不闻香臭酸辛，咳逆上气，喘鸣迫塞”，均是痰浊壅遏、肺气壅滞所致肺痈邪实气闭之急危重症。元代赵以德《金匮方论衍义》言：“此治肺痈吃紧之方也。肺中生痈，不泻何待。”治以泻肺峻利之葶苈大枣泻肺汤。葶苈子辛寒滑利，泻肺利水，消痰平喘；佐大枣安中护正，发挥泻肺开闭之功效。若痰浊壅肺之重症，痰阻气逆突出，无法平卧，伴持续不断地吐黏稠浊痰，咳喘不因吐痰而稍减，即“咳逆上气，时时吐浊，但坐不得眠”，此种情况“非唯壅，且加闭矣”，若不迅速清除其痰浊，可随时出现痰壅气闭的危险。因此，治以祛痰最猛之皂荚丸，取其性慓悍，专攻浊痰而宣壅利窍。若水饮壅肺见“不得息”属支饮急重症，亦用葶苈大枣泻肺汤破结逐饮、泻肺平喘，清代沈明宗在《金匮要略编注》中称之为“峻攻支饮在肺之方”。

除了痰浊水饮积聚肺中所致邪实气闭之重症，尚有疫毒之邪外侵迅速入里化为热毒，热毒壅肺，又可炼液成痰，痰浊与毒热胶结壅阻于气道，影响气机，也可致实邪壅肺之急危重症，类似西医学病毒等感染引起的呼吸窘迫综合征、呼吸衰竭等病变。明代吴又可提出“杂气”为疫病的病因，针对疫毒致病毒性剧烈、传变迅速的特点，提出“逐邪为第一要义”的疫病治疗原则，以及“客邪贵乎早逐”“急证急攻”“数日之法，一日行之”的积极治疗观；重视下法，喜用承气又首重大黄在疫病治疗中的独特作用，提出“下不厌早”“勿拘结粪”“因证数攻”等创新性观点，为疫病治疗作出了突出贡献。吴又可指出：“承气本为逐邪而设，非专为结粪而设也。”“得大承气一行，所谓一窍通，诸窍皆通，大关通而百关尽通也。”“三承气攻效俱在大黄，余皆治标之品也。”“大黄本非破气药，以其润而最降，故能逐邪拔毒。”“用大黄逐去其邪，是乃断其生积之原。”同时把邪热结滞所致的“溏垢”“胶闭”“滞下”亦列为当下之证。这反映了吴又可以逐邪为本的疫病治疗思想，其应用大黄治疗疫病，通过通腑泻肺达到快速祛邪外出的目的，也丰富了泻肺法在肺疫重症中的临床实践经验。在21世纪抗击SARS、甲型H1N1流感、新型冠状病毒感染等重大呼吸系统公共卫生事件中发挥重大作用的创新中药连花清瘟胶囊（颗粒），其组方中汲取了吴又可治疫病用大黄通腑泻肺的用药经验。

五、升

升，升举、升提之义，该治法源于《素问·至真要大论》，言：“高者抑之，下者举之。”“下者举之”治法的代表性方药是李东垣的补中益气汤，是针对中焦脾胃之气下陷无力升举而采取的治疗措施，同时该治法也可通过“培土生金”发挥补益肺气的作用。本部分提出的升举肺气法，专指针对胸中大气（宗气）因虚而下陷，不能发挥“贯心脉以行呼吸”功能而采取治法的概称。大气下陷是近代名医张锡纯在汲取前人关于大气学说相关论述的基础上，创新性提出的病机学说。《黄帝内经》首提“大气”之名，其义既指造化之气，即自然界之清气，又指积于胸中之宗气，《灵枢·五味论》言：“其大气之抟而不行者，积于胸中，命曰气海，出于肺，循喉咽，故呼则出，吸则入。”《灵枢·邪客》亦言：“故宗气积于胸中，出于喉咙，以贯心脉而行呼吸焉。”东汉张仲景首次将“大气”应用于临床，指导形成水肿病在气分的治则，《金匮要略·水气病脉证并治》针对水肿在气分，阳虚寒凝，大气不转，水饮停聚所见“心下坚，大如盘，边如旋盘”者，提出“大气一转，其气乃散”的观点，意为胸中之大气运转正常，则阴寒邪气自行消散，以桂枝去芍药加麻辛附子汤辛甘发散、温阳化气，使胸中阳气振奋，大气运转，水饮内蠲，坚积自除。清代喻嘉言受此启发，将黄芪与麻黄、附子相伍，助胸中大气之运转。近代张锡纯《医学衷中参西录》进一步创新发展“大气说”，认为“大气不但为诸气之纲领，并可为周身血脉之纲领矣”。他首创“大气下陷”病机新说，指出大气自上焦下陷于中下二焦，虚而无力升举以致下陷为特征的病理状态，创立治疗大气下陷的升陷汤等系列方药；同时提出大气在胸中斡旋全身气机，大气虚陷则全身气机必受影响，痰饮瘀血等内生之邪阻滞脏腑经络而出现痿废、偏枯之证，在升举大气的基础上合以祛风消痰、活血化瘀之法，恢复一身营卫气血之流通。本法适用于内科、外科、妇科临床40余种病证的治疗，开辟了从升举大气治疗临床疾病的新途径。

升陷汤由生黄芪、知母、桔梗、柴胡、升麻组成。大气因虚而下陷，治疗既要补益又要升举才能两全。方中重用黄芪，黄芪质地轻清疏松，芳香入肺，取其既能补气又善升气之长；知母性凉润，可抑黄芪之温热；柴胡、升麻引已陷之大气自左右上升；桔梗上浮兼保肺，并能载诸药之力上达胸中。同时以升陷汤为基本方进行加减变通，衍生出回阳升陷、理郁升陷、醒脾升陷之变方。回阳升陷用于大气下陷兼心肺阳虚，见心冷背紧、恶寒发冷等症，配伍干姜、桂枝、当归温经通阳之品；理郁升陷用于兼有络中气血郁滞不通而见胁肋撑胀作痛、少腹下坠疼痛者，配伍乳香、没药、桂枝、当归等温通流畅络中气血之品；醒脾升陷用于兼有脾气虚极下陷而见小腹坠胀、小便不禁等症者，加用白术、甘草等健脾益气之品。升陷汤及其变通方的临床应用为灵活运用升举大气治法提供了鲜活案例。

张锡纯尤重大气与心肺的关系，认为“大气不但为诸气之纲领，并可为周身血脉之纲领矣”，升举大气的治法方药在肺系疾病中具有重要价值。张锡纯基于“大气能鼓动肺脏使之呼吸”的核心功能，总结出的大气下陷症状多与其“司呼吸”功能失常相关，如“此气一虚，呼吸即觉不利”“人觉有呼吸之外气与内气不相接续者，即大气虚而欲陷”“有呼吸短气者”“有呼吸满闷者，有努力呼吸似喘者”，包括慢性阻塞性肺疾病在内的多种呼吸慢病多见上述呼吸异常症状。特别是“气短不足以息，努力呼吸有似乎喘”的大气下陷主症，与西医慢性阻塞性肺疾病的标志性症状——活动后呼吸困难高度吻合。这为基于大气下陷诠释心肺相关疾病的发病机制，并确立有效治法方药开辟了新途径。

张锡纯还进一步从胸中大气虚衰与郁滞角度阐述了太阳伤寒与中风的病机。桂枝汤所主太阳中风证为卫气虚弱，不能护卫营分，风邪透卫入营，营分受损而汗出，推究卫气失于护卫，而本源于胸中大气虚损，《灵枢·五味》有言：“谷始入于胃，其精微者，先出于胃之两焦，以溉五脏，别出两行营卫之道，其大气之抟而不行者，积于胸中，命曰气海。”胸中大气与营卫息息相通，大气虚则营卫失于护外而汗出中风；若太阳伤寒，营卫为外寒所束不得宣发畅达，大气内郁，遂膨胀上逆内冲而致咳喘。这不仅丰富了胸中大气的病机类型，而且进一步加深了对宗气与营卫之气在生理功能与病理变化中相关的认识。

六、敛

敛者，收敛耗散之肺气也，如《素问·至真要大论》所言“散者收之”。肺气以宣畅通利为顺，诸治肺方药顺应肺气所好，多为辛散之品，而辛温之品易化燥伤阴损伤肺体，肺气无所依附也易耗散于外。《素问·脏气法时论》言：“肺欲收，急食酸以收之，用酸补之。”五味子、芍药等酸味药可收上逆耗散之肺气而安肺。芍药能敛能破，敛者收敛肺气而治喘咳，固腠理而敛汗，桂枝汤中以辛温通阳之桂枝，配伍酸苦收敛之芍药，治太阳中风发热汗出之症，清代吴谦在《医宗金鉴》中谓：“桂枝君芍药，是于发汗中寓敛汗之旨。”五味子为仲景敛肺第一要药，常与干姜、细辛配伍以治痰饮郁肺之咳喘。五味子收敛肺气的同时又可制约干姜、细辛的辛散作用，使二者温化痰饮而不直走于外以辛散表邪，常见于小青龙汤、厚朴麻黄汤等治疗外寒引动内饮的代表方剂中。小青龙汤以麻黄、桂枝、干姜、半夏、厚朴、细辛等六味辛味药，与五味子、芍药两味酸味药相配，防辛散过度的同时又无虑敛邪之弊，更能助温化之性。若痰饮阻滞较重者，以生姜易干姜，加强辛散痰饮之力，如射干麻黄汤所治寒饮郁肺。清代汪昂言其“专收敛肺气而滋肾水……收耗散之气”，李时珍言五味子“但有外邪者不可骤用，恐闭其邪气，必先发散而后用之乃良”，若外邪未尽，宜慎用或禁用酸敛之品，或于大队辛散之品中酌加少量酸敛之品，但若外邪已尽，因气阴耗伤而损伤肺体致宣肃失常，则宜滋养肺体的同时加用五味子、白芍、乌梅等酸敛之品，收敛耗散之肺气的同时酸甘化阴以助肺体之滋养。若久病肺虚影响大肠传导，或久泻久利耗伤肺气，则应敛肺涩肠并举以收全功。

七、清

清肺者，清泄肺中之热邪也，即《素问·至真要大论》所言“热者寒之”治法的具体体现。《灵枢·百病始生》言：“是故虚邪之中人也，始于皮肤，皮肤缓则腠理开，开则邪从毛发入……留而不去，则传舍于络脉，在络之时，痛于肌肉……留而不去，传舍于经，在经之时，洒淅喜惊……留而不去，传舍于伏冲之脉……留而不去，传舍于肠胃……留而不去，传舍于肠胃之外，募原之间，留著于脉，稽留而不去，息而成积，或著孙脉，或著络脉。”指出了外邪袭人，先犯皮肤之络脉，再至经脉，终至脏腑之络脉的过程。东汉张仲景创立的外感伤寒六经辨治体系，以太阳病概述邪在肌表的证候，以阳明病概述其由表入里化热的表现，包括“身热，汗自出，不恶寒，反恶热”的阳明经证，以及邪热传里与燥屎内结所致日晡所发潮热、手足濈然汗出、腹胀便秘的阳明腑实证。张仲景创立了清解里热的白虎汤，为清法的代表方剂；创立了通腑泻肺祛热的治法，治疗阳明腑实证的三承气汤，该法被后世吴又可用于治疗疫病毒热壅盛证。清代叶天士创立外感温热病卫气营血辨证体系，提出“卫之后方言气，营之后方言血，在卫汗之可也，到气才可清气，入营犹可透热转气，入血直须凉血散血”的辨治原则，“到气才可清气”亦是清热法的具体应用。

关于外邪入里传肺引起的发热，《素问·热病》称为“肺热病”，其传变规律为“肺热病者，先淅然厥，起毫毛，恶风寒，舌上黄，身热。热争则喘咳，痛走胸膺背，不得大息，头痛不堪”。东汉张仲景《伤寒论》中的“发汗后，不可更行桂枝汤，汗出而喘，无大热者”，应是《素问·热病》所载“肺热病”，创制的麻黄杏仁甘草石膏汤是清泄肺热的代表方。以麻黄发表，为肺中郁热打开出路；石膏清里，杜绝邪热来源。石膏为仲景清肺热第一要药，《药性赋》言其“制火邪，清肺气”，清代汪昂《本草备要》言其“寒能清热降火，辛能发汗解肌”，其味辛可透热外达。如风寒表闭无汗，卫阳怫郁不得发越，“不汗出而烦躁者”，仲景以麻黄汤加重麻黄用量，寒得麻黄之辛热而外出；再加石膏，热得石膏之甘寒而内解，龙升雨降，郁热烦躁顿除，故以大青龙汤命名之。若饮郁化热，饮与热结而见咳逆上气，烦躁而喘者，治以小青龙加石膏汤，亦取其清泄肺热之功。若痰与热互结蕴于肺中，后世有清泄肺热与燥湿化痰相结合的治法与方药，如千金苇茎汤、清金化痰汤等。肺与大肠相表里，若表热内迫于肺下延于大肠，而见“利遂不止”并“喘而汗出”，治以葛根芩连汤。黄芩、黄连清大肠之热，燥大肠之湿；葛根既能透热解表，又能助脾升津达肺。

清代以叶天士、吴鞠通为代表的温病学派崛起，创建了中医学关于外感温热病的辨证论治体系。叶天士云“温邪上受，首先犯肺”，对于温热之邪入里犯肺之证，除以桑叶、薄荷等辛凉透表，芦根、竹叶等清泄肺热之外，还以金银花、连翘等辛凉清解、芳香辟秽解毒，创制的桑菊饮、银翘散等代表方剂用于温病初起，发热咽痛，头痛口渴，微恶风寒等症的治疗。对于感受疫毒之邪，在积极逐邪的同时，调强解毒类治法，故清代喻嘉言在《尚论篇》中提出逐邪与解毒之法同步实施：“急以逐秽为第一义。上焦如雾，升而逐之，兼以解毒；中焦如沤，疏而逐之，兼以解毒；下焦如渎，决而逐之，兼以解毒。”古人通常将能引起传染流行的疾病病因归结为“毒”，通过历代相关方药的数据挖掘分析，辟秽解毒类药物从秦汉时期已有古人使用以治疗疫病，并且在晋唐和宋金元时期更受重视，明清时期依然是治疫常用药物；随着明清温病学说的形成，以金银花、连翘、贯众、板蓝根等为代表的清热解毒类药物，应用占比也呈增多趋势。

八、温

温肺法是针对肺中阳气不足温煦失职的病机状态而采取的治疗方法。《灵枢·经脉》言“肺手太阴之脉……气虚则肩背痛，寒……溺色变”，《素问·调论》进一步说“阳虚则外寒……阳受气于上焦，以温皮肤分肉之间”，明确指出肺中阳气不足，皮肤分肉失去阳气的温煦充养而出现畏寒怕冷的症状；如果肺阳不足，不能通调水道，水液代谢失常则会出现小便异常。东汉张仲景《伤寒论》以“脉微细，但欲寐”概括少阴病的提纲证；若心肾阳虚波及肺阳不足，卫外御邪之屏障功能受损，感受外邪，出现“反发热，脉沉”的少阴外合太阳病，即《伤寒论》所言“无热恶寒者发于阴”的表阴证，病势急者治以麻黄细辛附子汤，病热缓者治以麻黄附子甘草汤。麻黄与附子配伍，温肺扶阳的同时发汗解表，后世喻嘉言汲取其配伍精义，并合以黄芪，意在通过温通肺阳以助胸中大气流转。若太阳病治之失宜，伤及肺之阳气，仲景亦有加用附子等温扶阳气药的经验，如桂枝加附子汤针对太阳病汗不得法损其肺阳，“遂漏不止，其人恶风，小便难，四肢微急，难以屈伸者”。肺阳不足，肌表失于温煦固密，则汗出如漏，形寒恶风；阳虚筋脉失于温煦，则四肢微急，难以屈伸，正如《素问·举痛论》说：“寒气客于脉外则脉寒，脉寒则缩蜷，缩蜷则脉绌急，绌急则外引小络。”附子之温既可益卫固表，又可舒缓筋急；桂枝去芍药加附子汤针对下后阳虚，“微恶寒者”。仲景在《金匮要略·肺痿且痈咳嗽上气病脉证并治》中明确提出“肺中冷”：“遗尿，小便数，所以然者，以上虚不能制下故也，此为肺中冷……甘草干姜汤以温之。”指出“肺中冷”的病机特点及辛甘化阳的治法及代表方药。唐代孙思邈认为，仲景的“肺中冷”即为“肺虚冷”；明代张景岳提出“金脏之阳虚”，发展了肺阳虚的病机理论。阳化气，阴成形，肺为主持人体水液代谢的上源，肺阳不足，水液失于阳气之蒸化，易聚而成形成为痰饮水湿之邪，温肺又可化痰蠲饮，通阳化气，正如赵以德《金匮方论衍义》中所说："痰饮由水停也，得寒则聚，得温则行，况水行从乎气，温药能发越阳气，开腠理，通水道也。"仲景以干姜、细辛、五味子等配伍形成温肺化饮的代表性药对，治疗寒饮伏肺所致咳嗽上气，是"病痰饮者，当以温药合之"的代表药物；以瓜蒌薤白白酒汤豁痰泄浊，通阳化气，治疗上焦心肺阳虚，痰饮等阴邪上乘阳位，痹塞阳气升降出入之胸痹证，也是心肺同治的代表方药。

九、化

化法为将有形之邪化为无形之治法，是针对痰、饮、瘀等有形之邪采取措施使之消散的治法。痰饮均为津液不归正化积聚而成，水饮质地清稀，痰浊质地稠浊，瘀血因血液涩滞而生，津血同源，脉络末端又是津血互渗互化的场所，水饮、痰浊、瘀血在病理上又相互影响，加重病情进展。东汉张仲景首提"痰饮"之名，设专篇论述痰饮病的临床证治，并提出"病痰饮者，当以温药和之"的治疗原则。张仲景重视水饮在肺系疾病中的作用，他所描述的支饮"咳逆倚息，短气不得卧，其形如肿"及"其人喘满，心下痞坚，面色黧黑"等症状，颇类似西医学之肺源性心脏病心功能衰竭发作时的表现，治以木防己汤；对外寒发动内饮、支饮饮热交结，饮重热轻、水饮壅肺化热之不得息重症，多用细辛、干姜（或生姜）及麻黄、杏仁等温肺散寒化饮的药物，体现了"病痰饮者，当以温药和之"的治疗原则。

痰浊是津液在体内运化输布障碍，停积于内的病理产物中，质地稠浊的部分。由秦汉时期的重饮轻痰，到宋代痰与饮正式分立，痰证学说逐渐受到重视。痰的含义由狭义的肺之气道咳出的有形之物，扩展至与多种脏腑难治病相关的无形之痰，扩大了痰证学说的临床应用范围。东汉张仲景虽重视水饮致病，但对肺系疾病中有形之痰浊的证治规律也作了论述。对浊痰壅肺、痰壅气闭之重症，见"咳逆上气，时时吐浊，但坐不得眠"者，用药性慓悍、专攻浊痰之皂荚，祛痰宣肺利窍；对肺痈溃脓期"时出浊唾腥臭，久久吐脓如米粥"者，以桔梗汤化痰排脓。桔梗汤由开提肺气并排脓之桔梗与解毒扶正之甘草两味药组成，清热解毒，祛痰排脓，对于肺脓肿、支气管扩张等疾病的治疗有临床指导价值。有形之痰是肺系疾病发展过程中重要的病理产物及继发性致病因素。西医学认为痰由气道黏液异常分泌而成，在疾病状态下，痰液不能及时清除则又会成为下呼吸道感染疾病发展加重、延长住院时间或导致疾病反复发作的影响因素。化痰止咳治法及代表药物连花清咳片可以通过减少痰液生成、降低痰液黏度、促进痰液排出等综合作用，对多种下呼吸道感染性疾病发挥异病同治的作用。

再如张仲景提出的胸痹病，是以胸膺痞闷甚则疼痛，伴喘息咳唾、短气为主的一种病证。《金匮要略・胸痹心痛短气病脉证治》言："胸痹之病，喘息咳唾，胸背痛，短气，寸口脉沉而迟，关上小紧数，瓜蒌薤白白酒汤主之。"古人所言胸痹，包括了西医学心肺相关疾病，如肺系疾病的慢性支气管炎、肺炎，心系疾病的冠心病心绞痛等。以瓜蒌薤白白酒汤为代表的系列方剂，是通阳散结、豁痰下气的代表方，既可治疗痰阻气道所致的肺系疾病，也可从肺论治心系疾病。

瘀血指血脉中血液运行速度迟缓的病理状态，也指瘀血阻滞脉道引起血脉及脉络瘀阻的病机变化。这一过程反映了血脉病变由功能障碍进展到病理损伤的过程。基于肺络病“气络－气道－血（脉）络”的传变规律，我们需重视各种肺络疾病中存在的血（脉）络病变。东汉张仲景提出的“太阳蓄血”证，指外感伤寒过程中瘀热互结的病理机转，以桃核承气汤、抵当汤等活血化瘀药，特别是虫类化瘀通络药治疗。清代叶天士创立的卫气营血辨治体系揭示了外感温热病后期入营入血的传变规律，并提出“入营犹可透热转气，入血直须凉血散血”的治疗法则。对历代疫病用药规律研究发现，古代疫病治疗用药中，活血行气、活血祛瘀、活血利水等药物始终占有一席之地，并与泻肺平喘类药物具有较高的相关性，亦反映了肺疫等呼吸系统传染病中普遍存在的肺之血（脉）络病变。这提示我们需高度关注在病毒类呼吸系统传染病过程中，病毒可能对血管及血液运行造成的损伤。

《素问·逆调论》载：“夫起居如故而息有音者，此肺之络脉逆也，络脉不得随经上下，故留经而不行，络脉之病人也微……夫不得卧卧则喘者，是水气之客也。”则指出了肺胀病的整个病变过程中均存在肺络病变，特别是“不得卧卧则喘”的严重阶段，与脉络瘀阻，血不利则为水的病理因素密切相关。东汉张仲景以“其人喘满，心下痞坚，面色黧黑”描述这一阶段的证候特征。其咳喘难以平卧、面色黧黑缺氧面容、肝充血肿大之心下痞坚、面目虚浮周身水肿等症状描述，与慢性阻塞性肺疾病发展至肺源性心脏病阶段心衰急性发作的特点相符。木防己汤中，防己利水消肿，桂枝温通血脉，石膏清泄肺热，人参补气扶正，切中其本虚标实、气血水共病的病机特点。

十、润

润肺法，宗《素问·至要大论》“燥者濡之”的原则，是以甘寒濡润滋养肺体以助其清肃之令的治法。肺为清虚之本，喜清润而恶燥热，热病之后，余热伤阴，或热在上焦，重亡肺津，或情志不遂，郁火伤阴，均可损伤肺中津液，使肺体失润，清肃失令。张仲景首创百合病名，百合病指各种因素损伤心肺之阴，阴虚内热，百脉失养的病证。治疗以味甘性平、色白入肺、润肺清热的百合为主药，创制百合地黄汤、百合知母汤、滑石代赭汤、百合鸡子黄汤等治疗百合病诸方，首开润肺法的临床应用。若津液枯燥，虚火灼肺，肺失清肃则喘咳，虚火灼津，咽喉失润则可见咽喉干燥、痰液黏稠吐之不爽等症。对于此种情况，仲景以麦门冬汤止逆下气。重用麦冬，滋肺阴，清虚火；少量半夏用于大量清润药中，则其燥性得以兼制而发挥降逆气、化痰浊之功。该方亦可用于虚热肺痿，症见咳唾涎沫，咽喉干燥而渴者，《金匮要略·肺痿肺痈咳嗽上气病脉证治》以“热在上焦”和“重亡津液”高度概括虚热肺痿病机：“热在上焦者，因咳为肺痿，肺痿之病，从何得之……重亡津液，故得之。”与本方方证相应。清代喻嘉言在《医门法律》中提出：“诸痿喘呕之属于上者，亦属于肺之燥也。”将痿与喘并列看作属燥热伤肺所致，指出肺痿“总由胃中津液不输于肺，肺失所养，转枯转燥，然后成之”。创制清燥救肺汤，治疗虚热肺痿可比肩麦门冬汤。治疗白喉之养阴清肺汤以地黄、麦冬、玄参甘寒之品清肺热、润肺燥；治疗肺肾阴虚，咳痰带血之百合固金汤，集中应用百合、地黄、麦冬、玄参、白芍等滋养肺阴；针对外感燥邪的杏苏散、桑杏汤等，为肺燥津伤的治疗提供了制方遣药的思路。

综上可见，秦汉时期以张仲景为代表的医家形成了以宣、肃、补、泻、升、敛、清、温、化、润为代表的治肺十法。在具体运用时，既注重单味药的作用功效，如宣肺之麻黄、肃肺之杏仁、补肺之人参、温肺之干姜、清肺之石膏、升举之黄芪、收敛之五味子、化痰之半夏、润肺之麦冬，又重视不同功效药味之间的配合使用，采用诸如宣肃结合、辛散酸收、辛开苦降、润燥结合、寒温并用、苦泻甘缓等配伍方法，使不同功效的药物通过相须相使、相畏相杀而产生最佳治疗效果。麻黄汤以宣发肺气之麻黄与苦降肺气之杏仁相伍，辛开苦降，使宣发与肃降升降相因，改善卫气郁滞不畅、肺气壅塞状态，体现了仲景治疗外感风寒、卫气郁滞时，基于肺失宣肃、宣肃有别而以宣为主、寓宣于降的思想。治疗络气虚滞而外感风寒所致太阳中风的桂枝汤，以辛温之桂枝配伍酸寒之芍药，辛通卫阳，酸敛营阴；又佐以辛之生姜助桂枝解表；甘之大枣、甘草助芍药酸甘以化阴，于发汗中寓敛汗之旨。全方以桂芍之相须，姜枣之相得，借甘草之调和阳表、阴里，气卫营血并行不悖，以刚柔相济使相和，是调和营卫的代表方剂。

张仲景根据“寒者热之”的治则，提出“病痰饮者，当以温药和之”的治法。饮为阴邪，最易伤阳，通阳助运，则饮自消，正如赵以德《金匮方论衍义》中所说：“痰饮者，由水停也，得寒则聚，得温则行，况水行从乎气，温药能发越阳气，开腠理，通水道也。”故仲景治寒饮郁肺多用麻黄、桂枝、干姜、细辛等辛温之品以温肺散寒化饮；同时强调以调和为本的原则，用药既不过补，也不过温。汲取以辛散之、酸收之的肺病补泻原则，取辛温宣散之干姜（或生姜）、细辛与酸敛之五味子合用，以五味子之酸敛制约姜辛之辛散而突显其温化之性，形成了温化痰饮的小青龙汤、射干麻黄汤等经典方剂。

治疗肺痈重症气喘不能平卧的泻肺峻剂——葶苈大枣泻肺汤，取葶苈子之滑利，速泻肺中之痰饮脓血，以大枣水和服固护胃气的同时，又能缓葶苈子峻猛之性，体现了苦泻甘缓的配伍。又有治虚火灼伤肺津、肺燥升降失常的麦门冬汤，以七升麦冬清润肺金，以一升半夏燥化痰浊。麦冬制半夏之温，使其充分发挥燥痰之功效而不助热生燥；麦冬之润又可制半夏之燥，使半夏化痰而不伤津。麻黄与石膏是寒温并用、表里双解的代表，仲景以此为主药治疗表里俱病，用于表邪汗后不解、入里化热之“发汗后……汗出而喘，无大热”的麻杏甘石汤，治疗表闭阳郁之“发热恶寒，身疼痛，不汗出而烦躁”的大青龙汤，以及风水表实夹郁热之“一身悉肿……续自汗出，无大热”的越婢汤。随表闭里郁及表寒里热之间的性质与力量对比，灵活调整麻黄与石膏的配伍比例，这也充分体现了张仲景“观其脉证，知犯何逆，随证治之”的辨证论治精神。

正如《神农本草经》所言：“（药）有单行者，有相须者，有相使者，有相畏者，有相恶者，有相反者，有相杀者，凡此七情，合和视之。”“合和”是中国传统文化的价值取向及中国古代哲学基本观点之一，是包括中医学在内的中国传统文化的核心思想与共同支点。和，意为和谐，协调，《广雅》云“和，谐也”，延伸为调和，调治，调适。《论语·子路》言“君子和而不同”，“和”又代表着事物多样性的统一。代表不同功效的治肺诸法，围绕肺之气络、气道、血（脉）络病变，通过合理配伍产生和合之效，最终达到“通”的目的。

第七章

肺络病辨证论治

第一节　肺络病辨证八纲

八纲辨证，是指运用八纲对四诊收集的各种病情资料进行分析、归纳，从而辨别疾病现阶段病变部位浅深、性质寒热、邪正斗争盛衰和病证类别阴阳的方法。八纲辨证为脏腑辨证之总纲，包括表、里、寒、热、虚、实、阴、阳八个纲领。表、里是辨别病位浅深的基本纲领；寒、热、虚、实是辨别疾病性质的基本纲领；阴、阳是区分疾病类别、归纳病证的总纲，并可涵盖表、里、寒、热、虚、实六纲。《说文解字》言："纲，维纮绳也。"《尚书·盘庚上》言："若网在纲，有条而不紊。"韩非云："引其纲，而鱼已囊矣。"可见"纲举则目张"。八纲辨证内含阴、阳、表、里、寒、热、虚、实八个纲领，纲领之中各有细目，细目之中互相关联，是整体观念在疾病辨证中的具体体现。

八纲辨证思想萌芽于先秦阴阳五行古典哲学，正式引入中医学则见于《黄帝内经》。如《素问·阴阳应象大论》云："察色按脉，先别阴阳。"《素问·至真要大论》言："谨察阴阳所在而调之，以平为期。"提出在疾病诊断中先辨阴阳，同时强调在诊疗中阴阳辨证的重要性。《素问·调经论》云："阳虚则外寒，阴虚则内热；阳盛则外热，阴盛则内寒。"指出阴阳、寒热在辨证中的关系。针对虚、实两纲，《素问·调经论》云："百病之生，皆有虚实。"《素问·通评虚实论》又云："邪气盛则实，精气夺则虚。"关于表、里两纲，《素问·阴阳应象大论》明确指出："四时阴阳，尽有经纪，外内之应，皆有表里。"后世医家结合理论与实践推动八纲辨证日趋完善。明清时期，八纲辨证得以长足发展，如清代章虚谷《灵素节注类编》载："盖外邪有阴阳，又随人身之阴阳偏胜而变病，故必审其阴阳、表里、虚实、寒热而施治法也。"另外，程钟龄言："病情既不外此，则辨证之法亦不出此。"通过八纲辨证，可找出疾病的关键所在，确定疾病类型，推断其趋势，为临床治疗指出方向。肺络病变的辨证纲领也遵循脏腑辨证之八纲。结合肺络病变自身特点，我们提出表里、寒热、虚实、升降（阴阳）作为肺络病辨证八纲，以期提纲挈领，纲举目张指导临床运用。

一、辨表里

基于中医络病理论研究的理论框架——三维立体网络系统，我们将全身的络脉系统，分为皮肤与体表黏膜的阳络与循行体内布散脏腑区域的阴络，形成外（阳络）-中（经脉）-内（阴络）的空间分布规律。清代名医叶天士明确指出，“阴络即脏腑隶下之络”，为脏腑结构与功能的有机组成部分。循行于肺的络脉包括肺之气络和肺之血（脉）络，成为肺脏结构与功能的有机组成部分，与作为“气息之路”的气道密切配合，共同完成主气司呼吸，朝百脉，通过宣发肃降发挥通调水道及治理调节等重要生理功能。同时，肺之卫气借助肺的宣发作用布散于肌表阳络成为抵御外邪的屏障。肺络病变既有在皮肤肌表阳络的病变，也有入里影响肺之气络、气道、血（脉）络的病变。

肺络病的发病因素包括新感袭阳络及久病入阴络，阳络在表，阴络在里，成为肺络病表里辨证的首要内容。新感袭阳络包括六淫之邪、温热之邪和疫疠之气等，影响皮部阳络病位在表的病变阶段。不同的新感之邪根据致病特点、传入途径及邪正力量对比，有不同的证候特点。如风寒之邪侵袭导致恶寒发热、头身疼痛等症，风热之邪袭导致发热、微恶风寒、咽痛咳嗽等症。久病入阴络包括新感病久传内，《灵枢·百病始生》言：“是故虚邪之中人也，始于皮肤，皮肤缓则腠理开，开则邪从毛发入……留而不去，则传舍于络脉，在络之时，痛于肌肉……留而不去，传舍于经，在经之时，洒淅喜惊……留而不去，传舍于伏冲之脉……留而不去，传舍于肠胃……留而不去，传舍于肠胃之外，募原之间，留著于脉，稽留而不去，息而成积，或著孙脉，或著络脉。”明确指出六淫之邪自外侵袭人体，由表入里，由阳络传至经脉，再传至脏腑，最终深入脏腑之阴络的过程。《素问·刺热》记载了五脏热病，其言肺热病“先淅然厥，起毫毛，恶风寒，舌上黄，身热。热争则喘咳，痛走胸膺背，不得大息”，揭示了外邪袭表、入里化热导致肺热病的传变过程。先起于阳络表证阶段，出现“起毫毛，恶风寒”，进而入里化热出现“舌上黄，身热，喘咳”的肺热症状，病情进展至肺之阴络，影响换气转血功能则出现“不得大息”。这一过程揭示了新感外邪所致的肺系疾病，随时间进展病情不断变化的发展演变过程。结合不同阶段的证候特点，分析把握其核心病机，进而采取针对性治疗。

久病入阴络还包括肺病日久迁延，这往往是在肺脏本病基础上进一步发展演变而来的。如咳嗽久治不愈发展至肺胀体现了肺病日久，病情迁延出现的新的病变，代表性疾病为西医学的慢性阻塞性肺疾病。疾病的发展虽遵循“气络-气道-血（脉）络”传变规律，但在病变的不同阶段，病机特点又有所侧重，体现了病机传变的连续性，更有病理损伤的交互性，呈现病变状态的复杂性，临证时需综合分析判定。他病日久入肺之阴络由其他脏腑病变影响肺之阴络所致，如皮痹迁延不愈“复感于邪，内舍于肺”致肺痹，肺脏闭阻不通，肺叶萎废不用又发为肺痿。在不同阶段，表里阳络阴络的病变表现又各有不同。又有五脏六腑之病影响及肺，导致肺失宣降发为咳嗽，即“五脏六腑皆令人咳，非独肺也”，辨证时需把握五脏六腑之病变特点区分咳嗽之源。《黄帝内经》按照脏腑特点及经络循行的部位不同将咳嗽分为心咳、肺咳、肝咳、脾咳、肾咳、小肠咳、胆咳、胃咳、膀胱咳、三焦咳，即体现了这一辨证原则。同时咳嗽又不离肺，总归于肺之宣发肃降失职，治疗时围绕肺之宣肃失常及五脏六腑致咳之因综合辨证处方。还应注意的是，阳络可内传阴络，阴络病变又可复感外邪合并阳络病变，临证时应据实把握分析。

二、辨寒热

辨表里、阳络阴络为病位概念，辨寒热为病机属性概念，应在辨表里、阳络阴络的同时区分寒热属性特点。病在阳络表证阶段，如太阳伤寒表实证病起于阳络属风寒束表，卫气郁滞，表现为恶寒发热、头身疼痛、无汗而喘等，治疗以麻黄汤宣肺散寒，发汗解表；风寒入里化热之变，则有“脉浮紧，发热恶寒，身疼痛，不汗出而烦躁者”，治以大青龙汤宣散表邪，内清郁热；“汗出而喘，无大热者”以麻杏石甘汤解表清里。病在阳络又有起病及卫气同病者，若感受剧烈疫毒之邪，自口鼻而入犯肺往往表现为卫气同病，恶寒、寒战与高热、咳嗽、咳痰等症状近乎同时出现，治疗时应卫气同治，表里双解。若外感伤寒，伤于阳络，邪热可随经内传与血相结，瘀热互结于里可见热结膀胱、其人如狂、少腹急结等太阳蓄血证。温热病邪由表入里，由气入血，由经入络，遵循卫气营血传变规律，入营入血往往表现出热盛动血耗血之证，肺之血（脉）络病变出现损伤也可表现出瘀热在络或络伤血瘀的病机特点。病虽在里、在肺之阴络，但招致外邪出现表里同病也有寒热之变。内外合邪是肺胀反复发作的主要原因，通常内有伏饮又感受外邪，在病变发展过程中又有寒热之间的转变，如仲景以越婢加半夏汤治肺胀“其人喘，目如脱状，脉大浮者”；针对外寒内饮、热重饮轻，以小青龙加石膏汤治肺胀“烦躁而喘，脉浮者，心下有水”者；针对外寒内饮、饮重热轻，在肺胀主症肺部胀满、咳嗽、喘等症状之外，基于烦躁、短气、目如脱状、脉大或浮等脉症区别寒热轻重。为把握表里、阳络阴络病变的寒热虚实变化提供了借鉴。

三、辨虚实

辨虚实是辨别肺络病邪正盛衰的纲领。《素问·通评虚实论》说：“邪气盛则实，精气夺则虚。”《景岳全书·传忠录》亦说：“虚实者，有余不足也。”“实，言邪气实；虚，言正气虚。”所谓辨虚实，即通过分析临床表现，辨别肺络病变过程中人体正气的强弱和致病邪气的盛衰。早在《黄帝内经》时期，古人就认识到据络脉的充盈及长短可辨别证候的虚实。《灵枢·经脉》谓：“凡此十五络者，实则必见，虚则必下。”“凡诊络脉……其青短者，少气也。”一般而言，虚言正气虚，是以正气虚损为矛盾主要方面的一种病理反应。即机体的正气虚弱，防御和调节能力低下，对于致病邪气的斗争无力，而邪气已退或不明显，故难以出现邪正斗争剧烈的病理反应，临床表现为一系列虚弱、衰退和不足的证候，称为虚证。邪正盛衰虚实变化表现在，外邪侵袭体表阳络，若卫气不虚抗邪于表则出现“或已发热，或未发热，必恶寒，体痛，呕逆，脉阴阳俱紧者”，为太阳伤寒证；若卫气虚滞复感风寒，邪中肌腠则见“发热，汗出，恶风，脉缓者”，为太阳中风证。以上是病在肌表阳络虚实不同的证候类型。“正气存内，邪不可干”，“邪之所凑，其气必虚”，即使素体卫阳不弱，若感受毒力烈的疫毒之邪，往往也表现出发热、咳嗽、乏力等疫毒侵袭肌表阳络卫气虚滞的病机特点。

久病必虚，虚证存在于各种肺系慢性疾病当中。肺虚证包括肺气虚证、肺阴虚证和肺阳虚证三种证型。肺气虚者，常见久咳无力、气急喘促、咳痰清稀、少气懒言等症。肺阴虚者，常见干咳少痰，或痰中带血、潮热盗汗、五心烦热、口燥咽干等症。肺阳虚者，常见咳喘无力、咳吐涎沫量多清稀、面色㿠白、形寒肢冷等症。临床中，单纯的肺气虚证、肺阴虚证、肺阳虚证并不多见，常合并或与他脏病变并见。实言邪气实，是人体感受外邪，或体内病理产物堆积而产生的各种临床表现的病理概括。寒邪犯肺者，常见恶寒发热、咳嗽、咳痰清稀等症。若饮停胸胁，可见胸闷、气促甚至呼吸困难、咳唾则痛甚；邪热乘肺者，常见发热、胸闷、烦躁、呼吸气粗、痰涎壅盛等症；肺之实邪可下移大肠，引起便秘、协热下利等症，临床易出现肺与大肠俱病之表现。若肺热炽盛，伤及肺络可见咯血、鼻血、斑疹等症。痰浊阻肺者，常见咳嗽痰多黏稠，气息急促，甚至倚息不得卧等症；若痰热蕴毒，热壅血瘀，可形成咯吐浊痰腥臭或脓血兼痰的肺痈；痰蒙神窍可以出现神志异常，如时醒时寐、神昏谵语等症。

四、辨升降

升降出入是阴阳对立统一的基本运动形式。《素问・天元纪大论》曰：“左右者，阴阳之道路也。”“左”表示阳气上升，“右”代表阴气下降，左升右降于脏腑间体现“肝生于左，肺藏于右”的升降关系。肺脏本身的功能即体现气的升降出入，称为宣发与肃降，八纲辨证中的辨阴阳在肺络病变中的应用为辨升降。宣发指肺气宣通、发散、通畅，是向上升宣和向外周布散的运动功能；肃降是指肺气清肃、洁净、下降，是向内收敛和向下通降的运动功能。正如《素问・六微旨大论》所言：“升已而降，降者谓天；降已而升，升者谓地。”宣发肃降形成升降相因、相反相成的矛盾运动。辨升降首先注意不同病变状态下的肺之宣肃，如风寒、风热、表寒入里化热等使肺失宣肃，以宣发失常为主，治以宣肺祛邪为主，辅以肃降肺气；气郁伤肺、痰浊蕴肺、肺气阴两虚、络虚肺气失荣、肾虚肺气失于摄纳等使肺失宣肃，以肃降失常为主，治以肃肺降逆，辅以宣畅肺气。

随着肺宣发肃降、气升降出入发生的清浊之交运气化过程，气、血、津、液、精在体内正常输布代谢而发挥温煦充养作用。元气息息上达胸中充养宗气，宗气又下注气街资助元气，形成里气与里气之回旋；宗气积于胸中包举肺外，鼓动肺脏产生吸清呼浊的呼吸运动，实现里气与外气交接；宗气贯心脉分为营卫之气，营卫循脉而行，卫行脉外，昼行于皮肤肌表阳络，夜行于脏腑腠理阴络，在斡旋全身气机，推动气、血、津、液、精输布代谢的气化过程中发挥着核心作用。宗气虚衰导致气络中气的升降出入异常，气、血、津、液、精不能正常相互转化而继发水饮、痰浊、瘀血、热毒等病理产物，这些病理产物又作为致病因素阻滞气道，加重气机的异常状态。张仲景治疗胸痹的系列代表方剂之一枳实薤白桂枝汤，治胸痹气结较甚而见“胸满而痛”者，“胸满而痛”实为胸阳不振，大气不转，水饮停滞气道导致气机阻滞，甚则上逆为患。张仲景创立的瓜蒌薤白半夏汤为治疗痰浊遏阻胸阳之胸痹心痛的经典名方，用于痰浊较重而阻滞更为严重，临床见“不得卧，心痛彻背”者；若痰郁化热，痰热蕴肺，壅阻气道，症见咳嗽、咳痰黄稠者，可用清金化痰汤清肺化痰；痰饮进一步发展为痰壅气闭之证，可见“浊唾腥臭”“吐脓如米粥”“时时吐浊”肺痈的临床特点。痰浊进一步发展，由气道壅阻发展至脉络瘀阻，痰瘀阻于脉络末端，津血互换异常，瘀血化水，发为水肿和胀病。《素问·逆调论》指出：“起居如故而息有音者，此肺之络脉逆也，络脉不得随经上下，故留经而不行，络脉之患者也微……夫不得卧卧则喘者，是水气之客也。”从“起居如故而息有音”到“不得卧卧则喘者”，准确描述了慢性阻塞性肺疾病从早期阶段不影响日常起居，发展至后期，尤其到肺心病心衰时出现“咳逆倚息不能平卧”的典型表现。更重要的是，《黄帝内经》将“起居如故而息有音者”归为“肺之络脉逆也”，既点明病机有肺之气络中宗气虚滞的参与，也指出了肺胀病变早期存在肺之血（脉）络病变。这与西医病理学所见肺微小血管的病理改变贯穿慢性阻塞性肺疾病全过程的认识相吻合。再如在肺疫－病毒类呼吸系统传染病在发展演变过程中存在外来疫毒侵袭后迅速入里化热，继发内生之毒热的“毒热气盛”病机。内生之毒热既是病理产物，又作为继发性致病因素，损伤肺之气道并炼液成痰，痰热与毒热交织为患，使病变由口鼻咽喉肌表发展至气道，表现为与气道壅阻相关的持续高热、汗出咳喘、咳吐黄痰或白痰量少质黏。

第二节　肺之气络病证辨证论治

一、（气）络气郁滞

外邪侵袭，（气）络气郁滞

【证候】风寒束肺者，表现为恶寒发热，无汗，头痛身疼，咳嗽，痰稀薄色白，鼻塞流清涕，无汗，舌苔白，脉浮紧；风热犯肺者，表现为发热无汗，或有汗不畅，微恶风寒，咽痛咳嗽，舌尖红，苔薄白或薄黄，脉浮数；燥邪犯肺者，表现为干咳无痰，或痰少而黏，不易咳出，唇、舌、咽、鼻干燥欠润，或身热恶寒，或鼻衄，舌红苔白或黄，脉数。

【治法】解表宣肺，祛邪畅络。

【方药】风寒束肺者，麻黄汤（《伤寒论》）。

麻黄 5g，桂枝 5g，杏仁 6g，甘草 3g。

风热袭肺者，宣肺清热，用银翘散方（《温病条辨》）。

金银花 15g，连翘 9g，牛蒡子 9g，淡竹叶 5g，薄荷 6g，荆芥穗 5g，淡豆豉 5g，桔梗 6g，生甘草 3g。

燥邪犯肺者，清肺润燥，用桑杏汤（《温病条辨》）。

桑叶 3g，杏仁 5g，沙参 6g，浙贝母 3g，淡豆豉 3g，栀子皮 3g，梨皮 3g。

【加减】若见风寒束肺咳嗽较甚者，加金沸草、紫菀；表邪较甚者，酌加防风、羌活；表闭阳郁化热而见烦躁者，合大青龙汤方义，加生石膏以解表清里；若表邪入里化热，有发热、汗出、咳喘者，合用麻杏甘石汤加减。若偏寒湿在表，卫气郁遏而见身体疼痛剧烈，以麻黄汤加白术，发汗散寒祛湿；若风水壅遏肌表，肌腠不畅，卫气郁热，见恶风、一身悉肿、口渴、脉浮者，则以越婢汤发汗利水，宣解郁热；风热袭肺，热邪较甚，身热口渴明显者，加黄芩、知母、瓜蒌；咽痛明显，加射干。燥邪犯肺，头痛发热甚者，加薄荷、连翘、蝉蜕；身热恶寒者，加荆芥、防风；鼻衄者，加白茅根、地黄。

【方论】《灵枢·决气》言："上焦开发，宣五味谷，熏肤，充身，泽毛，若雾露之溉，是谓气。"指出气络中运行的卫气敷布于皮表肌腠阳络，通过"输精于皮毛"成为御邪的第一道屏障，因此常肺卫并称。广义的肺卫除皮肤肌表之外，还包括与抵御外邪相关的口鼻、咽喉等部位。近代名医张锡纯认为，胸中大气与营卫息息相通，若太阳伤寒，营卫为外寒所束不得宣发畅达，大气内郁遂膨胀上逆内冲而致咳喘。其本义为阐述胸中大气之病机变化，却也指出了太阳伤寒的病机实质为卫气郁滞。麻黄为仲景宣肺发汗解表、改善卫气郁滞状态的核心药物，辛温解表之麻黄与甘寒清里之石膏相伍，又可用于卫气郁滞或入里化热之表邪未解而里热又起的表里俱病，以大青龙汤与麻杏石甘汤为宣表清里的代表方剂。若卫气郁滞，气的升降出入失常，影响肺气通调水道职能，卫气开阖之职失司，汗孔启闭异常，易使风水郁遏于肌表，治可用越婢汤。越婢汤宣通卫气、发汗行水之职能实为《素问·汤液醪醴论》提出的治水原则中"开鬼门"治法的具体运用。寒主收引，湿性重着，寒湿伤及肌表则一身尽疼，肢体沉重；"温邪上受，首先犯肺"，风热或温热之邪侵袭肺卫，表现为咽痛口渴，证候特点以热重寒轻为主；"燥胜则干"，燥邪则易伤肺津。以上体现出因所感邪气性质不同，卫气郁滞证存在差异化。

二、（气）络气虚滞

（一）肺（气）络气虚

【证候】咳喘无力，短气不足以息，心悸气短，少气懒言，动则益甚，咳痰清稀，或自汗畏风，神疲体倦，面色淡白，舌淡苔白，脉弱。

【治法】补益肺气。

【方药】芪龙定喘方。

生黄芪，丹参，土鳖虫，桑白皮，黄芩，清半夏，浙贝母，海蛤壳（先煎），紫苏子，蝉蜕，杏仁，地龙，南葶苈子（包煎），炙麻黄，威灵仙。

【加减】若气短、自汗、恶风明显，加白术、茯苓健脾益气，培土生金；若"努力呼吸有似乎喘"者，加升麻、柴胡、桔梗以升提胸中大气；若咳痰量多，痰白质黏或黄稠，加生石膏、鱼腥草以增强清泄肺热之功；若口唇紫暗、面色黧黑，加桂枝、赤芍、人参，以增强益气活血、化瘀通络之力；若下肢浮肿、气喘不能平卧，加泽兰、泽泻、车前子以活血利水。

【方论】该方现代常用于慢性阻塞性肺疾病缓解期等属肺络气虚者，基于肺络病气络－气道－血（脉）络的传变规律，本方不仅针对肺络气虚的发病之本，而且兼顾肺络气虚对气机气化、气道舒缩及血（脉）络功能的影响，权衡三者之间的相互影响而处方。方中黄芪益气补肺，针对气络虚滞的病机之本；丹参、土鳖虫活血通络，如《灵枢·刺节真邪论》所言："宗气不下，脉中之血，凝而留止。"紫苏子、杏仁佐以少量麻黄，宣肃结合，寓降于宣，肃肺降逆，调节气道中气之升降；清半夏、浙贝母、海蛤壳、葶苈子消散气道中有形之痰水；蝉蜕、地龙既能缓解气道之挛急，又可舒缓血（脉）络之绌急，一举两得；威灵仙能消能通，能走不守，凡气络、血（脉）络、气道中凝滞之邪皆以开之。

（二）外邪袭表，肺（气）络虚滞

1. 太阳中风

【证候】头痛、发热、汗出、恶风、鼻鸣干呕，伴倦怠乏力，舌苔薄白，脉浮缓。

【治法】发汗解肌，调和营卫。

【方药】桂枝汤（《伤寒论》）。

桂枝 6g，芍药 6g，炙甘草 3g，生姜 6g，大枣 6g。

【加减】若伴咳嗽气喘，痰多而稀者，加厚朴、杏仁消痰下气；若兼见项背拘急不舒，加葛根以增强解肌祛风之力；若倦怠乏力明显，又有肌表疼痛者，加人参益气生津；若汗出如漏，恶风畏寒，小便不利，肢体拘挛者，加附子以温阳煦络。

【方论】近代名医张锡纯力倡大气论，基于宗气贯心脉分为营卫之气，指出桂枝汤所主太阳中风证实为卫气虚弱，不能护卫营分，风邪透卫入营，营分受损而汗出，推究卫气失于防御，源于胸中大气虚损。张锡纯本为论证胸中大气虚损的病机，却首次提出太阳中风与卫气虚滞之间的关系。从古人对“伤寒”与“中风”的命名也可见端倪，中者中于内，“中风”者言其邪深，不同于“伤寒”正邪搏击于皮表，病位较浅。正是由于平素卫气虚滞，卫外之力不足，外邪袭人很容易由皮表深入到肌肉而发为“中风”之患。仲景以“阳浮而阴弱”的脉象特点概括风寒外袭、卫阳虚滞的病机特点。阳浮而阴弱指脉浮于外而弱于内的形状，轻按浮、重按弱，阳浮为有热之症，阴弱是汗出之应；卫气虚滞，腠理疏松，虽无寒若不能御，虽无风常觉洒淅，发热如鸟之合羽样闷热，弥漫全身，合而不开。其啬啬然恶寒、淅淅然恶风、翕翕样发热，与伤寒卫气郁滞之壮热无汗、恶寒虽近衣被而不减、恶风虽处密室而仍畏有明显不同。治以桂枝汤发汗解肌，调和营卫。以桂枝、生姜之辛温，辛能发散，温通卫阳，以治卫强；甘草、大枣之甘，以治营弱；芍药之苦以制桂、姜之辛，酸以助甘、枣以养液。桂枝汤作为调和营卫的代表方，也是仲景“群方之魁”，不论有无外感，凡是具备营卫不和之证候特征者皆可用之。以上从以药测证的角度加深了对（气）络气虚滞证的病机认识。

2. 温（疫）毒外袭，（气）络气虚滞

【证候】发热恶风，咳嗽少痰，倦怠乏力，咽痛鼻塞，头痛肌痛，舌淡红，苔薄或腻，脉浮数。

【治法】益气固卫，祛风解毒。

【方药】连花御屏颗粒处方。

山银花，连翘，板蓝根，防风，桂枝，干姜，白芍，黄芪，白术，桔梗，大枣，陈皮，生甘草。

【加减】若伴寒战高热，胸闷气促，咳吐黄痰，加用连花清瘟胶囊（颗粒）加强清瘟解毒、宣肺泄热之功；若伴腹胀腹泻，加用藿香正气散或藿夏感冒颗粒。

【方论】《素问·刺法论》说：“五疫之至，皆相染易，无问大小，病状相似。”进一步说：“不相染者，正气存内，邪不可干，避其毒气，天牝从来。”鉴于其致病毒烈、传变迅速的致病特点，历代对于疫病的防控有“存正气”与“避毒气”两大原则。若平素卫气虚滞，防御卫外之屏障功能受损，或感受温疫邪毒触之者即卫气受损，即“邪之所凑，其气必虚”。温疫热毒自口鼻而入先犯肺之气络，气络输布卫气至皮肤黏膜的阳络，卫外抗邪作用受损，邪正交争于口鼻咽喉与肌表阳络肺卫防御之地，临床可见发热、咽痛、乏力、头痛、肌痛、鼻塞流涕等症状，外周血淋巴细胞减少，免疫细胞数量下降且与病毒感染相关的免疫应答被过度激活的特点。这些表现与疫毒袭肺，气络调动卫气防御的功能下降密切相关。连花御屏颗粒以玉屏风散和桂枝汤为基础方，加用山银花、连翘、板蓝根、防风等清热解毒、祛风解表之品，旨在通过益气固卫强化卫气防御固表，祛风解毒祛除致病之温毒。山银花与金银花药理相通、药性相同，在临床上可以相互替代。基础研究表明，连花御屏颗粒能显著降低病毒感染豚鼠鼻组织、气管病毒滴度，同时降低密接动物鼻组织、气管、肺组织病毒滴度，以及气管、支气管的病理评分。这表明连花御屏颗粒具有明显抗流感病毒感染药效作用，能通过切断传播及保护密接群体来降低流感病毒的传染。

连花清瘟胶囊（颗粒）以清代吴鞠通《温病条辨》银翘散合东汉张仲景《伤寒论》麻杏石甘汤为基础方，卫气同治，表里双解；吸收明代吴又可治疫病用大黄经验，先证用药，截断病势；配伍红景天清肺化瘀，调节免疫，藿香芳香化湿辟秽。全方体现了治疗疫病“卫气同治，表里双解；先证用药，截断病势；整体调节，多靶治疗”的积极干预理念。基础研究表明，连花清瘟胶囊（颗粒）可以广谱抗病毒，有效抑菌，退热、止咳、化痰，改善症状，调节免疫，增强抗病康复能力的系统干预作用。临床用于病毒类呼吸系统传染病防控，可以降低密切接触者的核酸阳性率，提高无症状感染者的核酸转阴率，促进确诊轻型患者改善症状、缩短病程，提高确诊普通型患者的临床治愈率，降低转重症率，显示出防治结合的临床干预优势。

（三）肺（气）络阳虚

1.（气）络阳虚乏，阴寒凝滞

【证候】心下按之坚硬，状如盘大，中高边低如旋杯，伴畏寒肢冷，疲倦欲寐，或咳喘，舌质淡，苔白滑，脉沉迟。

【治法】温阳散寒，宣畅气机。

【方药】桂枝去芍加麻黄细辛附子汤（《金匮要略》）。

桂枝 6g，生姜 6g，甘草 3g，大枣 6g，麻黄 3g，细辛 3g，附子 3g。

【加减】若身疲乏力、气短懒言明显者，加黄芪；若四肢厥寒、手足麻木、骨节疼痛者，加当归、通草；若四肢厥逆不温、下利清谷者，加干姜、甘草；若下肢浮肿、小便不利、不能平卧者，加葶苈子、泽兰、车前子。

【方论】本方为《金匮要略·水气病脉证并治》“气分病”的治疗方药，也是张仲景首次将《黄帝内经》“大气”理论用于临床，指导水肿病在“气分”的治疗体现。“气分，心下坚，大如盘，边如旋杯，水饮所作，桂枝去芍加麻辛附子汤主之。”气分病是阳气虚弱，大气不转，营卫运行不畅，阳虚寒凝，水饮停聚形成的病证。寒饮凝聚为有形可征，可扪及中高边低、外硬内软如杯状的肿块，同时伴有全身阳虚寒盛的表现。桂枝去芍药加麻辛附子汤辛甘发散、温阳化气，使胸中阳气振奋，大气运转，周行于全身，阴凝之邪得散而病解。此乃“阴阳相得，其气乃行，大气一转，其气乃散”治法的具体运用。后世喻嘉言深受仲景学说影响，首创“胸中大气”之名，认为“其所以统摄营卫、脏腑、经络，而令充周无间，环流不息，通体节节皆灵者，全赖胸中大气为之主持”，若“大气一衰，则出入废，升降息，神机化灭，气立孤危”。喻嘉言认为胸中大气即胸中之阳气，总督人体全身的气机与气化，评价该方“以通胸中阳气者，阳主开，阳盛则有开无塞”，明确指出该方为阳运胸中大气之方。

2.（气）络气虚冷，肺痿不振

【证候】频吐涎沫，遗尿或小便频数，头晕目眩，伴气短乏力，咳喘无力，畏寒肢冷等症，舌质淡，苔少，脉沉迟细。

【治法】温复阳气，布津振痿。

【方药】甘草干姜汤（《金匮要略》）。

炙甘草 12g，干姜 6g。

【加减】若呕吐者，加清半夏、陈皮；大便溏者，加白扁豆、莲子；脘腹胀痛，得寒则剧者，加附子、肉桂。

【方论】本方为治虚寒肺痿的代表方，由于肺气虚冷，阳虚不能化气，气虚不能摄津、布津，津液停滞于肺，化为涎沫，故频吐痰涎。肺冷气虚，治节不用，“上虚不能制下”，水液直趋下焦，故遗尿或小便频数。肺气虚冷，萎弱不振，清阳中升，故头晕目眩。治以甘草干姜汤培土生金，温复肺之阳气，使治节有权，气化复得，诸症可愈。

三、（气）络气虚陷

【证候】气短不足以息，或努力呼吸，有似乎喘；或气息将停，危在顷刻。其兼证，或寒热往来，或咽干作渴，或满闷怔忡，或神昏健忘，其脉象沉迟微弱，关前尤甚。其剧者，或六脉不全，或参伍不调。

【治法】益气升陷。

【方药】升陷汤。

生黄芪 18g，知母 9g，柴胡 4.5g，桔梗 4.5g，升麻 3g。

【加减】气分虚极下陷者，加人参、山萸肉以收敛气分之耗散，使升者不至复陷更佳；若大气下陷过甚致少腹下坠或更作疼者，加服升麻至 6g。

【方论】该方常用于慢性阻塞性肺疾病等肺络病属大气下陷证的治疗。《灵枢·邪客》明言：“宗气积于胸中，出于喉咙，以贯心脉，而行呼吸焉。”明确指出宗气的主要功能为走于息道而行呼吸。近代名医张锡纯将宗气称为胸中大气，进一步阐述大气助肺司呼吸功能，指出大气充满胸中，包举肺外从而鼓动肺脏使之呼吸，是助肺司呼吸的直接动力。张锡纯首创大气下陷病机，指大气自上焦下陷于中下二焦，以大气虚而无力升举以致下陷为特征的一种病理状态。总结概括了 17 种大气下陷的临床症状，大部分与大气“司呼吸”功能失常相关，如“此气一虚，呼吸即觉不利”“胸中大气下陷，气短不足以息……满闷怔忡”“有呼吸短气者”“有胸中满闷者，有努力呼吸似喘者”，认为大气下陷后首先引起呼吸功能之衰减，因而临床症状以呼吸异常为主。大气下陷主证为“气短不足以息，努力呼吸有似乎喘”，与西医慢性阻塞性肺疾病的标志性症状——活动后呼吸困难高度吻合。针对大气下陷证，张锡纯创制升陷汤。方中以黄芪为君，补气升提，唯其稍热故以知母之凉润以济之；柴胡为少阳之药，能引下陷之大气自左上升；升麻为阳明之药，能引下陷之大气自右上升；桔梗为药中之舟楫，能载诸药之力上达胸中以为向导。诸药合用，共奏益气升陷之功。《医学衷中参西录》详细阐述该方配伍精义："升陷汤，以黄芪为主者，因黄芪既善补气，又善升气，且其质轻松，中含氧气，与胸中大气有同气相求之妙用，唯其性稍热，故以知母之凉润者济之。柴胡为少阳之药，能引大气之陷者自左上升；升麻为阳明之药，能引大气之陷者自右上升；桔梗为药中之舟楫，能载诸药之力上达胸中，故用之为向导也。至其气分虚极者，酌加人参，所以培气之本也；或更加萸肉，所以防气之涣也。至若少腹下坠或更作疼，其人之大气直陷至九渊，必需升麻之大力者以升提之，故又加升麻五分或倍作二钱也。方中之用意如此，至随时活泼加减，尤在临证者之善变通耳。"

四、阴虚失润

【证候】干咳少痰，或痰少而黏稠，不易咯去，或痰中带血，声音嘶哑，口燥咽干，形体消瘦，五心烦热，午后潮热，盗汗颧红，舌红少津，脉细数。

【治法】养阴润肺。

【方药】百合固金汤（《慎斋遗书》）。

地黄 6g，熟地黄 9g，麦冬 5g，贝母 3g，百合 3g，当归 3g，炒白芍 3g，玄参 3g，桔梗 3g，甘草 3g。

【加减】若咳喘无力见纳呆便溏、倦怠乏力、胸闷少气等属脾虚及肺者，补肺汤合六君子汤（《医学正传》）加减；若干咳少痰见腰膝酸软、骨蒸潮热、盗汗颧红属肺肾阴亏者，百合固金汤合六味地黄丸（《小儿药证直诀》）加减。

五、津亏肺燥

【证候】久咳不止，吐浊唾涎沫，短气少息，动则益甚，乏力咽干，低热汗出，消瘦少食，呃逆上气，舌质暗红，苔少或无苔，脉细数。

【治法】生津止咳，清燥救肺。

【方药】清燥救肺汤（《医门法律》）。

桑叶 9g，石膏 9g，杏仁 2g，甘草 3g，麦冬 6g，人参 2g，阿胶 3g（烊化），炒胡麻仁 3g，炙枇杷叶 3g。

【加减】咽喉干燥不利，痰液黏稠吐之不爽，或伴呃逆呕吐者，合麦门冬汤（《金匮要略》）加减以增强止逆下气之力。

【方论】用于虚热肺痿属津亏肺燥证者。清燥救肺汤为轻宣润燥的代表方剂，通常用于燥邪伤肺，肺津失润证。方中桑叶、石膏轻宣肺燥，清肺生津；胡麻仁、麦冬、阿胶养阴润燥；人参、甘草益气生津；枇杷叶、杏仁润肺下气。本方轻清润燥，可用于虚热肺痿属津亏肺燥证之治疗。《素问·痿论》提出："肺热叶焦，则皮毛虚弱急薄，著则生痿躄。"对后世从肺燥津伤论治肺痿奠定了理论基础。《金匮要略·肺痿肺痈咳嗽上气病脉证治》以"热在上焦"和"重亡津液"高度概括了虚热肺痿肺燥津伤的病机特点。后世通常以仲景治"大逆上气，咽喉不利，止逆下气"之麦门冬汤作为虚热肺痿的治疗方药，但其重在润胃养肺、止逆下气，对肺中燥热病机针对性不强。清代喻嘉言《医门法律》指出："诸痿喘呕之属于上者，亦属于肺之燥也。"将痿与喘并列看作属燥热伤肺所致，创制的清燥救肺汤"治诸气膹郁，诸痿喘呕"，为虚热肺痿给出了正治之方。

第三节　肺之气道病证辨证论治

一、气道壅（滞）阻

（一）饮邪积聚，气道壅滞

【证候】咳嗽气喘，胸部满闷，胁下逆气上冲胸肺，伴胃脘部痞塞不舒，舌质淡，苔白滑，脉弦。

【治法】通阳开结，除满降逆。

【方药】枳实薤白桂枝汤（《金匮要略》）。

枳实 12g，薤白 9g，桂枝 6g，瓜蒌 9g。

【加减】若寒饮偏盛者，加干姜、细辛、五味子以增温肺化饮之功；外寒引动内饮症见恶寒发热、无汗、咳嗽痛甚者，用小青龙汤化裁；若阳虚寒滞明显者，加用人参汤温理中阳，即"养阳之虚，即以逐阴"。

【方论】枳实薤白桂枝汤，东汉张仲景将其用于"胸痹心中痞，留气结在胸，胁下逆抢心"者，本书将其用于胸中阳虚津液不化聚而成饮，寒饮阻滞气道，饮气相激，气机逆上之气道壅滞证。张仲景以"阳微阴弦"概括胸痹病机，指出上焦心肺阳虚，痰饮等阴邪上乘阳位的病机特点。张仲景汲取《黄帝内经》中的"大气"理论，认为胸痹之病机与水肿病在气分的病机异曲同工，提出"大气一转，其气乃散"的治疗思想，意为胸中之大气运转正常，则阴寒邪气自行消散，以桂枝去芍药加麻辛附子汤辛甘发散、温阳化气使胸中阳气振奋，大气运转，水饮内蠲。清代喻嘉言对仲景"大气一转，其气乃散"解读为："营卫相得，其气并行不悖，后乃俟胸中大气一转，其久病驳劣之气始散。"进一步指出了宗气贯心脉分为营卫之气的重要生理功能，若胸中阳气充沛，运而不积，营卫布达周身，则阴寒之邪难以凝聚而为病；若"伤其胸中正气，致令痞塞痹痛者，此为医咎"，认为"《金匮》独窥其微，举胸痹心痛短气，总发其义于一门"，"其治胸痹心痛诸方，率以薤白白酒为君，亦通阳之义也"。本方所治胸痹乃阴寒饮邪上逆，阻滞气道，阴寒内结，气滞饮停，饮气相激，上冲横逆之标实为主者，若阳虚衰惫之本虚突出者，可合以桂枝去芍药加麻辛附子汤或人参汤助胸阳运转，"大气一转，其气自散"，若离照当空，阴霾自散。

（二）痰湿阻肺，气道壅阻

【证候】咳嗽，痰多性黏，色白易咯，胸闷，舌淡苔白腻，脉滑。

【治法】肃肺化痰，疏气畅络。

【方药】苏子降气汤（《证治准绳》）。

紫苏子 12g，半夏 10g，前胡 6g，当归 10g，生甘草 5g，杏仁 6g，桔梗 6g，紫菀 10g，炙款冬花 10g。

【加减】若痰郁化热，痰热蕴肺，壅阻气道，咳嗽、咳痰黄稠量多者可用清金化痰汤（《杂病广要》）或合用连花清咳片（中成药）。外寒引动内饮症见恶寒发热，无汗，咳嗽痛甚者，用小青龙汤化裁。

【方论】肺主宣肃，宣肃有别，宣者向外向上通达周身体表，“上焦开发，宣五谷味，熏肤，充身，泽毛，若雾露之溉，是谓气”（《灵枢·决气》），此肺主宣发之功效。外邪袭肺，肺失宣肃以肺失宣发为主。吸气归根，通调三焦水道，制约肝气升发过度，保持胃实肠空、肠实胃空的推运水谷运动，此肺主肃降之功能。痰浊内蕴，肺失宣肃以肺失肃降为主。痰阻气道影响气机之道路又形成痰气交阻之势。金元医家朱丹溪提出“善治痰者不治痰而治气，气顺则一身之津液亦随气而顺”的观点，明代虞抟《医学正传》也云：“夫欲治咳嗽者，当以治痰为先；治痰者，必以顺气为主。”本方以半夏、前胡化痰，紫苏子、杏仁降气，紫菀、款冬花止咳，体现了痰气并治的用药精髓。

（三）痰瘀互结，蕴毒成痈

【证候】起病急骤，突然寒战高热，咳嗽气急，继则高热，但热不寒，气促胸满，喘急鼻扇，咳痰黄稠或铁锈色，或痰中带血，舌红苔黄，脉数。

【治法】清肺化痰，解毒通络。

【方药】千金苇茎汤（《备急千金要方》）加味。

苇茎 30g，薏苡仁 30g，冬瓜仁 30g，桃仁 10g，海浮石 12g（先煎），浙贝母 12g，黄芩 12g。

加服连花清瘟胶囊，口服，一次 4 粒，一日 3 次。

【方论】常用于支气管扩张、肺脓肿等属痰、瘀、毒蕴结成痈者的治疗。方中苇茎甘寒轻浮，善清肺热；薏苡仁甘淡微寒，上清肺热而排脓，下利肠胃而渗湿；冬瓜仁清肺化痰，消痈排脓；桃仁活血消痈，化瘀通络；海浮石清肺化痰，软坚散结，消石通淋；浙贝母化痰止咳，清热散结；黄芩功善清热泻火解毒。诸药合用，共奏清肺化痰、解毒通络之功。

连花清瘟胶囊由连翘、金银花、炙麻黄、炒杏仁、石膏、板蓝根、鱼腥草、大黄、红景天、甘草等组方，具有清瘟解毒、宣肺泄热之功效。本方以清代医家吴鞠通银翘散合东汉张仲景麻黄石甘汤为基础方，卫气同治，表里双解；汲取明代吴又可治疗疫病用大黄经验，先证用药，截断病势；合以红景天清肺化瘀，调节免疫。组方体现了两千多年中医治疗外感温热病（包括温疫）的用药经验。现代药理学研究表明，连花清瘟胶囊广谱抗病毒，对流感病毒、副流感病毒、SARS 病毒、禽流感病毒、甲型 H1N1 流感病毒均有明显抑制作用，并可抑制金黄色葡萄球菌、肺炎球菌、流感杆菌、甲型溶血性链球菌、乙型溶血性链球菌，同时具有退热、抗炎、止咳、化痰之效，有助于迅速缓解症状，还能调节免疫，增强机体抗病康复能力。

（四）热毒滞络，气道闭塞

【证候】发热，咳喘，胸闷，痰黄或痰白干黏，腹胀、便秘、舌质红，舌苔黄或腻，脉滑数。

【治法】宣肺通腑，清瘟解毒。

【方药】宣白承气汤（《温病条辨》）加味。

生石膏 30g，生大黄 9g，苦杏仁 12g，瓜蒌皮 12g，胆南星 6g，枳实 6g，厚朴 6g，桑白皮 12g，芦根 30g。

【加减】热毒炽盛，发热咳喘明显者，加用连花清瘟胶囊（颗粒）以加强清瘟解毒、通腑泻肺作用；若咳嗽、咳痰量多，或痰少质黏，不易咳出，胸闷喘憋加重者，加用连花清咳片强化清肺化痰作用。

【方论】本方常用于肺炎等证属热毒闭肺的治疗。毒热内盛，灼伤气道，炼液成痰，痰热交织，壅阻甚至闭塞气道，易引起变证丛生。本方“宣白”指宣通肺气，“承气”谓承顺腑气。方中生石膏、桑白皮、芦根清泄肺热，生大黄泄热通便，苦杏仁、枳实、厚朴降气通腑，瓜蒌皮润肺化痰。诸药合用，使肺气宣降，腑气畅通，痰热得清，咳喘可止。

中医学认为本阶段的关键致病因素为毒热与痰阻，易引起气道闭塞，肺气郁闭而迅速恶化。西医学认为，本病多与机体感染后，在免疫系统应对病原体的损伤修复过程中，炎症因子大量释放引起过度炎症及免疫抑制，同时气道上皮损伤，黏性分泌物形成的痰栓堵塞小气道，引起通气－换气功能障碍，从而导致病变迅速发展加重。连花清瘟胶囊（颗粒）在对流感病毒或新型冠状病毒发挥直接抑制作用的同时，还显著抑制继发于病毒感染的机体炎症反应；连花清瘟胶囊（颗粒）还可以动态持续调节免疫功能，通过提高宿主的免疫防御能力促进病毒清除，调节过度炎症与免疫抑制失衡状态，阻断疾病进展。针对气道黏液高分泌，连花清咳片发挥减少痰液生成、降低痰液黏度、促进痰液排出、保护通气－换气单元的作用。

二、气道绌急

【证候】哮喘声高息涌，胸胀气粗，膨膨然若气不能容，张口抬肩，倚息难卧，以呼出为快，舌淡红苔厚腻，脉滑数。

【治法】宣降肺气，定痉止喘。

【方药】射干定喘汤。

射干 12g，炙麻黄 6g，炒白果 12g，炒紫苏子 12g，炒杏仁 12g，桑白皮 15g，浙贝母 12g，清半夏 12g，蝉蜕 12g，黄芩 12g。

【加减】若见痰黄稠舌苔黄厚者，加生石膏、鱼腥草、海浮石；若见痰白泡沫状者，加细辛、干姜、五味子；若见痉挛性顿咳、呼吸喘促者，加全蝎、蜈蚣，以增强定痉止喘之效；若见动则加剧、上盛下虚者，加山萸肉、生龙骨、沉香。

【方论】射干定喘汤乃射干麻黄汤合定喘汤加减化裁而来。汉代张仲景《金匮要略》云："咳而上气，喉中水鸡声，射干麻黄汤主之。"该方主治痰饮郁结、气逆喘咳证，用麻黄、射干、半夏、生姜、细辛、紫菀、款冬花等，共奏宣肺祛痰、下气止咳之功效，现代临床常用于小儿支气管炎、支气管哮喘、肺炎、中老年急慢性支气管炎、肺气肿、肺心病、过敏性鼻炎、皮肤瘙痒症等属上述病机者。定喘汤主治风热外束、痰热内蕴之哮喘。方中白果、麻黄、半夏、款冬花、桑白皮、紫苏子、黄芩、杏仁等药，共奏宣肺降气、清热化痰之效。本方取射干麻黄汤之麻黄宣肺散寒；射干开结消痰；半夏降逆化饮；定喘汤之白果敛肺定喘祛痰；紫苏子、杏仁降气平喘；桑白皮、黄芩清泄肺热，止咳平喘；同时配伍蝉蜕搜风解痉；浙贝母清热散结，化痰止咳。诸药合用，共奏宣降肺气、定痉止喘之良效。

第四节　肺之脉络病证辨证论治

一、脉络（气）郁滞

【证候】心胸憋闷或疼痛，症状时轻时重，善太息，情志抑郁或烦躁易怒，症状随情绪变化而增减，舌淡红苔薄白，脉弦。

【治法】辛香流气，调畅脉络。

【方药】枳实薤白桂枝汤（《金匮要略》）合旋覆花汤（《金匮要略》）加减。

枳实 12g，薤白 9g，桂枝 6g，旋覆花 9g（包煎），降香 12g，川芎 10g。

【加减】若肝络气滞，胸胁胀痛者，加柴胡、香附、川楝子疏肝行气；肺络气滞，咳痰胸闷者，加桔梗、杏仁、瓜蒌、紫苏梗；脾（胃）络气滞，脘腹胀满者，加厚朴、木香。

【方论】宗气根于元气，积于胸中，贯心脉而分为营卫之气，卫行脉外，营行脉中。若气络中元气、宗气、卫气输布运行障碍，气之升降出入失常引起气机郁滞不畅，影响脉中营气甚至血液的运行，就会导致脉络（气）郁滞，肺之血（脉）络病变由功能病变发展到器质性损伤的早期阶段，临床以气机运行障碍为主要表现。多种原因引起元气、宗气、脏腑之气及营卫之气升降出入异常，进而导致络气郁滞，阻滞心胸，则见心胸憋闷；病在气分属功能性改变，故症状时轻时重；络气郁滞常与全身气机郁滞同见，故有善太息、情志抑郁或烦躁易怒、症状随情绪变化而增减等肝气郁滞表现，舌脉亦符合气机郁滞的特征。治以辛香流气、调畅脉络，以枳实薤白桂枝汤合旋覆花汤加减。枳实薤白桂枝汤为东汉张仲景治胸痹气结较甚而见"胸满而痛"的代表方；旋覆花汤则为仲景治疗肝着的代表方，《金匮要略·五脏风寒积聚病脉证并治》记载："肝着，其人常欲蹈其胸上，先未苦时，但欲饮热。"其病理实质为气机郁结，气血运行不畅。轻则胸中痞结不舒，饮热汤助胸阳畅气机，可暂得缓解；重则着而不行捶蹈胸部，颇类络气郁滞证。本方汲取仲景治疗胸痹气结证及肝着之调畅气机配伍用药的精义，基于《黄帝内经》"营在脉中""卫在脉外"及《难经》"损其心者，调其营卫"之说，以桂枝、薤白、降香宣通卫阳，辛香流气；旋覆花、枳实下气散结，一升一降以调畅气机；伍以"血中气药"之川芎，行营气助血运，与桂枝配伍又合调和营卫之义。

二、脉络（气）虚滞

【证候】少气懒言，神疲乏力，头晕目眩，自汗，活动时诸症加剧，麻木、疼痛、感觉减退，伴心悸气短，咳声无力，腹满纳少，肢体困倦，健忘，舌淡苔白，脉虚弱无力或细涩。

【治法】益气养络，活血通滞。

【方药】黄芪桂枝五物汤（《金匮要略》）合丹参饮（《时方歌括》）加减。

黄芪 15g，桂枝 8g，赤芍 8g，丹参 10g，降香 6g，川芎 10g。

【加减】若心气亏虚，心悸气短者，加柏子仁、五味子、龙骨、牡蛎；气虚下陷者，加桔梗、升麻；肺气亏虚，咳而短气、声低气怯者，加人参、紫菀、五味子；脾气亏虚，纳食减少、四肢乏力者，加山药、茯苓；肾气亏虚，短气咳逆、呼多吸少者，减黄芪，加山萸肉、蛤蚧、胡桃。

【方论】宗气根于元气，积于胸中，贯心脉而分为营卫之气，《灵枢·刺节真邪》言："宗气不下，脉中之血，凝而留止。"若宗气亏虚，贯心脉推动血液运行之力不足，则会引起血行缓慢，甚至凝而留瘀的病机变化。黄芪桂枝五物汤为张仲景《金匮要略》治疗血痹的代表方药。血痹的病机为营卫俱虚，血行不畅，肌肤失于温养；主要表现为肌肤麻木不仁。黄芪桂枝五物汤的主要药味为桂枝、芍药加黄芪，黄芪补宗气，桂枝、芍药调和营卫，推动血行，恰恰体现了宗气贯心脉而分为营卫之气携脉而行的生理过程。上药合行气活血的丹参饮加减，对调整脉络（气）虚滞引起的早期脉络及血液功能障碍，方证相应，疗效应手而起。

三、脉络瘀阻

（一）瘀血阻络

【证候】咳逆倚息不得卧，胸闷喘促，面色黧黑，心下痞坚，口唇紫绀，面浮肢肿，舌紫暗，苔白，脉细涩。亦有急性肺络瘀塞证，常见久卧患者突发胸痛，伴有呼吸喘促，口唇紫绀，甚至猝死。

【治法】益肺温阳，清热化痰，化瘀通络。

【方药】木防己汤（《金匮要略》）加味。

人参9g（另煎），桂枝9g，石膏15g（先煎），汉防己9g，葶苈子12g，桑白皮12g，鱼腥草30g，地龙12g，桃仁12g，车前子12g（包煎），丹参30g。

【加减】若痰热偏重，大便秘结、咳痰黄稠者，加海蛤粉、大黄、金银花；水肿偏重，四肢不温者，加泽泻、附子；急性肺栓塞者，应中西医结合积极抢救，可用上方加水蛭、土鳖虫。

【方论】本方常用于肺源性心脏病的治疗。方中人参益心肺之气，桂枝辛温通络、通阳化气，汉防己、葶苈子、车前子利水消肿，桑白皮、鱼腥草清泄肺热，桃仁、丹参化瘀通络，地龙搜风解痉。组方体现了西医学治疗肺源性心脏病强心、利尿、扩血管、抗感染等原则。

（二）痰浊阻络

【证候】胸部窒闷，咳嗽吐痰，气短不相接续，胸背部疼痛，体胖多痰，身重困倦，舌苔白腻，寸脉沉迟，关上滑。

【治法】祛痰通络。

【方药】瓜蒌薤白白酒汤（《金匮要略》）加减。

瓜蒌12g，半夏10g，薤白12g，赤芍10g，桂枝12g，菖蒲15g。

【加减】若痰浊化热，舌苔黄腻者，加黄连、半夏；兼血瘀表现者，加桃仁、丹参，重者加水蛭、土鳖虫以剔除络瘀；气机郁滞，心胸胀闷明显者，加降香、乳香；络气虚滞，体倦乏力明显者，加人参、黄芪。

【方论】本方针对脉络瘀阻痰浊偏盛者，以瓜蒌、半夏、菖蒲祛痰化浊，桂枝、薤白通卫阳，赤芍理营阴。瓜蒌薤白半夏汤为仲景治疗痰浊遏阻胸阳之胸痹心痛的经典名方。桂枝配赤芍通营卫，调阴阳气血；石菖蒲化痰开窍，缓解胸闷效果较佳。

四、脉络绌急

【证候】胸闷心痛突然发作，或头晕头痛、一过性失语、半身麻木，或四肢末端皮色苍白、青紫甚则紫绀，伴局部冷、麻、针刺样疼痛，常由气候变冷或情绪激动而引起，休息后可自行缓解，舌质或淡或红或暗紫，苔薄白或黄腻，脉沉细或沉涩。

【治法】搜风通络，解痉缓急。

【方药】搜风通络汤。

全蝎6g，蜈蚣6g，桂枝10g，白芍10g，甘草3g。

【加减】若心络绌急而致胸闷胸痛者，加桂枝、薤白，合用通心络胶囊；若脑络绌急，卒然头晕发作，或伴一过性失语，半身麻木，加葛根、天麻、僵蚕、鸡血藤，合用通心络胶囊；若四末遇寒苍白、青紫甚或紫绀，加桂枝、炮附子、乌梢蛇，通心络胶囊亦有良效。

【方论】脉络绌急是指感受外邪、情志过极、过劳等各种致病因素引起的脉络收引、挛缩、痉挛状态。营主血属阴，行于脉中；卫主气属阳，行于脉外。营卫气血交汇，相偕而行，对维持脉络舒缩运动发挥着重要作用。六淫外侵寒凝气滞，情志过激、七情内伤导致营卫失调，卫气无以发挥温煦充养、防御卫护之功，营气无以发挥和调五脏、洒陈六腑之用，脉络失于弛张而拘急挛缩，心之脉络痉挛拘急，可致心痛发作。脉络绌急可在脉络瘀阻的基础上发生，也可单独为患；脉络绌急可进一步加重脉络瘀阻，脉络瘀阻则更易引起脉络绌急，二者亦可互为因果，从而形成营卫不通、血凝不流、脉络瘀阻、脉络绌急的恶性病理循环链。

全蝎、蜈蚣合用名为止痉散，为虫药搜风解痉通络的代表性药物。近代名医张锡纯《医学衷中参西录》谓："（蜈蚣）走窜之力最速，内而脏腑，外而经络，凡气血凝聚之处皆能开之……性尤善搜风。"又谓全蝎："善入肝经搜风……为蜈蚣之伍药，其力相得益彰。"合以仲景芍药甘草汤舒缓挛急、酸甘化阴，桂枝、甘草辛甘化阳以调和营卫。搜风解痉与调和营卫药的配合对脉络绌急与血管痉挛的治疗具有重要作用，营卫之气相偕而行、阴阳相济，对脉络舒缩功能的调节具有重要意义。概言之，凡开与闭、舒与缩、张与合等调节，大多与营卫之气相关，如玄府开与闭、肺脏张与合、脉络舒与缩等通过调整营卫均可收到佳效。

五、脉络损伤

【证候】咳嗽咯血，或痰中带有血丝，或痰血相间，或纯血鲜红，间夹泡沫，或咳吐大量脓血痰，腥臭异常。

【治法】养阴清肺，宁络止血。

【方药】补络补管汤（《医学衷中参西录》）加味。

山萸肉 30g，生龙骨 30g（先煎），生牡蛎 30g（先煎），三七粉 6g（冲服），沙参 12g，麦冬 12g，黄芩 12g，浙贝母 10g。

【加减】阴虚偏重，夜间盗汗、两颧发红、舌红少苔、脉细数者，加玄参、地骨皮、知母；咳吐脓痰、量大腥臭者，加苇茎、冬瓜仁、海蛤粉、鱼腥草。

【方解】补络补管汤为张锡纯治疗肺络损伤出血的著名方剂。方以龙骨、牡蛎、山茱萸等收敛又兼具开通之品，补破损之脉络，以奏止血之功，又不至骤止留瘀为恙；佐以三七，取其活血止血，化腐生新，使脉络损伤之处易愈，出血易止而又不留瘀为患；沙参、麦冬滋补肺阴；黄芩、贝母清化痰热。本方常用于治疗肺结核、支气管扩张等。

六、络息成积

【证候】咳喘胸闷憋气，干咳少痰，气急乏力，口咽唇干燥，舌暗红少津，脉细数。或慢性咳嗽持续不解，痰液甚多，胸闷气急逐渐加重。或见肺癌之咳嗽、咳痰、咳血，胸痛气急发热，形体消瘦。

【治法】肺间质纤维化者治宜益气养阴，化瘀通络；肺癌者治宜散结通络，解毒抗癌。

【方药】肺间质纤维化者治宜益肺化积汤。

西洋参 12g（另煎），麦冬 30g，五味子 9g，沙参 12g，杏仁 10g，制半夏 9g，穿山甲 9g（替代药为王不留行 9g，路路通 9g，桃仁 9g 或红花 9g），土鳖虫 9g，鱼腥草 30g。

肺癌者治宜补肺抑癌汤。

西洋参 12g（另煎），生黄芪 12g，麦冬 30g，五味子 9g，女贞子 30g，山慈菇 15g，浙贝母 12g，露蜂房 12g，蜈蚣 3 条，莪术 12g，半枝莲 12g，白花蛇舌草 30g。

加服犀黄丸（《外科全生集》）与养正消积胶囊。

【加减】若见痰热明显者，加黄芩、瓜蒌、海浮石、浙贝母；伴发热者，加金银花、连翘；阴虚明显，舌红少津、干咳少痰者，加天花粉、玄参、枇杷叶；后期兼有肾虚表现者，加淫羊藿、蛤蚧；咯血者，加花蕊石、白茅根、三七粉。

【方解】益肺化积汤在现代常用于治疗肺间质纤维化。方以西洋参、麦冬、五味子、沙参益气养阴，杏仁、半夏降气祛痰，土鳖虫化瘀通络，穿山甲散结通络，鱼腥草清泄肺热。诸药合用，共奏益气养阴、化瘀通络之功。补肺抑癌汤以西洋参、生黄芪、麦冬、五味子益气养阴，女贞子滋肝益肾，露蜂房攻毒祛风，莪术、山慈菇散结通络，蜈蚣化瘀通络，白花蛇舌草、半枝莲、浙贝母解毒抗癌、散结消肿。诸药合用，共奏散结通络、解毒抗癌之功。

第八章

肺络病常用药物

通络药是指从东汉张仲景到清代叶天士等医家总结归纳出的具有直接通络疗效的药物，是前人通络治疗长期经验的总结。通络药包括辛味通络、虫类通络、藤类通络及络虚通补类药物。辛味药辛香走窜，能散能行，行气通络，《素问·脏气法时论》说辛可“通气”。叶天士治疗络病以辛味药为主，或佐以辛味药，正如其所云“络以辛为泄”，“攻坚垒，佐以辛香，是络病大旨”。以上指出了辛味药对疏通络脉具有重要作用。虫类通络药性善走窜，剔邪搜络，是中医治疗络病的独特药物。络病之初，络气郁闭，辛香草木之品调畅络气奏效尚速，而久病、久痛、久瘀入络，凝痰败瘀混处络中，非草木药物攻逐可以奏效，而虫类通络药独擅良能。叶天士对虫类药的通络作用也极为推崇，说：“考仲景于劳伤血痹诸法，其通络方法，每取虫蚁迅速飞走诸灵，俾飞者升，走者降，血无凝着，气可宣通，与攻积除坚，徒入脏腑者有间。”指出了虫类药物对络病治疗的独特价值。从功能特性区分，虫类通络药物基本分为两大类：一类为化瘀通络药，主要适用于久病久痛、络脉瘀阻等，常用药物有水蛭、土鳖虫、虻虫、鼠妇、蛴螬等；另一类为搜风通络药，主要用于络脉绌急，常用药物有全蝎、蜈蚣、地龙、蝉蜕、露蜂房、乌梢蛇、白花蛇等。络脉为气血汇聚之处，且有贯通营卫、渗灌脏腑组织等生理功能，《灵枢·卫气失常》云：“血气之腧，腧于诸络。”络病日久，营卫失常，气血阴阳不足，气虚不能充养，阳虚络失温运，血衰不能滋荣，阴虚络道涩滞，络脉失于荣养，阳气精血不能温煦渗灌脏腑组织。叶天士倡用“络虚通补”治法，提出“大凡络虚，通补最宜”之说。以藤类药治络病是根据取类比象的思维方法确定的，因藤类缠绕蔓延，纵横交错，形如络脉，故用于络病治疗。这些通络药物应用的宝贵经验对络病治疗具有重要的学术价值。同时，针对古人治疗络病用药存在未按同一标准分类的不足，在系统构建络病证治体系过程中，按功能重新分类通络药物分为流气畅络、化瘀通络、软坚散结通络、祛痰通络、祛风通络、解毒通络和荣养络脉七大类，便于临床把握运用。

肺络包括肺之气络与肺之脉络，与肺之气道共同完成肺主气司呼吸、朝百脉，通过宣发肃降通调水道发挥治理调节作用。元气为呼吸之门，宗气根于元气，积于胸中，包举肺外，是推动肺产生呼吸运动的直接动力；天之清气借助宗气的作用进入气道，与借助血（脉）络朝会而来的百脉之血交会，实现里气与外气的清浊交运；宗气贯心脉又分为营卫之气，营卫循脉而行，营行脉内，卫行脉外，借助肺气之宣肃作用向上向外布散于皮肤肌表阳络，成为卫外御邪的屏障，向下向内循行于脏腑腠理阴络，维持脏腑间功能协调，在人体气的升降出入运动中发挥着核心作用。肺脏生理功能由肺之气络、气道、血（脉）络共同参与维持，肺络病变遵循气络–气道–血（脉）络的传变规律。无论是新感六淫、温热之邪或疫疠之气袭阳络，新感病久传内、肺病日久迁延、他病日久及肺等久病伤及阴络，还是情志、饮食、起居、劳逸、环境毒素启络伤之机，水饮、痰浊、瘀血、内生毒素助络损病进，引起肺之气络–气道–血（脉）络的病变。病机包括肺之气络郁滞，郁而化热，气络虚滞，虚而下陷和热毒滞络；肺之气道壅（滞）阻、绌急、闭塞；肺之血（脉）络郁滞或虚滞、瘀阻、绌急、瘀塞和“孙络–玄府”闭塞与络息成积，均体现了“不通”的病机特点。我们的任务是归纳通络用药的历史与现代应用规律，结合肺络病“气络–气道–血（脉）络”的传变规律及病机类型，形成肺络病通络用药特色。

第一节　流气畅络

流气畅络主要采用辛味药。辛味药辛香流气，通畅络气，《素问·脏气法时论》说辛可“通气”。清代叶天士强调辛味药流气畅络的独特作用：“络以辛为泄。”“攻坚垒，佐以辛香，是络病大旨。”辛味药的辛散作用也正合肺气之宣降，《素问·五脏生成》言：“心欲苦，肺欲辛，肝欲酸，脾欲甘，肾欲咸，此五味之所合也。”《素问·脏气法时论》也说：“辛泻之。”《灵枢·决气》言：“上焦开发，宣五谷味，熏肤，充身，泽毛，若雾露之溉，是谓气。”指出卫气借助肺之气络宣发敷布皮肤阳络，发挥卫外御邪作用。外邪袭表，气络卫气郁滞，可借辛味药流气畅络。如麻黄、桂枝、细辛、葛根针对风寒袭表、卫气郁滞不畅，薄荷、牛蒡子、菊花、桑叶针对风热或风燥之邪袭表、卫气郁滞不畅，枳实、薤白侧重肺之气络气机郁滞不畅引起的气道壅滞，降香、川芎侧重肺之脉络气机郁滞，威灵仙能行能散、能走能消，于气络、气道、血（脉）络中气机郁滞不畅均能通之。

一、麻黄

【来源】《神农本草经》。

【性味归经】辛、微苦，温。归肺、膀胱经。

【功能主治】发汗解表，宣肺平喘，辛温通络，利水消肿。用于外感伤寒，肺气郁闭所致喘促，风水水肿，阴疽硬肿，痿痹瘫痪。

【用法用量】内服：煎汤（宜先煎，去水面浮沫），2～10g。

【药论】

1.《神农本草经》："主中风，伤寒头痛，温疟。发表出汗，去邪热气，止咳逆上气，除寒热，破癥坚积聚。"

2.《名医别录》："通腠理，解肌。"

3.《医学衷中参西录》："于全身之脏腑经络，莫不透达，而又以逐发太阳风寒为其主治之大纲。"

4.《本草正义》："麻黄轻清上浮，专疏肺郁，宣泄气机，是为治感第一要药，虽曰解表，实为开肺，虽曰散寒，实为泄邪，风寒固得之而外散，即温热亦无不赖之以宣通。"

【传统应用】

1. 治风寒外郁，腠理闭密无汗的外感风寒表实证者，每与桂枝相须为用，以增强发汗散寒解表之力。因麻黄兼有平喘之功，故对风寒表实而有喘逆咳嗽者，尤为适宜，如《伤寒论》麻黄汤。

2. 治风寒外束，肺气壅遏的喘咳实证者，常配伍杏仁、甘草，如《太平惠民和剂局方》三拗汤。治疗寒痰停饮，咳嗽气喘，痰多清稀者，常配伍细辛、干姜、半夏等，如《伤寒论》小青龙汤。若肺热壅盛，高热喘急者，每与石膏、杏仁、甘草配用，以清肺平喘，如《伤寒论》麻杏甘石汤。

3. 治风邪袭表，肺失宣降的水肿、小便不利兼有表证者，每与甘草同用，如《金匮要略》甘草麻黄汤。如再配伍生姜、白术等发汗解表药、利水消肿药，则疗效更佳，如《金匮要略》越婢加术汤。

【药理作用】

1. 解热发汗作用：麻黄水煎剂、挥发油、麻黄碱均有不同程度的发汗作用。在麻黄汤中或与桂枝配伍时，能使大鼠足跖部发散的水分增加，从而增强发汗作用。麻黄碱不能诱导正常体温的人出汗，但在高温环境时会使人体的出汗量增多、增快，提示对人有中等发汗作用。

2. 平喘作用：麻黄所含麻黄碱、伪麻黄碱、麻黄挥发油均具有平喘作用，其中麻黄碱作用较强。其机制可能与下列环节有关：兴奋支气管平滑肌 β 受体，松弛平滑肌；兴奋支气管黏膜血管平滑肌 α 受体，收缩血管，降低血管通透性；促进肾上腺素能神经末梢和肾上腺髓质嗜铬细胞释放递质，发挥拟肾上腺素作用，阻止过敏介质释放；抑制抗体产生。

3. 抗炎、抗菌、抗病毒、抗过敏作用：伪麻黄碱能抑制过敏介质的释放，并选择性收缩鼻黏膜血管，发挥抗炎、抗过敏作用，从而缓解感冒鼻塞、流涕等症状，故多种感冒复方中皆有使用。麻黄水煎剂和挥发油对多种病毒有不同程度的对抗作用，如对亚洲甲型流感病毒有抑制作用，对小鼠感染甲型流感病毒 PR8 株产生治疗作用。伪麻黄碱能改善甲型流感病毒（IAV）感染期的肺组织病理损伤，显著提高生存率，维持体质量；其通过 Toll 样受体 7（TLR7）信号通路，可抑制细胞因子风暴的产生。

4. 对平滑肌的影响：景红娟等通过实验发现，麻黄碱在发挥松弛支气管平滑肌的作用时并没有显著改变细胞的形态，而是在一定程度上抑制了平滑肌细胞增殖。这一发现为应用麻黄碱在呼吸系统疾病的临床治疗上提供了依据。

5. 对免疫功能的影响：对小鼠进行麻黄多糖腹腔注射的实验发现，麻黄多糖对小鼠巨噬细胞的吞噬作用有明显的抑制作用。

【临床应用】

1. 流行性感冒：扈晓宇采用麻黄汤治疗流行性感冒风寒证，发现口服麻黄汤经方剂量可有效缩短流感病程，缓解流感临床症状、缩短发热时间，降低流感并发症的发生率。周春游等应用葛根麻黄汤加减治疗毒邪犯肺证流行性感冒，发现葛根麻黄汤加减治疗能有效改善毒邪犯肺证流行性感冒患者的免疫功能，抑制炎症反应，减轻临床症状，且具有一定的安全性。

2. 支气管肺炎：廖泽辉等应用射干麻黄汤治疗小儿风寒闭肺型支气管肺炎，发现治疗后治疗组患儿咳嗽、发热、痰鸣、气促、肺部湿啰音等症状积分均明显低于对照组，治疗组总有效率明显高于对照组。

3. 慢性阻塞性肺疾病加重期：冯徐俊应用炙麻黄联合西医治疗慢性阻塞性肺疾病急性加重期 42 例患者，研究组中 20 例患者实现有效治疗，总有效率高达 95.24%；常规组 9 例有效，6 例患者症状好转，6 例无效，有效率仅为 71.43%。

二、桂枝

【来源】《新修本草》。

【性味归经】辛、甘，温。归心、肺、膀胱经。

【功用主治】发汗解肌，温经通脉，助阳化气，平冲降气。用于风寒感冒，脘腹冷痛，血寒经闭，关节痹痛，痰饮，水肿，心悸，奔豚。

【用法用量】煎服，3～9g。

【药论】

1. 王好古：“《本草》言：桂味辛、甘、热，无毒，能为百药长，通血脉，止烦。出汗者，是调血而汗自出也。”

2.《本经疏证》：“凡药须究其体用，桂枝……能利关节，温经通脉，此其体也……盖其用之之道有六：曰和营，曰通阳，曰利水，曰下气，曰行瘀，曰补中。其功之最大，施之最广，无如桂枝汤，则和营其首功也。”

【传统应用】

治风寒外感，营卫不和，症见头痛发热，汗出恶风，脉浮缓之风寒表虚证，常与白芍、甘草、生姜、大枣同用，如《伤寒论》桂枝汤；若汗出恶风，项背强急者，常以桂枝汤加葛根，如《伤寒论》桂枝加葛根汤；治疗多种疼痛证，若胸阳不振，痰浊壅阻，心脉闭阻，症见胸痹疼痛，掣及肩背者，常与枳实、薤白、厚朴等同用，如《金匮要略》枳实薤白桂枝汤；若寒凝腹痛，症见手足逆冷，恶寒不热，二便清者，常与白芍、生姜等同用，如《症因脉治》桂枝芍药汤；若风寒湿邪袭人，流注关节，关节痹痛者，常与附子、白芍等同用，如《伤寒论》桂枝加附子汤；若痹证日久，症见肢节疼痛，身体尪痹，脚肿如脱者，常与赤芍、知母、附子、白术等同用，如《金匮要略》桂枝芍药知母汤。

【药理作用】

1. 调节体温、镇痛作用：刘新华等通过酵母致大鼠发热模型，确定桂皮酸与桂枝的解热作用具有相关性，桂皮醛虽然对解热无直接作用，但可在体内转化为桂皮酸，从而促进其解热作用。桂枝主要通过桂枝挥发油中的桂皮醛、桂皮酸发挥解热作用，桂皮醛发挥镇痛作用。

2. 抑菌作用：桂枝挥发油中的桂皮醛等成分对细菌、真菌都有较强的抑制作用，尤其对金黄色葡萄球菌、大肠埃希菌、结核杆菌、变形杆菌有较好的抑制作用。

3. 抗炎作用：孙传菊等采用腹腔注射大肠杆菌脂多糖方法，建立急性肺炎小鼠模型进行实验，发现桂枝挥发油具有显著的抗炎作用，其机制可能通过抑制 AP-1 信号通路发挥作用。

4. 抗病毒作用：桂枝主要通过挥发油及桂皮醛成分发挥抗病毒的药理作用。桂枝挥发油及桂皮醛对甲型流感病毒的增殖具有抑制作用，其作用机制与 TLR/IFN 信号通路有一定的关联，并能明显抑制流感病毒的增殖，降低感染病毒小鼠的肺指数。

5. 对血管、血液的作用：桂枝能解除毛细血管的收缩，降低人血浆纤维蛋白原含量，降低血浆黏度，并能解除红细胞和血小板聚集，改善组织血液循环，消除肌质网和细胞内质网的水肿。丁炜等研究表明，桂枝汤能显著增加家兔心肌血流量，直接兴奋心脏，增加心肌功能。

6. 对中枢神经系统的作用：桂皮醛对小鼠有明显镇静作用，灌服后可使自发活动减少，并能对抗甲基苯丙胺所产生的过多活动以及转体实验所致小鼠的运动失调，尚能延长环己巴比妥钠对小鼠的睡眠时间。

【临床应用】

1. 慢性阻塞性肺疾病：贺志敏等采用大柴胡汤合桂枝茯苓丸治疗慢性阻塞性肺疾病急性加重期（瘀水互结型）102 例，治疗后观察组中医证候积分、动脉血二氧化碳分压（$PaCO_2$）水平低于对照组，FVC、PEF、FEV1%、动脉血氧饱和度（SaO_2）、氧分压（PaO_2）水平高于对照组（$P<0.05$）。

2. 变应性鼻炎：袁臻等采用桂枝加黄芪汤加减治疗变应性鼻炎（肺气虚外感寒证）46 例，治疗 4 个疗程后，显效 33 例，有效 11 例，无效 2 例，总有效率为 95.6%。

3. 慢性支气管炎：杨东武应用麻黄桂枝汤联合西药治疗慢性支气管炎（寒痰

阻肺型）120 例。与对照组相比，观察组气喘、咳痰、咳嗽的改善时间均明显缩短（$P<0.05$）；治疗后观察组 FEV1、FVC、FEV1/FVC 均优于对照组，观察组治疗总有效率明显高于对照组。

4. 支气管哮喘：张智玲应用玉屏风桂枝汤治疗慢性持续期支气管哮喘疾病（肺气虚证）120 例患者，治疗后，观察组中医证候积分明显降低，与对照组差异明显（$P<0.05$），效果显著。

三、细辛

【来源】《神农本草经》。

【性味归经】辛，温。归心、肺、肾经。

【功能主治】辛温通络，祛风散寒，通窍止痛，温肺化饮。用于风寒感冒，鼻塞流涕，痰饮喘咳，鼻鼽，鼻渊，头痛，牙痛，风湿痹痛。

【用法用量】1～3g。散剂每次服 0.5～1g。

【药论】

《本草正义》："（细辛）芳香最烈，其气直升，故善开结气，宣泄郁滞，而能上达巅顶，通利耳目……旁达百骸，无微不至，内之宣络脉而疏通百节，外之行孔窍而直透肌肤。"

【传统应用】

1. 治外感风寒，头身疼痛较甚者，常与羌活、防风、白芷等祛风止痛药同用，如《此事难知》九味羌活汤；因其既能散风寒，又能通鼻窍，并宜于风寒感冒而见鼻塞流涕者，常配伍白芷、苍耳子等药。且细辛既入肺经散在表之风寒，又入肾经而除在里之寒邪，配麻黄、附子，可治阳虚外感，恶寒发热、无汗、脉反沉者，如《伤寒论》麻黄附子细辛汤。

2. 治外感风寒，水饮内停之恶寒发热、无汗、喘咳、痰多清稀者，常与麻黄、桂枝、干姜等同用，如《伤寒论》小青龙汤；若纯系寒痰停饮射肺，咳嗽胸满、气逆喘急者，可配伍茯苓、干姜、五味子等药，如《金匮要略》苓甘五味姜辛汤。

3. 治少阴头痛，足寒气逆，脉象沉细者，常配伍独活、川芎等药，如《症因脉治》独活细辛汤；用治外感风邪，偏、正头痛，常与川芎、白芷、羌活同用，如《太平惠民和剂局方》川芎茶调散；若治痛则如破，脉微弦而紧的风冷头痛，又当配伍川芎、麻黄、附子，如《普济方》细辛散。

4. 治手足厥寒，腰、股、腿、足疼痛者，常配当归、桂枝、芍药等同用，如《伤寒论》当归四逆汤。

【药理作用】

1. 对呼吸系统的作用：华细辛醇浸剂给兔静脉注射，可对抗吗啡所致的呼吸抑制，其挥发油中的甲基丁香油酚对豚鼠离体气管有显著松弛作用。细辛能松弛支气管平滑肌而呈现平喘作用，细辛醚也有一定平喘、祛痰作用。

2. 抗炎作用：细辛挥发油有显著抗炎作用，对多种原因所致的大鼠关节肿胀有明显的抑制作用，并对抗小鼠耳郭肿胀。

3. 抑菌及抗病毒作用：细辛挥发油无论气体熏蒸或直接作用都具有抗真菌作用。细辛挥发油对部分真菌只表现抑菌作用，而黄樟醚则表现出杀菌作用，其为细辛油抗真菌的主要有效成分。

【临床应用】

1. 慢性阻塞性肺疾病急性加重期：向承忠采用细辛脑注射液治疗中度慢性阻塞性肺疾病急性加重期（AECOPD）60 例。结果显示，细辛脑注射液可通过抑制单核细胞 HIF-1α 的表达减轻气道炎症水平，改善患者的肺功能。

2. 肺纤维化：细辛素通过激活 PPARγ 抑制 Smad、AKT 和 MAPK 信号通路，进而抑制 TGF-β 诱导的成纤维细胞向肌成纤维细胞转化，实现改善肺纤维化的效果。

四、广藿香

【来源】《名医别录》。

【性味归经】辛，微温。归脾、胃、肺经。

【功能主治】芳香化浊，和中止呕，发表解暑。用于湿浊中阻，脘痞呕吐，暑湿表证，湿温初起，发热倦怠，胸闷不舒，寒湿闭暑，腹痛吐泻，鼻渊头痛。

【用法用量】水煎服，15～30g。

【药论】

1.《本草述》："散寒湿、暑湿、郁热、湿热。治外感寒邪，内伤饮食，或饮食伤冷湿滞，山岚瘴气，不伏水土，寒热作疟等症。"

2.《本草再新》："解表散邪，利湿除风，清热止渴。治呕吐霍乱，疟，痢，疮疥。梗：可治喉痹，化痰、止咳嗽。"

【传统应用】

1. 治脘闷纳呆等湿阻中焦之证者，在临床上常与佩兰等同用。用于湿温初起者，可配薄荷、茵陈、黄芩等同用。

2. 治感受秽浊、呕吐泄泻者，可配伍苏叶、半夏、厚朴、陈皮等。对于胃寒呕吐之症，可配半夏同用；如湿热者，可配黄连、竹茹；脾胃虚弱者，可配党参、甘草；妊娠呕吐，可与砂仁同用。

3. 治暑湿之症，不论偏寒、偏热，都可应用，临床经常与佩兰配伍使用。

4. 治外感风寒兼有湿阻中焦者，常配伍紫苏、陈皮等。

【药理作用】

1. 抗菌作用：广藿香具有非常好的抗菌活性，对金黄色葡萄球菌、幽门螺杆菌、大肠埃希菌、痢疾杆菌、肠炎沙门菌、枯草杆菌、白葡萄球菌、铜绿假单胞菌、四联球菌及沙门菌等都有不同程度的抑制作用。

2. 抗病毒作用：Peng 等研究发现，广藿香油具有抗柯萨奇病毒、腺病毒、甲型流感病毒和呼吸道合胞病毒的作用。

3. 抗炎、解热、镇痛作用：Zhao 等发现，广藿香提取物具有一定的抗炎、镇痛作用，能明显抑制二甲苯所致小鼠耳郭肿胀。Zhou 等研究发现，与模型对照组相比，广藿香油组在给药后的 1.5～5.5 小时有明显地抑制发热家兔体温升高的作用。

4. 调节免疫：Qi 等研究发现，广藿香油具有免疫调节作用，对小鼠外周白细胞、腹腔巨噬细胞和脾淋巴细胞具有一定的增殖活化作用。

【临床应用】

1. 胃肠型感冒：宋宾对 76 例胃肠型感冒患者给予藿香正气液联合常规西药治疗，观察藿香正气液改善胃肠型感冒症状的疗效。结果表明，藿香正气液联合西药治疗组患者的总有效率为 97.4%，显著高于单纯使用西药治疗组，可提高临床有效率，降低并发症发生率。

2. 流行性感冒：缪勇等应用磷酸奥司他韦辅助藿香正气丸治疗流行性感冒患者 178 例，结果显示，磷酸奥司他韦辅助藿香正气丸可有效缓解患者的临床症状，疗效安全显著，对促进流行性感冒患者病情康复具有积极意义。

五、香薷

【来源】《名医别录》。

【性味归经】辛，微温。归肺、胃经。

【功能主治】发汗解表，化湿和中。用于暑湿感冒，恶寒发热，头痛无汗，腹痛吐泻，水肿，小便不利。

【用法用量】水煎服，3～10g。

【药论】

1.《本草纲目》："世医治暑病，以香薷饮为首药……盖香薷乃夏月解表之药，如冬月之用麻黄。"

2.《本草衍义补遗》："治伤暑，利小便。"

3.《滇南本草》："解表除邪，治中暑头疼，暑泻肚肠疼痛，暑热咳嗽，发汗，温胃，和中。"

【传统应用】

1. 治夏季贪凉，感冒风寒所引起的发热、恶寒、头痛、无汗等症，往往与藿香、佩兰等配合应用。

2. 治暑季恣食生冷、湿阻脾胃所引起的呕吐、泄泻者，可与扁豆、黄连、厚朴等同用。

3. 治水肿、小便不利者，可单独应用，也可配白术以健脾利水。

【药理作用】

1. 解热、镇痛作用：香薷挥发油具有镇痛的作用，对中枢神经系统具有抑制作用。龚慕辛通过实验发现，香薷挥发油具有中枢抑制作用，可降低小鼠的正常体温，对酵母菌所致发热大鼠有解热作用，提高小鼠的痛阈。

2. 抑菌作用：冯元等通过水蒸气蒸馏法提取香薷挥发油，发现香薷油是一种广谱的抗菌中药，对表皮葡萄球菌、志贺菌、伤寒杆菌、乙型副伤寒、鼠伤寒杆菌、变形杆菌等 10 种菌株均有抑制其生长的作用。

3. 抗病毒作用：徐军烈等通过实验证明，不同剂量组的石香薷水提物通过调节感染小鼠血清细胞因子而增强机体抗病毒感染的功能。

4. 调节免疫：陈林通过建立肺气虚证动物模型和试管连续稀释法的抑菌实验发现，黄芪多糖和香薷挥发油联合用药对肺气虚证小鼠具有一定的免疫调控作用。

【临床应用】

1. 社区获得性肺炎：赵娜等应用新加香薷饮合止嗽散加减治疗夏季社区获得性肺炎 80 例患者。结果显示，新加香薷饮合止嗽散加减治疗夏季社区获得性肺炎的效果较好，可改善临床症状，减轻炎症反应，调节凝血功能。

2. 暑湿型感冒：袁慧等应用新加香薷饮加味治疗暑湿型感冒 200 例。结果显示，新加香薷饮加味治疗暑湿型感冒总有效率为 93%，疗效显著。

六、薤白

【来源】《本草图经》。

【性味归经】辛、苦，温。归心、肺、胃、大肠经。

【功能主治】辛温通阳，畅通络气，宽胸散结。用于胸痹心痛、咳喘痰多、脘痞不舒、干呕等。

【用法用量】内服：煎汤，5～10g，鲜品 30～60g。

【药论】

1.《长沙药解》："肺病则逆，浊气不降，故胸膈痹塞；肠病则陷，清气不升，故肛门重坠。薤白，辛温通畅，善散壅滞……故痹者下达而变冲和……重者上达而化轻清。"

2.《本草求真》："薤，味辛则散，散则能使在上寒滞立消；味苦则降，降则能使在下寒滞立下；气温则散，散则能使在中寒滞立除；体滑则通，通则能使久痼寒滞立解。是以下痢可除，瘀血可散，喘急可止，水肿可敷……胸痹刺痛可愈……胎产可治……汤火及中恶卒死可救，实通气、滑窍、助阳佳品也。"

3.《本草衍义》："《千金》治肺气喘急用薤白，亦取其滑泄也。"

【传统应用】

1. 治寒痰阻滞、胸阳不振所致胸痹者，常与瓜蒌、半夏、枳实等配伍，如《金匮要略》瓜蒌薤白白酒汤、瓜蒌薤白半夏汤、枳实薤白桂枝汤等；若治痰瘀胸痹，则可与丹参、川芎、瓜蒌皮等同用。

2. 治胃寒气滞之脘腹痞满胀痛，可与高良姜、砂仁、木香等同用；若治胃肠气滞，泻痢里急后重，可单用本品或与木香、枳实配伍。

【药理作用】

1. 解痉平喘作用：以磷酸组胺喷雾制作豚鼠动物哮喘模型，对薤白提取物的平喘作用进行研究。结果显示，与正常对照组相比，薤白提取物均能明显延长豚鼠哮喘的潜伏期，具有明显的平喘作用。采用组胺致离体豚鼠气管片收缩模型进行药效学筛选，结果显示，薤白皂苷部位具有显著的平喘作用，其舒张率达到178.76%±11.07%。初步认为皂苷类是薤白平喘的有效成分。

2. 抗菌消炎作用：薤白皂苷对常见的细菌、霉菌和酿酒酵母具有明显的抑制作用，其抑菌效果从大到小顺序为：大肠杆菌、金黄色葡萄球菌、枯草芽孢杆菌、酿酒酵母、黑曲霉和桔青霉。

3. 提高免疫功能作用：采用炭粒廓清法和溶血定量分光光度法观察薤白对小鼠非特异性和特异性免疫功能的影响。结果表明，薤白能增加脾脏、胸腺的重量，增加炭粒廓清指数及吞噬指数，还能增加 GHS 值，提示薤白既可以促进单核巨噬细胞的吞噬功能，还能提高机体的特异性免疫功能。

【临床应用】

1. 慢性阻塞性肺疾病：范长秋等观察薤白治疗慢性阻塞性肺疾病急性发作期并发肺动脉高压的疗效，结果表明薤白治疗组能明显改善慢性阻塞性肺疾病患者的胸闷气急、呼吸困难等临床症状，与对照组比较，差异有统计学意义。且薤白能降低平均肺动脉压。

2. 慢性支气管炎：孙航成采用复方薤白胶囊治疗慢性支气管炎急性发作期痰热郁肺证患者 64 例，临床总体疗效：试验组总有效率 91.7%，对照组总有效率 87.5%（$P<0.05$）。

3. 慢性肺源性心脏病：柴树人等应用复方薤白胶囊治疗瓜蒌薤白半夏汤治疗慢性肺源性心脏病急性发作期 93 例患者，结果：观察组的治疗总有效率高于对照组（$P<0.05$）。表明复方薤白胶囊可改善患者肺功能、血液流变学及血管内皮功能。

七、枳实

【来源】《神农本草经》。

【性味归经】苦，微寒。归脾、胃、大肠经。

【功能主治】破气消积，化痰散痞。用于积滞内停，痞满胀痛，泻痢后重，大便不通，痰滞气阻胸痹，结胸。

【用法用量】内服：水煎，3～10g。

【药论】

1.《名医别录》:“除胸胁痰癖，逐停水，破结实，消胀满，心下急痞痛，逆气，胁风痛，安胃气，止溏泄，明目。”

2.《本草衍义》:“枳实、枳壳，一物也。小则其性酷而速，大则其性和而缓。故张仲景治伤寒仓卒之病，承气汤中用枳实，此其意也；皆取其疏通、决泄、破结实之义。他方但导败风壅之气，可常服者，故用枳壳，其义如此。”

【传统应用】

1. 治胸痹结胸，以及痰多咳嗽，风痰眩晕等证，常与厚朴、薤白等配伍，如《金匮要略》枳实薤白桂枝汤；与黄连、瓜蒌配伍，如《温病条辨》小结胸加枳实汤等。

2. 治脾胃湿热，胸闷腹痛，积滞泄泻者，常与白术、黄芩、泽泻等配伍，如《内外伤辨惑论》枳实导滞丸；若治脾胃虚，运化弱，食后脘腹痞满作胀，常与白术配伍，如《内外伤辨惑论》枳术丸等。

【药理作用】

1. 抗炎作用：赵思宇对枳实的抗炎作用进行了体外和体内研究。体外研究通过脂多糖（LPS）诱导巨噬细胞释放炎性因子，表明枳实可通过下调 p38 表达减轻炎症；体内研究采用 LPS 诱导炎症大鼠模型，运用代谢组学测定了大鼠血清中炎症因子 IL-6、IL-1β 和 TNF-α 的含量。结果表明，枳实组炎症因子明显低于模型组，且 C 反应蛋白水平亦显著降低。

2. 抗菌作用：枳实挥发油对耐药金黄色葡萄球菌有抑制作用，柠檬烯有镇咳、祛痰、抗菌的作用，芳樟醇有防腐抗菌、抗病毒、镇静的作用。

【临床应用】

1. 肺栓塞：路学超等以西药常规抗凝治疗加用附子汤合枳实薤白桂枝汤加减治疗急性肺栓塞 48 例。结果显示，附子汤合枳实薤白桂枝汤合方加减联合西药抗凝，较单纯抗凝治疗，可快速改善肺栓塞患者的临床症状，纠正低氧血症，临床疗效显著，并可减少华法林的剂量，缩短达标时间，减少不良事件。

2. 肺源性心脏病：陈炳棍应用桃红枳实汤治疗肺源性心脏病 39 例。治疗 1 个疗程后，治疗组 39 例，显效 17 例，有效 19 例，无效 3 例，总有效率 92.3%；对照组 34 例，显效 12 例，有效 13 例，无效 9 例，总有效率 73.5%。经统计学处理，两组疗效差异有统计学意义（$P<0.05$）。

八、降香

【来源】《证类本草》。

【性味归经】辛，温。归肝、脾经。

【功能主治】化瘀止血，理气止痛。用于吐血，衄血，外伤出血，肝郁胁痛，胸痹刺痛，跌仆伤痛，呕吐腹痛。

【用法用量】9～15g，入煎剂宜后下。外用适量，研细末敷患处。

【药论】

1.《本草经疏》：“降真香，香中之清烈者也，故能辟一切恶气不详。入药以番舶来者，色较红，香气甜而不辣，用之入药殊胜，色深紫者不良。上部伤，瘀血停积胸膈骨，按之痛或并胁肋痛，此吐血候也，急以此药刮末，入药煎服之良。治内伤或怒气伤肝吐血，用此以代郁金神效。”

2.《本经逢原》：“降真香色赤，入血分而下降，故内服能行血破滞，外涂可止血定痛……又虚损吐红，色瘀昧不鲜者宜加用之，其功与花蕊石散不殊。”

3.《海药本草》：“主天行时气。”

【传统应用】

1. 治胸胁疼痛，可配合丹参等同用；治跌仆伤痛，可与乳香、没药等同用。

2. 治秽浊内阻、呕吐腹痛，常与藿香、木香、肉桂等配用。

【药理作用】

1. 抗炎作用：Chan 等发现，降香中的 7 种黄酮类化合物可以显著抑制中性粒细胞中溶酶体酶的释放和超氧阴离子的生成，从而减轻过度的炎症反应，发挥抗炎作用。

2. 抑菌作用：降香中分离的多个化合物以及降香挥发油对革兰氏阳性菌（枯草芽孢杆菌、金黄色葡萄球菌、白色葡萄球菌）、革兰氏阴性菌（大肠杆菌、变形杆菌、绿脓杆菌、青枯雷尔氏菌）、真菌（白念珠菌、黑曲霉）及耐甲氧西林金黄色葡萄球菌有一定的抑制作用。

3. 抗血栓、血小板聚集作用：朱亮等研究显示，降香挥发油及其芳香水（降香挥发油饱和水溶液）均可明显抑制大鼠实验性血栓形成，明显提高兔血浆纤溶酶活性，大剂量时可提高孵育兔血小板中 cAMP 的水平，提示降香有抗血栓形成作用。

【临床应用】

1. 小儿肺炎：鲁静应用丹参降香汤治疗小儿肺炎，结果显示，治疗组总有效率以及体温恢复时间、临床症状消失时间、住院时间等均优于对照组。提示丹参降香汤对小儿肺炎有较好疗效。

2. 冠心病：管慧等应用院内制剂降香舒心胶囊联合西医治疗冠心病，结果显示，治疗组心电图、胸痛、胸闷、气短、心悸积分、心绞痛发作频率和持续时间改善均优于对照组。提示降香舒心胶囊能减少发作次数，改善临床症状，提高临床疗效。

3. 病毒性心肌炎：胡文宝等用银翘降香汤治疗小儿病毒性心肌炎，结果显示其对改善临床症状和心电图指征具有良好疗效。

九、川芎

【来源】《汤液本草》。

【性味归经】辛，温。归肝、胆、心包经。

【功能主治】活血祛瘀，行气开郁，祛风止痛。用于胸痹心痛，胸胁刺痛，跌仆肿痛，月经不调，经闭痛经，癥瘕腹痛，头痛，风湿痹痛。

【用法用量】内服：煎汤，3～10g；研末吞服，每次 1～1.5g；或入丸、散。

【药论】

1.《本草汇言》："虽入血分，又能祛一切风，调一切气。"

2.《本草纲目》："血中气药也。"

【传统应用】

1. 治心脉瘀阻之胸痹心痛，常与丹参、桂枝、檀香等同用；若治肝郁气滞之胁痛，常与柴胡、白芍、香附配伍，如《景岳全书》柴胡疏肝散；如肝血瘀阻，积聚痞块、胸胁刺痛，多与桃仁、红花等同用，如《医林改错》血府逐瘀汤；若治跌仆损伤，瘀肿疼痛，可配伍乳香、没药、三七等药用。

2. 治风寒头痛，配伍羌活、细辛、白芷，如《太平惠民和剂局方》川芎茶调散；若配伍菊花、石膏、僵蚕，可治风热头痛，如《卫生保健》川芎散；若治风湿头痛，可配伍羌活、独活、防风，如《内外伤辨惑论》羌活胜湿汤；配伍当归、白芍，取本品祛风止痛之功，可治血虚头痛，如《金匮翼》加味四物汤；若治血瘀头痛，可配赤芍、麝香，如《医林改错》通窍活血汤。

【药理作用】

1. 抗炎作用：川芎嗪可通过抑制 IL–4 和 IL–13 水平而抑制哮喘气道炎症。

2. 抗凝血、抗血栓作用：川芎哚具有一定程度的抗凝血、降低血液黏度和红细胞聚集、改善血液流变学及轻度增强红细胞变形的功能。

3. 对平滑肌的作用：川芎所含生物碱川芎嗪等具有解痉支气管平滑肌的作用。

4. 抗纤维化作用：川芎具有明显抗纤维化作用，这与川芎辛香行散温通的性质密切相关。

【临床应用】

1. 慢性阻塞性肺疾病急性加重期合并肺动脉高压：范春香等应用加味川芎平喘合剂治疗痰瘀阻肺型慢性阻塞性肺疾病急性加重期（AECOPD）合并肺动脉高压 80 例，提示加味川芎平喘合剂可改善患者的中医证候，降低肺动脉压。其机制可能与降低血清 ROCK1 水平、改善血管内皮收缩及重构功能有关。

2. 慢性持续性支气管哮喘：鹿振辉等应用川芎平喘合剂联合西医常规疗法治疗慢性持续期支气管哮喘 101 例，结果提示，川芎平喘合剂联合西医基础治疗能有效改善轻中度慢性持续期哮喘患者的临床症状及肺功能。

3. 肺纤维化：白数培应用川芎辅助治疗 36 例慢性特发性肺纤维患者，肺功能检查结果：治疗组 19 例中，轻度有效 4 例，显著有效 6 例；对照组 20 例中，轻度有效 2 例，显著有效 3 例。

十、薄荷

【来源】《雷公炮炙论》。

【性味归经】辛，凉。入肺、肝经。

【功能主治】疏散风热，清利咽喉，透疹。用于风热感冒，风温初起，头痛，目赤，喉痹，口疮，风疹，麻疹，胸胁胀闷。

【用法用量】内服：煎汤，3～6g，不可久煎，宜作后下；或入丸、散。外用：适量，煎水或捣汁涂敷。

【药论】

1.《本经逢原》："其性浮而上升，为药中春升之令，能开郁散气。"

2.《医学启源》："气味俱薄，浮而升。"

3.《本草纲目》："薄荷，辛能发散，凉能清利，专于消风散热。故头痛、头风、眼目、咽喉、口齿诸病，小儿惊热，及瘰疬、疮疥为要药。"

4.《药品化义》："薄荷，味辛能散，性凉而清，通利六阳之会首，祛除诸热之风邪。取其性锐而轻清，善行头面，用治失音，疗口齿，清咽喉。同川芎达颠顶，以导壅滞之热。取其气香而得窍，善走肌表，用消浮肿，散肌热，除背痛，引表药入营卫以疏结滞之气。"

5.《本草新编》："薄荷，不特善解风邪，尤善解忧郁。用香附以解郁，不若用薄荷解郁更神……薄荷入肝胆之经，善解半表半里之邪，较柴胡更为轻清。"

【传统应用】

1. 治风热表证、身不出汗、头痛目赤等症，常与荆芥、桑叶、菊花、牛蒡子等配合应用；如果风寒感冒、身不出汗，也可配合紫苏、羌活等同用。

2. 治瘰疬结成颗块，疼痛，穿溃，脓水不绝，如《太平圣惠方》薄荷丸。

3. 治风热咽痛，兼有疏散风热作用，常配伍牛蒡子、马勃、甘草等应用。也可研末吹喉，治咽喉红肿热痛病症。

【药理作用】

1. 抗菌作用：研究人员通过体外抑菌实验发现，不同化学型的薄荷挥发油均具有一定的抑菌活性，可有效抑制表皮葡萄球菌、肺炎克雷伯菌、铜绿假单胞菌等多种菌株。

2. 抗病毒作用：陈飞等研究发现，薄荷水提液对感染呼吸道合胞病毒的小鼠具有一定治疗作用，表现为显著的体内抗病毒效果。

3. 抗炎作用：薄荷酮可能通过抑制NOD样受体热蛋白结构域相关蛋白3（NLRP3）炎症小体的激活，减少干扰素-γ（IFN-γ）等促炎因子的释放，进而减轻内毒素所致的小鼠肺部炎症损伤。

4. 对呼吸系统的作用：薄荷挥发油中的薄荷醇可以通过调控瞬时受体电位M8

（TRPM8）通道抑制香烟烟雾引起的呼吸道刺激，这种抗刺激作用可以导致呼吸道产生新的分泌物，使黏稠的痰液易于排出，表现出祛痰作用。

【临床应用】

1. 病毒性感冒：孙向阳等应用复方薄荷油滴鼻液外用治疗病毒性感冒 60 例患者。结果提示，复方薄荷油滴鼻液联合利巴韦林颗粒可提高病毒性感冒患者的疗效，缩短退热时间，改善患者免疫功能。

2. 甲型流感病毒感染：陈天玺应用徐氏流感汤（大青叶 30g，金荞麦 30g，射干 9g，苦参 10g，芦根 30g，紫苏叶 10g，前胡 10g，薄荷 9g，甘草 6g）治疗甲型流感病毒感染 47 例。结果显示，徐氏流感汤和奥司他韦联合使用可缩短甲型流感患者的退热时间和住院时间，还可升高甲型流感患者外周血 Th17 细胞水平，从而调节 Th17/Treg 免疫平衡，通过下调 JAK2-STAT3 信号通路，调节 Th17/Treg 免疫平衡，抑制细胞因子风暴，发挥对 LPS 诱导急性肺损伤的治疗作用。

十一、牛蒡子

【来源】《本草图经》。

【性味归经】辛、苦，寒。入肺、胃经。

【功能主治】疏散风热，祛痰止咳，清热解毒。用于风热咳嗽，咽喉肿痛，斑疹不透，风疹作痒，痈肿疮毒。

【用法用量】内服：煎汤，5～10g；或入散剂。外用：适量，煎汤含漱。

【药论】

1.《名医别录》："除风伤。"

2.《药性论》："除诸风，利腰脚，又散诸结节筋骨烦热毒。"

3. 李杲："治风湿瘾疹，咽喉风热，散诸肿疮疡之毒，利凝滞腰膝之气。"

4.《本草正义》："牛蒡之用，能疏散风热，起发痘疹，而善通大便，苟非热盛，或脾气不坚实者，投之辄有泄泻，则辛泄苦降，下行之力为多。"

【传统应用】

1. 治疏风壅涎唾多，咽膈不利，可配伍荆芥穗、甘草等。

2. 治喉痹，可用《广济方》，牛蒡子六分，马蔺子八分。上二味，捣为散，每空腹，以暖水服方寸匕，渐加至一匕半，日再。

3. 治风热客搏上焦，悬痈肿痛，可配伍牛蒡子、甘草等，如《普济方》启关散。

【药理作用】

1. 抗炎作用：张淑雅等发现牛蒡子苷显著抑制二甲苯所致的大鼠肉芽组织增生、小鼠耳郭肿胀，有效降低发热家兔的体温，显示出明显的抗急性炎症和解热的作用。

2. 抗病毒作用：牛蒡子苷及牛蒡子苷元抗病毒方面的研究主要集中在人类免疫缺陷病毒（HIV）、流感病毒（H1N1）上。也有研究表明，牛蒡子苷元还具有抗乙型脑炎病毒（JEV）和猪圆环病毒2型（PCV2）的作用。

3. 免疫作用：薛芳喜等用炭粒廓清模型法检测牛蒡子苷元治疗后小鼠单核巨噬细胞吞噬能力的改变，证明了牛蒡子苷元可以提高小鼠单核巨噬细胞的吞噬能力，使小鼠细胞免疫失衡恢复正常。

4. 抗菌作用：李大亮等发现，牛蒡子苷元能有效抑制大肠杆菌、枯草杆菌、金黄色葡萄球菌、白色葡萄球菌等8种菌的增殖。

【临床应用】

1. 咳嗽：张静慧应用祛风利咽汤（荆芥10g，白僵蚕10g，薄荷6g，木蝴蝶10g，射干10g，牛蒡子10g，桔梗15g，玄参15g，苦杏仁15g，制半夏15g，蝉蜕5g，甘草6g）治疗喉源性咳嗽患者48例。结果显示，患者服2剂后，咽痒症状已明显减轻，咳嗽有所缓解。效不更方，再在原方上加玄参15g，款冬花10g。服5剂后，症状消失，咽后壁鹅卵石样物明显减少，双肺呼吸音正常，夜已能寐。1个月后追访无复发。

2. 慢性阻塞性肺疾病并发肺动脉高压：张宇锋等应用中药牛蒡子治疗慢性阻塞性肺疾病并发肺动脉高压患者60例，结果表明，中药牛蒡子联合常规西医治疗慢性阻塞性肺疾病并发肺动脉高压，可有效降低炎症因子、肺动脉收缩压，改善临床症状，提高生活质量。

十二、菊花

【来源】《神农本草经》。

【性味归经】甘、苦，微寒。归肺、肝经。

【功能主治】散风清热，平肝明目。用于风热感冒，头痛眩晕，目赤肿痛，眼目昏花。

【用法用量】内服：煎汤，5～9g；泡茶或入丸、散。

【药论】

1.《本草经疏》："专制风木，故为去风之要药。苦可泄热，甘能益血，甘可解毒，平则兼辛，故亦散结……其除胸中烦热者，心主血，虚则病烦，阴虚则热收于内，故热在胸中，血益则阴生，阴生则烦止，苦辛能泄热，故烦热并解。"

2.《本草正义》："凡花皆主宣扬疏泄，独菊花则摄纳下降，能平肝火，息内风，抑木气之横逆。"

【传统应用】

1. 治太阴风温，但咳，身不甚热，微渴，可配伍杏仁、连翘、薄荷等，如《温病条辨》桑菊饮。

2. 治风热头痛，可用《鲟溪秘传简验方》："菊花、石膏、川芎各三钱。为末。每服一钱半，茶调下。"

3. 治热毒风上攻，目赤头旋，眼花面肿，可配伍菊花、甘草等，如《圣济总录》菊花散。

4. 治肝肾不足，虚火上炎，目赤肿痛，久视昏暗，迎风流泪，怕日羞明，头晕盗汗，潮热足软，可配伍枸杞子、熟地黄、山萸肉等，如《医级宝鉴》杞菊地黄丸。

【药理作用】

1. 抗菌、抗病毒作用：野菊花能有效抗菌，如肺炎克雷伯菌、大肠杆菌、铜绿假单胞菌、枯草杆菌、金黄色葡萄糖球菌等。野菊花还具有抗病毒的活性，张振亚等采用MTT比色法和空斑减数实验法证实，野菊花提取物对呼吸道合胞病毒有一定抑制作用。菊花提取物中的绿原酸类物质具有显著的抗菌、抗病毒能力，其对金黄色葡萄球菌和大肠杆菌的抑制作用显著，机制为改变细菌细胞膜通透性，加速细胞内容物外排以及溶解细菌的细胞膜和细胞壁等。

2. 抗氧化、调节免疫力作用：使用不同溶剂提取菊花内的有效成分，发现各种菊花提取物都具有良好的抗氧化作用，且与提取溶剂的种类有较大关系。菊花中的水溶性多糖能使淋巴细胞的免疫增殖速度加快，增强体内的免疫系统功能，促进免疫调节。

【临床应用】

急性鼻窦炎：陈扬等应用菊花通圣汤治疗急性鼻窦炎（肺经风热型），结果：治疗组总有效率93.33%，对照组总有效率84.44%。治疗组总有效率优于对照组（$P<0.05$）。

十三、桑叶

【来源】《神农本草经》。

【性味归经】苦、甘、寒。入肺、肝经。

【功能主治】祛风清热，凉血明目。用于风热感冒，肺热燥咳，头晕头痛，目赤昏花。

【用法用量】内服：煎汤，4.5～9g；或入丸、散。外用：适量，煎水洗或捣敷。

【药论】

1.《温病条辨》："桑叶芳香有细毛，横纹最多，故亦走肺络而宣肺气。"

2.《本草分经》："苦甘而凉，滋燥凉血。"

3.《本草纲目》："治劳热咳嗽。"

4.《神农本草经》："除寒热，出汗。"

5.《本草求真》："清肺泻胃，凉血燥湿。"

【传统应用】

1. 治太阴风温，但咳，身不甚热，微渴者，可配伍连翘、薄荷等，如《温病条辨》桑菊饮。

2. 治吐血者，可用《圣济总录》独圣散："晚桑叶，微焙，不计多少，捣罗为细散。每服三钱匕，冷腊茶调如膏，入麝香少许，夜卧含化咽津。只一服止，后用补肺药。"

3. 治肝阴不足，眼目昏花，咳久不愈，肌肤甲错，麻痹不仁者，可配伍胡麻子等，如《医级宝鉴》桑麻丸。

【药理作用】

1. 抗菌、抗病毒作用：孙伟等研究表明，桑叶多糖对大肠杆菌、沙门菌和金黄色葡萄球菌的活性均存在不同程度的抑制作用，且纯化后的桑叶多糖对金黄色葡萄球菌的抑制作用显著增强。

2. 抗炎、免疫调节作用：SEEMA C 等研究发现，桑叶提取物中的白藜芦醇、桑色素、东莨菪内酯和 7– 羟基香豆素可以抑制环氧合酶和脂氧合酶，进而双重抑制花生四烯酸途径，发挥抗炎、解热镇痛等作用。李小兵研究得出，桑叶多糖可使长期大负荷运动小鼠的免疫功能得以适当修复，表明桑叶多糖具有一定的免疫调节功能。

3. 镇咳、祛痰作用：王笃军等通过对小鼠、豚鼠、大鼠建造现代药理模型研究经霜桑叶传统功效，结果显示霜桑叶具有明显的镇咳、祛痰效果。

【临床应用】

1. 肺结核并发肺心病急性肺感染：魏省应用半夏桑叶汤治疗肺结核并发肺心病急性肺感染，观察发现治疗组肺部啰音、喘息、咳嗽时间与对照组相比均明显缩短，可显著改善患者临床症状。

2. 尘肺病：王林超以复方霜桑叶合剂（霜桑叶 20g，炒杏仁 9g，黄芪 12g，瓜蒌 15g，川贝母 12g，桃仁 12g，炙枇杷叶 15g）治疗 60 例住院尘肺病患者。结果示，治疗组呼吸系统临床症状（胸痛、咳嗽、咳痰、气促）有明显改善，胸部 X 线片好转率 36.7%，明显高于对照组。

十四、葛根

【来源】《神农本草经》。

【性味归经】甘，辛，平。归脾、胃经。

【功能主治】解肌退热，生津，透疹，升阳止泻。用于外感发热头痛、项背强痛，口渴，消渴，麻疹不透，热痢，泄泻。

【用法用量】内服：煎汤，10～15g；或捣汁。外用：适量，捣敷。

【药论】

1.《神农本草经》："主消渴，身大热，呕吐，诸痹，起阴气，解诸毒。"

2.《名医别录》："主治伤寒中风头痛，解肌，发表，出汗，开腠理。疗金疮，止痛，胁风痛。生根汁……治消渴，伤寒壮热。"

3.《本草经疏》："葛根禀天地清阳发生之气，其味甘平，其性升而无毒。"

4.《长沙药解》："解经气之壅遏。"

【传统应用】

1. 治风寒表实证，常配伍升麻、秦艽、荆芥、白芷等；用于风邪侵袭，阳明头痛，目痛鼻干，项背强急，恶风微热，如《医学心悟》葛根汤；项背强几几，反汗出恶风者，配伍麻黄、桂枝、白芍、甘草等，如《伤寒论》桂枝加葛根汤。

2. 治风热外感或温病初起，见身体壮热，头痛，骨肉酸楚，口鼻手足微冷，小便赤黄者，可配伍葱白、淡豆豉、生姜，如《太平圣惠方》葛豉汤。

3. 治热病津伤口渴者，常与芦根、天花粉、知母同用；若热病气阴两伤，津伤口渴，气短乏力者，可与茯苓、地黄、人参、五味子、知母同用，如《幼幼集成》莲花饮。

【药理作用】

1. 抗炎、抗病毒作用：Qin 等发现，葛根素通过抗氧化应激和炎症级联反应，减少细胞凋亡，抑制炎症相关的信号通路，包括调节细胞凋亡通路、IL-17 信号通路、丝裂原活化蛋白激酶信号通路和 TNF 信号通路等，起到抗新型冠状病毒感染的作用。

2. 解热、镇痛作用：Yao 等通过建立 LPS 诱导的大鼠发热模型评估葛根素的解热作用，发现给予葛根素的发热大鼠体温明显下降，表明了葛根素具有显著的退热功效。研究还发现，葛根素下调了 LPS 诱导大鼠发热模型的体温和 IL-1β、TNF-α、IL-6、PGE2、NO 表达水平，阻断了 LPS 诱导的 NF-κB 活化和 MAPK 磷酸化，提示其解热作用与抑制 NF-κB 活化和 MAPK 途径调节内源性热原的合成和释放有关。

3. 抗氧化作用：葛根素能有效清除羟自由基，抑制红细胞膜、肝、脾、脑组织的氧化损伤，说明葛根素可用于防止生物膜的氧化损伤。

4. 对血流动力学和血小板聚集的影响：高尔等研究发现，葛根素对家兔红细胞比容、全血比黏度、红细胞沉降率等血液流变学指标有改善作用。葛根素还可明显抑制凝血酶原诱导血小板中 5-HT 的释放。

【临床应用】

1. 肺纤维化：王金婵应用复方葛根芩连汤联合泼尼松治疗肺纤维化发现，复方葛根芩连汤联合泼尼松能明显减轻肺纤维化患者的症状，改善肺功能，其机制可能与下调 TGF-β 水平有关。

2. 流行性感冒：周春游等采用葛根麻黄汤加减治疗毒邪犯肺证流行性感冒发现，葛根麻黄汤加减能有效改善毒邪犯肺证流行性感冒患者的免疫功能，抑制炎症反应，减轻临床症状，且具有一定安全性。

3. 慢性肺源性心脏病：张楠等用葛根素注射液治疗慢性肺源性心脏病。结果：试验组显效 19 例，好转 13 例，无效 4 例，总有效率 90%；对照组显效 13 例，好转 14 例，无效 7 例，总有效率 80%。

十五、威灵仙

【来源】《药谱》。

【性味归经】辛、咸，温。归膀胱经。

【功能主治】祛风湿，通经络。用于风湿痹痛，肢体麻木，筋脉拘挛，屈伸不利。

【用法用量】内服：6～10g，入丸、散；浸酒或入丸、散。外用：捣敷。

【药论】

1.《本草正义》:“以走窜消克为能事，积湿停痰，血凝气滞，诸实宜之。味有微辛，故亦谓祛风，然唯风寒湿三气之留凝隧络，关节不利诸病，尚为合宜，而性颇锐利，命名之义，可想而知，乃唐人著《威灵仙传》竟谓治中风不语，手足不遂，口眼㖞斜云云，则大有误会矣。”

2.《开宝本草》:“主诸风，宣通五脏，去腹内冷滞，心隔痰水久积，癥瘕痃癖气块，膀胱宿脓恶水，腰膝冷疼及疗折伤。”

3.《海上集验方》:“威灵仙，去众风，通十二经脉……疏宣五脏冷脓宿水变病，微利不泻人。服此，四肢轻健，手足温暖，并得清凉。”

4.《安徽药材》:“捣敷眉心治白喉。”

【传统应用】

1. 治疟疾，威灵仙，以酒一钟，水一钟，煎至一钟，临发温服。(《本草原始》)

2. 治停痰宿饮，喘咳呕逆，全不入食。威灵仙（焙）、半夏（姜汁浸焙）。为末，用皂角水熬膏，丸绿豆大。每服七丸至十丸，姜汤下，一日三服，一月为验。忌茶、面。(《本草纲目》)

【药理作用】

1. 抗炎、镇痛作用：研究发现，威灵仙中的白头翁素对大肠杆菌、葡萄球菌和结核杆菌等有效；还可作用于中枢神经系统，使其先兴奋后麻痹，从而起到镇痛和镇静的作用。赵继荣等在威灵仙的有效化学成分及镇痛机制的研究中发现，威灵仙中皂苷类化合物在镇痛方面有显著疗效。

2. 抗菌作用：罗奎元等研究发现，威灵仙中原白头翁素和白头翁素具有显著的抗菌效果，可显著抑制大肠杆菌、白色链球菌、葡萄球菌、链球菌、白喉杆菌、结核杆菌。

【临床应用】

1. 干咳：陈曦研究发现，芍药甘草汤加威灵仙治疗感染后亚急性刺激性干咳疗效可靠。

2. 反流性咽喉炎：杨强等研究结果表明，在反流性咽喉炎患者中应用含威灵仙中药方剂联合莫沙必利及兰索拉唑治疗，能够提高治疗效果，快速缓解临床症状，值得临床推广应用。

第二节　升清降逆

清代周学海《读医随笔》谓："升降者，里气与里气相回旋之道也；出入者，里气与外气相交接之道也。里气者，身气也；外气者，空气也。"积于胸中之大气根于肾中元气，又下注气街充养元气，实现里气与里气相互回旋；宗气包举肺外推动肺呼吸，实现里气与外气之间相互交接；宗气进一步贯注于心脉化生营卫之气，卫气向上向外布散于皮毛肌腠发挥卫外御邪作用，又借由肺之肃降内行于脏腑腠理阴络，从而在气的升降出入中发挥核心作用。针对气络中的气机，有升降气机用药法，体现于肺络则为升清降逆。升清者升麻、柴胡、桔梗，为张锡纯升陷汤中升补胸中大气的常用药物；降逆者紫苏子、杏仁、枇杷叶、款冬花、旋覆花、厚朴，以张仲景为代表的历代医家肃肺降逆的代表药物。

一、升麻

【来源】《神农本草经》。

【性味归经】辛、甘，微寒。归肺、脾、胃、大肠经。

【功能主治】发表透疹，清热解毒，升举阳气。用于风热头痛，齿痛，口疮，咽喉肿痛，麻疹不透，阳毒发斑，脱肛，子宫脱垂。

【用法用量】内服：煎汤，用于升阳，3～6g，宜蜜炙、酒炒；用于清热解毒，可用至15g，宜生用；或入丸、散。外用：适量，研末调敷或煎汤含漱；或淋洗。

【药论】

1.《医学衷中参西录》："升麻为阳明之药，能引大气之陷者自右上升。"

2.《医方考》："升麻升气于右。"

【传统应用】

1.治风热感冒，温病初起，发热、头痛等症，可与桑叶、菊花、薄荷、连翘等同用；治疗风寒感冒，恶寒发热，无汗，头痛，咳嗽者，常配伍麻黄、紫苏、白芷、川芎等药，如《太平惠民和剂局方》十神汤；若外感风热夹湿之阳明经头痛，额前作痛，呕逆，心烦痞满者，可与苍术、葛根、鲜荷叶等配伍，如《症因脉治》清震汤。

2.治麻疹初起，透发不畅，常与葛根、白芍、甘草等同用，如《阎氏小儿方论》升麻葛根汤；若麻疹欲出不出，身热无汗，咳嗽咽痛，烦渴尿赤者，常配伍葛根、薄荷、牛蒡子、荆芥等药，如《痘疹仁端录》宣毒发表汤。

3.治风热疫毒上攻之大头瘟，头面红肿，咽喉肿痛，常与黄芩、黄连、玄参、板蓝根等药配伍，如《东垣试效方》普济消毒饮；治疗痄腮肿痛，可与黄连、连翘、牛蒡子等药配伍，如《外科枢要》升麻黄连汤；用治温毒发斑，常与生石膏、大青叶、紫草等同用。

4. 治中气不足，气虚下陷所致的脘腹重坠作胀，食少倦怠，久泻脱肛，子宫下垂，肾下垂等脏器脱垂，多与黄芪、人参、柴胡等同用，以补气升阳，如《脾胃论》补中益气汤；若胸中大气下陷，气短不足以息，又常以本品配伍柴胡、黄芪、桔梗等，如《医学衷中参西录》升陷汤；治疗气虚下陷，月经量多或崩漏者，则以本品配伍人参、黄芪、白术等补中益气药，如《景岳全书》举元煎。

【药理作用】

1. 免疫调节作用：类叶升麻苷对免疫系统具有免疫调控活性。类叶升麻苷可以促进淋巴细胞增殖，增强腹腔巨噬细胞吞噬功能及增加外周血中 IL-2 的含量，提高机体非特异性细胞免疫，从而增强免疫功能。

2. 抗炎作用：研究表明，升麻水提物、酚酸类、三萜及其苷类化合物是升麻抗炎作用的主要活性组分。尤其是阿魏酸和异阿魏酸等酚酸类化合物，具有很强的抗炎活性，是升麻发挥清热解毒功效的主要有效物质。

3. 抗病毒作用：升麻水提物、升麻素可剂量依赖性地抑制人呼吸道合胞病毒（HRSV）诱导的人喉癌上皮 HEp2 细胞和人肺腺癌 A549 细胞斑块的形成，刺激上皮细胞分泌干扰素 β 抵抗病毒感染，且抑制病毒吸附及增强肝素对病毒吸附的作用。

【临床应用】

1. 慢性阻塞性肺疾病合并阻塞性睡眠呼吸暂停低通气综合征：翟瑞庆等应用麻黄升麻汤治疗慢性阻塞性肺疾病合并阻塞性睡眠呼吸暂停低通气综合征（OSAHS）66 例，麻黄升麻汤治疗 COPD 合并 OSAHS 可有效改善患者的临床症状，提高肺功能和夜间最低血氧饱和度，降低睡眠呼吸障碍的指数、最长呼吸暂停时间和呼吸暂停指数，具有较理想的治疗效果。

2. 慢性肺源性心脏病：韩双等应用麻黄升麻汤辨证加减治疗慢性肺源性心脏病心衰 56 例。结果，观察组的治疗总有效率 96.4%，与参照组 71.4% 比较，两组间差异显著。

3. 慢性咳嗽：周雪冰等应用玄参升麻汤联合复方甲氧那明治疗儿童慢性咳嗽 88 例。结果：两组治疗后 TNF-α、IL-6、IgE 的水平较治疗前均明显降低；治疗后，观察组的 TNF-α、IL-6、IgE 明显低于对照组，差异有统计学意义；两组治疗后的 FVC、PEF、TLC、FEV1 水平较治疗前均明显升高；治疗后，观察组 FVC、PEF、TLC、FEV1 的显著高于对照组。

二、柴胡

【来源】《神农本草经》。

【性味归经】苦，平。入心包络、肝、三焦、胆经。

【功能主治】解表，退热，疏肝解郁，升举阳气。用于感冒发热，寒热往来，胸胁胀痛，月经不调，子宫脱垂，脱肛。

【用法用量】内服：煎汤，3～10g；或入丸、散。外用：适量，煎水洗；或研末调敷。

【药论】

1.《本草发挥》："柴胡之苦，以发表热。"

2.《日华子诸家本草》："消痰，止嗽，润心肺……天行温疾。"

3.《开宝本草》："仲景治伤寒，有大、小柴胡汤，及柴胡加龙牡、柴胡加芒硝汤等，故后人治寒热，此为最要之药。"

【传统应用】

1.治风寒感冒，恶寒发热，头身疼痛，常与防风、生姜等药配伍，如《景岳全书》正柴胡饮；若外感风寒，寒邪入里化热，恶寒渐轻，身热增盛者，柴胡多与葛根、羌活、黄芩、石膏等同用，以解表清里，如《伤寒六书》柴葛解肌汤；治疗风热感冒、发热、头痛等症，可与菊花、薄荷、升麻等辛凉解表药同用。现代用柴胡制成的单味或复方注射液，对于外感发热有较好的解表退热作用。若伤寒邪在少阳，寒热往来、胸胁苦满、口苦咽干、目眩，本品用之最宜，为治少阳证之要药，常与黄芩同用，以清半表半里之热，共收和解少阳之功，如《伤寒论》小柴胡汤。

2.治肝失疏泄，气机郁阻所致的胸胁或少腹胀痛、情志抑郁、妇女月经失调、痛经等症，常与香附、川芎、白芍同用，如《景岳全书》柴胡疏肝散；若肝郁血虚，脾失健运，妇女月经不调，乳房胀痛，胁肋作痛，神疲食少，脉弦而虚者，常配伍当归、白芍、白术、茯苓等，如《太平惠民和剂局方》逍遥散。

3.治中气不足，气虚下陷所致的脘腹重坠作胀，食少倦怠，久泻脱肛，子宫下垂，肾下垂等脏器脱垂，常与人参、黄芪、升麻等同用，以补气升阳，如李东垣《脾胃论》补中益气汤。

【药理作用】

1.抗炎作用：柴胡煎剂降低急性炎症小鼠模型耳郭肿胀程度，减轻疼痛反应。口服柴胡皂苷能抑制组胺和5-HT所致的血管通透性增加，具有抗炎和抗过敏作用。

2.抗病毒、抗病原微生物作用：研究显示，柴胡体外对金黄色葡萄球菌、溶血性链球菌、霍乱弧菌、结核杆菌、钩端螺旋体有一定的抑制作用。柴胡水提取物可显著降低实验性病毒性肺炎小鼠的肺指数和病死率。柴胡对乙型流感病毒感染小鼠具有明显的保护作用，能明显降低乙型流感病毒感染小鼠肺指数值。柴胡皂苷能抑制病毒的Na^+-K^+-ATP酶，影响病毒的能量和水盐代谢，起到抗病毒的作用。

3.调节免疫系统作用：北柴胡提取成分可以诱导小鼠脾淋巴细胞的增殖，增加IL-2和TNF-α的分泌水平，对小鼠的细胞免疫具有明显的增强作用。柴胡多糖可增强吞噬细胞和自然杀伤细胞的功能，提高病毒特异性抗体滴度，提高淋巴细胞转核率。柴胡皂苷可引起腹膜巨噬细胞明显凝聚，激活巨噬细胞的扩展性、吞噬性、胞内杀死酵母菌能力和酸性磷酸酶活性，而且增加巨噬细胞表面受体表达，并通过刺激T淋巴细胞和B淋巴细胞的增殖参与机体的免疫调节。

【临床应用】

1. 普通感冒：常静等应用柴胡滴丸治疗普通感冒（风热证）患者479例。结果显示，柴胡滴丸组的痊愈率为32.4%，总有效率为96.3%，与对照组比较差异有统计学意义（$P<0.01$）。

2. 肺小结节：李佳卫等应用补中益气汤合小柴胡汤治疗肺小结节90例，结果表明，补中益气汤合小柴胡汤对缩小肺小结节直径、改善肺功能有明显效果，可调节机体免疫，促进炎症消除。

3. 慢性咳嗽：王立新应用柴胡升降散加减治疗风热犯肺型慢性咳嗽72例。结果显示，在治疗风热犯肺型慢性咳嗽时，柴胡升降散加减可以明显缓解患者咳逆阵作、口干口苦、日间咳嗽等，减轻患者的咳嗽程度，改善生活质量。

4. 哮喘：加味小柴胡汤水煎剂治疗咳嗽变异性哮喘35例。结果显示，加味小柴胡组痊愈20例，显效11例，无效4例，总有效率为88.6%；对照组痊愈11例，显效16例，无效8例，总有效率为77.2%。停药2周回访，加味小柴胡组有3例复发，复发率为8.6%。

三、桔梗

【来源】《神农本草经》。

【性味归经】苦，辛，平。归肺经。

【功能主治】开宣肺气，祛痰排脓。用于咳嗽痰多，胸闷不畅，咽痛喑哑，肺痈吐脓。

【用法用量】煎服，3～10g；或入丸、散。

【药论】

1.《药性论》："主肺热气促嗽逆。"

2.《珍珠囊药性赋》："一为诸药之舟楫；一为肺部之引经。"

3.《本草蒙筌》："开胸膈，除上气壅，清头目，散表寒邪。"

【传统应用】

1. 治风寒者，配紫苏、杏仁，如《温病条辨》杏苏散；风热者，配桑叶、菊花、杏仁，如《温病条辨》桑菊饮；若治痰滞胸痞，常配伍枳壳。

2. 治外邪犯肺，咽痛失音者，常配伍甘草、牛蒡子等，如《金匮要略》桔梗汤及《医学心悟》加味甘桔汤；治咽喉肿痛，热毒盛者，可配射干、马勃、板蓝根等以清热解毒利咽。

3. 治肺痈咳嗽胸痛，咳痰腥臭者，可配甘草用之，如《金匮要略》桔梗汤；临床上可再配鱼腥草、冬瓜仁等以加强清肺排脓之效。

【药理作用】

1. 祛痰与镇咳作用：桔梗煎剂能显著增加呼吸道黏液分泌量，其强度与氯化铵相似。桔梗的根、茎、叶、花、果均有显著的祛痰作用。桔梗尚有镇咳作用，桔梗水腹腔注射在机械刺激豚鼠气管黏膜实验中，镇咳效果达 60%。

2. 镇静、镇痛、解热作用：桔梗皂苷灌胃可抑制小鼠的自发活动，延长环己巴比妥钠的睡眠时间，小鼠热板法实验中，桔梗皂苷能够明显延长痛阈潜伏期。对醋酸扭体法和尾部机械压迫法引起的疼痛反应均有显著抑制作用。脑室或膜内注射给药时，在甩尾、扭体和福尔马林等不同类型的疼痛模型实验中均显示了较强的镇痛作用，桔梗皂苷主要作用在中枢神经系统，不受阿片受体影响。对正常小鼠及伤寒、副伤寒疫苗所致的发热小鼠，均有显著的解热作用。

3. 免疫调节作用：王萌等研究发现，在一定质量浓度范围内，桔梗可有效促进小鼠脾淋巴细胞增殖、诱导细胞因子分泌、提高 CD4+/CD8+ 亚群比值、促进细胞进入 DNA 合成期，表现出较强的免疫调节活性。

【临床应用】

1. 感冒后咳嗽：刘光珍应用复方桔梗颗粒治疗感冒后咳嗽 186 例。结果显示，治疗组的治愈率及愈显率分别为 78.3% 和 91.5%，对照组分别为 57.5% 和 77.5%，两组比较差异有统计学意义。治疗组改善咳嗽、咳痰、喉痒的有效率均高于对照组，其中喉痒的改善与对照组比较，差异有统计学意义（$P<0.05$）。

2. 支气管扩张：金晶应用瓜蒌桔梗化脓汤治疗痰热壅肺型支气管扩张 76 例。结果：对照组治疗后的临床有效率是 78.95%，治疗组是 92.11%，两组间比较，差异有统计学意义（$P<0.05$）。

3. 睡眠呼吸暂停综合征：关风岭应用自拟桔梗愈鼾汤治疗睡眠呼吸暂停综合征 20 例，结果显示，治疗组总有效率 100%，对照组总有效率 75%。

四、紫苏子

【来源】《药性论》。

【性味归经】辛，温。入肺经。

【功能主治】降气化痰，止咳平喘，润肠通便。用于痰壅气逆，咳嗽气喘，肠燥便秘。

【用法用量】内服：煎汤，5～10g；或入丸、散。

【药论】

1.《药品化义》："紫苏子主降，味辛气香主散，降而且散，故专利郁痰。咳逆则气升，喘急则肺胀，以此下气定喘。膈热则痰壅，痰结则闷痛，以此豁痰散结。经云，膻中为上气海，如气郁不舒，及风寒客犯肺经，久遏不散，则邪气与真气相持，致饮食不进，咳嗽发热，似弱非弱，以此清气开郁，大为有效。"

2.《本草述》:“每言紫苏子下气之功胜于叶者。盖叶、茎、子俱能和气，但叶则和而散，茎则和而通，子乃和而降，用者其细审之。”

3.《本经逢原》:“性能下气，故胸膈不利者宜之，与橘红同为除喘定嗽、消痰顺气之良剂。”

【传统应用】

1. 小儿久咳嗽：喉内痰声如拉锯，老人咳嗽吼喘，可配伍杏仁，如《滇南本草》紫苏子散。

2. 气喘咳嗽，食痞兼痰：可配伍白芥子、莱菔子等，如《韩氏医通》三子养亲汤。

3. 肠燥便秘：本品质润多油，故有滑肠通便的功效，适用于肠燥便秘，可与火麻仁、瓜蒌仁、杏仁等同用。

【药理作用】

1. 镇咳、祛痰、平喘作用：药理研究表明，紫苏子的水、醇和醚提物灌胃给药，均能不同程度延长浓氨水诱发的小鼠的咳嗽潜伏期，减少咳嗽次数；紫苏子水提物也能减少大鼠痰液分泌量；炒紫苏子的水、醚提物还能延长氯化乙酰胆碱与磷酸组胺混合液致哮喘模型豚鼠的引喘潜伏期；紫苏籽油能减少卵白蛋白致哮喘模型小鼠的肺组织炎性细胞总数和嗜酸性粒细胞浸润，减少周围血炎性细胞总数、嗜酸性粒细胞数量和中性粒细胞数量；紫苏脂肪油灌胃给药，能延长浓氨水诱发的小鼠的咳嗽潜伏期，减少咳嗽次数；腹腔注射紫苏脂肪油，能延长组胺和乙酰胆碱致支气管哮喘模型豚鼠出现喘息性抽搐的潜伏期。

2. 抗炎作用：研究表明，紫苏醛能够抑制硫酸葡聚糖（DSS）诱导的促炎细胞因子基因和结肠基质金属蛋白酶 -9 的表达，使得结肠损伤平均降低 35.3%。

【临床应用】

1. 慢性阻塞性肺疾病：李晓明等选取 88 例慢性阻塞性肺疾病（痰浊阻肺证）患者，随机分为两组，对照组行常规治疗，观察组在对照组基础上加紫苏子降气汤。治疗后，观察组 CRP、PCT 水平更低，总有效率高于对照组，差异均具有统计学意义（$P<0.05$）。

2. 支气管肺炎：陈焕旭采用紫苏子降气汤合小青龙汤联合穴位敷贴治疗支气管肺炎。治疗后，观察组咳嗽、喘憋症状消失时间的长短以及临床疗效明显优于对照组，差异显著，有统计学意义（$P<0.05$）。

3. 小儿咳嗽：赵峰等选取 80 例小儿咳嗽患者为研究对象，随机分为治疗组和对照组各 40 例。对照组采用常规的治疗方法，治疗组则采用加味紫苏子降气汤联合小儿推拿治疗。治疗后，治疗组小儿的治疗总有效率以及止咳时间相对于对照组有明显差异，差异具有统计学意义（$P<0.05$）。

五、杏仁

【来源】《本草经集注》。

【性味归经】甘、苦，温。有小毒。入肺、大肠经。

【功能主治】祛痰止咳，平喘，润肠，下气开痹。主外感咳嗽，喘满，伤燥咳嗽，肠燥便秘。

【用法用量】内服：煎汤，3～10g；或入丸、散。外用：捣敷。

【药论】

1.《神农本草经》："主咳逆上气雷鸣，喉痹，下气。"

2.《药性论》："疗肺气咳嗽，上气喘促。"

【传统应用】

1. 肺寒卒咳嗽，可配伍细辛，如《太平圣惠方》。

2. 咳逆上气，如《备急千金要方》杏仁丸："杏仁三升，熟捣如膏，蜜一升，为三份，以一份内杏仁捣，令强，更内一份捣之如膏，又纳一份捣熟止。先食已含咽之，多少自在，日三。每服不得过半方寸匕，则利。"

3. 久患肺喘，咳嗽不止，睡卧不得者，可配伍胡桃肉，如《杨氏家藏方》杏仁煎。

4. 上气喘急，可配伍桃仁，如《圣济总录》双仁丸。

5. 暴下水泻及积痢，可配伍巴豆，如《杨氏家藏方》朱砂丸。

【药理研究】

镇咳平喘作用：苦杏仁苷粗提取物对氨水引起的小鼠咳嗽具有非常明显的止咳作用，并能延长咳嗽潜伏期。研究发现，苦杏仁苷可以明显上调大鼠的抗氧化能力，抑制氧化应激反应，减轻哮喘病情的加重。并有研究表明，苦杏仁配桔梗能够发挥更强的止咳平喘作用。

【临床应用】

1. 流行性感冒：李璐琦治疗 120 例甲流儿童时，采用加味麻杏石甘汤联合磷酸奥司他韦颗粒治疗，结果其总有效率高达 90.0%，疗效显著。郑慧敏等研究麻杏石甘汤治疗流行性感冒，在西医处理的基础上予此方治疗的患者有效率，明显优于单一采用西医治疗的患者。

2. 肺炎：周桂娟等发现，在西医治疗基础上予以麻杏石甘汤加味口服治疗痰热闭肺型肺炎支原体患儿时，可有效缩短肺炎支原体痰热闭肺证患儿病程，降低机体炎症因子水平，减轻异常免疫应答反应，改善肺功能，疗效显著。

3. 哮喘：李燕等采用西医常规治疗联合自拟杏贝化痰平喘汤治疗支气管哮喘急性期，能够有效改善肺功能，明显缓解临床症状，且不良反应的发生率低，表明杏贝化痰平喘汤可作为支气管哮喘急性期的联合用药。

六、枇杷叶

【来源】《名医别录》。

【性味归经】苦，平。入肺、胃经。

【功能主治】清肺止咳，和胃降逆。用于肺热咳嗽，气逆喘急，胃热呕逆。

【用法用量】内服：煎汤，9～15g，大剂量可用至30g，鲜品15～30g；或熬膏，或入丸、散。

【药论】

1.《本草纲目》："枇杷叶……治肺胃之病，大都取其下气之功耳。气下则火降痰顺，而逆者不逆，呕者不呕，渴者不渴，咳者不咳矣。"

2.《本草经疏》："经曰：诸逆冲上，皆属于火。火气上炎，则为卒啘不止。啘者，哕也，其声浊恶而长。经曰，树枯者叶落，病深者声哕，病者见此，是为危证。枇杷叶性凉，善下气，气下则火不上升，而胃自安，故卒啘止也。其治呕吐不止，妇人产后口干，男子消渴，肺热咳嗽，喘息气急，脚气上冲，皆取其下气之功。"

3.《本草汇言》："枇杷叶，安胃气，润心肺，养肝肾之药也。沈孔庭曰：主呕哕反胃而吐食不止，安胃气也；或气逆痰滞而咳嗽靡宁，润肺气也。"

4.《重庆堂随笔》："凡风温、温热、暑、燥诸邪在肺者，皆可用以保柔金而肃治节；香而不燥，凡湿温、疫疠、秽毒之邪在胃者，皆可用以澄浊气而廓中州。《本草》但云其下气治嗽啘，则伟绩未彰，故发明之。"

5.《本草再新》："清肺气，降肺火，止咳化痰，止吐血呛血，治痈痿热毒。"

【传统应用】

1. 治肺热咳嗽、气逆喘息等症，可与桑白皮、杏仁、马兜铃等同用。

2. 治呕吐呃逆，常与半夏、白茅根、竹茹等配伍；至于用治口渴，亦取它清泄胃热之功，可与鲜芦根、麦冬、天花粉等品同用。

【药理作用】

止咳平喘作用：枇杷叶水提物不仅能显著减少炎症细胞的浸润和黏液的产生，还能抑制人气管平滑肌细胞的增殖，因此可有效预防过敏性气道炎症。He等采用卵清蛋白诱导建立咳嗽变异性哮喘（CVA）BALB/c小鼠模型，发现枇杷叶水提物可减少小鼠的咳嗽次数，延长咳嗽潜伏期，降低总支气管壁面积与支气管基底膜周长的值，改善肺组织病理结构，缓解CVA小鼠的气道重塑。

【临床应用】

1. 哮喘：任宇斌等用清燥救肺汤加减配合西医常规疗法治疗支气管哮喘合并肺炎支原体肺炎116例。研究发现，该方剂可显著减轻气道炎症反应和临床症状，缩短病程，能够改善肺功能，提高哮喘控制效果和MP-IgM阴转率。

2. 慢性阻塞性肺疾病：王寸寸等观察80例痰热阻肺型慢性阻塞性肺疾病急性加

重期患者。治疗后，观察组的疗效明显优于对照组（$P<0.05$），中医证候评分（咳嗽、咳痰、气短和喘息）、肺功能指标、血气分析、炎症因子等方面，观察组的改善程度均明显优于对照组（$P<0.05$）。

3. 慢性支气管炎急性加重期：张秀玲等应用川贝枇杷胶囊联合头孢哌酮治疗慢性支气管炎急性发作。治疗后，对照组和治疗组的临床总有效率分别为 85.71%、97.62%，两组比较，差异具有统计学意义（$P<0.05$）。治疗后，两组 TNF-α、IL-6、IL-8 水平均明显降低（$P<0.05$），且治疗组患者明显低于对照组（$P<0.05$）。治疗期间，治疗组患者喘息、咳嗽、咳痰、发热等消失时间均明显短于对照组（$P<0.05$）。

七、款冬花

【来源】《神农本草经》。

【性味归经】辛，温。入肺经。

【功能主治】润肺下气；化痰止咳。用于新久咳嗽，喘咳痰多，劳嗽咳血。

【用法用量】内服：煎汤，3～10g；或熬膏；或入丸、散。外用：适量，研末调敷。

【药论】

1.《神农本草经》："主咳逆上气善喘，喉痹，诸惊痫，寒热邪气。"

2.《药性论》："主疗肺气心促，急热乏劳，咳连连不绝，涕唾稠黏，治肺痿肺痈吐脓。"

3.《日华子诸家本草》："润心肺，益五脏，除烦，补劳劣，消痰止嗽，肺痿吐血，心虚惊悸，洗肝明目及中风。"

4.《长沙药解》："降逆破壅，宁嗽止喘，疏利咽喉，洗涤心肺而兼长润燥。"

【传统应用】

治暴发咳嗽，可配伍桑白皮、贝母、五味子等，如《圣济总录》款冬花汤；久嗽不止，可配伍紫菀，如《太平圣惠方》紫菀散；肺痈嗽而胸满振寒，脉数，咽干，大渴，时出浊唾腥臭，臭久吐脓如粳米粥状，可配伍桔梗、薏苡仁等，如《疮疡经验全书》款花汤；喘嗽不已，或痰中有血，可配伍百合，如《济生方》百花膏。

【药理作用】

1. 止咳化痰、平喘作用：范建新通过氨水引咳及粪菌移植实验发现，款冬花水提液可显著下调小鼠血清中 TNF-α、IL-6 的含量，并采用 16SrRNA 基因测序技术分析小鼠肠道菌群结构发现，款冬花能够减少咳嗽次数，延长咳嗽潜伏期，可通过调节肠道菌群的代谢来缓解咳嗽症状。LIU Y 等研究发现山柰酚、3,5- 咖啡酰奎宁酸、4,5- 咖啡酰奎宁酸为款冬花镇咳作用的主要成分，还能够缓解乙酰胆碱或组胺引起的气管痉挛，从而证明款冬花水提液具有止咳平喘的作用。

2. 抗炎作用：徐林涛研究款冬花乙醇提取物对肺部炎症小鼠的影响，发现款冬花乙醇提取物对肺部炎症有显著治疗作用，款冬花通过抑制转录因子、调节炎性因子平衡来起到抗炎作用。

【临床应用】

1. 支气管扩张症：王漭等在西医基础上联合款冬花散加减治疗老年支气管扩张症急性加重期患者 116 例。治疗后，观察组治疗的总有效率显著高于对照组（$P<0.05$）。两组治疗后的中医证候评分、动脉血二氧化碳分压、白细胞计数、中性粒细胞计数、中性粒细胞与淋巴细胞比值、红细胞沉降率、C 反应蛋白及降钙素原水平均较治疗前明显降低，动脉血氧分压较治疗前明显提高；同时，观察组治疗后的以上指标均明显优于对照组（$P<0.05$）。

2. 哮喘：张桂芬采用常规西医治疗，在此基础上观察组联合中药射干麻黄汤治疗 104 例哮喘患儿。治疗后，两组肺功能指标、血清炎性因子水平均有改善，且观察组的治疗效果及各项量表情况均优于对照组。

3. 慢性阻塞性肺疾病急性加重期：钟云青以款冬花散治疗 34 例慢性阻塞性肺疾病急性加重期（痰热郁肺证）患者。研究表明，款冬花散除缓解患者咳嗽、痰量、痰色、痰质及喘息症状等症状外，还可有效改善患者的低氧血症、高碳酸血症、氧合指数及肺功能（FEV1 占预计值 %）。

八、旋覆花

【来源】《神农本草经》。

【性味归经】苦、辛、咸，微温。归肺、脾、大肠经。

【功能主治】降气止呕，化痰止咳。用于胸中痰结，胁下胀满，咳喘，呃逆，唾如胶漆，心下痞硬，噫气不除，大腹水肿。

【用法用量】内服：煎汤（纱布包煎或滤去毛），3～10g。

【药论】

1.《本草纲目》："旋覆所治诸病，其功只在行水、下气、通血脉尔。"

2.《本草正义》："其主治当以泄散风寒，疏通脉络为专主。"

3.《神农本草经》："主结气，胁下满，惊悸。"

【传统应用】

1. 治痰壅气逆及痰饮蓄结所致的咳嗽痰多，可与桑白皮、葶苈子、陈皮、半夏等品配伍；如有表证者，当与解表药同用。

2. 治脾胃虚寒或痰湿内聚所致的噫气或呕吐等症，常与代赭石、半夏、生姜等品配伍同用。

【药理作用】

1. 抗炎作用：离体研究结果显示，旋覆花乙醇提取物可剂量相关地抑制 NF-κB，抑制因子 α（IκBα）和有丝分裂原激活蛋白（MAP）激酶磷酸化，下调 NF-κB 激活，从而抑制 NO/iNOS、PGE2/COX–2 和细胞因子 TNF–α、IL–6 的表达。

2. 抗氧化作用：离体研究结果显示，旋覆花总黄酮能抑制 H_2O_2 诱导的大鼠胸主动脉内皮细胞中氧自由基的生成，减少 TNF–α 分泌，提高 SOD 活性，降低 MDA 含量。通过抑制 VSMCs 中 p47phox 的表达和磷酸化来降低氧化应激。

【临床应用】

1. 特发性肺纤维化：窦晓燕选取 76 例特发性肺纤维化患者为研究对象，研究发现旋覆花汤联合参苓白术散化裁有利于延缓肺纤维化进程，促进肺脏通气功能恢复，降低血清中 TGF–β1、MMP–9、MMP–9/TIMP–1、TIMP–1 水平，用药安全可靠，值得临床广泛推广运用。

2. 慢性支气管炎：陈雷等选取 60 例慢性支气管炎患者为观察研究对象，结果表明，旋覆代赭汤加减治疗慢性支气管炎临床疗效显著。

九、厚朴

【来源】《神农本草经》。

【性味归经】苦、辛，温。归脾、胃、肺、大肠经。

【功能主治】行气消积，燥湿除满，降逆平喘。用于湿滞伤中，脘痞吐泻，食积气滞，腹胀便秘，痰饮喘咳。

【用法用量】内服：煎汤，3～10g；或入丸、散。

【药论】

1.《神农本草经》："主中风伤寒，头痛，寒热惊悸，气血痹，死肌，去三虫。"

2.《名医别录》："温中益气，消痰下气。治霍乱及腹痛胀满，胃中冷逆及胸中呕不止，泄痢淋露，除惊，去留热止烦满，厚肠胃。"

3.《药性论》："主疗积年冷气，腹内雷鸣，虚吼，宿食不消，除痰饮，去结水，破宿血，消化水谷，止痛。大温胃气，呕吐酸水。主心腹满，病人虚而尿白。"

【传统应用】

1. 治腹满痛、大便闭者，可配伍大黄、枳实等，如《金匮要略》厚朴三物汤。

2. 治痰湿咳嗽者，常与紫苏子、半夏，或麻黄、杏仁等同用。

3. 治脾胃气不和，不思饮食者，可配伍苍术、陈皮、甘草等，如《博济方》平胃散。

4. 治因喜怒悲思忧恐惊之气，痰涎郁结，状如破絮，或如梅核，在咽喉之间，咯不出，咽不下，或中脘痞满，气不舒快，或痰涎壅盛，上气喘急，或因痰饮中结，呕逆恶心，可配伍紫苏叶、茯苓、半夏等，如《金匮要略》半夏厚朴汤。

【药理作用】

1. 防治哮喘作用：滕鸿等报道，采用卵白蛋白和氢氧化铝致敏法制作小鼠哮喘模型研究发现，厚朴酚是通过抑制血管内皮生长因子的表达，延缓气道重构的发生，产生平喘作用的。

2. 防治肺损伤作用：王林等采用 LPS 制作急性肺损伤小鼠模型研究发现，厚朴酚可降低支气管肺泡灌洗液中的中性粒细胞数、白蛋白浓度和伊文思蓝浓度，即能降低肺损伤小鼠的肺泡渗透性，提高血液的氧分压和 pH，下调血清中过表达的 TNF-α、IL-1β 和肺组织中髓过氧化物酶活性、脂质过氧化物 MDA、ROS、蛋白质羰基含量、MMP-9、NF-κB 的表达，上调肺组织中抗氧化酶 SOD、过氧化氢酶、还原型 GSH-Px、谷胱甘肽 -S- 转移酶的活性和还原型谷胱甘肽水平。他们认为厚朴酚通过抗氧化作用来抑制氧化应激性炎症反应，减轻 LPS 诱导的急性肺损伤。

【临床应用】

1. 慢性阻塞性肺疾病：杨西霞等将 73 例临床确诊为痰湿阻肺型 COPD 患者随机分为对照组和治疗组，对照组给予常规西医治疗，观察组在对照组治疗的基础上给予半夏厚朴汤治疗。研究表明，半夏厚朴汤治疗痰湿阻肺型 COPD，可改善患者的临床症状和气道重塑，提高肺功能指标，抑制炎性因子水平。

2. 咳嗽变异性哮喘：郜仁涛等用桂枝加厚朴杏子汤治疗 98 例咳嗽变异性哮喘患者。结果：治疗后，研究组总有效率高于对照组（$P<0.05$），研究组咽干咽痒、畏寒肢冷、干咳少痰、气促分值低于对照组（$P<0.05$），研究组 FEV1%、PEF、FVC 水平高于对照组（$P<0.05$），治疗后研究组 C 反应蛋白（CRP）、嗜酸性粒细胞计数、IL-6、TNF-α 水平低于对照组（$P<0.05$），两组均未出现明显不良反应。结论提示，桂枝加厚朴杏子汤联合孟鲁司特钠治疗咳嗽变异性哮喘能提高疗效。

第三节　解毒通络

解毒通络常用于毒邪滞于络脉及气道引起的病证。六淫、温热、火毒、疫疠之毒为外来之毒，蕴结日久化为内生之毒热。外毒由外侵袭人体，遵循肺之“气络 – 气道 – 血（脉）络”的传变规律，先有肺之气络病变导致肺之气络宣发卫气、护卫肌表阳络功能失常，表现出发热、乏力、咽痛等症；进展到气道表现为高热、咳痰、咳嗽等气道壅阻症状，进而影响“肺予以换气转血”失常，通气 – 换气功能障碍；病变由气道延及血（脉）络，出现呼吸喘促、口唇紫绀等。解毒通络法中的清热解毒通络药物，如金银花、连翘、板蓝根、石膏、大黄、桑白皮、黄芩、射干、鱼腥草等，主要针对“气络 – 气道”阶段热毒滞络、气道壅阻的病机特点，预防气道病变影响血（脉）络。解毒通络药还包括解毒抗癌药物，如半枝莲、白花蛇舌草、白英、蛇莓等，针对卫气虚滞、免疫监视功能紊乱引起的络息成积，即癌瘤之变。

一、金银花

【来源】《履巉岩本草》。

【性味归经】甘，寒。入肺、胃、心、脾经。

【功能主治】清热解毒，疏散风热。用于痈肿疔疮、喉痹、丹毒、热毒血痢、风热感冒、温病、发热。

【用法用量】内服：煎汤，6～15g。

【药论】

1.《本草拾遗》："主热毒、血痢、水痢，浓煎服之。"

2.《本草纲目》："一切风湿气，及诸肿毒、痈疽疥癣、杨梅诸恶疮。散热解毒。"

3.《本经逢原》："解毒去脓，泻中有补，痈疽溃后之圣药。"

4.《滇南本草》："清热，解诸疮，痈疽发背，丹流瘰疬。"

5.《重庆堂随笔》："清络中风火湿热，解温疫秽恶浊邪，息肝胆浮越风阳，治痉厥癫痫诸症。"

【传统应用】

1. 治痈疮初起，红肿热痛者，可单用本品煎服，并用渣敷患处，亦可与皂角刺、白芷配伍，如《妇人大全良方》仙方活命饮；用治疔疮肿毒，坚硬根深者，常与紫花地丁、蒲公英、野菊花同用，如《医宗金鉴》五味消毒饮；用治肠痈腹痛者，常与当归、地榆、黄芩配伍，如《辨证录》清肠饮；用治肺痈咳吐脓血者，常与鱼腥草、芦根、桃仁等同用，以清肺排脓。

2. 治外感风热或温病初起，身热头痛，咽痛口渴，如《温病条辨》银翘散；本品善清心、胃热毒，有透营转气之功，配伍水牛角、地黄、黄连等药，可治热入营血，舌绛神昏，心烦少寐，如《温病条辨》清营汤；若与香薷、厚朴、连翘同用，又可治疗暑温，发热烦渴，头痛无汗，如《温病条辨》新加香薷饮。

3. 治热毒痢疾，下利脓血，单用浓煎口服即可奏效；亦可与黄芩、黄连、白头翁等药同用，以增强止痢效果。

【药理作用】

1. 免疫调节作用：金银花煎液均可提高正常小鼠腹腔巨噬细胞的吞噬功能，可促进正常小鼠 PFC 的增加及淋巴细胞的转化，并具有剂量依赖关系，提示金银花有增强非特异性免疫、体液免疫和细胞免疫的作用。

2. 抗病毒作用：刘莹等研究发现，金银花提取物具有明显的抗病毒作用。季志平等研究表明，金银花提取物对甲型流感病毒感染小鼠有明显的保护作用，金银花提取物各剂量组可明显减轻肺部病变，提示金银花提取物具有抗甲型流感病毒感染的作用。

3. 解热、抗炎作用：刘华等采用家兔发热模型和小鼠足肿胀模型对金银花的解热抗炎作用进行了对比研究，结果发现金银花在解热、抗炎方面的作用基本一致。

【临床应用】

1. 慢性咽炎：陈舒燕等采用由金银花、野菊花等中药加工精制成的金菊提取液行超声雾化吸入治疗287例慢性咽炎患者，对照组采用常规抗生素雾化液超声雾化吸入。结果显示，观察组的总有效率显著优于对照组（$P<0.05$），且两组显效时间比较，观察组显著短于对照组（$P<0.05$）。

2. 上呼吸道感染：麦恒凤采用银黄清口服液治疗上呼吸道感染，有效率为98.5%，对照组有效率为88.8%，治疗组的退热时间及症状体征消失或减轻明显优于对照组，表明该组方具有清热解毒、抗菌、抗病毒的作用。

3. 新型冠状病毒感染：阮连国等应用金银花口服液治疗新型冠状病毒感染（湿热蕴肺证）314例。治疗后，与对照组相比，治疗组的核酸转阴时间、住院时间、新发症状发生率均短于对照组（$P<0.05$）。

二、连翘

【来源】《神农本草经》。

【性味归经】苦，微寒。入心、胆经。

【功能主治】清热，解毒，散结，消肿。用于痈疽，瘰疬，乳痈，丹毒，风热感冒，温病初起，温热入营，高热烦渴，神昏发斑，热淋涩痛。

【用法用量】内服：煎汤，6～15g；或入丸，散。外用：煎水洗。

【药论】

1.《神农本草经》："主寒热，鼠瘘，瘰疬，痈肿，恶疮，瘿瘤，结热，蛊毒。"

2.《日华子诸家本草》："通小肠，排脓。治疮疖，止痛，通月经。"

3.《本草经疏》："痈疽已溃勿服，火热由于虚者勿服，脾胃薄弱易于作泄者勿服。"

4.《本草通玄》："久服有寒中之患。"

【传统应用】

1. 治外感风热或温病初起，常与金银花配合应用。

2. 治热病有高热、烦躁、口渴或发斑疹者，可用连翘配伍黄连、赤芍、牡丹皮等。

3. 治疮疡肿毒、瘰疬等症，常和金银花、象贝母、夏枯草等同用。

【药理作用】

1. 抗炎作用：Cheng等分别使用15mg/kg、30mg/kg和60mg/kg连翘酯苷A给予COPD模型小鼠，发现其能抑制IL-1β、IL-6、TNF-α和NO的产生，提高香烟烟雾所诱导的还原型与氧化型谷胱甘肽（GSH）的比值，并通过激活核因子相关因子2（Nrf2）通路和抑制核因子κB（NF-κB）通路以发挥治疗作用，且呈剂量依赖性。

2. 抗病毒作用：王平等证实了连翘的不同提取液对呼吸道合胞病毒（RSV）均具有抑制作用。其中，连翘煎煮离心液抑制RSV效果最佳，其可抑制TLR4、NF-

κBp65 及丝裂原活化蛋白激酶（MAPK）p38 的表达，调控 TLR4，从而抑制下游 NF-κBp65 表达，以此来缓解 RSV 引起的肺部病理性损伤，对 RSV 引起的肺炎具有明显治疗作用。

3. 解热、镇痛作用：罗林等研究发现，连翘挥发油可明显抑制干酵母皮下注射和脂多糖腹腔注射导致的大鼠发热。郑立等发现，在酵母致热大鼠模型中，连翘挥发油和连翘挥发油自微乳均能抑制大鼠体温升高，但挥发油自微乳抑制体温上升的趋势较挥发油更明显，而连翘挥发油自微乳较挥发油具有更持久温和的解热作用。此外，连翘挥发油对热板所致小鼠疼痛反应有明显抑制作用，并且连翘挥发油能显著减少乙酸所致的小鼠扭体次数，发挥镇痛作用。

【临床应用】

1. 支气管哮喘急性发作：赵成荣等将 80 例湿热型支气管哮喘急性发作患者，分为对照组（40 例，采用布地奈德 + 沙丁胺醇治疗）和观察组（40 例，采用麻黄连翘赤小豆汤随症加减 + 布地奈德 + 沙丁胺醇治疗），两组均连续治疗 4 周。结果显示，观察组中医证候积分（咳嗽、咳痰、喘息、哮鸣音、胸闷）、肺功能指标、血清学指标均明显优于对照组（均 $P<0.05$）。

2. 变应性鼻炎：乔占清等将肺经郁热型患者随机分为布地奈德气雾剂的对照组和麻黄连翘赤小豆汤加减的观察组。结果显示，治疗后，观察组的临床有效率为 80.95%，对照组 61.29%，且观察组鼻塞、鼻痒和喷嚏评分均低于对照组（$P<0.05$），观察组在升高 IL-2，降低 IL-4、IL-5 方面均优于对照组，其对 IL-17、IL-10 的调节作用更为显著。其作用机制可能与调节 Th1、Th2、Th17 细胞因子，促使其恢复平衡，减轻炎症反应有关。

三、板蓝根

【来源】《新修本草》。

【性味归经】苦，寒。归心、胃经。

【功能主治】清热解毒，凉血利咽。用于温疫时毒、发热咽痛、温毒发斑、痄腮、烂喉丹痧、大头瘟疫、丹毒、痈肿。

【用法用量】煎服，9～15g。

【药论】

1.《日华子诸家本草》："治天行热毒。"

2.《本草便读》："板蓝根即靛青根，其功用性味与靛青叶同，能入肝胃血分，不过清热、解毒、辟疫、杀虫四者而已。但叶主散，根主降，此又同中之异耳。"

3.《现代实用中药》："马蓝根为清凉、解热、解毒剂，用于丹毒、产褥热等。"

4.《中药志》："清火解毒，凉血止血。治热病发斑，丹毒，咽喉肿痛，大头瘟，及吐血、衄血等症。"

5.《上海常用中草药》："治感冒发热。"

6.《广西中草药》："治乙脑，流感，流脑，咽喉炎，口腔炎，扁桃体炎。"

【传统应用】

1. 治外感风热或温病初起，发热头痛咽痛，可单味使用，或与金银花、荆芥等疏散风热药同用；若风热上攻，咽喉肿痛，常与玄参、马勃、牛蒡子等同用。

2. 治时行温病，温毒发斑，舌绛紫暗者，常与地黄、紫草、黄芩同用，如《温热经纬》神犀丹；若用治丹毒、痄腮、大头瘟疫，头面红肿，咽喉不利者，常配伍玄参、连翘、牛蒡子等，如《东垣试效方》普济消毒饮。

【药理作用】

1. 抗病毒作用：现代药理学研究证实，板蓝根对柯萨奇 B3 病毒、肾综合征出血热病毒、乙型脑炎病毒、腮腺炎病毒、单纯疱疹病毒以及乙型肝炎病毒均有抑制作用。

2. 抗炎作用：经实验证实，板蓝根 70% 乙醇提取液有抗炎作用，表现在对二甲苯致小鼠耳肿胀、角叉菜胶致大鼠足跖肿、大鼠棉球肉芽组织增生及醋酸致小鼠毛细血管通透性增加的抑制作用。

3. 免疫调节作用：从板蓝根二氯甲烷－甲醇（1∶1）提取物中分离出的 A、B、C、D、E 5 个流分及其相应的亚流分，对人多形核细胞化学发光的影响，既有增强作用又有抑制作用，提示有可能从板蓝根中获得免疫调节类药物。

【临床应用】

1. 流行性感冒：丁成福应用板蓝根颗粒治疗流行性感冒，疗程 3 天。结果显示，板蓝根颗粒对病毒引起流行性感冒有非常显著的作用，明显优于阳性对照组。

2. 肺炎：将 66 例小儿呼吸道合胞病毒肺炎患儿随机分为 2 组。治疗组口服宣肺解毒汤（由麻黄、苦杏仁、甘草、桔梗、黄芩、金银花、连翘、板蓝根等组成）加减，同时根据辨证选用参麦注射液和双黄连注射液或清开灵注射液静脉滴注，对照组以利巴韦林注射液静脉滴注加服中药麻杏石甘汤治疗。结果显示，治愈率、总有效率在治疗组分别为 91.7%、94.4%，在对照组分别为 66.7%、73.3%（$P<0.05$）。两组的主要症状、体征消退和住院时间比较，差异均有统计学意义（$P<0.05$，$P<0.01$）。

3. 呼吸道感染：刘长江将 6 例上呼吸道感染的患者随机分成观察组和对照组，观察组口服板蓝根颗粒，对照组口服利巴韦林。结果显示，观察组的总有效率高于对照组，表明板蓝根颗粒治疗上呼吸道感染起效快且效果佳，能缩短病程。

4. 支原体肺炎：刘洋等应用板蓝根联合阿奇霉素治疗小儿支原体肺炎，增加药物的药学特性，提高抗生素的清热解毒作用，患儿的症状明显改善，治疗有效率明显提高，调节机体炎症因子水平，减轻炎性反应，血清 TNF-α、IL-6 及 IL-8 水平下降明显，且不良反应少。

四、生石膏

【来源】《神农本草经》。

【性味归经】甘、辛，大寒。归肺、胃经。

【功能主治】清热泻火，除烦止渴。用于外感热病、高热烦渴、肺热喘咳、胃火亢盛、头痛、牙痛。

【用法用量】15～60g，先煎。

【药论】

1.《神农本草经》："主中风寒热，心下逆气，惊喘，口干舌焦，不能息。"

2.《名医别录》："除时气头痛身热，三焦大热，皮肤热，肠胃中鬲热，解肌发汗；止消渴烦逆，腹胀暴气喘息，咽热。"

3.《医学衷中参西录》："凉而能散，有透表解肌之力。外感有实热者，放胆用之，直胜金丹……是以愚用生石膏以治外感实热，轻证亦必至两许；若实热炽盛，又恒用至四五两或七八两，或单用，或与他药同用，必煎汤三四茶杯，分四五次徐徐温饮下，热退不必尽剂。"

4.《长沙药解》："石膏辛凉之性，最清心肺而除烦躁，泄郁热而止燥渴……其诸主治，疗热狂，治火嗽，止烦喘，清燥渴，收热汗，消热痰，住鼻衄。"

【传统应用】

1. 治温热病气分实热，症见壮热、烦渴、汗出、脉洪大者，常与知母相须为用，如《伤寒论》白虎汤。治温病气血两燔，症见神昏谵语、发斑者，配清热凉血之玄参等，如《温病条辨》化斑汤。治暑热初起，伤气耗阴或热病后期，余热未尽，气津两亏，症见身热、心烦、口渴者，配益气养阴之人参、麦冬等，如《伤寒论》竹叶石膏汤。

2. 治肺热喘咳、发热口渴者，配伍止咳平喘之麻黄、杏仁等，如《伤寒论》麻杏石甘汤。

3. 治温病斑疹，常用清热泻火较强的石膏，配伍凉血解毒的药物如玄参、牡丹皮、赤芍、地黄、板蓝根等。

【药理作用】

1. 解热作用：研究发现，生石膏对大肠杆菌内毒素引起的家兔发热有解热作用。

2. 消炎作用：石膏内服经胃酸作用，一部分变成可溶性钙盐，至肠吸收入血能增加血清钙离子浓度，可抑制神经应激（包括体温调节中枢神经），减低骨骼肌的兴奋性，缓解肌肉痉挛，又能减少血管渗透性，故有解毒、镇痉、消炎的作用。

3. 抗病毒作用：研究采用斑点杂交法试验，证实石膏煎剂有降低乙型肝炎病毒脱氧核糖核酸含量的作用。

4. 对免疫的影响：石膏煎剂可使烧伤大鼠脾与腹腔巨噬细胞的 cAMP 含量增高，

也可使血浆中环单磷酸腺苷及 PGE2 含量增高。同时，石膏煎剂可使 T 淋巴细胞数量增加，淋巴细胞转化率增高，并使腹腔巨噬细胞吞噬功能加强。

【临床应用】

1. 流行性感冒：38 例流行性感冒患者口服麻黄杏仁甘草石膏汤加减治疗。结果显示，中药治疗组痊愈 19 例，显效 11 例，有效 5 例，无效 3 例，表明麻黄杏仁甘草石膏汤治疗流行性感冒疗效显著。

2. 肺炎：对肺炎支原体肺炎患儿采用大环内酯类抗生素为主的单纯西药治疗，以及在此基础上加用颗粒剂小柴胡加石膏汤加减治疗。结果显示，加用中药组的患儿退热早，X 线胸片示阴影吸收快，住院天数短，且均优于常规西药治疗组。

3. 哮喘：研究发现，用麻杏石甘汤（石膏五倍于麻黄）治疗支气管哮喘急性发作期患者，总有效率达 92.3%，且治疗后肺功能较治疗前明显改善，提示麻杏石甘汤（石膏五倍于麻黄）对支气管哮喘急性发作期有良好的治疗作用。

五、大黄

【来源】《神农本草经》。

【性味归经】苦，寒。归脾、胃、大肠、肝、心包经。

【功能主治】泻下攻积，清热泻火，凉血解毒，逐瘀通经，利湿退黄。用于实热积滞便秘、血热吐衄、目赤咽肿、痈肿疔疮、肠痈腹痛、瘀血经闭、产后瘀阻、跌仆损伤、湿热痢疾、黄疸尿赤、淋证、水肿；外治烧烫伤。酒大黄善清上焦血分热毒，用于目赤咽肿、齿龈肿痛。熟大黄泻下力缓、泻火解毒，用于火毒疮疡。

【用法用量】3～15g；用于泻下不宜久煎。外用适量，研末敷于患处。

【药论】

1.《药性论》："主寒热，消食，炼五脏，通女子经候，利水肿，破痰实，冷热积聚，宿食，利大小肠，贴热毒肿，主小儿寒热时疾，烦热，蚀脓，破留血。"

2.《药品化义》："大黄……气味重浊，直降下行，走而不守，有斩关夺门之力，故号将军。专攻心腹胀满，胸胃蓄热，积聚痰实，便结瘀血，女人经闭。"

3.《日华子诸家本草》："通宣一切气，调血脉。"

4.《医学衷中参西录》："大黄味苦，气香，性凉，能入血分，破一切瘀血。为其气香，故兼入气分，少用之亦能调气，治气郁作疼。其力沉而不浮，以攻决为用，下一切癥瘕积聚，能开心下热痰以愈疯狂，降肠胃热实以通燥结，其香窜透窍之力又兼利小便。"

【传统应用】

1. 治热毒疮疡热毒痈肿疔疮者，常与金银花、蒲公英、连翘等同用；治疗肠痈腹痛，可与牡丹皮、桃仁、芒硝等同用，如《金匮要略》大黄牡丹汤。治乳痈可与粉草共研末，酒熬成膏的《妇人大全良方》金黄散；用治口疮糜烂，多与枯矾等分为末擦患处（《太平圣惠方》）。

2. 治积滞便秘治阳明腑实证，常与芒硝、厚朴、枳实配伍，如《伤寒论》大承气汤；如热结而气血不足者，配伍人参、当归等药，如《伤寒六书》黄龙汤；如热结津伤者，配伍麦冬、地黄、玄参等，如《温病条辨》增液承气汤。

3. 治目赤、咽喉肿痛、牙龈肿痛等证，与黄芩、栀子等药同用，如《太平惠民和剂局方》凉膈散。

4. 治湿热痢疾、黄疸、淋证，尤其是肠道湿热积滞的痢疾，单用一味大黄即可见效（《素问病机气宜保命集》），或与黄连、黄芩、白芍等同用；治湿热黄疸，常配伍茵陈、栀子，如《伤寒论》茵陈蒿汤；治湿热淋证者，常配伍车前子、栀子等，如《太平惠民和剂局方》八正散。

【药理作用】

1. 抗炎、抗病毒作用：现代药理学研究表明，大黄的抗病原微生物及抗炎作用与大黄的清热解毒功效息息相关。大黄有抗流感病毒、风疹病毒、肝炎病毒、流行性出血热病毒等多种病毒的作用。

2. 对微循环的影响：大黄可使血流速度变慢，红细胞聚集，局部血液黏滞性升高而局部血管不扩张，因而局部止血过程加强。服用大黄可出现血液稀释作用，番泻苷和大黄多糖成分能抑制血小板聚集和减少血栓形成。

3. 保护肺组织：大黄所含成分大黄素能清除自由基，抑制脂质过氧化引起的肺组织损害，从而保护肺组织。

【临床应用】

1. 急性呼吸窘迫综合征（ARDS）：研究发现，在常规治疗基础上加大黄胶囊口服或生大黄粉鼻饲治疗 ARDS 患者，能有效降低 ARDS 患者的细胞间黏附分子 –1（ICAM–1）水平。

2. 重症肺炎：王迪等应用加味黄连温胆汤治疗重症肺炎（痰热壅肺证）60 例，结果显示，加味黄连温胆汤可以减轻重症肺炎（痰热壅肺证）患者的炎症反应，降低病情严重程度和肺部感染程度，改善肺氧合功能，缓解中医临床症状。加味黄连温胆汤可以有效治疗重症肺炎（痰热壅肺证），降低第 28 天的死亡率，改善预后。

六、桑白皮

【来源】《神农本草经》。

【性味归经】甘，寒。入肺经。

【功能主治】泻肺平喘，行水消肿。用于肺热喘咳，水肿胀满尿少，面目肌肤浮肿。

【用法用量】6～12g。

【药论】

1.《名医别录》："去肺中水气，唾血，热渴，水肿，腹满胪胀，利水道，去寸白，可以缝金创。"

2.《药性论》："治肺气喘满，水气浮肿，主伤绝，利水道，消水气，虚劳客热，头痛，内补不足。"

3.《滇南本草》："止肺热咳嗽。"

【传统应用】

1. 治肺热喘咳，如喘咳而兼身热者，常与地骨皮、黄芩、生甘草等配伍应用。

2. 治面目浮肿、小便不利等症，常与薏苡仁、茯苓、泽泻、车前子等配伍应用。

【药理作用】

1. 镇痛、抗炎作用：多项实验结果表明，桑白皮水提物、碱提物以及非丙酮和丙酮提取物均具有显著的抗炎作用，其活性成分为桑白皮总黄酮，并研究了抗炎的作用机制。

2. 镇咳、祛痰、平喘、利尿作用：王小兰等采用氨水诱咳法观察止咳作用，小鼠酚红排泌法观察祛痰作用，组胺与乙酰胆碱引喘法观察平喘作用，离体气管法观察解痉挛作用。研究表明，桑白皮水煎液具有较好的止咳、祛痰、平喘作用，其有效部位为30%乙醇组分，其止咳、祛痰、平喘作用最为显著。郑晓珂等采用大鼠代谢笼法证实，桑白皮水煎液具有明显的利尿作用，且发挥利尿作用的物质基础主要集中在30%乙醇组分和脂肪油组分。

3. 抗病毒作用：体外实验表明，桑白皮中的化学成分具有较明显的抑制副流感病毒、流感病毒的致病作用。

4. 免疫调节作用：冯志毅等研究提示，桑白皮30%乙醇组分对体液免疫和细胞免疫都有促进作用；50%乙醇组分能够抑制胸腺的生长，对非特异性免疫和细胞免疫具有抑制作用；脂肪油组分能够促进体液免疫。

【临床应用】

1. 慢性阻塞性肺疾病急性加重期：章洁等应用桑白皮汤加减治疗慢性阻塞性肺疾病急性加重期患者100例。结果显示，桑白皮汤加减能有效改善慢性阻塞性肺疾病急性加重期患者的临床症状，下调血清IL–37与IL–8水平，改善肺功能与血氧参数。

2. 肺炎：赵富民等应用桑白皮汤加减治疗老年痰热郁肺型肺炎80例。结果显示，治疗后，咳嗽消失时间、肺部啰音消失时间、住院时间缩短，降钙素原水平、白细胞水平以及C反应蛋白水平降低，有确切效果。

七、黄芩

【来源】《神农本草经》。

【性味归经】苦，寒。归肺、胆、脾、大肠、小肠经。

【功能主治】清热燥湿，泻火解毒，止血，安胎。用于湿温、暑湿、胸闷呕恶、湿热痞满、泻痢、黄疸、肺热咳嗽、高热烦渴、血热吐衄、痈肿疮毒、胎动不安。

【用法用量】煎汤，3～9g。

【药论】

1.《本草纲目》:“治风热湿热头疼，奔豚热痛，火咳，肺痿喉腥，诸失血。”

2.《本草正》:“枯者清上焦之火，消痰利气，定喘嗽，止失血，退往来寒热，风热湿热头痛，解瘟疫，清咽，疗肺痿肺痈，乳痈发背，尤祛肌表之热，故治斑疹、鼠瘘，疮疡、赤眼；实者凉下焦之热，能除赤痢，热蓄膀胱，五淋涩痛，大肠闭结，便血、漏血。”

3.《滇南本草》:“上行泻肺火，下行泻膀胱火，(治)男子五淋，女子暴崩，调经清热，胎中有火热不安，清胎热，除六经实火实热。所谓实火可泻，黄芩是也，热症多用之。”

【传统应用】

1. 治湿温、暑湿证，湿热阻遏气机而致胸闷恶心呕吐、身热不扬、舌苔黄腻者，常配伍滑石、白豆蔻、通草等药，如《温病条辨》黄芩滑石汤；湿热中阻，痞满呕吐，配伍黄连、干姜、法半夏等，如《伤寒论》半夏泻心汤；大肠湿热之泄泻、痢疾，配黄连、葛根等药用，如《伤寒论》葛根黄芩黄连汤。

2. 治肺热壅遏所致咳嗽痰稠，可单用，如《丹溪心法》清金丸；治肺热咳嗽气喘，配伍苦杏仁、桑白皮、紫苏子，如《万病回春》清肺汤；治肺热咳嗽痰多，配法半夏，如《袖珍方大全》黄芩半夏丸。治外感热病，中上焦热盛所致之高热烦渴、面赤唇燥、尿赤便秘、苔黄脉数者，配伍薄荷、栀子、大黄等，如《太平惠民和剂局方》凉膈散。

3. 治火毒炽盛之痈肿疮毒，常与黄连、黄柏、栀子配伍，如《外台秘要》黄连解毒汤。若治热毒壅滞痔疮热痛，则常配伍黄连、大黄、槐花等药。

【药理作用】

1. 抑菌作用：黄芩煎剂在体外对痢疾杆菌、白喉杆菌、绿脓杆菌、伤寒杆菌、副伤寒杆菌、变形杆菌、金黄色葡萄球菌、溶血性链球菌、肺炎双球菌、脑膜炎球菌、霍乱弧菌等有不同程度的抑制作用。

2. 抗炎作用：在减少急性肺损伤的研究发现，黄芩苷可抑制高细胞迁移速度族蛋白质 1（HMGB1）的表达，从而减少 U937 巨噬细胞的 M1 型极化，进而减轻急性肺损伤。提示黄芩可抑制炎性介质的产生和释放，参与炎性因子的调节，从而发挥抗炎作用。

3. 调节免疫作用：疾病状态下，免疫系统受到威胁，影响机体的动态平衡。黄芩的调节免疫作用显著，能通过升高 B 淋巴细胞瘤 –2 基因和蛋白酶激活受体 2 蛋白的表达水平，降低 Bcl–2 相关 X 蛋白（Bax）蛋白表达水平，进而提高心肌梗死模型大鼠的心功能和对心脏组织的免疫作用，降低心肌细胞坏死率。

4. 抗病毒作用：黄芩苷在离体实验以及在体实验中对呼吸道合胞病毒、流感病毒、腺病毒等多种病毒均有抑制作用。

【临床应用】

1. 流行性感冒：采用清开灵注射液（胆酸、珍珠丹、猪去氧胆酸、栀子、水牛角、板蓝根、黄芩、金银花）配合西药（利巴韦林注射液）治疗流行性感冒 100 例患者。结果显示，治疗组总有效率 94%，对照组总有效率 83%，治疗组明显高于对照组。

2. 肺炎：在基础抗感染治疗上加用黄芩重楼汤加减治疗肺炎支原体肺炎患者，结果发现退热时间、咳嗽明显消失时间、肺部啰音消失及胸部 X 线吸收时间均优于单纯抗感染治疗组，提示黄芩重楼汤治疗肺炎支原体肺炎能快速减轻临床症状、体征，提高临床疗效，其作用机制可能与调节机体免疫反应有关。

3. 哮喘：以白果黄芩汤治疗痰热型哮喘 38 例，治愈 3 例，临床控制 19 例，显效 10 例，好转 4 例，无效 2 例，总有效率为 94.74%。

4. 慢性支气管炎：将 72 例慢性支气管炎患者随机分为观察组与对照组各 36 例，对照组给予口服或静脉滴注青霉素类抗生素药物治疗，观察组在对照组基础上加用龙蝉黄芩百部汤加减治疗。结果显示，观察组的总有效率为 97.2%，显著高于对照组的 80.6%。

5. 慢性鼻 – 鼻窦炎：将 70 例符合要求的慢性鼻 – 鼻窦炎患儿随机分为中药组和西药组，西药组患儿采用糠酸莫米松鼻喷雾剂喷鼻以及小剂量口服阿奇霉素干混悬剂，中药组患儿采用口服黄芩贝母汤进行治疗。结果显示，中药组中医证候积分、临床疗效总有效率均优于西药组，提示黄芩贝母汤可有效改善慢性鼻 – 鼻窦炎患儿临床症状，且安全有效。

八、射干

【来源】《神农本草经》。

【性味归经】苦，寒，有毒。入肺、肝经。

【功能主治】清热解毒，消痰，利咽。用于热毒痰火郁结，咽喉肿痛，痰涎壅盛，咳嗽气喘。

【用法用量】水煎服，3～10g。

【药论】

1.《神农本草经》："主咳逆上气，喉痹咽痛，不得消息，散结气，腹中邪逆，食饮大热。"

2.《日华子诸家本草》："消痰，破癥结，胸膈满，腹胀，气喘，痃癖，开胃下食，消肿毒，镇肝明目。"

3.《滇南本草》："治咽喉肿痛，咽闭喉风，乳蛾，痄腮红肿，牙根肿烂，疗咽喉热毒，攻散疮痈一切热毒等症。"

4.《本草纲目》："降实火，利大肠，治疟母。"

【传统应用】

1. 治感受风热或痰热壅盛所致的咽喉肿痛等症，能清热毒、消肿痛，常和牛蒡子、桔梗、甘草等配合应用。

2. 治咳嗽痰喘，常与麻黄、紫菀、款冬花等配合应用。

【药理作用】

1. 抗炎作用：射干提取物可降低小鼠肺泡灌洗液中的炎性细胞数量和白三烯 –4（LTC4）水平，升高干扰素 –γ（IFN–γ）水平，使肺组织炎症减轻，肺组织中的花生四烯酸含量降低。

2. 镇咳作用：野鸢尾黄素对呼吸道合胞病毒感染后咳嗽模型豚鼠具有良好的镇咳作用。

3. 抗病毒作用：射干通过阻断病毒的侵入、复制和成熟，对腺病毒 7 型、单纯疱疹病毒 1 型、肠道病毒 16 型、单纯疱疹病毒 2 型、鼻病毒等病毒具有不同程度的体外抗病毒作用。

4. 抗菌作用：射干提取物可以使金黄色葡萄球菌感染小鼠死亡率明显下降，通过破坏细菌细胞壁的肽聚糖层，使 pH 和渗透压受到影响，基质和细胞器损伤，抑制细菌生长。

【临床应用】

1. 慢性阻塞性肺疾病：潘静焱应用射干麻黄汤治疗慢性阻塞性肺疾病急性加重期，射干麻黄汤加减联合西药治疗慢性阻塞性肺疾病急性加重期患者，能降低临床症状积分，提高治疗效果，值得临床应用。

2. 咳嗽变异性哮喘：陈建川等应用加味射干麻黄汤治疗咳嗽变异性哮喘患者 100 例，结果显示，加味射干麻黄汤组患者的总有效率为 90%，高于孟鲁司特钠咀嚼片组的 74%，差异具有统计学意义（$P<0.05$）；加味射干麻黄汤组患者的咳嗽缓解时间、咳嗽消失时间、呼吸困难消失时间均短于孟鲁司特钠咀嚼片组（$P<0.05$）。

九、鱼腥草

【来源】《履巉岩本草》。

【性味归经】辛，微寒。归肺经。

【功能主治】清热解毒，消痈排脓，利尿通淋。用于肺痈吐脓，痰热喘咳，热痢，热淋，痈肿疮毒。

【用法用量】水煎服，15～25g，不宜久煎；鲜品用量加倍，水煎或捣汁服。外用适量，捣敷或煎汤熏洗患处。

【药论】

1.《滇南本草》："治肺痈咳嗽带脓血，痰有腥臭，大肠热毒，疗痔疮。"

2.《医林纂要》："行水，攻坚，去瘴，解暑。"

3.《履巉岩本草》："大治中暑伏热闷乱，不省人事。"

【传统应用】

1. 治肺痈，痰热壅滞，咳吐脓血，以及百日咳，常与桔梗、鲜芦根、瓜蒌皮、冬瓜子、薏苡仁、桃仁、浙贝母等药同用，治疗肺痈胸痛、咳吐脓血等症；与百部、鹅不食草、麦冬、蜂蜜等药配伍，可用于百日咳。

2. 治各种实热性的痈毒肿痛，可单味煎汤内服，也可用鲜草捣烂外敷。

【药理作用】

1. 抗炎作用：鱼腥草注射液对于油酸引起的大鼠急性肺损伤有治疗作用，可降低平均肺动脉压，减轻肺水肿，其作用机制可能是通过降低急性肺损伤时 TNF-α 的表达实现的。

2. 抗病毒作用：鱼腥草中的多糖成分可改善甲型流感病毒（IVA）感染小鼠引起的肠道损伤和肺损伤，从而表现出抗 IVA 感染的潜力。

3. 抗菌作用：鱼腥草中的癸酰乙醛对伤寒杆菌、铜绿假单胞菌、痢疾杆菌、假丝酵母、孢子丝菌、白念珠菌、大肠杆菌等也表现出抑制作用。

4. 增强免疫功能：鱼腥草素可改善鲍曼不动杆菌感染所致肺炎小鼠对细菌的抵抗清除能力，可调节小鼠激发态免疫功能。

5. 解热、平喘作用：鱼腥草注射液对酵母致大鼠发热及大肠杆菌内毒素致家兔发热均有解热作用，可降低大鼠及家兔血清 TNF-α、IL-1β、PGE2 水平，其解热机制可能与抑制下丘脑中 cAMP 含量升高有关。鱼腥草挥发油有平喘作用，能拮抗慢反应物质的分泌，增加豚鼠肺溢流，能拮抗乙酰胆碱对呼吸道平滑肌的作用，拮抗卵白蛋白所致豚鼠过敏性哮喘的发生。鱼腥草挥发油对豚鼠离体气管平滑肌也有舒张作用。

【临床应用】

1. 急性上呼吸道感染：刘勇进等应用复方鱼腥草合剂联合常规治疗对急性上呼吸道感染风热证患者 262 例，结果显示，复方鱼腥草合剂联合常规治疗可缓解急性上呼吸道感染风热证患者的临床症状，其机制可能与降低血清 TNF-α、IL-6、CRP 水平，提升血清 IgA 水平有关。

2. 肺炎：研究发现，鱼腥草联合左氧氟沙星治疗不典型肺炎，鱼腥草注射液联合硫酸镁治疗婴幼儿喘憋性肺炎，头孢噻肟钠、甲硝唑联合鱼腥草雾化三联治疗老年性肺炎，均有显著疗效。

3. 急、慢性咽炎：研究发现，相对于地塞米松、庆大霉素等雾化治疗，鱼腥草雾化吸入 1 周治疗急、慢性咽炎临床疗效显著，可有效缓解急、慢性咽炎各种症状。

十、半枝莲

【来源】《江苏省植物药材志》。

【性味归经】辛、苦，寒。归肺、肝、肾经。

【功能主治】清热解毒，化瘀利尿。主治疔疮肿毒、咽喉肿痛、跌仆伤痛，水肿、黄疸、蛇虫咬伤。

【用法用量】水煎服，15～30g。外用适量。

【药论】

1.《泉州本草》："清热，解毒，祛风，散血，行气，利水，通络，破瘀，止痛。内服主血淋，吐血，衄血；外用治毒蛇咬伤，痈疽，疔疮，无名肿毒。"

2.《常用中草药手册》："清热解毒。治癌见到改善症状的效果。"

3.《常用草药治疗手册》："治食管癌、胃癌、子宫癌。"

【传统应用】

1. 治咽喉肿痛，鲜狭叶韩信草八钱，鲜马鞭草八钱，食盐少许，水煎服。(《福建中草药》)

2. 治肺脓疡，半枝莲、鱼腥草各一两，水煎服。(《浙江民间常用草药》)

3. 治癌症，半枝莲、蛇葡萄根各一两，藤梨根四两，水杨梅根二两，白茅根、凤尾草、半边莲各五钱，水煎服。(《浙江民间常用草药》)

4. 治一切毒蛇咬伤，鲜狭叶韩信草，洗净捣烂，绞汁，调黄酒少许温服，渣敷患处。(《泉州本草》)

【药理作用】

抑制肿瘤血管生成作用：Shiau 等研究报道，半枝莲通过下调低氧诱导因子 -1α（HIF-1α）依赖性血管内皮生长因子（VEGF）的表达，抑制肺癌细胞的血管生成，提示半枝莲具有抗血管生成的活性。

【临床应用】

肺癌：将 84 例门诊及住院患者随机分为 2 组，对照组 42 例常规化疗，治疗组 42 例用固本解毒汤（半枝莲 10g，太子参 30g，生白术 10g，猪苓 12g，茯苓 10g，地黄 12g，熟地黄 15g，当归 10g，白芍 5g，枸杞子 20g，砂仁 5g，木香 5g，仙鹤草 20g，莪术 10g，甘草 3g）治疗。结果显示，治疗组总有效率 95.24%，对照组总有效率 78.57%，治疗组疗效优于对照组，两组生活质量评分均有改善，治疗组改善优于对照组。

十一、白花蛇舌草

【来源】《广西中药志》。

【性味归经】微苦、甘，寒。归胃、大肠、小肠经。

【功能主治】清热解毒，利湿通淋。主治肺热喘咳、扁桃体炎、咽喉炎、阑尾炎、痢疾、尿路感染、黄疸、肝炎、盆腔炎、附件炎、痈肿疔疮、毒蛇咬伤、肿瘤。

【用法用量】煎服，15～60g。外用适量。

【药论】

1.《广西中药志》："治小儿疳积，毒蛇咬伤，癌肿。外治白泡疮，蛇癞疮。"

2.《泉州本草》："清热散瘀，消痈解毒。治痈疽疮疡，瘰疬。又能清肺火，泻肺热。治肺热喘促、嗽逆胸闷。"

【传统应用】

1. 治痈肿疮毒，可以本品与金银花、连翘、野菊花等药同用；治肠痈腹痛，常与红藤、败酱草、牡丹皮等药同用；若治咽喉肿痛，多与黄芩、玄参、板蓝根等药同用；若用治毒蛇咬伤，可单用鲜品捣烂绞汁内服或水煎服，渣敷伤口，疗效较好，亦可与半枝莲、紫花地丁、重楼等药配伍应用。

2. 治膀胱湿热，小便淋沥涩痛，亦常与白茅根、车前草、石韦等同用。

【药理作用】

1. 抗肿瘤作用：罗悦等研究发现，白花蛇舌草中的总黄酮提取物能抑制肺癌细胞的生长。孙晓春等从白花蛇舌草中提取总黄酮、总蒽醌提取物，发现两种提取物对肺癌细胞 A549 均具有抗肿瘤活性。郭洪梅等研究发现，白花蛇舌草水提物对人肺癌细胞株 A549 和 PC-9 细胞具有显著的剂量依赖的增殖抑制，促进细胞凋亡。

2. 抗菌作用：边才苗等研究发现白花蛇舌草的不同提取物（沸水、70% 乙醇和 60% 丙酮）对金黄色葡萄球菌等 4 种菌均有明显的抑杀作用。曾俊等经抑菌实验表明，白花蛇舌草醇提物以及纯化后的黄酮类化合物，对枯草芽孢杆菌、大肠杆菌和金黄色葡萄球菌均有明显的抑菌作用，且抑制作用随浓度升高而增强。蒋丹等采用琼脂板扩散法对白花蛇舌草醇提物进行了大肠杆菌、绿脓杆菌、金黄色葡萄球菌的敏感性试验，结果该提取物对 3 种细菌表现出较强的抑菌活性。

【临床应用】

肺癌：重用白花蛇舌草组成复方煎剂治疗晚期非小细胞肺癌 58 例，结果显示，患者健康状况提高或稳定者 47 例（81.0%）。

十二、白英

【来源】《神农本草经》。

【性味归经】苦，微寒，有小毒。入肝、胃经。

【功能主治】清热解毒，利湿消肿，抗癌。全草：用于感冒发热，乳痈，恶疮，湿热黄疸，腹水，白带，肾炎水肿；外用治痈疖肿毒。根：用于风湿痹痛。

【用法用量】全草、根 15～30g；外用适量，鲜全草捣烂敷患处。

【药论】《神农本草经》："味甘寒。主寒热，八疸，消渴，补中益气。久服，轻身延年。”

【传统应用】

1. 治发热、乳痈者，可配伍蒲公英、金银花、穿心莲等药。

2. 治湿热黄疸或腹水肿痛、小便不利者，可配伍金钱草、茵陈等药，使水湿之邪从小便排泄。

3. 治风湿痹痛者，可与秦艽、羌活、独活等药同用。

【药理作用】

抗肿瘤作用：白英可诱导人肺癌 A549 细胞凋亡而抑制其增殖，其中以白英生物碱的研究较为深入。相对于其他癌症细胞株，白英生物碱对人肺腺癌细胞 A549 更为敏感。白英抑制 A549 细胞增殖的作用可通过多种途径实现。白英总碱对肺癌细胞 Lewis 移植瘤生长具有抑制作用，和顺铂联合使用可发挥协同增效作用。白英总碱干预后，小鼠肿瘤细胞出现明显的细胞凋亡现象，Notch 信号通路相关蛋白 Notch1、Notch3 和 Jagged1 的表达明显下降。

【临床应用】

肺癌：尹礼烘等应用白英汤（白英、百合、冬虫夏草、天冬、鱼腥草）为基本方联合化疗治疗晚期非小细胞肺癌患者。结果显示，治疗组在缩小晚期非小细胞肺癌瘤体的体积，改善患者的临床症状，减轻化疗的不良反应，提高患者的生存质量等方面均明显优于对照组。

十三、蛇莓

【来源】《名医别录》。

【性味归经】甘，苦，寒，有毒。归肺、肝、大肠经。

【功能主治】清热解毒，散瘀消肿。用于感冒发热、咳嗽、小儿高热惊风、咽喉肿痛、白喉、黄疸型肝炎、细菌性痢疾、阿米巴痢疾、月经过多。外用治腮腺炎、毒蛇咬伤、眼结膜炎、疔疮肿毒、带状疱疹、湿疹。亦可试治癌症。

【用法用量】内服：煎汤，9～15g（鲜者 30～60g）；或捣汁。外用：适量捣敷或研末撒。

【药论】

《名医别录》：“主胸腹大热不止。”

【传统应用】

1. 治咽喉肿痛，鲜蛇莓草炖汤内服及漱口。（《闽东本草》）

2. 治蛇窜丹，蛇莓草适量，雄黄五分，大蒜一个。共捣烂，布包，外搽。（《贵阳民间药草》）

3. 治蛇咬伤，毒虫咬伤，鲜蛇莓草，捣烂敷患处。（《江西民间草药》）

4. 治癌肿、疔疮，蛇莓三钱至一两，煎服。（《上海常用中草药》）

5. 治瘰疬，鲜蛇莓草一至二两，洗净，煎服。(《上海常用中草药》)

【药理作用】

1. 抗菌作用：林居纯等研究表明，蛇莓水提物对大肠杆菌、金黄色葡萄球菌、沙门菌等有抗菌作用，对质粒有消除作用，能抑制细菌生物膜形成，蛇莓浓度与抑菌效果存在浓度依赖关系。梁薇等研究发现，低浓度蛇莓对金黄色葡萄球菌、变形杆菌、痢疾杆菌、绿脓杆菌、甲型副伤寒杆菌、肺炎球菌、枯草杆菌等均有不同程度的抑菌能力。

2. 抗肿瘤作用：彭博等研究显示，蛇莓总酚可以抑制宫颈癌、肺癌、鼻咽癌和胃癌细胞增殖。

【临床应用】

肿瘤：刘玉勤等对齐元富运用蛇莓配伍白英治疗肿瘤的经验进行总结，认为湿热邪毒贯穿肿瘤始终；蛇莓清热解毒消肿，有较强的抗肿瘤作用；在以蛇莓、白英为基本用药的基础上，根据气虚、血虚、阴虚、阳虚以及气滞、血瘀、痰结、湿聚等不同情况，辨证加入不同功效的药物组方，标本兼治，攻补兼施。

第四节　荣养络脉

荣养络脉药主要以补益药为主，滋荣温养络中气血阴阳，主要用于络虚不荣证。络虚包括络中气血阴阳的不足，因肺朝百脉，全身血液汇聚于此，故肺中血虚不常见。荣养肺络药包括：补络中气虚主用人参（党参)、黄芪、西洋参，补络中阳虚常用附子、干姜、肉桂等，补络中阴虚常用麦冬、百合、五味子、白芍、玄参等。清代叶天士《临证指南医案》提出“络虚通补”的治疗原则，因此临床见到络气虚滞，当荣养气络药与流畅络气药同用才能收到更好效果。

一、人参

【来源】《神农本草经》。

【性味归经】甘、微苦，微温。归脾、肺、心、肾经。

【功能主治】大补元气，复脉固脱，补脾益肺，生津养血，安神益智。用于体虚欲脱，肢冷脉微，脾虚食少，肺虚喘咳，津伤口渴，内热消渴，气血亏虚，久病虚羸，惊悸失眠，阳痿宫冷。

【用法用量】3～9g，另煎兑服；也可研粉吞服，2g，2 次 / 日。

【药论】

1.《神农本草经》:“补五脏，安精神，定魂魄，止惊悸，除邪气，明目，开心益智。”

2.《医学启源》引《主治秘要》:“补元气一也。止渴二也。生津液三也。”

3.《本草汇言》："补气生血，助精养神之药也。"

4.《薛氏医案》："人参但入肺经，助肺气而通经活血，乃气中之血药也。"

5.《神农本草经疏》："其主治也，则补五脏，盖脏虽有五，以言乎生气之流通则一也，益真气，则五脏皆补矣……通血脉者，血不自行，气壮则行，故通血脉。破坚积者，真气不足，则不能健行而磨物，日积月累，遂成坚积……脾主消化，真阳之气回，则脾强而能消，何坚积之不磨哉。"

6.《医学衷中参西录》："方书谓人参不但补气，若以补血药辅之，亦善补血。愚则谓，若辅以凉润之药，即能气血双补，盖平其热性不使耗阴，气盛自能生血也。"

7.《用药法象》："人参能补肺中之气，肺气旺则四脏之气皆旺，肺主诸气故也。仲景以人参为补血者，盖血不自生，须得生阳气之药乃生，阳生阴长，血乃旺矣。"

8.《医学启源》："治脾肺阳气不足及肺气喘促，短气、少气，补中缓中，泻肺脾胃中火邪。"

9.《滇南本草》："治肺胃阳气不足，肺气虚弱。"

10.《本草蒙筌》："定喘嗽，通畅血脉，泻阴火，滋补元阳。"

【传统应用】

1. 治元气虚脱证，适用于因大汗、大泻、大失血或大病、久病所致元气虚极欲脱，气短神疲，脉微欲绝的重危证候。单用有效，如《景岳全书》独参汤。若气虚欲脱兼见汗出，四肢逆冷者，应与回阳救逆之附子同用，以补气固脱与回阳救逆，如《正体类要》参附汤。若气虚欲脱兼见汗出身暖，渴喜冷饮，舌红干燥者，本品兼能生津，常与麦冬、五味子配伍，以补气养阴、敛汗固脱，如《内外伤辨惑论》生脉散。

2. 治肺气咳喘、痰多者，常与五味子、紫苏子、杏仁等药同用，如《千金翼方》补肺汤。本品亦为补脾要药，可改善倦怠乏力、食少便溏等脾气虚衰症状。因脾虚不运常兼湿滞，故常与白术、茯苓等健脾利湿药配伍，如《太平惠民和剂局方》四君子汤。若脾气虚弱，不能统血，导致长期失血者，本品又能补气以摄血，常与黄芪、白术等补中益气之品配伍，如《济生方》归脾汤。若脾气虚衰，气虚不能生血，以致气血两虚者，本品还能补气以生血，可与当归、熟地黄等药配伍，如《正体类要》八珍汤。本品还有补益肾气作用，可用于肾不纳气的短气虚喘。治虚喘，常与蛤蚧、五味子、胡桃等药同用。治肾阳虚衰、肾精亏虚之阳痿，则常与鹿茸等补肾阳、益肾精之品配伍。

3. 治热伤气津者，常与知母、石膏同用，如《伤寒论》白虎加人参汤。消渴一病，虽有在肺、脾（胃）、肾的不同，但常常相互影响。其病理变化主要是阴虚与燥热，往往气阴两伤，人参既能补益肺、脾、肾之气，又能生津止渴，故治消渴的方剂中亦较常用。

4. 治气虚行血无力，瘀血阻于脉络所致中风偏瘫，常配伍当归、川芎、蕲蛇、麝香等药，如《常用中成药》人参再造丸。

【药理作用】

1. 对免疫系统的作用：人参能促进健康人淋巴母细胞的转化，其中人参皂苷 Rgl 能促进体外活化的人类淋巴细胞有丝分裂，但不能促进休止期（G0）淋巴细胞的有丝分裂，人参皂苷的体内应用能提高 T、B 淋巴细胞对分裂原的反应。人参皂苷对低剂量抗原免疫后的一次抗体反应有明显增强效应，而对高剂量抗原免疫后的一次抗体反应几无作用，表明人参皂苷具有免疫调节作用。

2. 抗菌作用：人参中的亲环素蛋白具有较好的体外抗真菌活性，人参果汁在不同浓度下均能够抑制微生物的生长，且人参挥发油可以影响细菌细胞膜、细胞壁的通透性和蛋白质、核酸的合成过程，可能因此发挥其抑菌作用。

【临床应用】

1. 慢性阻塞性肺疾病：孙菲等应用人参四逆汤加减联合氧疗治疗老年慢性阻塞性肺疾病，证实人参四逆汤加减联合氧疗治疗老年慢性阻塞性肺疾病疗效确切，能够有效改善患者的肺功能及血气指标，调节患者皮质醇、促肾上腺皮质激素水平，提高认知功能。

2. 支气管哮喘：倪萍应用人参五味子汤合玉屏风散加减治疗支气管哮喘肺脾气虚型患者，证实人参五味子汤合玉屏风散加减能更快缓解支气管哮喘肺脾气虚型患者乏力、自汗、畏寒、咳嗽、咳痰、喘息、胸闷等症状。

3. 重症肺炎：张娜等对 130 例重症肺炎多重耐药菌感染患者的临床资料进行回顾性研究发现，人参败毒散加减联合西药能有效治疗重症肺炎患者多重耐药菌感染，抑制肺部炎症反应，提高氧合指数，改善肺功能，缓解临床症状。

二、黄芪

【来源】《神农本草经》。

【性味归经】甘，温。归肺、脾经。

【功能主治】补气固表，利尿托毒，排脓，敛疮生肌。用于气虚乏力，食少便溏，中气下陷，久泻脱肛，便血崩漏，表虚自汗，气虚水肿，痈疽难溃，久溃不敛，血虚萎黄，内热消渴；慢性肾炎蛋白尿，糖尿病。

【用法用量】煎服，9～30g。

【药论】

1.《本草汇言》：“补肺健脾，实卫敛汗，驱风运毒之药也。”

2.《医学衷中参西录》：“能补气，兼能升气，善治胸中大气下陷。”

3.《本草逢原》：“性虽温补，而能通调血脉，流行经络，可无拟于壅滞也。”“同人参则益气，同当归则补血，同白术、防风则运脾湿，同防己、防风则祛风湿，同桂枝、附子则治卫虚亡阳汗不止。”

【传统应用】

1. 治脾气虚弱，倦怠乏力，食少便溏者，可单用熬膏服，或与党参、白术等补气健脾药配伍。因其能升阳举陷，故长于治疗脾虚中气下陷之久泻脱肛，内脏下垂。常与人参、升麻、柴胡等品同用，如《脾胃论》补中益气汤。若脾虚水湿失运，以致浮肿尿少者，本品既能补脾益气，又能利尿消肿，标本兼治，为治气虚水肿之要药，常与白术、茯苓等利水消肿之品配伍。本品又能补气生血，治血虚证亦常与补血药配伍，如《兰室秘藏》当归补血汤以之与当归同用。对脾虚不能统血所致失血证，本品尚可补气以摄血，常与人参、白术等品同用，如《济生方》归脾汤。对脾虚不能布津之消渴，本品能补气生津，促进津液的生成与输布而有止渴之效，常与天花粉、葛根等品同用，如《医学衷中参西录》玉液汤。

2. 治肺气虚弱，咳喘日久，气短神疲者，常与紫菀、款冬花、杏仁等祛痰止咳平喘之品配伍。

3. 治气虚自汗，常与牡蛎、麻黄根等止汗之品同用，如《太平惠民和剂局方》牡蛎散。若因卫气不固，表虚自汗而易感风邪者，宜与白术、防风等品同用，如《丹溪心法》玉屏风散。

4. 治气虚而致血滞，筋脉失养，肌肤麻木或半身不遂者，亦常用本品补气以行血。治疗风寒湿痹，宜与川乌、独活等祛风湿药和川芎、牛膝等活血药配伍。对于中风后遗症，常与当归、川芎、地龙等品同用，如《医林改错》补阳还五汤。

【药理作用】

1. 对免疫系统的作用：黄芪对机体的免疫功能具有双向调节作用，其可提高网状内皮系统的吞噬功能，增加血液白细胞及多核细胞数量，提高巨噬细胞百分比及其吞噬指数，增强细胞和体液免疫。此外，黄芪多糖能调节淋巴细胞各个亚群的比例，从而增强其免疫调节作用。

2. 抗菌、抗病毒作用：黄芪具有广谱抗菌、抗病毒作用，对肺炎双球菌、痢疾杆菌、溶血性链球菌及白色葡萄球菌、金黄色葡萄球菌等均具有强效抑制作用，对乙型副流感病毒 BB1 病毒及口腔病毒等亦具有抑制作用。

3. 抗炎作用：黄芪活性成分可通过多种途径降低炎症反应，减轻肺部感染引起的炎性损伤。

4. 保护肺组织：黄芪活性成分能通过多种机制降低呼吸道感染引起的细胞凋亡，发挥肺组织保护作用。

【临床应用】

1. 支气管炎：陈渊等分析 90 例呼吸衰竭病例的各项资料发现，观察组患者的临床指标均显著低于常规组，证明补中益气汤可缓解Ⅰ型呼吸衰竭患者的临床症状。孔繁周等研究发现，四君子汤联合西药治疗老年慢性支气管炎的有效率较单使用西药高 20%，表明四君子汤联合西药能改善老年慢性支气管炎症状。

2. 呼吸衰竭：王洪源对慢性喘息性支气管炎患者治疗研究发现，服用补肾宣肺汤后，患者咳嗽、吐痰、气喘症状明显改善，肺部啰音减少或者消失。

三、西洋参

【来源】《本草从新》。

【性味归经】甘、微苦，凉。归心、肺、肾经。

【功能主治】补气养阴，清热生津。用于气虚阴亏，虚热烦倦，咳喘痰血，内热消渴，口燥咽干。

【用法用量】内服，另煎兑服，3～6g。

【药论】

1.《本草从新》："补肺降火，生津液，除烦倦。虚而有火者相宜。"

2.《脉药联珠药性考》："补阴退热。姜制益气，扶正气。"

3.《医学衷中参西录》："能补助气分，兼能补益血分……性凉而补，凡欲用人参而不受人参之温补者，皆可以此代之。"

4.《本草再新》："治肺火旺，咳嗽痰多，气虚呵喘，失血，劳伤，固精安神，生产诸虚。"

5.《本草求原》："清肺肾……凉心脾以降火……消暑，解酒。"

【传统应用】

1. 治热病或大汗、大泻、大失血，耗伤元气及阴津所致神疲乏力、气短息促、自汗热黏、心烦口渴、尿短赤涩、大便干结、舌燥、脉细数无力等症，常与麦冬、五味子等养阴生津敛汗之品同用。

2. 治火热耗伤肺脏气阴所致气短喘促，咳嗽痰少，或痰中带血，可与养阴润肺的玉竹、麦冬，清热化痰止咳之川贝母等品同用。

3. 治身热汗多，口渴心烦，体倦少气，脉虚数者，常与西瓜翠衣、竹叶、麦冬等品同用，如《温热经纬》清暑益气汤。

【药理作用】

1. 免疫调节作用：西洋参中的皂苷和多糖具有免疫调节特性，主要通过促进细胞增殖、调节促炎介质、增强巨噬细胞吞噬能力产生生物活性物质，从而增强机体的免疫功能。吕婧等在利用西罗莫司诱导斑马鱼免疫力低下模型中发现，西洋参皂苷类成分可以显著增加斑马鱼尾部的中性粒细胞数目、巨噬细胞数目和体内 IFN-γ 含量，表明西洋参皂苷类成分具有较好的增强机体免疫功能作用。

2. 抗炎作用：Wang 等研究发现，从西洋参根中分离纯化的中性多糖苯丙氨酸-脯氨酸-谷氨酰胺-天冬酰胺（PPQN）预处理 RAW6.1 巨噬细胞后，PPQN 对 NO、TNF-α、IL-1β 和 IL-6 有明显的抑制效果，具有显著的抗炎症作用。

【临床应用】

肺癌：李霞等应用加味西洋参百合麦冬汤联合化疗治疗非小细胞肺癌患者150例，结果显示，加味西洋参百合麦冬汤联合化疗可提升非小细胞肺癌的临床疗效，减轻临床症状，增强免疫功能，控制炎症，减少肾功能损害等不良反应。

四、附子

【来源】《神农本草经》。

【性味归经】辛、甘，大热。有毒。归心、肾、脾经。

【功能主治】回阳救逆，补火助阳，散寒止痛。用于亡阳虚脱，肢冷脉微，心阳不足，胸痹心痛，虚寒吐泻，脘腹冷痛，肾阳虚衰，阳痿宫冷，阴寒水肿，阳虚外感，寒湿痹痛。

【用法用量】3～15g，先煎，久煎。

【药论】

1.《神农本草经》："主风寒咳逆邪气，温中，金疮，破癥坚积聚，血瘕，寒湿踒躄，拘挛膝痛，不能行步。"

2.《本草汇言》："附子，回阳气，散阴寒，逐冷痰，通关节之猛药也。诸病真阳不足，虚火上升，咽喉不利，饮食不入，服寒药愈甚者，附子乃命门主药，能入其窟穴而招之，引火归原，则浮游之火自熄矣。凡属阳虚阴极之候，肺肾无热证者，服之有起死之殊功。"

3.《本草正义》："附子，本是辛温大热，其性善走，故为通行十二经纯阳之要药，外则达皮毛而除表寒，里则达下元而温痼冷，彻内彻外，凡三焦经络，诸脏诸腑，果有真寒，无不可治。"

【传统应用】

1.治吐利汗出，发热恶寒，四肢拘急，手足厥冷，或大汗、大吐、大泻所致亡阳证，如《伤寒论》四逆汤；本品能回阳救逆，人参能大补元气，二者同用，可治亡阳兼气脱者，如《正体类要》参附汤；若寒邪入里，直中三阴而见四肢厥冷，恶寒倦卧，吐泻腹痛，脉沉迟无力或无脉者，可与干姜、肉桂、人参同用，如《伤寒六书》回阳急救汤。

2.治肾、脾、心诸脏阳气衰弱者，配肉桂、山茱萸、熟地黄等。治肾阳不足，命门火衰所致阳痿滑精、宫寒不孕、腰膝冷痛、夜尿频多者，如《景岳全书》右归丸；配党参、白术、干姜等，可治脾肾阳虚、寒湿内盛所致脘腹冷痛、大便溏泻等，如《太平惠民和剂局方》附子理中汤；与茯苓、白术等同用，可治脾肾阳虚，水气内停所致小便不利、肢体浮肿者，如《伤寒论》真武汤；若治心阳衰弱，心悸气短、胸痹心痛者，可与人参、桂枝等同用；治阳虚兼外感风寒者，常与麻黄、细辛同用，如《伤寒论》麻黄附子细辛汤。

3. 治寒痹痛剧者，常与桂枝、白术、甘草同用，如《伤寒论》甘草附子汤。

【药理作用】

1. 免疫调节作用：陈荣昌等发现，附子中的多糖成分对正常小鼠机体免疫力有增强作用，可以显著提高免疫低下小鼠的体液免疫和细胞免疫功能，并减轻环磷酰胺引起的白细胞水平降低。郭尹玲等研究发现，单味中药附子免煎剂能明显降低免疫性肝损伤大鼠的谷丙转氨酶（ALT）、谷草转氨酶（AST）、总胆红素（TBIL）水平；减轻肝组织的损伤及肝损伤造成的小分子代谢物的改变。

2. 对血管作用：附子具有改善血液循环、增加血流量以及扩张血管的作用。去甲乌药碱静脉注射液或附子注射液的扩张血管作用尤为明显，在对麻醉犬注射后，其股动脉血流量以及脑血流量均有所增加，血管阻力也有所减小。

3. 抗炎作用：附子煎剂对急性炎症具有十分明显的抑制作用，有学者对蛋清或甲醛所引发的关节肿胀小鼠采用附片水煎剂进行灌服后，发现其关节肿胀情况得到明显改善。

【临床应用】

1. 变应性鼻炎：曾曾应用加味麻黄附子细辛汤治疗肺肾虚寒型变应性鼻炎，发现其能明显缓解或消除肺肾虚寒型变应性鼻炎的症状，在缓解症状的同时可以通过提高患者机体免疫力，从而达到治疗变应性鼻炎的目的。

2. 支气管肺炎：练春萍应用加味麻黄附子细辛汤治疗风寒闭肺型小儿支气管肺炎，结果发现，治疗后，观察组发热、咳嗽、咳痰、气急、畏寒症状的改善时间均短于对照组（$P<0.05$）；两组治疗前白细胞、中性粒细胞及 CRP 水平比较，差异均无统计学意义（$P>0.05$），观察组治疗后 10 天白细胞、中性粒细胞及 CRP 水平均低于对照组（$P<0.05$）。

3. 慢性阻塞性肺疾病急性加重期合并呼吸衰竭并发肺性脑病：刁永恩应用续命汤加附子辅助治疗慢性阻塞性肺疾病急性加重期合并呼吸衰竭并发肺性脑病。治疗后，观察组总有效率、PaO_2、FEV1/FVC、FEV1、肺毛细血管楔压（PCF）、格拉斯哥昏迷评分（GCS）、简易精神状态检查表（MMSE）评分高于对照组（$P<0.05$），中医证候积分、心率、平均动脉压（MAP）、pH、$PaCO_2$、咳痰量、APACHE Ⅱ评分、S-100β、神经元特异性烯醇化酶（NSE）、TNF-α、IL-8、IL-6、气管插管率、住院病死率均低于对照组（$P<0.05$）。

五、干姜

【来源】《神农本草经》。

【性味归经】辛，温。入心、肺、脾、胃、肾经。

【功能主治】温中散寒，回阳通脉，温肺化饮。用于脘腹冷痛，呕吐泄泻，肢冷脉微，寒饮喘咳。

【用法用量】3～10g。

【药论】

1.《神农本草经》:“主胸满咳逆上气，温中，止血，出汗，逐风湿痹，肠澼下利。生者尤良。”

2.《药性论》:“治腰肾中疼冷，冷气，破血，去风，通四肢关节，开五脏六腑，宣诸络脉，去风毒冷痹，夜多小便。治嗽，主温中，用秦艽为使，主霍乱不止，腹痛，消胀满冷痢，治血闭。病人虚而冷，宜加而用之。”

3.《新修本草》:“疗风，下气，止血，宣诸络脉，微汗。”

4.《日华子诸家本草》:“消痰下气。”

5.《长沙药解》:“燥湿温中，行郁降浊……下冲逆而平咳嗽。”

【传统应用】

1. 治头目眩晕吐逆，川干姜（炮）二两，甘草（炙赤色）一两。上二味，为粗末。每服四五钱，用水二盏，煎至八分，食前热服。(《传信适用方》止逆汤)

2. 治伤寒下之后，复发汗，昼日烦躁不得眠，夜而安静，不呕不渴，无表证，脉沉微，身无大热者：干姜一两，附子（生用，去皮，切八片）一枚。二味以水三升，煮取一升，去滓，顿服。(《伤寒论》干姜附子汤)

【药理作用】

1. 解热镇痛作用：于华芸等实验提取干姜水煎剂灌胃，观察大鼠肝脏总 RNA，并应用基因组表达谱基因芯片分析大鼠肝组织差异表达基因，证实干姜可以发挥解热镇痛作用。王梦等发现，干姜醇提取物可以抑制二甲苯引起的小鼠耳壳肿胀和醋酸引起的小鼠扭体反应，这表明干姜乙醇提取物具有解热和镇痛的作用。

2. 抗菌作用：卫聪等采用干姜与姜炭不同提取物对大肠杆菌和金黄色葡萄球菌的抑制作用实验，发现干姜不同提取物都有抑菌作用。

3. 抗炎作用：SHENG Y Y 等研究发现，6- 姜酚可显著缓解葡聚糖硫酸钠诱导结肠炎小鼠模型的体质量下降，逐渐修复因葡聚糖硫酸钠盐而受损的腺体结构，显著降低肠组织中炎症因子的水平。研究发现，6- 姜酚通过调节辅助性 T 细胞 17/ 调节性 T 细胞的平衡，缓解全身和局部的炎症反应，对治疗葡聚糖硫酸钠盐诱导的小鼠结肠炎有疗效。

【临床应用】

1. 咳嗽：彭阿香等应用柴桂干姜杏味汤治疗感染后咳嗽，结果表明，柴桂干姜杏味汤能够有效治疗感染后迁延不愈的咳嗽。

2. 哮喘：卜超研究发现，干姜 – 五味子炮制前后均可改善寒饮伏肺型哮喘大鼠的生理、炎症指标，增加肠道菌群的丰富度和多样性，使差异菌群向正常组回调；干预胆汁酸代谢异常向正常组回调。干姜 – 五味子对寒饮伏肺型哮喘大鼠的改善作用较炮姜 – 醋五味子强。

3. 慢性阻塞性肺疾病：陈洁玲等将68例老年患者随机分为对照组与治疗组，每组各34例。对照组采用常规西医治疗，治疗组在常规西医治疗的基础上加用姜辛青龙汤治疗，疗程为7天。其结果显示，姜辛青龙汤可降低老年慢性阻塞性肺疾病急性加重患者的中医证候总积分、炎症指标、$PaCO_2$、慢性阻塞性肺疾病的评估测试（CAT）评分及缩短住院时长。

六、肉桂

【来源】《神农本草经》。

【性味归经】辛、甘，大热。归肾、脾、心、肝经。

【功能主治】补火助阳，引火归原，散寒止痛，温通经脉。用于阳痿宫冷、腰膝冷痛、肾虚作喘、虚阳上浮、眩晕目赤、心腹冷痛、虚寒吐泻、寒痛腹痛、痛经经闭。

【用法用量】内服：煎汤，1～5g，不宜久煎。

【药论】

1.《神农本草经》："主上气咳逆结气，喉痹吐吸，利关节，补中益气。"

2.《本草求真》："大补命门相火……益阳治阴……凡沉寒痼冷、营卫风寒、阳虚自汗、腹中冷痛、咳逆结气、脾虚恶食、湿盛泄泻……血脉不通、死胎不下、目赤肿痛，因寒因滞而得者，用此治无不效。"

【传统应用】

1. 治肾阳不足，命门火衰的阳痿宫冷、腰膝冷痛、夜尿频多、滑精遗尿等，常配伍附子、熟地黄、山茱萸等，如《金匮要略》肾气丸、《景岳全书》右归饮。

2. 治寒邪内侵或脾胃虚寒的脘腹冷痛，可单用研末，酒煎服；或与干姜、高良姜、荜茇等同用，如《太平惠民和剂局方》大已寒丸；治寒疝腹痛，多与吴茱萸、小茴香等同用。

3. 治腰痛，胸痹，阴疽，闭经，痛经，常与独活、桑寄生、杜仲等同用。治风寒湿痹，尤以治寒痹腰痛为主，如《备急千金要方》独活寄生汤；与附子、干姜、川椒等同用，可治胸阳不振，寒邪内侵的胸痹心痛，如《寿世保元》桂附丸；与鹿角胶、炮姜、麻黄等同用，可治阳虚寒凝，血滞痰阻的阴疽、流注等，如《外科证治全生集》阳和汤；若与当归、川芎、小茴香等同用，可治冲任虚寒，寒凝血滞的闭经、痛经等证，如《医林改错》少腹逐瘀汤。

4. 治元阳亏虚，虚阳上浮的面赤、虚喘、汗出、心悸、失眠、脉微弱者，常与山茱萸、五味子、人参、牡蛎等同用。

【药理作用】

1. 抗菌作用：肉桂体外对大肠杆菌、痢疾杆菌、伤寒杆菌、金黄色葡萄球菌、白色葡萄球菌、白念珠菌都有明显的抑菌作用。

2. 抗炎：肉桂及其活性成分肉桂醛、反式肉桂醛、2'-羟基肉桂醛、2'-苯甲酰氧肉桂醛等具有较好的抗炎药理活性。

3. 其他作用：肉桂尚有抗病毒、镇咳祛痰平喘、镇静催眠、解热、祛风、杀虫等作用。

【临床应用】

1. 咳嗽变异性哮喘：刘佳等应用自拟宣肺补肾方治疗咳嗽变异性哮喘，其结果显示，总有效率治疗组为93.75%，对照组为75%，两组比较，差异有统计学意义。从宣肺补肾角度立法组方治疗咳嗽变异性哮喘具有良好的临床疗效，且复发率低，近期和远期效果好，是治疗咳嗽变异性哮喘的有效方法。

2. 过敏性鼻炎：李俊兵用隔肉桂饼灸治疗常年性过敏性鼻炎，取大椎、肺俞（双侧）、脾俞（双侧）、肾俞（双侧）做隔肉桂饼灸治疗，常规针刺为对照组做临床观察比较，研究隔肉桂饼灸治疗常年性过敏性鼻炎的治疗作用。其结果显示，隔肉桂饼灸疗法和常规针刺疗法对治疗常年性过敏性鼻炎均有疗效；在近期疗效和远期疗效上，隔肉桂饼灸组都优于常规针刺组。

七、麦冬

【来源】《神农本草经》。

【性味归经】甘、微苦，微寒。归肺、胃、心经。

【功能主治】养阴润肺，清心除烦，益胃生津。治肺燥干咳，吐血，咯血，肺痿，肺痈，虚劳烦热，消渴，热病津伤，咽干口燥，便秘。

【用法用量】10～20g，作煎剂服用；或入丸、散。

【药论】

1.《本草汇言》："麦门冬，清心润肺之药也。主心气不足，惊悸怔忡，健忘恍惚，精神失守；或肺热肺燥，咳声连发，肺痿叶焦，短气虚喘，火伏肺中，咯血咳血；或虚劳客热，津液干少；或脾胃燥涸，虚秘便难；此皆心肺肾脾元虚火郁之证也。然而味甘气平，能益肺金，味苦性寒，能降心火，体润质补，能养肾髓，专治劳损虚热之功居多。如前古主心腹结气，伤中伤饱，胃络脉绝，羸瘦短气等疾，则属劳损明矣。"

2.《名医别录》："主治身重目黄，心下支满，虚劳客热，口干燥渴，止呕吐，愈痿蹶，强阴益精，消谷调中，保神，定肺气，安五脏，令人肥健。"

3.《药性论》："治热毒，止烦渴，主大水面目肢节浮肿，下水。治肺痿吐脓，主泄精。"

【传统应用】

治燥热伤肺，干咳痰黏，多与桑叶、阿胶、石膏配伍应用，如《医门法律》清燥救肺汤；若肺肾阴虚，劳嗽咯血，每与天冬伍用，如《张氏医通》二冬膏；若用于阴虚火旺咳嗽，午后为甚者，常以本品配伍黄柏、地黄、知母、五味子等，如《古今医统大全》麦门冬饮。用于燥伤肺胃阴分，常与沙参、玉竹、天花粉等同用，如《温病条辨》沙参麦冬汤。若用于热伤元气，肢体倦怠，气短懒言，口干作渴，汗出不止者，配伍人参、五味子，如《医学启源》生脉散。治阴虚火旺，心肾不交，心烦失眠，惊悸神疲，如《摄生总要》天王补心丹；若用于心之气血不足，心悸，口舌干燥，脉结代者，可配伍地黄、炙甘草、西洋参等，如《医门补要》复脉汤。

【药理作用】

1. 免疫调节作用：王振亮等认为，麦门冬汤能提高 $CD4^+$、$CD8^+$T 细胞水平，提高模型小鼠腹腔巨噬细胞的活力，进而提高免疫功能。林玉珊研究表明，麦门冬汤能显著提高 MBT–2 小鼠 MΦ 细胞、自然杀伤细胞活性及 IL–2、TNF–α 水平，促进机体的抗肿瘤免疫，增强机体抗肿瘤能力。

2. 抗肺纤维化作用：大量研究发现，麦门冬汤在治疗肺纤维化中的主要机制为抗炎症反应、抗氧化应激以及细胞自噬。研究表明，麦门冬汤通过抑制肺脏 TNF–α、转化生长因子 –β1、血小板源性生长因子、结缔组织生长因子过度表达和提高 IL–10 的表达来减轻炎症反应和肺纤维化；可通过减轻肺纤维化模型大鼠肺部炎症细胞浸润，减少胶原纤维沉积，从而达到治疗肺纤维化的目的。

3. 抗炎作用：麦冬总皂苷和各部位的提取物对改善炎症具有良好的作用，特别对于放射性肺炎的防治。麦冬中的鲁斯可皂苷元可明显抑制细胞之间的黏附作用，从而发挥抗炎活性。田友清等也发现，短葶山麦冬具有抗炎活性。

【临床应用】

1. 慢性阻塞性肺疾病：将 156 例慢性阻塞性肺疾病患者随机分为两组，对照组予常规西医治疗，参麦组在常规西医治疗的基础上加用参麦注射液 40mL/d。经 10 天治疗后，参麦组与对照组比较，PaO_2 显著增高（$P<0.05$），$PaCO_2$ 显著下降（$P<0.05$），说明在西药常规治疗的基础上加用参麦注射液静脉滴注，能显著改善缺氧及二氧化碳潴留。

2. 肺纤维化：张亚娟等应用吡非尼酮联合麦门冬汤治疗特发性肺纤维化，发现吡非尼酮联合麦门冬汤治疗与单独治疗措施相比效果更好，可以帮助患者减缓疾病进展速度，提高生活质量。

3. 慢性支气管炎：毛立勇在常规西药治疗的基础上联合沙参麦冬汤加减治疗。结果显示，沙参麦冬汤加减辅助治疗慢性支气管炎可提高临床疗效，降低炎性因子水平，安全性高，有较高的应用价值。

4. 肺炎：任蕊在常规治疗基础上加用麻杏石甘汤合麦门冬汤治疗肺炎患儿。结果显示，其治疗总有效率及症状体征均显著改善，麻杏石甘汤合麦门冬汤治疗小儿肺炎的临床效果显著。

八、百合

【来源】《神农本草经》。

【性味归经】甘、寒。归心、肺经。

【功能主治】养阴润肺，清心安神。用于阴虚燥咳，劳嗽咳血，虚烦惊悸，失眠多梦，精神恍惚。

【用法用量】水煎服，6～12g。

【药论】

1.《医学入门》:“治肺痿，肺痈。”

2.《本草纲目拾遗》:“清痰火，补虚损。”

3.《上海常用中草药》:“治肺热咳嗽，干咳久咳，热病后虚热，烦躁不安。”

【传统应用】

1. 治咳嗽不已，或痰中有血者，款冬花、百合（焙，蒸）等分。上为细末，炼蜜为丸，如龙眼大。每服一丸，食后临卧细嚼，姜汤咽下，噙化尤佳。(《济生方》百花膏）

2. 治咯血者，百合二两，白及四两，蛤粉二两，百部一两。共为细末，炼蜜为丸，每重二钱，每次一丸，日三次。(《新疆中草药手册》)

3. 治肺病吐血者，新百合捣汁，和水饮之，亦可煮食。(《卫生易简方》)

4. 治背心前胸肺募间热，咳嗽咽痛，咯血，恶寒，手大拇指循白肉际间上肩背至胸前如火烙：熟地黄、地黄、归身各三钱，白芍、甘草各一钱，桔梗、玄参各八分，贝母、麦冬、百合各钱半。如咳嗽，初一二服，加五味子二十粒。(《慎斋遗书》百合固金汤）

5. 治肺脏壅热烦闷者，新百合四两，用蜜半盏，拌和百合，蒸令软，时时含如枣大，咽津。(《太平圣惠方》)

【药理作用】

1. 抗菌作用：Munafo 等研究发现，从百合中分离得到的甾体糖苷生物碱和呋喃甾醇皂苷，通过抑制灰霉病菌对甾体糖苷生物碱和呋喃甾醇皂苷的代谢速率，从而起到抗真菌作用。唐明发现，百合多糖对中华根霉、黑曲霉、啤酒酵母的生长有抑制作用，其中对中华根霉抑制效果最弱；通过抑菌圈的大小发现百合多糖对金黄色葡萄球菌表现出较强的抑菌效果。

2. 免疫调节作用：王铖博等发现，兰州百合糖蛋白纯化组分能显著促进 RAW264.7 细胞的大量增殖，还能够激活该巨噬细胞的免疫功能。李新华等发现，百合多糖能显著促进正常小鼠以及免疫功能低下小鼠的巨噬细胞的吞噬能力，表明其能够促进小鼠的非特异性免疫功能。

3. 抗炎作用：Ma 等采用生物活性导向分离方法，从百合鳞茎的氯仿馏分中分离并鉴定出两种苯基丙烯酰甘油，其抗炎作用是通过抑制丝裂原活化蛋白激酶（MAPKs）和 NF-κB 信号通路表现的。Sim 等还通过 MyD88 依赖途径和 TRIF 依赖途径，验证了百合鳞茎乙醇提取物对脂多糖诱导的 RAW264.7 细胞的抗炎作用。

【临床应用】

1. 慢性阻塞性肺疾病：刘庆丽等在常规西医治疗基础上加用百合固金汤加减联合穴位埋针，连续治疗 COPD 2 个疗程后观察疗效。结果显示，百合固金汤加减联合穴位埋针治疗 COPD 效果较好，可有效改善患者的临床症状和呼吸困难程度，提高肺功能。

2. 肺结核：吴笑天发现，利福平结合百合固金汤治疗肺结核，患者的痰菌阴转率、病灶吸收率、中医症状积分、肺功能、肝功能、血清水平均明显优于单纯利福平治疗组。结果显示，利福平结合百合固金汤治疗肺结核可提高疗效。

3. 慢性支气管炎：郑志娟等对慢性支气管肺炎肺肾阴虚证患者选取穴位贴敷联合百合固金汤加减治疗。结果发现，其临床疗效明显，患者的中医症状显著缓解，具体的作用机制可能与下调 TNF-α、CRP、降钙素原（PCT）水平相关。

4. 咳嗽：周桂芳针对肺阴虚型的长期干咳患者采用百合止嗽汤，治疗 15 天后观察临床疗效。结果显示，显效率高达 82.61%，提示百合止嗽汤治疗肺阴虚型长期干咳效果显著。

九、五味子

【来源】《神农本草经》。

【性味归经】酸、甘，温。归肺、心、肾经。

【功能主治】收敛固涩，益气生津，补肾宁心。用于久嗽虚喘，梦遗滑精，遗尿，尿频，久泻不止，自汗，盗汗，津伤口渴，短气脉虚，内热消渴，心悸失眠。

【用法用量】水煎服，2～6g。

【药论】

1.《神农本草经疏》:“五味子主益气者，肺主诸气，酸能收，正入肺补肺，故益气也。其主咳逆上气者，气虚则上壅而不归元，酸以收之，摄气归元，则咳逆上气自除矣。”

2.《本草汇言》:“五味子，敛气生津之药也（李东垣）。故《唐本草》主收敛肺虚久嗽耗散之气。”

3.《本草蒙筌》:“风寒咳嗽，南五味为奇，虚损劳伤，北五味最妙。”

【传统应用】

1. 治肺虚久咳者，可与罂粟壳同用，如《卫生家宝》五味子丸。

2. 治肺肾两虚喘咳，常与山茱萸、熟地黄、山药等同用，如《医宗己任编》都气丸；本品长于敛肺止咳，配伍麻黄、细辛、干姜等，可用于寒饮咳喘证，如《伤寒论》小青龙汤。

3. 治热伤气阴，汗多口渴者，常与人参、麦冬同用，如《内外伤辨惑论》生脉散；治阴虚内热，口渴多饮之消渴，多与山药、知母、天花粉、黄芪等同用，如《医学衷中参西录》玉液汤。

4. 治阴血亏损，心神失养，或心肾不交之虚烦心悸、失眠多梦，常与麦冬、丹参、地黄、酸枣仁等同用，如《摄生总要》天王补心丹。

【药理作用】

1. 抗炎作用：乔子敬等发现，五味子醇甲可不同程度地抑制小鼠的耳肿胀和足肿胀，降低血清中 TNF-α 和 IL-1β 的水平，表现出良好的抗炎活性。Song 等从五味子根中提取的 schisanbilactone A 具有抗炎活性，对一氧化氮产生的抑制活性最为显著。

2. 抑菌作用：许瑞波等采用琼脂扩散抑菌法，研究了五味子叶总黄酮对 3 种常见病原菌枯草芽孢杆菌、金黄色葡萄球菌和大肠杆菌的抑制作用，结果表明五味子叶总黄酮对 3 种菌株具有明显的抑菌效果，且随着五味子叶总黄酮浓度的增加，抑菌效果也逐步增强，尤其是对枯草芽孢杆菌的抑制效果最为显著。同时还发现，五味子叶多糖对以上 3 种菌株有一定的抑制作用，其中对金黄色葡萄球菌的抑制作用最佳。

3. 免疫系统作用：北五味子中的多糖组分可以有效促进胸腺发育，影响吞噬细胞的吞噬功能，具有免疫调节的作用，还可以改善机体内部免疫球蛋白水平和细胞因子水平，诱导 RAW264.7 细胞在体外分泌细胞因子，调理免疫系统功能，激活抗肿瘤活性。于浩然等发现，五味子乙素对二甲苯所致的耳肿胀小鼠具有明显的抗炎作用，对环磷酰胺诱导的免疫低下小鼠具有显著免疫增强作用。

4. 呼吸系统作用：五味子乙素能够有效降低炎症反应，增强肺组织的抗氧化水平，减少 TGF-β1 和 p-Smad2 的表达来抑制肺纤维化的进程，减轻肺纤维化的程度。吕希等发现，五味子中的活性成分——醇乙、酯乙、戈米辛 R 等，可通过调节信号通路（NF-κB、PPAR、IL-17）抑制促炎因子的基因表达，从而达到治疗哮喘的目的。

【临床应用】

1. 咳嗽：江霞等应用参苓五味子方联合推拿治疗小儿脾虚型久咳。治疗后，治疗组的咳嗽缓解时间及咳嗽完全消失时间均较对照组明显缩短；两组咳嗽无力、痰白而多、形体消瘦、食少纳呆、大便溏薄、口流清涎、睡卧露睛症状评分和中医症状总评分均较治疗前明显降低，且治疗组低于对照组。

2. 支气管哮喘：倪萍利用五味子治疗支气管哮喘肺脾气虚型患者后，患者中医症状评分、焦虑抑郁量表（HADS）评分明显改善，但 FVC%、FEV1%、活化凝血时间（ACT）评分无明显改变。

十、白芍

【来源】《神农本草经》。

【性味归经】酸、苦，微寒。归肝、脾经。

【功能主治】养血调经，敛阴止汗，柔肝止痛，平抑肝阳。用于血虚萎黄，月经不调，自汗，盗汗，胁痛，腹痛，四肢挛痛，头痛眩晕。

【用法用量】水煎服，6～15g。

【药论】

1.《名医别录》："通顺血脉，缓中，散恶血，逐贼血，去水气，利膀胱、大小肠，消痈肿，（治）时行寒热，中恶腹痛，腰痛。"

2.《医学启源》："安脾经一也，治腹痛二也，收胃气三也，止泻利四也，和血脉五也，固腠理六也……泻肝补脾胃。"

3.《药性论》："治肺邪气，腹中疞痛，血气积聚，通宣脏腑拥气，治邪痛败血，主时疾骨热，强五脏，补肾气，治心腹坚胀，妇人血闭不通，消瘀血，能蚀脓。"

【传统应用】

本品酸敛肝阴，养血柔肝而止痛，常配伍柴胡、当归等，治疗血虚肝郁，胁肋疼痛，如《太平惠民和剂局方》逍遥散；本品也可以调肝理脾，柔肝止痛，与白术、防风、陈皮同用；治疗脾虚肝旺，腹痛泄泻，如《景岳全书》痛泻要方；若阴血虚筋脉失养而致手足挛急作痛，常配伍甘草缓急止痛，即《伤寒论》芍药甘草汤。本品养血敛阴、平抑肝阳，常配伍牛膝、代赭石、龙骨、牡蛎等，如《医学衷中参西录》镇肝熄风汤、建瓴汤。若外感风寒，营卫不和之汗出恶风，可敛阴和营，与温经通阳的桂枝等同用，以调和营卫，如《伤寒论》桂枝汤；至于阴虚盗汗，则须与龙骨、牡蛎、浮小麦等同用，可收敛阴止汗的功效。

【药理作用】

1. 抗炎、镇痛作用：白芍总苷可明显抑制角叉菜胶引起的大鼠足肿胀和大鼠棉球肉芽肿的形成，并对佐剂性关节炎有明显的预防和治疗作用；显著抑制小鼠耳二甲苯所致的炎性反应，说明该药对急性、慢性和免疫性炎性反应均有抑制作用；也可显著减少醋酸引起的小鼠扭体次数，揭示该药具有镇痛作用。

2. 提高免疫功能：白芍可通过干预免疫系统起到对多种疾病的治疗效果。王红英等发现，白芍水提物及芍药苷可促进骨髓造血，提高免疫功能而起到扶正固本的作用。唐燕等发现，TGP 脂质体具有较强的体内抗肿瘤活性，其机制可能与增强荷瘤小鼠的免疫功能有关。

【临床应用】

1. 肺系疾病：王真应用中医药诊治肺系疾病的临床经验丰富，疗效显著，尤善用独具柔肝缓急、养血敛阴之效的白芍治疗上气道咳嗽综合征、支气管哮喘及慢性阻塞性肺疾病等肺系疾病。

2. 咳嗽：沈其霖基于“百病生于气”运用旋覆花 - 白芍药对治疗木火刑金咳嗽取得了良好的疗效，为此类咳嗽提供诊治思路。

十一、黄精

【来源】《雷公炮炙论》。

【性味归经】甘，平。归脾、肺、肾经。

【功能主治】补气养阴，健脾，润肺，益肾。用于脾胃虚弱，体倦乏力，口干食少，肺虚燥咳，精血不足，内热消渴。

【用法用量】内服：煎汤，9～15g。

【药论】

1.《本经逢原》："黄精……宽中益气，使五脏调和，肌肉充盛，骨髓坚强，皆是补阴之功。"

2.《本草纲目》："补诸虚……填精髓。"

【传统应用】

1. 治肺金气阴两伤之干咳少痰，多与沙参、川贝母等药同用。本品不仅能补益肺肾之阴，而且能补益脾气脾阴，有补土生金、补后天以养先天之效。亦宜用于肺肾阴虚之劳嗽久咳。因作用缓和，可单用熬膏久服。亦可与熟地黄、百部等滋养肺肾、化痰止咳之品同用。

2. 治脾脏气阴两虚之面色萎黄、困倦乏力、口干食少、大便干燥。本品能气血双补，单用或与补气健脾药同用。

3. 治头晕、腰膝酸软、须发早白等早衰症状，如黄精膏方（《备急千金要方》）单用本品熬膏服。

【药理作用】

1. 免疫调节作用：黄精可提高经环磷酰胺处理小鼠的骨髓造血功能，使其白细胞和红细胞数上升，骨髓嗜多染红细胞微核率下降，提高小鼠腹腔巨噬细胞的吞噬功能。黄精水煎液能降低正常小鼠的血浆 cAMP、cGMP 含量，尤以降低 cGMP 显著，cAMP/cGMP 比值略有升高，与对照组比较无显著差异，在正常范围内波动，但可明显升高正常小鼠脾组织 cGMP 的含量。

2. 抗炎作用：黄精多糖能明显抑制小鼠耳郭肿胀、大鼠足趾肿胀；降低大鼠肉芽肿的重量，减少肉芽肿内渗出；对治疗大鼠免疫性关节炎的原发病灶和继发病变有显著疗效，提示黄精多糖具有良好的抗炎作用。

3. 抗菌、抗病毒作用：张建萍等的实验结果表明，生黄精和熟黄精提取物对细菌和霉菌具有抑制效果，且生黄精提取物对菌生长繁殖的抑制作用大于熟黄精，其提取物通过对菌细胞壁和细胞膜完整性的影响，进而使菌体中的大分子物质，如核酸及碱性磷酸酶泄漏，从而抑制菌的生长繁殖。鲍锦库从植物黄精中分离纯化出来的黄精凝集素Ⅱ（PCLⅡ）是一种植物蛋白，实验证明，黄精凝集素Ⅱ蛋白对人类免疫缺陷病毒（HIV）有很强的抑制作用。

【临床应用】

1. 慢性支气管炎：张振廷将黄精、百部各10g，冬虫夏草、贝母、白及各5g，用白酒500mL浸泡1周，去渣口服，每次5～10mL，每天3次。134例患者服药20天，有效率为90.2%。

2. 哮喘：牟林茂以黄精为主组方，根据不同的原发疾病、不同的发病季节及患者的个体差异，辨证选药配伍使用，给患者长期服用，以预防喘证的发作，取得较好的疗效。

3. 肺结核：程金生等将108例患者随机分为黄精汤及制剂组（治疗组57例）和2ERHZ/4RH化疗组（对照组51例），45例耐药患者为耐药治疗组（治疗方法同治疗组），观察3组治疗后的肺部病灶、血沉、结核菌素试验、痰结核菌检查、肝肾功能及主要症状体征的变化和安全性。结果3组患者治疗后的证候积分较治疗前均明显减少。治疗组、耐药治疗组的症状疗效、临床疗效与对照组等效性比较，差异有统计学意义。可见，黄精汤及制剂是一组疗程短、安全、有效的治疗肺结核和耐药性肺结核的中药，与2ERHZ/4R化疗等效。

十二、玄参

【来源】《神农本草经》。

【性味归经】甘、苦、咸，微寒。归肺、胃、肾经。

【功能主治】清热凉血，滋阴降火，解毒散结。用于热入营血、温毒发斑、热病伤阴、舌绛烦渴、津伤便秘、骨蒸劳嗽、目赤、咽痛、白喉、瘰疬、痈肿疮毒。

【用法用量】内服：煎汤，9～15g。

【药论】

《本草纲目》："滋阴降火，解斑毒，利咽喉，通小便血滞。"

【传统应用】

1. 治温病热入营分，身热夜甚、心烦口渴、舌绛脉数者，常配伍地黄、丹参、连翘药用，如《温病条辨》清营汤；若治温病邪陷心包，神昏谵语，可配伍麦冬、竹叶卷心、连翘心等药，如《温病条辨》清宫汤；若治温热病，气血两燔，发斑发疹，可配伍石膏、知母等药，如《温病条辨》化斑汤。

2. 治热病伤阴，津伤便秘，常配伍地黄、麦冬，如《温病条辨》增液汤；治肺肾阴虚，骨蒸劳嗽，可伍配百合、地黄、贝母等药，如《慎斋遗书》百合固金汤。

3. 治肝经热盛，目赤肿痛，可配伍栀子、大黄、羚羊角等药，如《审视瑶函》玄参饮；若治瘟毒热盛，咽喉肿痛、白喉，可配伍黄芩、连翘、板蓝根等药，如《东垣试效方》普济消毒饮；取本品咸寒，有泻火解毒、软坚散结之功，配伍浙贝母、牡蛎，可治痰火郁结之瘰疬，如《医学心悟》消瘰丸；若治痈肿疮毒，可以本品配伍金银花、连翘、蒲公英等药；若治脱疽，可配伍金银花、当归、甘草，如《验方新编》

四妙勇安汤。

【药理作用】

1. 抗菌作用：现代药理学研究表明，玄参对金黄色葡萄球菌、白喉杆菌、伤寒杆菌、乙型溶血性链球菌、绿脓杆菌、福氏痢疾杆菌、大肠杆菌、须发癣菌、絮状表皮癣菌、羊毛状小芽孢菌等均有抑制作用。

2. 抗炎镇痛作用：玄参色素抗炎镇痛实验表明，玄参中的色素类提取物对二甲苯致小鼠耳郭肿胀、对冰醋酸致腹腔毛细血管通透性增高均有明显的抑制作用，提高热板致痛小鼠的痛阈值及减少冰醋酸刺激致痛小鼠的扭体次数。

3. 增强免疫功能：毛小平等研究发现，玄参能升高在生理条件及环磷酰胺所致免疫功能抑制条件下的白细胞数和胸腺指数。谢丽华等报道，哈帕酯苷皮下注射能使阴虚小鼠被抑制的免疫功能恢复，哈帕酯苷和哈帕苷都能促进阴虚小鼠体外脾淋巴细胞增殖。

【临床应用】

1. 咳嗽：选择符合小儿慢性咳嗽诊断标准的 60 例患儿为研究对象，随机分为治疗组（玄参升麻汤）30 例和对照组（儿童清咽解热口服液）30 例，治疗期限为 2 周。结果显示，治疗组的临床症状总有效率为 96.7%，对照组的总有效率为 80.0%；治疗组的中医证候总有效率为 100%，对照组的总有效率为 86.7%，且玄参升麻汤在改善患儿咳嗽、咽喉壁淋巴滤泡增生、咳痰方面优于对照组。

2. 咽炎：选择慢性咽炎 533 例，随机分为观察组 267 例和对照组 266 例。观察组给予玄参牛子利咽汤水煎服，对照组给予复方硼砂漱口片漱口和口服喉症丸、复方穿心莲片、维生素 C 片等常规治疗。结果显示，观察组的总有效率为 95.5%，对照组为 80.8%，两组的总有效率比较，差异有统计学意义（$P<0.05$），提示玄参牛子利咽汤治疗慢性咽炎效果较好。

十三、玉竹

【来源】《吴普本草》。

【性味归经】甘，微寒。归肺、胃经。

【功能主治】养阴润燥，生津止渴。用于肺胃阴伤，燥热咳嗽，咽干口渴，内热消渴。

【用法用量】水煎服，6～12g。

【药论】

1.《日华子诸家本草》：“除烦闷，止渴，润心肺，补五劳七伤，虚损，腰脚疼痛，天行热狂。”

2.《广西中药志》：“养阴清肺润燥。治阴虚，多汗，燥咳，肺痿。”

【传统应用】

用于治疗肺阴受伤，肺燥咳嗽，干咳少痰，以及胃热炽盛，津伤口渴，消谷易饥等症。玉竹有润肺养胃、生津增液的功效，适用于肺胃燥热之证，常与沙参、麦冬、天冬等配伍同用。

【药理作用】

1. 抗病毒作用：从玉竹中分离的蒽醌类化合物、甾体糖苷和肉桂酸衍生物对甲型流感病毒有显著的体外抑制作用。

2. 抑菌作用：从玉竹中分离的高异黄酮具有强抑菌效果，抑菌率可达 100%。

3. 免疫调节作用：玉竹作为补虚类中药，能够有效增强机体的免疫功能，防止机体免疫功能低下，对于肿瘤、感染性疾病的预防均具有积极的促进作用。

【临床应用】

1. 间质性肺炎：孙宇应用清肺通络膏方治疗间质性肺炎（痰瘀痹阻）患者 90 例，结果显示，清肺通络膏方结合西医学在治疗痰瘀痹阻型间质性肺炎方面的临床症状、体征有效，减少激素使用时间，且明显优于单纯西医学治疗。清肺通络膏方能改善高分辨率计算机断层扫描（HRCT）表现。清肺通络膏方在改善肺功能 FEV1/FVC 指标无明显作用，但对 FEV1% 预测百分比指标有显著影响。

2. 小儿反复呼吸道感染：吕璐瑶应用芪参防感方（太子参 10g，黄芪 10g，白术 6g，浮小麦 10g，沙参 6g，麦冬 6g，玉竹 6g，黄精 8g，五味子 3g，牡丹皮 6g，竹叶 6g，甘草 3g）治疗小儿反复呼吸道感染（气阴两虚型）。结果显示，芪参防感方治疗小儿反复呼吸道感染（气阴两虚型）疗效确切，无明显不良反应，是一种行之有效的、安全性较高的治疗药物。

第五节　祛痰通络

痰分有形、无形。肺络病常见之痰以经气道咳出的有形之痰为主。祛痰通络主要针对有形之痰阻滞引起的气道壅阻之证，包括祛湿痰通络药如皂荚、半夏、白芥子、天南星、石菖蒲，祛热痰通络药如礞石（蛤壳、海浮石）、竹沥、天竺黄、浙贝母、葶苈子、瓜蒌、胆南星。

一、半夏

【来源】《神农本草经》。

【性味归经】辛，温，有毒。归脾、胃经。

【功能主治】燥湿化痰，降逆止呕，消痞散结。用于湿痰寒痰，咳喘痰多，痰饮眩悸，风痰眩晕，痰厥头痛，呕吐反胃，胸脘痞闷，梅核气；外治痈肿痰核。

【用法用量】煎服，3～10g，一般宜制用。炮制品中有姜半夏、法半夏等。其中，姜半夏长于降逆止呕；法半夏长于燥湿且温性较弱；半夏曲则有化痰消食之功；竹沥半夏能清化热痰，主治热痰、风痰之证。

【药论】

1.《神农本草经》："主伤寒寒热，心下坚，下气，喉咽肿痛，头眩胸张，咳逆，肠鸣，止汗。"

2.《名医别录》："主消心腹胸中膈痰热满结，咳嗽上气，心下急痛坚痞，时气呕逆。"

3.《药性论》："消痰涎，开胃健脾，止呕吐，去胸中痰满，下肺气，主咳结。新生者摩涂痈肿不消，能除瘤瘿。气虚而有痰气，加而用之。"

4.《医学启源》："治寒痰及形寒饮冷伤肺而咳，大和胃气，除胃寒，进饮食。治太阴痰厥头痛，非此不能除。"

5.《主治秘要》："燥胃湿，化痰，益脾胃气，消肿散结，除胸中痰涎。"

【传统应用】

1. 治痰湿壅滞、咳嗽气逆等症，常与陈皮、茯苓等配伍；治痰多咳嗽，又常与贝母配伍应用。因其性温，故又可用治寒痰，宜与白芥子、生姜等同用；因其化痰力佳，故亦可治热痰与风痰，治热痰可与瓜蒌、黄芩等配伍；治风痰，宜与天南星等同用。

2. 治痰浊内阻、胸脘痞闷之症，可与陈皮、茯苓等同用；如寒热互结，可与黄芩、黄连、干姜等同用，收辛开苦降、散结除痞的功效（如半夏泻心汤）。此外，又常用于胸痹疼痛，与瓜蒌、薤白等同用；治结胸症可与瓜蒌、黄连等同用。

【药理作用】

1. 祛痰作用：张科卫等以氨水致咳模型、酚红祛痰、家鸽呕吐实验检测半夏的总游离有机酸的作用，结果证实，半夏中含有的总游离有机酸具有止咳祛痰的作用。

2. 抗炎作用：半夏多糖对脂多糖诱导的肺上皮细胞炎症损伤有一定的保护作用，其机制可能与抑制 TNFα、IL–1β 和 IL–6 等促炎因子的释放有关，半夏蛋白还可抑制 IL–8 和细胞间黏附分子 1 的表达，有助于缓解 IL–8 和细胞间黏附分子 1 引起的中性粒细胞趋化作用。

【临床应用】

1. 感染后咳嗽：李华俊用半夏厚朴汤合三拗汤加味治疗风邪伏肺型感染后咳嗽。结果：与本组治疗前比较，两组治疗后的咳嗽积分均较治疗前降低（$P<0.05$），且观察组的咳嗽积分低于对照组。观察组的总有效率为 94.9%，对照组的总有效率为 74.4%。对照组出现嗜睡、倦怠、口干等不良反应，观察组未见不良反应发生。表明半夏厚朴汤合三拗汤加味治疗风邪伏肺型感染后咳嗽安全有效。

2. 慢性阻塞性肺疾病：杨西霞用半夏厚朴汤治疗痰湿阻肺型慢性阻塞性肺疾病，发现半夏厚朴汤可改善患者的临床症状和气道重塑，提高肺功能指标，抑制炎性因子水平。

3. 咳嗽变异性哮喘：陈豪等研究结果表明，半夏厚朴汤联合硫酸特布他林治疗咳嗽变异性哮喘，能够迅速缓解临床咳嗽症状，降低血清嗜酸性粒细胞计数、IL–13 水平，临床疗效显著优于单独西药治疗。郑远方等认为，甘氨酸茶碱钠缓释片联合半夏厚朴汤及四逆汤加减治疗咳嗽变异性哮喘，不仅能改善患者的临床症状，还能缩短咳嗽时间。

二、皂荚

【来源】《神农本草经》。

【性味归经】辛、温，有小毒。归肺、大肠经。

【功用主治】祛痰通络，散结开窍。治中风口眼㖞斜，头风头痛，咳嗽痰喘，肠风便血，下痢口噤，痈肿便毒，疮癣疥癞。

【用法用量】多研末服，1～1.5g；也可煎服，1.5～5g。外用适量，研末吹鼻取嚏或研末调敷患处。

【药论】

1.《神农本草经疏》："皂荚利九窍，疏导肠胃壅滞，洗垢腻，豁痰涎，散风邪，暴病气实者用之殊效。"

2.《长沙药解》："皂荚辛烈，开冲通关透窍，搜罗痰涎，洗荡瘀浊，化其粘联胶热之性，失其根据攀附之援，脏腑莫容，自然外去，虽吐败浊，实非涌吐之物也。其诸主治，开口噤，通喉痹，吐老痰，消恶疮，熏久利脱肛，平妇人吹乳，皆其通关行滞之效也。"

【传统应用】

1. 治顽痰阻塞，咳逆上气，时吐稠痰，难以平卧者，可单用本品研末，以蜜为丸，枣汤送服，如《金匮要略》皂荚丸；若胸中痰结，胸闷咳嗽，痰稠难咯者，又用本品熬膏，与半夏、明矾、柿饼捣烂为丸，如《太平圣惠方》钓痰膏。

2. 治痈疽疮肿，肿硬未溃者，《仁斋直指方论》单用本品以醋捣烂研膏，外敷患处；若疮痈肿硬作痒，可与苦参、白芷、白花蛇等同用，如《医宗金鉴》皂角苦参丸；若乳痈结硬疼痛，则与蛤粉同用，如《全生指迷方》皂角散。

3. 治大便燥结不通，可与细辛共研末，加蜂蜜制成栓剂，塞入肛门，可促进排便；亦可与枳壳、火麻仁、杏仁等同用，为丸内服，如《世医得效方》皂角丸。

【药理作用】

1. 抗炎、抗氧化作用：郝文杰研究显示，皂角苷有抗炎和抗氧化特性。皂荚皂苷可以抑制 NO 等炎症因子的释放，缓解多种炎症症状。焦晓兰等采用小鼠扭体法、热板法考察镇痛作用，采用二甲苯致小鼠耳郭肿胀法、角叉菜胶致大鼠足肿胀法和大鼠棉球肉芽肿法考察抗炎作用，采用小鼠血清溶血素法、绵羊红细胞致小鼠迟发型足跖肿胀法考察免疫调节作用。其研究结果显示，猪牙皂总皂苷具有镇痛、抗炎和免疫抑制作用。

2. 抗病毒作用：付雪娇等研究发现，皂荚乙醇浸提物对病毒复制有不同程度的抑制作用，同时可增强 β 干扰素 RNA 的转录水平。

3. 抑菌作用：倪付花等研究发现，皂荚皂苷水溶液对大肠杆菌、金黄色葡萄球菌、绿脓杆菌、阴沟肠杆菌、沙门肠杆菌及白念珠菌、热带念珠菌、近平滑念珠菌均有抑菌作用，对细菌的抑制效果较好。

4. 抗过敏作用：夏玉凤等以卵白蛋白致敏小鼠或大鼠，观察药物对小鼠鼻炎症状、鼻腔敏感性和血清一氧化氮水平的影响，以及对大鼠鼻腔白细胞渗出的作用。其研究结果显示，猪牙皂的正丁醇部分可以抑制过敏性鼻炎，其作用机制可能与降低鼻黏膜的高反应性及嗜酸性粒细胞浸润有关。

5. 祛痰作用：邓显仪等通过祛痰试验发现，皂荚的正丁醇部位、水溶物部位、石油醚部位、乙醚部位、盐酸氨溴索阳性对照部位均可使呼吸道黏膜排出的酚红增加，正丁醇部位的作用相对更强。

【临床应用】

1. 支气管哮喘：傅志红在随师洪广祥教授对肺系病症的临床研究过程中发现，《金匮要略》皂荚丸方在辨证准确、加减得法的前提下，不仅疗效甚佳，而且有着较广的适应范围。

2. 支气管扩张：甘德堃等研究自拟皂荚汤对中老年慢性阻塞性肺疾病戒烟的临床疗效。其研究结果显示，皂荚丸辅助治疗痰浊阻肺型支气管扩张急性加重期的疗效显著，值得临床应用推广。

3. 慢性阻塞性肺疾病：王风华等研究发现，自拟皂荚汤对中老年慢性阻塞性肺疾病戒烟的临床疗效确切。其研究结果显示，自拟皂荚汤可明显改善中老年慢性阻塞性肺疾病患者戒烟后肺功能，可提高患者的日常生活能力和运动耐力。

三、白芥子

【来源】《名医别录》。

【性味归经】辛，温。归肺经。

【功能主治】温肺豁痰利气，散结通络止痛。咳嗽，胸胁胀痛，痰滞经络，关节麻木、疼痛，痰湿流注阴疽肿毒。

【用法用量】煎服，3～9g。外用适量，研末调敷。

【药论】

1.《本草纲目》："白芥子辛能入肺，温能发散，故有利气豁痰、温中开胃、散痛消肿、辟恶之功。"

2.《本草求真》："辛能入肺，温能散表，痰在胁下、皮里膜外，得此辛温以为搜剔，则内外宣通，而无阻隔窠囊留滞之患矣。”

【传统应用】

治寒痰壅肺，咳喘胸闷，痰多难咯，配伍紫苏子、莱菔子，如《韩氏医通》三子养亲汤；若悬饮咳喘、胸满胁痛者，可配伍甘遂、大戟等以豁痰逐饮，如《三因方》控涎丹。治痰湿流注所致的阴疽肿毒，常配伍鹿角胶、肉桂、熟地黄等药，以温阳化滞，消痰散结，如《外科全生集》阳和汤；若治痰湿阻滞经络之肢体麻木或关节肿痛，可配伍马钱子、没药等，如《妇人大全良方》白芥子散。

【药理作用】

1. 镇咳、祛痰、平喘作用：炒白芥子醇提取物灌胃在浓氨水致咳实验中使小鼠的咳嗽次数明显减少，咳嗽潜伏期明显延长，镇咳效果明显；毛细玻管法中，白芥子水提取物、炒白芥子水提取物都有明显的祛痰作用；喷雾治喘法中，炒白芥子醚提取物对 4% 氯化乙酰胆碱诱发豚鼠哮喘有明显预防作用。

2. 抗炎镇痛作用：白芥子醇提物能明显抑制二甲苯所致的小鼠耳肿胀和醋酸所致的小鼠毛细血管通透性增加，并能延长小鼠痛反应时间，减少扭体次数，证实白芥子具有较强的抗炎镇痛作用。

【临床应用】

1. 肺炎、支气管哮喘：孙银芳研究发现，白芥子的药理作用研究主要集中在抑制前列腺增生、抗炎镇痛、镇咳祛痰平喘和透皮吸收促进作用 4 个方面；临床中，白芥子既可外压治疗近视、外敷治疗肺炎和支气管哮喘，又可内服治疗各种炎症，缓解各种疼痛。

2. 慢性阻塞性肺疾病：孙新茹等通过对中国知网、万方数据库 1995 年至 2023 年穴位贴敷的相关文献（包括主要应用剂型、处方类型、联合用药方式、常用穴位、适用病证、不良反应及作用机制等）进行总结，以此归纳白芥子穴位贴敷在临床的应用现状。结果发现，白芥子穴位贴敷在慢性阻塞性肺疾病、过敏性鼻炎、哮喘、上气道咳嗽综合征等疾病中应用广泛。

四、石菖蒲

【来源】《神农本草经》。

【性味归经】辛、苦，温。归心、胃经。

【功能主治】化湿开胃，开窍豁痰，醒神益智。用于神昏癫痫，健忘失眠，耳鸣耳聋，脘痞不饥，噤口下痢。

【用法用量】煎服，3～9g。鲜品加倍。

【药论】

1.《神农本草经》：“主风寒湿痹，咳逆上气，开心孔，补五脏，通九窍，明耳目，出音声。”

2.《本草汇言》:“石菖蒲，利气通窍，如因痰火二邪为眚，致气不顺、窍不通者，服之宜然。若中气不充，精神内馁，气窍无阳气为之运动而不通者，屡见用十全大补汤，奏功极多，石菖蒲不必问也。”

3.《重庆堂随笔》:“石菖蒲，舒心气、畅心神、怡心情、益心志，妙药也。清解药用之，赖以祛痰秽之浊而卫宫城，滋养药用之，借以宣心思之结而通神明。”

【传统应用】

治痰热蒙蔽，高热、神昏谵语者，常与郁金、半夏、竹沥等配伍，如《温病全书》菖蒲郁金汤；治劳心过度、心神失养引发的失眠、多梦、心悸怔忡，常与人参、白术、龙眼肉及酸枣仁、茯神、朱砂等配伍，如《杂病源流犀烛》安神定志丸；治心肾两虚、耳鸣耳聋、头昏、心悸，常与菟丝子、女贞子、墨旱莲及丹参、夜交藤等配伍，如《中药制剂手册》安神补心丸。

【药理作用】

1. 改善支气管平滑肌痉挛作用：石菖蒲挥发油成分能够延长卵蛋白雾化吸入致豚鼠哮喘模型的哮喘发作潜伏期和跌倒潜伏期，还能拮抗组胺和乙酰胆碱对豚鼠气管平滑肌的松弛作用。目前，临床上多将 α- 细辛醚制成注射剂，用于治疗支气管哮喘、支气管肺炎以及支气管扩张引起的咳嗽等病。徐建民发现，β- 细辛醚能延长豚鼠的哮喘潜伏期，改善支气管平滑肌痉挛，使哮喘发作程度减轻。

2. 抗菌作用：李娟等研究结果表明，石菖蒲对大肠埃希菌和痢疾志贺杆菌的抑菌效果最强，其次为金黄色葡萄球菌和酵母菌，对表皮葡萄球菌、乙型溶血性链球菌、幽门螺杆菌的抑菌效果相对较强。刘扬俊等研究表明，石菖蒲水提液对金黄色葡萄球菌、铜绿假单胞菌、宋氏志贺菌、表皮葡萄球菌、伤寒沙门菌、大肠杆菌等均有一定的抑制作用。

【临床应用】

肺性脑病：临床上用单味石菖蒲挥发油制成的注射液（0.5% 总挥发油溶液）治疗肺性脑病昏迷，有效率 74.97%，能迅速消除意识障碍和神经精神症状。

五、礞石

【来源】《嘉祐补注神农本草》。

【性味归经】甘、咸，平。入肺、心、肝经。

【功能主治】坠痰下气，平肝镇惊。用于顽痰胶结，咳逆喘急，癫痫发狂，烦躁胸闷，惊风抽搐。

【用法用量】多入丸散服，3～6g；煎汤 10～15g，布包。

【药论】

1.《本草品汇精要》:“坠痰消食。”

2.《医学入门》:“得焰硝，能利湿热痰积从大肠而出，因湿热盛而皮肤生疮者，一利即愈。”

3.《本草纲目》:“治积痰惊痫，咳嗽喘急。”

【传统应用】

1. 治痰病，礞石、焰硝各二两（煅过，研飞，晒干，一两），大黄（酒蒸）八两，黄芩（酒洗）八两，沉香五钱。为末，水丸梧子大。常服一二十丸，欲利大便则服一二百丸，温水下。(《泰定养生主论》滚痰丸）

2. 治中痰并一切痰症，礞石（煅，乳淬）二两，大黄二两（九蒸），沉香一两，半夏（姜、矾制）二两，陈皮二两，黄芩（酒制）二两。为末，陈米糊为丸，绿豆大。每服三钱。(《惠直堂经验方》礞石化痰丸）

3. 治大人小儿食积成痰，胃实多眩晕者，青礞石七钱，火硝（同研炒，以火硝过性为度）七钱，枳实、木香、白术各二两。共为末，红曲二两为末打糊。丸梧子大。每早服三钱，白汤下。(《方氏脉症正宗》)

4. 治诸积癖块，攻刺心腹，下利赤白，及妇人崩中漏下，一切虚冷之疾，尤治饮食过多，脏腑滑泄，久积久痢者，青礞石半斤，捣，罗过，用消石二两，细研，于坩埚内，铺头盖底，按实，用圆瓦覆口，用炭二十斤煅之，取出，入赤石脂二两，同研极细，滴水为丸，如小鸡头大，候干，再入坩埚内，用少火煅红收之。每有虚冷病，服一丸至二三丸，空心温水送下，以少食压之，久病泄泻，加至五七丸或十丸亦不妨。(《杨氏家藏方》金宝神丹）

5. 治急慢惊风，痰潮壅滞，塞于咽喉者，青礞石一两，入臼窝内，同焰硝一两，用白炭木煅令通红，须硝尽为度，候药冷如金色，取出，研为细末。急惊风痰发热者，薄荷自然汁入蜜调服；慢惊脾虚者，有以青州白丸子再研，煎稀糊入熟蜜调下。(《婴孩宝书》夺命散）

【药理作用】

抗炎作用：李焕婷等以蒙古族药扎冲十三味组方中所含矿物药（磁石、余粮土）对局灶性脑缺血大鼠进行灌胃给药，研究结果显示，方中所含矿物药能降低血清IL-1、IL-6、TNF-α、IL-8、单核细胞趋化蛋白-1（MCP-1）等炎症因子。全方降低脑缺血大鼠神经功能评分和脑梗死指数，保护局灶性脑缺血大鼠，表明矿物药是扎冲十三味组方中保护脑缺血损伤的重要有效成分。

【临床应用】

1. 咳嗽：桂玉萍等以青礞石为君药组方镇咳涤痰汤，治疗小儿百日咳综合征100例，以愈酚待因口服液治疗为对照组。结果：治疗组总有效率为98.0%，对照组有效率为71.0%。刘芳治疗儿童感染后咳嗽，对于痰热蕴肺证、寒饮伏肺证引起的咳嗽，组方中均加入石膏应用。

2. 肺炎：马艳芳等分析陕西省名中医罗世杰教授运用青礞石治疗小儿肺系疾病的验案，尤其是痰湿蕴肺型小儿肺炎，治疗中结合小儿生理病理特点，巧用礞石较强的涤痰消积功效，强调病证结合，中病即止，顾护胃气，同时根据寒热虚实变化，随证加减配伍宣肺散寒、清泄肺热、补肺健脾等药物，攻伐效佳但胃气不伤。

【附】蛤壳：苦、咸，寒，归肺、肾、胃经，具有清热化痰、软坚散结、制酸止痛和收湿敛疮的功效。常用于治疗痰火咳嗽、胸胁疼痛、痰中带血、瘰疬、瘿瘤、胃痛吞酸以及湿疹、烧烫伤等症状。蛤壳还可以利尿，用于水气浮肿和小便不利。

礞石则能坠痰下气，平肝镇惊。它常用于治疗顽痰胶结、咳喘、癫痫、惊风抽搐等症状。

海浮石：咸，平。入肝经。主要功效包括清肺化痰、软坚散结、利尿通淋，常用于治疗痰热咳喘、瘰疬、瘿瘤等症状；坠痰下气、平肝镇惊，常用于治疗实热顽痰胶结、咳逆喘急等症状。

六、竹沥

【来源】《名医别录》。

【性味归经】甘，寒。归心、肺、肝经。

【功用主治】化痰通络，清热镇惊。主治中风痰迷，肺热痰壅，惊风，癫痫，壮热烦渴。

【用法用量】内服：冲服，1～2 两（50～100g）；入丸剂或熬膏。

【药论】

1.《本草衍义》：“竹沥行痰，通达上下百骸毛窍诸处。如痰在颠顶可降，痰在胸膈可开，痰在四肢可散，痰在脏腑经络可利，痰在皮里膜外可行。”

2.《本经逢原》：“竹沥善透经络，能治筋脉拘挛，痰在皮里膜外，筋络四肢，非竹沥不能化之。”

3.《丹溪心法》：“竹沥滑痰，非姜汁不能行经络……痰在膈间，使人癫狂，或健忘，或风痰，皆用竹沥，亦能养血。”

【传统应用】

治肺热咳嗽痰多，气喘胸闷，可单用本品内服，如《中国药物大全》鲜竹沥口服液；若痰热咳喘，痰稠难咯，顽痰胶结，常与半夏、陈皮、黄芩等同用，如《赤水玄珠全集》竹沥达痰丸；若痰火上壅胸膈，发为哮喘，多与天竺黄、桑白皮、杏仁等配伍，如《通俗伤寒论》竹沥涤痰汤。治痰热阻闭清窍，中风口噤，昏不知人，《备急千金要方》单用本品灌服；若中风不语，半身瘫痪，可与天南星、半夏、枳实等同用，如《万病回春》竹沥化痰丸。

【药理作用】

镇咳、祛痰作用：邹积平等对 7 种竹沥进行了镇咳、祛痰实验，结果除毛竹外，其余 6 种均有祛痰、镇咳作用，毛竹仅有镇咳之效。殷玉生等认为，竹沥止咳的主要成分为氨基酸。对传统法和渗漉法制备的鲜竹沥进行药效学比较，结果表明，两种工艺制备的鲜竹沥均有显著的祛痰止咳作用。

【临床应用】

1. 哮喘：梁超等对照观察了鲜竹沥胶囊和鲜竹沥水治疗痰热咳嗽患者220例的临床疗效，治疗组口服鲜竹沥胶囊，每次4粒，每日3次，口服头孢氨苄胶囊，每次2粒，每日2次。对照组Ⅰ口服鲜竹沥水每次30mL，每日3次，口服头孢氨苄胶囊（同治疗组）。对照组Ⅱ口服头孢氨苄胶囊（同治疗组）。结果：治疗组100例，总有效率86.00%；对照组Ⅰ 60例，总有效率86.67%；对照组Ⅱ 60例，总有效率75.00%。三组疗效有显著性差异，提示竹沥对痰热咳嗽有一定的疗效。

2. 慢性阻塞性肺疾病：李志魁等选取80例慢性阻塞性肺疾病急性加重患者，随机分为两组，每组各40例。对照组行常规西药治疗，观察组在此基础上加用鲜竹沥口服液。比较两组疗效、血气分析、肺功能、炎性因子、不良反应。结果显示，鲜竹沥口服液治疗慢性阻塞性肺疾病急性加重期患者效果较好，可改善血气分析指标、肺功能及炎症反应，安全性较高。

3. 喘息性支气管炎：赵航在对照组治疗的基础上给予口服复方鲜竹沥液治疗68例老年喘息性支气管炎患者，治疗结束后，治疗组患者的临床症状及体征消失时间明显短于对照组。

七、天竺黄

【来源】《日华子诸家本草》。

【性味归经】甘，寒。归心、肝经。

【功用主治】清热豁痰，凉心定惊。用于热病神昏，中风痰迷，小儿痰热惊痫、抽搐、夜啼。

【用法用量】煎服，3～9g；研粉冲服，0.6～1g。

【药论】

1.《日华子诸家本草》："治中风痰壅，卒失音不语，小儿客忤及痫痰。"

2.《神农本草经疏》："此药能除热养心，豁痰利窍，心家热清而惊自平……总取其甘寒凉血清热之功耳。"

【传统应用】

治热病神昏，神志恍惚，常与牛黄、冰片、黄连等同用，如《太平圣惠方》天竺黄丸；用于中风痰厥，喘促昏仆，多与猴枣、羚羊角等配用，如《全国中药成药处方集》猴枣散；用于痰热壅盛，气急咳喘，又与黄连、僵蚕、青黛等配伍，如《证治准绳》天竺黄丹。

【药理作用】

1. 抗炎作用：特日格乐等研究发现，以天竺黄等药材为主要组成的小儿奇应丸口服可显著抑制二甲苯引起的小鼠耳肿胀，抑制率达45.5%。

2. 镇咳、祛痰作用：王春柳等研究发现，口服主含天竺黄等的小儿奇应丸可显著提高小鼠的咳嗽潜伏期，增加小鼠喷雾浓氨水半数致咳时间（EDT50），与对照组比较，镇咳作用明显；另外，口服小儿奇应丸可显著增加排痰量，祛痰效果明显。

【临床应用】

1. 咳嗽、百日咳、哮喘：张雷报道的医院制剂清肺祛痰糖浆由天竺黄、桑白皮、炙麻黄、杏仁、生石膏、川芎等组方，临床应用多年，疗效可靠。贾锦文自拟天竺黄竹叶汤（天竺黄、竹叶、百部、天花粉、沙参、麦冬、紫菀、炙甘草），该方对顽固性咳嗽疗效确切。有少量报道，天竺黄配伍可治疗小儿哮喘。

2. 肺炎、支气管炎、慢性阻塞性肺疾病、肺性脑病：天竺黄清肺化痰，是临床治疗肺炎、支气管炎、慢性阻塞性肺疾病的常用中药，是肺病医院制剂的组方药。如治疗上呼吸道感染的安儿宁颗粒。高华等将多年临床经验方（天竺黄、麻黄、杏仁、款冬花、百部、胡颓叶、半夏、陈皮、蜂房、僵蚕、甘草）制成咳喘宁口服液，并用于治疗急性支气管炎及慢性支气管炎急性发作期450例，疗效满意。天竺黄与莲子心、黄连、竹沥、九节菖蒲、郁金、芍药、丹参配伍治疗肺性脑病亦有良好效果。蒙医采用天竺黄配合冬青叶、丹参、北沙参、沙棘、苦杏仁、甘草治疗肺间质纤维化，临床报道取得了良好效果。

八、浙贝母

【来源】《本草纲目拾遗》。

【性味归经】苦，寒。入心、肺经。

【功能主治】清热化痰止咳，解毒散结消痈。用于风热咳嗽，痰火咳嗽，肺痈，乳痈，瘰疬，疮毒。

【用法用量】5～10g。

【药论】

1.《本草正》："大治肺痈肺痿，咳喘，吐血，衄血，最降痰气，善开郁结，止疼痛，消胀满，清肝火，明耳目，除时气烦热，黄疸淋闭，便血溺血；解热毒，杀诸虫及疗喉痹，瘰疬，乳痈发背，一切痈疡肿毒，湿热恶疮，痔漏，金疮出血，火疮疼痛，较之川贝母，清降之功，不啻数倍。"

2.《本草从新》："去时感风痰。"

3.《本草纲目拾遗》："解毒利痰，开宣肺气，凡肺家夹风火有痰者宜此。"

4.《山东中草药手册》："清肺化痰，制酸，解毒。治感冒咳嗽，胃痛吐酸，痈毒肿痛。"

【传统应用】

1. 治感冒咳嗽，浙贝母、知母、桑叶、杏仁各三钱，紫苏二钱，水煎服。（《山东中草药手册》）

2. 治痈毒肿痛，浙贝母、连翘各三钱，金银花六钱，蒲公英八钱，水煎服。(《山东中草药手册》)

3. 治咽喉十八症，大黑枣每个去核，装入五倍子（去虫，研）一个，象贝（去心，研）一个。用泥裹，煨存性，共研极细末，加薄荷叶末少许，冰片少许，贮瓷瓶内。临用吹患处，任其呕出痰涎。(《经验广集》吹喉散)

【药理作用】

1. 止咳、祛痰、平喘作用：李媛等建立了止咳祛痰动物模型，用于比较川贝母、伊贝母及平贝母的止咳祛痰作用，发现这 3 个品种的贝母所含有生物碱类型虽有一定差异，但在止咳祛痰方面的差异无统计学意义。

2. 抗炎作用：归改霞等经实验研究发现，贝母素甲能抑制促炎因子的表达，进而保护急性呼吸窘迫综合征（ARDS）小鼠的肺脏。骨关节炎是一种常见的关节病，目前患者只能通过服用非甾体抗炎药来缓解疼痛。贝母素甲可以通过抑制 AKT/NF-κB 和激活 Nrf2/HO-1 两种途径，来抑制 IL-1β 在软骨细胞中诱导炎症发生。另外，T 细胞介导的免疫应答在炎症的发生中起重要作用。抑制 T 细胞活性可以实现抗炎作用。

3. 抗菌作用：黄璨等发现，当多耐药细菌形成的生物被膜（BBF）形成较多时，川贝母对多耐药 BBF 的形成有一定抑制作用。牛换云等发现，湖北贝母的 95% 乙醇提取物的抑菌作用强于 60% 乙醇提取物。

4. 调节免疫作用：于晓龙等发现，平贝母醇提物能显著提高小鼠外周血 T 淋巴细胞 $CD69^+/CD3^+$ 比值和小鼠脾脏 NK 细胞 $CD69^+/CD3^+$ 比值，表明其具有促进免疫细胞活化的作用。

5. 抗病毒作用：于晓龙等应用流式细胞术测定平贝母醇提物对小鼠免疫功能的影响。结果显示，平贝母醇提物对小鼠外周血 T 淋巴细胞 $CD69^+/CD3^+$ 比值、腹腔巨噬细胞吞噬荧光微球吞噬百分率具有显著影响，对脾脏 NK 细胞 $CD69^+/NKG2D^+$ 比值具有极显著影响。这表明平贝母醇提物具有增强小鼠免疫功能的作用。

【临床应用】

1. 咳嗽：邢思慧运用中医传承辅助平台（V2.5）对孙丽平教授治疗小儿慢性咳嗽（实证）的病例进行分析。在治疗痰热蕴肺证的 131 首方剂中，共包含常用药物 75 味。这些药物的四气以寒为主，温、平次之，五味以苦、辛、甘为主；归经主要归于肺经，其次为胃、大肠经；使用频率较高的单味药物有芦根、紫苏子、杏仁、冬瓜子、桃仁、浙贝母、地龙、僵蚕、白屈菜、前胡等，对小儿慢性咳嗽有效。

2. 哮喘：崔红生治疗哮喘病主要通过祛邪扶正、调补阴阳的治法，提出从肝论治。章莉莉等通过祛风敛肺汤联合布地奈德共同治疗哮喘，通过利咽解痉、止咳敛肺的治法，从肺治喘。

九、葶苈子

【来源】《神农本草经》。

【性味归经】辛、苦，大寒。入肺、膀胱经。

【功能主治】泻肺平喘，行水消肿。用于痰涎壅肺，喘咳痰多，胸胁胀满，不得平卧，胸腹水肿，小便不利。

【用法用量】3～10g，包煎。

【药论】

1.《神农本草经》:“主癥瘕积聚，结气，饮食，寒热，破坚。”

2.《药性论》:“利小便，抽肺气上喘息急，止嗽。”

3.《证类本草》:“疗肺壅上气咳嗽，止喘促，除胸中痰饮。”

【传统应用】

1. 治肺壅咳嗽脓血，喘嗽不得睡卧，甜葶苈二两半（隔纸炒令紫）。为末，每服二钱，水一盏，煎至六分，不拘时温服。(《世医得效方》葶苈散）

2. 治嗽，葶苈子一两（纸衬熬令黑），知母一两，贝母一两。三物同捣筛，以枣肉半两，别销砂糖一两半，同入药中为丸，大如弹丸，每服以新绵裹一丸含之，徐徐咽津，甚者不过三丸。(《箧中方》含膏丸）

3. 治上气咳嗽，长引气不得卧，或水肿，或遍体气肿，或单面肿，或足肿，葶苈子三升，微熬，捣筛为散，以清酒五升渍之，春夏三日，秋冬七日。初服如胡桃许大，日三夜一，冬日二夜二，量其气力，取微利为度，如患急困者，不得待日满，亦可以绵细绞即服。(《外台秘要》)

4. 治咳嗽痰涎喘急，葶苈半两，半夏（生姜汁浸软，切作片子）半两，巴豆四十九粒（去皮，同上二味一处炒，候半夏黄为度）。除巴豆不用，只用上二味为细末，每服一钱，以生姜汁入蜜少许同调下，食后。(《杨氏家藏方》葶苈散）

5. 治肺痈喘不得卧，葶苈（熬令黄色、捣，丸如弹子大），大枣十二枚。上先以水三升，煮枣取二升，去枣内葶苈，煮取一升，顿服。(《金匮要略》葶苈大枣泻肺汤）

【药理作用】

1. 止咳、祛痰、平喘作用：张桐茂等研究发现，其可能是通过抑制肺组织细胞凋亡来实现止咳、平喘、化痰的功效。

2. 抗炎作用：有学者证明，葶苈子中的槲皮素、苄基芥子油等有效成分具有良好的抗炎活性。在此基础上，张朝晖等发现，葶苈子可通过调节蛋白表达水平发挥抗炎作用。

【临床应用】

支气管哮喘：魏文海等采用网络药理学方法筛选紫苏子－葶苈子药对治疗支气管

哮喘的活性成分和作用靶点，明确治疗支气管哮喘的作用机制。结果显示紫苏子－葶苈子药对治疗支气管哮喘有效。

十、瓜蒌

【来源】《针灸甲乙经》。

【性味归经】甘，寒。入肺、胃、大肠经。

【功能主治】清热涤痰，宽胸散结，润燥滑肠。用于肺热咳嗽，痰浊黄稠，胸痹心痛，结胸痞满，乳痈，肺痈，肠痈，大便秘结。

【用法用量】煎服，全瓜蒌 10～20g，瓜蒌皮 6～12g，瓜蒌仁 10～15g 打碎入煎。

【药论】

1.《本草衍义补遗》:“《本草》言治胸痹，以味甘性润，甘能补肺，润能降气。胸有痰者，以肺受火逼，失降下之令，今得甘缓润下之助，则痰自降，宜其为治嗽之要药也。又云：洗涤胸膈中垢腻，治消渴之细药也。”

2.《本草纲目》:“张仲景治胸痹痛引心背，咳唾喘息，及结胸满痛，皆用栝楼实，乃取其甘寒不犯胃气，能降上焦之火，使痰气下降也。”

3.《本草思辨录》:“栝楼实之长，在导痰浊下行，故结胸胸痹，非此不治。”

【传统应用】

1. 治痰热咳嗽、咳痰稠厚、咳吐不利及肺痈等症，常与知母、浙贝母、薏苡仁、冬瓜子等配伍。

2. 治胸痹胁痛，在应用时常与薤白配伍。此外，本品还可用于乳痈初起、肿痛而未成脓者，与蒲公英、乳香等合用，有消肿散结的功效。

3. 治肠燥便秘，常与火麻仁、郁李仁等配伍应用。

【药理作用】

1. 祛痰止咳作用：瓜蒌水煎剂能明显抑制氨水的致咳作用及增加小鼠呼吸道酚红的排泄，表明瓜蒌水煎剂具有祛痰止咳作用。

2. 抗炎、提高免疫作用：Akihisa 等研究表明，3－表栝楼仁二醇、7－氧代异多花烯醇、3－表布莱翁隆醇对 12-O－十四烷基佛波醇－13－乙酸酯（TPA）诱导的小鼠耳炎显示出显著的抑制活性。张霄翔等研究发现，瓜蒌皮水煎液能提高免疫抑制小鼠的吞噬系数、血清溶血素含量，促进 T 淋巴细胞转化，能提高巨噬细胞的活性及其吞噬鸡红细胞的能力。表明瓜蒌皮有提高免疫抑制小鼠免疫功能的作用。

【临床应用】

1. 重症肺炎：刘重颜等应用贝母瓜蒌散合清金降火汤加减辅治重症肺炎痰热壅肺证，结果两组治疗后，咳嗽、口渴、壮热、腹胀和气促胸痛的中医证候评分均低于治疗前（$P<0.05$），观察组低于对照组（$P<0.05$）。两组治疗后的 FEV1、FVC、FEV1/FVC 和 MEF50 水平均升高（$P<0.05$），且观察组高于对照组（$P<0.05$）。观察组的

总有效率高于对照组（$P<0.05$）。观察组的不良反应发生率低于对照组（$P<0.05$）。

2. 慢性阻塞性肺疾病急性加重期：付小刚等应用瓜蒌薤白半夏汤合二陈汤治疗慢性阻塞性肺疾病急性加重期，治疗后，观察组的不良反应发生率、白细胞数量与C反应蛋白低于对照组，肺功能、血气分析指标均优于对照组（$P<0.05$）。

十一、胆南星

【来源】《本草纲目》。

【性味归经】苦、微辛，凉。归肺、肝、脾经。

【功能主治】清热化痰，息风定惊。用于痰热咳嗽，咳痰黄稠，中风痰迷，癫狂惊痫。

【用法用量】内服：煎汤，3～6g；或入丸、散。

【药论】

1.《本草正》："七制九制者方佳……较之南星味苦性凉，故善解风痰热滞。"

2.《药品化义》："胆星，意不重南星而重胆汁，借星以收取汁用，非如他药监制也，故必须九制则纯。是汁色染为黄，味变为苦，性化为凉，专入肝胆……假胆以清胆气，星以豁结气，大能益肝镇惊。《本草》言其功如牛黄者，即胆汁之精华耳。"

【传统应用】

1. 治小儿风热壅毒，关膈滞塞，凉心压惊者，胆星一两，入金、银箔小者各十片，丹砂一钱半，龙脑、麝香各一字。同研极细，炼蜜和丸如鸡头实大。每服一丸，竹叶水化下。（《圣济总录》袍龙丸）

2. 治小儿痰迷不醒，口流涎沫，手足拘挛者，陈胆星一两五钱，犀角、羚羊角各一两，生龙齿七钱，白芥子五钱，辰砂一钱。陈米汤丸，金箔衣。临用以一丸擦胸背并敷脐。（《理瀹骈文》胆星丸）

3. 治痰涎喘急者，胆星、天竺黄各三钱，雄黄五分，朱砂五分，牛黄、麝香各四分。共为末，甘草水为丸，如梧桐子大。每服二丸，淡姜汤稍冷服。（《痧证汇要》牛黄丸）

【药理作用】

1. 保护肺脏作用：崔亚晨等研究结果显示，胆南星对脂多糖诱发的急性肺损伤大鼠具有保护作用。

2. 解热抗炎作用：陈江宁等分别采用猪、牛、羊胆汁与天南星生品发酵制备胆南星。以干酵母制备小鼠发热模型，观察猪、牛、羊胆汁制胆南星对发热小鼠体温的影响。综合比较猪、牛、羊胆汁制胆南星中的胆酸类成分质量分数和清热作用，结果显示，作为制备胆南星的辅料，牛胆汁、猪胆汁优于羊胆汁。

【临床应用】

咳嗽：章九红等回顾李文泉教授治疗咳嗽的百余份医案，利用数据库及数据分析技术研究医案的基本证型特点以及治疗上常用的方剂、药物规律。其结果显示，处方多以二陈汤、泻白散、自拟祛痰镇咳方、三子养亲汤加减，用药以半夏、陈皮、桑白皮、黄芩、鱼腥草、前胡、胆南星、浙贝母、杏仁为核心。

【附】天南星：苦、辛，温；有毒。归肺、肝、脾经。天南星常用于治疗风痰壅盛、咳嗽气喘、中风痰壅、癫痫痰多等症状。胆南星则常用于痰火内蕴所致的咳嗽痰多、咳痰黄稠、中风痰迷、小儿惊风等疾病的治疗。在毒性方面，天南星有毒，盲目使用可能导致中毒症状如恶心呕吐、呼吸急促等。胆南星因经过炮制，毒性降低。

第六节　化瘀通络

化瘀通络主要应用于肺之气络病变引起的血瘀阻络，气为血之帅，血液循脉络运行而受到气的统帅和推运作用，王冰注《素问·五脏生成》“气行乃血流”，《灵枢·刺节真邪》言“宗气不下，脉中之血，凝而留止”，指出肺之气络对肺之血（脉）络中血液的运行发挥着推动作用。宗气因虚留滞或失于斡旋引起的气虚、气滞等均可导致血瘀络阻，肺之血（脉）络瘀阻常用药物包括活血化瘀通络药如丹参、桃仁、赤芍等，搜剔化瘀通络药如水蛭、土鳖虫、虻虫等。

一、丹参

【来源】《神农本草经》。

【性味归经】苦，微寒。归心、心包、肝经。

【功能主治】活血祛瘀，通经止痛，清心除烦，凉血消痈。用于胸痹心痛，脘腹胁痛，癥瘕积聚，热痹疼痛，心烦不眠，月经不调，痛经经闭，疮疡肿痛。

【用法用量】内服：煎汤，5～15g，大剂量可用至30g。

【药论】

1.《滇南本草》：“养心定志，安神宁心。治健忘怔忡，惊悸不寐。”

2.《本草汇言》：“善治血分，去滞生新，调经顺脉之药也。”

3.《医林纂要》：“丹参，苦，微寒，入心，而泻火之妄；去瘀生新，调经脉之缓急。”

【传统应用】

1. 治血瘀气滞所致之心腹刺痛、胃脘疼痛者，常与檀香、砂仁同用，如《时方歌括》丹参饮；治癥瘕积聚，常配三棱、莪术、鳖甲等药；治跌打损伤，肢体瘀血作痛，常与当归、乳香、没药等同用，如《医学衷中参西录》活络效灵丹。

2. 治心血不足，虚烦心悸失眠者，常与地黄、酸枣仁、当归等药配伍，如《摄生秘剖》天王补心丹；若治血虚健忘，可与熟地黄、远志、人参等药同用，如《素问病机气宜保命集》二丹丸。

【药理作用】

1. 改善微循环作用：王世军等观察丹参注射液在生理状态及微循环障碍时对小鼠脑微区血流量的影响，结果丹参低、高剂量组在 10 分钟时的血流量均明显升高。

2. 抗炎、抗氧化作用：Guo 等证实注射用丹参多酚酸（SAFI）可以直接抑制卒中后炎性因子 IL-1β、IL-6、TNF-α 的表达。体外研究发现，在糖氧剥夺和复氧的皮层神经元培养系统中（体外模拟缺血再灌注损伤），SAFI 呈剂量相关地抑制 Toll 样受体 4（TLR4）的表达水平和下游蛋白，包括髓样分化分子 MyD88（TLR4 的配体）、TNF 受体相关因子 6（TRAF6）和 NF-κB，同时促炎因子水平显著下降。Jiang 等发现，SAFI 可以调节脑卒中后的氧化应激标志物，丙二醛（MDA）、超氧化物歧化酶（SOD），具有较强的抗氧化作用。体外培养氧化低密度脂蛋白（ox-LDL）诱导的脐静脉内皮细胞也发现，SAFI 能够清除自由基，保护氧化应激引起的内皮细胞损伤。

【临床应用】

1. 慢性阻塞性肺疾病急性加重期：徐文静等应用桑白皮汤加减联合丹参注射液穴位注射治疗慢性阻塞性肺疾病急性加重期痰热壅肺证患者，发现其可以显著减轻患者的咳、痰、喘等症状，改善患者肺功能和血气指标，减轻炎症反应，提高血清载脂蛋白 A（ApoA）水平，改善预后。

2. 肺纤维化：徐杰等应用复方丹参注射液治疗肺纤维化 490 例，结论：复方丹参注射液治疗肺纤维化具有一定疗效，且安全性高。

3. 肺尘埃沉着症合并肺心病：卢致婷等应用丹参注射液治疗肺尘埃沉着症合并肺心病，结果表明，丹参注射液能够有效改善肺尘埃沉着症合并肺心病患者的临床症状、血气指标及右心功能。

二、桃仁

【来源】《神农本草经》。

【性味归经】苦、甘，平。入心、肝、大肠经。

【功能主治】活血祛瘀，润肠通便，止咳平喘。用于经闭痛经，癥瘕痞块，肺痈肠痈，跌仆损伤，肠燥便秘，咳嗽气喘。

【用法用量】内服，煎汤，5～10g；或入丸、散。

【药论】

1.《本草经疏》："夫血者阴也……有凝滞，则为癥瘕，瘀血血闭，或妇人月水不通，或击扑损伤积血，及心下宿血坚痛……苦能泄滞，辛能散结，甘温通行而缓肝，故主如上等证也。"

2.《药品化义》："桃仁，味苦能泄血热，体润能滋肠燥。"

3.《神农本草经》："主瘀血，血闭瘕邪，杀小虫。"

【传统应用】

1. 治热血滞之肺痈、肠痈者，本品常与清热药同用，以清热解毒，活血消痈，如《千里要方》苇茎汤和《金匮要略》大黄牡丹汤。

2. 治瘀血蓄积、癥瘕痞块者，可与桂枝、牡丹皮、赤芍等同用，如《金匮要略》桂枝茯苓丸；若体内瘀血较重，可与大黄、芒硝、桂枝等同用，如《伤寒论》桃核承气汤。

3. 治肠燥便秘者。桃仁有润燥清肠的作用，用于大便秘结，可配伍火麻仁、柏子仁、当归、杏仁等。

【药理作用】

1. 抗炎、抗氧化作用：现代药理研究表明，桃仁水提物中的孕激素受体 A（PR–A）、孕激素受体 B（PR–B）对炎症引起的血管通透性亢进具有明显的抑制作用，并且桃仁中的多糖对 OH^- 和 O_2 都有一定程度的清除作用。

2. 提高机体免疫力作用：桃仁蛋白能够提高机体的体液免疫功能，其能促进抗体形成细胞的产生及血清溶血素的生成，对内毒素诱导的小鼠 B 细胞转化功能无协同刺激的作用。同时，桃仁总蛋白可纠正 $CD4^+/CD8^+$ 细胞的比值失衡，进而使机体恢复正常的免疫状态。

3. 对微循环障碍的影响：张清波等发现，桃仁提取物注射液对肝脏表面微循环有一定的改善作用。桃仁也能使小鼠软脑膜微动脉血管扩张，而且能增强软脑膜微动脉对去甲肾上腺素的敏感性，使血管活性增加。

4. 抗凝血作用：桃仁石油醚提取物以及从该部位分离纯化所得的棕榈酸和油酸可以显著延长凝血酶时间，桃仁乙醇提取物具有抑制血小板聚集作用。

【临床应用】

1. 咳嗽变异性哮喘急性期：王伟等应用桃仁陈皮饮治疗咳嗽变异性哮喘急性期（痰瘀阻肺证）146 例，桃仁陈皮饮可缓解患者的临床症状和中医证候积分，降低呼出 NO 和外周血嗜酸性粒细胞的计数水平，有助于降低气道炎症，提高患者的生活质量。

2. 慢性阻塞性肺疾病急性加重期：武素应用桃仁陈皮饮治疗慢性阻塞性肺疾病急性加重期（痰瘀阻肺证）72 例，桃仁陈皮饮能明显改善呼吸困难等不适症状，抑制炎症，改善肺通气功能，有利于提高患者的生活质量。

3. 脓毒症急性呼吸窘迫综合征：王娟等应用桃仁承气汤治疗脓毒症急性呼吸窘迫综合征（毒瘀营血证）患者 46 例，结果表明桃仁承气汤可改善患者临床症状、氧合状况，减轻患者全身炎症反应，改善患者血液高凝状态，改善器官功能，减轻病情严重程度。

4. 急性呼吸衰竭：吴艳丽等应用桃仁承气汤加减联合针刺疗法治疗肺肾气虚、阳明腑实证急性呼吸衰竭患者 72 例，结果表明，桃仁承气汤加减联合针刺疗法可降低急性呼吸衰竭患者的炎症水平，提高临床疗效，改善临床症状。

三、赤芍

【来源】《开宝本草》。

【性味归经】苦，微寒。归肝、脾经。

【功能主治】清热凉血，散瘀止痛。用于热入营血，温毒发斑，吐血衄血，目赤肿痛，肝郁胁痛，经闭痛经，癥瘕腹痛，跌仆损伤，痈肿疮疡。

【用法用量】内服：煎汤，4～10g；或入丸、散。

【药论】

1.《神农本草经疏》："木芍药，色赤，赤者主破散，主通利，专入肝家血分，故主邪气腹痛。其主除血痹、破坚积者，血瘀则发寒热，行血则寒热自止，血痹疝瘕，皆血凝滞而成，破凝滞之血，则痹和而疝瘕自消。"

2.《本草求真》："赤芍与白芍主治略同，但白则有敛阴益营之力，赤则止有散邪行血之意；白则能于土中泻木，赤则能于血中活滞。故凡腹痛坚积，血瘕疝痹，经闭目赤……因于积热而成者，用此则能凉血逐瘀，与白芍主补无泻，大相远耳。"

【传统应用】

1. 治温毒发斑者，可配水牛角、牡丹皮、地黄等药用；治血热吐衄，可配地黄、大黄、白茅根等药用。

2. 治肝经风热目赤肿痛、羞明多眵者，配荆芥、薄荷、黄芩等药用，如《原机启微》芍药清肝散；治热毒壅盛，痈肿疮疡，可配金银花、天花粉、乳香等药用，如《妇人大全良方》仙方活命饮，或配连翘、栀子、玄参等药用，如《伤寒全生集》连翘败毒散。

3. 治肝郁血滞之胁痛者，可配柴胡、牡丹皮等药用，如《博济方》赤芍药散；治血滞经闭、痛经、癥瘕腹痛，可配当归、川芎、延胡索等药用，如《医林改错》少腹逐瘀汤；治跌打损伤，瘀肿疼痛，可配虎杖用，如《圣济总录》虎杖散。

【药理作用】

1. 抗病毒作用：刘相文等通过对赤芍冷浸和超声提取进行体外实验发现，赤芍可直接杀灭呼吸道合胞病毒和柯萨奇病毒 B 组 5 型（Cox–B5），且甲醇超声法提取效率明显优于其他方法，抗病毒的作用效果也更好。

2. 抗炎作用：胡姮等采用烟熏联合气管内滴入脂多糖构建慢性阻塞性肺疾病大鼠模型，治疗结果提示，赤芍能缓解慢性阻塞性肺疾病大鼠的气道狭窄、肺泡囊状扩展状态，降低 TNF–α、IL–6、IL–1β 表达量，抑制凋亡反应，该作用由抑制 NF–κB 信号通路所介导。

3. 抗血栓及稳定微循环作用：赤芍含有的丹皮酚、原儿茶酸和五没食子酰葡萄糖等，能够降低凝血因子活性、红细胞及血小板聚集力，增加 NO 含量，促进血管舒张，进而起到防治血栓的作用。

【临床应用】

慢性肺源性心脏病：马秀凤等应用赤芍治疗肺心病30例发现，赤芍可降低血黏度，改善肺循环，减小血管阻力，降低肺动脉压，并增强心肌收缩力，提高心搏量。慢性阻塞性肺疾病患者若长期服用赤芍可能防治肺动脉高压和肺心病。

四、水蛭

【来源】《神农本草经》。

【性味归经】咸、苦，平，有毒。归肝经。

【功能主治】破血通经，逐瘀消癥。用于血瘀经闭，癥瘕痞块，中风偏瘫，跌仆损伤。

【用法用量】内服：煎汤，3～9g；或入丸、散，每次0.5～5g，大剂量每次3g。

【药论】

1.《神农本草经百种录》："水蛭最喜食人之血，而性又迟缓善入，迟缓则生血不伤，善入则坚积易破，借其力以攻积久之滞，自有利而无害也。"

2.《医学衷中参西录》："为其味咸，故善入血分；为其原为噬血之物，故善破血；为其气腐，其气味与瘀血相感召，不与新血相感召，故但破瘀而不伤新血。"

【传统应用】

1. 治血瘀经闭，癥瘕积聚者，常与虻虫相须为用，也常配伍三棱、莪术、桃仁、红花等药，如《伤寒论》抵当汤；若兼体虚者，可配人参、当归等补益气血药，如《温病条辨》化癥回生丹。

2. 治跌打损伤，心腹疼痛者，可配伍苏木、自然铜等药，如《普济方》接骨火龙丹。治瘀血内阻，心腹疼痛，大便不通，则配伍大黄、牵牛子，如《济生方》夺命散。

【药理作用】

1. 抗凝血作用：研究发现，水蛭的提取物可以延长小鼠的凝血、出血时间和家兔离体血浆的复钙时间。此外，水蛭还具有直接溶解血栓的作用，既可以与血浆中游离的凝血酶结合，又可以中和与纤维蛋白结合的凝血酶，防止血栓的形成和延伸。

2. 对微循环和血液流变学的影响：水蛭提取液可减轻由激光直接照射兔脑微血管所致的出血面积，加速病灶周围毛细血管的血流速度，使血流畅通、毛细血管开放增多，促进出血尽快吸收。

【临床应用】

肺源性心脏病：钱海凌等应用水蛭注射液治疗肺源性心脏病高凝状态，治疗组在治疗后的活化部分凝血活酶时间（APTT）、凝血酶原时间（PT）、凝血酶时间（TT）与治疗前相比，差异无统计学意义；纤维蛋白原、抗凝血酶Ⅲ（AT-Ⅲ）、纤溶酶原激活物抑制剂-1（PAI-1）与治疗前及与对照组治疗后比较，差异有统计学意义；对照组治疗前后比较，差异无统计学意义。结论：水蛭注射液可以改善肺源性心脏病患者的血液高凝状态。

五、土鳖虫

【来源】《神农本草经》。

【性味归经】咸，寒，小毒。归肝经。

【功能主治】破血逐瘀，续筋接骨。用于跌打损伤，筋伤骨折，血瘀经闭，产后瘀阻腹痛，癥瘕痞块。

【用法用量】内服：煎汤，3～10g；或浸酒饮；研末，1～1.5g。外用：煎汤含漱，研末撒或鲜品捣敷。

【药论】

1.《神农本草经》："主心腹寒热洗洗，血积癥瘕，破坚，下血闭。"

2.《神农本草经疏》："咸寒能入血软坚，故主心腹血积，癥瘕血闭诸证。"

【传统应用】

本品咸寒入血，主入肝经，性善走窜，能活血消肿止痛，续筋接骨疗伤，为伤科常用药，尤多用于骨折筋伤，瘀血肿痛。可单用研末调敷，或研末黄酒冲服；临床常与自然铜、骨碎补、乳香等同用，如《杂病源流犀烛》接骨紫金丹；骨折、筋伤后期，筋骨软弱，常配伍续断、杜仲等药，如《伤科大成》壮筋续骨丸。

【药理作用】

1. 抗凝血和抗血栓作用：贺卫和等研究证实，土鳖虫提取液在家兔体内外均能使血浆白陶土部分凝血酶时间、凝血酶原时间及凝血酶时间延长，其作用随土鳖虫提取液浓度的增加而增强。王征等研究表明，土鳖虫溶栓酶各剂量组均能明显延长小鼠凝血时间、大鼠凝血酶原时间，降低大鼠血纤维蛋白原含量，增加血凝块溶解率，延长大鼠颈动脉血栓形成的时间，缩短大鼠体外血栓长度，减轻血栓的湿重及干重。

2. 抗氧自由基及保护血管内皮细胞：土鳖虫有抗氧自由基的作用；亦能明显抑制大鼠主动脉内皮细胞的增殖，减少内皮素的合成和释放，降低内皮细胞数和内皮素阳性细胞率，对内皮细胞有保护作用。

3. 改善血液流变学：王怡等研究发现，土鳖虫不仅能有效地降低全血黏度和血浆纤维蛋白原，抑制血栓形成，抑制血小板聚集等，且能增加红细胞表面电荷，改善红细胞变形能力，在虫类活血化瘀药中作用最优。土鳖虫水浸膏可使大鼠红细胞比容、全血高切黏度、全血低切黏度、红细胞聚集指数、红细胞刚性指数均明显降低，使红细胞沉降率、血沉方程常数明显升高，从而使血液黏度降低。

【临床应用】

肺间质纤维化：胡李慧等应用温肺化纤汤（阳和汤加桃仁、红花、川芎、地龙、土鳖虫）对肺间质性纤维化患者进行治疗，经过半年治疗，患者的感冒次数明显减少，胸闷咳嗽症状显著降低，可适当进行体力劳作，能够正常生活，表明温肺化纤汤对肺间质纤维化疗效甚好。

六、虻虫

【来源】《神农本草经》。

【性味归经】苦、微咸，凉，有毒。归肝经。

【功能主治】化瘀通络。治癥瘕，积聚，少腹蓄血，血滞经闭，仆损瘀血。

【用法用量】内服：煎汤，1.5～3g；研末，0.3～0.6g；或入丸剂。外用：研末敷或调搽。

【药论】

1.《神农本草经疏》："咸能走血……故主积聚癥瘕一切血结为病。"

2.《神农本草经》："逐瘀血，破下血积，坚痞，癥瘕，寒热，通利血脉及九窍。"

【传统应用】

治血瘀经闭，瘀结成块，可与水蛭、䗪虫、大黄等同用，如大黄䗪虫丸；《妇人大全良方》地黄通经丸则以此配伍熟地黄、水蛭、桃仁，做蜜丸，空心温酒送服，治月经不行，或产后恶露脐腹作痛。《备急千金要方》以虻虫二十枚，牡丹皮一两治跌打损伤，瘀滞疼痛。

【药理作用】

1. 抗血小板聚集和抗血栓作用：研究显示，虻虫可以减少血浆中纤维蛋白原含量，对血小板最大聚集率有显著的抑制作用，对血液系统的影响主要是延长出血时间，其作用机理可能与降低血浆纤维蛋白原含量和抑制血小板聚集性有关。

2. 改善血液流变学：虻虫可降低血浆黏度比、全血黏度比，降低血细胞比容，降低红细胞聚集指数。杨星勇等研究了华广虻溶纤活性蛋白对大鼠血液流变性的影响，结果显示，华广虻溶纤活性蛋白能显著延长大鼠出血时间，降低全血黏度比，减慢血沉速度，显著减少血纤蛋白原含量，并能显著抑制血小板的最大聚集率。

【临床应用】

本品属虫类之品，功善化瘀通络，常用于治血瘀经闭，癥瘕积聚，亦可用于跌打损伤所致瘀滞络阻疼痛。现代临床用于冠心病心绞痛，取其化瘀通络之功。目前，临床应用中西医结合的配方，用水蛭、郁金、虻虫等制成消栓通络胶囊，是脑血栓、脑出血、脑动脉硬化、脑栓塞患者的理想特效药。

第七节　搜风通络

祛风通络是常用的通络药物之一，包括辛散祛风或搜风止痉的入络药物，广泛用于外风和内风袭络所致抽搐、痉挛、动摇、震颤等病证。辛散祛风药与肺络病中流气畅络药有重合之处，本节重点列举用于肺络病变的搜风通络药，包括地龙、蝉蜕、全蝎、蜈蚣、僵蚕，对于缓解肺之气道与血（脉）络绌急之变具有重要临床应用价值。

一、地龙

【来源】《神农本草经》。

【性味归经】咸，寒。归肝、脾、膀胱经。

【功能主治】清热定惊，通络，平喘，利尿。用于高热神昏，惊痫抽搐，关节痹痛，肢体麻木，半身不遂，肺热喘咳，水肿尿少。

【用法用量】5～10g。

【药论】

1.《科学的民间药草》："有解热、利尿、舒展支气管作用，可治气喘等病。"

2.《山东中草药手册》："解毒，通络，平喘，降血压。"

【传统应用】

治寒湿袭经络作痛，肢体不能屈伸。小活络丹（《太平惠民和剂局方》）：川乌头、草乌头、地龙、天南星、乳香、没药。

【药理作用】

1. 抗凝血作用：实验发现，不同浓度的地龙蛋白肽均具有预防实验斑马鱼血栓形成的作用，其作用强度与药物剂量呈正相关；地龙蛋白肽 C3-1 同样可以预防实验斑马鱼的血栓形成，且效果优于阿司匹林和地龙蛋白肽。经活性地龙蛋白胶囊干预后，实验大鼠凝血酶原时间（PT）、活化部分凝血活酶时间（APTT）、凝血酶时间（TT）均显著延长，与模型组比较，其抑制血栓效果更佳，呈剂量依赖型。

2. 抗纤维化作用：地龙提取物可降低矽尘诱导的实验小鼠体内 TGF-β1、α-SMA 蛋白表达，抑制肺纤维细胞增殖，降低肺组织细胞纤维化速率，发挥抗肺组织细胞纤维化作用。α- 平滑肌肌动蛋白、波形蛋白参与了肺纤维化发生发展过程，对肺纤维化实验小鼠灌服地龙乙醇提取物 14 天，α- 平滑肌肌动蛋白、波形蛋白的表达受到明显抑制，推测地龙提取物可通过抑制上述蛋白表达，减少肺组织胶原沉积，延缓肺纤维化进程，且与剂量呈正相关。

3. 抗炎镇痛作用：吕金胜等以大鼠为研究对象，通过观察足肿胀程度和血管通透性的变化，发现地龙醇提物对致炎角叉菜胶和蛋清所致足肿胀和醋酸所致腹腔毛细血管通透性有明显的抑制作用；在醋酸致小鼠扭体反应和热板法小鼠舔足实验中可观察到明显的镇痛效果，但其作用机制仍有待进一步研究。

4. 化痰止咳作用：利红宇等运用药理实验方法，分别研究不同炮制品的止咳化痰作用。研究表明，白酒制、净制、醋制、黄酒制、蛤粉制地龙均具有平喘作用，且作用依次增强；醋制、黄酒制、蛤粉制均具有化痰作用，且作用依次增强；蛤粉制、黄酒制、醋制、白酒制地龙均具有止咳作用，前三者的止咳作用相当，白酒制地龙止咳作用稍弱。

5. 调节免疫系统作用：研究发现，地龙肽能够较好地调节免疫功能，并且能够有效拮抗环磷酰胺，进而在一定程度上抑制免疫功能。

【临床应用】

1. 慢性阻塞性肺疾病急性加重期：杨宝江采用苏子降气汤加全蝎、地龙加减治疗痰浊阻肺型患者，结果显示，苏子降气汤加全蝎、地龙加减治疗可以有效改善患者病情。

2. 哮喘：马安荣等将62例哮喘患者运用自拟方地龙平喘汤加减治疗，结果治愈率为90.3%，总有效率为98.3%。

3. 咳嗽变异性哮喘：张明等临床应用糖皮质激素类药物联合地龙芩苈合剂治疗小儿咳嗽变异性哮喘，发现其具有较高的临床有效率，明显减轻临床主要症状，且效果明显优于单用孟鲁司特钠进行治疗的对照组；远期疗效好，其复发率明显低于对照组。

二、蝉蜕

【来源】《药性论》。

【性味归经】味甘，寒。归肺、肝经。

【功能主治】疏散风热，利咽，透疹，明目退翳，解痉。用于风热感冒，咽痛音哑，麻疹不透，风疹瘙痒，目赤翳障，惊风抽搐，破伤风。

【用法用量】内服：煎汤，3～6g；或入丸、散。外用：适量，煎水洗；或研末调敷。

【药论】

《本草纲目》："治头风眩运，皮肤风热，痘疹作痒，破伤风及疔肿毒疮，大人失音，小儿噤风天吊，惊哭夜啼，阴肿。"

【传统应用】

1. 治风温初起，风热新感，冬温袭肺，咳嗽，如《时病论》薄荷一钱五分，蝉蜕一钱，前胡一钱五分，淡豆豉四钱，瓜蒌壳二钱，牛蒡子一钱五分。

2. 治破伤风，如《杨氏家藏方》追风散，蝉蜕（去土）不以多少。

【药理作用】

1. 抗血小板聚集作用：徐树楠等观察蝉蜕对哮喘大鼠血清中血栓素B2（TXB2）及6-酮-前列腺素F1α（6-keto-PGF1α）的影响，结果显示，模型组与正常组血清中TXB2、6-Keto-PGF1α的含量及比值比较，差异有统计学意义（$P<0.01$）。蝉蜕水提物组与模型组相比，血清中TXB2、6-Keto-PGF1α的含量及比值均有变化（$P<0.01$或$P<0.05$）。

2. 抑菌作用：代敏等采用琼脂平板二倍稀释法测定蝉蜕对33种奶牛乳腺炎病原

菌的最低抑菌浓度实验发现，蝉蜕体外对该实验所用菌株无抑菌活性。

3. 平喘作用：蝉蜕对 2% 乙酰胆碱（ACh）和 0.1% 组氨酸（His）的等量混合液诱导的豚鼠哮喘模型具有明显的平喘作用，蝉蜕的平喘作用很可能是通过抑制过敏介质释放来发挥效应的。

【临床应用】

1. 久咳：冯庆莲用自拟三拗蝉蜕百部汤治疗感冒后久咳不愈 126 例，取得有效率达 95.3% 的较满意疗效。自拟三拗蝉蜕百部汤可有效改善感冒后久咳。

2. 咽炎：仝小林用蝉蜕、藏青果、胖大海三药配伍，治疗外感风热、长期抽烟、吹热风空调引起的急、慢性咽炎，治以疏风清热，透邪出表，取得良好临床疗效。

三、全蝎

【来源】《蜀本草》。

【性味归经】辛，平，有毒。归肝经。

【功能主治】息风镇痉，攻毒散结，通络止痛。用于肝风内动，痉挛抽搐，小儿惊风，中风口㖞，半身不遂，破伤风，风湿顽痹，偏正头痛，疮疡，瘰病。

【用法用量】内服：煎汤，3～6g；或入丸、散。外用：研末调敷。

【药论】

1.《开宝本草》："疗诸风瘾疹，及中风半身不遂，口眼㖞斜，语涩，手足抽掣。"

2.《玉楸药解》："穿筋透节，逐湿除风。"

3.《山东中草药手册》："息风通络，镇痉。治血栓闭塞性脉管炎，淋巴结结核，骨关节结核，流行性腮腺炎。"

4.《本草正》："开风痰。"

【传统应用】

1. 治各种原因之惊风、痉挛抽搐，常与蜈蚣同用，研细末服，即《经验方》止痉散。如用治小儿急惊风，高热，神昏抽搐，常与羚羊角、钩藤、天麻等清热息风药配伍；用治小儿慢惊风抽搐，常与党参、白术、天麻等益气健脾药同用；用治风中经络，口眼㖞斜，可与白僵蚕、白附子等同用，如《杨氏家藏方》牵正散。

2. 治风寒湿痹久治不愈，筋脉拘挛，甚则关节变形之顽痹，可用全蝎配少许麝香，共为细末，温酒送服，对减轻疼痛有效，如《仁斋直指方论》全蝎末方。临床也常与川乌、白花蛇、没药等祛风活血、舒筋活络之品同用。

3. 治偏正头痛，单味研末吞服即有效；配合天麻、蜈蚣、川芎、僵蚕等同用，则其效更佳。

【药理作用】

抗凝作用：全蝎提取物可通过促进组织型纤维蛋白溶酶原活化剂（T–PA）分泌，纤溶酶原激活物（抑制血浆 PAI–1）抗血栓形成、促纤溶，从而增强纤溶系统活性，呈现纤溶作用，进而抑制血栓形成，使血栓溶解。

【临床应用】

1. 支气管哮喘：夏德军等自拟定喘胶囊在控制哮喘夜间发作方面有较好的作用。王烈等运用全蝎等药物配伍治疗小儿哮喘疗效显著，实验证明其可以止咳、平喘，且有抗炎作用。

2. 慢性阻塞性肺疾病急加重期：杨宝江应用苏子降气汤加全蝎、地龙加减治疗痰浊阻肺型慢性阻塞性肺疾病急性加重期患者，治疗后，观察组患者 FVC、FEV1、FEV1/FVC 均高于对照组，表明苏子降气汤加全蝎、地龙可有效改善患者病情。

四、蜈蚣

【来源】《神农本草经》。

【性味归经】辛，温，有毒。归肝经。

【功能主治】搜风解痉，攻毒散结，通络止痛。主治痉挛抽搐、中风偏瘫、手足麻木、疮痒肿毒、风湿顽痹等。

【用法用量】水煎服，3～5g。

【药论】

1.《本草求真》："蜈蚣本属毒物……性善走窜，故瘟疫鬼怪得此则疗。又其味辛，辛则能以散风，凡小儿惊痫风搐、脐风噤口，得此入肝则治……又其性温，温则能以疗结，故凡瘀血堕胎，心腹寒热结聚，得此则祛。"

2.《医学衷中参西录》："蜈蚣，走窜之力最速，内而脏腑，外而经络，凡气血凝聚之处皆能开之……性尤善搜风，内治肝风萌动、癫痫眩晕、抽掣瘛疭、小儿脐风；外治经络中风、口眼歪斜、手足麻木。"

【传统应用】

1. 治小儿急惊，以本品配丹砂、轻粉等分研末，汁下，如《太平圣惠方》万金散；若治破伤风角弓反张，即以本品为主药，配伍南星、防风等，如《医宗金鉴》蜈蚣星风散。经适当配伍，本品亦可用于癫痫、风中经络、口眼歪斜等证。

2. 治风湿痹痛、游走不定、痛势剧烈，常和全蝎配伍防风、独活、威灵仙等祛风、除湿、通络药物同用。

3. 治顽固性头痛或偏正头痛，多与天麻、川芎、白僵蚕等同用；若与全蝎相配组成止痉散，对顽固性头痛有良好的止痛作用。

【药理作用】

1. 抗肿瘤作用：曾红等从少棘蜈蚣中提取出 8 种抗肿瘤活性成分，对人肺癌、结肠癌、肾癌、肝癌和卵巢癌细胞的生长都有一定的抑制作用。

2. 抗炎作用：刘端勇等证实蜈蚣提取液的抗炎机制与上调机体内外周 $CD4^+$ 等细胞表达水平，重建机体免疫功能有关。

【临床应用】

1. 肺癌：彭平亚通过回顾性研究，统计分析虫类中药全蝎、蜈蚣、壁虎在肺癌住院患者中的应用情况。动物实验结果显示，全蝎、蜈蚣、壁虎能抑制小鼠 Lewis 肺癌的生长。

2. 间质性肺病：石朝民研究发现，西药治疗加含蜈蚣的自制方剂“达络肺仙饮”，其治疗效果优于纯西药治疗。

五、僵蚕

【来源】《神农本草经》。

【性味归经】味辛、咸，性平。归肝、肺、胃经。

【功能主治】息风止痉，祛风止痛，化痰散结。用于肝风夹痰，惊痫抽搐，小儿急惊风，破伤风，中风口㖞，风热头痛，目赤咽痛，风疹瘙痒，发颐痄腮。

【用法用量】内服：煎汤，3～10g；研末，1～3g；或入丸、散。外用：适量，煎水洗；研末撒或调敷。

【药论】

1.《本草求真》：“僵蚕，祛风散寒，燥湿化痰，温行血脉之品。故书载能入肝，兼入肺胃，以治中风失音，头风齿痛，喉痹咽肿，是皆风寒内入，结而为痰……合姜汤调下以吐，假其辛热之力，以除风痰之害耳。”

2.《本草图经》：“治中风，急喉痹，捣筛细末，生姜自然汁调灌之。”

3.《本草纲目》：“散风痰结核，瘰疬，头风，风虫齿痛，皮肤风疮，丹毒作痒，痰疟癥结，妇人乳汁不通，崩中下血，小儿疳蚀鳞体，一切金疮，疔肿风痔。”

4.《玉楸药解》：“活络通经，驱风开痹……治……头痛胸痹，口噤牙疼，瘾疹风瘙……烧研酒服，能溃痈破顶，又治血淋崩中。”

【传统应用】僵蚕配伍诸药有息风止痉、祛风止痛的功效，如《丹溪心法》清神散。

【药理作用】

1. 抗炎作用：吴刚发现，白僵菌素在抗嗜酸性粒细胞相关炎症中也具有药理活性。有研究表明，僵蚕水提液可能通过调节机体白介素 -4 和干扰素 -γ 的水平，调节 Th1/Th2 平衡以控制哮喘发作。

2. 抑菌作用：柴卫利等发现，僵蚕醇提物对枯草芽孢杆菌、肺炎克雷伯菌、肺炎链球菌和肠炎沙门菌等均有抑制活性的作用。项林平等通过超声波提取，发现体积分数 95% 的僵蚕乙醇提取物具有显著抑菌作用。

3. 抗凝作用：彭延古等研究表明，僵蚕中的多肽或氨基酸成分具有一定的抗凝作用，通过降低内、外源凝血系统因子的活性，增加纤溶系统活性，进而防止血栓的形成。黄海英等研究发现，僵蚕粗提液在强酸、强碱、长时间高温煮沸及反复冻融等强烈条件下，抗凝活性不降低，提示其抗凝活性的稳定性。

【临床应用】

1. 支气管哮喘：陈英芳等用哮平方（黄芪、黄精、白术、当归、白果、莪术、僵蚕、陈皮等）联合孟鲁司特钠防治哮喘 50 例。结果显示，治疗组总有效率为 86.0%，对照组为 67.4%，哮平方可明显改善患儿临床症状，减少哮喘发作次数的作用。

2. 咳嗽变异性哮喘：王振兵采用三拗汤合止嗽散加减（僵蚕、炙麻黄、炙杏仁、炙紫菀、桔梗、白前、荆芥穗、炙百部、陈皮、炙枇杷叶、黄芩、地龙、辛夷、蝉蜕、甘草等）治疗小儿咳嗽变异性哮喘 60 例，结果显示：治疗组治愈 17 例，显效 26 例，有效 13 例，总有效率为 93.3%；对照组治愈 12 例，显效 19 例，有效 12 例，总有效率为 71.7%。

第八节　开窍固脱

开窍固脱常用于气络元气虚而外脱、阳气虚而致亡阳证或络气郁闭而致神昏窍闭之证。开窍固脱药用于肺络病变，常用于“孙络 – 玄府”闭塞引起肺换气转血功能失常所致的喘脱，或热毒闭塞“孙络 – 玄府”引起的窍闭神昏。常用药包括醒脑开窍类如牛黄、麝香、冰片、苏合香等，敛气固脱类如山萸肉；另外，附子大量应用回阳救逆，少量应用“少火生气”温阳煦络。

一、牛黄

【来源】《神农本草经》。

【性味归经】凉、苦。归肝、心经。

【功能主治】醒脑开窍，清心利胆，凉肝息风，化痰镇惊。用于热病神昏，中风痰迷，惊痫抽搐，癫痫发狂，咽喉肿痛，口舌生疮，痈肿疔疮。

【用法用量】入丸、散剂，每次 0.2～0.5g。外用适量，研细末敷患处。

【药论】

1.《本草从新》：“清心解热，利痰凉惊，通窍辟邪。治中风入脏，惊痫口噤，小儿胎毒、痰热诸病。”

2.《日华子诸家本草》：“疗中风失音，口噤，妇人血噤，惊悸，天行时疾，健忘虚乏。”

3.《备急千金要方》：“益肝胆，除热，定精神，止惊，辟恶气，除小儿百病。”

【传统应用】

1. 治温病热盛火炽、热极生风之高热、烦躁、神昏、谵语、痉挛抽搐等症，常与黄连、栀子、朱砂等药同用，如《景岳全书》万氏牛黄清心丸；治小儿急惊风之高热、神昏、痉厥抽搐等症，每与朱砂、蝎尾、钩藤等配伍，如《证治准绳》牛黄散。

2. 治温热病热陷心包、中风、小儿急惊等痰热阻闭心窍所致神昏谵语、壮热烦躁、口噤舌謇、面红气粗、痰涎窒塞等症，如《温病条辨》安宫牛黄丸、《太平惠民和剂局方》至宝丹，均以本品配伍麝香、冰片、朱砂等开窍醒神、清热解毒之品。

3. 治热毒蕴结之疖肿、疮疡、痈疽等患，每与其他清热解毒药配合应用。如《保婴撮要》牛黄解毒丸，以牛黄与金银花、草河车、甘草同用，治疗胎毒疮疖及一切疮疡；治热毒壅盛、郁结之乳岩、痰核、流注、瘰疬、恶疮等证，每与麝香、乳香、没药同用，以解毒消肿、活血散结，如《外科全生集》犀黄丸。

【药理作用】

1. 解热作用：徐迪发现，牛黄凝胶剂辅助治疗小儿外感发热（风热犯表证）的临床疗效确切，其退热速度快于物理降温，并能减少退热药物的使用。邓玉萍发现，体外培育牛黄联合西药对小儿急性化脓性扁桃体炎疗效显著，发热消退时间明显缩短。程丽丹等观察体外培育牛黄联合利巴韦林治疗急性上呼吸道感染的效果，发现治疗组退热时间明显短于对照组。

2. 镇咳、祛痰作用：牛黄及其代用品具有镇咳和祛痰作用，胆汁酸可能是发挥镇咳和祛痰作用的有效成分。浓氨水引咳法显示，结合胆汁酸镇咳作用明显。小鼠酚红法实验发现，牛黄及其代用品有明显祛痰作用，猪胆酸和去氧胆酸可能是祛痰作用的有效成分。牛磺结合胆汁酸可直接扩张支气管，对毛果芸香碱、乙酰胆碱、组胺引起的气管平滑肌痉挛具有解痉作用。

3. 抗炎作用：刘成德发现，牛黄不仅对炎症的各个阶段均有显著的抑制作用，并且其水溶液以 100mg/kg 灌胃，可提高小鼠腹腔巨噬细胞吞噬功能。

【临床应用】

1. 新型冠状病毒感染：张静等对诊断为营血分证并有发热症状者研究发现，营血分证后用药组发生重症的风险是营血分证前用药组的 9.308 倍，提示安宫牛黄丸早期干预新型冠状病毒感染可能降低疾病转重症的风险。

2. 急喉痹：王殿一等对急喉痹肺胃实热证患者研究发现，牛黄利咽丸治疗后的愈显率为 91.7%（55/60），有效率为 98.3%（59/60）；而未服用牛黄利咽丸的对照组的愈显率为 65%（13/20），有效率为 90%（18/20），提示牛黄利咽丸能够安全有效地治疗急喉痹肺胃实热证。

二、麝香

【来源】《神农本草经》。

【性味归经】辛，温。入心、脾、肝经。

【功能主治】辛香开窍，辟秽通络，散瘀止痛。用于热病神昏，中风痰厥，气郁暴厥，中恶昏迷，癥瘕，胸痹心痛，心腹暴痛，跌仆伤痛，痹痛麻木，痈肿瘰病，咽喉肿痛。

【用法用量】内服：入丸、散，0.03～0.1g。外用：吹喉、搐鼻、点眼、调涂或入膏药中敷贴。

【药论】

1.《东医宝鉴》："麝香，通关透窍，上达肌肤，内入骨髓，与龙脑相同，而香窜又过之。"

2.《本草纲目》："麝香走窜，能通诸窍之不利，开经络之壅遏，若诸风、诸气、诸血、诸痛、诸痫、癥瘕诸病，经络壅闭，孔窍不利者，安得不用为引导以开之通之耶？"

3.《神农本草经疏》："其香芳烈，为通关利窍之上药……辛香走窜，自内达外，则毫毛骨节俱开，邪从此而出……今人又用以治中风、中气、中恶、痰厥、猝仆……皆取其通窍开经络、透肌骨之功耳。"

【传统应用】

1.治温热病邪陷心包，中风痰厥、热痰蒙闭心窍所致的高热烦躁、神昏谵语及中暑，常用麝香配伍牛黄、冰片、朱砂等组成凉开之剂，如《太平惠民和剂局方》至宝丹、《温病条辨》安宫牛黄丸；若热盛动风，兼见抽搐痉厥者，常以本品与羚羊角、朱砂、石膏等合用，如《千金翼方》紫雪丹；若突然昏倒，牙关紧闭，证属寒湿、痰浊或气郁阻闭气机，蒙闭神明所致者，常以本品配伍苏合香、安息香等，如《太平惠民和剂局方》苏合香丸。

2.治癥瘕痞块等血瘀重证，可与水蛭、虻虫、三棱等破血逐瘀之品配伍，如《温病条辨》化癥回生丹。本品又为治心腹暴痛之佳品，如《圣济总录》治厥心痛的麝香汤。本品香窜，能开通经络之壅遏，故又常用于风寒湿邪侵袭人体、闭阻经络引发的痹证，临床常与独活、威灵仙、桑寄生、防己等祛风湿药配伍应用。

3.治疮疡肿毒，常与雄黄、乳香、没药同用，即《外科全生集》醒消丸；也可与牛黄、乳香、没药配伍，即《外科全生集》牛黄醒消丸。治瘰疬痰核，常与五灵脂、木鳖子、地龙等配伍，如《外科全生集》小金丹。

4.治偏正头痛，久病入络，日久不愈者，常与活血祛瘀药赤芍、川芎、桃仁等合用，如《医林改错》通窍活血汤。

【药理作用】

1.退热、止咳平喘作用：杨娜将麝香通心滴丸与哌拉西林钠他唑巴坦钠联用，治疗老年冠心病心绞痛合并肺内感染，结果发现，患者的退热时间、肺部啰音消失时间均短于单纯使用哌拉西林钠他唑巴坦钠，总有效率高达96.88%。陈月宁使用麝香追风膏贴敷治疗咳嗽患者，发现其治疗总有效率为94%，不良反应发生率仅为2.66%。另有学者将麝香酊结合冬病夏治膏（甘遂、延胡索、细辛、白芥子、白芷、肉桂）穴位贴敷来治疗支气管哮喘患者，结果发现，支气管哮喘患者的发作次数明显减少。

2.抗肿瘤作用：卢鹏等发现，麝香酮可抑制肺癌A549/DDP耐药细胞增殖，和多药耐药相关蛋白 1（MRP-1）、P- 糖蛋白（P-gp）以及通路蛋白 NF-κB 的表达水平呈现剂量依赖性；在小鼠体内，麝香酮还能抑制肿瘤生长，其机制可能是通过调节 NF-κB 通路发挥作用的。

【临床应用】

1. 慢性心力衰竭合并慢性阻塞性肺疾病：陈家显等应用麝香保心丸联合伊伐布雷定治疗慢性心力衰竭合并慢性阻塞性肺疾病患者。结果表明，麝香保心丸联合伊伐布雷定对慢性心力衰竭合并慢性阻塞性肺疾病具有较好的临床疗效，可显著改善患者的心肺功能，降低血清 NT-proBNP 及炎症因子水平。

2. 慢性肺源性心脏病：钱会等应用麝香保心丸联合酚妥拉明治疗慢性肺源性心脏病急性加重期患者。结果表明，麝香保心丸联合酚妥拉明治疗慢性肺源性心脏病急性加重期的整体疗效显著，有利于纠正患者体内缺氧和二氧化碳潴留，改善血液高凝状态，保护心肺功能。

三、冰片

【来源】《新修本草》。

【性味归经】辛、苦，性凉。归心、肺、脾经。

【功能主治】辛香通络，通窍止痛，清热解毒，散火去翳。用于热病神昏、惊厥，中风痰厥，气郁暴厥，中恶昏迷，胸痹心痛，目赤，口疮，咽喉肿痛，耳道流脓。

【用法用量】内服：入丸、散，0.01～0.3g。外用：研末撒或调敷。

【药论】

1.《本草纲目》："其气先入肺，传于心脾，能走能散，使壅塞通利，则经络条达。"

2.《神农本草经疏》："性善走窜开窍，无往不达。"

【传统应用】治神昏痉厥、中风痰厥、气郁暴厥，中恶昏迷等证，若属热闭者，则与牛黄、麝香、郁金等配伍，如《温病条辨》安宫牛黄丸及《太平惠民和剂局方》至宝丹；治疗证属寒闭者，常与苏合香、安息香、丁香等温开药及散寒理气之品配伍，如《太平惠民和剂局方》苏合香丸。

【药理作用】

1. 抗菌作用：曲柏超在研究冰片的药理作用时发现，冰片对金黄色葡萄球菌、乙型溶血性链球菌、草绿色链球菌、肺炎链球菌和大肠杆菌等均有明显抗菌作用，且抗菌作用相似，低浓度抑菌，高浓度杀菌。

2. 抗血栓形成：Li 等研究发现，冰片可以抑制静脉血栓形成，且其具有浓度依赖性。冰片可以有效延长凝血酶时间（TT）和凝血酶原时间（PT），但是并没有表现出任何的纤溶活性。杨蕾等利用三氯化铁诱导实验大鼠形成动脉血栓，观察冰片对其的抑制作用，结果发现，冰片具有良好的抗血栓作用。

【临床应用】

1. 慢性气管炎：刘磊刚将 4g 冰片加入相同剂量的凡士林中，贴敷膻中穴，对 140 例患者进行治疗，其中痊愈 20 例，显效 50 例，好转 55 例，无效 15 例。提示冰片治疗慢性气管炎，不仅平喘效果好，同时还能达到镇咳与祛痰的效果。

2. 慢性鼻腔炎：刘磊刚选取适量冰片溶液滴入鼻中，对 20 多例患者进行治疗，结果显示，其在临床上治疗慢性单纯性鼻炎时效果比较好，治疗慢性肥厚性鼻炎也可取得一定效果，但对于萎缩性的鼻炎只能起到改善症状的作用。

四、苏合香

【来源】《名医别录》。

【性味归经】辛、微甘、苦，温。归心、脾经。

【功能主治】开窍辟秽，开郁豁痰，行气止痛。用于中风痰厥，猝然昏倒，胸痹心痛，胸腹冷痛，惊痫。

【用法用量】内服：0.3～1g，入丸、散；或泡汤。外用：溶于乙醇或制成软膏、搽剂涂敷。

【药论】

1.《本草纲目》："苏合香气窜，能通诸窍脏腑，故其功能辟一切不正之气。"

2.《本经逢原》："苏合香，聚诸香之气而成……能透诸窍脏，辟一切不正之气，凡痰积气厥，必先以此开导，治痰以理气为本也。凡山岚瘴湿之气，袭于经络，拘急弛缓不均者，非此不能除。"

3.《得配本草》："入足太阴经，性暖气窜，通经达窍。"

4.《本草便读》："其香烈较诸香为甚，性温无毒，入心脾二经，开窍搜邪，凡一切中风中痰中气属邪陷内闭者，皆可用此开之。"

【传统应用】

1. 治中风寒闭，中恶客忤，神志昏迷等，白术、青木香、乌犀屑、香附子、朱砂、诃子、白檀香、安息香、沉香、麝香（研）、丁香、荜茇各二两，龙脑（研）、苏合香油各一两，熏陆香一两。(《太平惠民和剂局方》苏合香丸）

2. 治大腹水病，真苏合香、水银、白粉等份。(《肘后备急方》利水汤）

【药理作用】

1. 抑菌、抗炎作用：苏合香有较弱的抗菌作用，可用于各种呼吸道感染。本药有刺激性祛痰作用，可用于局部以缓解炎症。研究表明，桂皮酸作为苏合香有效成分之一，具有抗菌、防腐、利胆、止泻及升高白细胞计数等作用。

2. 抗血栓作用：苏合香能使兔血栓形成长度缩短、重量减轻，提高血小板内 cAMP 含量。体内外实验表明，苏合香还能明显延长血浆复钙时间、凝血酶原时间、白陶土部分凝血活酶时间，降低纤维蛋白原含量和促进纤溶酶活性。

【临床应用】

1. 过敏性鼻炎：梅金喜通过研究发现，因感受风寒之邪或秽浊之气而致肺气不宣，寒邪内闭引发的过敏性鼻炎，用苏合香丸内服温通化浊开窍，均获得良效，有效率达100%。

2. 新型冠状病毒感染：刘清泉等研究发现，苏合香丸对新型冠状病毒感染患者的头痛、胸痛及四肢酸痛有一定的疗效，并且能抑制新型冠状病毒感染患者的炎症反应，安全性良好。

五、山萸肉

【来源】《神农本草经》。

【性味归经】酸、涩，微温。归肝、肾经。

【功能主治】补益肝肾，敛气涩精固脱。用于眩晕耳鸣、腰膝酸痛、大汗虚脱、内热消渴。

【用法用量】煎服，5～10g，急救固脱 20～30g。

【药论】

1.《本草纲目》："强阴益精，安五脏，通九窍，止小便利。久服，明目强力长年。治脑骨痛，疗耳鸣，补肾气，兴阳道，坚阴茎，添精髓，止老人尿不节。"

2.《医学衷中参西录》："山萸肉味酸性温，大能收敛元气，振作精神，固涩滑脱。因得木气最厚，收涩之中兼具调畅之性，故又通利九窍，流通血脉，治肝虚自汗，肝虚胁疼腰疼，肝虚内风萌动，且敛正气而不敛邪气，与其他酸敛之药不同，是以《本经》谓其逐寒湿痹也。"

【传统应用】

治大汗欲脱或久病虚脱者，常与人参、附子、龙骨等同用，如《医学衷中参西录》来复汤。

【药理作用】

1. 抗炎镇痛作用：山茱萸总苷可抑制大鼠血浆中前列腺素 E-2（PGE-2）的产生，从而抑制 PGE-2 的致炎、致痛作用。

2. 免疫调节作用：杨东旭等研究发现，山茱萸多糖可以使环磷酰胺腹腔注射造成白细胞减少症小鼠的白细胞计数明显升高，这证实山茱萸多糖在免疫调节方面的重要作用。

【临床应用】

特发性肺纤维化：张宁应用熟地锁阳方（熟地黄 30g，锁阳 20g，山萸肉 20g，人参 20g，当归 10g，怀牛膝 30g，麦冬 20g，醋五味子 10g）治疗特发性肺纤维化。结果显示，熟地锁阳方可减轻患者咳嗽、呼吸困难等临床症状，改善其肺功能及生活质量，提高患者的活动耐力，增加机体携氧量。

第九节　散结通络

散结通络是基于“络息成积”的病机认识首次提出的治法。《素问·至真要大论》云：“坚者削之，客者除之……结者散之，留者攻之。”据此提出散结通络药应用于纤维化及恶性肿瘤治疗。肺络病络息成积即《难经》所载五脏之积的肺积，为肺之络脉病变基础上继发产生的脏腑组织积聚成形，包括了肺间质纤维化、肺小结节和肺癌，常用药物有山慈菇、三棱、莪术等。

一、山慈菇

【来源】《本草拾遗》。

【性味归经】甘、微辛，凉。归肝、脾经。

【功能主治】消痈散结，清热解毒。用于痈肿疔毒，瘰疬痰核，蛇虫咬伤，癥瘕痞块。

【用法用量】煎汤，3～9g。外用适量。

【药论】

1.《本草拾遗》：“主痈肿疮瘘，瘰疬结核等，醋磨敷之。”

2.《本草纲目》：“主疔肿，攻毒破皮。解诸毒蛊毒，蛇虫、狂犬伤。”

3.《本草新编》：“玉枢丹中为君，可治怪病。大约怪病多起于痰，山慈菇正消痰之圣药，治痰而怪病可自除也。或疑山慈菇非消痰之药，乃散毒之药也。不知毒之未成者为痰，而痰之已结者为毒，是痰与毒，正未可二视之也。”

4.《本草再新》：“治烦热痰火，疮疔痧痘，瘰疬结核。杀诸虫毒。”

【传统应用】

治痈疽疔毒、瘰疬痰核者，常与雄黄、朱砂、麝香等解毒疗疮药合用，治疗痈疽发背、疔疮肿毒、瘰疬痰核、蛇虫咬伤，如《百一选方》紫金锭，内服外用均可。

【药理作用】

1. 抗肿瘤作用：中药山慈菇为兰科植物杜鹃兰、独蒜兰和云南独蒜兰的干燥假鳞茎。现代药理学研究表明，山慈菇具有显著抗肿瘤作用。夏文斌等从杜鹃兰假鳞茎乙醇提取物中分离出一种二聚菲衍生物 cirrhopetalanthrin，其对人结肠癌、肝癌、胃癌、肺癌、乳腺癌和卵巢癌的癌细胞表现出非选择性中等强度的细胞毒活性。阮小丽等研究发现，山慈菇通用药材杜鹃兰及老鸦瓣对小鼠 Lewis 肺癌有显著抑制作用。

2. 抗菌作用：阮小丽等研究发现，山慈菇通用药材杜鹃兰具有显著抑菌作用。孙红祥研究发现，杜鹃兰的最低抑制浓度为 6.25～25mg/mL，在 25mg/mL 的浓度下，山慈菇对所有受试菌株均有抗菌活性。

3. 调节免疫作用：姜爽等发现，山慈菇多糖具有免疫调节作用，增加淋巴细胞增殖能力与巨噬活性，并且可通过提高 $CD4^+/CD8^+$ 比值及 IL–2、TNF–α、IFN–γ 水平来抑制肿瘤细胞增长。

【临床应用】

1. 晚期非小细胞肺癌：肖开在对照组单纯靶向药物治疗基础上联合中药山慈菇辅助治疗晚期非小细胞肺癌，研究发现，观察组的总体有效率、卡氏功能状态评分均明显高于对照组，说明联合山慈菇辅助治疗可以促进患者身体功能状态提升，具有较高的临床缓解率和一定的安全性。

2. 恶性肿瘤：采用清热解毒、软坚散结、活血止痛法则，选用麝香、人工牛黄、乳香、没药、三七粉、山慈菇等制成的加味犀黄胶囊，治疗常见中晚期恶性肿瘤 157 例，取得良好临床疗效。

二、三棱

【来源】《本草拾遗》。

【性味归经】辛、苦、平。归肝、脾经。

【功能主治】破血，行气，消积，止痛。用于癥瘕痞块，痛经，瘀血经闭，胸痹心痛，食积胀痛。

【用法用量】内服：煎汤，5～10g；或入丸、散。

【药论】

1.《本草纲目》："三棱能破气散结，故能治诸病，其功可近于香附而力峻，故难久服。"

2.《神农本草经疏》："京三棱，从血药则治血，从气药则治气，老癖癥瘕积聚结块，未有不由血瘀、气结、食停所致，苦能泄而辛能散，甘能和而入脾，血属阴而有形，此所以能治一切凝结停滞有形之坚积也。"

3.《医学衷中参西录》："三棱气味俱淡，微有辛意；莪术味微苦，气微香，亦微有辛意，性皆微温，为化瘀血之要药……若细核二药之区别，化血之力三棱优于莪术，理气之力莪术优于三棱。"

【传统应用】

1. 治癥瘕，三棱草（切）一石，以水五石，煮取一石，去渣，更煎取三斗，于铜器中重釜煎如稠糖，出，纳密器中，旦以酒一盏服一匕，日二服，每服常令酒气相续。(《千金翼方》三棱草煎)

2. 治五积六聚，七癥八瘕，破一切血，下一切气，大黄（煨）、硼砂、三棱（煨热、切）、干漆（炒烟尽）、巴豆（去皮、油）各一两。上为末，醋煮糊为丸，如绿豆大，每服三丸，或五丸、七丸，量人虚实加减服，空心米汤下。(《医学切问》三棱丸)

【药理作用】

1. 抗肿瘤作用：JAK/STAT 信号通路是在肿瘤中起着重要作用的核心通路，相关结果显示，高剂量莪术醇可以通过抑制 JAK1/STAT3 信号通路的激活来诱导肺癌细胞的凋亡，其降低人肺癌 A549、H1299 细胞中磷酸化酪氨酸蛋白激酶 -1 和磷酸化信号传导激活转录因子 -3 蛋白水平的效果与顺铂相当。

2. 抗肺纤维化：邱颂平等观察破血化瘀药三棱、莪术对肺纤维化大鼠模型的肺形态学及羟脯氨酸（HYP）的影响。结果发现，给药组肺组织炎性细胞浸润减轻，成纤维细胞明显较少，高剂量组 HYP 量显著降低。

3. 抗凝作用：目前有研究表明，三棱内酯 B 具有抗凝、抑制血小板聚集作用。Kim 等研究发现，三棱内酯 B 可以减少血栓形成的时间、数量、大小和血栓栓塞小鼠模型的相关死亡率。

【临床应用】

恶性肿瘤：苗其云采用三棱、莪术、水蛭三味中草药治疗 56 例中晚期恶性肿瘤患者，结果发现其临床效果显著，提示三棱、莪术、水蛭三味中草药可广泛应用于中晚期恶性肿瘤患者，能有效治疗血小板增多。

三、莪术

【来源】《药性论》。

【性味归经】辛、苦、温。归肝、脾经

【功能主治】散结通络，破血行气。用于癥瘕痞块，瘀血经闭，胸痹心痛，食积胀痛。

【用法用量】内服：煎汤，6～9g，或入丸、散。

【药论】

1.《药性论》：“治女子血气心痛，破痃癖冷气。”

2.《日华子诸家本草》：“治一切血气，开胃消食，通月经，消瘀血，止扑损痛，下血及内损恶血等。”

3.《神农本草经疏》：“蓬莪术行气破血散结，是其功能之所长。”

【传统应用】

1. 治瘀阻日久而成之癥瘕痞块，常与削坚消癥之品同用，如《寿世保元》莪术散，即以本品配三棱、当归、香附等，治经闭腹痛，腹中有块；治胁下痞块，或久疟成母，可与丹参、三棱、鳖甲、柴胡等同用。

2. 治胸痹心痛，可配川芎、丹参等同用；若体虚而瘀血久留不去者，可配黄芪、党参等药以消补兼施。

3. 治跌打损伤之瘀血肿痛，常与其他祛瘀疗伤之品同用，如《救伤秘旨》十三味总方，以此配三棱、当归、苏木、骨碎补等，用酒煎服。

【药理作用】

1. 抗肿瘤作用：王风云等制备莪术醇固体脂质纳米粒，通过体外抗肿瘤实验发现，莪术醇及其固体脂质纳米粒对人宫颈癌上皮细胞（Caski 细胞）生长的抑制具有时效和量效关系，后者抑制效果更强。

2. 抗病毒作用：王晓群等在中医药治疗新型冠状病毒感染中发现，莪术油注射液能够有效抑制流感病毒及新型冠状病毒。章雄军等通过莪术油注射液治疗流行性感冒患者发现，莪术挥发油能够缩短咳嗽时间，缓解咽喉肿痛症状，其总有效率为 97%，高于对照组痰热清注射液的总有效率 85%。

3. 改善急性肺损伤：张国立等在使用莪术油粉雾剂（ZDPIs）和莪术醇粉雾剂（CDPIs）经气管给药治疗急性肺损伤的比较研究中，发现两者均能减少 ALI 大鼠肺组织出血，并且显著降低肺组织中炎症因子（TNFα、IL–6 和总蛋白）的含量（$P<0.001$）。

4. 抗血栓作用：宗春晓等基于网络药理学探讨三棱 – 莪术药对治疗子宫内膜异位症的作用，发现莪术挥发油能够抗凝血，防止血栓形成。张季等研究发现，莪术油及其 β– 环糊精包合物能够影响急性血瘀证大鼠的血液流变，改善红细胞聚集及变形的能力，降低全血黏稠度，进而改善其凝血功能。

【临床应用】

流行性感冒：章雄军应用莪术油注射液治疗 65 例流行性感冒患者，结果显示，莪术油注射液组治疗的总有效率为 97%，显著高于痰热清注射液组的 85%，两组比较，差异有统计学意义（$P<0.05$）；莪术油注射液组体温恢复正常时间、咳嗽缓解时间、咽喉肿痛缓解时间均显著短于痰热清注射液组，两组比较，差异有统计学意义（$P<0.05$）。

第九章

肺络病代表方剂

方剂是中医理法方药辨证论治体系的组成部分。方指医方，《隋书》说：“医方者，所以除疾疢保性命之术者也。”剂，古作齐，指调剂，《汉书》说：“调百药齐和之所宜。”《神农本草经》言：“药有单行者，有相须者，有相使者，有相畏者，有相恶者，有相反者，有相杀者，凡此七情，合和视之。”方剂是基于中医辨证理论指导下将若干药物有序配伍组成发挥和合取效的方药。所谓“方从法出，法随证立”，清代徐大椿在《医学源流论》中说：“方之与药，似合而实离也。得天地之气，成一物之性，各有功能，可以变易血气，以除疾病，此药之力也。然草木之性，与人殊体，入人肠胃，何以能如人之所欲，以致其效？圣人为之制方，以调剂之，或用以专攻，或用以兼治，或相辅者，或相反者，或相用者，或相制者。故方之既成，能使药各全其性，亦能使药各失其性。操纵之法，有大权焉，此方之妙也。”

肺之气络、气道、血（脉）络之间相互协作，共同完成肺主气司呼吸，朝百脉，通过宣发肃降通调水道，发挥治理调节等主要生理功能。无论外感六淫或疫疠之气、内伤七情还是饮食居处等因素导致的肺系疾病，均体现了肺之“气络－气道－血（脉）络”的传变规律。提出肺络病变遵循“气络－气道－血（脉）络”的规律传变，同时强调了各种致病因素及其继发病理产物作用下，气络、气道、血（脉）络损伤的一定阶段内各有侧重，相互之间又发生着交互影响的内在机制。本章撷取历代治疗肺系疾病的代表方药，基于肺之“气络－气道－血（脉）络”传变规律的连续性、病理损伤的交互性、病变状态的复杂性，对历代代表方药进行了重要阐释，同时列举了基于 20 年系统构建肺络病证治体系的过程中，针对呼吸系统传染性、感染性及重大慢病研发的创新中药，旨在历史经验的基础上传承精华、守正创新，以发挥肺络病证治体系的理论与临床指导作用，更好应对当前面临的呼吸系统疾病的重大挑战。

第一节　肺络病变传统治疗方药

一、麻黄汤

【来源】《伤寒论》。

【组成】麻黄（去节）三两，桂枝（去皮）二两，甘草（炙）一两，杏仁（汤去皮尖）七十个。

【用法】上四味，以水九升，先煮麻黄，减二升，去上沫，内诸药，煮取二升半，去滓，温服八合，复取微似汗，不须啜粥，余如桂枝法将息。

【功用】发汗解表，宣肺平喘。

【主治】外感风寒表实证。恶寒发热，头身疼痛，无汗而喘，舌苔薄白，脉浮紧。

【方论】该方为治疗太阳伤寒表实证的代表方剂，也是针对肺之气络中络气郁滞证的代表方剂。《灵枢·本脏》曰："卫气者，所以温分肉，充皮肤，肥腠理，司开阖者也。"指出了气络中运行的卫气敷布于皮表肌腠阳络，通过"输精于皮毛"使其成为御邪的第一道屏障，除皮肤肌表外，凡与抵御外邪相关的口鼻、咽喉等部位均为肺之气络中卫气敷布之所。近代名医张锡纯认为，胸中大气与营卫息息相通，阐述太阳伤寒乃营卫为外寒所束不得宣发畅达，大气内郁，遂膨胀上逆内冲而致咳喘，病机实质为卫气郁滞。方中麻黄为君药，也是仲景宣肺发表解表以改善卫气郁滞状态的核心药物，通过麻黄宣发卫气、开泄腠理达到祛邪的目的，《张山雷医集》言："麻黄轻清上浮，专疏肺郁，宣泄气机……虽曰解表，实为开肺，虽曰散寒，实为泄邪，风寒固得之而外散，即温热亦无不赖之以宣通。"臣以辛温通阳助解肌发表，杏仁肃降肺气，佐麻黄寓升于降，以复肺气宣降之权。肺之气络络气郁滞证不仅见于外邪伤于皮肤阳络，脏腑肌腠阴络亦存在络气郁滞的病机变化。刘河间针对脏腑玄府闭塞不通提出了开发郁结、宣通气液的治法，麻黄汤的组方要义为治疗包括肺之气络络气郁滞证在内的各种肺系疾病提供了组方思路和重要借鉴。

【类方分析】

1. 大青龙汤（《伤寒论》）：麻黄六两（去节），桂枝二两，甘草二两（炙），杏仁四十粒（去皮尖），石膏（如鸡子大，碎），生姜三两，大枣十二枚（擘）。上七味，以水九升，先煮麻黄，减二升，去上沫，内诸药，煮取三升，去滓，温服一升，取微似汗。汗出多者，温粉扑之。一服汗者，停后服。若复服，汗多亡阳，遂虚，恶风烦躁，不得眠也。功用：发汗解表，兼清里热。主治：外感风寒、内有郁热证，症见恶寒发热，头身疼痛，不汗出而烦躁，脉浮紧，即络气郁滞、阳郁化热而见烦躁者。亦用于溢饮，症见身体疼重，或四肢浮肿，恶寒身热，无汗，烦躁，脉浮紧，即络气郁滞，肺之宣发失常，津液聚于皮表阳络之水肿。

2. 麻杏石甘汤（《伤寒论》）：麻黄四两（去节），杏仁五十个（去皮尖），甘草二两（炙），石膏半斤（碎，绵裹）。上四味，以水七升，煮麻黄，减二升，去上沫，内诸药，煮取二升，去滓。温服一升（现代用法：水煎服）。功用：辛凉疏表，清肺平喘。主治：外感风邪，邪热壅肺证。身热不解，有汗或无汗，咳逆气急，甚则鼻扇，口渴，舌苔薄白或黄，脉浮而数。

3. 越婢汤（《金匮要略》）：麻黄六两，石膏半斤，生姜三两，甘草二两，大枣十五枚。上五味，以水六升，先煮麻黄，去上沫，内诸药，煮取三升，分温三服。功用：发汗行水。主治：风水夹热证。症见恶风，一身悉肿，脉浮不渴，续自汗出，无大热者。若风水壅遏肌表，肌腠不畅，卫气郁热，见恶风、一身悉肿、口渴、脉浮者，以越婢汤以发汗利水，宣解郁热。

4. 麻黄加术汤（《金匮要略》）：麻黄三两（去节），桂枝二两（去皮），甘草一两（炙），杏仁七十个（去皮尖），白术四两。上五味，以水九升，先煮麻黄，减二升，去上沫，内诸药，煮取二升半，去滓，温服八合，覆取微似汗。功用：发汗解表，散寒祛湿。主治：风寒湿痹证。症见身体疼烦，无汗等。即寒湿在表，卫气郁遏所见身体疼痛剧烈。

5. 麻黄升麻汤（《伤寒论》）：麻黄二两半，升麻、当归各一两一分，知母、黄芩、葳蕤各十八铢，芍药、天冬、桂枝、茯苓、甘草、石膏、白术、干姜各六铢。上十四味，以水一斗，先煮麻黄一两沸，去上沫，内诸药，煮取三升，去滓，分三次温服，相去如炊三斗米顷令尽。汗出愈。功用：发越郁阳，清上温下。用于卫气郁滞化热郁肺，不能畅达于外而见“手足厥逆”，热灼肺络见“喉咽不利，唾脓血”者，麻黄升麻汤以麻黄配升麻宣发通畅郁滞之阳。

【药理研究】

1. 解热：陈光玮等发现，麻黄汤的有效组分可抑制发热大鼠致热因子 IL-6、IL-1β、TNF-α 的释放，降低体温升高幅度。朱秋双等发现，麻黄汤可降低发热大鼠的平均最大体温反应高度（△T）值。

2. 发汗：蒋灵芝等发现，麻黄汤具有拟肾上腺素样作用，发汗途径以中枢神经作用为主，可使大鼠后足跖部的汗液蒸发量明显增加，汗腺上皮细胞水泡扩大，数量增多，表明有促进体分泌的作用。刘国清等研究发现，麻黄汤可使小鼠腋窝皮肤的汗腺导管和腺体扩张，腺上皮胞质丰富，分泌旺盛而出现核下空泡，个别腺体可见分泌物。

3. 平喘：永刚等发现，麻黄汤可通过抑制过敏性哮喘小鼠模型肺组织中的 5- 脂质氧合酶激活蛋白（FLAP）、IL-4 基因表达水平，以及支气管肺泡灌洗液中白三烯 C4（LTC4）水平来发挥平喘作用。

4. 镇咳：杨正腾发现，服用麻黄汤能延长氨水刺激所致小鼠的咳嗽潜伏期，减少咳嗽次数。

【临床应用】

1. 上呼吸道感染：刘中友临床研究发现，麻黄汤治疗急性呼吸道感染并发全身炎症反应综合征患者的总有效率 100%，且缩短临床平均起效时间、痊愈时间，降低复发率、中医临床症状评分、白细胞计数和 CRP 以及细胞因子 IL-6 和 IL-8 水平。

2. 急性气管 - 支气管炎：胡冰选取 82 例急性气管 - 支气管炎患者作为研究对象，观察发现，加味麻黄汤治疗的总有效率明显更高，并发症发生率更低。

3. 急性喘息性支气管炎：高智星等研究结果显示，麻黄汤可缩短急性喘息性支气管炎患者的咳嗽、憋喘、湿啰音及喘鸣音消失时间及住院时间，降低咳嗽咳痰、喘息、哮鸣等症状积分，下调血清中超敏 CRP（hs-CRP）、去甲肾上腺素水平，改善肺功能。

二、桂枝汤

【来源】《伤寒论》。

【组成】桂枝（去皮）三两，芍药三两，甘草（炙）二两，生姜（切）三两，大枣（擘）十二枚。

【用法】上五味，㕮咀。以水七升，微火煮取三升，去滓，适寒温，服一升。服已须臾，啜热稀粥一升余，以助药力，温覆令一时许，遍身，微似有汗者益佳，不可令如水流漓，病必不除。若一服汗出病瘥，停后服，不必尽剂；若不汗，更服，依前法；又不汗，后服小促役其间，半日许，令三服尽；若病重者，一日一夜服，周时观之。服一剂尽，病证犹在者，更作服；若汗不出者，乃服至二三剂。禁生冷、黏滑、肉面、五辛、酒酪、臭恶等物。

【功用】解肌发表，调和营卫。

【主治】外感风寒表虚证。恶风发热，汗出头痛，鼻鸣干呕，苔白不渴，脉浮缓或浮弱。

【方论】本证亦称太阳中风，中者中于内，“中风”者言其邪深于肌腠，不同于“伤寒”正邪搏击于皮表，病位较浅。正是由于平素卫气虚滞，卫外之力不足，外邪袭人很容易由皮表深入到肌肉而发为“中风”之患。仲景以“阳浮而阴弱”的脉象特点概括风寒外袭卫阳虚滞的病机特点。阳浮而阴弱指脉浮于外而弱于内的形状，轻按浮，重按弱，阳浮为有热之症，阴虚是汗出之应；卫气虚滞，腠理疏松，虽无寒若不能御，虽无风常觉洒淅，发热如鸟之合羽样闷热，弥漫全身，合而不开。其啬啬然恶寒、淅淅然恶风、翕翕样发热，与伤寒卫气郁滞之壮热无汗、恶寒虽近衣被而不减、恶风虽处密室而仍畏有明显不同。近代名医张锡纯指出，桂枝汤所主太阳中风证实为卫气虚弱，不能护卫营分，风邪透卫入营，营分受损而汗出，推究卫气失于护卫，而本源于胸中大气虚损，亦进一步指出了太阳中风实为卫气虚滞的病机特点。辛能发散，温通卫阳，桂枝汤以桂枝、生姜之辛温治卫强；甘草、大枣之甘治营弱，芍药之苦以制桂、姜之辛，酸以助甘、枣以养液。桂枝汤作为调和营卫的代表方，不论有无外感，凡是具备营卫不和之证候特征者皆可用之。清代柯琴《伤寒附翼》言："此为仲景群方之魁，乃滋阴和阳，调和营卫，解肌发汗之总方也。凡头痛发热，恶风恶寒，其脉浮面弱、汗自出者，不拘何经，不论中风、伤寒、杂病，咸得用此。"桂枝汤为肺络病变络气虚滞证的治疗提供了方药与组方思路借鉴。

【类方分析】

1. 桂枝加厚朴杏子汤（《伤寒论》）：桂枝三两（去皮），芍药三两，生姜三两（切），甘草二两（炙），大枣十二枚（擘），厚朴二两（炙，去皮），杏仁五十枚（去皮尖）。上七味，以水七升，微火煮取三升，去滓。温服一升，覆取微似汗。功用：解肌发表，降气平喘。主治：宿有喘病，又感风寒。症见太阳病表未解，下之微喘者。该方以桂枝汤外解表寒，再加厚朴、杏子，肃降肺气。

2. 新加汤（《伤寒论》）：桂枝三两（去皮），芍药四两，甘草二两（炙），人参三两，生姜四两（切），大枣（擘）十二枚。上六味，以水一斗二升，煮取三升，去滓，温服一升。功用：益气养血，调和营卫。主治：发汗后，身疼痛，恶风，汗出，脉沉迟，或痹，或四肢拘挛、心下痞塞者。本方较桂枝汤重用芍药、生姜再加人参，用于络气虚滞较重者。

3. 桂枝加附子汤（《伤寒论》）：桂枝（去皮）、芍药、甘草（炙）、生姜（切）各三两，大枣十二枚（擘），附子一枚（炮，去皮，破八片）。以水七升，煮取三升，去滓，温服一升。功用：调和营卫，扶阳固表。主治：太阳病，发汗，遂漏不止，其人恶风，小便难，四肢微急，难以屈伸者。用于在络气虚滞基础上出现的络阳虚乏证。

4. 竹叶汤（《金匮要略》）：竹叶一把，葛根三两，防风、桔梗、桂枝、人参、甘草各一两，炮附子一枚，大枣十五枚，生姜五两。上十味，以水一斗，煮取二升半，分温三服，温复使汗出。功用：温阳益气，疏风解表。主治：产后中风，发热面赤，喘而头痛。方中重用竹叶以清解心胸烦热；兼以桂枝、防风、生姜发散风寒；加葛根以增强解肌祛风之力；甘草、桔梗利咽祛痰；附子温阳煦络，人参益气生津，大枣温阳益气、补虚达邪，为标本兼顾、寒温并用之剂，为后世在调和营卫基础上益气温阳、扶正解表提供了组方思路。

【药理研究】

1. 发汗：富杭育等研究发现，桂枝汤对正常大鼠有显著发汗作用；对汗腺分泌受抑制且感染流感病毒的小鼠有促进发汗的作用，并使汗腺分泌趋于正常；对于阿托品所致汗腺分泌抑制的大鼠模型，也能提高汗液的分泌功能；对安痛定诱发汗腺分泌亢进的大鼠模型，能降低其汗液的分泌，使之恢复正常。

2. 抗炎：马悦颖等研究发现，桂枝汤的有效成分桂皮醛能显著抑制腹腔毛细血管通透性的增高及二甲苯所致小鼠耳郭肿胀，说明桂皮醛具有良好的抗炎作用。

3. 免疫调节：曾俊芬等研究发现，桂枝汤中的石油醚萃取物和乙醇提取物为免疫抑制活性成分，能够显著抑制T淋巴细胞和B淋巴细胞的增殖，对迟发型超敏反应小鼠模型的耳郭肿胀有抑制作用，从而改善变应性接触性皮炎。而吴鹏等则认为，这可能与桂枝汤抑制淋巴细胞向Th2细胞分化有关。张卫华等采用变应性鼻炎大鼠模型进行研究，发现桂枝汤可以调控环磷腺苷－蛋白激酶A–环磷腺苷反应元件结合蛋白（cAMP–PKA–CREB）信号通路，并增加水通道蛋白5（AQP5）及mRNA的表达，从而减轻变应性鼻炎大鼠鼻黏膜的炎性反应。

【临床应用】

1. 反复上呼吸道感染：邓炎招使用桂枝汤合玉屏风散治疗反复上呼吸道感染患者的总有效率达92.00%，改善患者食少纳呆、气短、面黄少华的证候积分，升高$CD4^+$、$CD4^+/CD8^+$、$CD3^+$、免疫球蛋白G（IgG）、免疫球蛋白A（IgA）及补体C3水平，减少复发。

2. 慢性咳嗽：钟禄洪应用桂枝汤加味治疗表卫阳虚引起的慢性咳嗽患者172例，发现其能显著提高治疗总有效率，且患者预后良好。

3. 过敏性鼻炎：沈锦辉等应用桂枝汤合玉屏风散加减治疗过敏性鼻炎患者60例，发现桂枝汤合玉屏风散治疗的总有效率为90.00%，且显著降低患者的面色苍白、四肢乏力、咳嗽鼻塞、咳痰色白症状积分。

三、小青龙汤

【来源】《伤寒论》。

【组成】麻黄（去节）三两，芍药三两，五味子半升，干姜三两，甘草（炙）三两，桂枝（去皮）三两，半夏（汤洗）半升，细辛三两。

【用法】上八味，以水一斗，先煮麻黄，减二升，去上沫，内诸药，煮取三升，去滓，温服一升。

【功用】解表散寒，温肺化饮。

【主治】外寒内饮证。恶寒发热，头身疼痛，无汗，喘咳，痰涎清稀而量多，胸痞，或干呕，或痰饮喘咳，不得平卧，或身体疼重，头面四肢浮肿，舌苔白滑，脉浮。

【方论】本方主治外寒引动内饮之证。平素卫阳虚乏失于温煦，寒饮内停于肺之气道，一有风寒束表，卫阳被遏，表寒则引动内饮而见咳喘不能平卧等症，饮邪流注皮肤肢体聚而不散则发为水肿。本方解表散寒，温肺化饮，为治疗外寒内饮证寒重热轻的代表方剂。方中麻黄、桂枝相须为君，发汗散寒以解表邪，且麻黄又能宣发肺气而平喘咳，桂枝化气行水以利里饮。干姜、细辛为臣，温肺化饮，为张仲景“病痰饮者，当以温药和之”治法的用药体现，兼助麻、桂解表祛邪。然而素有痰饮，脾肺本虚，若纯用辛温发散，恐耗伤肺气，故佐以五味子敛肺止咳，芍药和养营血，半夏燥湿化痰、和胃降逆。炙甘草兼为佐使之药，既可益气和中，又能调和辛散酸收之品。

八味相伍，解表与化饮配合，一举而表里双解，体现了辛散酸收、辛开苦降、润燥相济的治肺诸法。

【类方分析】

1. 小青龙加石膏汤（《金匮要略》）：麻黄、芍药、桂枝、细辛、甘草、干姜各三两，五味子、半夏各半升，石膏二两。上九味，以水一斗，先煮麻黄，去上沫，内诸药，煮取三升。强人服一升，羸者减之，日三服，小儿服四合。功用：解表蠲饮，清热除烦。主治：肺胀，心下有水气。症见咳而上气，烦躁而喘，脉浮者。小青龙加石膏汤即在小青龙汤基础上加石膏二两而成，主治外感风寒、内有饮邪郁热之证，针对外寒内饮、饮重于热的病机，重在解表逐饮，故用小青龙汤解表化饮，加少量石膏清热除烦。石膏药性虽大寒，但用量较少，故不悖全方辛温之旨。

2. 越婢加半夏汤（《金匮要略》）：麻黄六两，石膏半斤，生姜三两，大枣十五枚，甘草二两，半夏半升。上以水六升，先煮麻黄，去上沫，纳诸药，煮取三升，分温三服。功用：宣肺清热，降逆平喘。主治：肺胀。咳而上气，其人喘，目如脱状，脉浮大者。越婢加半夏汤针对饮热郁肺，热重于饮的肺胀病机而设，重在清热蠲饮。

3. 射干麻黄汤（《金匮要略》）：射干十三枚（一云三两），麻黄四两，生姜四两，细辛三两，紫菀三两，款冬花三两，五味子半斤，大枣七枚，半夏大者八枚（洗）（一法半升）。上九味，以水一斗二升，先煮麻黄两沸，去上沫，内诸药，煮取三升，分温三服。功用：宣肺祛痰，降气止咳。主治：痰饮郁结，气逆喘咳证。症见咳而上气，喉中有水鸡声者。射干麻黄汤证为风寒较轻，痰饮郁结，肺气上逆较重，故于组方在小青龙汤基础上减桂枝、芍药、甘草，增入祛痰肃肺、止咳平喘之射干、款冬花、紫菀等药，祛痰降气之力强，功偏治里。

4. 厚朴麻黄汤（《金匮要略》）：厚朴五两，麻黄四两，石膏如鸡子大，杏仁半升，半夏半升，干姜二两，细辛二两，小麦一升，五味子半升。上九味，以水一斗二升，先煮小麦熟，去滓，内诸药，煮取三升，温服一升，日三服。功用：宣肺降逆，化饮止咳。主治：主治咳而脉浮者，症见咳嗽喘逆，胸满烦躁，咽喉不利，痰声辘辘，苔白滑。此方即小青龙汤去桂枝、芍药、甘草，加厚朴、石膏、小麦，仍从肺病起见。以故桂枝之热，芍药之收，甘草之缓，概示不用，而加厚朴以下气，石膏以清热，小麦引入胃中，助其升发之气，一举而表解脉和；麻黄、杏仁、石膏仍从肺经泄热存阴，细辛、半夏深入阴分，祛散水寒，用于外寒引动内饮迫肺；干姜、五味子摄太阳而监制其逆，一举而泄热下气。本方散邪固本之功皆备，以此治疗寒饮夹热之证。

【药理研究】

1. 抗炎：王金凤等发现，小青龙汤可以通过抑制过敏性鼻炎大鼠炎症介质 P 物质（SP）、血管细胞黏附分子 –1（VCAM–1）的表达，上调膜联蛋白（annexin）的表达，调节 Th1/Th2 细胞因子失衡来改善炎性症状。孟泳发现，小青龙汤可以抑制黏蛋白 MUC5AC、Muc5b 的分泌，从而有效抑制哮喘大鼠的黏液高分泌状态，减轻气道炎症，缓解哮喘症状。张嘉骏等经实验研究发现，小青龙汤可以通过调节 IL-33/ST2 信号通路及 Th2 炎症因子，减轻 Th2 型免疫反应，缓解变应性鼻炎小鼠鼻黏膜损伤。

2. 抗过敏：杨荣刚等采用全身致敏联合局部变应原攻击法进行变应性鼻炎（AR）小鼠造模，实验研究发现，小青龙汤不仅能显著降低 AR 小鼠鼻黏膜及鼻腔灌洗液中胸腺基质淋巴细胞生成素（TSLP）的含量，而且使血清中 IL-4、IL-5、IL-13 及特异性免疫球蛋白 E（sIgE）的产生减少，提示小青龙汤可以抑制胸腺基质淋巴细胞生成素（Th2）细胞因子的释放，使免疫功能恢复及抗过敏。肖阁敏等采取随机对照单盲法研究，发现小青龙汤合小柴胡汤可促进调节性 T 细胞（Treg）增殖，减少 IL-17 的表达，分泌 IL-10 与 TGF-β 抑制 Th2 细胞免疫反应，起到抗过敏的作用。

3. 止咳平喘：岩等研究结果表明，小青龙汤可通过直接增强肺组织中 β2-AR 的表达或阻断 RhoGDI2/GRK2/β-arrest-in 信号传导通路来实现对 β2-AR 增敏的作用，且联合糖皮质激素使用效果更优，从而有效控制哮喘发作。徐瑞等给予哮喘模型小鼠不同剂量的小青龙汤变方，发现高剂量组小鼠体内诱导型一氧化氮合酶（iNOS）的含量降低更明显、活性表达更受抑制，NO 产生减少更明显，从而使哮喘症状及肺组织病理变化改善更为明显。

【临床应用】

1. 慢性阻塞性肺疾病：刘梓华等临床研究发现，小青龙汤治疗老年慢性阻塞性肺疾病发作期患者的临床总有效率为 93.88%（46/49），小青龙汤能缩短主要症状（咳嗽、喘息、咳痰、乏力等）的缓解时间，改善肺功能。张美萃等发现，小青龙汤联合常规治疗可安全有效地缓解外寒内饮型慢性阻塞性肺疾病急性加重患者的炎症反应，预防气道重塑，使肺功能改善。张传涛等临床研究的结果表明，常规治疗加用小青龙汤可改善慢性阻塞性肺疾病急性加重患者的临床症状、肺功能、炎症指标、血气分析、运动能力等。

2. 支气管哮喘：方小燕选取 86 例外寒内饮型支气管哮喘患者治疗观察，结果发现，采用加减小青龙汤治疗的患者取得更好的效果，不但症状改善而且肺功能改善。杨红伟观察 86 例支气管哮喘患者结果显示，小青龙汤联合苏黄止咳胶囊治疗支气管哮喘疗效显著，且能改善 T 淋巴细胞、炎性因子水平（IL-6、CRP、TNF-α）。常彩虹等研究结果显示，在西医治疗的基础上加用小青龙汤可提高支气管哮喘持续期患者的临床疗效，还能使患者血清的炎症因子水平降低，改善气道重塑和免疫功能。

3. 肺炎：陶媛媛等研究的结果表明，小青龙汤加减组能明显缩短小儿支气管肺炎患者的咳嗽咳痰、气喘、啰音消失时间及退热时间。赵丽红运用小青龙汤联合阿奇霉素治疗小儿肺炎，发现其可使炎性因子水平和 T 淋巴细胞亚群细胞因子水平显著降低，并使患儿的免疫功能改善，临床症状和体征改善。杨春燕等以小青龙汤联合西医治疗重症肺炎患者 39 例，发现该治疗方案可有效改善重症肺炎患者肺功能，缩短症状改善时间，抑制炎症因子表达。

4. 变应性鼻炎：朱汉豪运用小青龙汤联合布地奈德喷雾剂治疗变应性鼻炎，结果发现，患者的免疫功能得以改善，临床疗效也大大提升，减轻了炎症反应。李文明等通过随机对照临床研究观察 84 例变应性鼻炎患儿，发现在氯雷他定的基础上加用小青龙汤可更好地改善患儿的临床症状，对改善血清 IgE、IL-4、IL-6、IFN-γ 水平亦有显著效果。孙秉奎等在口服氯雷他定片基础上联合小青龙汤加味治疗小儿变应性鼻炎，结果提示联合用药临床疗效更好，且小青龙汤加味可通过恢复 Th1/Th2 免疫平衡，促进患儿康复。

四、人参败毒散

【来源】《太平惠民和剂局方》。

【组成】柴胡（去苗）、甘草、桔梗、人参（去芦）、川芎、茯苓（去皮）、枳壳（去瓤、麸炒）、前胡（去苗、洗）、羌活（去苗）、独活（去苗）各三十两。

【用法】为粗末。每服二钱，水一盏，入生姜、薄荷各少许，同煎七分，去滓，不拘时候，寒多则热服，热多则温服。

【功用】散寒祛湿，益气解表。

【主治】气虚外感风寒湿证。憎寒壮热，头项强痛，肢体酸痛，无汗，鼻塞声重，咳嗽有痰，胸膈痞满，舌苔白腻，脉浮而重按无力。

【方论】本方针对气虚卫外防御卫护能力下降而复感风寒湿邪，亦是卫气虚乏基础上感受外邪之证的代表方药。方中羌活、独活并用，祛风散寒，除湿止痛，通治一身上下之风寒湿邪，共为君药。柴胡发散退热，助君解表；川芎行气活血，助君宣痹止痛，俱为臣药。桔梗宣肺，枳壳降气，前胡化痰，茯苓化饮，升降相合，宽胸利气，化痰止咳，皆为佐药。佐入人参，意在扶助正气以鼓邪外出，并使祛邪不伤正气，且可防邪复入。如喻昌《寓意草》所论：“虚弱之体，必用人参三五七分，入表药中少助元气，以为祛邪之主，使邪气得药，一涌而出，全非补养虚弱之意也。”生姜、薄荷为引，以助发散表邪；甘草调和药性，兼以益气和中，共为佐使。诸药相伍，祛风散寒，除湿止痛，宽胸利气，化痰止咳。本方与《伤寒论》中针对卫气虚滞重症复感风寒之邪的新加汤异曲同工，为正气素虚又招致外邪侵袭之人的辨证用药提供了参考与借鉴。《伤寒论》中还记载了参苏饮，针对气虚外感、内有痰湿之证发挥益气解表、理气化痰的作用。这些俱是体虚外感辨治的处方。

【药理研究】

1. 抗炎作用：人参败毒散能抑制巴豆油所致小鼠耳郭肿胀、角叉菜胶所致大鼠足肿胀，可明显减轻肺炎小鼠的肺部病理损伤程度；人参败毒散可改善溃疡性结肠炎大鼠的一般状态和结肠病理损伤，并调节促炎细胞因子和抑炎细胞因子的平衡，以发挥抗炎作用。

2. 抗病毒作用：人参败毒散在治疗新型冠状病毒感染中显示出多成分、多靶点、多途径抗病毒的作用机制，可能通过调节趋化性细胞因子，增加血氧饱和度，抑制STAT、MAPK、NF-κB、PIK3K、IL-6 等炎症相关信号通路，实现多成分 - 多靶点 - 多途径抑制细胞因子风暴形成的抗新型冠状病毒感染作用。

【临床应用】

气虚感冒：高洁等纳入 65 例气虚感冒患者，均予人参败毒散加减治疗。6 天为 1 个疗程，2 个疗程后判定疗效。结果：治愈 53 例，有效 9 例，无效 3 例，总有效率 95.4%。

五、加减葳蕤汤

【来源】《重订通俗伤寒论》。

【组成】生葳蕤二钱至三钱，生葱白二枚至三枚，桔梗一钱至钱半，东白薇五分至一钱，淡豆豉三钱至四钱，苏薄荷一钱至钱半，炙甘草五分，红枣二枚。

【用法】水煎，分温再服。

【功用】滋阴解表。

【主治】阴虚外感风热证。头痛身热，微恶风寒，无汗或有汗不多，咳嗽，心烦，口渴，咽干，舌红，脉数。

【方论】本证由素体阴虚，外感风热所致。对于阴虚之人复感外邪之证，因其汗源不足，若专事解表，不仅表邪难为汗解，且更劫阴液。两全之法，唯滋阴与解表同用。阴虚津液不足，风热上袭肺卫，兼有虚热是本证的病机要点，故治当滋阴清热，辛凉解表。方用葳蕤（玉竹）甘平滋润，滋阴润燥；薄荷疏散风热、清利咽喉，为“温病宜汗解者之要药”，二者配伍，滋阴解表，共为君药。葱白、淡豆豉助薄荷发表散邪，用为臣药。佐以白薇清热益阴，桔梗宣肺止咳，大枣甘润养血。使以甘草调和药性。诸药配伍，共成滋阴清热、辛凉解表之功。

【类方分析】

葱白七味饮：葱白一升（连须切），干葛六合（切），新豉一合（绵裹），生姜二合（切），生麦冬六合（去心），干地黄六合。劳水八升，此水以杓扬之一千遍。上药用劳水煎之三分减二，去滓，分温三服。相去行八九里，如觉欲汗，渐渐覆之。功用：养血解表。主治：血虚外感风寒证。病后阴血亏虚，调摄不慎，感受外邪，或失血（吐血、便血、咳血、衄血）之后，复感风寒，头痛身热，微寒无汗。

加减葳蕤汤与葱白七味饮均为滋阴养血与解表散邪同用之方。葱白七味饮系补血药与辛温解表药并用，治血虚外感风寒证，临床以头痛身热、恶寒无汗、舌淡苔白、脉虚缓，兼见血虚或失血病史为主要依据；而加减葳蕤汤以补阴药与辛凉解表药合用，治阴虚外感风热证，临床以身热头痛、微恶风寒、心烦口渴、舌红脉数为辨证要点。

【药理研究】

抗炎作用：刘佳蕊等采用网络药理学研究表明，加减葳蕤汤通过调节诸多靶点和信号通路发挥抗炎作用，其机制与抑制炎症信号通路的激活，减少炎症介质的产生和释放有关。

【临床应用】

阴虚感冒：谢玉兰通过对62例阴虚型感冒患者予加减葳蕤汤加味治疗，发现其有效率高达93.54%，表明加减葳蕤汤对阴虚型感冒有较好的临床疗效。

六、藿香正气散

【来源】《太平惠民和剂局方》。

【组成】藿香（去土）三两，大腹皮、白芷、紫苏、茯苓（去皮）各一两，半夏曲、白术、陈皮（去白）、厚朴（去粗皮）、姜汁（炙）、苦桔梗各二两，甘草（炙）二两半。

【用法】上为细末，每服二钱，水一盏，姜三片，枣一枚，同煎至七分，热服。如欲出汗，衣被盖，再煎并服。

【功用】解表化湿，理气和中。

【主治】外感风寒，内伤湿滞证。霍乱吐泻，恶寒发热，头痛，胸膈满闷，脘腹疼痛，舌苔白腻，脉浮或濡缓。

【方论】本证系由风寒在表，湿滞脾胃所致，尤以夏月常见。方中藿香辛温芳香，外散风寒，内化湿滞，辟秽和中，为治霍乱吐泻之要药，重用为君。半夏曲、陈皮理气燥湿，和胃降逆以止呕；白术、茯苓健脾助运，除湿和中以止泻，助藿香内化湿浊以止吐泻，同为臣药。紫苏、白芷辛温发散，助藿香外散风寒，紫苏尚可醒脾宽中、行气止呕，白芷兼能燥湿化浊；大腹皮、厚朴行气化湿，畅中行滞，且寓气行则湿化之义；桔梗宣肺利膈，既益解表，又助化湿；煎加生姜、大枣，内调脾胃，外和营卫，俱为佐药。甘草调和药性，并协姜、枣以和中，用为使药。诸药相合，使风寒外散，湿浊内化，气机通畅，脾胃调和，清升浊降，则寒热、吐泻、腹痛诸症可除。

【药理研究】

抗菌、增强细胞免疫：厚朴挥发油、藿香挥发油对各种致病性真菌均有抑制作用，疗效确切；厚朴酚对链球菌突发株有较强抑制作用；藿香挥发油可杀灭钩端螺旋体。研究发现，藿香正气水能有效提高小鼠免疫功能，促进受损伤肠道修复，对金黄色葡萄球菌、痢疾杆菌、变形杆菌等均有明显抑制作用。

【临床应用】

1. 胃肠型感冒：杨继红等观察73例暑日感冒患者发现，藿香正气治疗组总有效率为92.10%，明显优于对照组（$P<0.05$），在各种藿香正气制剂中，藿香正气水的疗效最佳。唐剑兰应用藿香正气散合小柴胡汤治疗156例胃肠型感冒患者，发现藿香正

气散合小柴胡汤治疗后的总有效率为 93.59%，明显高于对照组的 80.77%。

2. 咳嗽变异性哮喘：瑞莹应用藿香正气散加减治疗咳嗽变异性哮喘患者 62 例，西医常规治疗联合藿香正气散加减治疗 2 周后，症状明显减轻，肺功能 FEV1% 和呼气峰流速（PEF）显著升高，效果优于对照组（单纯使用西药），停药后 1 个月内的复发率低于对照组。

七、香薷散

【来源】《太平惠民和剂局方》。

【组成】香薷（去土）一斤，白扁豆（微炒）、厚朴（去粗皮、姜汁炙熟）各半斤。

【用法】上粗末。每三钱，水一盏，入酒一分，煎七分，去滓，水中沉冷，连吃二剂，立有神效，随病不拘时。

【功用】祛暑解表，化湿和中。

【主治】阴暑。恶寒发热，头身疼痛，无汗，腹痛吐泻，胸脘痞闷，舌苔白腻，脉浮。

【方论】本方所治之证乃夏月乘凉饮冷，外感风寒，内伤于湿所致。《湿热病篇》有云："人知暑伤肺气则气虚，而不知暑滞肺络则肺实。"夏感风寒，易夹暑湿，邪滞肌表络脉，正邪相争，卫闭营郁，既有风寒闭阻皮表阳络，络脉拘紧凝滞，络气络血阻遏，故而症见恶寒发热、头身疼痛、无汗、脉浮等；兼夹暑湿、湿阻气机又见胸脘痞闷、腹痛吐泻。方中香薷辛微温，芳香质轻，辛温发散，为夏月祛暑解表要药，故重用为君药。厚朴苦辛性温，行气除满，燥湿运脾，为臣药。白扁豆甘淡性平，健脾和中，渗湿消暑，为佐药。入酒少许同煎，意在温经通络，助药力畅达肌表阳络。

【类方分析】

新加香薷饮（《温病条辨》）：香薷二钱，金银花三钱，鲜扁豆花三钱，厚朴二钱，连翘二钱。水五杯，煮取二杯，先服一杯，得汗，止后服；不汗再服，服尽不汗，更作服。功用：祛暑解表，清热化湿。主治：暑温夹湿，复感外寒证。症见发热头痛，恶寒无汗，口渴面赤，胸闷不舒，舌苔白腻，脉浮而数。与香薷散比较，新加香薷饮中加入金银花、连翘等辛凉清解之品，突出了夏季温热之邪易与暑湿相兼为患的特点，以金银花、连翘清热解毒，变为辛温复辛凉之剂，主治夏季感寒，暑湿内蕴，寒轻暑重之证，亦属解表清里方剂范畴。

【药理研究】

抗炎：王文魁等实验发现，香薷散对小白鼠醋酸引起的腹腔毛细血管通透性增加具有抑制效应，大剂量组的作用达到显著水平，说明此剂具有抗炎作用。

【临床应用】

阴暑：丽花纳入 120 例阴暑证患者，分别予以加味香薷散和藿香正气软胶囊治疗，结果显示，口服加味香薷散组的中医证候积分疗效指数及总有效率均较优于藿香正气软胶囊。

八、玉屏风散

【来源】《究原方》。

【组成】黄芪（蜜炙）二两，防风一两，白术各二两。

【用法】上㕮咀，每服三钱，水一盏半，加大枣一枚，煎至七分，去滓，食后热服。

【功用】益气固表止汗。

【主治】表虚自汗。汗出恶风，面色㿠白，舌淡，苔薄白，脉浮虚。亦治虚人腠理不固，易感风邪。

【方论】本方为治疗肺脾气虚的代表方，《素问·经脉别论》言："饮入于胃，游溢精气，上输于脾，脾气散精，上归于肺，通调水道，下输膀胱，水精四布，五经并行。"指出了脾胃运化的水谷精微自脾上输至肺，充养肺体的同时又借助肺之气络宣发肃降布散周身脏腑，形成了五行之中脾肺土金相配的母子关系。本方针对肺脾气虚证，虽仅三味药，但体现了培土生金的治法特点。方中黄芪甘温，大补胸中宗气以固表止汗，为君药。白术益气健脾，培土生金，协黄芪以益气固表实卫，为臣药。二药相合，使气旺表实，则汗不外泄，风邪不得侵袭。佐以辛润之防风以祛风邪，黄芪得防风，则固表而不留邪。《本草纲目》曰："黄芪得防风而功愈大。"

【药理研究】

1. 抗炎、抗菌、抗病毒：研究表明，玉屏风散可能通过调控相关信号通路中关键蛋白及基因的表达水平来发挥抗炎、抗病毒等作用。郑康等发现，玉屏风散乙酸乙酯提取物可以抑制脂多糖诱导的人组织细胞淋巴瘤细胞（U937）分泌炎症因子，其是通过调控 JNK/NF-κB 信号通路实现的，并且玉屏风散还可以通过调控 TLR4/NF-κB 信号通路及相关炎性因子，从而起到治疗变应性鼻炎的作用。彭静等发现，玉屏风散治疗慢性阻塞性肺疾病的药效机制可能与玉屏风散加味方可以有效降低模型大鼠气道中的流感嗜血杆菌、肺炎克雷伯菌、铜绿假单胞菌的含量有关。研究发现，方中君臣药黄芪、白术可以有效扶植上呼吸道优势菌甲型链球菌的生长，阻止病原微生物的黏附、定植，从而起到防治上呼吸道感染的作用。董丹观察到，玉屏风颗粒对流感小鼠肺组织中 TLR4 和 NF-κBp65 蛋白及 mRNA 在不同时间点上的表达均有不同程度的抑制作用，且在多数时间点比西药利巴韦林对病毒的抑制作用强。

2. 调节机体免疫：玉屏风散可通过固有免疫、体液免疫、细胞免疫等免疫系统的多个环节对机体免疫功能产生调节作用。周才杰等发现，玉屏风散能显著改善卵清蛋白诱导的过敏性鼻炎，其可能通过调节 Th2/Treg 平衡等机制调节机体的免疫反应。韦薇等发现，玉屏风散可能通过 PI3K/Akt/mTOR 信号通路而抑制肥大细胞脱颗粒的活化，从而对过敏性疾病起到治疗作用。王妍等发现，玉屏风可以显著提高小鼠脾指数和胸腺指数，说明玉屏风散有良好的免疫兴奋作用。

【临床应用】

1. 变应性鼻炎：张娜临床研究发现，玉屏风加味鼻喷剂能有效治疗变应性鼻炎患者，显著改善患者鼻部症状（流涕、鼻塞、鼻痒、喷嚏），非鼻、眼症状（自觉疲倦、精力不足、难以集中注意力、头痛等）及实际问题（不得不携带纸巾出门、反复擦眼睛，鼻腔部、反复擦鼻涕）；本研究提示，其作用机制可能与降低血清 IL–17 表达水平，提高血清 IL–10、TGF–β 表达水平，进而纠正 Th17/Treg 免疫失衡有关。余斌等观察玉屏青龙方联合布地奈德鼻喷雾剂对肺气虚寒型变应性鼻炎患者鼻腔呼出气 NO 的影响及临床疗效发现，玉屏青龙方联合布地奈德鼻喷雾剂能够显著改善肺气虚寒型变应性鼻炎患者的鼻塞、鼻痒、喷嚏、流涕症状，能够有效降低 NO 水平。

2. 上呼吸道感染：朱虹等运用玉屏风散治疗 45 例上呼吸道感染患儿，能明显减少其复发次数，缩短病程，升高血清 IgA、IgG、IgM 含量，改善气虚体质症状，总有效率为 95.6%。李亚冰等对 31 例小儿上呼吸道感染患者在非急性期运用玉屏风散治疗 2 个月，发现患儿血清 IgA、IgG、IgM 水平明显升高，1 年随访复发率明显降低。邓艳华等运用玉屏风散加知母、党参治疗 83 例气虚易感患者，能显著升高患者血清 IgA、IgG、IgM 含量和外周血淋巴细胞 $CD3^+$、$CD4^+$ 数量与 $CD4^+/CD8^+T$ 比值。

3. 慢性阻塞性肺疾病：丁娜等通过观察玉屏风散对气虚质稳定期慢性阻塞性肺疾病患者的临床干预效果研究发现，玉屏风散治疗气虚质慢性阻塞性肺疾病患者，可提高生活质量，调节机体细胞免疫，预防慢性阻塞性肺疾病急性加重。史珍临床研究发现，加味玉屏风散联合呼吸操的治疗能够更有效地改善 GOLD 1–2 级稳定期慢性阻塞性肺疾病患者的临床症状，减轻气道炎性活动，增强免疫功能，改善肺功能，并促进生活质量提升。

九、升陷汤

【来源】《医学衷中参西录》。

【组成】生黄芪六钱，知母三钱，柴胡一钱五分，桔梗一钱五分，升麻一钱。

【用法】水煎服。

【功用】益气升陷。

【主治】大气下陷证。症见气短不足以息，或努力呼吸，有似乎喘，或气息将停，危在顷刻，脉沉迟微弱。

【方论】《灵枢·邪客》言："宗气积于胸中，出于喉咙，以贯心脉，而行呼吸焉。"明确指出宗气的主要功能之一为走于息道而行呼吸。近代名医张锡纯倡大气说，首创大气下陷病机，指出"大气自上焦下陷于中下二焦"，以大气虚而无力升举以致下陷为特征，引起呼吸功能之衰减的一种病理状态，临床症状以呼吸异常为主，主症为“气短不足以息，努力呼吸有似乎喘”，形象地指出了呼吸短浅不足以息且不相接续的状态，严重时为了努力维持呼吸必须加快呼吸频率而让人误认为是喘，与西医学呼吸慢病中活动后呼吸困难的症状极其相似。方中以黄芪为主，补气升提，唯其稍热故以知母之凉润以济之；柴胡为少阳之药，能引大气之陷者自左上升；升麻为阳明之药，能引大气之陷者自右上升；桔梗为药中之舟楫，能载诸药之力上达胸中以为向导。诸药合用，共奏益气升陷之功。大气又主“心血之循环”与“心机之跳动”，大气下陷证除表现为呼吸异常外，还有循环与心跳节律的变化，表现出心肺同病的特点，升陷汤又为从心肺同治治疗呼吸与循环系统疾病提供了宝贵借鉴。

【药理研究】

1. 抗炎：吴艳蕊等研究发现，加味升陷汤能够缓解慢性阻塞性肺疾病大鼠的炎症水平，可能通过肠道菌群代谢来抑制Ⅱ型固有淋巴细胞的细胞活性和 PI3K/AKT 信号通路中相关蛋白的表达来介导慢性阻塞性肺疾病的炎症反应。周梅等临床研究发现，升陷汤加减联合紫杉醇化疗方案可有效增强非小细胞肺癌的临床疗效，改善患者症状，抑制血清 IL–6、TNF–α、CRP 等炎症因子水平，提高免疫功能，并可减轻化疗的不良反应。

2. 抗氧化应激：王美元研究发现，升陷汤治疗组可回调慢性阻塞性肺疾病大鼠的体重，改善肺组织及肺内小气道的损伤，降低肺泡直径、肺平均内衬间隔以及肺内小气道厚度，增加平均肺泡数，降低炎症因子 IL–1β 和 IL–6 水平，增加 SOD 和降低 MDA 含量，减少 TNF–α 和 TGF–β 在大鼠肺组织中的表达，对慢性阻塞性肺疾病大鼠的病理状态具有较好的改善作用。

【临床应用】

该方常用于慢性阻塞性肺疾病等肺络病属大气下陷证的治疗。张建华采用升陷汤加减联合沙美特罗替卡松吸入粉雾剂治疗慢性阻塞性肺疾病缓解期患者 45 例，结果显示，治疗组临床痊愈 9 例，显效 15 例，有效 15 例，无效 6 例，总有效率 86.7%。郑天锦通过观察升陷汤治疗慢性阻塞性肺疾病急性加重期患者的临床效果发现，升陷汤可提高患者总有效率，降低炎性因子水平，改善肺功能指标。齐华隆研究发现，加味升陷汤联合体外膈肌起搏器治疗增加了宗气亏虚、痰瘀互结型慢性阻塞性肺疾病急性加重期患者的 $CD3^+$、$CD4^+$，从而提高免疫力；改善了 $PaCO_2$ 值，使患者的通气增加；此外，也降低了 CAT 评分、中医证候总积分、改善 6 分钟步行试验结果，使患者的生活质量得到明显改善。赵建美研究发现，在应用抗真菌药物的同时联合应用升陷汤治疗慢性阻塞性肺疾病并发真菌感染可以提高治愈率。综上所述，升陷汤对慢性阻塞性肺疾病缓解期、急性加重期和并发真菌感染等不同进展阶段均有一定的临床效果。

十、银翘散

【来源】《温病条辨》。

【组成】连翘一两，金银花一两，苦桔梗六钱，薄荷六钱，竹叶四钱，生甘草五钱，荆芥穗四钱，淡豆豉五钱，牛蒡子六钱。

【用法】上为散。每服六钱，鲜苇根汤煎，香气大出，即取服，勿过煮。肺药取轻清，过煮则味厚入中焦矣。病重者，约二时一服，日三服，夜一服；轻者，三时一服，日二服，夜一服；病不解者，作再服。

【功用】辛凉透表，清热解毒。

【主治】温病初起。发热，微恶风寒，无汗或有汗不畅，口渴头痛，咽痛咳嗽，舌尖红，苔薄白或薄黄，脉浮数。

【方论】叶天士提出“温邪上受，首先犯肺，逆传心包”，指出感受温邪，首先从口鼻而入，口鼻咽喉亦属肺系的组成部分，由肺之气络宣发敷布的卫气所主，与肌表皮部阳络共同成为机体卫外御邪的屏障。本方为治疗风温之邪侵袭肺卫的代表方剂。方中金银花、连翘为君，气味芳香，既能疏散风热、清热解毒，又可辟秽化浊，在透散卫分表邪的同时，兼顾温热病邪易蕴而成毒及多夹秽浊之气的特点。薄荷、牛蒡子味辛而性凉，功善疏散上焦风热，兼可清利头目，解毒利咽；风温之邪居卫，恐唯用辛凉难开其表，遂入辛而微温之荆芥穗、淡豆豉协君药开皮毛以解表散邪，俱为臣药。芦根、竹叶清热生津；桔梗合牛蒡子宣肃肺气而止咳利咽，同为佐药。生甘草合桔梗利咽止痛，兼可调和药性，是为佐使。是方所用药物均系轻清之品，加之用法强调“香气大出，即取服，勿过煮”，体现了吴鞠通“治上焦如羽，非轻不举”的用药原则。

【类方分析】

桑菊饮（《温病条辨》）：桑叶二钱五分，菊花一钱，杏仁二钱，连翘一钱五分，薄荷八分，苦桔梗二钱，生甘草八分，苇根二钱。水二杯，煮取一杯，日二服。功用：疏风清热，宣肺止咳。主治：风温初起，邪客肺络证。但咳，身热不甚，口微渴，脉浮数。本方证为温热病邪从口鼻而入，邪犯肺络，肺失清肃，故以咳嗽为主症。受邪轻浅所以身热不甚，口渴亦微。治当疏风清热，宣肺止咳。方中桑叶味甘苦性凉，疏散上焦风热，且善走肺络，能清宣肺热而止咳嗽；菊花味辛甘性寒，疏散风热，清利头目而肃肺，二药轻清灵动，直走上焦，协同为用，以疏散肺中风热见长，故共为君药。薄荷辛凉疏散风热，以助君药解表之力；杏仁苦降，功善肃降肺气，桔梗辛散，功能开宣肺气，二药相须为用，一宣一降，以复肺脏宣降功能而止咳，是宣降肺气的常用组合，三者共为臣药。连翘透邪解毒，芦根清热生津，为佐药。甘草调和诸药为使。诸药相伍，使上焦风热得以疏散，肺气得以宣降，则表证解，咳嗽止。

【药理研究】

1. 抗菌、抗病毒：肖棉仁等对比了银翘散合煎剂、分煎剂与颗粒剂的抗菌、抗病毒作用。用金黄色葡萄球菌、流感病毒感染小鼠，观察银翘散的 3 种不同剂型对感染金黄色葡萄球菌、流感病毒小鼠的影响及对 HeLa 细胞生长的抑制，抗 FM1、Adv7 增殖的影响。结果，银翘散的 3 种不同剂型对模型组均有抗菌、抗病毒的作用。

2. 抗炎、抗过敏：银翘散能提高炎灶巨噬细胞对异物的吞噬能力，对多形变态反应均有明显的抗过敏作用，其抗过敏活性主要通过抗组胺作用实现，对 5- 羟色胺无明显抑制，对前列腺素作用也较强。

3. 解热镇痛：周远鹏等用银翘解毒片大鼠腹注（50mg/kg）、灌胃（125mg/kg），均有明显的镇痛效果，并能明显抑制三联疫苗致大鼠体温的升高。

4. 免疫调节：银翘散能够促进鼠刚果红吞噬功能，还能促进抗内毒素抗体的产生，从而加速机体内毒素的清除。

【临床应用】

1. 流行性感冒（流感）：李林生应用银翘散加味联合奥司他韦治疗甲型 H1N1 流感病毒性肺炎，结果显示该疗法能有效改善患者症状，抑制炎性反应。霍炳杰等研究发现，不同煎煮时间下的银翘散在缩短流感患者退热起效时间和退热时间方面，均优于奥司他韦对照组。杨毅等研究表明，银翘散可通过下调趋化因子 IP-10、IL-6 的蛋白表达，从而发挥抗炎作用。陈莹等研究发现，银翘散加味联合奥司他韦颗粒可提高儿童春季甲型流感治疗效果，降低血清炎症指标水平，加快症状消失，纠正免疫障碍，安全可靠。杜亚哲等临床研究发现，甲型流感采用银翘散联合磷酸奥司他韦治疗可缩短临床症状，减轻炎症反应，改善患儿临床症状，提高患儿免疫能力，促进患儿康复。

2. 上呼吸道感染：马荣等观察加味银翘散与复方盐酸伪麻黄碱缓释胶囊治疗上呼吸道感染发热的疗效差异，结果显示，银翘散组在降温总有效率、体温复常率、痊愈时间、体温正常化维持时间方面，均优于复方盐酸伪麻黄碱缓释胶囊组。刘庆军通过临床观察发现，银翘散加减治疗上呼吸道感染发热疗效确切，患者预后良好且不易复发。

3. 肺炎：李新辰等将银翘散加减作为治疗新型冠状病毒感染的推荐中药，其中风热夹湿证治以银翘散合藿朴夏苓汤加减，邪热壅肺证治以银翘散合麻杏石甘汤，热毒袭肺证治以银翘散合清瘟败毒饮加减，温邪犯肺证治以桑菊饮合银翘散。唐菱涓等临床研究表明，银翘散合麻杏石甘汤加减治疗小儿风热闭肺型肺炎喘嗽疗效确切，能显著缩短症状消失时间，改善患儿肺功能。

4. 感染性发热：李继勇等采用银翘散合青蒿鳖甲汤加减治疗发热患者（其中包括出现扁桃体肿大、白细胞计数升高、肺纹理增粗、咳嗽、耳痛、鼻窦压痛等症状的患者），取得比较满意的效果。孙小平用银翘散加减治疗高热 84 例，结果表明对细菌或病毒感染引起的高热，尤其是上呼吸道感染引起的实热，银翘散加减效果良好。

十一、麦门冬汤

【来源】《金匮要略》。

【组成】麦冬七升，半夏一升，人参三两，甘草二两，粳米三合，大枣十二枚。

【用法】右六味，以水一斗二升，煮取六升，温服一升，日三夜一服。

【功用】滋养肺胃，降逆下气。

【主治】

1. 虚热肺痿：咳唾涎沫，短气喘促，咽干口燥，舌红少苔，脉虚数。

2. 胃阴不足证：气逆呕吐，口渴咽干，舌红少苔，脉虚数。

【方论】虚热肺痿乃由肺胃阴津耗损，虚火上炎所致。《素问・痿论》提出："肺热叶焦，则皮毛虚弱急薄，著则生痿躄。"为后世从肺燥津伤论治肺痿奠定了理论基础。《金匮要略・肺痿肺痈咳嗽上气病脉证治》以"热在上焦"和"重亡津液"高度概括了虚热肺痿肺燥津伤的病机特点，肺热耗伤肺津，肺之气络宣发肃降失职，水谷精微失于布散，皮毛失养而致皮毛虚弱急薄，筋脉骨肉失养可致痿弱无力。后世通常以仲景治"大逆上气，咽喉不利，止逆下气"之麦门冬汤作为虚热肺痿的治疗方药。方中麦冬重用为君，甘寒清润，养阴生津，滋液润燥，兼清虚热，两擅其功。臣以半夏降逆下气、化痰和胃，一则降逆以止咳呕，二则开胃行津以润肺，三则防大剂量麦冬之滋腻壅滞，二药相反相成。人参健脾补气，俾脾胃气旺，自能于水谷之中生化津液，上润于肺，即"阳生阴长"之意。甘草、粳米、大枣甘润性平，合人参和中滋液，培土生金，以上俱为佐药。甘草调和药性，兼作使药。诸药相合，可使肺胃阴复，逆气得降，中土健运，诸症自愈。

【药理研究】

1. 抗肺间质纤维化：赵跃恒等认为，麦门冬汤可经 PI3K/AKT/ 哺乳动物西罗莫司靶蛋白信号通路增强自噬活性，减缓肺间质纤维化的发展。

2. 抗肿瘤，增强免疫力：林玉珊研究发现，麦门冬汤能显著提高 MBT-2 小鼠 MΦ 细胞、自然杀伤细胞活性，以及 IL-2、肿瘤坏死因子 -α 水平，促进机体的抗肿瘤免疫。

【临床应用】

1. 肺癌：晓玲等以麦门冬汤加减治疗化疗期肺癌患者，研究组疗效优于对照组常规化疗，肿瘤标志物细胞角蛋白 19 片段（CYFRA21-1）、癌胚抗原（CEA）、癌抗原 125（CA125）、神经元特异性烯醇化酶（NSE）的水平均较治疗前明显降低，且研究组低于对照组，提示麦门冬汤可改善肺胃气逆化疗期肺癌患者的临床症状，提高其生活质量。

2. 哮喘：麦门冬汤可能通过 NF-κB 信号通路，调控炎性细胞因子水平，从而对哮喘起到防治作用。

3. 慢性咳嗽：志强观察麦门冬汤治疗慢性咳嗽的效果，对照组采用西药常规治疗，治疗组以麦门冬汤加味，结果显示治疗组与对照组均有改善，两组间差异无统计学意义。

十二、清燥救肺汤

【来源】《医门法律》。

【组成】桑叶（经霜者，去枝、梗，净叶）三钱，石膏（煅）二钱五分，甘草一钱，人参七分，胡麻仁（炒，研）一钱，真阿胶八分，麦冬（去心）一钱二分，杏仁（泡，去皮尖，炒黄）七分，枇杷叶（刷去毛，蜜涂，炙黄）一片。

【用法】水一碗，煎六分，频频二三次，滚热服。

【功用】清燥润肺，益气养阴。

【主治】

1. 温燥伤肺证。身热头痛，干咳无痰，气逆而喘，咽喉干燥，鼻燥，胸满胁痛，心烦口渴，舌干少苔，脉虚大而数。

2. 津伤肺燥（肺痿）。咳唾涎沫，短气喘促，咽干口燥，舌干红少苔，脉虚数。

【方论】本方为清代喻嘉言所创制，常用于温燥伤肺重证，此证多由秋令久晴无雨，温燥伤肺所致。肺合皮毛而主表，燥热伤表，卫表络脉受热邪侵扰，故身热头痛；温燥伤肺，肺络津液受热邪而蒸泄，故干咳无痰，咽喉干燥、鼻燥；热扰肺络，络气失和，肺失肃降，因而气逆而喘、胸满胁痛；燥热偏重，灼伤气阴，则心烦口渴、舌干少苔、脉虚大而数。治当清肺燥，补气阴。本方又治津伤肺燥之虚热肺痿证，喻嘉言在《医门法律》指出："肺痿者，其积渐已非一日，其寒热不止一端，总由胃中津液输于肺，肺失所养，转枯转燥，然后成之。"提出清燥救肺汤"治诸气膹郁，诸痿喘呕"，认为"诸痿喘呕之属于上者，亦属于肺之燥也"，将痿与喘并列看作属燥热伤肺所致，成为与麦门冬汤并列治疗虚热肺痿的代表方剂。方中重用霜桑叶为君，取其质轻寒润入肺，清透宣泄燥热，清肺止咳。石膏辛甘大寒，善清肺热而兼能生津止渴；与甘寒养阴生津之麦冬相伍，可助桑叶清除温燥，并兼顾损伤之津液，共为臣药。肺为娇脏，清肺不可过于寒凉，故石膏煅用。《素问·脏气法时论》曰："肺苦气上逆，急食苦以泄之。"用少量杏仁、枇杷叶苦降肺气，止咳平喘；阿胶、胡麻仁以助麦冬养阴润燥。《难经·十四难》云："损其肺者，益其气。"而土为金之母，故用人参、甘草益气补中，培土生金，以上均为佐药。甘草调和药性，兼为使药。诸药合用，使燥热得清，气阴得复，肺金得润，肺逆得降，诸症自除。

【类方分析】

1. 杏苏散（《温病条辨》）：苏叶、半夏、茯苓、甘草、前胡、苦桔梗、枳壳、生姜、橘皮、大枣去核、杏仁。功用：轻宣凉燥，理肺化痰。主治：外感凉燥证。恶寒无汗，头微痛，咳嗽痰稀，鼻塞咽干，苔白，脉弦。

2. 桑杏汤（《温病条辨》）：桑叶一钱，杏仁一钱五分，沙参二钱，象贝一钱，香豉一钱，栀皮一钱，梨皮一钱。水二杯，煎取一杯，顿服之，重者再作服。功用：清宣温燥，润肺止咳。主治：外感温燥证。头痛，身热不甚，微恶风寒，口渴，咽干鼻燥，干咳无痰，或痰少而黏，舌红，苔薄白而干，脉浮数而右脉大。

桑杏汤与杏苏散均可轻宣外燥，用治外燥咳嗽。杏苏散治疗外感凉燥证，系燥邪束肺，肺失宣肃，痰湿内阻所致。桑杏汤治疗外感温燥证，系燥袭肺卫，肺失清肃，津液受损所致。

【药理研究】

1. 保护肺组织：丽萍等建立肺损伤动物模型，并给予清燥救肺汤干预，结果表明，清燥救肺汤干预组大鼠的肺组织损伤程度明显减轻。

2. 抗氧化：李华等建立清燥救肺汤中 8 个成分的超高效液相色谱含量测定方法，探索清燥救肺汤中具有抗氧化活性的相关化学物质基础。证明在系列浓度范围内，清燥救肺汤的浓度越高，自由基清除效果越强。

【临床应用】

临床研究发现，清燥救肺汤可用于治疗顽固性咳嗽、急性支气管炎、特发性肺间质纤维化、支气管扩张症、咳嗽变异性哮喘等呼吸系统疾病。

翟乃会等运用本方加减治疗上呼吸道感染后顽固性咳嗽 165 例，总有效率 97.40%。叶昌琼运用本方加减治疗急性支气管炎 35 例，结果显效 27 例，有效 7 例，无效 1 例，总有效率 97.20%。寇焰运用本方加减治疗特发性肺间质纤维化 32 例，治疗 3 个月，总有效率 90.60%。陈茹琴等报道用本方合泻白散加味治疗支气管扩张症 35 例，总有效率 94.30%。潘红斌以本方加减治疗咳嗽变异性哮喘 40 例，总有效率 69.44%。

十三、三拗汤

【来源】《太平惠民和剂局方》。

【组成】麻黄（不去根节）、杏仁（不去皮尖）、甘草（不炙）各等分。

【用法】上㕮为粗末，每服五钱，水一盏半，姜五片，同煎至一盏，去滓，通口服。以衣被盖覆睡，取微汗为度。

【功用】宣肺解表。

【主治】外感风寒，肺气不宣证。症见鼻塞声重，语音不出，咳嗽胸闷等。

【方论】本方主治风寒袭肺的咳喘轻证。方中麻黄发散风寒，宣肺平喘，杏仁助麻黄温散肺寒、下气定喘，甘草化痰利肺，合用有发散风寒、止嗽平喘的作用。三药相配，共奏疏风宣肺、止咳平喘之功。

【药理研究】

1. 抗炎：张浩然通过构建哮喘小鼠模型发现，三拗汤能通过调节 IL–4/TGF–β/STAT3 通路，减少嗜酸性粒细胞的黏附从而改善气道炎症。顾莅冰等观察三拗汤对小鼠支气管哮喘变应性气道炎症细胞因子的影响，发现三拗汤能减少哮喘小鼠血清中 IgE 的分泌及降低支气管肺泡灌洗液中 IL–4、IL–5、IL–6 的水平，改善肺脏炎症浸润和病理组织损伤。

2. 调节免疫：肖愉箫等通过构建咳嗽变异性哮喘小鼠模型发现，三拗汤可改善咳嗽变异性哮喘小鼠气管及肺组织炎性病理变化及气道痉挛状态，其机制与调节 Th17/Treg 免疫平衡及相关细胞因子有关。陈慧等构建哮喘大鼠模型发现，三拗汤可能通过对哮喘大鼠 Th1/Th2 细胞转录因子的调节作用，达到改善哮喘的目的。

【临床应用】

1. 咳嗽变异性哮喘：张延君等应用三拗汤联合沙丁胺醇治疗咳嗽变异性哮喘患者 80 例发现，三拗汤联合沙丁胺醇可安全有效改善咳嗽变异性哮喘患者特异性免疫球蛋白（EOS）、总 IgE（TIgE）、嗜酸性粒细胞趋化因子（Eotaxin）、特异性免疫球蛋白 G4（SIgG4）水平及气道阻力指标、肺功能指标，调节神经原性介质，缓解气道炎症损伤，提高生活质量，减少复发率。

2. 感染后咳嗽：赵云霞等应用三拗汤合止嗽散加减治疗小儿感染后咳嗽风邪伏肺证患儿 76 例，发现其可增强治疗效果，减轻气道炎症，增强机体免疫力，促进咳嗽症状缓解。

十四、止嗽散

【来源】《医学心悟》。

【组成】桔梗（炒）、荆芥、紫菀（蒸）、百部（蒸）、白前（蒸）各二斤，甘草（炒）十二两，陈皮（水洗去白）一斤。

【用法】上为末。每服三钱，开水调下，食后临卧服。初感风寒，生姜汤调下。

【功用】宣利肺气，疏风止咳。

【主治】风邪犯肺之咳嗽证。咳嗽咽痒，咳痰不爽，或微恶风发热，舌苔薄白，脉浮缓。

【方论】本证为外感风邪咳嗽，或因治不如法，表解不彻而咳仍不止者。风邪犯肺，肺失清肃，或虽经发散，因表解不彻而其邪未尽，故仍咽痒咳嗽、咳痰不爽；微恶风发热，舌苔薄白，脉浮，是表邪尚存之征。此时外邪十去八九，而肺气失于宣降，治之之法，重在宣肺止咳，兼以解表。方中紫菀、百部甘苦而微温，专入肺经，为止咳化痰要药，对于新久咳嗽皆宜，故共用为君。桔梗苦辛而性平，善于宣肺止咳；白前辛苦微温，长于降气化痰。两者协同，一宣一降，以复肺气之宣降，合君药则止咳化痰之力尤佳，共为臣药。荆芥辛而微温，疏风解表，以祛在表之余邪；陈皮行气化痰，二者共为佐药。甘草合桔梗以利咽止咳，兼能调和诸药，是为佐使之用。诸药配伍，肺气得宣，外邪得散，则咳痰咽痒得瘥。诚如《医学心悟》所谓："本方温润和平，不寒不热，既无攻击过当之虞，大有启门驱贼之势。是以客邪易散，肺气安宁。"是治疗表邪未尽，肺气失宣而致咳嗽的基础方。

【类方分析】

金沸草散（《博济方》）：旋覆花三两，麻黄三两（去节），前胡三两，荆芥穗四两，甘草（炙）一两，半夏（洗净，姜汁浸）一两，赤芍药一两。上为末，每服二钱，水一盏，加生姜、大枣，同煎至六分，热服。如汗出并三服。功用：发散风寒，降气化痰。主治：伤风咳嗽。症见恶寒发热，咳嗽痰多，鼻塞流涕，舌苔白腻，脉浮。

止嗽散与金沸草散均为中医治疗咳嗽的代表方剂，它们在药物组成、药味、病机、治法方面存在差异。止嗽散以紫菀、白前、百部、桔梗等宣利止咳为主，解表祛邪之力不足，故主治外邪将尽、肺气不利之咳嗽；而金沸草散则以旋覆花、半夏、前胡与麻黄、荆芥穗等相配，解表与化痰之功略胜，适用于风邪犯肺初起之咳嗽痰多者。总的来说，止嗽散偏重利肺止咳，而金沸草散则在解表化痰方面更为突出，两者均体现了中医治疗咳嗽的辨证施治原则。

【药理研究】

1. 抗炎：止嗽散可以通过减少肺部炎症介质的产生来发挥抗炎作用。高震等通过构建寒燥慢性阻塞性肺疾病模型大鼠，发现改良止嗽散能够减轻肺部炎症，其有效成分通过抑制炎症因子的释放，有效改善肺功能，减少水通道蛋白 4（AQP4）和水通道蛋白 5（AQP5）以及增加黏蛋白 5AC（MUC5AC）表达，从而降低由寒燥环境刺激引起的肺部炎症和黏液过度分泌。董娅慧等基于网络药理学获得止嗽散治疗慢性支气管炎的多种有效成分，包括槲皮素、山柰酚、木犀草素等，分子对接结果显示其与对应的核心靶点结合效果理想，得出结论：止嗽散中的主要活性成分主要通过调控 NF-κB、PI3K-AKT 及低氧诱导因子（HIF）-1 等信号通路相关蛋白的表达减少气道炎症反应，达到治疗效果。

2. 止咳：徐媛等通过建立脂多糖（LPS）和香烟烟雾（CS）诱导的感染后咳嗽（PIC）模型小鼠，发现止嗽散能有效减少咳嗽次数并延长咳嗽潜伏期，其止咳机制可能通过调节 TRPA1/TRPV1 通道，抑制炎症介质 TNF-α 和 IL-1β 的表达水平，减轻气道炎症，从而缓解咳嗽过敏反应。蔡海洋通过系统地汇总随机对照试验的数据，以咳嗽缓解率和咳嗽消失率作为主要评价指标进行荟萃分析，为止嗽散在治疗感染后咳嗽方面的疗效和安全性提供高质量证据。

3. 免疫调节：以卵白蛋白（OVA）致敏激发法制备大鼠咳嗽变异性哮喘模型，止嗽散高剂量组能够显著降低大鼠血液中嗜酸性粒细胞和淋巴细胞的绝对值，并减少血清和肺泡灌洗液中 IL-4 的含量，同时升高 IFN-γ。此外，止嗽散还能改善肺脏组织的炎性细胞浸润、减轻纤维结缔组织增生。这些结果表明，止嗽散通过调节 Th1/Th2 的免疫失衡，有效改善咳嗽变异性哮喘的症状。姜登钊通过建立咳嗽变异性哮喘大鼠模型研究发现，止嗽散能有效纠正 Th1/Th2 细胞因子的失衡，揭示了其免疫调节机制。

【临床应用】

1. 感染后咳嗽：李燕玲将 40 例风寒犯肺型感染后咳嗽患儿随机分为孟鲁斯特组和加用止嗽散组，结果显示加用止嗽散组总有效率明显高于孟鲁斯特组。胡浩亮等临床研究发现，加用止嗽散治疗风寒袭肺型感染后咳嗽的总有效率显著高于对照组。何新将 73 例外感咳嗽患者分为对照组 35 例，治疗组 38 例，对照组给予复方甘草口服溶液，治疗组采用止嗽散加减，结果显示治疗组的总有效率显著高于对照组。

2. 慢性咳嗽：仇陈等应用止嗽散治疗慢性咳嗽患者，发现止嗽散加减组的症状改善显著优于西医治疗组，且随访 1 个月，未见复发。

3. 慢性支气管炎：刘剑等系统评价止嗽散治疗慢性支气管炎的临床疗效，结果显示，止嗽散或联合西药治疗慢性支气管炎的总有效率较高。

4. 咳嗽变异性哮喘：江春燕等应用止嗽散颗粒治疗 60 例风邪犯肺型咳嗽变异性哮喘患者，结果表明，治疗组的总有效率为 93.3%，显著高于对照组 73.3%。林彩战等研究表明，止嗽散可有效降低外周血嗜酸性粒细胞在气道周围的聚集、活化，减少嗜酸细胞神经毒素的释放，从而改善患者的气道反应，减轻咳嗽症状。

5. 儿童咳嗽：卢书芳以止嗽散加减治疗 45 例社区获得性肺炎痰热闭肺证患儿，其有效率高达 91.11%，除有效缓解患儿临床咳嗽、气喘、发热等症状外，还可降低血清中 CRP、PCT 水平，改善凝血酶原时间、凝血酶时间及 D- 二聚体（D-dimer）水平。

十五、定喘汤

【来源】《摄生众妙方》。

【组成】白果二十（去壳，砸碎，炒黄色）一个，麻黄三钱，紫苏子二钱，甘草一钱，款冬花三钱，杏仁（去皮尖）一钱五分，桑皮（蜜炙）三钱，黄芩（微炒）一钱五分，法制半夏（用甘草汤泡七次，去脐用）三钱。

【用法】上用水三盅，煎二盅，作二服。每服一盅，不用姜，不拘时候，徐徐服。

【功用】宣降肺气，清热化痰。

【主治】痰热内蕴，风寒外束之咳喘。咳喘痰多气急，痰稠色黄，或微恶风寒，舌苔黄腻，脉滑数。

【方论】本证因平素气道痰多，复感风寒，表邪未解又郁而化热所致。痰壅于肺之气道，加之风寒所遏，使肺之气络郁滞，郁而化热，痰热壅阻气道，气逆于上而发为咳喘。方中麻黄疏散风寒，宣肺平喘；白果敛肺定喘。二药配伍，散收结合，既能增强平喘之功，又可使宣肺而不耗气，敛肺而不留邪，共为君药。桑白皮泻肺平喘，黄芩清热化痰，二者合用以消内蕴之痰热，为臣药。杏仁、紫苏子、半夏、款冬花降气平喘，化痰止咳，俱为佐药。甘草调药和中，且能止咳，用为佐使。诸药配伍，内清痰热，外散风寒，宣降肺气而平咳喘。

【类方分析】

苏子降气汤（《太平惠民和剂局方》）：紫苏子、半夏（汤洗七次）各二两半，川当归（去芦）两半，甘草二两，前胡（去芦）、厚朴（去粗皮，姜汁拌炒）各一两，肉桂（去皮）一两半。上为细末，每服二大钱，水一盏半，入生姜二片，枣子一个，紫苏五叶，同煎至八分，去滓热服，不拘时候。功用：降气平喘，祛痰止咳。主治：上实下虚之喘咳证。喘咳痰多，短气，胸膈满闷，呼多吸少，或腰疼脚软，或肢体浮肿，舌苔白滑或白腻，脉弦滑。

苏子降气汤（《证治准绳》）：紫苏子（炒）、半夏（汤泡）各二钱半，前胡（去芦）、甘草（炙）、厚朴（去皮，姜制）、炒陈皮（去白）各一钱，川当归（去芦）一钱半，沉香七分。上为细末，每服二大钱，水一盏半，入生姜二片，枣子一个，紫苏五叶，同煎至八分，去滓热服，不拘时候。功用：降气平喘，祛痰止咳。主治：上实下虚之喘咳证。喘咳痰多，短气，胸膈满闷，呼多吸少，或腰疼脚软，或肢体浮肿，舌苔白滑或白腻，脉弦滑。

定喘汤与上述苏子降气汤均为降气平喘之剂。定喘汤是用宣肺之麻黄与敛肺之白果相伍，配以清热化痰、降气平喘之品，而成宣降肺气、清热化痰之剂，主治痰热内蕴、风寒外束之哮喘；苏子降气汤以降气消痰之紫苏子为主，配以下气祛痰、温肾纳气之品，主治上实下虚且以上实为主之喘咳，体现了肺主呼气肾主纳气、肺为气之主肾为气之根的协同关系。

【药理研究】

1. 抗炎：张毅研究发现，定喘汤能够显著抑制由脂多糖刺激的 RAW 264.7 巨噬细胞产生 NO 和 PGE2，并降低 iNOS 和 COX–2 的蛋白和 mRNA 水平。此外，还能抑制脂多糖诱导的炎症因子和趋化因子表达。李三等采用鸡卵清白蛋白（OVA）联合弗氏完全佐剂（CFA）致敏和 OVA 激发建立中性粒细胞性哮喘（NA）小鼠模型，发现定喘汤能下调 IL–17 的表达，减少中性粒细胞浸润，减轻气道炎症及气道高反应。

2. 抗病毒：欧阳瑒等研究发现，定喘汤能够显著纠正由呼吸道合胞病毒感染导致的大鼠体内多种代谢物紊乱，调节肠道菌群和免疫系统的稳定，以及改善脂质代谢，从而发挥抗病毒和免疫调节作用。

3. 调节免疫：张秀英研究发现，定喘汤可调控肺炎性损伤模型 RORγt/FoxP3 表达，调节免疫微环境，减轻肺部炎性损伤。

4. 镇咳：徐长化等在镇咳实验以及急性毒性实验中，发现定喘汤有明显镇咳作用并且不良反应较小。

【临床应用】

1. 支气管哮喘：闫小荣等发现，定喘汤可显著改善支气管哮喘急性发作期（热哮证）患者的临床症状，缩短症状缓解时间，改善肺功能，提高完全控制率、部分控制率、有效率、显效率，无严重不良反应。孙文静发现，定喘汤能改善支气管哮喘患者的总有效率，降低中医证候积分，改善肺功能以及降低炎症因子水平。

2. 支气管肺炎：胡浩亮研究发现，定喘汤能够改善喘息性支气管炎患儿的临床症状积分，降低细胞因子水平。

3. 呼吸道合胞病毒感染：朱紫微等通过代谢组学研究探讨定喘汤对呼吸道合胞病毒（RSV）感染引起的毛细支气管炎的疗效，发现定喘汤能够调节机体免疫，改善炎症反应，对合胞病毒感染性肺炎患者疗效显著。

十六、宣白承气汤

【来源】《温病条辨》。

【组成】生石膏五钱，生大黄三钱，杏仁粉二钱，瓜蒌皮一钱五分。

【用法】水五杯，煮取二杯，先服一杯，不知，再服。

【功用】宣肺化痰，泄热攻下。

【主治】阳明温病，下之不通，喘促不宁，痰涎壅滞，大便闭结，舌苔黄腻或黄滑，脉右寸实大，证属肺经痰热壅阻，肠腑热结不通，肺气不降者，喘咳痰嗽为必有之症。

【方论】本方为吴鞠通《温病条辨》“脏腑合治”的代表方剂，肺合于大肠，肺热下移大肠引起肠道不通又肺气不降之证。方中生石膏清泄肺热，生大黄泄热通便，杏仁粉、瓜蒌皮润肺降逆。对于肺系疾病肺热重症，证属痰热蕴肺、腑气不通者，发挥上宣下通的脏腑合治作用。

【药理研究】

1. 抗炎：大鼠哮喘模型经宣白承气汤治疗后，能有效抑制各类白细胞（如白细胞、嗜酸性粒细胞、中性粒细胞、淋巴细胞、单核细胞等）增生，减轻哮喘大鼠的肺组织病理损伤，这与β2/CysLT 1 /M3受体表达有关。Huo等通过动物实验证实，宣白承气汤可减少TNF-α、IL-6、IL-1β释放，对IAV感染的小鼠的肺、肠免疫损伤、肠道菌群紊乱具有保护作用，这与抑制TLR7/MyD88/NF-κB信号通路表达有关。

2. 免疫调节：赫昊通过细胞实验发现，运用宣白承气汤加味可降低A549细胞感染后H1N1病毒载量，抑制RIG-1蛋白的激活，降低MAVS蛋白表达，释放IFN-β，调节免疫应答，从而发挥抗流感病毒的作用。动物实验发现，宣白承气汤通过调节Th17/Treg免疫平衡和纠正肠道生态失调来抑制慢性阻塞性肺疾病小鼠的肺部炎症反应。

【临床应用】

1. 慢性支气管炎急性发作：汪财宝等发现，宣白承气汤通过发挥抗炎、抗感染作用，减轻老年慢性支气管炎急性发作期患者体内的炎症反应，改善临床症状及肺功能，提高临床疗效。

2. 肺炎：苏标堃采用宣白承气汤联合退热、止咳祛痰、营养支持等对症综合治疗，总有效率达96%，且显著改善中医证候积分及血清血沉（ESR）、D-dimer、CRP、PCT。张琼等应用宣白承气汤治疗肺炎患者，结果总有效率高于对照组，显著降低 CRP、白细胞等炎症指标及 CURB-65 评分，显著升高 $CD3^+$、$CD4^+/CD8^+$、IgG、IgA、IgM 等免疫功能指标。

十七、清金化痰汤

【来源】《医学统旨》。

【组成】黄芩一钱半，山栀子一钱半，桔梗二钱，麦冬（去心）一钱，桑皮一钱，贝母一钱，知母一钱，瓜蒌仁（炒）一钱，橘红一钱，茯苓一钱，甘草四分。

【用法】水二盅，煎八分，食后服。

【功用】清肺化痰。

【主治】热痰壅肺，咳嗽，咳痰黄稠，舌质红，苔黄腻，脉濡数。治咳嗽，咳痰黄稠腥臭，或带血丝，面赤，鼻出热气，咽喉干痛，舌苔黄腻，脉象濡数。

【方论】本方为清化痰热代表方剂，方中橘红理气化痰，使气顺则痰降；茯苓健脾利湿，湿去则痰自消；更以瓜蒌仁、贝母、桔梗清热涤痰，宽胸开结；麦冬、知母养阴清热，润肺止咳；黄芩、栀子、桑白皮清泻肺火，甘草补土而和中。

【药理研究】

1. 镇咳祛痰：清金化痰汤可通过抑制 TNF-α 或 IL-8 等炎症因子的产生下调 MUC5AC mRNA，从而抑制慢性阻塞性肺疾病气道黏液高分泌模型大鼠 MUC5AC 的生成。陈英等发现，清金化痰汤可通过调节 NE/MUC5AC 信号通路，降低慢性阻塞性肺疾病气道黏液高分泌大鼠模型的痰液分泌量。

2. 抗炎：赵媚等的研究和吴林娜等的实验均表明，清金化痰汤可能通过上调 Akt/mTOR 信号通路和下调 Beclin-1 及其 mRNA 表达，从而抑制慢性阻塞性肺疾病大鼠肺组织细胞自噬和减轻气道炎症。研究表明，清金化痰汤可通过抑制大鼠气道上皮细胞的自噬反应从而发挥抗炎作用。

3. 免疫调节：耿艳娜等和姜芊竹等均通过临床试验发现，清金化痰汤可明显改善慢性支气管炎患者的临床症状，且患者血清中 IgA、IgM、IgG 水平均显著升高。

4. 抗病毒：刘苗苗等发现，清金化痰汤显著降低了 H1N1 感染小鼠肺组织中的病毒滴度，提高了生存率，降低炎症因子水平，改善了肺指数和肺组织病理变化。其抗病毒机制可能与其通过调节相关趋化因子及其受体基因，抑制 JAK2/STAT3 信号通路有关。

【临床应用】

1. 社区获得性肺炎：吕园园等研究发现，清金化痰汤联合耳穴贴压外治联合西药治疗社区获得性肺炎患者疗效显著，能够显著改善患者临床症状和体征，有效降低血液炎症因子水平，促进肺部炎症吸收。韩利峰观察了清金化痰汤联合左氧氟沙星治疗社区获得性肺炎的效果，发现西药加清金化痰汤组的总有效率为 92.2%，联合用药能降低白细胞计数、TNF-α、hs-CRP 水平。

2. 急慢性支气管炎：永仪等观察发现，清金化痰汤治疗小儿痰热型急性支气管炎的总有效率为 91.7%，疗效明确。李超等研究发现，清金化痰汤联合盐酸氨溴索可提高治疗慢性支气管炎的效果，加快炎症消退，减轻肺功能损害，缓解疾病症状。

3. 慢性阻塞性肺疾病急性加重：李霞等研究结果表明，清金化痰汤可提高慢性阻塞性肺疾病急性加重患者的治疗总有效率，降低中医证候积分，改善肺功能，降低气道黏膜高分泌疾病炎症因子水平。

十八、三子养亲汤

【来源】《韩氏医通》。

【组成】白芥子 9g，紫苏子 9g，莱菔子 9g。（原著本方无用量）

【用法】上三味各洗净，微炒，击碎。看何证多，则以所主者为君，余次之。每剂不过三钱，用生绢小袋盛之，煮作汤饮，随甘旨代茶水啜用，不宜煎熬太过。

【功用】温肺化痰，降气消食。

【主治】痰壅气逆食滞证。咳嗽喘逆，痰多胸痞，食少难消，舌苔白腻，脉滑。

【方论】本方原治老人气实痰盛之证。年老中虚，脾运不健，每致停食生湿，湿聚成痰。痰浊阻滞，气机壅塞，肺失宣降，故见咳嗽喘逆、胸膈痞闷；痰湿困脾，脾失健运，水谷停滞于胃，故食少难消；舌苔白腻，脉滑均乃痰浊之象。治宜温肺化痰，降气消食。方中白芥子温肺化痰，利气畅膈；紫苏子降气消痰，止咳平喘；莱菔子消食导滞，降气祛痰。三药均属消痰理气之品，但白芥子豁痰力强，紫苏子以降气为长，而莱菔子消食独胜。合而用之，可使气顺痰消，食积得化，则咳喘自平。临证根据痰壅、气逆、食滞三者轻重而酌定君药之量，余者减量为臣佐之属。明代韩懋《韩氏医通》言："夫三子者，出自老圃，其性度和平芬畅，善佐饮食奉养，使人亲有勿药之喜，是以仁者取焉。老吾老以及人之老，其利博矣。"故取名"三子养亲"。

【药理研究】

1. 平喘：张慧等发现，三子养亲汤通过下调 TGF-β1 表达和抑制 Smad2/3 信号通路的激活，减少哮喘气道上皮间质转化（EMT）的改变，从而发挥其平喘作用。这一机制可能涉及保护气道上皮屏障，阻止气道重塑，以及减轻气道炎症和高反应性。

2. 祛痰、镇咳：王文君分别用三子养亲汤中的不同溶媒提取物进行豚鼠氯化乙酰胆碱引喘、大鼠毛细血管排痰、小鼠浓氨水引咳等实验，发现三子养亲汤的醚提物、醇提物、水提物对小鼠咳嗽（浓氨水刺激引导）均具有镇咳、祛痰功用。

3. 抗炎：李雅兰等研究表明，四君子汤合三子养亲汤通过下调肺部炎症因子水平，减轻肺组织结构破坏，从而提高慢性阻塞性肺疾病小鼠的肺功能。

4. 免疫调节：实验证实，三子养亲汤能够降低哮喘模型小鼠肺组织和支气管肺泡灌洗液（BALF）中的 IL–4 含量，并增加 IFN–γ 的含量，同时降低血清中 IgE 的水平，并能增加脾脏中 Th1 细胞的数量，减少 Th2 细胞的数量，通过调节关键免疫细胞及细胞因子来恢复 Th1/Th2 平衡以缓解哮喘。

【临床应用】

1. 支气管炎：刘世华等观察发现，二陈汤合三子养亲汤对痰湿蕴肺证慢性支气管炎的疗效显著，具有改善患者肺功能、帮助提高运动耐量的优势，安全性较好。任丽辉研究发现，三子养亲汤合小青龙汤联合穴位贴敷疗法对毛细支气管炎患儿的总有效率达 95.35%，且治疗降低中医证候总积分，缩短咳嗽、发热、气促、憋喘、湿啰音等症状与体征的时间。

2. 支气管哮喘：龙群发现在支气管哮喘患者临床治疗中给予三子养亲汤加减，对提升疗效具有明显作用，且可更好地降低患者中医证候积分，明显改善肺功能，治疗效果理想。

3. 慢性阻塞性肺疾病急性加重：研究表明，清金化痰汤能显著改善慢性阻塞性肺疾病急性加重患者的肺功能，并且能显著抑制炎症介质表达。郝丽丽等研究发现，三子养亲汤加味结合穴位贴敷治疗慢性阻塞性肺疾病急性加重痰浊壅肺证疗效较好，且安全。

十九、礞石滚痰丸

【来源】《泰定养生主论》，录自《玉机微义》。

【组成】大黄（酒蒸）、片黄芩（酒洗净）各八两，礞石（捶碎，同焰硝一两，投入小砂罐内盖之，铁线缚定，盐泥固济，晒干，火煅红，候冷取出）一两，沉香半两。

【用法】上为细末，水丸如梧桐子大。每服四五十丸，量虚实加减服，清茶、温水送下，临卧食后服。

【功用】泻火逐痰。

【主治】实热老痰证。癫狂昏迷，或惊悸怔忡，或咳喘痰稠，或胸脘痞闷，或眩晕耳鸣，或绕项结核，或口眼蠕动，或不寐，或梦寐奇怪之状，或骨节猝痛难以名状，或噎息烦闷，大便秘结，舌苔黄腻，脉滑数有力。

【方论】本方既治无形之痰所致诸多“怪症”，如癫狂昏迷、惊悸怔忡、眩晕耳鸣或绕项结核、不寐骨痛等，又治有形之痰壅阻气道而见咳喘痰稠、胸脘痞闷等症。方中礞石味甘咸而性平质重，咸能软坚，质重沉坠，下气坠痰以攻逐陈积伏匿之顽痰，为治顽痰之要药，以之为君。臣以大黄苦寒降泄，荡涤实热，开痰火下行之路。大黄与礞石相伍，攻下与重坠并用，攻坚涤痰泄热之力尤胜。黄芩苦寒，清肺及上焦之实热；沉香行气开郁，降逆平喘，令气顺痰消，共为佐药。四药相合，药简而效宏，确为泻火逐痰之峻剂。

【药理研究】

1. 抗炎：张艳等研究发现，礞石滚痰丸中的黄芩苷通过抑制 H292 细胞中 NF-κB 活性，减轻气道炎症反应，改善黏蛋白 5AC（MUC5AC）的分泌和增加囊性纤维化跨膜转导调节因子（CFTR）的表达，从而起到抗炎的作用。

2. 祛痰：史艳丽等研究表明，礞石滚痰丸可能基于 IL-17 参与调控信号通路清除气道痰液和控制气道炎症反应，缓解临床症状，改善肺功能。

【临床应用】

1. 哮喘：张晓云通过应用礞石滚痰丸联合射干麻黄汤治疗重症哮喘时，发现其能有效清除宿痰，缓解哮喘症状，减少发作次数，改善患者的生活质量。

2. 慢性阻塞性肺疾病：黄明儒通过选取 40 例慢性阻塞性肺疾病急性加重期患者给予礞石滚痰丸加减治疗研究发现，礞石滚痰丸加减可以有效控制气道炎症和气道黏液高分泌，改善肺功能，降低 IL-17、8- 异前列腺素（8-iso-PG）水平，提升 IL-10 水平，临床疗效显著。何帆等通过观察礞石滚痰丸加减方联合毫针针刺对慢性阻塞性肺疾病急性加重期治疗发现，其能够有效减少慢性阻塞性肺疾病患者气道中的炎症细胞因子 TNF-α、IL-6、IL-1β 的水平，抑制炎症反应和气道重构，改善气流阻塞状况，保护肺组织。

二十、葶苈大枣泻肺汤

【来源】《金匮要略》。

【组成】葶苈子如弹子大（熬令色黄，捣丸），大枣十二枚。

【用法】上先以水三升，煮枣取二升，去枣，内葶苈，煮取一升，顿服。

【功用】泻肺行水，下气平喘。

【主治】痰水壅实之咳喘胸满，或心悸，面目浮肿，苔腻，脉弦滑。

【方论】葶苈大枣泻肺汤出自《金匮要略》，是书中众多治疗肺系疾病经典名方中唯一体现泻肺治法的方剂，主治多种肺系疾病痰水壅实之急重症，如“肺痈，喘不得卧”及“肺痈胸满胀，一身目浮肿，鼻塞清涕出，不闻香臭酸辛，咳逆上气，喘鸣迫塞”，均是痰浊壅遏、肺气壅滞所致肺痈邪实气闭之急危重症。水饮壅肺见“不得息”属支饮急重症，亦用葶苈大枣泻肺汤破结逐饮、泻肺平喘，清代沈明宗在《金匮要略编注》中称之为“峻攻支饮在肺之方”。方中葶苈子入肺泻气，开结利水，使肺气通利，痰水俱下，则喘可平，肿可退；但又恐其性猛力峻，故佐以甘温安中之大枣而缓和药力，祛邪而不伤正。

【药理研究】

1. 抗炎：阮等证实该方可以通过改善 NO–CO 代谢而减轻哮喘小鼠炎症反应，其机制可能是信使分子 CO 通过间接干扰 NF–κB 信号通路而改善细胞炎症过程。张贝贝等通过实验发现，服用此方的哮喘大鼠不仅咳嗽、喘息的临床症状明显缓解，其肺部组织病理切片提示肺泡间隔增厚及炎性细胞浸润程度远低于对照组。

2. 止咳平喘：周强等发现，葶苈子可通过阻止急性肺损伤小鼠 IL–1、IL–6、IL–10 等炎症因子的释放，减少气道黏液物质，从而起到止咳平喘的作用。张金英通过尿液代谢组学探究发现，葶苈大枣泻肺汤通过调节相关的代谢通路，干预免疫稳态气道炎症的病理过程进而起到止咳平喘的功效。

【临床应用】

1. 肺炎：李云飞利用本方加味联用抗生素治疗肺炎，较西医治疗组而言，在改善临床症状、降低炎症指标、缩短患者的康复时间方面更优。在治疗小儿肺炎时，临床上该方与五虎汤合用能显著缩短咳嗽消失时间，降低外周血 $CD8^+$ 水平与炎性指标，提高 $CD4^+$、$CD4^+/CD8^+$ 水平，减轻机体炎症反应，且药理研究显示肾损害较小。

2. 慢性阻塞性肺疾病：程正良等在常规西医治疗基础上加用该方合桂枝茯苓丸加味，发现能改善慢性阻塞性肺疾病急性加重患者临床症状，减轻并发症及缩短病程、动脉血气指标、血清炎性指标。李广州等临床研究发现，常规西医治疗结合内服葶苈大枣泻肺汤加减可以减轻炎症反应，改善临床症状及肺功能，提高患者的生活质量。

3. 哮喘：夏小辉以西医常规治疗联合葶苈大枣泻肺汤为基础，对不同证型支气管哮喘患者进行中医辨证加减用药，得出其在改善肺功能及临床症状、缩短住院时间、降低住院费用方面均优于西医治疗组。扎亚东对支气管哮喘患者采取西医治疗加服该方的治疗方案，发现能明显缓解临床症状、改善肺功能。

此外，研究发现本方可以应用于结核性胸膜炎、肺源性心脏病、肺癌、肺脓肿等疾病，对于胸闷、咳嗽、发热等症状疗效颇佳，可以显著减缓疾病进展，临床应用较为广泛。

二十一、桃核承气汤

【来源】《伤寒论》。

【组成】桃仁五十个（去皮尖），桂枝二两（去皮），大黄四两，芒硝二两，甘草二两（炙）。

【用法】上四味，以水七升，煮取二升半，去滓，内芒硝，更上火，微沸，下火，先食，温服五合，日三服，当微利。

【功用】逐瘀泄热。

【主治】下焦蓄血证。少腹急结，小便自利，至夜发热，其人如狂，甚则谵语烦躁；以及血瘀经闭，痛经，脉沉实而涩者。

【方论】东汉张仲景的《伤寒论》明确指出，外感伤寒，邪热可随经内传与血相结，瘀热互结于里的“蓄血证”病机特点、证候特征及治疗方药，如“太阳病不解，热结膀胱，其人如狂……外解已，但少腹急结者，乃可攻之，宜桃核承气汤”。清代王清任在《医林改错》中也指出“瘟毒在内烧炼其血，血受烧炼，其血必凝”“血受热则煎熬成块”，均指出了外感温热病中存在不同于卫气营血辨证的瘀血之变，这也是肺络病证治提出肺之“气络－气道－血（脉）络”传变规律，指出发生在肺的外感温热病在传变过程中，病变不仅仅局限于“气络－气道”，也应当重视血（脉）络病变的原因。本方由调胃承气汤减芒硝之量，加桃仁、桂枝而成。方中桃仁苦甘平，活血破瘀；大黄苦寒，下瘀泄热。二者合用，瘀热并治，共为君药。芒硝咸苦寒，泄热软坚，助大黄下瘀泄热；桂枝辛甘温，通行血脉，既助桃仁活血祛瘀，又防硝黄寒凉凝血之弊，共为臣药。桂枝与硝、黄同用，相反相成，桂枝得硝、黄则温通而不助热，硝、黄得桂枝则寒下而不凉遏。炙甘草护胃安中，并缓诸药之峻烈，为佐使药。诸药合用，共奏破血下瘀之功。本方所治为太阳病过程中下焦蓄血证，对外感温热病影响肺之血（脉）络的病机特点及治法用药尚需要深入探讨研究。

【类方分析】

1. 清营汤（《温病条辨》）：犀角三钱，地黄五钱，玄参三钱，竹叶心一钱，麦冬三钱，丹参二钱，黄连一钱五分，金银花三钱，连翘（连心用）二钱。上药，水八杯，煮取三杯，日三服。功用：清营解毒，透热养阴。主治：热入营分证。身热夜甚，神烦少寐，时有谵语，目常喜开或喜闭，口渴或不渴，斑疹隐隐，脉细数，舌绛而干。

2. 犀角地黄汤（《外台秘要》）：芍药三分，地黄半斤，牡丹皮一两，犀角屑一两。上四味切，以水一斗，煮取四升，去滓，温服一升，日二三服。功用：清热解毒，凉血散瘀。主治：热入血分证。身热谵语，斑色紫黑，或吐血、衄血、便血、尿血，舌深绛起刺，脉数；或喜忘如狂，或漱水不欲咽，或大便色黑易解。

犀角地黄汤与清营汤均以犀角、地黄为主，以治热入营血证。其中，清营汤是在清热凉血中伍以金银花、连翘等轻清宣透之品，寓有“透热转气”之意，适用于热邪初入营尚未动血之证；犀角地黄汤配伍芍药、牡丹皮泄热散瘀，寓有“凉血散血”之意，用治热入血分，而见耗血、动血之证。

【药理研究】

1. 抗炎：桃核承气汤可下调内皮细胞损伤模型大鼠 toll 样受体 4（TLR4 mRNA）、IL-1β、IL-6 表达，上调致纤维化 TGF-β 表达，抑制血管内皮细胞炎症表达；可降低盆腔炎大鼠 TNF-α、IL-17 及 CRP 至正常水平，其机制可能是抑制细胞因子信号抑制因子 1（SOCS1）、STAT3 活化蛋白抑制剂（PLAS3）等负反馈蛋白和 JAK2/STAT1 信号通路，进而控制炎症程度。

2. 免疫调节：桃核承气汤可抑制盲肠结扎穿孔大鼠淋巴细胞凋亡，提高 $CD4^{+}$、

$CD8^+$T 细胞水平，机制可能与 PD-1、PD-L1 信号通路介导有关。桃核承气汤可通过抑制 TLR9 信号通路，促进肠源性脓毒症大鼠血清胃泌素 -17、胃蛋白酶原Ⅰ分泌，升高 $CD3^+$、$CD4^+$、$CD4^+/CD8^+$ 水平，进而提高免疫功能。

【临床应用】

1. 急性咽炎：王继仙将 47 例急性咽炎，予以桃核承气汤加味治疗，其中男性 21 例、女性 26 例，年龄集中在 20～40 岁。结果治愈率为 100%，平均治疗时间为 2.8 天。

2. 顽固性鼻衄：吴延涛选取 116 例顽固性鼻衄患者，首先采用硝酸银晶体烧灼，待血止后服用桃核承气汤加减方，连服 2 个疗程，共计 10 天。结果治愈患者 112 例，好转 4 例，临床总有效率是 100%。

3. 慢性阻塞性肺疾病：易良杰采用中药桃核承气汤加减组方制剂保留灌肠结合西医常规疗法治疗痰瘀阻肺型慢性阻塞性肺疾病急性加重，发现其能有效缓解患者的临床症状，提高动脉血氧分压，改善二氧化碳潴留，有效控制肺部感染，改善患者肺功能，且无电解质紊乱和肝肾功能损害，临床疗效优于单纯西医常规治疗。

二十二、瓜蒌薤白白酒汤

【来源】《金匮要略》。

【组成】瓜蒌实一枚（捣），薤白半升，白酒七升。

【用法】三味同煮，取二升，分温再服。

【功用】通阳散结，行气祛痰。

【主治】胸痹，胸阳不振，痰气互结证。胸部闷痛，甚至胸痛彻背，咳唾喘息，短气，舌苔白腻，脉沉弦或紧。

【方论】气道作为空腔器官，是肺气升降出入的道路，气道表面常有津液敷布以保持气道表面湿润润滑，为肺气进出气道提供流畅通路。与运行血液的空腔脉管一样，各种因素引起气道表面的津液输布代谢异常，津聚为水，水积为饮，饮凝为痰，均可阻滞气道，影响气道中气的升降出入则发为气道壅（滞）阻之变，表现为咳嗽、咳痰、气喘等症状。《金匮要略·胸痹心痛短气病脉证治》言："胸痹之病，喘息咳唾，胸背痛，短气，寸口脉沉而迟，关上小紧数，栝楼薤白白酒汤主之。"针对胸阳不振、痰浊内停阻滞气道所设。方中君以瓜蒌甘寒入肺，善于涤痰散结，理气宽胸。《本草思辨录》云："瓜蒌实之长，在导痰浊下行，故结胸胸痹，非此不治。"薤白辛温，通阳散结，行气止痛，用为臣药。二药相配，化上焦痰浊，散胸中阴寒，宣胸中气机。佐使以辛散温通之白酒，以增行气通阳之力。清代喻嘉言《医门法律》亦倡仲景"大气一转，其气乃散"之说："《金匮》独窥其微，举胸痹、心痛、短气，总发其义于一门……其治胸痹心痛诸方，率以薤白、白酒为君，亦通阳之义也。"为后世心肺同治立法处方提供重要参考。

【类方分析】

1. 瓜蒌薤白半夏汤（《金匮要略》）：瓜蒌实（捣）一枚，薤白三两，半夏半升，白酒一斗（适量）。上同煮，取四升，温服一升，日三服。功用：通阳散结，祛痰宽胸。主治：胸痹而痰浊较甚，胸痛彻背，不能安卧者。《金匮要略・胸痹心痛短气病脉证治》言："胸痹不得卧，心痛彻背者，瓜蒌薤白半夏汤主之。"若痰浊较重而阻滞更为严重者则见"不得卧，心痛彻背"之症，故在瓜蒌薤白白酒汤的基础上加半夏以加强化浊之力，更加白酒之量以加强辛温通阳之效。

2. 半夏麻黄丸（《金匮要略》）：半夏、麻黄等分。右二味，末之，炼蜜和丸小豆大，饮服三丸，日三服。功用：通阳化饮。主治：主水饮内停，胸阳被遏，心下悸动者。《金匮要略・惊悸吐衄下血胸满瘀血病脉证治》云："心下悸者，半夏麻黄丸主之。"以麻黄宣畅肺气，半夏燥湿化饮，本方又体现了仲景从肺治心的立法组方思路。

【药理研究】

抗氧化：有研究比较瓜蒌、薤白不同浓度的乙醇提取液的抗氧化作用，发现瓜蒌、薤白 75% 乙醇提取物的抗氧化活性及对异丙肾上腺素诱导的小鼠急性心肌缺血模型的保护作用最显著。

【临床应用】

1. 慢性喘息性支气管炎：林士泽观察了瓜蒌薤白白酒汤治疗慢性喘息性支气管炎痰湿犯肺型的临床疗效。结果提示，加味瓜蒌薤白白酒汤可以改善患者的临床症状，增强机体的免疫功能，延缓病情进展。

2. 慢性阻塞性肺疾病：史肃育等发现，瓜蒌薤白汤联合西医常规治疗能够减轻慢性阻塞性肺疾病急性加重期患者的临床症状，改善肺功能，抑制炎症反应，提高临床疗效。

二十三、枳实薤白桂枝汤

【来源】《金匮要略》。

【组成】枳实四枚，厚朴四两，薤白半升，桂枝一两，瓜蒌实一枚（捣）。

【用法】上以水五升，先煎枳实、厚朴，取二升，去滓，内诸药，煮数沸，分温三服。

【功用】通阳散结，祛痰下气。

【主治】胸痹。症见气结在胸，胸满而痛，甚或气从胁下上逆抢心，舌苔白腻，脉沉弦或紧。

【方论】《金匮要略・胸痹心痛短气病脉证治》言："胸痹心中痞，留气结在胸，胸满，胁下逆抢心，枳实薤白桂枝汤主之。"该方为张仲景治疗胸痹的系列代表方剂之一，治胸痹气结较甚而见"胸满而痛"者，实为胸阳不振，大气不转，水饮停滞气道，引起气道中气机阻滞，甚则上逆为患。方中薤白与瓜蒌通阳散结，为治疗胸痹之要药，枳实与厚朴破气消积，桂枝温通经脉、助阳化气。

【类方分析】

旋覆花汤（《金匮要略》）：旋覆花三两，葱十四茎，新绛少许。以水三升，煮取一升，顿服之。功用：通阳散结，活血通络。主治：肝着，其人常欲蹈其胸上，先未苦时，但欲饮热。旋覆花汤则为仲景治疗肝着的代表方，其病理实质为肺之血（脉）络气机郁结，血液运行不畅，轻则胸中痞结不舒，饮热汤助胸阳畅气机可暂得缓解，重则着而不行捶蹈胸部，颇类络气郁滞证。旋覆花、葱白宣肺通阳，降气祛痰；新绛活血通络。"顿服"者乃欲使药力集中发挥，以行气通阳解其郁结故也。

【药理研究】

抗炎：相关研究表明，枳实薤白桂枝汤与其他药物联合使用可有效降低稳定型心绞痛患者的炎症因子水平，主要可使 hs-CRP、IL-6 等指标降低。

【临床应用】

肺栓塞：研究发现，应用枳实薤白桂枝汤联合低分子肝素具有良好的改善动脉血气和抗凝作用，对肺栓塞有一定疗效。

二十四、黄芪桂枝五物汤

【来源】《金匮要略》。

【组成】黄芪三两，芍药三两，桂枝三两，生姜六两，大枣十二枚。

【用法】上五味，以水六升，煮取二升，温服七合，日三服。（一方有人参）

【功用】益气温经，和血通痹。

【主治】血痹。肌肤麻木不仁，脉微涩而紧。

【方论】黄芪桂枝五物汤为张仲景《金匮要略》治疗血痹的代表方药。血痹病是因营卫俱虚，血行不畅，肌肤失于温养而出现以肌肤麻木不仁为主要表现的病证。同时宗气根于元气，积于胸中，贯心脉而分为营卫之气，《灵枢·刺节真邪》言："宗气不下，脉中之血，凝而留止。"若宗气亏虚，贯心脉推动血液运行之力不足，则会引起肺之血（脉）络中血行缓慢甚至凝而留瘀的病机变化。本方中，黄芪补宗气，桂枝、芍药调和营卫，推动血行，恰恰体现了宗气贯心脉而分为营卫之气，携脉而行的生理过程。

【类方分析】

丹参饮（《时方歌括》）：丹参一两，檀香、砂仁各一钱半。以水一杯半，煎七分服。功用：活血祛瘀，行气止痛。主治：血瘀气滞证。症见心胸刺痛，胃脘疼痛，痛有定处，拒按。本方行气活血，对调整脉络（气）郁（虚）滞引起的早期脉络及血液功能障碍方证相应。

【药理研究】

1. 抗炎：黄芪桂枝五物汤通过激活沉默信息调节蛋白（Sirt1）/NF-κB/核苷酸结合寡聚化结构域样受体蛋白3（NLRP3）通路，减少白细胞介素-1β前体（pro-IL-1β）和白细胞介素-18前体（pro-IL-18）的产生，缓解炎症反应。黄芪桂枝五物汤通过TNF信号通路和IL-17信号通路等相关通路调节VCAM-1、CTNNB1和JUN等靶基因的表达，抑制炎症因子产生。

2. 抗氧化：黄芪桂枝五物汤通过MAPKs、PI3K/Akt、Nrf2-ARE和NF-κB通路促进抗氧化酶的活化，增强细胞清除自由基（ROS）的能力来保护心血管细胞免受炎症、氧化损伤，抗细胞凋亡和动脉粥样硬化。

3. 调节免疫：有研究表明，黄芪桂枝五物汤可通过升高$CD3^+$、$CD4^+/CD8^+$、$CD4^+$、$CD19^+$的水平和降低NK^+的水平等免疫功能指标来改善手术后患者的免疫功能。

【临床应用】

1. 小儿反复呼吸道感染：王恒玥运用加减黄芪桂枝五物汤联合脾氨肽治疗小儿反复呼吸道感染患者60例，发现其能有效改善反复呼吸道感染营卫失调证患儿的临床症状，提高患儿体液免疫功能，临床疗效确切。

2. 过敏性鼻炎：胡思茂运用黄芪桂枝五物汤合苍耳子散治疗过敏性鼻炎（肺气亏虚、风寒袭表型）患者，发现治疗后症状总积分值明显减少，外周血$CD4^+$、$CD25^+$Treg含量明显升高，且优于布地奈德鼻喷雾剂，后期复发率较低。

二十五、桂枝去芍药加麻黄细辛附子汤

【来源】《金匮要略》。

【组成】桂枝三两，生姜三两，甘草二两，大枣十二枚，麻黄二两，细辛二两，附子（炮）一枚。

【用法】上七味，以水七升，煮麻黄，去上沫，内诸药，煮取二升，分温三服，当汗出，如虫行皮中，即愈。

【功用】温运大气，温化水饮。

【主治】水气病病在“气分”，见心下坚，大如盘，边如旋杯，或有畏寒肢冷，胸背冷痛，脉沉迟而细涩无力。

【方论】《金匮要略·水气病脉证并治》言：“气分，心下坚，大如盘，边如旋杯，水饮所作，桂枝去芍药加麻黄细辛附子汤主之。”本方治疗水气病病在“气分”，实为胸中大气失于运转，水饮失于温化而凝聚成形之变。本方为桂枝去芍药汤合麻黄细辛附子汤相合而成，以桂枝、附子、细辛温通胸阳，以麻黄宣发肺气。诸药相合，药简力宏，共奏“阴阳相得，其气乃行，大气一转，其气乃散”之功。清代喻嘉言对张仲景基于胸中大气运转治疗胸阳不振之证极为推崇，若加用黄芪则更有助于温运胸中之阳气。

二十六、木防己汤

【来源】《金匮要略》。

【组成】木防己三两，石膏十二枚（鸡子大），桂枝二两，人参四两。

【用法】上四味，以水六升，煮取二升，分温再服。

【功用】行水化饮，益气清热。

【主治】主治支饮，症见咳喘发热，心下痞满，小便不利，或兼有短气乏力，舌红苔薄黄，脉沉。

【方论】《金匮要略·痰饮咳嗽病脉证并治》言："膈间支饮，其人喘满，心下坚，面色黧黑，其脉沉紧，得之数十日，医吐下之不愈，木防己汤主之。"所载之支饮"咳逆倚息，短气不得卧，其形如肿"及"其人喘满，心下痞坚，面色黧黑"之症状，颇类西医学之肺源性心脏病心功能衰竭发作时喘息不能平卧、面色黧黑缺氧面容、消化道充血之心下痞坚、面目虚浮周身水肿等症状。方中以防己利水消肿，人参益气补虚，桂枝温阳化气利水行瘀通脉，生石膏清肺之郁热。纵观全方药物的现代药理作用，人参有强心作用，桂枝有扩张血管作用，木防己有利尿消肿作用，生石膏有利于控制肺部感染，与西医学肺心病急性期强心、利尿、扩血管、抗感染等治疗原则相吻合。

【药理研究】

现代实验研究表明，木防己汤具有强心利尿、扩张血管、减轻肺循环阻力、抗凝、抗炎作用，可显著降低患者的血浆血管紧张素、醛固酮的水平，改善心功能。

【临床应用】

1. 慢性肺源性心脏病：武洁等在常规西医治疗的基础上应用加味木防己汤治疗慢性肺源性心脏病，结果显示，其总有效率较单纯西医治疗组高。王国臣等的研究表明，木防己汤加减联合丹红注射液治疗慢性肺源性心脏病急性发作期，可有效缓解临床症状体征，改善心肺功能，并有助于降低血液黏稠度。

2. 慢性阻塞性肺疾病：谢羽仙的研究表明，与西医组比较，联合木防己汤治疗慢性阻塞性肺疾病可以改善中医症状，尤其对胸部满闷症状的改善情况明显优于西医组，还可以减少排痰总量，明显提高有效率，且未见不良反应。

二十七、百合固金汤

【来源】《慎斋遗书》。

【组成】熟地黄、生地黄、归身各三钱，白芍、甘草各一钱，桔梗、玄参各八分，贝母、麦冬、百合各一钱半。

【用法】水煎服。

【功用】滋润肺肾，止咳化痰。

【主治】肺肾阴亏，虚火上炎证。咳嗽气喘，痰中带血，咽喉燥痛，头晕目眩，午后潮热，舌红少苔，脉细数。

【方论】本方原治肺肾阴虚、虚火上炎，亦可用于阴虚肺络失于濡润，肺体失于清肃而上逆咳喘者。方中生、熟二地滋补肾阴亦养肺阴，熟地黄兼能补血，生地黄兼能凉血。百合、麦冬滋养肺阴并润肺止咳，尤其百合色白，其形象肺，为滋阴润肺、清金润燥之佳品。玄参咸寒滋阴且降虚火。贝母清热润肺，化痰止咳。桔梗载药上行，化痰散结，合甘草以利咽喉。当归、芍药补血敛肺止咳。

【药理研究】

止咳化痰：研究表明，百合中富含甾体皂苷、酚酸、黄酮及多糖等化合物，具有明显的止咳祛痰和镇静催眠作用。百合提取液可增加小鼠呼吸道酚红排痰量及大鼠毛细管的排痰量，对小鼠 SO_2 引咳具有良好的抑制效果；地黄中富含环烯醚萜类、苯乙醇苷类、黄酮类及糖类等成分，对人体血液系统、中枢神经系统和免疫系统有显著作用。贝母提取物能明显抑制氨水所致小鼠咳嗽，通过外周抗炎作用实现明显的止咳、化痰及平喘作用。

【临床应用】

1. 慢性咳嗽：有研究表明，以常规西药为对照组，百合固金汤加减为治疗组，结果显示治疗组的治愈率明显高于对照组。陈照南应用百合固金汤加味治疗肺阴虚型慢性咳嗽，与常规西药治疗对比，百合固金汤治疗肺阴虚型慢性咳嗽的总有效率高，有较好的临床疗效。

2. 慢性支气管炎：吕彩虹等探究麻黄汤合百合固金汤治疗慢性支气管炎患者的临床效果，研究组给予麻黄汤合百合固金汤治疗，对照组给予常规西医对症治疗。结果，研究组的治疗总有效率高于对照组，研究组的不良反应发生率低于对照组。

3. 支气管扩张：光荣选取阴虚肺热型支气管扩张患者随机分成甲组与乙组，甲组予以常规西药治疗，乙组在甲组基础上加用百合固金汤与复方穿心莲治疗。结果，乙组治疗的总有效率高于甲组，且乙组能改善患者咽干、潮热、咯血、咳嗽等临床症状，提高 FEV1、FVC、FEV1/FVC 参数。

此外，研究发现，百合固金汤还可以治疗变异性哮喘、慢性阻塞性肺疾病、感染后咳嗽，临床疗效显著。

二十八、苇茎汤

【来源】《外台秘要》引《古今录验方》。

【组成】苇茎二升，薏苡仁半升，桃仁五十枚，瓜瓣半升。

【用法】上四味，以水一斗，先煮苇茎，得五升，去滓，内诸药，煮取二升，服一升，再服，当吐如脓。

【功用】清肺化痰，逐瘀排脓。

【主治】治肺痈。咳吐腥臭黄痰脓血，胸中肌肤甲错，隐隐作痛，咳时尤甚，口干咽燥，舌红苔黄，脉滑数。

【方论】肺痈之病，由热毒壅肺，痰热瘀血互结所致。《金匮要略》载："风中于卫，呼气不入；热过于荣……血为之凝滞，蓄结痈脓，吐如米粥。"指出了风热之邪内伤肺络，热壅血瘀肉腐成痈的发病过程。方中苇茎（芦根）甘寒轻浮，善清肺热而通肺窍，是治疗肺痈必用之品，为君药。瓜瓣（冬瓜仁）清热化痰，利湿排脓，配合君药清肺宣壅，涤痰排脓；薏苡仁甘淡微寒，上清肺热而排脓，下利肠胃而渗湿，使湿热之邪从小便而解，共为臣药。桃仁活血逐瘀散结，以助消痈，且润燥滑肠，与冬瓜仁相合，使痰热之邪从大便而解，为佐药。四药合用，具有清热、逐瘀、排脓之功，为治肺痈常用之方。

【类方分析】

桔梗汤（《伤寒论》)：桔梗一两，甘草二两。上二味，以水三升，煮取一升，去滓，温分再服。功用：清热解毒，消肿排脓。主治：少阴客热咽痛证，以及肺痈溃脓，咳吐脓血，腥臭胸痛，气喘身热，烦渴喜饮，舌红苔黄，脉象滑数。本方用桔梗宣肺利咽，甘草清热解毒，两者一宣一清，祛痰止咳，利咽止痛。桔梗汤侧重于治疗肺痈脓成正溃者，苇茎汤不论肺痈脓已成或未成均可加减应用。

【药理研究】

1. 镇咳：李贵海等用枸橼酸、氨水诱发小鼠咳嗽，发现桃仁提取物苦杏仁苷的水解产物氢氰酸与苯甲醛可通过抑制呼吸中枢，加深呼吸，缓解咳嗽，达到镇咳效果。

2. 调节免疫，抗炎：王庆学等以香烟烟雾暴露大鼠为模型，发现苇茎汤提取物不仅能调节香烟烟雾暴露大鼠的免疫机制，而且在抑制炎症反应方面具有重要作用。另有研究通过慢性阻塞性肺疾病大鼠模型发现，加味苇茎汤干预能够上调 IL–1 相关蛋白，负向调控免疫机制，减轻炎症反应。

3. 保护肺组织：网络药理学方法分析得出，苇茎汤中豆甾醇、β- 谷甾醇、常春藤皂苷元等成分发挥保护肺组织、修复肺损伤的作用。

【临床应用】

1. 肺炎：研究表明，西医治疗措施联合苇茎汤能显著缩短老年肺炎的病程，减少耐药及并发症的出现。研究表明，苇茎汤加味可改善重症肺炎患者的临床症状及各项观测指标，有效控制炎症。采用苇茎汤加味联合西医对症治疗医院获得性肺炎，总有效率（研究组 83%、对照组 64%）显著提高。苇茎汤加减方联合常规西医治疗对老年肺炎及老年吸入性肺炎疗效确切，可降低炎症反应，减少不良反应，缓解患者症状，提高生活质量。

2. 慢性阻塞性肺疾病：赵十妹等运用苇茎汤与麻杏石甘汤合方联合噻托溴铵治疗慢性阻塞性肺疾病急性加重患者 40 例，可明显改善各项观测指标，且在缓解患者呼吸困难，改善肺通气功能，降低炎症指标方面，研究组效果均较对照组显著。刘燕等采用苇茎汤与麻杏石甘汤合方联合西医常规疗法治疗慢性阻塞性肺疾病急性加重患者40例，可更好地缓解患者呼吸困难、咳嗽咳痰等症状，降低血清TNF-α水平。

3. 支气管扩张：戴璐运用苇茎汤与桔梗汤合方，在西医常规疗法基础上联合纤维支气管镜下肺泡灌洗，治疗支气管扩张急性加重期患者30例，疗效确切，可有效降低症状评分，改善患者肺功能，平衡血清炎症因子水平。刘洁静等运用苇茎汤与清金化痰汤合方，在西医常规疗法基础上治疗支气管扩张患者54例，研究组各项观测指标改善明显，无不良反应发生，证明苇茎汤合桔梗汤能有效促进肺功能及身体功能恢复。

另有研究发现，苇茎汤还可以应用于肺炎、急性鼻窦炎、肺脓肿、慢性支气管炎急性发作等的治疗，临床疗效显著。

二十九、甘草干姜汤

【来源】《金匮要略》。

【组成】炙甘草四两，炮干姜二两。

【用法】右㕮咀，以水三升，煮取一升五合，去滓，分温再服。

【功用】温复肺阳。

【主治】虚寒肺痿。肺痿吐涎沫而不咳，遗尿，小便数者，苔白，脉细弱。

【方论】《金匮要略·肺痿肺痈咳嗽上气病脉证治》言："肺痿吐涎沫而不咳者，其人不渴，必遗尿，小便数。所以然者，以上虚不能制下故也。此为肺中冷，必眩，多涎唾，甘草干姜汤以温之。"指出肺中虚冷，肺叶痿废不用，水谷津液失于宣发布散而直趋由小便而出的病机特点，治以甘草干姜汤温复肺阳。肺阳得复，水谷津液正常布散，肺通调水道、主水之上源之功恢复。

【药理研究】

1. 抗变态反应性作用：研究证实，甘草干姜汤对变应性鼻炎细胞因子失衡方面有一定的调节作用，作用机制可能通过提高IFN-γ、IL-2水平，同时降低IL-4、IL-5水平，促使Th1/Th2分泌的细胞因子比值恢复平衡，从而改善变应性鼻炎的临床症状，减轻鼻黏膜炎症损伤。

2. 抗纤维化作用：牛璐等对甘草干姜汤的化学成分进行快速定性分析后发现，其治疗肺间质纤维化的作用机制可能与PI3K-Akt信号通路相关。另有实验研究表明，在博来霉素所致肺间质纤维化大鼠模型中，甘草干姜汤能够保护非纤维化区肺泡结构和改善气体交换功能，从而减轻大鼠肺间质纤维化程度，这可能通过增加抗氧化防御系统和调控TGF-β和SIRT1蛋白发挥作用。王栋等研究发现，甘草干姜汤通过调控HIF-1、PI3K-Akt、IL-17、JAK-STAT等多个信号通路，发挥抗肺间质纤维化作用。

【临床应用】

1. 咳嗽：覃著平运用甘草干姜汤化裁治疗寒证咳嗽，临床效果明显，且无不良反应。白慧在临床上灵活运用甘草干姜汤治疗肺寒咳嗽，咳嗽症状得到明显改善。

2. 支气管哮喘：有学者认为，冷哮的病机关键是肺阳虚，临床上以温补肺阳为治法，用甘草干姜汤治疗冷哮取得了较好的疗效。

3. 支气管扩张：金丽等选取临床上支气管扩张症稳定期患者，对照组予小剂量罗红霉素治疗，治疗组在此基础上予麦门冬汤合甘草干姜汤加减治疗。结果显示，治疗组的临床疗效总有效率高于对照组，对比单独使用罗红霉素治疗，联合使用麦门冬汤合甘草干姜汤治疗效果更佳。

另研究发现，甘草干姜汤可以用于治疗肺不张、间质性肺疾病、系统性硬化症，临床疗效显著。

三十、补络补管汤

【来源】《医学衷中参西录》。

【组成】生龙骨一两，生牡蛎一两，山茱萸一两，三七二钱（研细，药汁送服）。

【用法】水煎服，每日一剂，早晚分服。

【功用】收敛止血，祛瘀生新。

【主治】咳血，吐血久不愈者。

【方论】本方为治疗脉络损伤所致出血的代表性方剂，《灵枢・百病始生》说："阳络伤则血外溢……阴络伤则血内溢。"方名补络补管汤乃补脉络、补血管止血之意。本方所治咳血、吐血久不愈者，皆因肺胃脉络破损所致，张景岳谓"咳嗽日久，肺中络破，其人必咳血"，指出咳嗽久而不已可引起肺络破损则咳血而出，而胃中血（脉）络损伤破裂，血上涌自口而出则可致吐血。故以龙骨、牡蛎、山茱萸等收敛又兼具开通之品，补肺胃破损之脉络，以奏止血之功，又不至骤止留瘀为恙。张锡纯谓："龙骨、牡蛎能收敛上溢之热，使之下行，而上溢之血亦随之下行归经。"佐以三七，取其活血止血、化腐生新，使脉络损伤之处易愈，出血易止而又不留瘀为患。

【临床应用】

1. 咯血：研究表明，对肺结核合并咯血患者给予常规救治时加用补络补管汤（加味）可获得更为理想的治疗效果。张秀君等以补络补管汤合小剂量垂体后叶素治疗肺结核、支气管扩张所致大咯血取得良好效果。刘小珍等将 60 例肺结核合并咯血患者随机分为对照组及治疗组，对照组予常规抗痨止血，治疗组在对照组的治疗基础上予加味补络补管汤治疗，并根据症状加减。结果，治疗组的总有效率明显高于对照组，治疗组的咯血时间短于对照组。

2. 过敏性紫癜：陶仁惠采用补络补管汤加味治疗难治性过敏性紫癜，对照组采用常规西医治疗，治疗组给予补络补管汤加味。结果，治疗组的治疗效果明显优于对照组。

第二节　肺络病变现代治疗方药

一、连花清瘟胶囊（颗粒）

【组成】连翘、金银花、炙麻黄、炒苦杏仁、石膏、板蓝根、绵马贯众、鱼腥草、广藿香、大黄、红景天、薄荷脑、甘草。

【用法】胶囊：一次 4 粒，一日 3 次，口服；颗粒：一次 6g，一日 3 次，口服；新型冠状病毒感染轻型、普通型疗程 7～10 日。

【功能】清瘟解毒，宣肺泄热。

【主治】用于治疗流行性感冒属热毒袭肺证，症见发热或高热，恶寒，肌肉酸痛，鼻塞流涕，咳嗽，头痛，咽干咽痛，舌偏红，苔黄或黄腻等。在新型冠状病毒感染的常规治疗中，可用于轻型、普通型的发热、咳嗽、乏力。

【方论】连花清瘟胶囊或颗粒（简称连花清瘟）是肺疫证治规律指导防治肺疫－病毒类呼吸系统传染病而研制的创新专利中药。根据疫毒之邪先犯肺之气络，影响气道，引起肺“换气转血”功能失常，导致病情迅速加重的肺疫病变特点，基于文献挖掘、大数据分析、临床经验荟萃，传承两千年中医学抗击疫病的用药精华，汲取清代吴鞠通《温病条辨》银翘散、东汉张仲景《伤寒杂病论》麻杏石甘汤及明代治疫病用大黄的经验，在汇聚三朝名方基础上创新加入红景天和广藿香。全方清热与辛温兼备、解毒与芳化并用、扶正与通腑同施，使清而不过凉，温而不助火，扶正不留邪，祛邪不伤正，体现了治疗肺疫的“积极干预”治疗策略。

清热与辛温兼备：SARS、甲型 H1N1 流感、新型冠状病毒感染等肺疫初起，表证未除，内热已炽，属于卫气同病。连花清瘟组方中应用银翘散和麻杏石甘汤，取连翘、金银花、薄荷辛凉解表之用，石膏为清气分热之重剂，加强清泄肺热之力。麻黄性味辛温，中空而发外邪，轻巧而浮，宣畅肺气，为肺病专药，又为肺络之要药，《本草正义》载其“轻清上浮，专疏肺郁，宣泄气机，是为治感第一要药，虽曰解表，实为开肺，虽曰散寒，实为泄邪”；苦杏仁性味苦温，中实而降肺气，麻黄、苦杏仁并用辛温解表，宣降肺气。《温病条辨》评价麻杏石甘汤：“麻黄中空而外达，杏仁中实而降里，石膏辛淡性寒，质重而气清轻，合麻杏而宣气分之郁热，甘草之甘以缓急，补土以生金也。”连花清瘟组方中，连翘、金银花、薄荷清表热，石膏清肺热，麻黄发外邪，苦杏仁降肺气，辛凉清热与辛温解表之药配伍应用，既可遏制麻黄的温散之性，又可减轻石膏的寒凉之力，使清而不过凉，温而不助火，还可协同加强清泄肺热、宣肺止咳之效。

解毒与芳化并用：疫毒之邪侵袭是肺疫的始发因素，治疗应首先针对病因，正如《素问·至真要大论》言：“必伏其所主，而先其所因。”吴又可强调祛邪务早务尽，指出："大凡客邪贵乎早逐……拔去病根为要耳。"喻嘉言提出逐邪与解毒之法同步实施，认为治疗疫毒之邪应以解毒为第一要义，并贯穿疾病治疗的始终。连花清瘟方中除连翘、金银花清热解毒外，配伍绵马贯众、板蓝根、鱼腥草加强解毒之力。《温病条辨》曰"温疫者……多兼秽浊"，《温热暑疫全书》言"疫气多湿"，对于疫毒夹湿或化生湿邪而发生胸闷脘痞、呕吐恶心等症状，配伍芳香辟秽、化湿和胃作用的广藿香，可避免寒凉伤胃之弊；连翘、金银花、薄荷也具芳香辟秽之力。此外，甘草兼具清热解毒、补脾益气、和中缓急作用。上述诸药解毒与芳化并用，既解毒逐邪辟秽，又护胃和中缓急。

扶正与通腑同施：《素问·刺法论》载"五疫之至，皆相染易……不相染者，正气存内，邪不可干"。若机体免疫力低下，感染概率大大提高，还会出现病情迁延，甚至继发多种并发症，所以固护正气，提高免疫防御和抗病康复能力，对于防控疫病具有重要价值。连花清瘟组方中配伍了具有补气清肺作用的红景天，其具有抗病毒、抗炎、调节免疫、耐缺氧、保护肺微血管内皮细胞等功能。配伍大黄，借其泻下荡涤肠胃积滞，另寓有通腑清肺、通腑泻肺、通腑安肺之义，腑气下通而肺气自降、肺热自清，从而扭转病机，截断病势，切断向营血的传变。扶正与通腑相配，扶正而不留邪，祛邪而不伤正。

【药理研究】

（一）广谱抗病毒作用

1. 抑制流感病毒

（1）抑制甲型 H1N1 流感病毒：中国人民解放军军事科学院军事医学研究院采用连花清瘟预处理［药物预处理狗肾细胞（MDCK）24 小时，病毒感染 1 小时］，共处理（药物与病毒液共孵育细胞 1 小时），后处理（病毒液孵育细胞 1 小时，后药物孵育）三种不同给药方式进行抗甲型 H1N1 流感病毒研究。结果显示，三种不同给药方式的连花清瘟治疗指数依次为 15.431、15.735 和 8.942，均高于达菲 1 倍左右，为连花清瘟治疗甲型 H1N1 流感提供了数据支撑。

（2）抑制甲型 H3N2 流感病毒：莫红缨等以利巴韦林作为阳性对照药物，采用存留细胞结晶紫染色法测定连花清瘟不同给药方式对甲型 H3N2 流感病毒的作用。结果表明，连花清瘟可显著降低病毒感染性，通过抑制病毒吸附、抑制病毒吸附后的复制繁殖、直接杀伤病毒，发挥综合抗 H3N2 流感病毒作用，其预防性用药的抗流感病毒作用明显优于利巴韦林。

（3）抑制禽流感病毒 H7N9、H9N2：丁月文等采用 H7N9、H9N2 病毒感染 MDCK 细胞，药物毒性试验、空斑减少实验证明，连花清瘟能显著抑制禽流感病毒 H7N9、H9N2。

2. 抑制新型冠状病毒及变异株

Li 等发现，连花清瘟可通过抑制病毒复制，引起病毒颗粒形体改变，抑制宿主细胞炎症因子表达，从而发挥抗新型冠状病毒作用。细胞研究证实，连花清瘟抑制阿尔法变异株的病毒复制和吸附作用，减少病毒空斑形成及被感染细胞内病毒颗粒的数量，减轻被感染细胞的炎症反应；可以抑制贝塔变异株病毒复制，降低病毒核酸N基因、ORF1ab基因S基因亚基因组RNA拷贝数；可以抑制德尔塔变异株病毒复制；可以抑制奥密克戎变异株感染诱导的细胞病变。动物实验证实，连花清瘟可以降低奥密克戎变异毒株感染hACE2转基因C57BL/6模型小鼠死亡率及感染小鼠肺组织病毒滴度。

3. 抑制副流感病毒

郭海等采用仙台病毒滴鼻感染ICR小鼠，证实连花清瘟具有抗副流感病毒仙台株作用，可以显著降低副流感病毒仙台株感染后小鼠的肺指数。

4. 抑制呼吸道合胞病毒（RSV）

刘晓燕等通过体外培养腺癌人类肺泡基底上皮细胞（A549细胞）并检测病毒滴度、病毒吸附与病毒内化。结果显示，连花清瘟明显抑制RSV，且具有剂量依赖，显著抑制RSV感染A549细胞的病毒内化和病毒吸附作用。

5. 抑制肠道病毒（CA-16、EV71、CVB4）

实验研究表明，连花清瘟抑制CA-16、EV71、CVB4等肠道病毒的病毒内化与吸附，具有抗病毒作用。

（二）抑菌作用

王艺竹等采用微量稀释法发现，连花清瘟可抑制金黄色葡萄球菌生物膜的形成，其水提物不但可抑制耐甲氧西林金黄色葡萄球菌（MRSA）生物膜形成，破坏成熟膜，还能显著减少生物膜中活菌和死菌的数量。史利克等报道，连花清瘟制剂能降低美罗培南的最小抑菌浓度（MIC），提高耐碳青霉烯类鲍曼不动杆菌（CR-AB）对美罗培南的敏感性，两者联用具有协同作用，其作用机制可能为破坏鲍氏不动杆菌细胞膜后，美罗培南再进入细胞内发挥作用。

（三）抗炎作用

崔雯雯等采用脂多糖（LPS）诱发小鼠急性肺损伤（ALI）模型，发现连花清瘟可减轻肺超微结构损伤，发挥对肺组织的保护作用，其机制与该制剂增加肺内连接蛋白表达、抑制炎症细胞聚集、降低多种炎症因子水平和抑制NF-κB信号通路激活有关。丁月文等采用RSV滴鼻感染BALB/c小鼠，证实连花清瘟能显著下调IL-6、TNF-α和角蛋白趋化因子（KC）等肺内炎性因子水平，改善病毒所致肺组织病理的炎性反应。Ping等采用气管内滴注细颗粒物PM2.5的方法制备粉尘暴露大鼠模型，证实连花清瘟可以抑制环境中细颗粒物PM2.5引起大鼠肺组织的氧化炎症反应，减轻肺损伤。唐思文等报道，连花清瘟胶囊能改善汽车尾气造成的肺组织病理损伤，其作用机制可能与降低血液中炎性因子的水平，降低肺部炎性因子的蛋白和mRNA表达有关。

（四）调节免疫

采用整合质谱流式（CyTOF）、RNA测序技术（RNA-seq）和Olink微量蛋白组学技术，绘制奥密克戎感染者外周血免疫细胞图谱，从免疫细胞、基因、蛋白层面揭示连续动态调控免疫功能的时空特征，证实连花清瘟连续、动态调节机体免疫功能：激活T细胞、NK细胞、B细胞，减少T细胞耗竭，提高宿主免疫防御能力，促进病毒清除；调节过度炎症与免疫抑制失衡状态，阻断疾病进展。

（五）解热、止咳、化痰

连花清瘟显著降低伤寒、副伤寒甲、副伤寒乙三联菌苗致家兔发热的体温，明显延长氨水所致小鼠咳嗽期，减少咳嗽次数，并能促进气管酚红排泌，具有显著的止咳化痰作用。

【物质基础研究】

（一）连花清瘟体内药物代谢学研究

1. 连花清瘟化学成分表征研究

利用UPLC-QE-HRMS/MS全面检测连花清瘟相关成分并进行表征，共检测出124个黄酮类、蒽醌类、萜类、生物碱类、咖啡奎宁酸类、苯乙醇苷类、有机酸类及氰苷类化合物。基于HPLC-MS/MS技术定量分析方法，对其中48个化合物进行含量测定。结果发现，含量较高的化合物主要来源于连翘、甘草和金银花。其中，连翘脂苷I含量最高（9.437mg/mL），其次为连翘脂苷H（6.387mg/mL），甘草酸（4.483mg/mL）和隐绿原酸（3.439mg/mL）。这为连花清瘟体内代谢研究提供了研究数据。

2. 连花清瘟体内药代动力学研究

Chen等基于高分辨质谱和智能非靶向数据挖掘技术对人体中连花清瘟暴露成分进行分析和评估。结果显示，在人血浆和尿液中共识别出188个相关化合物，包括66个原型和122个相关代谢产物，成功对其中的174个化合物（其中26个为麻黄碱和伪麻黄碱相关成分）进行了结构鉴定，筛选出22个具有代表性的化合物进行了人体内代谢途径研究，发现氧化、葡萄糖醛酸化和硫酸化是绝大部分化合物均会涉及的代谢反应。

Zhu等在单次灌胃连花清瘟的大鼠体内（血浆、尿液、粪便和胆汁）共检测到505个相关化合物，包括219个原型和289个代谢产物，并对其中443个化合物进行了结构鉴定。进一步针对血浆中的46个化合物进行药物动力学研究和定量分析。结果发现，与人体内代谢相比，多数化合物在大鼠体内的代谢途径基本涵盖了其在人体内的主要代谢途径，说明连花清瘟在大鼠与人体内的代谢途径具有一致性。为进一步验证连花清瘟在不同种属间的代谢相似性，采用AUC pooled法比较大鼠和人血浆中连花清瘟暴露组分差异。结果显示，大鼠与人血浆中的主要暴露成分一致，说明大鼠可作为连花清瘟非临床体内代谢研究的理想模型动物。

3."药味 – 成分 – 靶点 – 通路 – 药效"多层次关联网络构建

（1）PK–PD 连花清瘟潜在活性成分验证：基于连花清瘟在人和大鼠体内代谢的一致性，共筛选出 15 个潜在活性成分（麻黄碱、苦杏仁苷、咖啡酸、奎宁酸、没食子酸、β– 甘草次酸、甘草素、芒柄花素、大黄素、大黄酸、连翘脂苷 A、连翘苷、木犀草素、山柰酚、红景天苷）。采用脂多糖（LPS）诱导建立小鼠急性肺炎模型和 RAW 264.7 细胞炎症模型。结果显示，与模型组相比，各潜在药效物质组治疗后，均有效改善组织病理学损伤。肺组织免疫荧光显示，经各药效物质组治疗后，巨噬细胞 M1 型标志蛋白 iNOS 表达显著降低，M2 型标志蛋白 CD206 表达升高，且血清中促炎因子 TNF 和 IL–6 水平降低，说明各药效物质组均具有免疫调节和抗炎作用。且大黄素 / 大黄酸组治疗效果优于咖啡酸 / 奎宁酸 / 没食子酸、β– 甘草次酸 / 甘草素 / 芒柄花素和连翘苷 / 连翘脂苷 A 组；麻黄碱、苦杏仁苷和山柰酚的抗炎效果相近，均优于红景天苷。

根据小鼠肺组织 RNA–seq 的转录组数据，进行差异基因网络药理学和功能富集分析，通过构建"药材 – 成分 – 靶点 – 通路"多层次关联网络，推测 15 个潜在活性物质可能通过参与调控多条炎症（IL–17、NOD 样受体、TNF）、免疫（趋化因子、免疫系统中的细胞因子信号传导等）和病毒感染相关（COVID–19 不良反应、SARS–CoV–2 网络图谱和 SARS–CoV–2 先天免疫逃避和细胞特异性免疫反应等）的信号通路，干预相关炎症因子的表达（STAT1、TNF、IL6、ISG15、IFI35、CXCL10、IFIT3 和 IRF7 等），降低其分泌水平（TNF 和 IL–6），进而发挥抗炎作用。

（2）连花清瘟靶向抑制 ACE2 发挥抗病毒作用的药效物质基础：Chen 等首次合成 ACE2 生物色谱固定相用于筛选连花清瘟有效成分，成功鉴定出 8 种人体内高暴露且具有潜在 ACE2 靶向活性的成分，包括新绿原酸及其异构体、苦杏仁苷、野黑樱苷、甘草酸、连翘苷 A、连翘苷 I、大黄酸、芦荟大黄素。进一步通过等离子共振分析、分子对接模拟，显示大黄酸、连翘酯苷 A、连翘酯苷 I 及新绿原酸及其异构体 4 种成分对 ACE2 具有酶活性抑制作用，通过阻断新型冠状病毒 S 蛋白与 ACE2 受体结合发挥防治新型冠状病毒的作用。这是连花清瘟人体暴露信息和 ACE2 靶向组分的首次报道，为其在抗新型冠状病毒的药理活性成分和机制研究提供了化学和生物学依据。研究结果发表在 *Acta Pharmaceutica Sinica B*，封面文章报道该研究结果，入选 ESI 热点论文和高被引论文。

4. 连花清瘟组方关键单体对结构细胞与免疫细胞互作机制的干预研究

基于人体和大鼠体内暴露视角确定连花清瘟组方中的代表性单体成分：来源于麻杏石甘汤的野黑樱苷或苦杏仁苷（苦杏仁）、甘草次酸（甘草），来源于大黄的大黄酸、大黄素，来源于银翘散的连翘酯苷 A（连翘），咖啡酸、奎宁酸（金银花）和来源于红景天的红景天苷。

（1）甘草次酸激活呼吸道上皮细胞早期抗新型冠状病毒活性反应：Qi 等采用均相

时间分辨荧光共振能量转移技术（HTRF）、生物膜干涉技术和分子对接技术，观察甘草次酸体内外抗新型冠状病毒的药效作用，表明甘草次酸通过特定位点（SER-162 和 TYR-240 等氨基酸位点）与 hSTING 特异性结合。并通过 STING 激活干扰素调节因子 3（IRF3）的核转位激活下游 I 型干扰素相关基因（IFNβ、OSA1、Isg15 等）表达，增强宿主细胞抗病毒作用。证实甘草次酸通过调控 cGAS-STING 信号通路激活呼吸道上皮细胞早期广谱抗病毒活性反应，防止病毒感染早期过度复制。

（2）连翘酯苷 A 维持结构细胞 - 免疫细胞互作稳态：采用 NRF2 报告基因体系，发现连翘酯苷 A 可以激活 NRF2 信号通路。运用生物膜干涉技术、分子对接技术等研究证明，连翘脂苷 A 通过结合并抑制 Kelch 样环氧氯丙烷相关蛋白 1（KEAP1）对活化核因子 E2 相关因子 2（NRF2）的降解，从而促进 NRF2 的入核，增强下游血红素加氧酶 1（HO-1）、谷胱甘肽过氧化物酶 4（GPX4）等抗氧化应激，特别是铁死亡抵抗等相关基因的表达。进一步在急性肺损伤和新型冠状病毒感染小鼠模型中，证明连翘酯苷 A 可以通过激活结构和免疫细胞中 NRF2 相关抗炎、抗氧化应激通路，维护结构 - 免疫细胞互作平衡，减轻 LPS 和病毒导致的炎症细胞浸润，缓解肺组织病理损伤。结果表明，连翘酯苷 A 通过激活 NRF2 及其下游相关通路，维护结构细胞 - 免疫细胞互作，发挥抗氧化应激及抗病毒导致的炎症反应，从而发挥抗炎抗病毒的作用。

（3）红景天维持结构细胞 - 免疫细胞互作稳态：体外培养小鼠骨髓单核细胞并诱导成巨噬细胞的研究结果显示，红景天能够增强 M1 巨噬细胞的吞噬功能，维持 M2 巨噬细胞比例，并提高抗炎因子 IL-10 的分泌，同时降低促炎因子 IL-6 的分泌。体外培养人肺微血管内皮细胞（HPMEC）经过 LPS 刺激后，用红景天干预，采用 RNA-seq 测序分析发现，红景天能降低内皮细胞中炎症反应相关基因的表达，并提高紧密连接相关基因的表达水平。此外，红景天还可有效降低缺氧条件下 HPMEC 中 HIF-1α 的表达。利用含或不含红景天干预的巨噬细胞条件培养基处理肺上皮细胞，发现红景天促进上皮细胞的增殖，提示对免疫细胞与结构细胞互作有保护作用。在急性肺损伤模型中，初步证实红景天能有效减轻 LPS 引起的肺部炎性细胞浸润。

（4）大黄酸调节急性肺损伤小鼠模型“肠 - 肺轴”及其结构细胞 - 免疫细胞互作稳态：采用 LPS 气道滴注构建小鼠急性肺损伤模型，采用 DSS 诱导小鼠急性结肠炎模型，采用大黄干预并通过免疫荧光检测肠道、肺屏障完整性；采用 ELISA 检测肠道 - 循环（血液）- 肺部炎症相关因子（如 LPS 和 TNFα）的水平。结果表明，急性结肠炎模型中出现肺部病理现象，在急性肺损伤模型中观察到肠道的改变，证明“肠 - 肺轴”的存在；大黄及其活性成分通过维持肠 - 肺上皮屏障的完整性，降低肠 - 血 - 肺中促炎因子的水平，有效调节“肠 - 肺轴”及其结构细胞 - 免疫细胞互作稳态，从而抗击炎症导致的肠、肺损伤。

以上的研究结果表明，连花清瘟的多种活性成分通过多靶点和多通路的机制，调节宿主细胞及其与免疫细胞的相互作用，从而在病毒识别、入侵、复制和感染扩展等过程中有效抵抗病毒感染。

（二）连花清瘟基于拆方的配伍科学内涵研究

1. 连花清瘟整合药效学作用来自银翘散类、麻杏石甘类和大黄

基于连花清瘟汇聚三朝名方的组方特点建立拆方方案，分为整方组、减麻杏石甘汤组、减银翘散组、减大黄组，根据整方药效学特点建立抗病毒、抗炎、退热、镇咳、化痰、维护肠道屏障的多维度药效评价体系。通过整方与拆方药效作用对比，解析连花清瘟配伍的科学意义：①抗病毒作用：整方组＞减麻杏石甘汤组＞减大黄组＞减银翘散组。②抗炎作用：整方组＞减麻杏石甘汤组＞减大黄组＞减银翘散组。③退热作用：整方组＞减银翘散组＞减大黄组＞减麻杏石甘汤组。④镇咳作用：整方组＞减大黄组＞减银翘散组＞减麻杏石甘汤组。⑤化痰作用：整方组＞减大黄组＞减麻杏石甘汤组＞减银翘散组。⑥改善肺损伤引起的肠道损伤：整方组＞减银翘散组＞减麻杏石甘汤组＞减大黄组。上述结果表明，汇聚三朝名方的连花清瘟整合药效学作用分别来自组方中的银翘散、麻杏石甘汤、大黄，银翘散主要发挥抗病毒、抗炎、化痰作用，麻杏石甘汤主要发挥退热、镇咳作用，大黄的主要作用为减轻肺损伤引起的肠道损伤，同时在抗病毒、抗炎、退热等方面也发挥着重要作用。

2. 药代动力学和药效学（PK–PD）联合解析历代疫病代表方药配伍起效的科学内涵

基于 HPLC–MS/MS 技术，遴选 46 个血浆中有暴露的成分，建立多成分药代动力学定量分析方法，全面解析连花清瘟不同组方成分对体内药代特征的影响，结合药效学验证数据，PK–PD 联合阐明连花清瘟组方配伍的科学性。

（1）整方和拆方药代动力学比较数据表明：连花清瘟整方在体内的吸收显著优于各个拆方组，提示整方具有非常好的药代“和谐性”。

（2）PK–PD 联合证实麻杏石甘汤类组分影响银翘散类相关成分的吸收和药效：① PK：减麻杏石甘汤组中银翘散类相关成分（绿原酸类，连翘酯苷类和断氧化马钱子苷）吸收显著下降。② PD：减银翘散组体内抑制病毒复制的作用显著降低，提示银翘散成分具有体内抑制病毒复制作用；减麻杏石甘汤组虽然仍含有银翘散类成分，但是无抗病毒作用，揭示去除麻杏石甘汤成分后，银翘散的体内暴露量下降，抗病毒活性减弱。

（3）PK–PD 联合证实大黄影响银翘散和麻杏石甘汤类相关成分的吸收和药效：① PK：减大黄组中，银翘散类相关成分（绿原酸类，连翘酯苷类和断氧化马钱子苷）和麻杏石甘汤相关成分（苦杏仁苷的代谢产物野黑樱苷和甘草酸的代谢产物甘草次酸）的体内暴露量均显著下降。② PD：减银翘散组和减麻杏石甘汤组的体内抗病毒活性降低，提示银翘散类组分和麻杏石甘汤组分均具有抗病毒作用；减大黄组虽然仍含有银翘散和麻杏石甘汤成分，但是无抗病毒作用，揭示减去大黄后银翘散和麻杏石甘汤类成分的体内暴露量下降，抗病毒活性减弱。

（4）PK–PD 联合证实银翘散与麻杏石甘汤类成分影响大黄体内的吸收和药效：①PK：减银翘散组或减麻杏石甘汤组中大黄相关成分（大黄素，大黄酸，大黄素-8-O-β-D-葡萄糖苷等）吸收均显著下降。②PD：减大黄组促进 LPS 致急性肺损伤模型纤毛摆动作用显著降低，提示大黄具有促进纤毛摆动作用；减银翘散组虽然仍含大黄成分，但是无促进纤毛摆动作用，揭示减银翘散后，大黄的体内暴露量下降，促进纤毛摆动活性减弱。此外，减大黄组缓解 LPS 致大鼠发热作用降低，提示大黄具有缓解 LPS 致大鼠发热作用；减麻杏石甘汤组虽然仍含有大黄的成分，但是无缓解 LPS 致大鼠发热作用，揭示减麻杏石甘汤后大黄的体内暴露量下降，缓解 LPS 致大鼠发热作用减弱。

上述研究证实，连花清瘟组方中的银翘散、麻杏石甘汤、大黄类成分相互促进体内的吸收和代谢，使整方发挥出最佳药效作用。进一步从 PK–PD 联合证实连花清瘟汇聚三朝名方组方配伍特点的科学内涵。

【临床应用】

（一）抗流感

1. 有效治疗流感

中国中医科学院广安门医院等开展 440 例阳性药平行对照、分层区组随机、双盲、多中心临床试验设计方法，结果证实，连花清瘟治疗流行性感冒（毒热袭肺证）疗效显著，有效改善患者发热、恶寒、咽干咽痛、肌肉酸痛、咳嗽等临床症状，且安全性良好。Duan 等开展 244 例连花清瘟治疗甲型 H1N1 流感随机、双盲、对照、多中心临床研究，结果证实，在病毒核酸转阴时间及流感总体症状缓解时间方面，连花清瘟与磷酸奥司他韦疗效相当，且连花清瘟能明显减少疾病的严重程度和咳嗽、喉咙痛、疲劳等症状的持续时间，连花清瘟日治疗费用仅为磷酸奥司他韦的 1/8。

戴跃龙等开展 793 例连花清瘟治疗不同证候季节性流感的临床研究，结果证实，连花清瘟治疗季节性流感疗效确切，尤其适用于外感风热患者，且安全性良好。

2. 预防流感

2009 年甲型 H1N1 流感期间，对廊坊市甲型 H1N1 流感密切接触者及周围人群 20553 人预防应用连花清瘟。结果显示，连花清瘟治疗组（6367 例）的症状出现率为 1.2%，其他药物组（1177 例）为 6.8%，未用药组（13009 例）为 8.8%，连花清瘟的预防效果显著优于其他两组（$P<0.01$）。提示连花清瘟具有良好的预防流感作用。

由广州医科大学附属第一医院主持开展的连花清瘟预防季节性流感随机双盲、安慰剂对照、多中心循证研究，入选聚居环境中季节性流感密切接触者 1886 例，分别给予连花清瘟和连花清瘟模拟剂进行干预，疗程 5 天，随访至 30 天，主要观察指标为随机分组后第 9 天（±1 天）流感二次传播密切接触者比例。结果表明，连花清瘟降低流感密切接触者二次传播率 51%、PCR 阳性率 51.5% 及密接者 PCR 阳性且有临床症状的比率 71.1%。

（二）治感冒

王以炳等将200例病毒性感冒患者随机分为治疗组（100例）和对照组（100例），治疗组给予连花清瘟胶囊（每次4粒，3次/天），对照组给予强效感冒片（每次2片，3次/天），疗程3天。结果证实，连花清瘟能有效治疗病毒性感冒，可改善临床症状，降低体温。

石琼宜等将102例病毒性感冒患者随机分为对照组（51例）和治疗组（51例），对照组给予磷酸奥司他韦胶囊（75mg，2次/天），治疗组在对照组基础上加用连花清瘟胶囊（每次4粒，3次/天），疗程7天。结果证实，连花清瘟联合磷酸奥司他韦可明显改善病毒性感冒的临床症状，且安全有效。

（三）防治新型冠状病毒感染

1. 防转重——降低确诊普通型患者的转重率，提高临床治愈率

首个中成药治疗新型冠状病毒感染前瞻性、随机对照、多中心284例临床研究证实，常规治疗加连花清瘟提高治愈率19%（连花清瘟组142例78.9%vs常规治疗组142例66.2%，$P<0.05$），降低转重率50%（2.1%vs4.2%）。国际首篇中成药治疗新型冠状病毒感染的临床文章，研究结果发表于*Phytomedicine*，入选ESI高被引论文、中国百篇最具影响国际学术论文，被*Ann Rheum Dis*、*Signal Transduct Target Ther*等期刊广泛引用。

2. 缩病程——改善确诊轻型患者的临床症状

中国、泰国、菲律宾、越南等国家的17家中心开展的首个中成药随机双盲、安慰剂对照、国际多中心815例临床研究证实，连花清瘟组改善9个主要症状（鼻塞、咽痛、咳嗽、气促、乏力、肌痛、头痛、恶寒、发热），达到持续缓解中位时间较安慰剂组缩短2.7天（连花清瘟组410例4.0天vs安慰剂组405例6.7天，$P<0.05$），明显改善鼻塞、咽痛、咳嗽、发热、乏力、肌痛症状（$P<0.05$）；提高症状完全缓解患者比例19.69%（85.1%vs71.1%，$P<0.001$），研究结果发表在国际病毒学权威期刊*Virology Journal*，入选2023年中国中药领域十大医学研究。

3. 促转阴——提高新型冠状病毒感染无症状感染者的转阴率

Zhang等开展的随机对照、多中心120例临床研究证实，常规治疗加连花清瘟提高核酸转阴率81.21%（连花清瘟组60例48.33% vs 常规治疗组60例26.67%，$P<0.05$），缩短转阴时间7天（7.5天vs14.5天，$P<0.05$），症状出现率降低47.5%（35.00%vs66.67%，$P<0.01$）。Xu等开展连花清瘟治疗新型冠状病毒无症状感染者回顾队列研究，共纳入18151例无症状感染者，证实医学观察加连花清瘟提高核酸转阴率19.78%（连花清瘟组4360例55.1%vs医学观察组4360例46.0%，$P<0.001$），缩短转阴时间1天（7.0天vs8.0天，$P<0.001$）。

4. 防发病——降低新型冠状病毒感染密切接触者的核酸阳性率

Gong等以隔离点为单位整群随机，开展连花清瘟对新型冠状病毒感染患者密切接触者 1976 例前瞻性队列研究，证实降低密切接触者核酸阳性率 76%（连花清瘟组 1101 例 0.27%vs 医学观察组 875 例 1.14%，$P<0.05$）。Qiao 等开展的连花清瘟对新型冠状病毒感染密切接触者核酸阳性率影响的回顾性队列研究，共纳入 199 个隔离点的 22975 名新型冠状病毒奥密克戎变异株感染者的密切接触者，证实连花清瘟降低核酸阳性率 48%（连花清瘟组 17286 例 5.10%vs 医学观察组 5689 例 9.80%，$P<0.001$）。

（四）治疗社区获得性肺炎

姜霞等将 120 例社区获得性肺炎（CAP）患者随机分为对照组（60 例）和治疗组（60 例），对照组给予抗感染基础治疗，治疗组在对照组基础上加用连花清瘟胶囊（每次 4 粒，3 次 / 天），疗程 14 天。结果证实，抗感染基础治疗联合连花清瘟可有效协同治疗 CAP，促进临床症状好转。

胡小清等将 104 例 CAP 患者随机分为对照组（52 例）和治疗组（52 例），对照组给予静脉滴注注射用头孢呋辛钠，治疗组在对照组的基础上加用连花清瘟，疗程 10 天。结果证实，连花清瘟联合注射用头孢呋辛钠治疗 CAP 疗效确切，可有效缓解临床症状，降低血清炎性标志物水平，且不良反应少。

（五）治疗慢性阻塞性肺疾病急性发作

董樑等将 100 例慢性阻塞性肺疾病急性加重患者随机分为对照组（50 例）和治疗组（50 例），对照组给予常规治疗，治疗组在对照组基础上加用连花清瘟胶囊（每次 1.4g，3 次 / 日），疗程 7 天，证实连花清瘟能显著改善慢性阻塞性肺疾病急性加重患者的临床症状，减少炎症介质的释放，改善患者病情。白容等将 100 例慢性阻塞性肺疾病急性加重患者随机分为对照组（40 例）和观察组（60 例），对照组给予胸腺五肽（将 10mL 注射用胸腺五肽溶解于 2mL 生理盐水中，混合均匀后肌内注射，1 次 / 天），治疗组在对照组基础上加用连花清瘟胶囊（每次 4 粒，3 次 / 天），疗程 2 周。证实胸腺五肽联合连花清瘟对慢性阻塞性肺疾病急性加重患者具有确切的临床疗效，明显改善患者的临床症状和肺功能，改善机体免疫系统和炎性反应，促进病情恢复。

二、连花清咳片

【组成】麻黄、桑白皮、石膏、黄芩、炒苦杏仁、连翘、清半夏、浙贝母、前胡、牛蒡子、山银花、大黄、陈皮、桔梗、甘草。

【用法】一次 4 片，一日 3 次。

【功用】宣肺泄热，化痰止咳。

【主治】用于急性气管 - 支气管炎痰热壅肺证引起的咳嗽、咳痰、痰白黏或色黄，伴咽干口渴、心胸烦闷、大便干、舌红、苔薄黄腻、脉滑数。

【方论】连花清咳片是在肺络病证治指导下研发，治疗外感咳嗽的国家专利中药。本药基于外感咳嗽“风热袭表、痰热壅肺、气道壅滞”的病机特点，确立“宣肺泄热，化痰止咳”治法，以《伤寒论》麻杏石甘汤合《医学统旨》清金化痰汤化裁而成。方中半夏、浙贝母、前胡、陈皮化痰顺气，针对痰阻气道的病机关键而设；桑白皮、黄芩、生石膏清肺泄热，辅以大黄通腑泻肺，《本草汇言》言“用清痰降火之剂，必加姜制大黄”；山银花、连翘、牛蒡子辛凉清解，透热达表，针对气道壅滞之痰热有“火郁发之”之义；麻黄、炒苦杏仁、桔梗宣畅肺气，痰阻气道，犹水中之瘀积，必影响气机之上下流通，肺气宣达调畅，宣肃功能恢复，则助痰消咳止。

【药理研究】

（一）减少痰液生成

连花清咳药效学研究通过抗病毒、抗菌体外模型和新型冠状病毒感染转基因动物模型，证实其具有明显抗病毒、抑菌及抗炎作用，从而改善炎症对气道上皮的损伤，减少痰液生成。体内外实验证实，连花清咳能够有效抑制新型冠状病毒，降低新型冠状病毒感染小鼠的肺指数，抑制感染小鼠肺脏中新型冠状病毒的复制，降低肺组织炎症细胞浸润，改善肺间质组织增生。还能明显抑制冠状病毒 HCoV-229E 感染小鼠肺指数增加，减少感染小鼠肺脏中冠状病毒 HCoV-229E 的复制，降低肺组织中炎症细胞的浸润及炎症因子的表达水平，缓解肺组织病理性变化。降低小鼠感染流感病毒后的死亡率，延长生存时间，降低肺指数。对金黄色葡萄球菌、甲型溶血型链球菌、乙型溶血型链球菌、肺炎双球菌、表皮葡萄球菌、卡他球菌也有明显抑制作用。

在抑菌抗病毒的同时，连花清咳能减轻炎症因子释放及气道炎症浸润，保护气道黏膜，降低急性支气管炎模型炎症因子 IL-6、IL-8、TNF-α、MDA 含量，增加 NO、SOD、IL-10 的含量，提高 $CD4^+/CD3^+$、$CD8^+/CD3^+$、$CD4^+/CD8^+$ 的比例；明显抑制急性肺损伤模型肺泡损伤及肺泡壁间质增生，降低肺泡壁破坏百分比；通过调节慢性支气管炎急性发作模型的炎性细胞因子平衡，减少支气管黏膜炎性细胞浸润和病理改变，改善肺功能。抑制各种致病因素引起的气道炎症反应是其减少痰液生成的机制之一。网络药理学分析显示，连花清咳中的活性成分，包括新绿原酸、隐绿原酸、甲硫酸苷 A、橙皮苷、黄芩苷、牛蒡苷、甘草酸铵、柠檬酸、大黄素、植素等，通过抑制 NF-κB 信号通路来改善气道炎症。

（二）降低痰液黏度

连花清咳能减轻慢性阻塞性肺疾病急性发作气道黏液高分泌模型气道上皮杯状细胞化生，抑制 MUC5AC 分泌及基因表达，增加 AQP5 蛋白及基因表达，降低气道痰液黏度，改善气道黏液高分泌状态；还能够降低肺泡灌洗液中 TNF-α、IL-1β 和 MMP-9 等炎症因子的表达水平，降低血清 IL-13 水平，减少白细胞、巨噬细胞和 T 淋巴细胞数量（$P<0.01$），减轻肺部炎症反应。显著抑制人支气管上皮细胞损伤模型 MUC5AC 分泌；降低重症肺炎小鼠的 MUC5AC 表达水平，降低痰液黏度。

（三）促进痰液排出

气管段酚红法和毛细玻管法证实，连花清咳能促进纤毛运动，加快痰液排出；通过改善慢性阻塞性肺疾病急性发作模型气道上皮纤毛形态及结构完整性，防止纤毛细胞丢失，增加纤毛长度和纤毛数量，提高纤毛搏动频率，改善纤毛摆动方向，从而改善纤毛结构及功能，促进痰液排出。

【临床应用】

（一）有效治疗急性气管 – 支气管炎

由全国 8 家三甲医院完成的连花清咳治疗急性气管 – 支气管炎的随机双盲、安慰剂对照、多中心研究，纳入符合要求的 480 例受试者，结果显示：连花清咳明显改善咳嗽、咳痰、咽干口渴、心胸烦闷、大便干、呼吸音粗和湿性啰音等症状体征；提高咳嗽症状消失率、疾病疗效总有效率、中医证候疗效总有效率。治疗小儿急性支气管炎痰热壅肺证随机、开放、平行对照、多中心的临床研究结果显示，在常规治疗的基础上联合连花清咳可明显改善咳嗽、咳痰、发热等症状，缩短咳嗽消失时间，提高疾病总有效率。

（二）治疗新型冠状病毒感染

治疗轻型、普通型新型冠状病毒感染的前瞻性随机对照、多中心临床研究表明，在常规治疗基础上加用连花清咳，能明显提高患者临床症状缓解率，提高患者咳嗽、咳痰消失率，缩短发热、咳嗽、咳痰的恢复时间。另一项治疗新型冠状病毒感染伴有咳嗽症状的前瞻性随机对照临床研究结果证实，在常规治疗基础上加用连花清咳可显著改善新型冠状病毒感染患者的咳嗽、咳痰症状，促进咳嗽、咳痰症状改善，缩短咳嗽、咳痰症状的持续时间，减轻肺部病变，提高 CT 好转率，升高氧合指数。治疗新型冠状病毒感染转阴后咳嗽的随机双盲、安慰剂对照、多中心临床研究，由首都医科大学附属北京中医医院等 42 家单位参与，共纳入 480 例新型冠状病毒感染转阴后咳嗽患者，结果显示，连花清咳能缩短 14 天内咳嗽消失时间，提高咳嗽消失率，显著改善咳嗽、咳痰、咽痒、气急症状总评分、咳嗽视觉模拟评分（VAS）及咳嗽程度评分（CET），提高生活质量。

（三）治疗重症肺炎

由河北医科大学第二医院开展的前瞻性、随机、对照临床研究，共纳入 80 例重症肺炎患者，结果显示：连花清咳能降低 APACHE–Ⅱ评分，缩短住院时间，改善肺部影像学表现及通气 – 换气功能，提高氧合指数和动脉血氧饱和度；同时还能提高纤毛细胞比例，降低痰液黏度，降低肺泡灌洗液中的炎性细胞数量，改善气道上皮损伤。表明连花清咳可维持重症肺炎患者的气道上皮稳态，降低重症肺炎患者的疾病严重程度和炎症状态。这可能与其降低痰液黏度、促进痰液排出、改善通气 – 换气功能有关。

（四）治疗慢性阻塞性肺疾病急性发作

由复旦大学附属中山医院主持开展的连花清咳治疗慢性阻塞性肺疾病急性发作的随机双盲、安慰剂对照临床研究，以呼吸困难、咳嗽、咳痰量表评分较基线变化值为主要指标，评价连花清咳对慢性阻塞性肺疾病急性发作的临床疗效，同时观察其对咳嗽程度、肺功能、炎症因子及转重症比例的作用，预计 2025 年 9 月揭盲。

连花清咳 2020 年 5 月上市，在获批新药之前，被河北省中医药管理局特批用于省内新型冠状病毒感染疫情防控；上市后列入《国家基本医疗保险、工伤保险和生育保险药品目录（2023 年）》乙类，先后近 50 次被采纳作为传染性公共卫生事件防治方案、指南共识的推荐用药，多省卫生健康委、中医药管理局将其列入儿童急性呼吸道感染、儿童肺炎支原体感染、急性呼吸道感染性疾病防治方案推荐中成药，是中华中医药学会《全国儿童呼吸道感染中医药防治方案》痰瘀闭肺证推荐中成药。这些显示出连花清咳的宣肺泄热、化痰止咳功效在异病同治呼吸道感染性疾病中的重要应用价值。

三、连花御屏颗粒

【组成】黄芪、山银花、防风、桂枝、白芍、连翘、白术、桔梗、干姜、大枣、陈皮、板蓝根、甘草。

【用法】开水冲服，一次 1 袋，一日 3 次。

【功用】益气固卫，祛风解毒。

【主治】适用于感冒气虚证，症见恶风、畏寒、鼻塞、流涕、发热、咽痛，伴倦怠、乏力、气短、懒言、自汗、面色㿠白，舌质淡，苔薄白，脉浮细或浮细弱。

【方论】络脉的空间位置分布为“外（体表阳络）—中（经脉）—内（脏腑阴络）”，宗气贯心脉分为营卫之气，卫气借助肺之气络宣发布散于体表阳络而发挥卫外防御作用。《灵枢·百病始生》载：“故虚邪之中人也，始于皮肤。皮肤缓则腠理开，开则邪从毛发入，入则抵深……留而不去，则传舍于络脉，在络之时，痛于肌肉，其痛之时息，大经乃去，留而不去，传舍于经……留而不去，传舍于肠胃之外，募原之间，留著于脉，稽留而不去，息而成积，或著孙脉，或著络脉。”指出卫气虚滞，防御卫护失职，外邪由阳络传变入里的规律。东汉张仲景针对卫气虚滞、风寒袭络，创制了桂枝汤，体现调和营卫治法；南宋张松《究原方》中的玉屏风散，通过培土生金、补益宗气与充养卫气，发挥卫外御邪作用。本方由玉屏风散合桂枝汤化裁拟定。方中以黄芪、桂枝、芍药、白术、干姜、大枣益气固卫，敛阴和营，以复肌表阳络卫外之功；防风、山银花、连翘、板蓝根祛风解毒；桔梗为载药之舟楫，引诸药入肺之气络随卫气敷布肌表；陈皮健脾理气化痰，防壅补之变。诸药合用，外可祛风解毒，内可益气固卫，通补络虚，标本兼治，治中寓防，防中寓治，防治结合。

【药理研究】

（一）治疗作用

1. 广谱抗病毒作用

体外试验表明，本品对常见感冒病毒如甲型流感病毒、乙型流感病毒、鼻病毒、呼吸道合胞病毒、副流感病毒、肠病毒、冠状病毒、腺病毒引起的细胞病变有一定抑制作用。动物体内药效验证，选择较小年龄（约 5 周龄）及老龄（17 月龄）小鼠滴鼻感染鼻病毒、甲型 H1N1 流感病毒，用以模拟免疫低下群体的病毒感染状态。结果显示，本品可提高模型小鼠体重，降低肺指数、肺组织病毒载量及效价，有效改善模型小鼠肺组织的病变程度。

2. 抗炎作用

采用小鼠一侧耳涂布化学致炎物质二甲苯致耳肿胀模型，通过测定肿胀度即两耳重量差值，评价连花御屏对二甲苯致炎的影响。结果显示，与模型组比较，连花御屏中、高剂组小鼠的耳肿胀度明显减小，肿胀抑制率分别为 16.17%、16.77%；连花御屏低剂组小鼠的耳肿胀度有减小趋势，肿胀抑制率为 4.79%。提示连花御屏颗粒具有抗二甲苯诱导的局部炎症作用。

3. 调节免疫

（1）连花御屏颗粒对环磷酰胺致小鼠免疫抑制的影响：通过腹腔注射环磷酰胺建立小鼠免疫抑制模型，采用免疫器官重量法评价连花御屏颗粒的免疫调节作用。结果显示，连花御屏颗粒可提高免疫抑制模型小鼠的胸腺、脾脏指数，具有免疫调节作用。

（2）连花御屏颗粒对小鼠炭粒廓清能力的影响：通过炭粒廓清法，考察连花御屏颗粒对单核巨噬细胞系统（RES）的影响，评价其对非特异性免疫的作用。结果显示，连花御屏颗粒可提高小鼠炭粒吞噬指数 K，能调节非特异性免疫功能。

4. 解热、镇咳、镇痛、祛痰作用

连花御屏颗粒可抑制大鼠腹腔注射 LPS 引起的发热，抑制氨气刺激小鼠呼吸道感受器引起的咳嗽反应，明显抑制醋酸刺激小鼠腹膜引起的疼痛反应，增加小鼠呼吸道分泌液量，稀释痰液，具有解热、镇咳、镇痛、祛痰作用。

（二）预防作用

采用甲型 H1N1 流感病毒感染动物与未感染动物 1 ∶ 1 合笼方式诱导密接传播，构建甲型流感病毒传播感染模型，分别进行病毒感染动物给药（切断传播）及密接动物给药（保护密接人群），评价连花御屏颗粒对甲型流感病毒引起的豚鼠呼吸道感染的预防作用。病毒感染动物给药（切断传播）的结果显示：连花御屏颗粒显著降低病毒感染豚鼠鼻组织、气管病毒滴度，同时降低密接动物鼻组织、气管、肺组织病毒滴度以及气管、支气管病理评分。密接动物给药（保护密接人群）的结果显示：连花御屏颗粒显著降低密接动物鼻组织、气管、肺组织病毒滴度，和气管、支气管病理评分。可见，连花御屏颗粒具有明显抗流感病毒感染药效作用，能通过切断传播及保护密接群体来降低流感病毒的传染。

四、藿夏感冒颗粒

【组成】紫苏叶、广藿香、香薷、厚朴、黄芩、清半夏、山银花、连翘、茯苓、陈皮、生姜。

【用法】一次 1 袋，一日 2 次。

【功用】解表和中，辟秽化湿。

【主治】用于感冒风邪袭表、湿蕴中阻证。症见发热恶风、头痛昏沉、便溏、鼻塞流涕、咳嗽、咽痛、肢体困重、脘腹胀痛、食少纳呆、泛恶欲呕。

【方论】外感疾病中，外邪袭表、湿蕴中阻也是常见证型。肺既外合皮肤阳络，卫外御邪，又通过经络下络大肠形成表里关系。外感风寒暑热兼夹湿邪，或素有湿邪停聚又复感外邪，易形成风邪袭表湿蕴中阻之证，古已有治疗之代表方剂：藿香正气散解表化湿、理气和中，主治外感风寒、内伤湿滞证，症见发热恶寒、头痛、胸膈满闷、脘腹疼痛、恶心呕吐等；藿朴夏苓汤理气化湿、疏表和中，主治湿热病邪在气分而湿偏重者，症见恶寒无汗、身热不扬、肢体困倦等；新加香薷饮祛暑解表、清热化湿，主治暑温夹湿、复感外寒，症见发热头痛、恶寒无汗、口渴面赤等。藿夏感冒颗粒汲取历代治疗外邪袭表兼夹湿邪为患的代表方剂的组方特点化裁而成。方中紫苏叶解表散邪，行气和中；广藿香辛温宣散，解在表之邪，又芳香辟秽，化湿和中；香薷为“夏月之麻黄”，辛温发汗，解表行水；半夏、厚朴、陈皮、茯苓化湿和胃，降逆止呕；山银花、连翘、黄芩清泄肺热。诸药合用，可外解在表之邪，内化蕴浊之湿。

【药理研究】

（一）抗病毒作用

1. 体外抗病毒作用

采用细胞病变效应法观察受试物在体外对病毒的抑制作用，结果显示，藿夏感冒颗粒对甲型流感病毒（H3N2）、乙型流感病毒（IBV）、呼吸道合胞病毒（RSV）、柯萨奇病毒（CVB3）、肠病毒（EV71）、冠状病毒（HCoV-229E）、副流感病毒（PIV）和轮状病毒（RV）具有较强的体外抑制作用，提示藿夏感冒颗粒具有广谱抗病毒能力。

2. 体内抗柯萨奇病毒

通过对幼龄 SD 大鼠腹腔注射柯萨奇病毒 B3 体内感染模型，评价藿夏感冒颗粒在体内抗柯萨奇病毒 B3 的药效作用。结果显示，藿夏感冒颗粒能抑制柯萨奇病毒 B3 在幼龄大鼠大肠组织中的复制，起到调节免疫细胞平衡、降低局部组织炎症反应的作用。

（二）缓解感冒伴消化道不适症状

1. 胃排空和肠动力试验

采用对正常小鼠肠推进的模型计算小肠推进率及检测胃色素残留值，评价药物作用。结果显示，与模型组比较，藿夏感冒颗粒中、高剂量组小鼠小肠推进率明显降低，胃色素残留（吸光度）明显升高，提示藿夏感冒颗粒具有抑制胃排空和肠动力的作用。

2. 止泻作用

使用番泻叶水煎剂灌胃诱导小鼠腹泻模型评价藿夏感冒颗粒的止泻作用。与正常组比较，模型组小鼠出现腹泻的时间明显缩短，腹泻持续时间明显延长，腹泻评分明显升高。与模型组比较，藿夏感冒颗粒中、高剂量组小鼠出现腹泻的时间明显延长，低、中、高剂量组小鼠的腹泻持续时间均有所缩短，腹泻评分均有所降低。上述结果表明，藿夏感冒颗粒对番泻叶水煎剂灌胃诱导的小鼠腹泻具有止泻作用。

3. 解热作用

通过腹腔注射脂多糖致大鼠发热，观察藿夏感冒颗粒的解热作用。结果显示，模型组大鼠腹腔注射 LPS 造模后，体温差（$\triangle T=Tx-T0$）呈明显上升趋势。与模型组比较，藿夏感冒颗粒低、中剂量组大鼠造模后 5 小时体温明显降低；高剂量组大鼠造模后 1 小时体温明显降低。提示藿夏感冒颗粒具有抑制大鼠腹腔注射 LPS 所致发热的作用。

4. 镇痛作用

采用 0.7% 醋酸腹腔注射致小鼠出现扭体反应，观察藿夏感冒颗粒对疼痛的影响。结果显示，与模型组比较，藿夏感冒颗粒低、中、高剂量组小鼠扭体的潜伏期均明显延长，且藿夏感冒颗粒高剂量组小鼠扭体次数明显减少，证明藿夏感冒颗粒可明显抑制醋酸刺激小鼠腹膜引起疼痛反应。

5. 抗炎作用

使用化学致炎物质二甲苯涂布小鼠一侧耳致耳肿胀模型，测定肿胀度即两耳重量差值，观察藿夏感冒颗粒对二甲苯致炎的影响。结果显示，与模型组比较，藿夏感冒颗粒低、中、高剂量组小鼠的耳肿胀度明显减小，肿胀抑制率分别为 38.89%、35.90%、38.82%。提示藿夏感冒颗粒明显抑制二甲苯致小鼠耳肿胀，具有抗二甲苯诱导局部炎症的作用。

【临床研究】

治疗感冒风邪袭表，湿蕴中阻证

采用随机对照的研究方法，纳入符合感冒风邪袭表、湿蕴中阻证诊断的患者 90 例，随机分为藿夏感冒处方组（藿夏感冒颗粒治疗）和空白对照组（一般对症治疗），疗程 5～7 日。结果表明，藿夏感冒颗粒能明显提高患者的临床痊愈率和临床痊愈中位时间；对提高感冒症状有效率、中医证候有效率及单项症状消失率（如发热恶风、鼻塞流涕、头痛昏沉、恶心呕吐、腹泻，肢体困重、脘腹胀满、食少纳呆、口干口渴）有较好趋势。研究期间，藿夏感冒处方使用安全，未发生不良反应。

五、芪防鼻通片

【组成】黄芪、防风、白术、辛夷、白芷、高良姜、羌活、牡丹皮、蝉蜕、乌梅、甘草。

【用法】口服，一次 4 片，一日 3 次。

【功用】益气通窍。

【主治】变应性鼻炎肺脾两虚证，用于改善肺脾两虚型持续性变应性鼻炎未合并季节性过敏原者的喷嚏、流涕、鼻痒、鼻塞，舌淡，苔白，脉浮或脉细弱。

【方论】“肺开窍于鼻”，肺鼻在生理结构上相通，在经络上相连。宗气贯心脉分为营卫之气，卫气借助肺之气络宣发布散于体表阳络，发挥卫外防御作用，鼻窍亦是卫气敷布之所。肺脾两虚型持续性变应性鼻炎未合并季节性过敏原者，表现为喷嚏、流涕、鼻痒、鼻塞、舌淡、苔白、脉浮或脉细弱，主要病机特点为肺脾两虚，卫气虚滞，鼻窍黏膜失于防御卫护，易招致外邪侵袭。本方为中国医学科学院西苑医院李淑良教授经验方，以宋代张松《究原方》玉屏风散和严用和《严氏济生方》辛夷散化裁而成。方中以黄芪、白术、高良姜健脾益气，培土生金，益卫固表；辛夷、白芷、防风、羌活、蝉蜕祛风解表，通窍止痒；牡丹皮凉血可佐制诸药燥热之性，活血助祛风散邪，即“治风先治血，血行风自灭”之义；乌梅酸收止涕，敛气生津，与诸辛味药合用，发挥辛散酸收作用。

【药理研究】

（一）干预变应性鼻炎

采用腹腔注射鸡卵白蛋白（OVA）的方法建立大鼠变应性鼻炎模型，评价芪防鼻通片的药效作用及疗效机制。结果表明，芪防鼻通片可以剂量依赖性地逆转 OVA 引起 MUC2 和 Claudin1 的表达差异，减轻黏膜下嗜酸性粒细胞、肥大细胞和杯状细胞的浸润，保护黏膜上皮屏障，提示芪防鼻通片通过抑制 Th2 免疫反应，减轻大鼠鼻黏膜损伤和相关症状，对 OVA 所致大鼠变应性鼻炎具有显著治疗作用。采用 2,4- 二异氰酸甲苯酯（TDI）滴鼻诱导豚鼠变应性鼻炎模型，发现芪防鼻通片改善鼻黏膜上皮层坏死、缺损、充血、水肿、胶原纤维排列紊乱、黏膜下层腺体增生等组织病理学变化。

（二）抑制Ⅰ型超敏反应

芪防鼻通片能够减轻大鼠被动皮肤过敏反应、小鼠耳异种皮肤过敏反应等 I 型变态反应引起的组织局部毛细血管通透性增加。

（三）抗炎作用

芪防鼻通片改善醋酸引起的小鼠腹腔毛细血管通透性增加、二甲苯所致炎性肿胀、琼脂肉芽肿的重量及系数，具有一定的抗炎作用。

【临床研究】

治疗持续变应性鼻炎（肺脾两虚证）

采用多中心、随机、双盲、安慰剂平行对照临床研究评价芪防鼻通片治疗持续变应性鼻炎（肺脾两虚证）的疗效和安全性新药Ⅲ期临床试验。结果表明，芪防鼻通片的临床疗效作用确切，能够有效改善持续变应性鼻炎患者的鼻部症状（喷嚏、流涕、鼻塞、鼻痒)、眼部症状(眼痒、异物感、眼红、流泪),有效缓解自汗、恶风、神疲乏力、少气懒言等肺脾两虚证表现,提高患者生活质量、临床应答率及症状变化总体印象的改善率,且安全性良好,为提高该类患者的临床防治水平提供了新的用药选择。

六、芪龙定喘片

【组成】黄芪、土鳖虫、桑白皮、浙贝母、炒紫苏子、蝉蜕、黄芩、清半夏、蛤壳、丹参、葶苈子、炒苦杏仁、地龙、蜜麻黄、威灵仙。

【用法】口服,一次 4 片,一日 3 次。

【功用】益肺定喘,活血通络,化痰止咳。

【主治】适用于慢性阻塞性肺疾病(心肺亏虚证),症见气短、乏力、喘促,动则加剧,伴心悸、咳嗽、咳痰、自汗等。

【方论】慢性阻塞性肺疾病是以气流受限不完全可逆并呈进行性发展的疾病。《灵枢·胀论》以"虚满喘咳"高度概括了肺胀的临床病证特点,与慢性阻塞性肺疾病持续存在气流受限的现代病理学认识及其导致的呼吸系统症状基本一致。《灵枢·胀论》又说:"厥气在下,营卫留止,寒气逆上,真邪相攻,两气相搏,乃合为胀也。"指出包括肺胀在内的胀病的根本原因在于气机逆乱于下,卫气循脉运行失序,营卫留止而不行,寒气逆于上,正邪相争。《灵枢·五乱》又言:"清气在阴,浊气在阳,荣气顺脉,卫气逆行,清浊相干,乱于胸中,是谓大悗……乱于肺,则俯仰喘喝,接手以呼。"也指出卫气不与营气顺脉而行,导致清浊之气相互干扰,乱于胸中则出现与肺胀相似的症状,表明营卫循脉运行失常是肺胀等病发生的主要原因。明代赵献可《医贯》言:"喉下为肺……虚如蜂窠,下无透窍,故吸之则满,呼之则虚,一吸一呼……乃清浊之交运,人身之橐籥。"宗气积于胸中包举肺外,通过节律性鼓动产生吸清呼浊的呼吸运动,宗气贯心脉又分为营卫之气,营卫循脉运行是进一步实现清浊之气交运的关键因素。

近代张锡纯基于"大气能鼓动肺脏使之呼吸"的核心功能,总结概括了 17 种大气下陷的临床症状,大部分与大气"司呼吸"功能失常相关,主症为"气短不足以息,或努力呼吸有似乎喘",形象地指出了一种呼吸短浅不足以息且不相接续的状态,严重时为了努力维持呼吸,必须加快呼吸频率而让人误认为似喘,而非哮喘时的呼吸急促、气粗息高,甚则张口抬肩等症状,却与慢性阻塞性肺疾病的活动后呼吸困难的标志性症状高度吻合。《素问·调经论》有言:"气有余则喘咳上气,不足则息利少气。"指出气有余与气不足两种的性质相反病机状态,集中反映在肺胀病为"虚满而喘咳"的病机特点。这主要是由于宗气亏虚甚则虚而下陷,运转斡旋气机的动力不足而出现虚滞胀满的状态。宗气虚滞,则贯心脉化生营卫之气不足,卫气司开阖、调节气道舒缩功能失常;加之宗气亏虚失于阳运,气化功能减弱,又易使痰饮阻滞气道而形成气道壅阻、绌急之变，隋代《诸病源候论》云："肺主于气，邪乘于肺，则肺胀，胀则肺管不利，不利则气道涩，故气上喘逆，鸣息不通。"明确指出"肺管不利"与"气道涩"是产生"气上喘逆""鸣息不通"的关键环节，这与目前西医学关于慢性阻塞性肺疾病是气道异常或肺泡异常并导致持续性气流阻塞的认识是一致的。

关于血（脉）络病变，古人重视肺胀疾病中后期，气道损伤，痰饮阻滞气道后出现的瘀血病变。元代朱丹溪提出"痰夹瘀血碍气而病"，清代唐容川提出"然使无瘀血……不致喘息咳逆而不得卧也"，应是肺胀中后期脉络末端津血互换异常出现的痰瘀互阻之变。然而《素问·逆调论》指出："起居如故而息有音者，此肺之络脉逆也，络脉不得随经上下，故留经而不行，络脉之病人也微……夫不得卧卧则喘者，是水气之客也。"从"起居如故而息有音"到"不得卧卧则喘者"，准确描述了慢性阻塞性肺疾病早期阶段不影响日常起居，发展至后期，尤其出现肺心病心衰时的"咳逆倚息不能平卧"的典型表现。更重要的是，《黄帝内经》将"起居如故而息有音者"归为"肺之络脉逆也"，既点明了有肺之气络中宗气虚滞的病机参与，也指出了肺胀病变早期存在肺之血（脉）络病变。这与西医学病理所见肺微小血管的病理改变贯穿慢性阻塞性肺疾病的全过程的认识相吻合。

基于上述认识，我们提出慢性阻塞性肺疾病"气络－气道－血（脉）络"的传变规律。肺络病变不仅有病机传变的连续性，更有病理损伤的交互性，呈现出病变状态的复杂性。该传变规律提示，从"气络－气道－血（脉）络"交互影响的病机特点中全面认识慢性阻塞性肺疾病的中医发生发展演变规律，从气络－神经－内分泌免疫调节机制，气道－炎症、重塑及黏液高分泌，血（脉）络－肺血管（包括肺微血管）结构与功能等异常因素综合作用中寻找慢性阻塞性肺疾病的干预措施，突破目前主要针对气道炎症、黏液高分泌及高反应性的治疗方法现状，发挥中医学整体、系统、恒动、辨证的原创思维开辟慢性阻塞性肺疾病有效治疗新途径，提高其临床治疗水平。

芪龙定喘片是基于慢性阻塞性肺疾病在"气络－气道－血（脉）络"的传变过程中"宗气虚滞，气道壅阻，血（脉）络瘀阻"的病机特点，确立"益肺定喘，活血通络，化痰止咳"治法拟定组方。方中以近代张锡纯升补胸中大气的主药黄芪，合以紫苏子、杏仁益肺定喘；以丹参、土鳖虫活血通络；桑白皮、黄芩、半夏、浙贝母、蛤壳、葶苈子清肺化痰，泻肺平喘；蝉蜕、地龙搜风解痉，缓解气道绌急与血（脉）络绌急，一举两得；麻黄为宣发肺气之代表药物，威灵仙"以走窜消克为能事，积湿停痰，血凝气滞，诸实宜之"，消散肺之气络、气道及血（脉）络中凝滞之邪，二药相伍，暗合刘河间针对玄府闭塞提出的开发郁结、宣通气液之法，有助于恢复"孙络－玄府"进行的清浊交运生理功能。诸药合用，针对慢性阻塞性肺疾病"气络－气道－血（脉）络"传变规律及复杂交互的病机特点，发挥取效之功。

【药理研究】

对小鼠烟熏6个月建立COPD模型，实验结果发现，肺微血管损伤（肺微血管内皮细胞凋亡增加）于烟熏2周出现，肺微血管屏障功能破坏（肺微血管FITC荧光漏出增加）于烟熏12周出现，随着造模周期延长，肺微血管损伤加重；肺病理于烟熏12周出现明显损伤，肺功能于烟熏24周明显下降。芪龙定喘片对慢性小鼠COPD模型肺功能损伤、肺病理损伤、肺组织炎症细胞浸润具有明显的改善作用，且能够减少肺血管异硫氰酸荧光素（FITC）荧光漏出，增加肺微血管内皮细胞间连接蛋白的表达，减少肺微血管内皮细胞死亡。表明芪龙定喘片可通过保护肺微血管内皮发挥治疗COPD的作用。

第十章

代表性肺络病的气络－气道－血（脉）络传变规律解析

第一节 病毒类呼吸系统传染病（肺疫）传变规律

在人类发展的历史长河中，传染性疾病是与饥饿、猛兽、自然灾害并列的，对人类生命健康与生存发展有重大威胁的因素。由于古代医疗卫生水平的限制，传染病一旦发生，通常会造成较高的死亡率。中医学将传染病归为疫病范畴，认为是疫疠之气引起的具有强烈传染性、易引起大流行的一类急性病的统称。疫病虽也有诸多病种，但均具有急性发热的临床特征，故又称为温疫或瘟疫，中医学将其归属于广义外感温热病范畴。历史上，我国是疫病高发的国家，我国的先民曾多次遭遇疫病暴发流行。据《中国疫病史鉴》记载，西汉至清末两千多年间发生过300余次大型疫病流行，以平均每6年一次的频率高发。然而在两千年的历史发展过程中，虽时时面临着战乱及饥饿等不利因素的影响，我国的人口数量始终保持着稳步上升的趋势，至清末已达4亿人。其他区域的国家也曾遭受传染病的威胁，14世纪四五十年代，欧洲暴发了一场席卷大陆的黑死病，在短短的4年时间就造成了欧洲1/3的人口死亡，估计死亡人数在2500万人左右。以上反映了中医药在抗击疫病、保障中华民族的繁衍昌盛中作出了不可替代的历史贡献。每逢疫病流行的危急时刻，总有苍生大医挺身而出，深入疫区，扶危济困，救助苍生，在应对疫病的反复临床实践中，不断升华中医学关于外感温热病包括疫病的辨治学术理论体系。这些理论体系及其相关著作，成为浩如烟海的中医文献中最辉煌灿烂的代表著作之一。

我们提出病毒类呼吸系统传染病属中医“肺疫”范畴。古代未明确提出“肺疫”概念，但《素问·本病论》首载“金疫”病名：“速至壬午，徐至癸未，金疫至也。”肺属金，感受疫疠之邪袭肺故称“金疫”。《素问·刺热》载：“肺热病者，先淅然厥，起毫毛，恶风寒，舌上黄，身热，热争则喘咳，痛走胸膺背，不得大息，头痛不堪。”其描述显然指发生于肺部的急性传染病。东汉张仲景受《黄帝内经》六经传变的影响，创立六经辨证指导伤寒类疫病的辨证论治，创立麻杏石甘汤治疗“汗出而喘，无大热者”。麻杏石甘汤成为治疗肺热咳喘的经典名方。清代叶天士《温热论》提出：“温邪上受，首先犯肺，逆传心包，肺主气属卫。”明确了温邪致病以肺为中心的顺逆发展过程。吴鞠通创三焦辨证论治体系，《温病条辨》言：“凡温病者，始于上焦，在手太阴。”指出了温病先上焦（肺），再中焦，最后传至下焦的规律。而肺与大肠相表里，通腑也可清泄肺热，明代吴又可善用大黄通治各种疫病，以通腑达到早逐客邪的目的。关于肺疫的暴发流行情况，史籍虽鲜少明确记载，根据“有是证用是药”原则，通过对古代防治疫病药物中与肺相关的药味分析，可以推测肺疫流行情况。清肺化痰、清热泻肺、止咳平喘、泻肺平喘等药物的使用总频次占所有药物频次的14.17%。按朝代分析，秦汉时期与肺相关的药物占同期药物总频次的8.66%、晋唐时期占14.60%、宋代占17.44%、金元时期占11.11%、明代占15.09%、清代占13.05%，表明肺疫在不同时期的发生频率均较高。若考虑辛温解表、辛凉解表及通腑泻下类药物，直接或间接治肺作用的药物频次所占比例还会提高，表明肺疫在古代就是高发的疫病之一，而且各种治肺的药物对肺疫及其他疫病的防控发挥着重要作用。系统回顾既往两千多年中医学抗击外感温热病及疫病的经验与理论总结，深入挖掘其辨证论治体系形成与发展演变的内在规律，对于传承精华、守正创新，应对当代呼吸系统传染病具有重要的科学价值。

一、文字演变揭示中医学关于外感温热病的早期认识与记载

（一）“疾”“病”与外感温热病

中国文字始于甲骨文，经历了上千年的修正与完善。形声、象形、会意等文字形成的方法具备强大的描述功能，反映了文字形成时代的社会特点与发展水平。探讨与中医疾病命名相关的汉字构成和演变，对理解基于悠久文化底蕴的中医学关于疾病的认识观具有十分重要的意义。特别是在人类社会的早期，由于流传下来的可供研究挖掘的文献资料有限，对相关文字形成与演变的分析，成为中医学认识和了解早期外感温热病的重要方法。中国社会发展的早期已经有了对于疾病的初步认识，甲骨文被认为是中国目前发现最早的一种文字，原为崇尚鬼神者行占卜吉凶之用，其中包含大量与疾病相关的占卜信息。20世纪初在河南安阳小屯村殷墟中发现的10余万片甲骨，上面刻有4500余字，其中已知含有卜病内容的为300余片，400余辞。综合分析这些与疾病相关的占卜信息，可以推测在甲骨文形成的时代已经有二十余种疾病的记载，并按照人体部位来区分，如疾首（头病）、疾身（腹病）、疾足（足病）等，或根据疾病的主要特征命名，如疾言，应指以说话困难或发音嘶哑为主要表现的疾病。甲骨文上记载的疾病信息应当是原始状态下对疾病外在表象的观察，甲骨文“疾”字的写法形如一人卧于床榻津津汗出之状，该象形文字大致取意于疾病患者的病态，卧床汗出类似于发热类疾病汗出的表现，发热汗出应当是当时人们认识到的疾病的最基本

特征，也是外感温热病的主要临床表现。从某一种疾病的症状产生出对疾病的最基本认识，进而抽象为疾病的代称，除了对此类疾病有长期细致的观察，也说明此类疾病在当时是生命健康的最主要威胁。此外，甲骨文中亦有“疾年”一词，当指疾病多发的年份，推测某年多发的疾病应当是具有传染性的流行性疾病。许慎编撰的《说文解字》对“疾”字释为“疾，病也”，段玉裁注：“疾，析言之则病为疾加；浑言之则疾亦病也。按经传，多训为急也，速也，此引申之义，如病之来多无期无迹也。”可见，《说文解字》认为“疾”字具有急、速的含义，“病之来多无期无迹”的特点恰恰符合大多数传染病的发病特征。可以说，“疾”作为特定文字的出现，反映了当时传染病多发的社会环境及古人对其的细致观察。

（二）“温”“疫”与外感温热病

“温”字在甲骨文中写作“[illegible]”，其字取像人在浴盆中洗浴，洗浴之水当温，不宜冷热太过，可见其最原始的含义已有“温热”“温暖”之义，但尚未与医学之疾病特征相联系。温病、温疫之“温”字，又作“昷”，而这个“昷”是囚犯或者奴隶的代称，《说文解字》释：“昷，仁也，从皿，以食囚也。”表述的含义是让犯人用器皿盛食物进食，是仁的表现。在牢狱之中的囚犯由于居处环境恶劣，饮食不佳，卫生状况极差，在群居的环境下患病容易相互传染，故将囚徒间发生的疾病称作“昷病”，又称“牢温”或“狱疫”；至战国时期，加水旁的“温”开始出现，南北朝时期出现“病字旁”的“瘟”字，将其作为代指传染性疾病的专用字，同时又保留了最初“温”字中“温暖”“温热”之义，具备了温热性质疾病的含义。从相关文献记载来看，秦汉之前通常将“病温”与“病热”视为同病异名的情况，如《淮南子·人间》言：“夫病温而强之食，病暍而饮之寒，此众人之所以为养也，而良医之所以为病也。”而《淮南子·说林训》则言：“病热而强之餐，救暍而饮之寒，救经而引其索，拯溺而授之石，欲救之，反为恶。”对照这两段文字，当时“病温”与“病热”的含义已相对明确了。

“疫”字源于“役”或“伇”，古时此二字相通，故《说文解字》曰：“‘役’契文、古文从人做‘伇’，故‘役’通‘伇’。”《国语·吴语》韦注“伇，病也”，明确指出其具有疾病名称的含义。“疫”与“役”相通，成为医学上所指的疾病的概念，这反映了当时对于传染性疾病聚集发病的特点已有了细致的观察和明确的认识。古代统治阶级征集的“劳役”“兵役”为大量人群聚集性劳作征战，容易暴发群体聚集性疾病，使当时人们认识到集中劳役与暴发流行性疾病相关，从而逐渐把“役”字改用“疫”字。周代典籍中出现了与“疫”相关的名词，如《礼记》即有“果实早成，民殃于疫”“诸蛰则死，民必疾疫”“孟春……行秋令，则其民大疫”“季春……行夏令，则民多疾疫”的记载，把在人群中大范围暴发流行的疾病与时令季节的关系作了明确论述，从而使其更具备现代传染性疾病的发病特征和暴发条件。西汉桓宽在《盐铁论》中说：“若疫岁之巫，徒能鼓口耳，何散不足之能治乎。”此处“疫岁”应与甲骨文中“疾年”义同，指疫病流行之年。

迨至东汉王充在《论衡》中说：“饥馑之岁，饿者满道，温气疫疠，千户灭门。”指出了疫病的流行特征，并首次提出“疫疠”一词。许慎《说文解字》中释“疠，恶疾也”，泛指恶性疾病，与疫字结合在一起成为可广泛流行的传染性疾病的统称，即疫病。清代段玉裁注《说文解字》“疠”字条下云：“按古义谓恶病包内外言之，今义别制……训疠为疠疫。”将疠与疫视为同义。“温气疫疠”成为后世“温疫”一词的肇基。东汉许慎《说文解字》中说：“疫，民皆疾也。”这是对“疫”字含义的最早文字解释，说明了疫病暴发时民众皆病的广泛流行性，这应当是传染病才能具有的特征。东汉末年曹植《说疫气》中记载：“建安二十二年，疠气流行，家家有僵尸之痛，室室有号泣之哀或阖门而殪，或覆族而丧……此乃阴阳失位，寒暑错时，是故生疫。”不仅描述了疫病的发病流行特点，同时也显示东汉，特别是末期，应当是我国历史上一个疫病高发的阶段，这也是张仲景撰写《伤寒杂病论》的时代背景和社会需求。

综上可见，与疫病相关的关键文字起源考证揭示其临床特征与发病特点，具有发热的共性临床特征及聚集性暴发流行的特点，与现代传染性疾病的流行规律基本吻合，这也反映了早期关于此疾病的初步认识。以此为起点，从秦汉时期《黄帝内经》关于外感温热病首次理论总结，至张仲景《伤寒杂病论》传承“六经传变”学说创立“六经辨证”体系指导“伤寒”辨治；从明代吴又可创新疫病“戾气”病因学说，提出早逐客邪的疫病治疗原则，至清代叶天士首创“卫气营血辨证”和吴鞠通创立“三焦辨证”。其间有从广义伤寒到广义温病的概念认识转变，有持续千余年的寒温聚讼之争，这些均折射出中医学在与包括疫病在内的外感温热病持续斗争中，临床经验总结与学说理论不断升华的历史，成为中医学术理论体系中，伴随中国社会发展而不断完善的最辉煌灿烂的代表部分之一。深入挖掘整理这些宝贵的文献资料对于传承其理论精华，创新中医疫病辨证论治理论学说，应对包括呼吸系统传染病在内的疾病，具有重大的理论与临床价值。

二、《黄帝内经》奠定外感温热病传变理论基础

成书于秦汉时期的《黄帝内经》作为中医学的理论奠基之作，是对截至秦汉时期的中医学临床实践的第一次系统理论总结，在中医学术发展史上具有不可替代的历史地位。《黄帝内经》对外感温热病的记载散在于全书中，有“温病”“温疠”“温疫”“五疫”等。如《素问·生气通天论》说“冬伤于寒，春必病温”，此处“温”既指后世温病也指温疫，明确将温病的原因归于“冬伤于寒”，成为伏气温病的理论渊薮；《素问·六元正纪大论》言“气乃大温，草乃早荣，民乃厉，温病乃作”，指出了季节气候的变化可以直接导致温病发作，成为后世新感温病之滥觞；该篇还记载“厉大至，民善暴死”“其病温厉大行，远近咸若”等，指出了“疠”及“温疠”具有病情严重、病死率高及远近传播的特点；《素问·刺法论》进一步说：“五疫之至，皆相

染易，无问大小，病状相似。”不仅认识到疫病有多种，而且准确描述了疫病的发病特点：无论年龄大小触之者皆病，而且具有相似的临床症状，与现代关于传染病的认识基本一致；同时提出“不相染者，正气存内，邪不可干，避其毒气，天牝从来，复得其往，气出于脑，即不邪干”，指出疫病是从天牝（鼻）而受之，这是关于呼吸系统传染病传播途径的最早记载，并进一步提出“存正气”与“避毒气”两大疫病防治总则。《素问·本病论》还首载“温疫”病名“民病温疫早发，咽嗌乃干，四肢满，肢节皆痛”，描述了其发病特点。《黄帝内经》不仅对温病及疫病有散在记载，同时在《素问·热论》《素问·刺热》《素问·评热病论》《灵枢·热病》四篇专论中，相对集中论述了外感温热病的病因病机、临床类型、临床表现、传变规律、治疗方法和转归预后等。这不仅是对秦汉之前外感温热病的首次系统理论总结，《黄帝内经》中提出的关于外感温热病的诸多理论观点还持续影响了数千年后中医学外感温热病的学术轨迹。系统分析《黄帝内经》中关于外感温热病的相关论述，对研究外感温热病的发展演变具有承上启下的重要作用。

（一）提出热病的病因为“伤于寒”，为后世广义伤寒学说之渊源

“伤寒”一词首见于《黄帝内经》，《素问·热论》说：“今夫热病者，皆伤寒之类也。”王冰注曰：“寒者，冬气也……触冒之者，乃名伤寒，其伤于四时之气，皆能为病，以伤寒为毒者，最乖杀厉之气。”此处“伤寒”不同于伤寒病名，而是“伤于寒”的病因之义，明确提出热病的病因为“伤于寒”，因为寒邪在四时之气中属最毒厉之气。《素问·水热穴论》中也论述了感寒致热的机理：“人伤于寒而传为热，何也？岐伯曰：夫寒盛则生热也。”寒邪致腠理闭塞，卫气不得泄越而致发热，故《素问·调经论》进一步解释：“上焦不通利，则皮肤致密，腠理闭塞，玄府不通，卫气不得泄越，故外热。”《黄帝内经》对外感温热病的记载，除伤寒外，也有“温病”“暑病”等概念，但也将其发病原因归为伤寒，如《素问·热论》所言：“凡病伤寒而成温者，先夏至日者为病温，后夏至日者为病暑。”故《素问·生气通天论》有“冬伤于寒，春必病温”之论，成为后世“伏气温病”发病学说之滥觞。可见，在《黄帝内经》中“热病”为发热性疾病的总称，包括了温病和暑病，其病因均归于伤寒。

虽然在《黄帝内经》中“伤寒”一词未成为固定病名，但其把“热病”归因于伤寒的观点奠定了后世伤寒概念的泛化，使伤寒由狭义的与中风等相对的单一病名概念，向概括所有发热性疾病的广义疾病概念转化。《难经·五十八难》明确提出：“伤寒有五，有中风，有伤寒，有湿温，有热病，有温病，其所苦各不同。”《伤寒论》中的“伤寒”也分广义与狭义两种。广义“伤寒”为外感温热病的总称，正如张仲景在序言中指出的“余宗族素多，向余二百，建安纪年以来，犹未十稔，其死亡者，三分有二，伤寒十居其七”，此处当为广义“伤寒”；书中与“中风”对应的则为狭义“伤寒”。

广义伤寒概念的提出对后世外感温热病的诊疗影响深远。尽管“温病”的概念在秦汉时期的医药学著作中也频繁出现，如1993年湖北省荆州周家台秦墓出土的《周家台秦简病方》已有“温病不汗出，以淳酒渍布，饮之”的记载；《黄帝内经》明确提及“温病”概念者19处，散见于“生气通天论”“金匮真言论”“阴阳应象大论”“玉版论要”“论疾诊尺”等诸篇中，认为温病的发生既有冬时精气不藏，伤于寒邪，至春而发，也有气候失序，应寒反温，临床表现可见烦热、燥渴、面赤、肢节痛、咳逆、血溢目赤等，预后以精气盛衰为机转。《灵枢·论疾诊尺》中说：“尺肤热甚，脉盛躁者，病温也。”《素问·平人气象论》亦说：“人一呼脉三动，一吸脉三动而躁，尺热曰病温。”从脉象表现对“温病”的特征进行了描述。《素问·评热病论》记载了“阴阳交”病名，言：“有病温者，汗出辄复热，而脉躁疾不为汗衰，狂言不能食。”指出患温病后邪盛精衰的危重证候，《素问·玉版论要》进一步指出“病温虚甚死”，显示出《黄帝内经》时期已对“温病”的临床特点及预后有了明确的认识。同时相关记载中出现温疠、温疫并称，温病、热病互换概念的情况，可见《黄帝内经》中的温病与外感温热病更为接近，并包括了部分传染病。《伤寒杂病论》中也可见与“温病”相关的论述：“太阳病，发热而渴，不恶寒者为温病，若发汗已，身灼热者，名风温，风温为病，脉阴阳俱浮，自汗出，身重，多眠睡，鼻息必鼾，语言难出。”后世张锡纯《医学衷中参西录》指出此段描述与明清医家所论温病表现无异，但与《伤寒论》大量论述的“伤寒”“中风”等外感伤寒所致热病不同。但《素问·热论》提出的“今夫热病者，皆伤寒之类也”及《难经》“伤寒有五”奠定了广义伤寒之基础，这种以寒统温的学术影响一直持续至宋金元时期。经过韩祗和抵制辛温解表的早期试探，庞安常、朱肱变辛温为辛凉的折中处理，刘完素、张子和开创辛凉解表法的颠覆创新，直至王履在《医经溯洄集》中明确提出“仲景专为即病之伤寒设，不兼为不即病之温暑设也”“温病不得混称伤寒”之论，使外感温热病的认识从《黄帝内经》以来的以寒统温框架中挣脱出来，为后世明清时期外感温热病理论与临床的发展奠定了基础，因此，清代吴鞠通《温病条辨》给予了王履高度评价：“晋唐以来诸名家……奈温病一证，诸贤悉未能透过此关，多所弥缝补救，皆未得其本真……其故皆由不能脱却《伤寒论》蓝本，其心以为推戴仲景，不知反晦仲景之法，至王安道始能脱却伤寒，辨证温病。”

（二）以六经为序揭示由表入里传变规律，为伤寒六经辨证体系建立奠定基础

《黄帝内经》关于热病的四篇专论从不同角度分别阐述了热病的临床症状、传变规律与预后转归。《素问·热论》以“伤寒一日，巨阳受之”“二日阳明受之”“三日少阳受之”“四日太阴受之”“五日少阴受之”“六日厥阴受之”，论述外感温热病的六经分证方法；《素问·刺热》则以五脏为纲，论述了热病的五脏分类，从“肝热病”“心热病”“脾热病”“肺热病”“肾热病”论述了热病症状及预后，并论述了其病发（热争之时）的症状；《素问·刺热》还将热病按经脉分类描述其症状表现，《灵枢·寒热病》则按皮肤、肉、筋、脉、骨、髓等五体的分类方法提出了不同热病症

状。以上内容显示出热病症状及传变的复杂性，也表明《黄帝内经》时期的医家致力于从不同的角度分析把握热病的临床症状特点及发展传变规律。无疑，六经分证的热病分类方法对推动外感温热病辨治理论发展的影响最大，它将《黄帝内经》之前对热病症状的孤立认识根据六经循行有机地整合到一起，同时按每日一经、由阳到阴的传变顺序，揭示和把握外感温热病由表到里、由轻到重的发展演变规律，以及正邪交争阶段的不同形势所表现出的多种临床症状。六经传变的热病发展规律被东汉张仲景《伤寒杂病论》汲取并应用，创立了六经辨证论治体系，六经辨证论治成为中医学指导伤寒类外感温热病的辨证诊疗模式和指导思想。

通过文献比较研究发现，《黄帝内经》提出的热病六经分证方法与早期经脉学著作——长沙马王堆汉墓出土的《足臂十一脉灸经》和《阴阳十一脉灸经》非常相似。《足臂十一脉灸经》记载的足太阳脉的病证脊痛、项痛、颜寒、鼻衄，足少阳脉的胁痛、耳聋，足阳明脉的鼻衄、数热汗出、大腿肌肉消瘦，足少阴病的足热、烦心、数渴、牧牧嗜卧，足太阴脉的腹痛、腹胀、不嗜食、善噫，足厥阴脉的嗜饮、跗肿等都与外感温热病的证候有关，《阴阳十一脉灸经》对上述六经证候又加以补充和丰富。这些记载均与《黄帝内经》六经分证的形成与建立有紧密联系，表现出时代先后的学术传承。

外感温热病除遵循六经分证及传变规律外，尚有两感传变，指相为表里的两经同时受邪，表现为表里两经的病情症状同时存在，依次为太阳与少阴两感，阳明与太阴两感，少阳与厥阴两感，正如《素问·热论》记载："两感于寒者，病一日，则巨阳与少阴俱病，则头痛、口干而烦满；二日，则阳明与太阴俱病，则腹满、身热、不欲食、谵言；三日，则少阳与厥阴俱病，则耳聋、囊缩而厥，水浆不入，不知人，六日死。"可见，两感于寒是外感温热病六经传变过程中的一个特例，常见于正气虚衰无力抗邪，感邪后邪气深入，险症丛生的危重证候，预后不良。

（三）奠定后世卫气营血、三焦辨证理论基础

"卫气营血"概念首见于《黄帝内经》。《素问·痹论》曰："卫者，水谷之悍气也……故循皮肤之中，分肉之间，熏于肓膜，散于胸腹。"《灵枢·本脏》言："卫气者，所以温分肉，充皮肤，肥腠理，司开阖者也。"概括了卫气的主要功能是温养腠理，启闭汗孔，护卫肌表，防御外邪。气指人体之正气，即脏腑的功能。《灵枢·痹论》言："荣者，水谷之精气也，和调于五脏，洒陈于六腑。"《灵枢·邪客》曰："荣气者，泌其津液，注之于脉，化以为血。"营指人体的营养物质，营又是血液的组成部分，即血中之津液。由此可见，卫气营血为构成人体及维持生命活动的精微物质，其分布在深浅表里层次上有所不同，卫、气分布的层次较浅，而营、血较深。卫、气属阳，主机体的温煦、防御。营、血属阴，重于滋润和濡养。东汉张仲景《伤寒论》中首次用卫气营血理论诠释外感温热病的病理变化，创立太阳中风证调和营卫之祖方——桂枝汤。"病常自汗出者，此为荣气和，荣气和者外不谐，以卫气不共荣气谐

和故尔。以荣行脉中，卫行脉外，复发其汗，荣卫和则愈，属桂枝汤。”“太阳病发热汗出者，此为荣弱卫强，故使汗出，欲救邪风者，宜桂枝汤。”清代叶天士在继承《黄帝内经》和《伤寒论》的基础上，结合自己的临证经验，发展并创立了卫气营血辨治理论，用卫气营血的表里层次来概括温病病变的浅深层次及病情发展的轻重。《温热论》对温病卫气营血四个阶段有纲领性的论述：“大凡看法：卫之后方言气，营之后方言血。”明确指出叶氏将温病的病变过程分为卫分、气分、营分和血分四个阶段：温邪初袭，卫外失司，产生卫分证；表邪不能外解而内传，正气抗邪，脏腑功能失调，表现为气分证；温邪不断伤津耗液，内入血脉，销烁营阴而成营分证；甚则动血耗血，瘀热互结而致血分证。并论述了温热病的传变规律“温邪上受，首先犯肺，逆传心包”“病仍不解，渐欲入营”，提出“在卫汗之可也；到气才宜清气；乍入营分，犹可透热转气分而解……至入于血，则恐耗血动血，直须凉血散血”的温病治疗用药规律。

“三焦”概念首见于《黄帝内经》。《灵枢·营卫生会》载“上焦出于胃上口，并咽以上，贯膈而布胸中”“中焦亦并胃中”“下焦者，别回肠，注于膀胱而渗入焉”“上焦如雾，中焦如沤，下焦如渎”，形象地概括了上、中、下三焦的不同生理功能。“上焦如雾”，肺吸入的清气和水谷精气合为宗气，贯心脉，向下布散，如雾露之溉；“中焦如沤”，胃受纳、腐熟水谷，脾气健运，将水谷化生为精微，脾气升清再将精微上输至心肺，化生气血为人体所用；“下焦如渎”，肾、膀胱、小肠、大肠排泄水液和糟粕，如同沟渠水道。说明精微物质的布散和代谢产物的排泄均要以三焦为通道才能进行。清代吴鞠通在前人的基础上结合自身临床经验首创三焦辨证理论体系，明确温病的三焦传变途径：“凡温病者，始于上焦，在手太阴……上焦病不治，则传中焦，胃与脾也，中焦病不治，即传下焦，肝与肾也。”以三焦概五脏作为证治体系来辨析温病的病位、病性、病势，指出了温病先上焦（肺），再中焦，最后传至下焦的规律，而肺与大肠相表里，通腑也可清泄肺热，并提出三焦的治疗原则：“治上焦如羽，非轻不举；治中焦如衡，非平不安；治下焦如权，非重不沉。”

（四）提出外感温热病“络 – 经 – 络”及五脏热病的传变规律

《素问·刺热》记载了五脏热病，以五脏为纲论述热病症状及其预后，其中关于肺热病的描述值得关注。其言肺热病症状：“先淅然厥，起毫毛，恶风寒，舌上黄，身热。热争则喘咳，痛走胸膺背，不得大息，头痛不堪，汗出而寒；丙丁甚，庚辛大汗，气逆则丙丁死。”此段论述揭示了外邪袭表“起毫毛，恶风寒”，进而出现“舌上黄，身热，喘咳”的肺热表现，如病情发展预后不良，“气逆则丙丁死”。此段论述揭示了上感热病不遵六经规律传变的过程，与《黄帝内经》中记载的表里传变规律类似。《素问·缪刺论》说：“夫邪之客于形也，必先舍于皮毛，留而不去，入舍于孙脉；留而不去，入舍于络脉，留而不去，入舍于经脉；内连五脏，散于肠胃，阴阳俱感，五脏乃伤，此邪之从皮毛而入，极于五脏之次也。”揭示了外邪从皮毛 – 孙脉 –

络脉－经脉－五脏传变不断深入的过程。《灵枢·百病始生》作了更具体的描述："是故虚邪之中人也，始于皮肤，皮肤缓则腠理开，开则邪从毛发入……留而不去，则传舍于络脉，在络之时，痛于肌肉……留而不去，传舍于经，在经之时，洒淅喜惊……留而不去，传舍于伏冲之脉……留而不去，传舍于肠胃……留而不去，传舍于肠胃之外，募原之间，留著于脉，稽留而不去，息而成积，或著孙脉，或著络脉。"指出了外邪袭人先犯皮肤之络脉，再至经脉，终至脏腑之络脉的过程，显然与《素问·热论》提出的六经传变次序不同，但在中医外感温热病学术发展史上对此的论述较少。结合 2003 年 SARS 病毒及 2020 年新型冠状病毒感染人体的传变规律，特别是中后期疾病传变并未遵从六经次序由表及里，而是表现出类似《素问·刺热》"肺热病"的发展演变过程，亦符合《素问·缪刺》和《灵枢·百病始生》提出的由皮表络脉到经脉，再至脏腑络脉的传变规律。深入挖掘整理《黄帝内经》中与此相关的论述，对于应对当代多种呼吸系统传染性和感染性疾病具有重要理论与临床价值。

（五）提出外感温热病的临床诊断方法与治则治法

1. 临床诊断方法

（1）望色察络诊法：人体面部之气色有浮沉、泽夭、清浊、散抟、微甚等变化，对应不同的脏腑部位，可以判断疾病相关的邪正盛衰与病位病性。正如《灵枢·五色》说："五色之见也，各见其色部。"《素问·刺热》言："肝热病者，左颊先赤；心热病者，颜先赤；脾热病者，鼻先赤；肺热病者，右颊先赤；肾热病者，颐先赤。"指出五脏热病在面部有不同部位的表现，据此可以协助临床诊断。《素问·经络论》对于外感温热病的面色言"热多则淖泽，淖泽则黄赤"，指出其多以黄色赤色多见。

（2）切脉尺肤诊法：《灵枢·论疾诊尺》言"尺肤热甚，脉盛躁者，病温也"，指出尺肤和脉诊是针对外感温热病的重要诊法。两手肘关节（尺泽穴）下至寸口处的皮肤，称为"尺肤"，尺肤诊法为《黄帝内经》首创的诊察方法，包括诊察该处肌肤的润泽粗糙、冷热等情况，结合其他症状测知病情。尺肤诊法对于外感温热病尤为切合，正如《灵枢·论疾诊尺》所言："肘所独热者，腰以上热；手所独热者，腰以下热；肘前独热者，膺前热；肘后独热者，肩背热；臂中独热者，腰腹热。"

诊脉对于判断外感温热病的病情及预后同样重要。如《灵枢·热病》说："热病三日而气口静、人迎躁者……以泻其热而出其汗，实其阴以补其不足者。"指出据脉象指导热病治疗的重要作用，"气口静、人迎躁者"提示内仍有热，故当泄其热。再有记述"热病七日八日，脉微小，病者溲血，口中干，一日半而死，脉代者，一日死。热病已得汗出，而脉尚躁，喘且复热，勿刺肤，喘甚者死"，指出了脉象对于判断热病预后的重要价值。

（3）验齿察舌诊法：外感温热病，观察牙齿的色泽及枯润可以判断其寒热病性、正邪盛衰、津气盈亏，《灵枢·寒热病》说："骨寒热者，病无所安，汗注不休，齿未槁，取其少阴于阴股之络，齿已槁，死不治。"对于舌象也有相关描述，《素问·刺热》说："阳气有余，而阴气不足，阴气不足则内热；阳气有余则外热……舌焦唇槁，腊干嗌燥。"又言："肺热病者，先淅然厥，起毫毛，恶风寒，舌上黄，身热。"这些论述均显示出验齿察舌对于外感温热病诊疗的重要意义。但《黄帝内经》中的相关论述尚处于萌芽阶段，迨至清代，温病学说建立与完善，验齿察舌诊法在温热病中得到更广泛的临床应用。

2. 治则治法

关于外感温热病的治则治法，《素问·热论》提出："治之各通其脏脉，病日衰已矣，其未满三日者，可汗而已，其满三日者，可泄而已。"王冰注曰："此言表里之大体也。"此论把"治之各通其脏脉"作为治疗外感温热病的纲领性指导原则，《素问·热论》此论亦符合《素问·至真要大论》提出的"必伏其所主，而先其所因"的疾病治疗原则，即根据病邪之部位轻重不同，采取不同的治法，或汗或泄，因势利导，或通过汗法由表而散，或通过泄法由里而去，使脏腑经脉通畅，达到邪去病愈的目的。当然，《黄帝内经》中体现汗法与泄法的主要是针刺疗法。汗，谓用针补泻以出汗；泄，谓泄其气也。如《素问·刺热》载有"刺手阳明太阴而汗出止""刺项太阳而汗出止""刺足阳明而汗出止"的论述，《灵枢·热病》则言："热病三日，而气口静、人迎躁者，取之诸阳，五十九刺，以泻其热而出其汗，实其阴以补其不足者……其可刺者，急取之，不汗出则泄。"汗泄俱指刺法，刺法或浅或深，可达到或汗或泄的不同目的与效果。不可否认的是，《黄帝内经》提出的外感温热病"各通其脏脉""其未满三日者，可汗而已，其满三日者，可泄而已"的治则治法对后世发展产生了重大影响。华佗在此基础上提出汗、吐、下三法治疗伤寒病，并影响了王叔和等晋唐医家；张仲景所著《伤寒杂病论》中更是对《黄帝内经》所论进行了创造性发挥，以六经辨证为纲领创制了体现汗、泄治法的代表性方剂，丰富了外感温热病的治疗手段和药物。

《素问·刺热》中还蕴含对外感温热病"亟早治疗"的思想萌芽，其言："肝热病者，左颊先赤……虽未发，见色赤者刺之，名曰治未病。"强调外感温热病的治疗应遵循治未病思想，未病先防，既病防变，及时发现外感温热病的先兆症状，点明先发干预对于治疗的重要意义。《素问·缪刺论》也说："夫邪之客于形也，必先舍于皮毛，留而不去，入舍于孙脉；留而不去，入舍于络脉，留而不去，入舍于经脉；内连五脏，散于肠胃，阴阳俱感，五脏乃伤，此邪之从皮毛而入，极于五脏之次也。"针对外邪由表入里传变，《素问·阴阳应象大论》也指出应当早期治疗，积极干预，"善治者治皮毛，其次治肌肤，其次治筋脉，其次治六腑，其次治五脏，治五脏者，半死半生也"。上述论述均提示及早干预对外感温热病治疗的重要意义，正如《素问·四气调神大论》所言："是故圣人不治已病治未病，不治已乱治未乱，此之谓也，夫病已成而后药之，乱已成而后治之，譬犹渴而穿井，斗而铸锥，不亦晚乎。"可见治未病的思想与原则对发病迅速、传变迅速、可在短时间内造成严重后果的外感温热病尤为重要，《黄帝内经》所论虽尚属萌芽，但经过后世医家的不断阐发、完善与发展，已成为防治传染性疾病的重要指导原则。

三、东汉张仲景撰写《伤寒杂病论》创立六经辨证揭示外感伤寒传变规律

张仲景所撰《伤寒杂病论》成书于东汉末年，正值诸侯割据，战乱频仍，民众流离失所的时期，这一历史环境就为疫病的传播流行创造了条件。而与气候学相关文献资料表明，东汉时期是我国历史上相对寒冷的时期，三国时代曹操在铜雀山种橘，由于气候寒冷，橘树只开花不结果，其子曹丕在公元225年到淮河广陵（今之淮阴）视察军队演习，由于严寒，淮河突然结冰，演习不得不停止，这是据文献史料获得的第一次淮河结冰的情况。社会环境与自然气候的双重作用使东汉末年成为疫病频繁暴发流行的时期。研究发现，建安年间至少有四次大疫，分别是建安前期（196—205）、建安十三年（208）、建安二十二年（217）、建安二十四年（219）。如曹植在《说疫气》中描述的“家家有僵尸之痛，室室有号泣之哀”的疫病流行情况就发生在建安二十二年。而张仲景在《伤寒杂病论》自序中所述“余宗族素多，向余二百，建安纪年以来，尤为十稔，其死亡者三分有二，伤寒十居其七”，也与建安前期大疫流行的情况相吻合。张仲景“感往昔之沦丧，伤横夭之莫救，乃勤求古训，博采众方，撰用《素问》《九卷》《八十一难》《阴阳大论》《胎胪药录》并平脉辨证”撰成《伤寒杂病论》这一具有划时代意义的巨著，奠定了中医学的临床证治基础。

《伤寒杂病论》包括《伤寒论》和《金匮要略》，伤寒部分重点论述外感伤寒病的辨证论治，张仲景汲取《素问・热论》以六经分证外感温热病的学术思想，以六经为纲，与脏腑相结合，全面分析外感温热病的发生发展及传变规律，综合病邪性质、正气强弱、脏腑经络、阴阳气血、宿疾兼夹等多种因素，将外感温热病发展过程中不同阶段所呈现的各种综合临床表现概括为六个基本类型，即太阳病、阳明病、少阳病、太阴病、少阴病、厥阴病，并以此作为辨证纲领，论述外感伤寒由初至末、由表至里、由轻到重的演变规律，后世称之为“六经辨证”。六经辨证成为中医外感温热病发展史上第一个系统论述外感伤寒证治规律的辨证论治方法。与《黄帝内经》关于热病的四篇专论比较，《伤寒论》六经辨证虽受《黄帝内经》广义伤寒及六经分证的影响，但不受其藩篱约束，同时又把东汉末年寒疫流行的自然与社会因素及张仲景卓越的辨证论治思想有机结合，将中医学关于外感伤寒的证治规律研究推向又一个学术高峰。

（一）创立六经辨证论治体系，推动外感伤寒学术发展

《素问・热论》中提出的六经传变之六经的概念基本是清晰与明确的，与经络的走行密切相关，其症状也与经络循行的部位相关，而《伤寒论》六经辨证所列提纲证与《素问・热论》六经传变的症状不尽相同。如《伤寒论》论述的“太阳之为病”与

《素问·热论》论述的“伤寒一日”之症状均属足太阳膀胱经走行之范围，脉浮与恶寒则为感受寒邪之后影响气化功能而出现的症状。《伤寒论》中“阳明之为病，胃家实是也”，为胃气失于和降而出现的症状，《素问·热论》论述“伤寒二日”之症状为足阳明胃经之症状。其次可依次类推。由此可见，《伤寒论》之六经辨证体系虽假借六经之名而建立，但已不全是《素问·热论》六经传变的六经循行部位，而是综合了六经所关联的经络、脏腑及气化功能，将外感伤寒发展演变的复杂证候特征通过六经辨证体系综合反映出来，其内涵已远远超出《素问·热论》六经的经络含义。

《素问·热论》提出，外感温热病的发展传变遵循太阳－阳明－少阳－太阴－少阴－厥阴的“日传一经”顺序，依次传变，机体两感于寒邪时会出现表里两经同病，即所谓“两感于寒”，这显然还属于对外感温热病传变规律的早期认识，未免过于机械和格式化，难以指导临床实践。《伤寒论》中提出了六经辨证论治体系，外感伤寒的传变方式可以顺经传变、表里传变、首尾传变、越经传变等多种方式；感受寒邪之后既可出现单一的一经证候，也可出现合病、并病，失治、误治之后更有其他复杂的变证。六经辨证论治体系充分证明了张仲景临床诊治外感伤寒的高度灵活的辨证思维，也展现了临床辨证论治方法由《素问·热论》外感温热病六经分证的单纯理论模式发展成高度适应外感伤寒复杂证候演变的过程。

（二）确立“观其脉证，知犯何逆，随证治之”的原则，丰富外感伤寒临床治法方药

关于外感温热病的治疗原则，《素问·热论》提出：“其未满三日者，可汗而已；其满三日者，可泄而已。”指出邪在三阳经，可用汗法治之；邪入三阴者，则用泄法。张仲景治疗外感温热病并未拘泥于三阳用汗法、三阴用泄法，而是根据病程阶段、病变部位、病邪性质，综合运用汗、清、下、和等不同治法。如邪在太阳，不仅有麻黄汤、桂枝汤的辛温发汗，还有越婢汤、大青龙汤的辛温辛寒并用，发表清里；邪在阳明，有白虎汤的清泄法和三承气汤的通泄法；邪在少阳，又有小柴胡汤枢转少阳及大柴胡汤枢转少阳兼开结气之和解之法；邪在三阴，可有太阴病里证理中汤之温补，少阴病麻黄附子细辛汤之温里，或厥阴病乌梅丸之寒热并用。以上均体现了张仲景诊治外感伤寒，治法方药遵循“观其脉证，知犯何逆，随证治之”的原则，且运用灵活精妙，这些方剂也因临床疗效卓著而得以流传千年而不衰。

（三）以“阳明证”阐释《素问·刺热》之五脏热病，为五脏热病治疗开辟新途径

《素问·刺热》论述了五脏热病，除了相关症状，还从五行相生相克的角度论述其预后。如“肝热病者……庚辛甚，甲乙大汗，气逆则庚辛死；心热病者……壬癸甚，丙丁大汗，气逆则壬癸死；脾热病者……甲乙甚，戊己大汗，气逆则甲乙死；肺热病者……丙丁甚，庚辛大汗，气逆则丙丁死；肾热病者……戊己甚，壬癸大汗，气逆则戊己死”。五脏热病的预后符合《黄帝内经》所言“至其所不胜而甚……自得其

位而起”的五行生克制化的规律。张仲景的六经辨证把外邪由表入里，影响阳明经腑，正邪激烈交争，邪热极盛的阶段称为“阳明证”，包括以大热、多汗、烦渴、脉洪大为主要表现的阳明经证，和以潮热、谵语、烦躁、腹胀、便秘为主要表现的阳明腑证。阳明经有多气多血的特点，故邪热炽盛、伤津化燥、因燥成实为阳明证的主要特征；而阳明居中属土，万物所归，多不会传变，正如《伤寒论》所言：“阳明居中，主土也，万物所归，无所复传。”但由于脏腑之间的相关性，阳明病多会出现相关脏腑的病证。如阳明燥热之邪上扰心神而见“不识人，循衣摸床，惕而不安”，上逆迫肺而见“微喘”，下耗肾阴而见“直视”；如治不得法则出现变证，如阳明病伴湿无出路而致发黄证，阳明误下或早下而致虚烦证、蓄水证等。相关论述中提出的病机传变规律，记载的治法药物，为五脏热病的诊治提供了参照依据。这与《素问·刺热》所载的五脏热病以发热为主要表现以及疾病后期的发展演变基本吻合。张仲景以“阳明证”概括了五脏热病以发热为主要临床表现，用中焦胃土与其他脏腑的相关性揭示阳明热证对脏腑的影响及其发展传变规律，对《素问·刺热》所载五脏热病理论作出了发展，但尚未完全阐明《黄帝内经》所论五脏热病的病机演变规律。迨至清代，叶天士创立的卫气营血辨证之“卫分证”，是对五脏热病发展演变规律的进一步阐释，对热病后期可能出现的转归从营血证方面进行了概括。可见，深入挖掘《素问·刺热》所载的五脏热病的证治规律，对于发展完善中医外感热病学证治体系具有重要价值。

（四）《伤寒论》六经辨证体系对外感温热病学术发展的影响

仲景所著《伤寒论》是对秦汉时期中医关于外感温热病诊治理论的第一次系统总结。《黄帝内经》中，《素问·热论》《素问·评热病论》《素问·刺热》《灵枢·热病》对外感温热病从病名、病因、病机、传变、治疗及预后等方面作了概要论述。《难经·五十八难》明确提出“伤寒有五，有中风、有伤寒、有湿温、有热病、有温病”，由此确立了广义伤寒与狭义伤寒的概念，把一切热病纳入广义伤寒范畴，温病与温疫的概念等在《黄帝内经》及《难经》中也出现，但均涵盖在广义伤寒之中。《伤寒论》中已明确记载“太阳病，发热而渴，不恶寒者，为温病。若发汗已，身灼热者，名风温。风温为病，脉阴阳俱浮，自汗出，身重，多眠睡，鼻息必鼾，语言难出”，提出了温病、风温的概念及主要证候；《金匮要略·痓湿暍病脉证》中有伤暑的记载，“太阳中热者，暍是也，汗出恶寒，身热而渴，白虎加人参汤主之”，显然属温病范畴；《金匮要略·百合狐惑阴阳毒病脉证治》也有“阳毒之为病，面赤斑，斑如锦纹，咽喉痛，唾脓血……阴毒之为病，面目青，身痛如被杖，咽喉痛”，阳毒、阴毒为感受疫毒所致，应属疫病范畴。因受当时重寒轻温的学术思想的影响，虽论述的为广义伤寒，但六经辨证重在阐述伤寒（狭义）及中风的传变与治疗规律，《伤寒论》成为后世辨治伤寒病的准绳。

晋隋唐时期的医家虽深受秦汉时期广义伤寒的影响，将温病、温疫、天行、时行等均归于广义伤寒范畴内，但存在一种观点，认为伤寒是雅士之辞，而温病、温疫等是伤寒的民间称呼。如晋代葛洪《肘后备急方》称伤寒、温病、时行等“诊候相似，又贵胜雅言，总名伤寒，世俗因号为时行”，陈延之《小品方》称“古今相传……云伤寒是雅士之辞，云天行温疫是田舍间号耳，不说病之异同也”，均反映了这一历史时期以寒统温的学术研究现状。以寒统温强调伤寒与温病的共性，但这一时期的医家也注意到伤寒与温病的差异性。

王叔和在《伤寒例》中言：“冬时严寒，万类深藏，君子固密，则不伤于寒，触冒之者，乃名伤寒耳。其伤于四时之气，皆能为病，以伤寒为毒者，以其最成杀厉之气……凡时行者，春时应暖，而反大寒；夏时应热，而反大凉；秋时应凉，而反大热；冬时应寒，而反大温。此非其时而有其气，是以一岁之中，长幼之病多相似者，此则时行之气也……若脉阴阳俱盛，重感于寒者，变成温疟。阳脉浮滑，阴脉濡弱者，更遇于风，变为风温。阳脉洪数，阴脉实大者，更遇温热，变为温毒，温毒为病最重也。阳脉濡弱，阴脉弦紧者，更遇温气，变为温疫。”其论虽以冬伤于寒为基础，但明确指出温疟、风温、温毒、温疫为感受四时不正之气导致的不同外感温热病，或重感于寒，或更遇于风，或更遇温热，或更遇温气，与一般伤寒之病因不同；若感受非其时而有其气导致的“时行”则具有疫病长幼相似的发病特点。

隋代《诸病源候论》亦说：“其冬复有非节之暖，名为冬温之毒，与伤寒大异也。”进一步又说：“伤寒之病，但人有自触冒寒毒之气生病者，此则不染着他人。若因岁时不和，温凉失节，人感其乖戾之气而发病者，此则多相染易。”“其病与时气温热等病相类，皆由一岁之内，节气不和，寒暑乖候，或有暴风疾雨，雾露不散，则民多疾疫，病无长少，率皆相似，如有鬼厉之气，故云疫疠病。”进一步对时行与伤寒的病因及流行特点进行比较，明确将一时之间广泛流行的时行病称为疫疠病。新感温病的概念也在这一时期被提出，《伤寒例》言：“其冬有非节之暖者，名为冬温，冬温之毒，与伤寒大异。”《诸病源候论》亦说：“又冬时应寒而反暖，其气伤人即发，亦使人头痛壮热，谓之冬温病。”所论虽特指感受而言，但“伤人即发”的论述已突破了《黄帝内经》“冬伤于寒，春必病温”之说，为后世“新感温病”学说的发展奠定了基础。

关于温病的传变及治疗也有差异，王叔和《伤寒例》言：“伤寒之病，逐日浅深，以施方治。”针对按六经传变逐步发展的规律加以施治，而“得病内热者，不必按药次也”，似已认识到另有外感温热病不依六经传变，治疗当不拘六经传变的给药次序。可见东汉张仲景《伤寒杂病论》问世之后的晋、隋、唐时期，在广义伤寒的框架内，医家们已认识到伤寒与温病、时行等外感病的发病原因、流行特点、传变规律及治疗用药的不同，特别是对时行疾病的流行性及危害性有了进一步的认识。疫病不仅在概念上更为清晰，而且已有从伤寒体系逐渐独立出来，形成与伤寒、温病、时行等相提并论的趋势。但这一历史时期形成的对中医外感温热病，特别是疫病学术具有良性推动作用的发展趋势，至宋代被打断。

四、宋金元医家对外感温热病辨治规律的探索

宋金元时期在中医外感温热病学术发展历史上是比较特殊一个时期。由于种种原因，《伤寒论》在成书之后很长一段时间没有被传播开来，至宋代被国家校正医书局刊行，其沉寂700余年之后才广泛流行，逐渐形成了“法不离伤寒，方不离仲景”的局面。据统计，宋代319年间，有关《伤寒论》的研究著作共有86种，而宋以前的741年间，有关著作仅有15种。宋代医家不把《伤寒论》作为普通的方书看待，而是把它作为治疗外感温热病的专书，正如许叔微在《伤寒发微论》中说：“论伤寒而不读仲景书，犹为儒而不知有孔子六经也。”

随着《伤寒论》中的方药应用日益广泛，其难以适应除伤寒之外的其他外感温热病的局限性也逐渐突显。北宋医家韩祗和著《伤寒微旨论》，其本意为阐发张仲景《伤寒论》而作，但基于临床实践提出了创新性观点，指出“夫伤寒之病，医者多不审查病之本源，但只云病伤寒，即不知其始阳气郁结，而后成热病矣”，进而提出“伤寒之病本于内伏之阳为患也”，在治法上强调“太平之人，饮食动作过妄而阳气多，若用大热药发表，则必变成坏病，故参酌力轻而立方也”。韩祗和从“伏阳为患”着手自创调脉汤、葛根柴胡汤、人参桔梗汤等，其立方不用仲景麻桂之方反大量使用辛凉之药，被视为宋金元时期抵制辛温解表的早期试探。

但更多的医家仍尊崇《伤寒论》在医学界的至高学术地位，他们不是质疑《伤寒论》所创六经辨证体系对所有外感温热病辨治的适用性，而是刻意尝试对伤寒理论重新阐发，变辛温为辛凉的折中处理使其能够适应不同外感温热病的治疗。代表性医家如北宋庞安常，他广集前贤医论，著《伤寒总病论》，以广义伤寒立论，指出温病、热病、中风、湿病、风温等各种外感病“其病本因冬时中寒，随时有变病之形态尔，故大医通谓之伤寒焉”。他一方面收录《备急千金要方》等方书中的治温方剂以补充《伤寒论》之不足，另一方面也对《伤寒论》中的方剂进行化裁以用于治疗温热疾病。另有北宋名医朱肱，其所著《类证活人书》，亦持“广义伤寒”的观点，对伤寒、伤风、热病、中暑、温病、湿温等十二种外感病的病名进行阐释，并以仲景之方加以化裁治之，《伤寒论》载方所不备者，搜采《备急千金要方》《外台秘要》等方药加以补充。可见，这一时期围绕《伤寒论》的校正、注解及补亡研究，显示出以伤寒方治伤寒病到以伤寒方为主化裁治疗外感温热病的变化过程。由于仍然受“广义伤寒”的影响，医家将所有外感温热病统称为“伤寒”，但他们在临床实践中也认识到《伤寒论》所载方药并非适用于所有外感温热病，狭义伤寒和温病的鉴别逐渐得到医家重视，日益丰富的外感病治法为明清时期温病学派的崛起及温病学理论体系的建立创造了条件，也加速了外感温热病由狭义伤寒病向温热病转化的自然演变过程。

促使外感温热病治法发生革命性改变的，首推金元时期的医家刘完素与张从正。作为寒凉派宗师，刘完素对《素问·至真要大论》提出的病机十九条进行了深入阐发，指出“怫热郁结”为热证的主要病机，“不必止以辛甘热药能开发也，如石膏、滑石、甘草、葱豉之类寒药，皆能开发郁结……凡治上下中外一切怫热郁结者，法当仿此，随其浅深，察其微甚，适其所宜而治之，慎不可悉如发表，但以辛甘热药而已”。他大倡寒凉清热以治热病、疫病，创制双解散、防风通圣散、天水散，促进了外感温热病治法方药的发展，正如《素问病机气宜保命集》中说：“余自制双解、通圣辛凉之剂，不遵仲景法桂枝、麻黄发表之药，非余自炫，理在其中矣……奈五运六气有所更，世态居民有所变，天以常火，人以常动，动则属阳，静则属阴，内外皆扰，故不可峻用辛温大热之剂……故善用药者，须知寒凉之味。”上述观点已突破了“法不离伤寒，方必遵仲景”的格局。正因为刘完素开寒凉清热治疗外感温热病之先河，故后世有“伤寒宗仲景，热病用河间”之赞誉。攻邪派代表张从正提出“凡解利伤寒、时气疫疠，当先推天地寒暑之理，以人参之”，强调治疗外感温热病要结合社会、气候、地理、体质因素及脉象等诸方面综合分析，从而决定使用辛温之剂还是辛凉之剂，体现了因时、因地、因人制宜变通的治疗思想，亦是对于当时一味使用辛温解表治疗一切外感温热病的创新性观点。

元末明初，王履在《医经溯洄集》中明确提出“仲景专为即病之伤寒设，不兼为不即病之温暑设也”“温病不得混称伤寒”之论，又进一步阐明“伤寒即发于天令寒冷之时，而寒邪在表，闭其腠理，故非辛甘温之剂不足以散之……温病、热病，后发于天令暄热之时，怫热自内而达于外，郁其腠理，无寒在表，故非辛凉或苦寒或酸苦之剂不足以解之”。他从病机与治法上将伤寒与温病判为两途，使温病从伤寒体系中分离出来，从而使外感温热病得以从《黄帝内经》以来设立的寒统温框架中挣脱出来，为明清时期外感温热病理论与临床的发展奠定了基础。因此，清代吴鞠通在《温病条辨》中给予了王履高度评价：“晋唐以来诸名家……奈温病一证，诸贤悉未能透过此关，多所弥缝补救，皆未得其本真……其故皆由不能脱却《伤寒论》蓝本，其心以为推戴仲景，不知反晦仲景之法，至王安道始能脱却伤寒，辨证温病。”

五、明代吴又可提出膜原学说揭示温疫传变规律

吴又可于1642年写出中国历史上第一部疫病专著《温疫论》。该书全面阐发了温疫病的发生、发展、演变规律及辨证论治的原则及方法，被认为是温病学说的发轫之作。它的问世标志着温热病学真正从伤寒体系中脱离出来，使中医外感温热病学说有了飞跃式的发展，对后世温病学说的形成与发展具有重要推动作用。吴又可在中医外感温热病学说中作出的突出贡献，既与其生活的社会环境有关，又与其本人极富创新的实践精神密不可分。明代嘉靖元年至崇祯十六年（1522—1643），大疫流行持续不断，民众死亡者甚众，“一巷百余家，无一家幸免；一门数十口，无一口幸存”。当

世之医面对疫情墨守成规，依然搬用伤寒方法治疗瘟疫，枉死民众不计其数。吴又可提出“法无古今，唯时所宜”，深入疫区，对病例仔细观察与悉心治疗，特别是生命垂危的病例在其精心调治下转危为安。他匡救时弊的心情迫切，大声疾呼：“守古法，不合今病，以今病简古书，原无明论，是以投剂不效。”怀着立志革新、治病救人的医者仁心，吴又可“静心穷理，格其所感之气，所入之门，所受之处，及其传变之体，平日所用历应验方法”，系统总结温疫病的发病原因、传染途径、感染部位、传变形式、治疗原则与治法用药，整理撰著了《温疫论》。《温疫论》反映了吴又可对温疫发病、传变、治疗及预后极富创新性的学术观点，成为推动中医外感温热病学术理论体系发展的代表性学术著作。

（一）首创杂气致病的温疫病因学说

吴又可明确提出，温疫由特殊的致病物质——杂气引起，具有“老弱相似”“阖门传染”等特点，突破了“百病皆生于六气”“外感不外六淫”的传统观点，成为其最具创新性的学术观点。《温疫论》记载“夫温疫之为病，非风、非寒、非暑、非湿，乃天地间别有一种异气所感”，他把这种异气统称为“杂气”。“杂气”是多种致病因素的总称，因其气多种多样，不同于六气而命曰杂气，因其气各异，又命曰异气。其中致病力最强，为病最重者，称为“疠气”或“戾气”。他感叹“杂气为病最多，举世皆误认为六气”“专务六气，不言杂气，岂能包括天下之病欤”。吴又可对杂气的性质及致病特点进行了细致论述，指出“杂气”具有物质性，感染温疫是因为感受了不同的杂气而致病，这与西医学病原体致病的观点相似。同时，“杂气”致病多样，各具特点，吴又可指出杂气“为病种种，是知气之不一也”“究其所伤不同，因其气各异也”。正是由于杂气多种，侵犯人体所致的疾病种类繁多，从而产生了不同的临床病证，如大头瘟、虾蟆瘟等。杂气又具有病位选择性，可专入某脏腑经络，专发为某病，“故众人之病相同”。这也与微生物病原体易侵犯特定组织系统的特性是吻合的，如脑炎病毒易侵犯神经系统，伤寒杆菌易侵犯肠道组织。杂气致病具有偏中性，对不同种属动物的感染具有选择性，人病而禽不病，吴又可言：“至于无形之气，偏中动物者，如牛瘟……然牛病而羊不病，鸡病而鸭不病，人病而禽兽不病，究其所伤不同，因其气各异也。”是言杂气致病具有种属选择性，这与西医学对种属感染性的认识也是一致的。同时，《温疫论》描述了温疫的流行有“盛行之年”（大流行）、“疫气衰少”（小流行）、“不行之年”（散在流行或处于相对静止期）等不同。

以上论述反映了吴又可对温疫病的认识达到了极高的水平。《温疫论》成书的年代是在19世纪末显微镜下发现细菌及近代传染病学建立之前的200年，并且远远领先于同时代其他医学对传染病的认识。唯一可与之相提并论的是，16世纪中叶巴丢阿大学教授弗拉卡斯托罗（Fracastro）曾在《传染物》一书中提到过流行病由某种“微粒子”自感染者身上移行到被感染者身上所致，与吴又可的异气说有殊途同归之妙，然而《传染物》的论述比《温疫论》要简单得多，这足以突显《温疫论》的价值，即使其置于世界医学史中仍然占据举足轻重的学术地位。

（二）首倡“邪伏膜原”说，揭示杂气的传播途径、侵犯部位及传变方式

吴又可提出杂气为引起温疫流行的主要致病因素，并且明确提出了“邪自口鼻而入”是杂气侵袭感染人体的主要传播途径，《温疫论》说：“此气之来，无论老少强弱，触之者即病，邪从口鼻而入。”邪从口入引起消化系统传染病，如伤寒、痢疾等病原体主要存在于患者或带菌者的肠道中，随大便排出体外，服用染有此类病原体的水或食物就可被传染；邪从鼻入，即“天受”，涵盖了呼吸系统的传染病，如流感、麻疹、白喉等，这些病原体存在于患者或带菌者的呼吸道，通过飞沫、空气等传播。吴又可提出杂气主要从口鼻而入的传播途径与六淫之邪“从皮毛而入”的传播方式不同，进一步从传播途径上对温疫与外感六淫病作了明确区分，正如《温疫论》指出：“伤寒之邪，多从毛窍而入；温疫之邪，多从口鼻而入……伤寒不传染于人，感而即发；温疫能传染于人，感而后发。”

吴又可以《黄帝内经》关于膜原理论的论述为基础，创立了邪伏膜原为中心病机的杂气致病传变规律。《温疫论》记载：“凡邪在经为表，在胃为里，今邪在膜原者，正当经胃交关之所，故为半表半里。”指出膜原位于十二经与胃交界处，并且由于“胃为十二经之海，十二经皆都会于胃，故胃气能敷布于十二经中，而荣养百骸，毫发之间，靡所不贯”，膜原居于经胃之间，正当胃气敷布于十二经之关口。吴氏此说与《黄帝内经》中记载的膜原位置相似，但以吴又可为代表的明清温病学派医家赋予了膜原病位病机概念，用以解释温疫的传变途径。他进一步说：“温疫之来，邪自口鼻而感，入于膜原，伏而未发，不知不觉。”又说：“温疫之邪，伏于膜原，如鸟栖巢，如兽藏穴，营卫所不关，药石所难及，至其发也，邪毒渐张，内侵于腑，外淫于经，营卫受伤，诸症渐显，然后可得而治之。”指出了杂气首先侵犯膜原，开始时并没有自觉症状，这和西医学的潜伏期有相似之处，对于潜伏期的时间长短，吴又可认为：“有二三日即溃而离膜原者，有半月、十数日不传者，有初得之四五日淹淹摄摄，五六日后陡然势张者。”指出杂气潜伏至发病 2～15 天，同时指出发病缓解是邪正相互作用斗争的结果，“其感之深者，中而即发，感之浅者，邪不胜正，未能顿发，或遇饥饱劳碌、忧思气怒，正气被伤，邪气始得张溢，营卫营运之机乃为之阻”，可见吴又可对温疫发病规律的科学细致观察。

吴又可总结了邪伏膜原的主要临床表现，其发热表现为恶寒发热、但热不寒、昼夜发热、日晡益甚等，《温疫论》指出：“温疫初起，先憎寒而后发热，日后但热而无憎寒也。初得之二三日，其脉不浮不沉而数，昼夜发热，日晡益甚，头疼身痛。”初起“先憎寒而后发热”，表明恶寒较重而无热，且脉不浮但数，其后憎寒发热并见；若汗出邪不能外解，则邪热传胃，时恶寒可以消失，但壮热持续，昼夜无休，甚则日晡热甚，而且头痛身疼等症不能随汗而解。邪伏膜原证，邪热可溢三阳之经而非在表，热内盛而未入阳明之腑，故亦属半表半里之位，临床证虽亦可见寒热往来或寒热如疟之热型，但持续时间相对短暂，持续多日不解者甚少，传变后总以昼夜发热之热型为主要特征。吴又可又从舌苔脉象方面进一步明确了邪伏膜原的临床特征。《温疫论》指出："感之轻者，舌上白苔亦薄，热亦不甚，而无数脉，其不传里者，一二剂自解；稍重者，必从汗解，如不能汗，乃邪气盘于膜原，内外隔绝，表气不能通于内，里气不能达于外，不可强汗……感之重者，舌上胎如积粉，满布无隙，服汤液不从汗解而从内陷者，舌根先黄，渐至中央，邪渐入胃，此三消饮证。"指出了邪热盘踞膜原，内外阻隔，上下不通，浊秽之气上腾所致的舌脉特点。

温疫的传变虽多从半表半里之膜原开始，但由于感染有轻重，伏匿有深浅，体质有强弱，以致传变方式复杂多样。吴又可对于邪离膜原之后的传变形式也进行了概括性总结，提出九种不同的传变形式："有但表而不里者，有但里而不表者，有表而再表者，有里而再里者，有表里分传者，有表里分传而再分传者，有表胜于里者，有里胜于表者，有先表而后里者，有先里而后表者。"传变虽有九种，但不外乎表里先后之不同。正如吴又可《温疫论》所言："邪气一离膜原，察其传变，众人多有不同者，以其表里各异耳。"掌握疫邪表里先后的传变规律，对临床掌握病情变化，抓住有利时机，选择针对性的治疗方法具有重要临床价值，即"因证而知变，因变而知治"。

疫邪外袭，膜原受邪，其临床表现多以寒热起伏、寒甚热微、身痛有汗、手足沉重、呕逆胀满、舌苔白厚腻浊、脉缓为主要特征，反映了湿热秽浊之邪从口鼻而入直趋中道，盘踞膜原，困阻阳气，郁而不伸，内阻气机，胃气受累上逆的病机特点。虽然膜原在解剖部位上缺乏明确定位，但其"附近于胃"，治法与脾胃湿热证治法相同，因此亦有将"邪伏膜原"归属中焦脾胃湿热证的观点。这样既能避免因膜原部位问题引起质疑，又能针对性干预邪伏膜原病证。同时需要指出的是，吴又可所述的邪伏膜原证是依据其所观察到的流行温疫临床表现推断的，并非代表全部温疫，由于温疫随杂气不同而致病表现多样性的特点，需要具体分析，灵活辨治，避免刻舟求剑，胶柱鼓瑟之弊。

（三）提出"客邪贵乎早逐"的疫病积极治疗观

吴又可新创"杂气"作为疫病致病原。这一病因学说不仅首次从根本上把疫病病因与统治中医数千年的伤寒六气划清了界限，而且也为吴又可创建针对"杂气"病原的系统治疗观奠定了坚实基础。吴又可认为，"杂气"广泛存在于自然界中，是一种客观存在的物质："气无形可求，无象可见，况无声复无臭，何能得睹得闻？人恶得而知其气……来无时，其着无力，众人有触之者，各随其气而为诸病焉。"可见吴又可认为"杂气"是看不见、摸不着的客观存在，没有"杂气"作为病原，就不会有疫病的发生与流传。因此，吴又可主张采用针对性药物治疗疫病，这既与其提出的"杂气"病因学说一脉相承，又形成了极富创新的疫病治疗观。《温疫论》说："故万物各有所制，如猫制鼠，如鼠制象之类，既知以物制物，即知以气制物矣。以气制物者，蟹得雾则死，枣得雾则枯之类，此有形之气。动植之物皆为所制也……知气可以制物，则知物之可以制气矣。夫物之可以制气者，药物也，如蜒蚰解蜈之毒，猫肉治鼠瘘之溃，此受物气之为病，是以物之气制物之气。”《温疫论》更进一步指出：“能知以物制气，一病只有一药之到病已，不烦君臣佐使品味加减之劳矣。”在微生物病原学学科尚未建立的时代，在对病毒、细菌等微生物致病原缺乏深入观察分析研究的条件下，吴又可基于对疫病的细致观察加之其创新思维驱动，提出针对疫病“一病一药”的治疗观，符合西医学抑菌抗病毒药的研发理念，且提出时间远早于后者的问世。吴又可的理论对于当下应对病毒类呼吸系统传染病，运用中医药整体辨证论治先发应用改善症状的同时，寻找对新发病原具有干预作用的中药，对早期遏制疫病传播蔓延具有重大启迪。

正因为吴又可重视“杂气”作为致病因素在疫病发病及治疗中的重要作用，形成了其逐邪治本的核心治疗观。《温疫论》言：“凡病，先有病因，方有病证，因证相参，而后始有病名，稽之以脉，而后可以言治。”吴又可进一步从标本关系阐述了逐邪在疫病治疗中的核心地位，云：“邪为本，热为标，结粪又其标也。”温疫病“因邪热而致燥结，非燥结而致邪热”，指出了因邪致热再至燥结（结粪）的传变过程。因此应追本探源，层层推究，确定病本，从本治疗，故说：“今时疫首尾一于为热，独不言清热者，是知因邪而发热，但能治其邪，不治其热，而热自已。夫邪之与热，犹形影相依，形亡而影未有独存者。”这与疫病的现代治疗理念异曲同工，吴又可合用汗、吐、下三法也是作为缺乏“一病一药”针对性治疗药物的替代方案，发挥的也是逐邪治本的作用，故其言“唯其不知何物之能制，故勉用汗、吐、下三法以决之”，又说“诸窍乃人身之户牖也，邪自窍入，未有不由窍而出”“治法无论某经某病，但治其疫而旧病自愈”“汗、吐、下三法，总是导引其邪打从门户而出，可为治法之大纲，舍此皆治标云尔”，确定了逐邪治法的治疗原则，鉴于疫病传变速度快、危害后果严重的特点，就需要尽早逐邪外出。“大凡客邪，贵乎早逐，乘人气血未乱，肌肉未消，津液未耗，病人不至危殆，投剂不至掣肘，愈后亦易平复，欲为万全之策者不过知邪之所在，早拔去病根为要耳”，以逐邪治本及早逐客邪为治疗原则指导。吴又可结合疫病的传变特点形成了一系列独特的治疗方法及代表方药。

诸法中，吴又可尤重下法。围绕下法，吴又可创立了诸多具有颠覆性的创新观点，这些观点是其对疫病治疗作出的突出贡献，也是经过实践检验、临床疗效突出的疫病治疗方法。吴又可认为，瘟疫具有“因其毒甚，传变亦速”的特点，不仅起病急、变化快，而且证候凶险，主张“急证急攻”“数日之法，一日行之”，不可拘泥于“下不厌迟”之说而延误治疗时机。《温疫论》言：“温疫发热一二日，舌上白苔如积粉，早服达原饮一剂，午前舌变黄色，随现胸膈满痛，大渴烦躁，此伏邪即溃，邪毒传胃也……午后复加烦躁发热，通舌变黑生刺……此邪毒最重，复瘀到胃……傍晚大下，至夜半热退，次早鼻黑苔刺如失。此一日之间，而有三变，数日之法，一日行之。”本案例记载疫病表现于舌苔，一日而有三变，从舌上白苔如积粉，变为黄色，再变为舌全黑生刺，提示邪毒来势凶猛且传变极快，故应“急证急攻”。吴又可提出：“大凡客邪，贵乎早逐，乘人气血未乱，肌肉未消，津液未耗，病人不至危殆，投剂不至掣肘，愈后亦易平复。”瘟疫早期，若膜原伏邪稍有行动之势，即可于达原饮中加大黄以开门逐邪，祛邪外出；若邪已陷胃，则直用承气辈大剂攻下，如此才能利用邪势未盛、正气尚旺的有利局面早拔病根，早逐其邪。吴又可这种客邪贵乎早逐，根据病情及时攻下的思想，在多种急性传染病治疗上具有重要临床价值。

吴又可在运用下法时还主张勿拘结粪，直接否定了时医拘泥《伤寒论》的思想，在瘟疫治疗中对攻下法不敢早投多用，非待肠中燥屎已成才用为时已晚。吴又可认为，在瘟疫病变过程中，邪热与燥结之间是“因邪热而致燥结，非燥结而致邪热”“邪为本，热为标，结粪又其标也”，因邪是主因，结粪仅是外在表象，邪贯穿始终，结粪只是过程中的某一阶段，若片面强调出现结粪才可攻下则犹如亡羊补牢，贻误时机。故吴又可指出“承气本为逐邪而设，非专为结粪而设也。必俟其粪结，血液为热所抟，变证迭起，是犹养虎遗患，医之咎也”“得大承气一行，所谓一窍通，诸窍皆通，大关通而百关尽通也”。同时把邪热结滞所致的“溏垢”“胶闭”“滞下”亦列为当下之证，这反映了吴又可逐邪为本的疫病治疗思想。

吴又可也指出，疫邪为病既异于人身本气自病，又不同于异常时气外中，“始则匿于膜原，根深蒂固，发时与荣卫交并”，因此，在运用下法时不拘于“伤寒只可一下”的观点，强调因证数攻，除邪务尽，主张“凡下不以数计，有是证，则投是药”，必要时可采用“下之”“再下之”“更下之”“更宜下之”的措施。如“下后脉复沉”节中说：“下后脉浮者，当得汗解，今不得汗，后二三日脉复沉者，膜原余邪复瘀到胃也，宜更下之。”“邪气复聚”节中说：“里证下后，脉不浮，烦渴减，身热退，越四五日复发热者……宜下之即愈。”“因证数攻”一节中更强调：“温疫下后二三日……邪未尽也，再下之……更下之……更宜下之……所以凡下不以数计，有是证则投是药。”皆强调有邪必逐、除寇务尽的治疫要旨。

吴又可攻下泄热喜用承气又首重大黄。他认为“三承气功效，俱在大黄，余皆治标之品也”“大黄本非破气药，以其润而最降，故能逐邪拔毒”，因大黄“走而不守”“润而能降”“用大黄逐去其邪，是乃断其生积之原”，欲求除邪祛结之效，必借大黄之力。吴又可凡下，必用大黄，而且用量亦重。在《温疫论》中，他列举周、朱两案采用反复攻下，前后计服大黄分别达二十两和十二两而愈为例。不仅在三承气汤中突出大黄的作用，即使是治瘟疫发黄也一改茵陈蒿汤中以茵陈利湿退黄为主的观点，创制以大黄为主的茵陈汤，以清泄实热而退黄。大黄性苦，作用悍利，其攻积导滞、祛邪泄热之功在疫病治疗中发挥着不可替代的作用。吴又可重用大黄祛邪治本的思想与当代大黄被广泛用于治疗急性传染病有异曲同工之妙，也反映出他在疫病治疗中实事求是的创新与开拓精神。

吴又可是我国明代晚期杰出的医学家，所著的《温疫论》一书，系统阐述了温疫病的因证脉治，提出其病因为感受“杂气”从口鼻而入，从病因学上对温疫与六淫伤寒作了明确区分。把《黄帝内经》中的膜原概念引入温疫邪毒传变体系中，提出“邪伏膜原”的病机概念，总结其临床证候特征，创制以疏利透达为作用特点的达原饮；总结出九种疫邪表里先后传变规律及其相应治法，初步形成系统的温疫病辨证论治体系。尤其是他提出逐邪治本的疫病治疗原则，重视下法在疫病治疗中的逐邪作用，提出“下不厌早”“勿拘结粪”及“因证数攻”等极具创新性的学术观点，突破了伤寒中“下不厌迟”“只可一下”的旧说束缚。这一举措不仅显著提高了疫病的临床治疗水平，而且进一步从临床治法之根本差异对疫病与伤寒作了区分。

吴又可创立的温疫学说对后世特别是清代医家的影响甚大。清代是中医学术发展史上温病学说形成与发展的重要历史时期，吴又可关于疫病诸多创新性的学术观点在温病学说发展的历史长河中起到了承上启下的重要作用。喻嘉言所著《尚论篇》卷首为“详论温疫，以破大惑”，提出疫病邪犯三焦之说，对后世吴鞠通创立“三焦辨证”不无启迪引导作用；创立治疫芳香、逐秽、解毒之法，吴鞠通在“银翘散方论”中直言“宗喻嘉言芳香逐秽之说”。戴天章所著《广瘟疫论》中言“意在辨瘟疫之体异于伤寒，而尤慎辨于见证之始”，其辨气、辨色、辨脉、辨舌、辨神等方面的论述均以《温疫论》为蓝本。叶天士“温邪上受，首先犯肺，逆传心包”的病机学说未必不是始于吴又可“时疫之邪自口鼻而入”的启发，而其“湿温病大便溏为邪未尽”的说法显然是受吴又可“逐邪勿拘结粪”学术观点的影响。杨栗山所著《伤寒瘟疫条辨》序中说：“一日读《温疫论》，至伤寒得天地之常气，温病得天地之杂气，而心目为之一开。”详论伤寒与温疫（病）之异同，“凡伤寒自外之内，从气分入……温病由内达外，从血分出……此发表清里之所以异也”，指出温病的传入途径为“杂气由口鼻入三焦”，病机为“怫郁内炽”，创制升降散等系列方剂，“轻则清之”“重则泻之”。吴鞠通《温病条辨》序中亦言：“吴又可《温疫论》观其议论宏阔，实有发前人所未发，遂专心学步焉。”

六、清代温病学派对外感温热病辨证论治体系的发展

明末清初吴又可《温疫论》的问世，不仅推动了中医学关于疫病防治的学术理论发展，而且对清代中叶之后温病学派的崛起产生了巨大的影响。以叶天士、吴鞠通为代表的医家对中医温病学说的形成作出了重大贡献，他们的学术思想对应对各种温病包括具有强烈传染性的温疫具有重要的理论与临床应用价值。

叶天士的《温热论》提出：“温邪上受，首先犯肺，逆传心包，肺主气属卫，心主血属营，辨营卫气血虽与伤寒同，若论治法，则与伤寒大异。”此说指出了外感温病与伤寒不同的受邪途径及传变规律，为寒温分治奠定了坚实的理论基础。叶天士进一步指出温病沿卫气营血四个阶段传变的规律及各阶段的治法：“大凡看法，卫之后方言气，营之后方言血，在卫汗之可也，到气才可清气……入营犹可透热转气……入

血就恐耗血动血，直须凉血散血。”此论恰如卫气营血辨证体系的纲领性文件，标志着温病学最终脱离伤寒六经辨治体系而自成一派，也是温病学发展史上的重大理论突破。此外，叶天士对温病中的望舌、验齿、辨斑疹、辨白瘖作了深入阐发，不仅为温病的临床诊断提供了重要依据，也丰富了中医诊断学的内容。正因为叶天士对温病学说创建发挥的无可替代作用，他被尊为温病学派的创始人。

叶天士虽为温病大家，但亦擅长内伤杂病。他治疗内伤杂病承《黄帝内经》络病之说、仲景“络病证治”用药经验，提出“久病入络”“久痛入络”之千古名论，从而标志着络病理论已形成中医学的重要病机学说。叶氏提出“久病入络”“久痛入络”，认为邪气袭人后，其传变途径“由经脉继及络脉”，又说“大凡经主气，络主血，久病血瘀”“初病气结在经，久则血伤入络”“经几年宿病，病必在络”。叶氏所论指出，多种内伤杂病随着病程的发展，病邪由经入络、由气及血、由功能性病变发展为器质性病变的慢性病理过程。络病“久”“暂”是相对概念，对病程较短的外感热性病而言，病邪在卫分、气分不解，入营、入血病程加长亦属“久”的概念。叶氏创建的“卫气营血”辨证论治体系也深受其内伤杂病从络病论治的学术思想影响。他针对外感温热病传变提出的卫气营血四个阶段，正是以“初病在气，久必入血”的病机理论为基础，即将通常初见的“气”分证和渐次出现的“血”分证区分为更精细的卫、气、营、血证。如叶氏所说的“温热时疠，上行气分，而渐及于血分”，即温热病“初病在气，久必入血”的情况；论暑热时说“暑热邪伤，初在气分，日多不解，渐入血分”，说明暑热之邪亦多由气入血；论疫疠时说“吸入疫疠，三焦皆受，久则血分渐瘀”，指出疫疠之邪久延也可由气及血。对于《温热论》所言外感温热病的传变途径“温邪上受，首先犯肺，逆传心包”，叶天士在《临证指南医案》中从络病视角加以阐述，“吸入温邪，鼻通肺络，逆传心胞络中”。对气分热邪充斥三焦，由经入络，由气入血的传变过程，叶天士也作了阐述：“夫热邪、湿邪，皆气也，由募原分布三焦，营卫不主循环，升降清浊失司，邪属无形，先着气分……但无形之邪久延必致有形，由气入血，一定理也。”可见，叶天士“久病入络”说的学术思想不仅对于指导内伤疑难杂病诊治、提高临床疗效具有重要价值，而且对于探讨外感温热病由经入络、由气入血的传变规律也有重要的理论与临床指导作用。

叶天士之后，清代名医吴鞠通采辑《黄帝内经》及历代诸贤著述，结合自身临床经验，撰著《温病条辨》，提出了“三焦辨证”作为温病的辨治纲领。他指出“温病由口鼻而入，鼻气通于肺，口气通于胃，肺病逆传，则为心包，上焦病不治，则传中焦，胃与脾也，中焦病不治，即传下焦，肝与肾也，始上焦，终下焦”的传变规律，确立“治上焦如羽，非轻不举”“治中焦如衡，非平不安”“治下焦如权，非重不沉”的治疗原则，为温病的辨证论治及处方遣药提供了理论依据，成为卫气营血辨证体系之外另一指导外感温热病的辨治方法；他还归纳出清络、清营、育阴等各种治法，创制银翘散、桑菊饮、清络饮、清营汤、大定风珠、三仁汤等名方。清代还有王孟英辑录《黄帝内经》《伤寒杂病论》有关温病条文，以及薛雪等有关温病、疫病之论，附以诸家注释并加己见以阐发文义；又有薛雪专论湿热病，柳宝诒阐发伏气温病等，使清代温病学说的理论体系更趋完善，也进一步推动了中医学关于外感温热病辨证论治体系的深入发展。

综上可见，自秦汉时期《黄帝内经》首次对外感温热病进行系统理论总结，并提出关于外感温热病的诸多理论观点，奠定外感温热病的理论基础；东汉张仲景吸取《黄帝内经》六经传变的学术思想，创立外感伤寒六经辨治体系，成为中医外感温热病发展史上第一个系统论述外感伤寒证治规律的医家；宋金元时期对外感温热病辨治规律的探索，使外感温热病从广义伤寒、以寒统温的框架中挣脱出来，开始“脱却伤寒辨治温病”，为明清时期外感温热病理论与临床的发展奠定了基础；明代吴又可撰写第一部疫病专著《温疫论》，揭示了温疫不同于伤寒六经的病因及传变规律，形成了以“逐邪为第一要义”“客邪贵乎早逐”的逐邪治本疫病治疗思想，明确了下法在疫病逐邪治疗中的突出作用；清代叶天士创立卫气营血辨证体系，标志着温病学最终脱离伤寒六经辨治体系而自成一派，成为温病学发展史上的重大理论突破；吴鞠通创立三焦辨治体系，成为卫气营血辨证体系之外又一指导外感温热病的辨治方法。中医学外感温热病的学术发展史，是历代医家在应对疾病的临床实践中不断总结升华、创新理论的过程。东汉张仲景《伤寒杂病论》自序中明确记载：“余宗族素多，向余二百，建安纪年以来，犹未十稔，其死亡者，三分有二，伤寒十居其七，感往昔之沦丧，伤横夭之莫救，乃勤求古训，博采众方，撰用《素问》《九卷》《八十一难》《阴阳大论》《胎胪药录》，并《平脉辨证》，为《伤寒杂病论》合十六卷。”指出了撰写该书的初衷，也反映了东汉末年疫病广为流行的社会背景；吴又可创新温疫病证治规律，与其生活的社会环境中大疫流行不断，而他本人又极富创新的实践精神密不可分，正是他不顾个人安危深入疫区临床实践，才能“静心穷理，格其所感之气，所入之门，所受之处，及其传变之体，平日所用历验方法”，对温疫的发病原因、传染途径、感染部位、传变形式、治疗原则与治法用药提出了创新性的学术观点，所著《温疫论》成为推动中医外感温热病学术理论体系发展的代表性学术著作。清代叶天士、吴鞠通等温病大家对温病学说作出的重大理论创新，如果没有亲历疫病、亲临诊治、亲身体会也是不可能完成的。自人类诞生以来，疫病始终伴随左右，只要生命持续，与疫病的斗争就不会停止。历史的经验告诉我们，每逢大疫流行，大医挺身而出济危救困的临床实践，成为推动中医学外感温热病的学术理论创新发展的必由之路。历代先贤不顾个人安危的大医精诚精神及敢于质疑的学术创新精神值得我辈学习，我们要在外感温热病的学术创新路上不断求索。

七、历代疫病治疗用药规律的数据挖掘

（一）材料与方法

1. 资料来源及检索方式

系统检索《中华医典》V5.0电子数据库、中国知识基础设施工程（CNKI）、万方数据知识服务平台、维普网和中国生物医学文献服务系统中全部临床研究文献，以“疫”“疫病”“疫疠”“病气”“时行”“瘟”“瘟疫”“温病”“风温”“春温”“瘴气”“时气”“疠气”“天行”“非时之气”等为关键词，筛选历代医家治疗疫病的相关条文。

2. 纳入与排除标准

（1）纳入标准：条文中明确含有“疫”“瘟”“天行”“时行”“非时之气”等相关病名的描述；剂型不限，汤剂、丸剂、膏剂及散剂均可；方剂同名但组成相差三味及以上者均纳入；相差不足三味者，选取药味组成较多者纳入；有完整的症状及药味组成记载；疗效判断为有效。

（2）排除标准：症状及药味组成不完整，药味名称无法确定者；失治、误治，或疗效不明确者；单味药及非内服药物；症状描述不完善及以预防为主的数据，如“山岚瘴气，时行温疫”“避一切恶秽邪气”；若存在重复条文，则保留最早录入朝代。

3. 数据库构建

使用Excel 2021软件构建历代医家诊疗疫病数据库，由两名中医专业的博士采用双人双机的形式将符合纳入与排除标准的条文分别按照来源、出处、朝代、作者、诊断、方剂名称、治法功效、药味组成等进行录入和核对数据，以最大程度避免数据库的构建过程中出现数据错漏，随后进行数据规范化处理。

4. 数据预处理

在医案录入与数据提取过程中，对明显的别字、错字、漏字等数据进行预处理，将其标记并规范为现代常用术语，溯源数据值与修正数据值由不同研究人员实时双备份标记。

5. 数据规范化

症状规范化：参考《中医内科学》和《中医症状鉴别诊断学》，对同种症状的不同描述方式进行统一，例如将“大便秘结”“大便难”“大便燥结”统一为“便秘”等。

药物规范化：参考《中国药典》及《中药学》，对数据进行中药名称的规范化和统一化处理，例如将马牙硝规范为芒硝，元参规范为玄参等。为避免药物统计频率降低影响数据的分析，将酒大黄、炒白术等药名，规范为大黄、白术等；同一植物的不同药用部位，如瓜蒌实、瓜蒌皮、栝楼根、瓜蒌仁，统一为瓜蒌；同一药物的不同炮制方法，如炙麻黄、蜜麻黄、生麻黄，规范为麻黄；炮制方法导致药性有较大区别

时，则不作统一处理，如地黄、熟地黄等。

药物功效分类主要根据《中国药典》并结合《中药学》进行整理。

6. 数据挖掘与分析

（1）频数解构分析：对历朝历代疫病治疗方剂中的药味进行频次统计，分析不同朝代的高频药味。另外，统计不同功效药味的使用频次在所有药味总使用频次中的占比情况。

（2）层次聚类分析：聚类，顾名思义就是“物以类聚，人以群分”。其主要思想是按照特定标准把数据集聚合成不同的簇，使同一簇内的数据对象的相似性尽可能大；同时，使不在同一簇内的数据对象的差异性尽可能大。基于 Ward 方法的聚类分析是一种常用的数据分析技术，可实现分类和分组。基于 Ward 最小方差平方和法对历朝代防疫方剂中的高频次药味进行层次聚类，将具有共性的药味划归为一类。应用 Python 程序（3.11.4 版本），通过 sklearn.metrics 库中的 pairwise distances 模块计算方剂 - 药味数据的 Jaccard 系数。Jaccard 系数用于衡量两个集合的相似性，其计算公式如下：

$$\text{Jaccard}(A,B) = |A \cap B| / |A \cup B|$$

其中，A 和 B 分别为两个药方的药味集合，$|A \cap B|$ 为两者的交集大小，$|A \cup B|$ 为并集大小。随后利用 scipy.cluster.hierarchy 库中的 Ward 方法进行聚类分析。Ward 方法通过最小化每次合并所带来的平方和误差（sum of squared errors，SSE），来定义两个簇之间的合并距离。每次合并时，计算新簇内的所有数据点之间的距离并最小化总体的平方和，从而实现聚类过程。

（3）基于矩阵的皮尔森相关性分析：基于共有的药味构建“功效 - 功效关联网络”（节点为功效，边表示两功效共享至少一种药味，权重选用共现频次），利用图神经网络 - 随机游走算法 Node2vec 进行节点向量表征，构建特征向量矩阵，应用 Python 程序（3.11.4 版本）scipy.stats 模块中的 pearsonr 函数进行皮尔森相关性分析，获取功效之间的相关性系数。公式如下：

$$r = \frac{\sum_{i=1}^{n}(x_i - \bar{x})(y_i - \bar{y})}{\sqrt{\sum_{i=1}^{n}(x_i - \bar{x})^2}\sqrt{\sum_{i=1}^{n}(y_i - \bar{y})^2}}$$

公式中 r 是 Pearson 相关系数，x_i 和 y_i 分别是变量 x 和 y 的第 i 个观测值，n 是观测值的数量。

（4）关联规则分析：通过收集和整理方剂数据，构建数据库，并应用 Python 程序（3.11.4 版本）mlxtend.frequent patterns 包中的 Apriori 关联规则算法挖掘药味间的频繁项集和重要关联规则。通过设定支持度和置信度阈值（支持度≥0.05，置信度≥0.1），筛选药味组合，揭示药味间的配伍规律，公式如下：

$$\text{支持度}(A) = \text{“计数”}(A)/N$$

$$\text{置信度}(A \rightarrow B) = \text{“支持度”}(A \cup B) / \text{“支持度”}(A)$$

支持度是指一个药味项集在方剂数据库中出现的频率，其中（A）是一个项集，计数（A）是包含项集（A）的方剂数目，（N）是方剂数据库中的总方剂数目，置信度是指在包含项集（A）的方剂中同时也包含项集（B）的概率，用包含项集的方剂数目除以总方剂数目。

（二）结果

1. 疫病治疗方药检索结果与功效分类

共检索到符合条件的秦汉至清末疫病治疗方剂1595首，涉及558味药，总使用频次12115次。其中，频次大于10的药味有126味，涉及34种功效，祛邪类27种，扶正类7种。祛邪类药物中，代表性药味的功效及高频药味包括：辛温解表（麻黄、桂枝、生姜等），解肌透热（柴胡、葛根、升麻等），止咳平喘（桔梗、杏仁、枇杷等），清肺化痰（瓜蒌、前胡、贝母等），燥湿化痰（陈皮、半夏、皂荚等），泻肺平喘（葶苈子等），通腑泻下（大黄、芒硝等）；辛凉解表（连翘、薄荷、金银花等），清热泻肺（黄芩、石膏、桑白皮等），清热泻火（黄连、栀子、黄柏等），清热生津（知母、天花粉等），清热解毒（牛蒡子、大青叶、板蓝根等），清营凉血（地黄、玄参、犀牛角等）；芳香化湿（藿香、草果、白豆蔻等），淡渗利湿（茯苓、薏苡仁、泽泻等），健脾化湿（白术、白扁豆等），苦温燥湿（厚朴、苍术、槟榔等），清利湿热（淡竹叶、滑石、茵陈等），清热燥湿（白鲜皮、苦参等）；行气散结（枳实、枳壳、木香等），活血行气（川芎、郁金、乳香等），活血祛瘀（桃仁、丹参等），利水消肿（猪苓、赤小豆等），泻下逐水（巴豆等）；息风止痉（白僵蚕、羚羊角、地龙等），辟秽解毒（朱砂、雄黄、麝香等），消食导滞（神曲、山楂、麦芽等）等。扶正类药物中，代表性药味的功效及高频药味包括：益气扶正（党参、大枣、黄芪等），益气生津（人参、粳米、山药等），养阴生津（麦冬、五味子、北沙参等），滋阴养血（芍药、当归、阿胶等）、滋阴息风（鳖甲、牡蛎等），温阳散寒（干姜、肉桂、附子等），宁心安神（远志等）等。

2. 历朝代疫病治疗方剂用药功效频次统计

将检索得出的558味疫病治疗用药按照功效进行分类，分别对不同功效的药味进行不同朝代应用频次分析和总使用频次分析，揭示祛邪及扶正类药味在历代疫病防治中的主导地位及其动态演变规律，不同功效的药味在历朝代应用频次和总使用频次情况见表10-1。

表10-1　历朝代疫病治疗方剂中药味功效频次及占比情况表

治法	功效分类	秦汉（%）	晋唐（%）	宋代（%）	金元（%）	明代（%）	清代（%）	总计（%）
祛邪	辛温解表	60（23.62%）	82（18.14%）	230（13.15%）	18（11.11%）	175（8.54%）	384（7.30%）	949（9.56%）
祛邪	清热泻肺	13（5.12%）	33（7.30%）	153（8.75%）	12（7.41%）	178（8.69%）	390（7.42%）	779（7.85%）
祛邪	清营凉血	1（0.39%）	20（4.42%）	82（4.69%）	3（1.85%）	86（4.20%）	434（8.26%）	626（6.31%）

续表

治法	功效分类	秦汉（%）	晋唐（%）	宋代（%）	金元（%）	明代（%）	清代（%）	总计（%）
祛邪	辛凉解表	1（0.40%）	6（1.33%）	26（1.49%）	2（1.23%）	80（3.91%）	437（8.31%）	552（5.56%）
祛邪	解肌透热	6（2.36%）	17（3.76%）	145（8.29%）	9（5.55%）	149（7.28%）	175（3.33%）	501（5.05%）
祛邪	清热泻火	15（5.91%）	28（6.19%）	33（1.89%）	8（4.94%）	100（4.88%）	300（5.71%）	484（4.88%）
祛邪	燥湿化痰	13（5.12%）	24（5.31%）	79（4.52%）	14（8.64%）	90（4.39%）	235（4.47%）	455（4.59%）
祛邪	止咳平喘	6（2.36%）	23（5.09%）	95（5.43%）	4（2.47%）	78（3.81%）	221（4.20%）	427（4.30%）
祛邪	通腑泻下	1（0.39%）	17（3.76%）	63（3.60%）	7（4.32%）	166（8.11%）	165（3.14%）	419（4.22%）
祛邪	苦温燥湿	2（0.79%）	14（3.10%）	49（2.80%）	9（5.55%）	103（5.03%）	206（3.92%）	383（3.86%）
祛邪	清利湿热	1（0.39%）	9（1.99%）	44（2.52%）	2（1.23%）	58（2.83%）	222（4.22%）	336（3.39%）
祛邪	淡渗利湿	11（4.33%）	18（3.98%）	73（4.17%）	9（5.56%）	51（2.49%）	157（2.99%）	319（3.21%）
祛邪	行气散结	3（1.18%）	9（1.99%）	42（2.40%）	2（1.23%）	67（3.27%）	134（2.55%）	257（2.59%）
祛邪	清热解毒	0（0）	5（1.11%）	30（1.71%）	1（0.62%）	58（2.83%）	154（2.93%）	248（2.50%）
祛邪	清热生津	1（0.39%）	4（0.89%）	22（1.26%）	0（0）	29（1.42%）	161（3.06%）	217（2.19%）
祛邪	芳香化湿	0（0）	10（2.21%）	30（1.71%）	1（0.62%）	53（2.59%）	112（2.13%）	206（2.08%）
祛邪	辟秽解毒	2（0.79%）	14（3.10%）	34（1.94%）	7（4.32%）	29（1.42%）	108（2.05%）	194（1.96%）
祛邪	清肺化痰	3（1.18%）	9（1.99%）	45（2.57%）	1（0.62%）	48（2.34%）	70（1.33%）	176（1.77%）
祛邪	健脾化湿	8（3.15%）	13（2.88%）	43（2.46%）	5（3.09%）	33（1.61%）	60（1.14%）	162（1.63%）
祛邪	活血行气	1（0.40%）	4（0.89%）	11（0.63%）	4（2.47%）	45（2.20%）	89（1.69%）	154（1.55%）
祛邪	息风止痉	0（0）	5（1.11%）	15（0.86%）	1（0.62%）	33（1.61%）	69（1.31%）	123（1.24%）
祛邪	利水消肿	4（1.57%）	3（0.66%）	17（0.97%）	1（0.62%）	16（0.78%）	58（1.10%）	99（1.00%）
祛邪	消食导滞	0（0）	1（0.22%）	14（0.80%）	3（1.85%）	10（0.49%）	61（1.16%）	89（0.90%）
祛邪	活血祛瘀	0（0）	2（0.44%）	9（0.51%）	1（0.62%）	8（0.39%）	37（0.70%）	57（0.57%）
祛邪	泻肺平喘	0（0）	1（0.22%）	12（0.69%）	1（0.62%）	5（0.24%）	5（0.10%）	24（0.24%）
祛邪	清热燥湿	0（0）	4（0.89%）	5（0.29%）	0（0）	11（0.54%）	3（0.06%）	23（0.23%）
祛邪	泻下逐水	2（0.79%）	3（0.66%）	4（0.23%）	2（1.23%）	7（0.34%）	3（0.06%）	21（0.21%）
祛邪	活血利水	0（0）	0（0）	0（0）	0（0）	0（0）	12（0.23%）	12（0.12%）
扶正	滋阴养血	23（9.06%）	14（3.10%）	90（5.15%）	8（4.94%）	87（4.25%）	276（5.25%）	498（5.02%）
扶正	益气生津	16（6.30%）	8（1.77%）	70（4.00%）	8（4.94%）	56（2.73%）	160（3.04%）	318（3.20%）
扶正	养阴生津	4（1.57%）	9（1.99%）	69（3.95%）	3（1.85%）	43（2.10%）	166（3.16%）	294（2.97%）
扶正	温阳散寒	35（13.78%）	35（7.74%）	72（4.12%）	12（7.41%）	53（2.59%）	63（1.20%）	270（2.72%）
扶正	益气扶正	21（8.27%）	6（1.33%）	31（1.77%）	3（1.85%）	30（1.46%）	88（1.67%）	179（1.80%）
扶正	滋阴息风	1（0.39%）	1（0.22%）	9（0.51%）	1（0.62%）	11（0.54%）	37（0.70%）	60（0.60%）
扶正	宁心安神	0（0）	1（0.22%）	3（0.17%）	0（0）	2（0.10%）	6（0.11%）	12（0.12%）

古代疫病治疗中，与肺相关的用药规律分析：频数解构分析显示，与肺相关的药物包括清肺化痰、清热泻肺、泻肺平喘、止咳平喘等药物，其使用总频次占所有

药物频次的 14.17%；按朝代分析，与肺相关的药物在秦汉、晋唐、宋代、金元、明代、清代的使用频次分别占同期药物总频次的 8.66%、14.60%、17.44%、11.11%、15.09%、13.05%。其中，清肺化痰类药物在秦汉、晋唐、宋代、金元、明代和清代的使用频次分别占同期药物总频次的 1.18%、1.99%、2.57%、0.62%、2.34%、1.33%；清热泻肺类药物的使用频次分别占同期药物总频次的 5.12%、7.30%、8.75%、7.41%、8.69%、7.42%；泻肺平喘类药物的使用频次分别占同期药物总频次的 0、0.22%、0.69%、0.62%、0.24%、0.10%；清热泄肺类药物的使用频次分别占同期药物总频次的 2.36%、5.09%、5.43%、2.47%、3.81%、4.20%。

古代疫病治疗中，解毒、芳化、通下类用药规律分析：频数解构分析显示，解毒、通下和芳化是古代防治疫病的主要治法。其中，按朝代分析，辟秽解毒类药物在秦汉、晋唐、宋代、金元、明代和清代分别占同期药物总频次的 0.79%、3.10%、1.94%、4.32%、1.42%、2.05%；清热解毒类药物在上述几个时期的占比分别为 0、1.11%、1.71%、0.62%、2.83%、2.93%；通腑泻下类药物在上述几个时期的占比分别为 0.39%、3.76%、3.60%、4.32%、8.11%、3.14%；芳香化湿类药物在上述几个时期的占比分别为 0、2.21%、1.71%、0.62%、2.59%、2.13%。

古代疫病治疗中，活血类药物用药规律分析：频数解构分析显示，古代疫病治疗用药中的活血类药物包括活血行气、活血祛瘀、活血利水三类，不包括清营凉血类药物。按朝代分析，该类药物频次在秦汉、晋唐、宋代、金元、明代和清代分别占同期药物总频次的 0.39%、1.33%、1.14%、3.09%、2.59%、2.62%。活血行气类药物在上述几个时期的占比分别为 0.40%、0.89%、0.63%、2.47%、2.20%、1.69%；活血祛瘀类药物在上述几个时期的占比分别为 0、0.44%、0.51%、0.62%、0.39%、0.70%；活血利水类药物在上述几个时期的占比分别为 0、0、0、0、0、0.23%。

古代疫病治疗中，辛温解表、辛凉解表类用药规律分析：频数解构分析显示，辛温解表类药物在秦汉、晋唐、宋代、金元、明代、清代占同期药物的总频次分别为 23.62%、18.14%、13.15%、11.11%、8.54%、7.30%；辛凉解表类药物在秦汉、晋唐、宋代、金元、明代、清代占同期药物的总频次分别为 0.40%、1.33%、1.49%、1.23%、3.91%、8.31%。

3. 历代疫病治疗方剂用药功效聚类及相关性分析

历代疫病治疗方剂用药功效层次聚类分析：通过对方剂 – 药味功效数据进行频繁项集计算，构建功效无向网络，使用 Node2Vec 对网络进行向量化表征，生成向量矩阵，将其与方剂 – 药味功效矩阵合并，进一步使用 Ward 法进行层次聚类分析，共得到 7 个聚类，见图 10–1。

历代疫病治疗方剂用药功效相关性分析：通过对功效数据向量表征构建特征矩阵，使用皮尔逊相关系数计算功效之间的相关性系数，通过相关性分析从药味功效角度挖掘疫病治疗组方用药规律，见表 10–2。

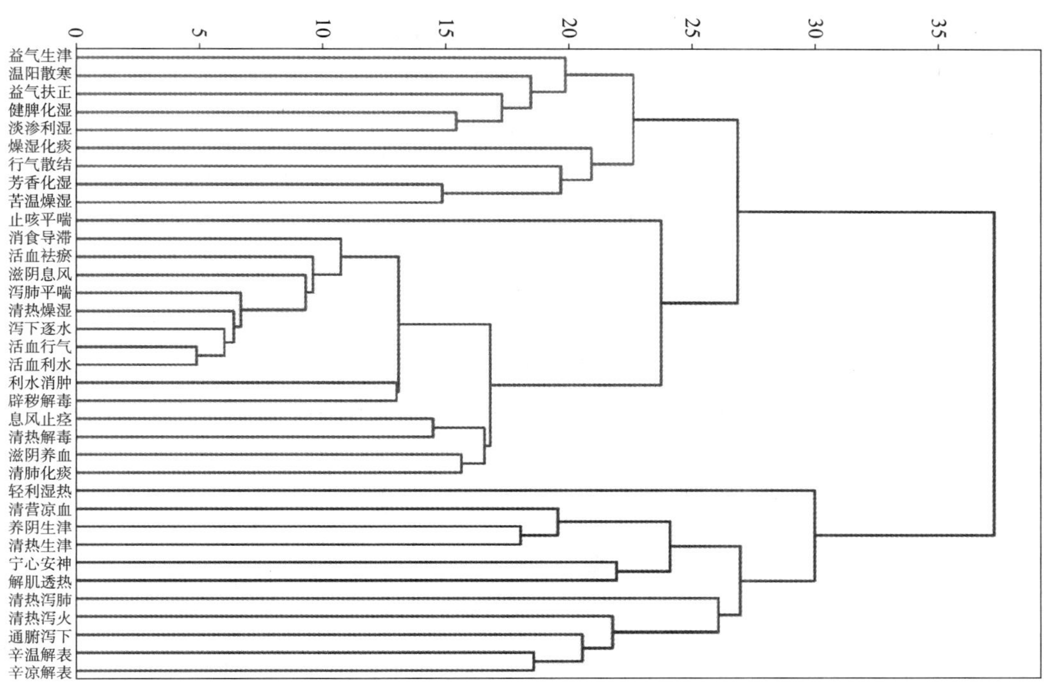

图 10–1　历代疫病治疗处方中药味功效层次聚类结果

表 10–2　历代疫病治疗方剂药味功效相关性分析（相关性系数≥0.75）

序号	药味功效 1	药味功效 2	相关系数	序号	药味功效 1	药味功效 2	相关系数
1	清热泻肺	清营凉血	0.92	16	辛凉解表	滋阴养血	0.84
2	清肺化痰	通腑泻下	0.90	17	清肺化痰	辛凉解表	0.84
3	清热泻肺	清热解毒	0.90	18	清营凉血	辛凉解表	0.83
4	清热解毒	清营凉血	0.89	19	益气生津	通腑泻下	0.83
5	清营凉血	滋阴息风	0.88	20	清热解毒	滋阴息风	0.82
6	清热解毒	辛凉解表	0.88	21	活血祛瘀	滋阴息风	0.81
7	清热泻肺	通腑泻下	0.88	22	益气扶正	苦温燥湿	0.81
8	通腑泻下	滋阴息风	0.88	23	通腑泻下	清热解毒	0.80
9	清热泻肺	滋阴息风	0.87	24	辛凉解表	滋阴息风	0.80
10	清热泻肺	益气生津	0.86	25	清营凉血	益气扶正	0.80
11	清热泻肺	辛凉解表	0.86	26	活血祛瘀	益气生津	0.80
12	益气生津	辛温解表	0.85	27	清热解毒	通腑泻下	0.80
13	清营凉血	益气生津	0.84	28	益气扶正	通腑泻下	0.79
14	辛凉解表	清肺化痰	0.84	29	辛凉解表	辛温解表	0.77
15	辛温解表	温阳散寒	0.84	30	清热泻火	益气生津	0.77

注：相关性系数 0.75～1.0 表示极强相关。

4. 基于关联规则分析探讨疫病治疗用药配伍规律

基于关联规则分析发现，高置信度核心关联药对包括“连翘→黄芩”“牛蒡子→连翘”“连翘→桔梗”“牛蒡子→桔梗”“淡竹叶→连翘”“荆芥→连翘”“金银花→连翘”“薄荷→连翘”“杏仁→麻黄”“麻黄→石膏”“芍药→麻黄”“生姜→麻黄”“桂枝→麻黄”“牛黄→朱砂”“芒硝→大黄”等。进一步构建“药味－药味关联网络”探讨防疫方剂用药配伍规律，结果发现，位于网络中心的药物即核心药物为麻黄、连翘、黄芩、桂枝、生姜、陈皮、芍药、白术、半夏、石膏、杏仁等，见图 10–2。

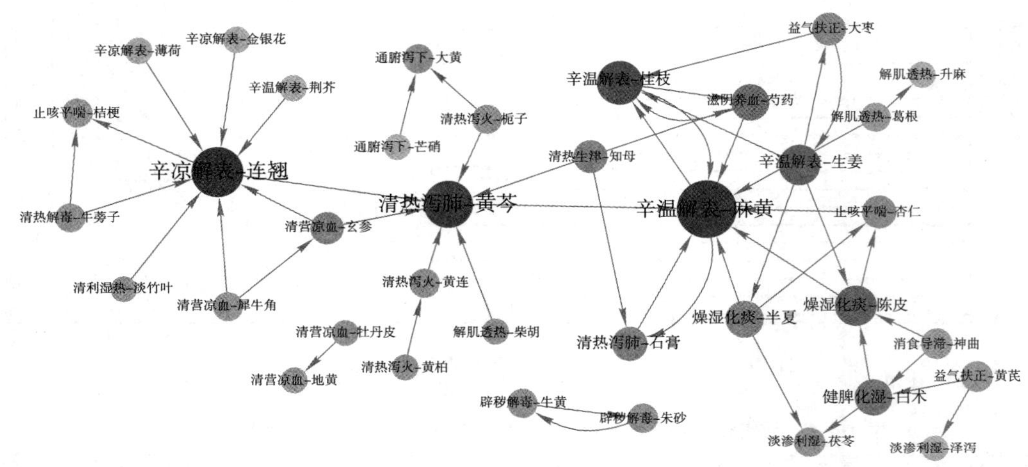

图 10–2　关联规则网络展示图

注：支持度≥0.05，置信度≥0.1，箭头表示前项连接后项的方向，节点越大、颜色越深，表示药味在历代防疫方剂中与其他配伍使用的概率越高。

（三）讨论

1. 古代疫病用药功效分类显示“存正气”与“避毒气”是防治总则

《黄帝内经》载：“五疫之至，皆相染易，无问大小，病状相似。”描述了疫病传染性强、男女老幼触之皆病且症状相似的特点，进一步提出“正气存内，邪气不干，避其毒气”，强调了“存正气”与“避毒气”是基本防治原则。将本研究纳入的药味按功效分类，可分为解表、清热、祛湿、化痰、解毒、祛瘀、利水等祛邪药物，及益气、生津、养血、滋阴、温阳等扶正药物，体现了古代防治疫病的总则：“存正气”与“避毒气”。古代文献记载了许多防疫措施，如秦代设“疠迁所”、唐代设“疠人坊”、北宋设“安济坊”等，以及通过佩戴、悬挂、烧熏、塞鼻、洗浴等是古代传统防疫“避毒气”的重要方法。如果不幸触冒之，则采用解表、清热等祛邪药物，以发挥逐邪作用。同时，强调人体正气充盛对于防治疫病的重要性，如《温疫论》云“本气充满，邪不易入”，可通过食饮有节、起居有常、不妄作劳、药物防疫等方式固护机体正气。若触冒瘟疫邪毒，则易化热生火成痰，耗伤气血津液阴阳等人体正气，则辅之以益气、生津、养血、滋阴、温阳等扶正药物，以助于充养人体正气，发挥御邪抗邪作用。如《伤寒论》经典名方白虎加人参汤，用于治疗阳明经证气津两伤之证。方中白虎汤清阳明邪热，加人参益气补虚、生津止渴，防止热邪耗气伤津。石膏、知母、人参三味药正是“祛邪扶正”法的具体体现。聚类分析发现，辛温解表、清热泻肺、清热生津、养阴生津，清营凉血与养阴生津，清肺化痰与滋阴养血等具有较强的相似性，同属一个聚类；功效相关性分析结果显示，辛温解表与温阳散寒（r=0.84）、辛凉解表与滋阴养血（r=0.84）、辛凉解表与滋阴息风（r=0.80）、清热泻火与益气生津（r=0.77）等相关性极强，这体现了古人“避毒气”和“存正气”的用药配伍。

根据《中国疫病史鉴》记载，西汉以来的两千多年里，中国先后发生过 321 次疫病流行，但关于肺疫的发生情况却少有明确文献记载。根据“以方（药）测证”的原则，对疫病治疗药物中与肺相关的药味进行分析，可以推测古代肺疫暴发流行的情况。通过清肺化痰、清热泻肺、泻肺平喘、止咳平喘等肺疫疾病常用药物分析发现，共 1539 频次，占历代用药总频次的 14.17%，由此推测，两千年抗疫史中近 1/5 与肺疫相关。其使用频次按朝代分析，在秦汉时期占同期药物总频次的 8.66%、晋唐时期占 14.60%、宋代占 17.44%、金元时期占 11.11%、明代占 15.09%、清代占 13.05%，表明肺疫在历代疫病流行中均占较高频次。古代文献尚无“肺疫”病名的记载，但《黄帝内经》对疫病按照五运之气进行分类，称为木疫、火疫、土疫、金疫、水疫，总称五疫，首次记载了“金疫”病名。《素问・本病论》载：“速至壬午，徐至癸未，金疫至也。”肺属金，感受疫疠之邪袭肺故称“金疫”。《素问・刺热》关于肺热病的记载：“肺热病者，先淅然厥，起毫毛，恶风寒，舌上黄，身热，热争则喘咳，痛走胸膺背，不得大息，头痛不堪。”论述了肺部急性传染病的病变特点。东汉张仲景运用六经辨证指导外感病，创立了治疗肺热咳喘的经典名方麻杏石甘汤。清代叶天士创新发展了卫气营血辨证，提出“温邪上受，首先犯肺，逆传心包”，明确了温邪不经气分，由肺卫而内陷营血的逆传过程。吴鞠通确立三焦辨证，言“凡病温者，始于上焦，在手太阴”，指出温病自上而下的传变规律。且肺与大肠相表里，通腑也可泻肺，若结合辛温解表、辛凉解表、解肌透热及通腑泻下类药物，直接或间接具有治肺作用的药物，频次占比还会有所提高，表明肺疫是古代暴发流行的疫病之一。

2. 古代疫病用药中解毒、通下、芳化类药物规律分析

古代将疫病的发病原因归为“毒”。《说文解字》载“毒，厚也，害人之草”，《黄帝内经》将其归为“五疫”称之“毒气”，提出“毒”是疫病流行的致病因素。明代吴又可《温疫论》亦云：“今感疫气者，乃天地之毒气。”清代尤在泾在《金匮要略心典》中言：“毒者，邪气蕴畜不解之谓。”毒寓于邪，邪气猛烈，偏盛蓄积蕴久为“毒”，治疗时强调对因治疗，正如《素问・至真要大论》所言：“必伏其所主，而先其所因。”故喻嘉言在《尚论篇》提出逐邪与解毒之法同步实施：“急以逐秽为第一义。上焦如雾，升而逐之，兼以解毒；中焦如沤，疏而逐之，兼以解毒；下焦如渎，决而逐之，兼以解毒。”频数解构分析发现，解毒类药物在疫病防控中发挥着重要作用，包括雄黄、朱砂等辟秽解毒以及贯众、板蓝根等清热解毒类药物。其中，按朝代分析，辟秽解毒类药物在秦汉时期占同期药物总频次的 0.79%、晋唐时期占 3.10%、宋代占 1.94%、金元时期占 4.32%、明代占 1.42%、清代占 2.05%，反映从秦汉时期已有古人使用辟秽解毒类药物治疗疫病，并且此类药物在晋唐和宋金元时期更受重视，明清时期依然是治疫的常用药物；清热解毒类药物秦汉时期占同期药物总频次的 0、晋唐时期占 1.11%、宋代占 1.72%、金元时期占 0.62%、明代占 2.83%、清代占 2.93%，表明秦汉时期应用极少，自晋唐至明清时期，随着温病学派的影响增大，其应用逐渐增多。可见，解毒法贯穿疫病治疗的始终。

频数解构分析显示，通腑泻下类药物的使用频次自秦汉（0.39%）至晋唐（3.76%）、宋（3.60%）、金元（4.32%）存在明显的上升趋势。东汉张仲景主张伤寒“下不厌迟”“承气诸方多不过三剂”；晋唐时期，虽伤寒一统天下，仍有医家对疫病进行探索，出现了不同于伤寒学说的治法，如葛洪在《肘后备急方》中记载的第一味常备急救药便是大黄，且在多方中运用大黄、巴豆等通腑泻下药以辟温除疫；宋金元时期，医学发展多继承晋唐之遗风，《太平圣惠方》中就曾多次记载大黄、芒硝治疗时气瘴疫的用药经验；明代关于通腑泻下类药物的应用达到顶峰（8.11%），尤以大黄为首，这与吴又可对疫病的病因及治疗作出的杰出贡献有关，吴氏撰首部中医疫病专著《温疫论》，创立“杂气”病因学说，并形成了逐邪治本的核心治疗观，记载疫病“一日之间，而有三变”的传变特点，提出“数日之法，一日行之，因其毒甚，传变亦速，用药不得不紧”的积极干预思想，所谓“伤寒可迟下，一下可愈，温疫宜早下方痊”。研究发现，辛温解表、清热泻肺与通腑泻下类药物具有较高相似性，同属一个聚类；且通腑泻下与清肺化痰（r=0.90）、清热泻肺（r=0.88）、清热解毒（r=0.80）等具有较强相关性，肺疫以毒邪侵犯上呼吸道而发病，病位以肺为主，肺与大肠相表里，大黄通腑泻下使邪有出路，以发挥先证用药、截断病势的积极干预作用。

频数解构分析显示，按朝代分析，芳香化湿类药物在秦汉时期占同期药物总频次的 0、晋唐时期占 2.21%、宋代占 1.72%、金元时期占 0.62%、明代占 2.59%、清代占 2.13%，其在历代疫病防治用药中的地位不可忽视；且聚类分析发现，芳香化湿与苦温燥湿、燥湿化痰、行气散结同属 1 个聚类。疫毒之邪往往兼秽浊之气，正如吴鞠通《温病条辨》所言：“温疫者，厉气流行，多兼秽浊。”肺与胃肠通过经络相连，疫毒袭肺，肺失宣肃致脾胃升降失常引起腹胀、腹泻等表现，正如明代吴又可《温疫论》言：“今疫毒之气，传于胸胃，以致升降之气不利，因而胀满。”进一步印证病属“瘟疫邪毒”由口鼻侵袭入肺，影响胃肠传导功能的病机特点。研究显示，新型冠状病毒感染除发热、咳嗽等症状外，少数患者伴有腹泻和呕吐等消化道症状，这是由于肺与大肠相表里，因而在疫毒袭肺过程中出现了兼夹证候。《吴鞠通医案》载“不唯温热，且兼浊湿”“湿中秽浊，须重用芳香”，正如《神农本草经百种录》谓：“香者，气之正，正气盛则自能除邪辟秽也。”借芳香药物的清气，鼓舞人体之正气，辟除秽浊之邪气，使正气渐复。

3. 古代疫病用药中活血类药物规律分析

"时疫传里之后，蓄血最多"，疫病传变迅速，往往不局限于气分病变，疫毒病邪深入阴血，径入血分，瘀血内停，脉络瘀滞，水积脉中而外渗，水气停聚或泛滥为患，发为水肿，即所谓"血不利则为水"。《医林改错》指出："瘟毒自口鼻入气管，由气管达于血管，将气血凝结，壅塞津门，水不得出，故上吐下泻。""瘟毒在内烧炼其血，血受烧炼，其血必凝。"《血证论》载："内有瘀血，则阻碍气道，不得升降。"反映了人体要祛除疫毒，气血畅通是关键，故治当活血。研究发现，古代疫病治疗用药中，活血类药物包括活血行气、活血祛瘀、活血利水三类。这三类药物的应用，揭示了疫病由浅入深、由气及血至水的演变规律。按朝代分析，活血类药物在秦汉时期占同期用药总频次的0.39%、晋唐时期占1.33%、宋代占1.14%、金元时期占3.09%、明代占2.59%、清代占2.62%，表明活血类药物在历代疫病用药中均占有一席之地。聚类分析发现，活血祛瘀类、活血利水类与泻肺平喘类药物具有较高相似性，同属一个聚类，反映了肺疫可造成肺之血（脉）络病变，活血成为肺疫治疗的重要治法。现代研究显示，新型冠状病毒可引起肺组织血流动力学变化，造成内皮功能障碍，血管渗漏，血栓性微血管病和静脉血栓栓塞。应用活血类药物，加快血液循环和通畅程度，不仅可以保护因全身炎症反应综合征损伤的血管内皮细胞，减少毛细血管渗漏，还可以减轻毛细血管微血栓的形成，从而降低凝血障碍的发生率，截断病势由气分向血分，甚至水分的进展。

4. 古代疫病用药中辛温解表与辛凉解表类药物规律分析

频数解构分析显示，在秦汉时期所有治疗疫病处方中，以麻黄为首的辛温解表类方药占比最多，占该时期总方药数量的23.62%。直至宋金元时期，辛温解表类方药占比由18.14%（晋唐）下降至13.15%（宋代）、11.11%（金元），然而该类方药仍占比最多。秦汉时期以张仲景广义伤寒"以寒统温"为代表，该学术思想一直影响至宋金元时期，形成"法不离伤寒，方不离仲景"的局面。随着北宋韩祇和抵制辛温解表的早期试探，庞安时、朱肱变辛温为辛凉的折中处理，金元刘完素、张子和开创辛凉解表法的颠覆创新，元末明初王履在《医经溯洄集》中明确提出"仲景专为即病之伤寒设，不兼为不即病之温暑设也""温病不得混称伤寒"之论，人们对疫病的认识才从"以寒统温"框架中挣脱出来。明代吴又可对"温疫"和"伤寒"病名进行驳正，大胆提出"守古法，不合今病"创新性思考。频数解构分析显示，明代以前辛凉解表类药物虽有所应用，但占比较少；明代之后，辛温解表类药物应用下降，辛凉解表类药物占比逐渐上升，至清代（8.31%）占比最多。这与卫气营血以及三焦辨证论治等学术观点的创新发展密切相关。相关性结果显示，辛凉解表与辛温解表类药物在防疫方剂中共同出现的频次较高，网络相关性很强（r=0.77）。古人辨治疫病既有解毒、通下、芳化等针对性的治法药物，又基于邪正相争机体的外在表现，加以辨证论治，正如张仲景《伤寒论》所言："观其脉证，知犯何逆，随证治之。"清代吴鞠通在论治寒疫中说道："其未化热而恶寒之时，则用辛温解肌；既化热之后，如风温证者，则用辛凉清热，无二理也。"

高频药对关联结果显示，以辛温解表药麻黄为核心药物，石膏、杏仁、黄芩等与之高度关联。麻黄发外邪，杏仁降肺气，石膏清肺热，石膏制麻黄温热之性又不失辛凉，麻黄得石膏宣肺平喘而不助热，杏仁味苦降利肺气而平喘，与麻黄宣降相因，三者寒温并用，共奏解表清里、清肺平喘之功，此与《伤寒论》中麻杏石甘汤的组成相符，张锡纯说道："麻杏甘石汤为救温病误治之方，实即治温病初得之主方。"此外，高频药对关联结果显示，以辛凉解表药连翘为中心，与金银花、薄荷、荆芥、桔梗、淡竹叶、牛蒡子、玄参、犀牛角、黄芩等高度关联。这与《温病条辨》经典名方银翘散的组方思想一致，辛凉之中配伍少量辛温之品，既有利于透邪，又不违辛凉之意；疏散风热与清热解毒相配，既外散风热，又解毒辟秽；又以淡竹叶等时时顾护阴津。银翘散是吴鞠通论治温病所创第一方。

（四）历代疫病用药规律的启示

1."必伏其所主，而先其所因"——注重疫病病因治疗

虽然中医学侧重"受本难知，发则可辨，因发知受"的宏观辨证特点，但在缺乏微观诊察技术的历史环境下，中医学仍致力于对造成大范围传播流行的疫病发病因素进行研究。《黄帝内经》从"天人相应"的角度探求疫病病因，《素问·六元正纪大论》曰："凡此太阳司天之政……气乃大温，草乃早荣，民乃厉，温病乃作。""凡此少阳司天之政……温病乃起。"运用"五运六气"的推演，总结疫病发生发展的规律。因此，中医学曾将此类疾病称为"时行"，《伤寒论》曰："是以辛苦之人，春夏多温热病者，皆由冬时触寒之所致，非时行之气也。凡时行者，春时应暖而反大寒，夏时应热而反大凉，秋时应凉而反大热，冬时应寒而反大温，此非其时而有其气。是以一岁之中，长幼之病多相似者，此则时行之气也……从霜降以后至春分以前，凡有触冒霜露，体中寒即病者，谓之伤寒也……其冬有非节之暖者，名为冬温，冬温之毒，与伤寒大异。"从"非其时而有其气"角度，明确提出"冬温之毒"的概念，指出"与伤寒大异"。该书同时提出"寒疫"概念，"从春分以后至秋分节前，天有暴寒者，皆为时行寒疫也"，明确了冬温和寒疫的发病时节。明代吴昆在《医方考》中也执"冬温"之说："冬月应寒而反大温，民受其温疠之气，名曰冬温。非时不正之气，由鼻而入，皮毛未得受邪，故无汗；病由于温，故发热口渴。"《温疫论》明确提出，瘟疫的致病因素为"异气"，"夫温疫之为病，非风、非寒、非暑、非湿，乃天地间别有一种异气所感"，指出此"异气"不同于一般的六淫之气，又称为"疫气""疫毒之气""疠气""时行之气"，并设《杂气论》专篇进行论述："是气也，其来无时，其着无方，众人有触之者，各随其气而为诸病焉。""大约病偏于一方，延门合户，众人相同，皆时行之气，即杂气为病也。"同时认识到，疫疠毒邪致病有种属选择性、特异

性，“牛病而羊不病，鸡病而鸭不病，人病而禽兽不病”，其原因是疫疠毒邪“其气各异也”。以上论述与现代病毒等病原微生物导致传染性疾病的致病特点非常吻合。正因为古人认识到疫病致病因素的特殊性，治疗时亦强调首先针对病因治疗，正如《素问·至真要大论》所言：“必伏其所主，而先其所因。”吴又可提出“以逐邪为第一要义”的瘟疫治疗思想，重视对病邪的攻逐，强调祛邪务早务尽，指出：“大凡客邪贵乎早逐，乘人气血未乱，肌肉未消，津液未耗，病人不至危殆，投剂不至掣肘，预后亦易平复。欲为万全之策者，不过知邪之所在，早拔去病根为要耳。”《温疫论》更进一步指出：“能知以物制气，一病只有一药之到病已，不烦君臣佐使品味加减之劳矣。”在微生物病原学学科尚未建立的时代，人们对病毒、细菌等微生物致病原缺乏深入观察分析研究的条件下，吴又可基于对疫病的细致观察加之其创新思维驱动，提出针对疫病“一病一药”的治疗观。这与西医学抑菌抗病毒药的研发理念相吻合，但提出时间远早于后者的问世。吴又可的诊疗经验对于当下应对病毒类呼吸系统传染病，发挥中医药整体辨证论治先发应用改善症状的同时，寻找对新发病原具有干预作用的中药，对早期遏制疫病传播蔓延具有重大启迪意义。

疫气之为病往往具备毒邪致病的特点。毒是中医学独特的概念之一，《说文解字》释：“毒者，厚也，害人之艸，往往而生，从中，从毒。”意指有害之草之义。如《淮南子》言：“（神农）尝百草之滋味，水泉之甘苦，令民知所辟就，当此之时，一日而遇七十毒。”厚言程度之深，《说文解字》释“厚，山陵之厚也”，指服食害人之草对人体产生的剧烈毒害作用，由此发展出与本义相关的多种含义，多与恶、害、痛、恨等对人体有严重损害、作用猛烈、使人痛苦的事物或行为相关，表达破坏、酷烈等毒的核心要义。毒进入中医学领域后也由其本义出发引申出多种内涵，或与药相关，以药为毒，以毒为药，以毒作为区分药物治疗作用的依据；也指代药物的偏性，刘完素说：“然毒者，所谓药有三品，上品为小毒，中品为常毒，下品为大毒，三品之外，谓之无毒。”或引申为病因-致病之邪气，如《素问·生气通天论》言：“大风苛毒，弗之能害。”“毒”为致病之外因，而《素问·本病论》载有“膈热咽干，血溢惊骇，小便赤涩，丹瘤疹疮疡留毒”，则指内生之毒；又引申为病名，《金匮要略》载：“阳毒之为病，面赤斑，斑如锦纹，咽喉痛，唾脓血……阴毒之为病，面目青，身痛如被杖，咽喉痛。”指一类由感受毒邪所致，具有独特临床表现特征的疾病；毒又参与构成病机，明代张景岳的《景岳全书》记载“内热毒盛”及“热毒炽盛”；参与构成治法，解毒、清毒、败毒、消毒、杀毒、托毒、排毒、攻毒等。可见，古人从毒的本义出发，把疾病发生发展过程中与剧烈、峻猛、狠毒、严重、偏盛、蕴结、顽固等特点相关的状态均以“毒”概称之。正如唐代王冰注《黄帝内经》说：“夫毒者，皆五行标盛暴烈之气所为也。”清代尤在泾《金匮要略心典》言：“毒者，邪气蕴畜不解之谓。”古人将导致大范围传染流行的疫病病因归结为毒也是基于其剧烈、峻猛、严重、顽固等毒的特点。故《伤寒论·伤寒例第三》称之为“冬温大毒”，吴又可《温疫论》

又称之为“疫毒之气”，具有致病剧烈、传变迅速之特点，所以常袪邪与解毒并用。清代喻嘉言提出逐邪与解毒之法同步实施，即“上焦如雾，升而逐之，兼以解毒；中焦如沤，疏而逐之，兼以解毒；下焦如渎，决而逐之，兼以解毒”，认为治疗疫毒之邪，急以解毒为第一要义，并贯穿疾病治疗的始终。

2.“数日之法，一日行之”——注重疫病先证用药的积极治疗观

吴又可《温疫论》对疫病传变迅速的特点进行了细致描述，言：“温疫发热一二日，舌上白苔如积粉，早服达原饮一剂，午前舌变黄色，随现胸膈满痛，大渴烦躁，此伏邪即溃，邪毒传胃也。前方加大黄下之，烦渴少减，热去六七，午后复加烦躁发热，通舌变黑生刺，鼻如烟煤，此邪毒最重，复瘀到胃，急投大承气汤。傍晚大下，至夜半热退，次早鼻黑苔刺如失。”即使在治疗过程中疫病也表现出“一日之间，而有三变”的传变特点。因而吴又可提出“数日之法，一日行之”的疫病积极干预核心思想。因为疫毒之邪毒性甚烈，传变亦速，所以用药不得不紧，变尾随追击为迎头痛击，以其能逆流挽舟，缓解病势。吴又可强调邪不在里，应当疏利开达，直通气机以逐邪外达；邪热入里，应“急证急攻”“勿拘下不厌迟之说”，指出了不同于一般伤寒、温病的疫病治疗原则。吴又可对瘟疫治疗用下法作了精辟论述，《温疫论》认为攻下可以起到“一窍通诸窍皆通，大关通而百关尽通”的作用，“承气本为逐邪而设，非专为结粪而设”，攻下“皆借大黄之力”“三承气功效俱在大黄，余皆治标之品也”“大黄本非破气药，以其润而最降，故能逐邪拔毒，破结导滞”，以上所论阐明了大黄通腑泻下在治疗瘟疫病中的重要作用。后世杨栗山《伤寒瘟疫条辨》针对火热疫毒证治，也善用大黄，言：“大黄味苦，大寒无毒，上下通行，盖亢甚之阳，非此莫抑，苦能泻火，苦能补虚，一举而两得之。”

3.“观其脉证，知犯何逆，随证治之”——注重复方中药整合干预优势

在瘟疫病治疗过程中，除注重针对疫毒之邪，采取逐邪解毒，先证用药，积极干预治疗外，还应注重疫毒之邪侵袭人体引起的机体综合反应状态。张仲景《伤寒杂病论》提出要“观其脉证，知犯何逆，随证治之”，根据疫毒之表里、寒热、阴阳不同，综合运用汗、泻、下、和、温、清等治法。吴鞠通《温病条辨》论治寒疫，曰：“其未化热而恶寒之时，则用辛温解肌；既化热之后，如风温证者，则用辛凉清热，无二理也。”体现了灵活运用伤寒、温病思想指导疫病临床辨证论治的创新精神。《温病条辨》所载198首方剂中用张仲景原方30余首，加减方则更多。疫毒之邪侵袭人体后，积极驱逐毒邪的同时更应注重疫毒之邪引起的脏腑组织损伤。因此，中医学治疗应综合分析疫毒传变规律及临床证候特点，辅以清热、化痰、止咳、祛瘀、扶助正气等多种治法药物，以期缓解症状、缩短病程、促进康复。现代研究认为，病毒感染侵袭人体后继发的各种炎症因子风暴是其发展加重的关键因素，除积极抗病毒治疗外，还应对症治以抗炎、退热、止咳、化痰等。

八、应对 21 世纪病毒类呼吸系统公共卫生事件创立肺疫证治

进入 21 世纪，病毒类呼吸系统传染病高发频发，引发全球范围内的突发性公共卫生事件，对人类生命与健康、社会秩序和经济发展均造成了重大影响。2003 年的 SARS 波及全球 32 个国家和地区，造成 8000 多人感染，近 800 人死亡，致死率近 10%。2009 年甲型 H1N1 流感暴发，传播到全球 214 个国家和地区，超过 130 万人感染，大约 20 万例患者死亡。2012 年中东呼吸综合征波及 27 个国家和地区，导致超 2449 多例感染，近 850 人死亡，死亡率近 35%。2020 年新型冠状病毒感染涉及 229 个国家，累计确诊超 7.76 亿，死亡超 707 万例，是近百年来全球最严重的传染病大流行，其传播速度快、影响范围广、防控范围大，成为 21 世纪最具挑战的呼吸系统传染病。后疫情时代仍面临呼吸系统传染病重大威胁，新型冠状病毒长期存在，流感病毒卷土重来，以及流感病毒、新型冠状病毒叠加感染的风险增加。由于抗病毒类西药存在研发滞后、易耐药、治疗窗口窄难以全程干预等局限，病毒异质性及持续变异特点使其应用面临巨大挑战。加强病毒类呼吸系统传染病防控成为中西医共同面临的重大课题。

中医学从病毒感染人体之后的症状表现确定其证候类型、病机特点及治法方药，因此在应对新发病毒引起的呼吸系统传染病具有先发应用优势。SARS、甲型 H1N1 流感、中东呼吸综合征、新型冠状病毒感染等病毒类呼吸系统传染病符合中医疫病的表现特点，《素问・刺法论》言："五疫之至，皆相染易，无问大小，病状相似。"病毒从口鼻而入感染机体，病位在肺，初起以发热、干咳、乏力等为主要临床表现，病情进展出现高热、咳嗽、咳黄痰或痰白质黏，进一步发展导致肺炎，重者可发展为急性呼吸窘迫综合征，影响肺之通气－换气功能，出现低氧血症、呼吸困难甚至呼吸衰竭，后期也可合并脓毒症休克和凝血功能障碍及多器官功能衰竭等导致死亡，治疗恢复后可遗留肺间质纤维化等病变。显然，此类病毒类呼吸系统传染病并不完全遵循伤寒六经传变及外感温热病卫气营血或三焦传变的规律，特别是中后期明显不同于六经传变以虚寒为主的三阴证表现，也不同于卫气营血传变出现斑疹、出血等营血证表现，更不同于三焦传变出现夜热早凉、手足蠕动等症状，却与《素问・刺热》中"肺热病"的传变规律相吻合。"肺热病者，先淅然厥，起毫毛，恶风寒，舌上黄，身热，热争则喘咳，痛走胸膺背，不得大息，头痛不堪。"指出了肺的急性传染性或感染性疾病的传变特点。结合《灵枢・百病始生》所言："虚邪之中人也，始于皮肤，皮肤缓则腠理开……留而不去，则传舍于络脉，在络之时，痛于肌肉……留而不去，传舍于经，在经之时，洒淅喜惊……留而不去，传舍于肠胃之外，募原之间……留著于脉，稽留而不去，息而成积……或著孙脉，或著络脉。""淅然厥，起毫毛，恶风寒"为病变在皮肤肌表络脉阶段的表现，"舌上黄，身热，热争则喘"为外邪入里"在经之时"肺热积聚的表现，"不得大息，头痛不堪"则指出了疾病后期"或著孙脉，或

著络脉”影响肺脏功能出现呼吸困难的临床表现。

由于中医学术发展史上长期存在“重经轻络”现象，虽然《黄帝内经》已提出络脉及络病概念，奠定其理论基础，《伤寒杂病论》创制通络方药，奠定其临床证治基础，清代叶天士提出“久病入络”“久痛入络”说，将其发展成中医学重要病机概念，并发展了络病治法方药，但络脉与络病理论始终未受到充分重视和深入研究，亦未形成体系。这不仅使络病证治在指导内伤疑难杂病中的临床价值未得到充分彰显，而且对于《黄帝内经》提出的外感温热病的“络－经－络”传变途径也缺乏系统深入研究，影响了络病证治在外感温热病中的临床应用。实际上，病程久暂是相对概念，“久病入络”“久痛入络”的络病发病规律与内伤疑难杂病病情缠绵、由经入络的发病规律相吻合，这一点容易理解。东汉张仲景应用虫药通络，显著提高了肝着、疟母、虚劳等多种难治性疾病的治疗水平；清代叶天士应用通络法治疗癥积、痹证、中风、虚劳、痛证等内伤杂病，显著提高了临床疗效。外感温热病相对于自身病程而言，也存在由暂到久、由气入血、由经入络的络病传变规律。相对于“久病入络”而言，围绕“新病入络”探讨外感温热病的临床证治规律，是提高包括病毒类呼吸系统传染病在内的多种传染病防治水平的重大课题。虽然清代叶天士应用络脉解释外感温热病的传变规律，言“吸入温邪，鼻通肺络，逆传心胞络中”，显然是上承《黄帝内经》五脏热病尤其是“肺热病”的传变规律，但也仅寥寥数语，相对于其创立的卫气营血辨治体系不可同日而语。中医药在两千年抗击疫病的临床实践中形成了东汉张仲景六经辨治体系、明代吴又可逐邪治本治则、清代叶天士卫气营血辨治体系、吴鞠通三焦辨治体系等为代表的重大理论创新，反映了古人应对新发传染病不断守正创新、升华理论的精神。这也启迪我们要传承两千年中医药抗疫理论精华，揭示新发呼吸系统传染病的证治规律，有效应对疫病防控。正如明代吴又可所言：“守古法不合今病……是以投剂不效。”

应用络病理论指导外感温热病（包括瘟疫）的证治规律研究始于 2003 年 SARS 暴发流行。我们提出该病属“肺疫”范畴，基于病程久暂是相对概念，挖掘“新病入络”的历史源流，提出外感温热病包括瘟疫“新感入络”说，根据《灵枢·百病始生》所载虚邪中人的“络－经－络”传变规律，首先运用络脉空间位置分布探讨 SARS 由阳络传至经脉的病机特点及易于传入脏腑阴络的传变规律，确立了“积极干预”的治疗策略。虽然面对这一新发病毒引起的呼吸系统传染病，中医没有既往的临床实践经验可供参考，但两千年中医药抗击疫病的历史经验值得我们借鉴。系统梳理秦汉至清末疫病相关文献涉及的 1500 余首方剂，基于数据挖掘分析历代治疗疫病的用药规律，结合临床经验荟萃确立了中药连花清瘟组方。中国人民解放军军事科学院军事医学研究院体外研究证实，连花清瘟能有效抑制 SARS 病毒；河北省特批连花清瘟用于省内疫情防控。2004 年，连花清瘟通过国家药品监督管理部门绿色通道获批流感适应证，抑制 SARS 病毒作用被列入连花清瘟说明书。2009 年甲型 H1N1 流感暴发期间，随机、双盲、对照、多中心临床研究证实，连花清瘟使病毒核酸转阴与磷酸奥司他韦的疗效相当，缓解流感样症状优于磷酸奥司他韦，日治疗费用仅为奥司他韦的 1/8；对疫区密切接触者预防用药显示，连花清瘟显著降低流感样症状出现率。因连花清瘟在抗击甲流中发挥了重大作用，获 2011 年国家科学技术进步奖二等奖。新型冠状病毒感染期间，我们开展了随机对照，开放、双盲，国际、国内多中心临床研究和前瞻性、回顾性队列研究，证实连花清瘟降低密切接触者的核酸阳性率，提高无症状感染者的核酸转阴率，改善确诊轻型患者的临床症状，降低确诊普通型患者的转重率，提高临床治愈率，显示出防治结合的临床优势，产生了重大学术影响。在近 20 年应对病毒类呼吸系统传染病的过程中，连花清瘟对 SARS、甲型 H1N1 流感及新型冠状病毒感染表现出的异病同治作用，不仅证实了“新感入络”指导外感温热病（包括瘟疫）的重要价值，也启迪我们系统总结病毒类呼吸系统传染病的传变规律，为构建肺疫证治奠定了坚实基础。

（一）新病与新感入络概念解析及理论溯源

“新感”作为中医学专用术语，与“新病”“久病”“卒病”“暴至之病”等常见于中医药历史文献中，但目前对于上述医学术语概念的内涵和外延缺乏系统认识。本部分内容旨在通过系统梳理历史文献，还原“新感”概念的内涵、外延，基于病程久暂是相对概念，深入探讨“久病入络”学术思想在外感温热病领域中的历史源流。

1.“新病”概念解析

早在殷商时期的甲骨文就有关于“[illegible]”（新）字的记载：左侧手举曲柄斧头，右上部为一棵树，会意为用斧头砍柴。西周至战国时期的金文“[illegible]”将“斤”（斧头）移到右边，省去“手”，但仍有以斧砍柴之意。秦统一后又在下部增加“木”字，将其写为“[illegible]”示树木之意，汉代之后逐渐为“新”字，故《说文解字》释曰：“取木也。从斤，亲声。”后世将其演变为“薪”，仍取柴木之说，而“新”则借义为新旧之意，诚如清代段玉裁《说文解字注》释曰：“取木者，新之本义，引申之为凡始基之称。”清代徐灏注笺：“凡物之易于更新者莫如木，故取义焉。因之伐木谓之新，后又加艸为薪。”近代《章太炎说文解字授课笔记》载：“衣之始裁为之初，木之始伐谓之新。”可见，“新”与“薪”为新旧字所专，以斤劈薪为“新”之初意，后引申为初始的、刚出现的，与“始、初”同义，与“旧、老、久”相对。

“新病”一词首见于《黄帝内经》，《素问·脉要精微论》载：“征其脉小色不夺者，新病也；征其脉不夺其色夺者，此久病也；征其脉与五色俱夺者，此久病也；征其脉与五色俱不夺者，新病也。”指出患者脉小为疾病初起邪气不盛，色不夺为正气未大伤，二者均为新病之象，诚如杨上善《黄帝内经太素》释：“邪始入于五脉，故脉小，未甚伤于血气，故部内五色不夺，是知新病。”又如明代张介宾注：“脉小者邪气不盛，色不夺者形神未伤，故为新病。”《素问·平人气象论》又载：“脉小弱以涩，谓之久病。脉滑浮而疾者，谓之新病。”“脉小弱”而涩提示气血两伤，“脉滑浮而疾”

提示虽已感邪但正气未伤。可见《黄帝内经》所载“新病”为邪气不盛，机体未明显受损的疾病。《黄帝内经》也认识到疾病的致病原因，《素问·调经论》指出：“夫邪之生也，或生于阴，或生于阳。其生于阳者，得之风雨寒暑；其生于阴者，得之饮食居处，阴阳喜怒。”但其所言“新病”并非专指外感病证。无论何种致病因素，凡邪气初入、正气尚未受损的一类病证均属“新病”。

《黄帝内经》所论“新病”亦与失治误治所致“旧病未除，新病复起”有关。《素问·移精变气论》曰：“粗工凶凶，以为可攻，旧病未已，新病复起。”清代张志聪注：“邪病未去，而妄攻之，新病复起。”指出病已成，妄用攻法会导致原来的疾病不能痊愈，治不得法又出现新的病证。这与《素问·至真要大论》所载“有病热者寒之而热，有病寒者热之而寒，二者皆在，新病复起”其意相同，张介宾注曰：“以寒治热者，旧热尚在而新寒生；以热攻寒者，旧寒未除而新热起。”东汉张仲景在《伤寒杂病论》中记载了因误汗、误吐、误下、误利小便、误火攻等引起的病变及后果近200条，如“太阳病三日，已发汗，若吐、若下、若温针，仍不解者，此为坏病，桂枝不中与之也”，此处“坏病”与《黄帝内经》“故病未已，新病复起”同义。这与西医学一种疾病在发展过程中引起另一种病证或合并发生若干种病证的认识相吻合。新型冠状病毒感染除对呼吸系统造成损伤外，还会累及心血管、神经、泌尿、血液等多系统而发生严重并发症；急性心肌梗死行介入治疗后、微血管结构功能损伤，导致心肌再灌注损伤，易出现恶性心律失常、心源性休克等并发症，远期可出现心室重构、左心扩大、心力衰竭等；原发性肿瘤易通过淋巴道、血管、种植等转移成为转移瘤或转移癌。上述均属“故病未已，新病复起”范畴。

《黄帝内经》亦载“卒病”之说：“有寒温和适，腠理不开，然有卒病者，其故何也……人气血虚……遇贼风则其入深，其病人也卒暴。”清代孙鼎宜注曰：“卒，古通作猝。猝病即《黄帝内经》之新病。”东汉张仲景《金匮要略》言：“夫病痼疾，加以卒病，当先治其卒病，后乃治其痼疾也。”仲景所言指痼疾新发，《伤寒论》载：“喘家作桂枝汤，加厚朴杏子佳。”清代吴谦《医宗金鉴》注：“喘家，谓素有喘病之人，遇中风而喘者，桂枝汤皆宜用之，加厚朴杏子为佳也。”上述“痼疾”“新病”与西医学关于疾病分为缓解期、发作期的认识相吻合，如哮喘、慢性阻塞性肺疾病等呼吸系统疾病缓解期患者遇情绪刺激、劳累、感染等因素后，会诱发加重。

综上，“新”源于始伐柴木，后借义引申为初始、新鲜，与陈旧、长久相对，《黄帝内经》将邪气初入、正气未伤的状态称为“新病”，不拘于外感疾病，还包括“旧病未除，新病复起”和痼疾猝发，与西医学对疾病并发症，以及缓解期、发作期的认识相类似，这也更接近古人将“伐木”称为“新”的原意。

2.“新感”概念解析

“新感”一词首见于明代马莳《黄帝内经灵枢注证发微》注《灵枢·贼风》：“此言人有故邪，而又有新感，虽不必有贼风邪气之甚，而亦足以病也。”机体素有故邪，当受到新的致病因素影响，则极易诱发疾病，此处“新感”有感受新邪之意。清代张志聪则明确指出，感受外邪所导致的“新病”为“新感”。综合历代所言，六淫邪气、温热邪气、疫疠邪气等致病因素均可诱发“新感”疾病。

（1）感受六淫邪气之“新感”：清代张志聪《黄帝内经素问集注》曰“暴至之病，自外而内，色脉之伤，从内而外，故有病而色脉俱不夺者，知其为新感之病也”，明确指出“暴病”属“新感”范畴。近代汪莲石《伤寒论汇注精华》曰：“《内经》云百疾之始期也，必生于风雨寒暑，又云虚邪之中人也，起毫毛而发腠理，可知卒病者，即六淫外感之病也。”进一步明确了六淫邪气导致“卒病新感”的内在机理。

（2）感受温热邪气之“新感”：明代汪机首次提出新感温病“有不因冬月伤寒，至春而病温者，此特春温之气，可名曰春温……此新感之温病也”，汪氏之言对温病学说的发展具有承上启下的突破性推动作用。汪氏之前，关于温病的发病原因宗《黄帝内经》所言“冬伤于寒，春必病温”，以伏气温病作为主要致病因素，晋代王叔和、宋代韩祇和、金元刘完素等医家均持此论。汪氏首提新感温病之说，突破了伏气学说作为温病主要病因的局面，明确指出人体感受温热邪气可导致温病发生。清代叶天士承汪氏之言，提出“温邪上受，首先犯肺，逆传心包”，指出温邪从口鼻而入首先侵犯肺卫，逆传至心包络的发病规律，进一步言：“卫之后方言气，营之后方言血。在卫汗之可也；到气才宜清气；乍入营血，犹可透热，转气分而解……至入于血，则恐耗血动血，直须凉血散血。”创立卫气营血辨证体系，为温病学派的创建作出了贡献。吴鞠通创立三焦辨证体系，加之王孟英、薛生白等众多医家进一步阐发，推动了温病学派在清代的迅速发展。“新感温病”的影响一直持续至今。2007 年 WHO 西太平洋地区《传统医学名词术语国际标准》释“新感”为“温病感受外邪后迅速发病者，初起有恶寒发热的表证”。

（3）感受疫疠之“新感”：清代周学海《读医随笔》载“新病，有伤寒、疟疾，断谷数日，胃气空虚而然者，督令进食，脉即沉静矣”，指出伤寒、疟疾等感染性疾病属“新病”范畴。清代陈念祖《医学三字经》亦言：“瘟疫之病，皆新感乖戾之气而发。”提出了新感疫疠之说，指出机体感染疫疠之气为新发瘟疫。关于疫疠之气，明代王肯堂有言：“如四时天令不正，感而为病，长幼相似，互相传染者，谓之时行之气也。夫时气者，一曰时疫，盖受天地疫疠之气而为病，乃非寒也。”明确疫疠之气具有传染性，新感发而为病。明代吴又可提出“戾气学说”，认为“天地间别有一种异气所感”，且“此气之来，无论老少强弱，触之者即病”，强调“新感戾气”在瘟疫发病中的重要作用；他还提出“逐邪为第一要义”，认为“客邪贵乎早逐”“邪不去则病不愈”以及“数日之法，一日之行”先证用药的积极干预策略，对推动中医药防控疫病学术与临床发展具有深远影响。

综上可见，“新感”属“新病”范畴，意指感受风、寒、暑、湿、燥、火等六淫邪气、温热邪气，以及疫疠之气等诱发的病证，系统梳理“新感”传变规律及病机特点对于应对病毒引起的呼吸系统公共卫生事件具有重要价值。

3.“新感入络”解析

“新感”属“新病”范畴，与“久病”为相对概念，清代叶天士首提“久病入络”说，将病程较长、迁延难愈的疾病归为“久病”“络病”范畴。久病随病程进展遵循由气到血、由经入络传变规律，病变也由浅入深，由功能障碍发展到器质性损伤。叶氏应用通络方药治疗疼痛、中风、癥积、痹证等内伤疑难杂病，显著提高了临床疗效。鉴于病程久暂是相对概念，“新感”疾病中也应存在由气到血、由经入络的传变规律，古人虽未明确提出“新感入络”说，但相关记载却蕴含这一观点。

（1）“新感入络”说萌芽于《黄帝内经》：《黄帝内经》奠定了中医学关于外感温热病传变规律的理论基础。《素问·热论》提出了六经传变“伤寒一日，巨阳受之……二日阳明受之……三日少阳受之……四日太阴受之……五日少阴受之……六日厥阴受之”。东汉张仲景承《黄帝内经》之旨，以六经为纲，与脏腑相结合，全面分析外感伤寒发展演变规律，创立六经辨证论治体系。《黄帝内经》首次论述“卫气营血”概念、生理和病因病机，张仲景将营卫理论用于诠释外感温热病的病理变化，创立太阳中风证调和营卫祖方桂枝汤，清代叶天士进一步创立卫气营血辨证论治体系。此外，《黄帝内经》还提出了“三焦”的概念、生理和发病机理，这些成为清代吴鞠通创立三焦辨证论治体系的理论渊薮。

应当注意的是，《黄帝内经》还提出了外邪中人“络－经－络”传变规律，《灵枢·百病始生》曰：“虚邪之中人也，始于皮肤……留而不去，则传舍于络脉……留而不去，传舍于经……稽留而不去，息而成积，或著孙脉，或著络脉。”指出外邪侵袭人体，由络到经再传至络的规律。此外，《素问·刺热》记载了五脏热病的传变规律，阐述了肝热病、心热病、脾热病、肺热病、肾热病等五脏中以发热为特点的疾病，其中“肺热病者，先淅然厥，起毫毛，恶风寒，舌上黄，身热，热争则喘咳，痛走胸膺背，不得大息，头痛不堪”，论述了恶风寒、身热喘咳、不得大息等典型的呼吸系统传染病由表入里的传变特点，与《黄帝内经》“络－经－络”的传变途径相吻合，但明显不同于六经、卫气营血和三焦传变。由于中医学术发展史上存在“重经轻络”现象，后世医家对络脉缺乏深入系统研究，以致“络－经－络”传变规律未受到足够的重视和关注。

（2）“新感入络”说发展于东汉张仲景《伤寒杂病论》：《黄帝内经》建立起完整的经脉理论体系，包括十二经脉、奇经八脉、十五络脉和十二经别、十二经筋、十二皮部及孙络、浮络等组成。《灵枢·海论》曰：“夫十二经脉者，内属于腑脏，外络于肢节。”借助经络系统将人体五脏六腑、四肢百骸、五官九窍、皮肉筋骨等联络成有机整体，同时，经络系统在疾病发病及传变过程中也扮演着重要的角色，《汉书·艺文志》言：“医经者，原人血脉、经落、骨髓、阴阳、表里，以起百病之本，死生之分。”指出血脉与经落（络）为经脉系统的组成部分，这在研究疾病发病之本中具有重要作用。

东汉张仲景从经络与血脉角度论述疾病的发病规律。《金匮要略·脏腑经络先后病脉证》言："千般疢难，不越三条：一者经络受邪入脏腑，为内所因也；二者四肢九窍，血脉相传，壅塞不通，为外皮肤所中也；三者，房室金刃，虫兽所伤。以此详之，病由都尽。"关于"病由都尽"，清代唐容川精辟注解，认为"由"字指路径而言，"病由都尽"指病之传变路径："经络受邪，各循其腠理之部分而入焉，此为脏腑受邪之路径。"这与《灵枢·百病始生》所言"虚邪中人"由外至内遵循"络－经－络"的传变规律异曲同工。而仲景强调此为"内所因"，与其重视人体元气对脏腑功能维持的重要性有关，正如《金匮要略·脏腑经络先后病脉证》谓："若五脏元真通畅，人即安和。"此处"五脏元真通畅"指人体五脏元气畅通无碍，人体正气充沛则不易受外邪侵犯，这也与《黄帝内经》所言的"正气存内，邪不可干""邪之所凑，其气必虚"一脉相承。

（3）"新感入络"说丰富于清代叶天士《临证指南医案》：清代名医叶天士提出"久病入络"说，把络病理论发展成中医学的重要病机概念，同时基于"初病气结在经，久则血伤入络"的络病传变规律，创建指导外感温热病的卫气营血辨治体系。"卫之后方言气，营之后方言血"正是以初病在气、久必入血的病机论述为基础，将"气"分证和渐次出现的"血"分证更为精细地区分为卫、气、营、血证。这也说明温热病与杂病虽异，其理实同。当代医家总结《临证指南医案》中记载的络病表现及传变，归纳为动络、传络、袭络、乘络、犯络、伤络等31类82种络病病变，涵盖了叶氏诊治的内伤疑难杂病和外感温热病等多种难治性疾病。叶氏所言"吸入温邪，鼻通肺络，逆传心胞络中"，从络脉传变规律进一步解析"温邪上受，首先犯肺，逆传心包"的外感温热病传变途径，这是上承《黄帝内经》五脏热病尤其是"肺热病"的传变规律。叶氏还言"暑由上受，先入肺络，日期渐多，气分热邪逆传入营""夏令受热，昏迷若惊，此为暑厥，即热气闭塞孔窍所致，其邪入络，与中络同法""初病舌白，干呕，湿邪中于太阴脾络，湿郁气滞"，均体现了叶氏从络的角度进一步完善外感温热病的传变及临床辨治体系。

综上，《黄帝内经》首提"新病"意指邪气初入正气未伤的状态，以及"旧病未除，新病复起"和痼疾猝发，不拘于外感疾病。"新感"属"新病"范畴，特指感受六淫、温热和疫疠之气等外邪所致的疾病。历代虽未明确记载"新感入络"，但《黄帝内经》首创"络－经－络"传变途径，并记载"肺热病"的传变规律；东汉张仲景承《黄帝内经》所言，进一步诠释外邪借助经络传至脏腑的传变途径；清代叶天士从络解释多种外感温热病的传变规律及证治特点。历代先贤的相关论述已经提示，病毒类呼吸系统传染病存在以络为主要传变途径的发病规律。结合近20年来SARS、甲型H1N1流感、新型冠状病毒感染自口鼻而入，随病变进展出现肺炎、急性呼吸窘迫综合征，影响肺之通气－换气功能，导致低氧血症、呼吸困难，直至死亡的过程。这些症状显然不同于六经传变后期以虚寒为主的三阴证表现，也不同于卫气营血后期出现斑疹、出血等营血证表现，更不同于三焦传变后期出现夜热早凉、手足蠕动等表现。上承古代先贤相关论述，结合病毒类呼吸系统传染病的病生理机制，从“络（皮肤体表黏膜之阳络）–经（经脉）–络（脏腑隶下之阴络）”角度解析其传变规律及病机特点，对应对病毒类呼吸系统传染病防控具有重大的理论和临床价值。络病证治体系在当代取得的突破性进展，为提出“新感入络”并应用指导病毒类呼吸系统传染病防控，构建肺疫证治规律奠定了坚实基础。

（二）肺疫“气络–气道–血（脉）络”传变规律

综合近20年病毒类呼吸系统传染病的病原学特点、临床表现及流行病学特征，病毒均通过飞沫或密切接触经呼吸道传播，以呼吸道急性感染为主要临床表现，可造成一定范围内的传播流行，符合《素问・刺法论》所言“五疫之至，皆相染易，无问大小，病状相似”的疫病流行特点。关于肺疫病名，中医历代医籍中并无明确记载，《黄帝内经》首载“金疫”病名，“速至壬午，徐至癸未，金疫至也”，肺属金，感受疫疠之邪袭肺，故称“金疫”。根据“有是证用是药”原则，通过对古代防治疫病的药物中与肺相关的药味分析，可以推测肺疫流行情况。清肺化痰、清热泻肺、止咳平喘、泻肺平喘等药物的使用总频次占所有药物频次的14.17%。按朝代分析，秦汉时期与肺相关的药味占同期药物总频次的8.66%、晋唐时期占14.60%、宋代占17.44%、金元时期占11.11%、明代占15.09%、清代占13.05%，表明肺疫在不同时期均占较高频次。

根据络病理论研究框架——三维立体网络系统，络脉是从经脉支横别出、纵横交错、广泛分布在脏腑组织间的网络系统，其不仅有别络、系络、缠络、孙络及其缠绊的网状分支，而且形成外——皮肤体表黏膜之阳络、内——脏腑阴络的空间分布规律，伏行分肉的经脉循行其中。基于络脉的空间分布规律解析《灵枢・百病始生》所言“虚邪之中人也，始于皮肤……留而不去，则传舍于络脉”，络脉应是分布在皮肤体表黏膜的阳络，络病相当于六经辨证中的太阳证，卫气营血辨证中的卫分证；“留而不去，传舍于经”，则相当于阳明证或气分证；“稽留而不去，息而成积，或著孙脉，或著络脉”，此处络脉当指分布于脏腑组织并成为其结构与功能有机组成部分的阴络，如心络、肝络、脾络、肺络、肾络、脑络等。《素问・热论》记载了五脏发热性疾病是指外邪遵循“络–经–络”传变规律影响到五脏阴络的病变，涵盖了多种传染性及感染性疾病，如发生在肺络的病毒类呼吸系统传染病、发生在心络的病毒性心肌炎、发生在肝络的急性肝炎、发生在肾络的急性肾小球肾炎，以此类推应当还有发生在脑络的流行性乙型脑炎等。这成为新感入络——外感温热病络病证治规律研究的理论基础。外感温热病影响到脏腑阴络引起脏腑结构与功能失常的后期转归，不同于六经辨证后期的三阴证、卫气营血辨证的营血分证。如发生在肺络的肺疫——病毒类呼吸系统传染病，病毒感染引起肺部炎性渗出，导致肺炎肺实变，出现呼吸窘迫影响肺通气－换气功能，导致呼吸衰竭的后期转归，不能用六经辨证与卫气营血辨证后期的传变规律解释，但这一过程遵循着肺之“气络－气道－血（脉）络”的传变规律：先有肺之气络病变导致卫气护卫肌表阳络功能失常，其“司开阖”功能失调引起肺之气道痉挛、充血水肿、分泌物增加导致气道壅阻，进而导致“肺予以换气转血”失常，通气－换气功能障碍，病变由气道延及血（脉）络，出现呼吸喘促、口唇紫绀等；后期出现脓毒症休克、凝血功能障碍及多脏器衰竭等，表现为喘憋气促、咳血衄血等。

1. 肺疫早期“疫毒袭肺、气络虚滞、邪袭正损”

毒的本义为有害之草，由此发展出的与毒相关的多种含义，均与恶、害、痛、恨等对人体有严重损害、作用猛烈、使人痛苦的事物或行为相关，表达破坏、酷烈等核心要义。毒进入中医学领域后引申出多种含义，或与药相关，以药为毒，以毒为药，以毒作为区分药物治疗作用的依据，也指代药物的偏性；或引申为病因－致病之邪气，“大风苛毒，弗之能害”，“丹瘤疹疮疡留毒”；又引申为病名，《金匮要略》载“阳毒”“阴毒”；参与构成病机及治法，形成解毒、清毒、败毒、消毒、杀毒、托毒、排毒、攻毒等多种治法。显然，疾病过程中与剧烈、峻猛、严重、偏盛、蕴结、顽固等特点相关的状态均可称“毒”，正如唐代王冰注《黄帝内经》说：“毒者，皆五行标盛暴烈之气所为也。”

疫是有别于六淫外邪而具有强烈传染性的疾病，具有发病急骤、致病力强、危害严重、可引起广泛流行的特点，符合毒邪致病暴烈、病势峻猛、病情严重的致病特点，《素问·刺法论》载：“五疫之至，皆相染易，无问大小，病状相似……避其毒气，天牝从来，复得其往。”明确将疫病的致病原因归为“毒气”。在明代吴又可确立“异气”为疫病的致病因素之前，医家多将疫病归为气候因素异常的时行之气，所谓时行者即春时应暖而复大寒，夏时应大热而反大凉，秋时应凉而反大热，冬时应寒而反大温，所谓非其时而有其气所致，也从“毒”的角度解析其致病的暴烈之性。唐代孙思邈《备急千金要方》载“毒病之气”可致“时气瘟毒”，隋代巢元方《诸病源候论》载：“非其节而有其气，一气之至，无人不伤，长少虽殊，病皆相似者，多夹于毒。”又言：“其冬复有非节之暖，名为冬温之毒，与伤寒大异也。”明代吴又可《温疫论》中明确提出，瘟疫病的致病因素为“异气”，也指出异气具有“毒”的致病特点，称为“毒邪之气”，提出“今感疫气者，乃天地之毒气”，“天地之杂气……是知发气之毒亦然”。清代杨栗山《伤寒瘟疫条辨》补充曰：“杂气者，非风，非寒，另为一种毒气。”清代王孟英《温热经纬》中提出“热盛毒盛”，并指出“疫病为流行之大毒”。清代唐笠山《吴医汇讲》中曰“治疫之法，总以毒字为提纲”，近代王德宣《温病正宗》言“疫者，毒之为害也”，显然诸家所论已明确疫病的病因为感受疫毒之气。

《黄帝内经》载“五疫之至，皆相染易，无问大小，病状相似”，描述了疫病传染性强、男女老幼触之皆病且症状相似的特点，进一步提出“正气存内，邪气不干，避其毒气”，强调人体正气充盛对于防治疫病的重要性。明代吴又可《温疫论》也云：“本气充满，邪不易入。”人体相对于自然界是一个开放的环境，需要机体内在的防御机制发挥卫外御邪作用，这部分职能由卫气承担，卫气之卫即保卫、护卫之义。《灵枢·本脏》言：“卫气者，所以温分肉，充皮肤，肥腠理，司开阖者也。”概括了卫气温养腠理，启闭汗孔，护卫肌表，防御外邪的主要功能。明代孙一奎《医旨绪余》强调卫气防御卫护的作用：“卫气者，为言护卫周身……不使外邪侵犯也。”卫气外行于皮肤分肉阳络发挥卫外防御功能需借助肺之气络的宣发布散作用，正如《灵枢·决气》言：“上焦开发，宣五谷味，熏肤，充身，泽毛，若雾露之溉，是谓气。”上焦开发显然是指肺气通过向上向外的开发布散作用，将水谷精微布散至身体肌肤、皮肤毛发，发挥熏泽充养作用，像雾露一样从上而下灌溉大地；《素问·经脉别论》言：“食气入胃，浊气归心……肺朝百脉，输精于皮毛。”《灵枢·营气》言：“谷入于胃，乃传之肺……布散于外。”肺之气络将卫气散布于肌表阳络发挥防御卫护作用，实现“肺合皮毛”的表里相合关系，故中医学常肺卫并称，皮肤及呼吸道的防御屏障作用体现了肺卫之气的防御功能。疫毒之邪外袭多从口鼻而入，《黄帝内经》称为“天牝从来”，清代汪蕴谷《杂症会心录》载：“疫病是天地不正之异气，四时皆有，能传染于人，以气感召，从口鼻而入，不比风寒，乃天地之正气，从皮毛而入，不传染于人者也。”口鼻及皮肤肌表阳络为卫气发挥防御卫外的御邪屏障，同时也是外来之疫毒与人体防御卫外之正气剧烈交争之地，因此感受疫毒之初的症状以口鼻、咽喉为主，邪正交争剧烈也会波及肌表阳络，加之疫毒之邪多兼火热之性，如清代王孟英《温热经纬》载“疫证皆属热毒”，近代吴瑞甫《中西温热串解》言“疫既曰毒，其为火也明矣”，雷丰《时病论》说“温热成毒，毒即火邪也”，其共性的临床症状、证候特征，与温热疫毒与正气交争于口鼻肌表的病机特点相吻合。

临床流行病学调查结果显示，21 世纪以来发生的病毒类呼吸系统公共卫生事件，SARS、甲型 H1N1 流感、中东呼吸综合征、新型冠状病毒感染发病早期的主要表现以呼吸道感染症状和全身症状为主，另有少部分消化道症状。SARS 的临床表现主要为发热、乏力、头痛、肌肉关节酸痛等全身症状和咳嗽、胸痛、呼吸困难等呼吸道症状，部分可有消化道症状如腹泻等；甲型 H1N1 流感的临床表现中，咳嗽占 98%、发热占 96%、头痛占 82%、喉咙痛占 82%、寒战占 80% 和肌肉痛占 80%；呼吸困难占 48%，消化系统症状中恶心占 55%、腹泻占 48%、胃痛占 36%。中东呼吸综合征的临床表现中，发热占 98%，畏寒、寒战占 87%，咳嗽占 83%，气促占 72%，肌痛占 32%；消化系统症状中腹泻占 26%，呕吐占 21%，腹痛占 17%。新型冠状病毒感染的临床表现中，发热占 87.9%、乏力占 75%、咳嗽占 67.7%，为最主要的症状；消化系统症状腹泻占 3.7%，呕吐占 5%。单从症状上很难区分这几种传染病。这也是绝大多数呼吸系统传染病的共性临床特征，符合肺疫早期“疫毒袭肺、气络虚滞、邪袭正损”的病机特点。疫毒自口鼻而入，先犯肺之气络，气络输布卫气至皮肤黏膜的阳络，卫外抗邪作用受损，邪正交争于口鼻咽喉与肌表阳络肺卫防御之地，临床可见发热、咽痛、乏力、头痛、肌痛、鼻塞流涕等症状，表现出外周血淋巴细胞减少，免疫细胞数量下降，与病毒感染相关的免疫应答被过度激活的特点，这与疫毒袭肺，气络调动卫气防御功能下降密切相关。肺疫的临床表现为以肺为主的呼吸道症状和类似流感的全身性症状，相对少部分的病例伴有消化道症状。即使出现消化道症状也不能否认其为呼吸系统传染病的基本客观事实，也不能就此否认疫毒杂气致病的病因实质。这与肺与胃肠通过经络相连，“肺手太阴之脉，起于中焦，下络大肠，还循胃口”，同时疫毒之邪往往又兼秽浊之气，清代吴鞠通《温病条辨》指出：“温疫者，厉气流行，多兼秽浊，家家如是，若役使然也。温毒者，诸温夹毒，秽浊太甚也。”疫毒袭肺，肺失宣肃致脾胃升降失常引起的腹胀、腹泻等表现，应属于疫毒袭肺的兼夹证候。吴又可从本气与客气角度阐释这一现象，《温疫论》言：“今疫毒之气，传于胸胃，以致升降之气不利，因而胀满，实为客邪累及本气，但得客气一除，本气自然升降，胀满立消。”

2. 发展加重关键环节“毒热内生、气道壅阻、邪盛正衰”

外感邪毒，毒蕴化热是外感温热病中普遍存在的病机传变规律。广义伤寒时代把发热性疾病的病因归为感受寒邪，即《素问・热论》所言“今夫热病者，皆伤寒之类也”，《素问・调经论》进一步言“上焦不通利，则皮肤致密，腠理闭塞，玄府不通，卫气不得泄越，故外热”，指出玄府闭塞不通是感寒所致热病的主要病机，此当为外邪在表、正邪相争阶段的发热；《素问・水热穴论》又言“夫寒盛则生热也”，则揭示了寒邪入里化热而为热病的病机。张仲景《伤寒论》创立指导外感伤寒的六经辨证论治体系，以阳明病概括外感伤寒由表及里传变的证候特点，“身热，汗自出，不恶寒，反恶热也”为阳明经证，“阳明之为病，胃家实也”为阳明腑证，概括由太阳入里传至阳明的证候特点，并指出表邪入里化热的病机特点在于“阳气怫郁不得越”，正如《伤寒论》所载：“二阳并病，太阳初得病时，而发其汗，汗先出不彻，因转属阳明，续自微汗出，不恶寒……若发汗不彻，不足言，阳气怫郁不得越，当汗不汗，其人躁烦……更发汗则愈。”隋代巢元方《诸病源候论》云：“伤寒病后胃气不和利候，此由初受病时，毒热气盛，多服冷药，以自泻下，病折已后，热势既退，冷气乃动……此由脾胃气虚冷故也。”首次从“毒热气盛”角度进一步阐述张仲景所论阳明病的病机特点，并指出了这一阶段若过用寒凉攻伐又易损伤脾胃阳气的病机转归。金元时期，寒凉派医家刘完素上承晋唐时期有关论述，注重用寒凉药物治疗热性病；发展了广义玄府学说，使玄府概念由《黄帝内经》的皮肤汗孔发展为广泛分布于“人之脏腑、皮毛、肌肉、筋膜、骨髓、爪牙”和微细结构，为人体之气出入升降的道路门户，并提出玄府郁闭则诸病由生，这对于探讨各种热性病后期发展加重阶段的病机转归具有重要价值。刘氏创制的凉膈散、双解散、黄连解毒汤等清凉解毒方药对于表邪入里化热的治疗具有重要价值，并启迪了明清时期运用清热解毒治法方药治疗温病及温疫实热炽盛证。明代吴又可《温疫论》对瘟疫的病因——杂气及其致病途径进行了深入阐述，受《素问·阴阳应象大论》“冬伤于寒，春必温病”的伏气蕴蓄、化毒生热的启发，指出杂气致病的伏邪说，言：“凡邪所客，有行邪，有伏邪……先伏而后行者，所谓温疫之邪，伏于膜原，如鸟栖巢，如兽藏穴。”指出了疫毒之邪也有类似伏气致温的传变途径，先潜伏于人体进而化毒生热。而清代叶天士创立的卫气营血辨证、吴鞠通创立的三焦辨证则明确指出了外感温邪由表及里的传变途径，其中，气分证、中焦证与伤寒六经辨证的阳明证具有类似的证候特征，故近代名医张锡纯《医学衷中参西录》言：“伤寒、温病之治法始异而终同。”

综上可见，在肺疫病的发展演变过程中存在外来疫毒之邪袭表后迅速入里化热，继发内生之毒热的“毒热气盛”病机，内生之毒热既是病理产物，又是继发性致病因素，损伤肺之气道，又可炼液成痰，痰热与毒热相互交织为患，使病变由口鼻咽喉肌表发展至气道。这一阶段的证候学特点为与气道壅阻相关的持续高热、汗出咳喘、痰吐黄痰或白痰量少质黏。《素问·刺热》记载肺热病“先淅然厥，起毫毛，恶风寒，舌上黄身热。热争则喘咳，痛走胸膺背，不得大息，头痛不堪，汗出而寒”，东汉张仲景《伤寒论》载“伤寒……发汗后，不可更行桂枝汤，汗出而喘，无大热者，可与麻黄杏仁甘草石膏汤”，均指出了疫毒袭表，由表入里，毒热内生影响肺之气道的临床证候学特点，其在六经辨证之阳明病和卫气营血辨证之气分证的汗出、发热等共性证候学特点的基础上兼具了肺之气道受损后出现的咳喘、咳痰等临床表现。西医学认为，“毒”是一种致病因素，热是病变过程中显于外的临床表现，宏观上的毒应包括细菌、真菌、病毒、寄生虫、支原体等在内的各种病原微生物及其分泌的毒素，以及物理或化学因素导致的毒，比如药物毒害作用、不良反应、放射或辐射等。微观的毒指组织细胞功能发生障碍，细胞内细胞器和细胞间的信号物质释放、传导、代谢失调或紊乱，比如线粒体及内质网应激而大量释放的氧自由基、促炎因子及炎性介质、血管活性物质等。病毒引起的急性呼吸系统感染与慢性病毒感染的最大不同在于，病毒通过直接或间接的免疫机制引起炎症反应，损伤组织器官，导致其形态或者结构上出现不同程度的变性、坏死、渗出、增生等复杂病理过程。该阶段，高炎症状态造成细支气管或肺泡弥漫性损伤，黏液渗出增多，引起通气－换气功能障碍，导致低氧血症、呼吸困难及急性呼吸窘迫综合征等临床表现，并使病变迅速发展加重，这与毒热内生、气道壅阻引起“换气转血”功能失常的认识高度一致。该阶段既有过度炎症与免疫抑制的免疫反应失衡状态，又有损伤后机体修复机制紊乱等复杂病理过程，既是阻断病势传变的关键环节，又是临床干预的难点问题。

该阶段经常出现的细胞因子风暴是病变迅速加重的关键因素。细胞因子风暴又称为细胞因子释放综合征、细胞因子瀑布、高细胞因子血症，本质是机体对于外界刺激产生的一种过激免疫反应，最早用于描述移植物抗宿主病。在呼吸系统病毒感染的早期，病毒通过上呼吸道进入支气管和肺泡，机体受到病毒感染后会激发自身免疫应答，巨噬细胞会产生细胞因子和炎症趋化因子到病毒入侵部位，诱导淋巴细胞、中性粒细胞等活化。无论是SARS、中东呼吸综合征冠状病毒还是新型冠状病毒在感染机体细胞后均能发生快速复制，这种病毒早期快速复制的模式可引起肺上皮细胞短期内分泌大量的早期反应因子。早期反应促炎细胞因子迅速分泌，随后抗炎细胞因子开始分泌，以调节炎症反应的强度。这个过程在病毒感染的炎症早期是十分必要的，使机体既能消除有害刺激，又能维持细胞稳态，对控制病毒感染具有积极意义。相反的一面，若抗炎－促炎平衡被破坏，不受控制的过度免疫反应会引起免疫激活，以级联瀑布效应模式引起患者体内一系列炎症因子及炎症趋化因子的活化及释放，形成一种失控的炎症过度反应从而出现细胞因子风暴。在这种过激免疫反应过程中，机体呈现高炎症反应状态，免疫网络中的细胞因子呈现交叉式的网络作用特点，细胞因子与白细胞（中性粒细胞、单核－巨噬细胞）通过特定的正反馈调节机制，使得多种细胞因子在组织、器官中的水平不受控地升高，对机体造成严重伤害，如透明膜形成、弥漫性肺泡损伤、纤维蛋白渗出等，从而加速肺损伤，严重的肺损伤及循环系统中的细胞因子风暴会进一步引起全身多器官功能障碍及损伤，甚至导致死亡。因此，细胞因子风暴起源于抗原刺激，实质是免疫紊乱，后果是组织损伤，其发病机制复杂、疾病进展迅速、病理损伤严重。在冠状病毒感染的发展过程中，特异性免疫或非特异性免疫的细胞因子大量增加，同时趋化因子诱导促炎因子和抗炎因子到达感染部位，其相互作用导致肺组织广泛水肿和肺泡表面蛋白失活、肺毛细血管渗漏，引起急性肺损伤，失控的细胞因子风暴会进一步弥散炎症，肺泡结构的破损造成机体肺血氧不足，最终发展为急性呼吸窘迫综合征，甚至呼吸衰竭导致死亡。这也是在新型冠状病毒感染、SARS、流感等病毒感染性疾病中都存在的一种严重病理生理反应综合征。此类病毒感染疾病的预后中，重症肺炎往往并非病毒本身直接导致，而是感染诱发了机体过度的免疫应答，进而产生失衡的细胞因子，导致过度炎症及组织损伤。

3. 后期“延及血（脉）络、络紊血伤、邪极正脱”

临床可见瘀血阻络甚则络伤血溢，表现出喘憋气促、咳血衄血等症，多见于后期出现的脓毒症休克、凝血功能障碍及多脏器衰竭等。后期络紊血伤的病机变化提示，疾病已到终末阶段，失去了治疗干预的价值。根据积极干预的治疗原则，阻断病变由“气络－气道”传至血（脉）络是防治的重点。实际上，血（脉）络病变是否仅在疾病的终末阶段出现也是一个值得探讨的问题。东汉张仲景《伤寒论》已明确指出，外感伤寒，邪热可随经内传与血相结，瘀热互结于里的“蓄血证”病机特点、证候特征及治疗方药，如“太阳病不解，热结膀胱，其人如狂……外解已，但少腹急结者，乃可攻之，宜桃核承气汤。”“太阳病六七日，表证仍在，脉微而沉，反不结胸，其人发狂者，以热在下焦，少腹当硬满……所以然者，以太阳随经，瘀热在里故也，抵当汤主之。”“伤寒有热，少腹满，应小便不利，今反利者，为有血也，当下之，不可余药，宜抵当丸。”以上为太阳蓄血证的主要证候及治疗方药，《伤寒论》还记载了“阳明蓄血证”：“阳明证，其人喜忘者，必有蓄血，所以然者，本有久瘀血，故令喜忘，屎虽硬，大便反易，其色必黑，宜抵当汤下之。”《广瘟疫论》又言：“时疫传里之后，蓄血最多。”疫病传变迅速，往往不局限于气分病变，疫毒病邪深入阴血，径入血分，瘀血内停，脉络瘀滞，水积脉中而外渗，水气停聚或泛滥为患，发为水肿，即所谓“血不利则为水”。《医林改错》指出：“瘟毒自口鼻入气管，由气管达于血管，将气血凝结，壅塞津门，水不得出，故上吐下泻。”“瘟毒在内烧炼其血，血受烧炼，其血必凝。”《血证论》载：“内有瘀血，则阻碍气道，不得升降。”反映人体要祛除疫毒，气血畅通是关键，故治当活血。历代疫病用药规律研究发现，古代疫病治疗用药中，活血类药物包括活血行气、活血祛瘀、活血利水三类，揭示了疫病由浅入深、由气及血至水的演变规律。活血类药物按朝代分析，秦汉时期占同期用药总频次的 0.39%、晋唐时期占 1.33%、宋代占 1.14%、金元时期占 3.09%、明代占 2.59%、清代占 2.62%，表明活血类药物在历代用药中均占有一席之地。聚类分析发现，活血祛瘀类、活血利水类与泻肺平喘类具有较高相似性，同属一个聚类，反映了肺疫可造成肺之血（脉）络病变，活血是肺疫治疗的重要治法。现代研究显示，新型冠状病毒可引起肺组织血流动力学变化，造成内皮功能障碍，血管渗漏，血栓性微血管病和静脉血栓栓塞。活血类药物可加快血液循环和通畅程度，不仅可以保护全身炎症反应综合征损伤的血管内皮细胞，减少毛细血管渗漏，还可以减轻毛细血管微血栓的形成，从而降低凝血障碍的发生率，截断病势由气分向血分甚至水分的进展。

21 世纪以来发生的病毒类呼吸系统公共卫生事件，除 2009 年甲型 H1N1 流感外，SARS、中东呼吸综合征、新型冠状病毒感染都是由冠状病毒感染导致的，这几种呼吸系统传染病的临床主要表现具有共性特征，均为以急性呼吸道感染症状为主，小部分以消化道症状为主，伴有全身症状；其传播也具有一致性，以近距离飞沫传播及密切接触传播为主；病理学改变靶向于双肺，侵入后造成肺弥漫性损伤、水肿、透明膜形成，表现以单核巨噬细胞和淋巴细胞渗出为主的炎症细胞浸润和以肺泡上皮损伤为主要特征的病毒性肺炎改变；肺炎、肺实变、呼吸窘迫等影响肺的通气－换气功能，导致呼吸衰竭。气络－气道－血（脉）络的传变规律在上述病毒类呼吸系统传染病中均能体现，这为以肺络病证治指导该类疾病“异病同治”奠定了理论基础。

4. 肺疫“气络－气道－血（脉）络”传变规律的重要价值

（1）病毒类呼吸系统传染病治疗面临的挑战

抗病毒药物及疫苗由于研发需要周期，往往不能在新发病毒引起的呼吸系统传染病暴发初期阶段迅速应用于患者；即使抗病毒药物及疫苗研发成功，又因为呼吸系统传染病病毒具有持续变异特点，降低了药物或疫苗的防治效果，同时抗病毒药物的治疗窗口局限难以发挥全程干预，使新发病毒类呼吸系统传染病的防治面临极大的挑战，国际上不断寻求新的有效干预策略。因为病毒须依赖宿主的细胞因子和代谢产物维持生存，所以宿主细胞具有感染触发的内在防御机制，激活对病原体的对抗作用，使机体不受感染或感染后实现病原体清除。据此提出传染病免疫疗法的定义为宿主导向疗法，即针对病原体感染的关键机制调控宿主先天性或适应性免疫反应，促进病原体清除并预防免疫病理后果，实现广谱抗病毒作用。耐药性病原体使全球负担日益加重，新发病毒引起的传染病高发、频发，这些现象推动了该研究领域的快速发展。细胞因子疗法在增强免疫力及改善免疫病理学以防止组织损伤在慢性病毒感染中显示出良好的前景，但在流感及新型冠状病毒感染等急性病毒传染中尚未取得突破。

急性病毒感染只有较短时间窗增强免疫反应，限制了在慢性病毒感染中取得突破的干扰素的应用。靶向细胞因子药物作为新型冠状病毒感染潜在的治疗方法，已有临床研究开展并获紧急授权，同时促进了其治疗流感的研究进展。皮质类固醇基于改善免疫病理学，抑制 SARS、H1N1 病毒性肺炎的高炎症反应。然而过度炎症和免疫抑制并存的免疫反应失衡成为限制这些疗法临床应用的重大课题。免疫反应失衡是病毒类呼吸系统传染病中免疫功能障碍的共性特征，表现为过度炎症与免疫抑制并存的“细胞因子风暴综合征”，与疾病发展预后密切相关。

病毒引起的过度炎症是病毒类呼吸系统传染病的共同发病模式。炎症是机体针对感染或非感染性因素的一种防御反应，促炎和抗炎失衡导致全身炎症反应综合征，进一步发展引起循环性休克、多脏器衰竭甚至死亡。促炎细胞因子响应模式识别受体激活并以级联方式释放，即“细胞因子风暴”，与病毒类呼吸系统传染病的严重程度相关。细胞因子过度炎症和 T 细胞衰竭是新型冠状病毒感染免疫反应失衡的重要发病机制。由于新型冠状病毒具有高复制性特征，通过多种机制逃避宿主免疫识别。病毒持续存在对自然杀伤细胞和 $CD8^+$T 细胞活化有负面影响，引起免疫反应失衡诱发免疫抑制。促炎细胞因子持续性释放，触发细胞因子风暴和 T 细胞衰竭，进一步导致肺损伤和急性呼吸窘迫综合征，引起继发性免疫反应，甚至多器官衰竭或死亡。这种过度炎症和免疫抑制并存的免疫反应失衡同样存在于流感中，流感病毒通过抗原漂移和抗原转换逃避宿主免疫系统，引起细胞因子风暴甚至急性呼吸窘迫综合征等多种并发症。对重度流感和新型冠状病毒感染病例进行免疫应答分析比较发现，两者具有相似表型：循环 $CD8^+$T 和 $CD4^+$T 细胞数量减少，促炎细胞因子数量增加。对流感、新型冠状病毒感染高炎症状态引起的免疫反应失衡深入研究，成为“异病同治”干预的重要依据。

靶向免疫反应失衡的干预药物是当前针对病毒类呼吸系统传染病的研究热点，调节过度炎症和免疫抑制失衡状态药物是临床亟须解决的问题。针对细胞因子风暴的免疫调节治疗，主要包括非特异性抗炎治疗（皮质类固醇、Janus 激酶抑制剂、秋水仙碱等）和特异性抗细胞因子干预。IL-6 拮抗剂、IL-1R 拮抗剂、IFN-γ 拮抗剂等药物的随机对照研究正在进行中。皮质类固醇既往被认为对 SARS、中东呼吸综合征冠状病毒和 H1N1 流感有效，用于抑制细胞因子风暴和肺组织高炎症反应。但研究显示，大剂量皮质类固醇的应用与新型冠状病毒感染患者的死亡率增加相关。靶向细胞因子生物药能特异性阻断免疫系统中与高炎症状态相关的某一元素，且不影响其余成分，被建议作为新型冠状病毒感染的潜在治疗方法，其中IL-6拮抗剂托珠单抗（tocilizumab）能显著改善重型新型冠状病毒感染临床症状。基于新型冠状病毒感染与流感感染免疫病理学的相似性，新型冠状病毒感染细胞因子风暴管理对流感的治疗产生启示，针对流感过度炎症反应的免疫治疗包括过氧化物酶体增殖物激活受体激动剂、COX抑制剂、CC趋化因子受体5抑制剂等。COX抑制剂塞来昔布联合奥司他韦Ⅲ期临床试验表明，联合用药降低了季节性流感住院患者的死亡率和血清IL-6、IL-10水平。

基于流感和新型冠状病毒感染等引起的免疫反应失衡的共性免疫特征，慎重选择合适的免疫调节药物对于避免全身深度免疫抑制等不良反应尤为重要，这也是目前在该领域研究中面临的重要课题。目前，无论是非特异性抗炎药物还是特异性靶向细胞因子均存在更严重的免疫抑制隐患，包括增加病毒脱落时间，阻碍病毒清除，增加继发性感染风险。某些免疫抑制药物可直接或间接导致淋巴细胞减少，是重症流感和新型冠状病毒感染引起肺炎的危险因素。皮质类固醇药物在病毒类肺炎中的应用存在争议，大规模研究和系统评价显示，其或增加病毒载量，或无效，或有害；有报道发现，对轻度新型冠状病毒感染患者进行系统性皮质类固醇治疗存在潜在的有害影响。tocilizumab治疗新型冠状病毒感染可能会导致更严重的免疫抑制，增加败血症、细菌性肺炎等风险。这显示出该领域的相关研究虽有进展但尚未取得突破，寻找早期应用于疾病治疗的免疫调节剂是临床亟须解决的问题。

（2）肺疫证治指导病毒类呼吸系统传染病的理论与临床价值

①肺疫证治指导提出积极干预策略：在近20年抗击SARS、甲型H1N1流感、新型冠状病毒感染等病毒类呼吸系统传染病过程中，我们提出“肺疫”概念，系统构建肺疫证治，揭示了“瘟疫邪毒”遵循肺之“气络－气道－血（脉）络”传变规律，自口鼻而入先伤肺之气络，进而影响气道，最后延及肺之血（脉）络。早期“疫毒袭肺，气络虚滞，邪袭正损”：疫毒先伤肺之气络，气络输布卫气，卫外抗邪免疫防护功能受损，“司开阖”失常，气道绌急，可见发热、乏力、咳嗽等，出现免疫细胞数量下降的免疫应答特点。少数患者伴呕吐、腹泻，这与疫毒之邪兼秽浊之气影响胃肠通降有关。关键环节“毒热内生，痰阻气道，邪盛正衰”：疫毒迅速入里化热生痰，毒热交织，痰阻气道可见持续高热、咳嗽咳痰等，表现为邪盛正衰，这与过度炎症和免疫抑制的失衡状态、炎症损伤黏液栓阻滞小气道的病理过程高度相关，易致通气－换气障碍病变恶化。此环节既是阻断病变传至血（脉）络的关键环节，也是临床治疗的难题。后期“延及血（脉）络，络紊血伤，邪极正脱”：气道壅阻引起“换气转血”障碍出现呼吸喘促，与通气－换气障碍致呼吸衰竭高度一致，进一步可致血（脉）络瘀阻、绌急，甚则络伤血溢，可见喘憋气促、咳血衄血等，后期多见脓毒症、凝血功能障碍及多脏器衰竭等。

针对“气络－气道”传至血（脉）络的关键驱动因素——疫毒、毒热，我们团队提出积极干预策略：卫气同治，表里双解；先证用药，截断病势；整体调节，多靶治疗。卫气同治，表里双解：肺疫由口鼻而入，初期先犯肺之气络，连及体表阳络，出现恶寒发热、头痛、鼻塞、流涕等卫分症状；但往往表证未解，病邪已迅速入里传变，出现以高热为主要表现的气分症状，表现为卫气同病。治疗当卫气同治，表里双解，此时“积极干预”治疗往往可使疾病于病变初期即被控制。先证用药，截断病势：针对肺疫发病急、传播快的特点，吸取中医疫病治疗经验，先证用药，阻断病邪由经脉向脏腑阴络传变。明代吴又可《瘟疫论》提出：“数日之法，一日行之，因其毒甚，传变亦速，用药不得不紧。”下不厌早、下不厌频、祛邪务尽，专用大黄“驱逐毒秽”，早期即使无燥结或溏泄，亦可用大黄泻下，通腑泄浊，下不厌早，祛邪务尽。肺疫病位虽在肺，但肺与大肠相表里，大黄通腑泄热、祛逐毒秽，寓有通腑泻肺、通腑清肺、通腑安肺的“积极干预”思想，能有效截断病势，阻止病程发展。整体调节，多靶治疗：发挥复方中药整体调节优势，权衡邪正抗争，把握病程阶段与病机转趋，把祛除疫毒、缓解症状、促进康复有机结合，提高临床疗效。逐邪为疫病治疗“第一要义”，故肺疫治疗应配伍具有显著抗病毒作用的药物；针对疫毒进入机体后引起的临床症状，采用对症治疗——解表清气、通腑泄热、化痰止咳，可使临床症状迅速缓解；同时提高机体免疫功能和抗病康复能力，配伍扶正又不助邪的药物，加快病情痊愈。

②制定清瘟解毒、宣肺泄热治法及连花清瘟组方：连花清瘟组方是在肺疫证治规律指导下为防治肺疫 – 病毒类呼吸系统传染病研制而成的。根据疫毒之邪先犯肺之气络，影响气道，易致肺“换气转血”功能失常，导致病情迅速加重的肺疫病变特点，基于文献挖掘、大数据分析、临床经验荟萃制定组方。传承两千年中医学抗击疫病的用药精华，汲取清代银翘散、东汉麻杏甘石汤、明代治疫病用大黄经验，汇聚三朝名方，创新加入红景天和广藿香。全方清热与辛温兼备：辛凉解表、清热泄肺的连翘、金银花、石膏、薄荷脑，配伍辛温解表、宣肺止咳的麻黄、苦杏仁，清而不过凉，温而不助火。扶正与通腑同施：补气清肺、调节免疫、耐受缺氧的红景天，配伍通腑泻肺、先证用药、截断病势的大黄，扶正不留邪，祛邪不伤正。解毒与芳化并用：板蓝根、鱼腥草、甘草清肺解毒，抗毒抑菌；藿香芳香辟秽，化湿和胃。全方体现了清瘟解毒、宣肺泄热治法，2004 年获批流感适应证，2020 年增加新型冠状病毒感染适应证。

③连花清瘟显示出防治结合干预病毒类呼吸系统传染病的临床优势：2009 年甲型 H1N1 流感暴发期间，连花清瘟治疗甲型 H1N1 流感随机、双盲、对照、多中心 244 例临床研究的结果证实，连花清瘟在病毒核酸转阴时间及流感总体症状缓解时间方面与磷酸奥司他韦的疗效相当，但明显减少疾病的严重程度和咳嗽、喉咙痛、疲劳等症状的持续时间，且日治疗费用仅为磷酸奥司他韦的 1/8。对廊坊市甲型 H1N1 流感密切接触者及周围人群 20553 人预防应用连花清瘟，结果显示，连花清瘟治疗组症状

的出现率为 1.2%，其他药物组为 6.8%，未用药组为 8.8%，预防效果显著优于其他两组。由广州医科大学附属第一医院主持开展的连花清瘟预防季节性流感的随机双盲、安慰剂对照、多中心循证研究，入选聚居环境中季节性流感密切接触者 1886 例，分别给予连花清瘟和连花清瘟模拟剂进行干预，疗程 5 天，随访至 30 天。主要观察指标为随机分组后第 9 天（±1 天）流感二次传播密切接触者比例。结果表明，连花清瘟降低流感密切接触者的二次传播率 51%、核酸阳性率 51.5%，密接者核酸阳性且有临床症状的比率 71.1%。

新型冠状病毒感染是近百年来全球最严重的传染病大流行，其传播速度快、影响范围广、防控难度大，是 21 世纪最具挑战的呼吸系统传染病。42% 密切接触者病毒检出阳性，阳性感染者 30%～50% 无症状，这些人成为重要的传播链；75% 野生型患者出现肺炎，17% 肺炎患者转重；过度炎症及小气道黏液栓影响通气 – 换气是加重恶化的关键因素。如何防止密接人群发病、促进无症状感染者转阴、降低确诊患者转重促恢复，是亟待解决的难题。新型冠状病毒感染期间，我们开展了随机对照，开放、双盲，国际、国内多中心临床研究和前瞻性、回顾性队列研究，证实连花清瘟能降低密切接触者的核酸阳性率 76%，提高无症状感染者的核酸转阴率 19.78%，改善确诊轻型患者的临床症状（缓解中位时间缩短 2.7 天），提高普通型患者的临床治愈率 19%，降低转重率 50%，显示出防治结合的临床优势。

④连花清瘟发挥病毒 – 宿主双重干预的广谱抗病毒、抗炎、免疫调节作用：连花清瘟具有广谱抗病毒、抑菌抗炎、退热、止咳、化痰、调节免疫、提高机体抗病康复能力等系统干预作用，对流感病毒 H1N1 和 H3N2、新型冠状病毒野生型及变异株等均有明显抑制作用。预处理、共处理、后处理三种不同给药方式均能明显抑制甲型 H1N1 流感病毒；通过抑制病毒吸附、抑制病毒吸附后的复制繁殖、直接杀伤病毒，发挥综合抗 H3N2 流感病毒作用，其预防性用药抗流感病毒作用明显优于利巴韦林；抑制新型冠状病毒野生株活性及病毒感染细胞空斑形成，减少病毒粒子数量，破坏病毒形态，发挥抗新型冠状病毒作用；智能质谱数据挖掘与 ACE2 生物色谱技术显示，连花清瘟中 4 种入血成分靶向抑制 ACE2，发挥抗新型冠状病毒作用；对新型冠状病毒阿尔法、贝塔、德尔塔、奥密克戎等变异株也有显著的抑制作用。

急性病毒感染中，继发于病毒感染后的炎性反应是引起疾病发展乃至加重的关键因素。连花清瘟在对流感或新型冠状病毒发挥直接抑制作用的同时，还显著抑制继发于病毒感染的机体炎症反应。相关研究证实，连花清瘟显著抑制 H1N1、H3N2 诱导的 NF-κB 活化，剂量依赖性降低病毒诱导的 IL-6、IL-8、TNF-α、IP-10 和 MCP-1 的 mRNA 水平；抑制甲型 H1N1 流感病毒性肺炎小鼠体内 JAK/STAT 信号通路，减少小鼠肺组织的炎性损伤。通过调节炎性细胞因子 TNF-α、IL-6 表达水平，减轻 FM1 流感病毒引起的小鼠肺部炎性损伤。连花清瘟还能明显抑制与新型冠状病毒野生型转重症相关的 TNF-α，IL-6，CCL-2/MCP-1 细胞因子表达；降低贝塔、奥密克戎变异株感染后 IL–6，IL–8，CCL–2/MCP–1 表达；减轻野生型、奥密克戎感染小鼠肺部炎症。

病毒感染引起的过度炎症和免疫抑制并存的免疫反应失衡是病毒类呼吸系统传染病的共同发病模式，促炎和抗炎失衡导致全身炎症反应综合征，进一步发展引起循环性休克、多脏器衰竭甚至死亡。连花清瘟发挥抗炎作用的同时还可以调节免疫功能，有助于阻断疾病进展。连花清瘟能提高流感病毒 FM1 滴鼻感染小鼠模型的血 $CD4^+$ 和 $CD4^+/CD8^+$ 水平；降低 H1N1 流感病毒滴鼻感染小鼠的促炎因子和趋化因子，调节病毒感染小鼠的免疫应答。

依托国家自然科学基金重点项目"基于免疫调节的病毒类呼吸系统传染病'异病同治'机制研究"，以免疫调节机制为切入点，整合质谱流式、RNA 测序技术、Olink 微量蛋白组学技术，绘制奥密克戎感染者外周血免疫细胞图谱，从免疫细胞、基因、蛋白层面揭示连花清瘟干预新型冠状病毒感染患者的连续动态调控免疫功能的时空特征。①提高宿主免疫防御能力清除病毒：下调 PD–L2 基因促进 NK 细胞活化；上调 4–1BB、P2RX5、OX40 基因促进 T 细胞活化，抑制致病性调节性 T 细胞（Treg）、耗竭性 $CD8^+$T 细胞；上调 NEIL1、EBF1、TLR6 基因促进 B 细胞活化，提高代偿性免疫介导抗体生成。②调节过度炎症与免疫抑制失衡状态，阻断疾病进展：上调 AMPD3、RLN2、RAPGEF3 抗炎基因，下调 IRS1、IL9R 促炎基因，抑制 T 细胞、B 细胞过度活化，减轻炎症反应；降低 CXCL11、PLXNA4 蛋白，解除 T 细胞、NK 细胞免疫抑制；抑制致病性细胞因子 β– 神经生长因子（β–NGF）、KRT19，提高保护性细胞因子成纤维细胞生长因子 –19（FGF–19）水平。③证实连花清瘟能连续、动态调节机体免疫功能的作用：激活 T 细胞、NK 细胞、B 细胞，减少 T 细胞耗竭，提高宿主免疫防御能力，促进清除病毒；调节过度炎症与免疫抑制失衡状态，阻断疾病进展，不仅从基因、蛋白层面揭示了连花清瘟发挥免疫调节作用的分子机制，也有助于从免疫调节方面阐明"异病同治"病毒类呼吸系统传染病的疗效机制。

通过对中医学两千年抗击疫病文献整理与方药的数据挖掘分析发现，"存正气"与"避毒气"是防治总则。疫病病理变化的本质为机体正邪交争，《素问·刺法论》记载"正气存内，邪不可干"，《素问·评热病论》载有"邪之所凑，其气必虚"，均强调邪正力量对比是疾病发生发展的关键因素。正气抵御外邪侵袭和祛除病邪与免疫防御功能高度契合，该功能主要由正气中的卫气实现，而肺主气属卫，卫气借助肺之气络宣发布散发挥卫外御邪作用。疫毒侵袭肺卫，卫气发挥防御卫护功能祛邪外出，这一病理过程与病毒侵袭机体启动免疫应答，巨噬细胞识别、清除病原体具有相关性；卫气郁滞或虚滞，御敌不利，正邪剧争的病理过程，与病毒抗原呈递细胞向 T 细胞，激活 B 细胞分化，通过体液或细胞免疫清除病原体的适应性免疫应答具有相关性。邪气既包括感受外来之毒邪即病毒，又包括正邪交争过程中继发产生的内生热毒、痰毒，包括细胞因子等过度释放。这一过程与病毒类呼吸系统传染病存在过度炎症与免疫抑制的免疫反应失衡特征相吻合，也是疫病发展至中后期“异病同证”的内在基础。故近代张锡纯指出：“伤寒、温病之治法，始异而终同。”这有助于把握病毒类呼吸系统传染病的共性病机及传变规律，对揭示复方中药“异病同治”的科学内涵具有重要价值。

肺疫证治揭示了 SARS、甲型 H1N1 流感、新型冠状病毒感染等病毒类呼吸系统传染病遵循“气络–气道–血（脉）络”的共性传变规律，明确了疫毒、毒热为疾病由“气络–气道”阶段传至血（脉）络的关键驱动因素，为“积极干预”策略的创立奠定了理论基础。汲取历代中医药抗击疫病的组方用药规律，结合肺疫传变病机特点，我们制定了连花清瘟组方，将其应用于甲型 H1N1 流感及新型冠状病毒感染疫情防控发挥了重大作用。临床研究显示了连花清瘟对甲型 H1N1 流感及新型冠状病毒感染“异病同治”防治结合的干预优势，基础研究揭示了其针对病毒与宿主的双重干预和广谱抗病毒、抗炎、免疫调节疗效机制。这也进一步佐证了肺疫证治指导病毒类呼吸系统传染病“异病同治”的理论价值与科学内涵。目前国际上，宿主导向疗法在急性病毒感染中尚未取得突破，需深入研究病毒与宿主交互作用的病生理机制。被病毒感染后，宿主面临的挑战是减轻病原体负担，修复组织损伤以维持功能，这一过程包括呼吸道非免疫结构细胞（上皮细胞、成纤维细胞、内皮细胞）与免疫细胞之间的复杂交互作用。上皮细胞通过宿主免疫释放炎症介质应对感染，间充质细胞是炎症消退和组织修复转换的关键因子，内皮细胞是免疫细胞迁移到感染部位的入口点，上述细胞与免疫细胞交互作用最终决定感染的临床结局。基于宿主导向疗法的广谱抗病毒研究若要在急性病毒感染中取得突破，必须揭示结构细胞与免疫细胞之间复杂交互作用的核心机制。肺疫证治从“气络–气道–血（脉）络”揭示疫毒袭肺的病机传变规律。气络中运行的元气、宗气、卫气涵盖了神经–内分泌–免疫调节机制；血（脉）络包括了中小血管、微血管及微循环，血（脉）络中运行的营气与血管内皮细胞结构、功能具有高度相关性；气道与西医学气管的概念、解剖形态学相同。从“气络–气道–血（脉）络”交互作用入手，有助于阐明病毒类呼吸系统传染病在结构细胞与免疫细胞分子层面的互作机制，为探索基于宿主干预的急性病毒感染疾病的新疗法及新药物，取得突破提供研究切入点。

（三）肺疫证治与“治未病”思想相结合提出“外防内调”综合防控策略

病毒类呼吸系统传染病不断肆虐，严重威胁生命与健康，给社会稳定与经济发展造成重大影响。病毒不断变异的特点增加了防控难度，成为公共卫生领域的重大威胁，也给卫生防疫体系带来重大考验。在应对传染病中形成的控制传染源、切断传播途径、保护易感人群是现代公共卫生学科预防此类疾病的基本措施。自古以来，我国就有预防为先的哲学与医学思想，“预防”一词最早见于《周易·既济》，言“君子以思患而豫防之”，即居安思危，防患于未然。春秋战国时期，《黄帝内经》将预防理念引入医学领域，《素问·四气调神大论》言“圣人不治已病治未病，不治已乱治未乱”，首次提出“治未病”思想。历代医家不断实践与完善，形成了以“治未病”思想为核心的中医预防理论体系。东汉张仲景《金匮要略》中提出“见肝之病，知肝传脾，当先实脾”，首次将“治未病”思想应用于临床辨证论治。明代吴又可提出“客邪贵乎早治”的疫病治疗原则，倡导使用大黄通腑泻肺逐邪发挥先证用药、截断病势的积极干预作用。叶天士在《温热论》中提出“务在先安未受邪之地”，也体现了中医学“未病先防，既病防变”的“治未病”思想。汲取中医“治未病”思想，基于历代防疫辟秽经验，我们提出“外防内调”的综合防控策略，形成外防——消杀防护，内调——清肺养正的系列产品，应用于病毒类呼吸系统公共卫生事件防控取得了显著效果。这也是应对呼吸系统传染病早期预防、积极干预的有益探索。

1.“避毒气”“护正气”是中医药两千年防疫避秽的宝贵经验

我国古代医家已认识到，疫病是一种具有强烈传染性的疾病，又称为“瘟疫”“疫疠”等。《说文解字》释“疫，民皆疾也”，概括其为具有广泛流行性的急性传染性疾病。据统计，西汉以来，我国历史上发生过300余次疫病流行，约每6年发生1次，与近20年呼吸系统传染病的暴发频率基本一致。成书于春秋战国时期的《黄帝内经》载“五疫之至，皆相染易，无问大小，病状相似”，明确指出疫病具有传染性强、感染后症状相似的致病特点。明代吴又可在《温疫论》中言“夫温疫之为病，非风、非寒、非暑、非湿，乃天地间别有一种异气所感”，明确提出“异气”为疫病的致病因素，与现代病毒所致传染性疾病的致病特点相吻合。中医提出“未病先防、既病防变、瘥后防复”的“治未病”思想成为中医预防学的理论精髓，对疫病防治具有重要的指导价值。《素问·刺法论》提出“不相染者，正气存内，邪不可干，避其毒气”，明确指出“避毒气”和“护正气”是有效抵御疫病侵袭传染的重要途径，这与现代卫生防疫中采用的控制传染源、切断传播途径及保护易感人群等防控措施相一致。因此，汲取两千年中医药抗疫的历史经验，以“避毒气”和“护正气”应对疫病传染，对于充分发挥中医药防控疫病优势具有重大意义。

“避毒气”：疫病多具有传染性与流行性，古人采取隔离避疫、卫生避疫、熏烧防疫等措施进行隔离与消毒，与西医学传染病防控中控制传染源、切断传播途径的关键措施相一致。古籍记载反映了当时通过对疫者进行隔离救治防止疫病扩散。如《睡虎地秦简》中首次记载设置“疠迁所”隔离疫者；《汉书·平帝纪》载“民疾疫者，舍空邸第，为置医药”，描述了隔离患病之人予以检查诊治；明代熊立品《治疫全书》中倡议瘟疫流行时节：“毋近病人床榻……毋拾死人衣物。”卫生避疫及熏烧防疫与现代切断传播途径的措施相似，保持环境和个人清洁卫生有助于趋避疫疠之气，早在殷商甲骨文中就有“寇扫”的记载；宋代《琐碎录》载：“沟渠通浚，屋宇洁净，无秽气，不生瘟疫病。”宋代《针灸神书》载：“如出门回家……至长流水边，浣口、洗手。”认识到个人清洁有助于预防疫病。熏烟防疫也是我国古代传统防疫的方法之一，敦煌石窟中的“殷人洒扫火燎防疫图”记载了以火燎、烟熏方式杀虫防疫的情景。古代应用药物防疫方法众多，包括佩戴、悬挂、烧熏、涂抹、塞鼻、点眼、洗浴等。

“护正气”：强调人体正气充盛对于防治疫病的重要性。如《温疫论》云：“本气充满，邪不易入……正气稍衰者，触之即病。”通过颐养饮食起居、调摄情志、药物防疫等方式固护机体正气，与西医学保护易感人群的理念高度吻合。清代叶天士提出：“未受病前……即饮芳香正气之属，毋令邪入为第一义。”记载了预服药物固护正气以预防疫病的理念及措施。此外，古代“大锅熬药”使用“通治方”防治疫病传统，形成预防服药控制疫情的宝贵经验，对于防控呼吸系统公共卫生事件具有重要借鉴意义。

2.“外防内调”综合防控策略

基于中医学“治未病”思想，深入挖掘历代防疫避秽措施，针对病毒类呼吸系统传染病，我们提出“外防内调”综合防控策略。“外防”：消杀、防护切断疫毒传播途径，涵盖净化外部环境、皮肤、口腔黏膜消杀，强化体表防御。“内调”：清肺、养正提高机体御邪能力，涵盖清肺火以调节呼吸道内环境，养体虚以增强机体免疫，提高抗病毒能力。

（1）外防——消杀、防护切断疫病传播途径

呼吸系统传染病的传播途径主要包括呼吸道飞沫和密切接触传播、气溶胶传播、物品接触传播等。“外防”是指有效抵御接触传播、飞沫传播、空气传播，皮肤、口鼻作为抵御外邪入侵的第一道防线。因此，“外防”包括对外部环境及皮肤、黏膜的消杀，强化体表防御能力，有效切断人传人、物传人、环境传人的传播途径。

①消杀

环境消杀：气溶胶传播是呼吸系统传染性疾病的主要传播途径，唐代孙思邈在《备急千金要方》中应用辟瘟杀鬼丸、雄黄丸等辟瘟方，或焚烧烟熏，或佩戴于身，或悬挂于门前室内，趋避邪毒，防止“卒中恶病及时疫”。明代李时珍《本草纲目》云：“故今病疫及岁旦……烧苍术以辟邪气。”描述了空气消毒辟秽，这对现代应用预防药物具有重要的启示作用。

皮肤消杀：暴露于空气中的皮肤不仅是防御外邪侵袭的天然屏障，亦是外邪入侵机体的门户。《素问·咳论》云：“皮毛者，肺之合也，皮毛先受邪气，邪气以从其合也。”若皮毛腠理失司，卫外不固可致邪气入里犯肺，这与西医学病毒接触传播的特点相吻合。古代医籍记载应用涂敷、粉身、药浴等方式进行皮肤消毒御邪，如《备急千金要方》以川芎、白芷、藁本制成粉身散，为辟温病常用方，明代《本草纲目》载“白茅香、茅香、兰草并煎汤浴，辟疫气”等。

口鼻黏膜消杀：口鼻成为呼吸道病原体感染和繁殖的首选部位。阻止病原体附着于黏膜表面以防止其入侵机体即黏膜免疫，这与中医肺卫防御功能极其相似。《素问·刺法论》言：“避其毒气，天牝从来，复得其往。”此处“天牝”即口鼻部位，吴

鞠通《温病条辨》言："温病由口鼻而入，自上而下，鼻通于肺。"明确指出疫邪经口鼻入里犯肺，涵盖了西医学病毒经呼吸道飞沫传播途径。《千金翼方》采用小金牙散"吊丧问病皆塞鼻良"，清代刘奎《松峰说疫》载："福建香茶饼，能辟一切瘴气瘟疫，伤寒秽气，不时噙化。"通过口腔消毒防病从口入。古代医家应用辛散芳香之品作用于口鼻，防止疫疠之气从鼻侵入或将其祛除体外以预防疫病，对于预防呼吸道感染至关重要。

基于"外防内调"综合防控策略指导系列消杀产品研发，研制的连花杀毒抑菌精油是撷取连花清瘟核心组方中食品级精油原料，与具有抑菌抗病毒作用的天然植物成分科学配制而成，其核心组方已获专利授权。经第三方检测机构检验，在实验条件下，连花杀毒抑菌精油对新型冠状病毒杀灭率＞99.82%，H1N1 病毒杀灭率＞99.99%，人疱疹病毒 A5C 株灭活率＞99.99%，大肠杆菌、金黄色葡萄球菌、白念珠菌的杀菌率及抑菌率均＞99.9%。以连花杀毒抑菌精油为基础研发系列消杀产品，包含适用于口腔、咽部杀毒抑菌的清咽喷剂，手部皮肤消毒的泡沫、免洗抑菌洗手液，抑菌护手霜，皮肤表面清蕊、清体消毒喷剂，环境物表消毒的清居、空气净化凝胶。

②防护

针对飞沫传播和气溶胶传播等传播途径，佩戴口罩等方法能够在一定程度上可阻断或减缓含病原微生物飞沫和气溶胶传播，是抵御呼吸道传染病的首选预防措施。口鼻呼吸道黏膜是宿主有效抵御病原体入侵的"第一道防线"，《温疫论》言："凡人口鼻之气，通乎天气，本气充满，邪不易入，本气适逢亏欠，呼吸之间，外邪因而乘之。"17 世纪，欧洲鼠疫期间发明"鸟嘴面罩"，即在鸟喙部添加龙涎香、留兰香叶、鸦片酊、苏合香等香料，防止病毒入侵。近代"肺鼠疫"期间，医家伍连德创制"伍氏口罩"，由两层纱布包裹一块 6 英寸 ×4 英寸的长方形吸水棉制成，为当时防疫作出了重要贡献。佩戴口罩等"防护"措施，强化体表防御功能，避免外邪侵袭，成为有效预防病毒类呼吸系统疾病的重要措施。

基于"外防内调"综合防控策略指导防护产品研发，联合江南大学解决连花杀毒抑菌精油微胶囊包覆及可控释放、微胶囊整理无纺布等关键技术，我们研发了连花杀毒抑菌双抗口罩。该口罩以聚丙烯酸酯为内壳层，木质素基聚氨酯为功能性外壳层，通过一步法合成双壳层微胶囊；利用生物质壳聚糖大分子改性以及 CO_2 响应单体合成，结合单凝聚法与溶胶－凝胶法，制备 CO_2 响应型壳聚糖 /SiO_2 复合微胶囊；利用壳聚糖织物表面处理技术，将微胶囊与无纺布整理制备成连花杀毒抑菌口罩，实现连花杀毒抑菌精油微胶囊包裹与缓控释放。放置 5 天，精油残留率仍达 91.76%；放置 30 天，抑菌率仍保持 90% 以上。

（2）内调——清肺、养正提高机体御邪能力

人体感受疫邪后是否发病、病后的病机传变及转归预后，主要与机体的抗病御邪

能力密切相关，机体体质和脏腑禀赋决定了机体对病毒感染的易感性：一则正气不足者，卫外御邪能力失司，如《素问·评热病论》所言“邪之所凑，其气必虚”；二则素体积热者，易受同气感召呈现温热证候，如张锡纯《医学衷中参西录》言“大凡病温之人，多系内有蕴热”，强调了积热伏匿潜藏于体内，感受疫疠之邪伏而后发。针对两类易感疫邪人群，“内调”强调“清肺”和“养正”，提高机体御邪能力，可发挥较好的预防作用。

①清肺

平素喜食辛辣、嗜好烟酒者，体内素有积热，归属于中医易上火体质。积热伏匿潜藏于体内，易同气感召，感受疫疠之邪伏后呈现温热证候，影响致病后病机演变的倾向性，清代张锡纯《医学衷中参西录》所言“大凡病温之人，多系内有蕴热”“外感之着人，恒视人体之禀赋为转移……盖人之脏腑素有积热者，外感触动之则其热益甚”。近现代中医名家孔伯华《论外感温热病因》亦提出：“夫外感温热病者，必先赖于体内之郁热伏气而后感之于天地疠气淫邪而成……是以内因之郁热伏气乃外感温热病发病之本也。”现代研究显示，“上火”加重了流感病毒感染率和体内病毒量，加速了继发肺炎的发生和发展，增加了发病率和死亡率。因此，对易上火体质人群进行体质辨证，及时发现藏匿伏邪，如《瘦吟医赘》言：“识得伏气，方不至见病治病，能握机于病象之先也。”在预防疫病阶段应清其内热，使阴阳平和。

基于“外防内调”综合防控策略指导清肺产品研发，所得产品包括连花清菲植物饮料、袋泡茶，连花清菲颗粒等。连花清菲颗粒能减轻吸烟致小鼠呼吸系统损伤模型鼻咽黏膜的局部炎症浸润，缓解鼻咽管黏膜上皮损伤，维护口咽部黏膜上皮的屏障功能，改善呼吸道局部微环境，提高微生物群多样性，并抑制长期吸烟所致慢性炎症引起的肺部肉芽肿形成，发挥“清肺火”作用。

张锡纯言“大凡病温之人，多系内有蕴热”“外感之着人，恒视人体之禀赋为转移……盖人之脏腑素有积热者，外感触动之则其热益甚”。围绕连花清瘟“清肺火”开展的相关研究也显示其在预防呼吸道疾病中的作用。由广州医科大学附属第一医院主持开展的连花清瘟预防季节性流感随机双盲、安慰剂对照、多中心循证研究结果显示，连花清瘟降低聚居环境中流感密切接触者的二次传播率、PCR 阳性率、密接者 PCR 阳性且有临床症状的比率。

②养正

疾病发生与机体正气盛衰关系密切，机体正气不足是病邪侵入和发病的基本因素，卫外御邪能力失司，则易受疫邪之气侵袭。正气不足包括先天禀赋不足、老人精血虚衰及病后元气尚未恢复等，《灵枢·百病始生》谓邪气“不得虚邪，不能独伤人”，疫病的防治应重视人体正气盛衰及阴阳平衡。古代医籍也强调通过服用药物，调节机体正气，提高抵抗外邪侵袭的能力，达到预防疫病的目的，如《素问·刺法论》载：“小金丹……服十粒，无疫干也。”研究显示，连花清瘟等清热解毒类中成药能有效预防新型冠状病毒感染，显著降低密接者和次密接者的核酸阳性发生率，减少密切接触者的感染率。

养正产品连花御屏颗粒的组方是基于南宋张松《究原方》玉屏风散、汉代张仲景《伤寒杂病论》桂枝汤及清代吴鞠通《温病条辨》银翘散化裁而拟定的。该方具有益气固卫、祛风解毒作用，用于感冒气虚证肺络虚滞、复感外邪，症见恶风、畏寒、鼻塞、流涕、发热、咽痛，伴倦怠、乏力、气短、懒言等。药效学研究证实，该药具有抗病毒、调节免疫、解热、镇咳、镇痛、祛痰作用。其应用于预防流感的药效学研究也取得了显著效果。采用甲型 H1N1 流感病毒感染动物与未感染动物 1∶1 合笼方式诱导密接传播，构建甲型流感病毒传播感染模型，分别进行病毒感染动物给药（切断传播）及密接动物给药（保护密接人群），评价连花御屏颗粒对甲型流感病毒引起的豚鼠呼吸道感染的预防作用。病毒感染动物给药（切断传播）结果显示：连花御屏颗粒显著降低病毒感染豚鼠鼻组织、气管病毒滴度，同时降低密接动物的鼻组织、气管、肺组织病毒滴度以及气管、支气管病理评分。密接动物给药（保护密接人群）结果显示：连花御屏颗粒显著降低密接动物的鼻组织、气管、肺组织病毒滴度，气管、支气管病理评分。可见，连花御屏颗粒具有明显抗流感病毒感染的药效作用，能通过切断传播及保护密接群体来减少流感病毒的传染。

汲取中医“治未病”思想和历代防疫辟秽经验，以肺疫证治为指导提出“外防内调”综合防控策略，即“外防”——消杀、防护切断疫病传播途径，涵盖消杀（净化外部环境）和防护（强化体表防御）；“内调”——清肺、养正提高机体御邪能力，涵盖清肺（清肺火）和养正（养体虚），形成消、防、清、养系列产品，有效切断呼吸道病毒人传人、物传人、环境传人的传播途径，以有效防控呼吸系统公共卫生事件。这一系列产品体现了中医“治未病”特色，成为中医药两千年防疫避秽宝贵经验在应对当前病毒类呼吸系统传染病的生动实践。

第二节　下呼吸道感染性疾病（肺咳、肺热、肺痈）传变规律

根据解剖学定位，鼻腔 - 鼻窦、咽（鼻咽、口咽、喉咽）、喉和中耳以及隆突以上的气管部分称为上呼吸道，以下的部分为下呼吸道。上呼吸道感染是最常见的呼吸道感染性疾病，除了 SARS、甲型 H1N1 流感、新型冠状病毒感染等传染性较强的病种，还包括其他呼吸道病毒、细菌、支原体、衣原体等引起的普通感冒和季节性流感，病变范围也不只上呼吸道，亦可引起继发性的下呼吸道感染并发症。下呼吸道感染性疾病中，急性气管 - 支气管炎是门、急诊最常见的疾病。肺炎根据罹患地点不同可分为社区获得性肺炎和医院获得性肺炎。社区获得性肺炎是指在医院外罹患的感染性肺实质炎症，是威胁人类健康的最常见感染性疾病之一。医院获得性肺炎亦称医院

内肺炎，是指入院≥48 小时后在院内发生的肺炎。20 世纪 90 年代后期，我国有调查表明，医院获得性肺炎是第一位的院内感染。慢性阻塞性肺疾病急性加重也被看作下呼吸道感染性疾病而加以研究。从西医学基于病因学的临床诊断分型来看，下呼吸道感染还包括多种临床疾病类型，如立克次体、真菌、支原体等感染导致的肺部感染，以及感染因素导致的支气管扩张与肺脓肿。中医学本着“受本难知，发则可辨，因发知受”的审证求因原则，注重病原体感染人体后的宏观证候特征研究，与西医学在宏观与微观层面上各有侧重，中药对病原体的广谱作用及不易耐药的特点也在解决下呼吸道感染中显示出独特的临床价值。本节对临床最常见、对生命健康与疾病预后影响最严重的急性气管－支气管炎、肺炎、慢性阻塞性肺疾病急性加重，探讨其“气络－气道－血（脉）络”共性传变规律，以期纲举目张、举一反三，为下呼吸道感染性疾病的中西医结合防治研究提供重要支撑。

一、中医学关于下呼吸道感染相关病种的历史经验

（一）肺咳

1. 中医源流概要

急性支气管炎从发病特点而言属中医学外感咳嗽范畴，就病位而言属“肺咳”范畴。咳嗽是肺失宣降，肺气上逆，以发出咳声或咯出痰液为主要表现的一种肺系病症，既可以是肺系疾病的一个主要症状，也可以是肺系独立的疾患。咳通“欬”字，《说文解字》释为“逆气”。《素问・阴阳应象大论》言肺“在变动为咳”，明确提出肺与咳嗽的关系。设《素问・咳论》专篇，从内、外两个方面认识咳嗽的病因：外为“皮毛先受邪气，邪气以从其合也”，风、寒、暑、湿、燥、火等六气胜复变化，化为六淫邪气从皮毛阳络影响至肺之阴络，金元医家张从正在《儒门事亲》中即详细论述了风、寒、暑、湿、燥、火六邪致咳的特点；内则“寒饮食入胃，从肺脉上至于肺”，因而提出“五脏六腑皆令人咳，非独肺也”之说，与肺“在变动为咳”相呼应，并记载了脏腑相关咳嗽的临床特征，如“肺咳之状，咳而喘息有音，甚则唾血”。东汉张仲景以《伤寒论》论外感伤寒循六经传变的证治规律，以《金匮要略》脏腑辨证指导内伤疑难杂病的辨证论治。《伤寒论》六经辨证中的“辨太阳病脉证并治”中“伤寒表不解，心下有水气，干呕发热而咳”、“辨阳明病脉证并治”中的“阳明病，但头眩，不恶寒，故能食而咳”、“辨少阴病脉证并治”中的“少阴病，咳而下利谵语者”，可作为外感伤寒所致咳嗽范畴，而《金匮要略》中设“肺痿肺痈咳嗽上气病脉证治”和“痰饮咳嗽病脉证并治”专篇论述内伤杂病中发生“咳嗽”的病机及治法用药。至明代李梴《医学入门》系统提出咳嗽的外感、内伤病因分类；明代秦景明《症因脉治》将咳嗽分为“外感咳嗽”与“内伤咳嗽”，外感从六淫致病分类，内伤分五脏感邪和气血食热所致。明代张景岳《景岳全书》由外感、内伤引出肺和他脏的标本之辨：外感由外邪所致，由肺及他脏，以肺为本，他脏为标；内伤病无外邪，由他

脏及肺，以他脏为本，以肺为标。清代喻嘉言《医门法律》则以“内外合邪”扼要概括。程国彭《医学心悟》以钟鸣过程形象描述外感与内伤致咳病因：“风、寒、暑、湿、燥、火六淫之邪，自外击之则鸣；劳欲、情志、饮食、炙煿之火，自内攻之则亦鸣。”

历代有咳、嗽分称及咳嗽并称的记载，《黄帝内经》及《伤寒杂病论》既记载“咳”又记载“咳嗽”，《中藏经》《脉经》《诸病源候论》均有“嗽”作为独立病证的记载。首辨“咳”与“嗽”异同的是宋代医家王贶《全生指迷方》，载“古书有咳而无嗽，后人以咳嗽兼言之者，盖其声响亮，不因痰涎而发，谓之咳；痰涎上下随声而发，谓之嗽；如水之漱荡，能漱其气也”，指出咳声非因痰而起，嗽声则为痰液随声上下。刘完素《素问病机气宜保命集》中首次以有声无声、有痰无痰区分咳嗽“咳谓无痰而有声，肺气伤而不清也；嗽是无声而有痰，脾湿动而为痰也”，这种分法被后世多数医家认同并沿用，作为指导咳嗽辨证论治的其中一个依据，但也非绝对，特别是外感咳嗽中的咳往往兼有咳痰，通常咳嗽并称。

关于咳嗽的病机，历代医家所论主要在于“气”和“痰”。宋代杨士瀛《仁斋直指方论》载：“江流滔滔，日夜无声，狂澜激石，不平则鸣，所以咳嗽者，痰塞胸脘，气逆不下，冲击而动肺耳。”借江流狂澜激石之声形象比喻痰塞胸脘，气逆冲肺所致咳嗽的病机。刘完素《素问病机气宜保命集》提出“伤于肺气”和“动于脾湿”为咳嗽的重要病机，指出：“唯湿病痰饮入胃，留之而不行，上入于肺，则为咳嗽。假令湿在于心经，谓之热痰。湿在肝经，谓之风痰。湿在肺经，谓之气痰。湿在肾经，谓之寒痰，所治不同，宜随证而治之。”将在肺之痰湿称为“气痰”，意在强调痰阻气逆所致咳嗽的病机内涵。明代龚居中《痰火点雪》重视“痰火”致咳，指出“若内伤之咳，痰火则甚于清晨，法当清痰降火”。清代姚止庵《素问经注节解》认为“咳则气无不逆也”。清代朱时进《一见能医》提出咳嗽之病机为“肺气不清”，提出无论外感内伤各种原因所致“肺气不清”均能致咳。基于上述病机认识，有医家提出“治痰顺气”为主的治疗大法，明代虞抟《医学正传》载：“夫欲治咳嗽者，当以治痰为先；治痰者，必以顺气为主。”明代徐春甫《古今医统大全》也言：“治咳嗽以消痰顺气为先。”

2. 西医诊疗概述

急性气管－支气管炎是微生物感染，物理、化学性刺激或过敏因素等引起的气管－支气管黏膜急性炎症。在生物性病因中，最重要的是病毒感染，大多数急性气管－支气管炎患者在病程初期有病毒感染，几乎所有能在呼吸道内寄植的病毒都能参与急性气管－支气管炎的发病，常见的上呼吸道感染病毒如流感病毒、副流感病毒、呼吸道合胞病毒、腺病毒、冠状病毒、鼻病毒等，均和本病有关。细菌在急性气管－支气管炎中的致病作用并不肯定，通常认为是在病毒感染基础上继发感染的。非生物因素包括冷空气、粉尘、刺激性气体或烟雾，研究显示，雾霾可刺激气道产生氧化应激、炎症损伤及气道高反应性。各种致病因素导致本病的主要病理改变为气管–支气管黏膜充血水肿，纤毛上皮细胞损伤脱落，上皮基质膜裸露，淋巴细胞和中性粒细胞在炎症部位浸润。病变一般限于气管及近端支气管，严重者可蔓延至细支气管和肺泡，引起微血管坏死和出血。

本病多发生于气温骤降或季节交替时，亦可由上呼吸道感染发展而来，病程2～4周。临床以咳嗽、咳痰为主要症状，开始表现为干咳，继而出现咳痰，病程后期可出现黏液性浓痰。咳嗽通常持续10～20天，部分可延长至4周甚至更长。肺部体检可见两肺呼吸音粗，黏液分泌物在较大支气管时可闻及干、湿啰音，部位不固定，咳嗽后啰音消失，支气管痉挛时可闻及哮鸣音，胸部X线检查无异常或仅有肺纹理加深。本病可见于任何年龄、任何性别的患者，但以老年、幼儿及体弱者易患且病情较重，是最常见的呼吸系统疾病之一，发病率约为肺炎的10倍、哮喘的20倍。本病虽为自限性疾病，但患病人群多为免疫力低下者，经失治误治病程迁延或反复发作，容易发展为慢性支气管炎或慢性阻塞性肺疾病。有研究显示，34%的急性气管–支气管炎患者在随后3年的随访中被诊断为慢性支气管炎，严重影响患者的生活质量。尤其对伴有心肺系统慢性疾病者，本病迁延不愈可影响其基础病变，导致呼吸、循环系统疾病恶化加重。因此，积极有效的治疗能促进疾病迅速康复，对提高患者生活质量、避免疾病迁延加重具有重要的临床意义。

西医治疗本病主要以对症治疗为主，目前抗生素滥用所导致的抗生素耐药现象日益突出。中华医学会制定的《急性呼吸道感染抗生素合理使用指南》强调，本病是仅次于上呼吸道感染的容易滥用抗生素的疾病。一项关于我国抗生素使用情况的横断面调查显示，咳嗽、咽痛和气管炎是患者使用抗生素的最常见原因，大多数急性气管–支气管炎患者都接受过抗生素治疗。本病的生物学致病因素以病毒感染为主，除非出现发热、脓性痰和重症咳嗽等细菌感染的指征，其余情况下不合理应用抗生素不仅不能提高疗效，还能因滥用导致抗生素耐药的问题。因此，加快安全有效的治疗药物研发上市是临床亟须解决的问题。中医药治疗该病种具有改善症状、缩短病程、促进机体迅速康复的临床疗效。复方中药多途径、多环节、多方位的干预优势，既可针对病毒及继发的细菌感染发挥直接抑制病原微生物的作用，又可在清除毒素、消除耐药等方面发挥整合调节作用，迅速缓解咳嗽、咳痰等临床症状的同时，缩短病程，促进机体迅速康复，显示出中医药治疗该病的临床应用价值。

（二）肺热

1. 中医源流概要

“肺热”首见于《黄帝内经》。《素问·刺热》载：“肺热病者，先淅然厥，起毫毛，恶风寒，舌上黄，身热。热争则喘咳，痛走胸膺背，不得大息，头痛不堪，汗出而寒。”《素问·痿论》载：“故肺热叶焦，则皮毛虚弱急薄，著则生痿躄也。”《素问·气厥论》载：“心移热于肺，传为膈消。”同为肺热，但导致的临床症状及疾病预后有很大差异。肺热叶焦导致痿躄是基于肺在布散水谷精微营养周身中的作用而言，《素问·经脉别论》云："食气入胃……肺朝百脉，输精于皮毛……饮入于胃……上归于肺，通调水道，下输膀胱，水精四布。"结合《灵枢·决气》所言"上焦开发，宣五谷味，熏肤，充身，泽毛，若雾露之溉"，表明脾胃运化而来的水谷精微营养物质，需借助肺的宣发肃降作用，布散到周身皮毛及脏腑组织发挥温煦濡养作用。肺热耗伤肺津，肺之宣发肃降失职，水谷精微失于布散，皮毛失养而致皮毛虚弱急薄，筋脉骨肉失养可致痿弱无力。故《素问·至真要大论》又言"诸痿喘呕，皆属于上"，指出了肺与痿证发生的密切关系，成为后世从肺论治痿证的理论渊薮。刘完素《素问玄机原病式》言："诸气膹郁，病痿，皆属肺金……至于手足痿弱，不能收持，由肺金本燥，燥之为病，血液衰少，不能荣养百骸故也。"心移热于肺传为鬲消，唐代王冰注云："故心热入肺，久久传化，内为鬲热，消渴而多饮也。"明代医家张景岳《类经》释："肺属金，其化本燥，心复以热移之，则燥愈甚而传为鬲消。鬲消者，膈上焦烦，饮水多而善消也。"可见膈消是因膈热而消渴多饮的病证，即后世医家所论上消，也与肺热转输布散津液的功能失职所致，如刘完素《素问病机气宜保命集》言："上消者，上焦受病，又谓之膈消病也，多饮水而少食，大便如常，或小便清利。"《素问·刺热》所言"肺热"的临床表现先有恶寒表证，继之以发热、喘咳、舌黄，甚则出现呼吸困难，显然是外邪由表入肺，肺热积聚所致，清代王孟英《温热经纬》也言："风温为病，春月与冬季居多，或恶风，或不恶风，必身热，咳嗽，烦渴。"包含了西医学中发生在肺部的传染性或感染性疾病，也包括本部分重点探讨的下呼吸道感染性疾病。

东汉张仲景《伤寒论》不仅记载了肺热病的临床表现，还首次提出了治疗方药。《伤寒论》第63条："发汗后，不可更行桂枝汤，若汗出而喘，无大热者，可与麻黄杏子甘草石膏汤。"第162条："下后，不可更行桂枝汤，若汗出而喘，无大热者，可与麻黄杏子甘草石膏汤。"指出外感伤寒所致太阳表证，若发汗不当或误用下法，邪气入里化热，可见汗出、咳喘、发热等邪热壅肺的临床表现，可与麻黄宣肺祛邪，生石膏清泄肺热，杏仁畅利肺气，甘草调和护胃。本方为治疗肺热咳喘的经典名方，也是临床应用治疗肺炎等下呼吸道感染的常用方剂。以清代叶天士为代表的温病学家，创新发展了温病热邪的传变途径、病机特点、证候特征及组方用药规律，提出"温邪上受，首先犯肺"的温热病邪致病特点，总结出以发热、咳嗽、头痛、咽痛、脉浮数为主要表现的肺卫表证特点，并以"卫之后方言气，营之后方言血，在卫汗之可也，到气才可清气，入营犹可透热转气，入血直须凉血散血"的卫气营血的辨治原则，其气分证的辨治用药规律是继东汉张仲景创立麻杏石甘汤之后，对于肺热病辨治的又一重大发展。正如《临证指南医案·风温》案后的按语所言："风为天之阳气，温乃化热之邪，两阳熏灼，先伤上焦，种种变幻情状，不外手三阴为病薮，头胀、汗出、身热、咳嗽，必然并见，当与辛凉轻剂，清解为先。"这又启迪吴鞠通创立三焦辨证，认为“凡病温者，始于上焦，在手太阴”，与叶天士所论“温邪上受，首先犯肺”的传入途径相吻合，进一步提出“治上焦如羽，非轻不举”的上焦证治疗原则，制定银翘散、桑菊饮等代表方药。肺热壅肺，宣肃失职，肺气上逆则喘咳，气道失于肃清，加之邪热煎熬津液，炼液成痰，正如清代医家王孟英言：“六气外侵，皆从热化。”气火燔灼，即煎熬固有之津液以成痰。痰作为病理产物又成为继发性致病因素，使热势更加炽盛，即“亦有因痰而生热者，痰则阻碍气道而生热”，如《王孟英医案》所言：“盖津液既为邪热灼烁以成痰，而痰反即为邪热之山险也。”清代医家何廉臣也说热病“夹痰更增其热”。若痰热炽盛化火，火热更易灼伤肺络，不仅可使肉腐血败酿成肺痈之患，又可因气道壅阻影响肺之换气转血而使病变发展加重，即通常所谓痰热阻闭、热陷心包之危候。现代研究发现，肺炎链球菌肺炎的病理特点是细菌进入肺泡后在肺泡内繁殖，导致肺泡毛细血管充血扩张，引起黏液性水肿及中性粒细胞、吞噬细胞、少量红细胞渗出，渗出液中含有细菌，可蔓延至邻近肺组织，累及整个肺叶或肺段，导致肺组织实变，肺炎消散后肺组织可完全恢复正常。坏死的细菌、呼吸道渗出的黏液和浆液，以及中性粒细胞、吞噬细胞、红细胞、免疫球蛋白、补体、溶菌酶等构成中医的痰浊之邪，痰液阻塞呼吸道，影响肺的通气、换气功能。其他的下呼吸道感染的病理也大抵如此。

2. 西医诊疗概述

肺炎指肺实质的炎症，病因以感染为最常见。抗生素时代，肺炎分类从以X线形态学为基础的解剖分类转为按病原体分类，这是肺炎历史上的重要转变。尽管抗菌治疗不断发展，肺炎病原学诊断仍然存在诸多困难和诊断滞后的不足，经验性治疗成为临床的主要方法。流行病学研究表明，不同途径感染以及不同宿主来源的肺炎在病原学上具有不同的分布规律，临床亦各具特点。肺炎有社区获得性肺炎、医院获得性肺炎、老年性肺炎、免疫损害宿主肺炎，以及细菌性肺炎、病毒性肺炎等不同临床分型。其中，前两者是最主要的肺炎感染途径，在一定程度上也可涵盖其他分型。社区获得性肺炎是指在医院外罹患的感染性肺实质炎症，包括具有明确潜伏期的病原体感染而在入院后平均潜伏期内发病的肺炎。细菌、真菌、衣原体、支原体、病毒、寄生虫等病原微生物均可引起社区获得性肺炎，其中以细菌性肺炎最为常见。近年来，社区获得性肺炎病原谱变迁的总体情况和趋势表现在肺炎链球菌仍是社区获得性肺炎最主要的病原体。近30年间北美有5篇研究显示，住院的社区获得性肺炎中，肺炎链球菌感染占20%～60%；门诊此类患者的痰培养结果显示，肺炎链球菌感染占9%～22%；入住ICU的重症社区获得性肺炎患者中，肺炎链球菌感染占1/3左右，表明肺炎链球菌仍然是最主要的病原体。但非典型病原体感染所占的比例在增加。国内初步研究显示，肺炎支原体和肺炎衣原体的占比在20%～30%，它们可与作为主要病原体的肺炎链球菌同时存在，加重肺炎链球菌肺炎的临床病情。有报道，耐甲氧西林金黄色葡萄球菌、分泌杀白细胞素的金黄色葡萄球菌也正成为社区获得性肺炎的重要病原体，而耐药肺炎链球菌在快速增加，肺炎链球菌对大环内酯类耐药也在增加，对第三代喹诺酮亦出现耐药。虽然强杀菌、超广谱抗微生物的药物不断问世，社区获得性肺炎仍是威胁人类健康的重要疾病，尤其是随着社会人口老龄化、免疫受损宿主增加、病原体变迁和抗生素耐药的增加，本病的诊治面临着诸多问题和挑战。有资料估计，我国一年预计有 250 万人患该病，超过 12 万人死亡，以及造成的直接医疗费用和间接劳动力损伤，均是沉重的负担。

医院获得性肺炎是指患者入院时不存在、也不处于感染潜伏期，而于入院 48 小时后在医院内发生的肺炎，也包括在院内获得感染而于出院后 48 小时内发生的肺炎。呼吸机相关肺炎是指建立人工气道的同时接受机械通气 24 小时后，或停用机械通气和拔除人工气道 48 小时内发生的肺炎，是医院获得性肺炎中常见而严重的一种类型。细菌是引起医院获得性肺炎的主要病原体，其中约 1/3 为混合感染。常见的细菌包括革兰氏阴性杆菌，如铜绿假单胞菌、肺炎克雷伯菌、不动杆菌；革兰氏阳性球菌如金黄色葡萄球菌等。不同的起病时间、基础状况、病情严重程度，甚至不同地区、医院和部门的医院获得性肺炎的病原谱存在明显差异。早发性医院获得性肺炎以流感嗜血杆菌、肺炎链球菌、耐甲氧西林敏感金黄色葡萄球菌等为常见，晚发性的以耐药率高的革兰氏阴性杆菌，如铜绿假单胞菌、鲍曼不动杆菌、肺炎克雷伯菌，以及革兰氏阳性球菌如耐甲氧西林敏感金黄色葡萄球菌等多重耐药菌为常见。多重耐药菌的比例逐年上升，铜绿假单胞菌仍是十分重要的病原体，鲍曼不动杆菌近年来显著增多，除起病时间外，先期使用抗菌药物、住院护理等也是多重耐药菌的危险因素。而在免疫抑制或免疫受损的患者中，军团菌和真菌的感染比例显著增加。根据全国医院感染监测资料，医院获得性肺炎是我国最常见的医院感染类型。医院获得性肺炎多见于大于 65 岁、有严重基础疾病、免疫抑制状态、心肺疾病、胸腹手术后的患者，病死率为 20%～50%，明显高于社区获得性肺炎。我国医院获得性肺炎的总体发病率为 2.33%，老年、ICU 和机械通气患者的医院获得性肺炎发病率显著高于普通住院患者。医院获得性肺炎不仅显著增加住院时间及医疗费用，而且增加了病死率。上海市的监测资料显示，因医院获得性肺炎造成住院日延长 31 天，每例平均增加直接医疗费用高达 18386.1 元。

抗生素滥用导致的耐药菌增加，菌株变异、多重耐药菌感染等问题日益突出，应对抗生素耐药已成为全球关注的重大公共卫生问题。随着临床研究的不断深入，中医药治疗肺炎的优势与特色愈发突显，基于感染期及恢复期的分期概念，以及轻、中、重的疾病严重程度，确立了分期分级的中医药干预策略，改善发热、咳嗽、咳痰、胸痛等临床症状，促进肺部炎症吸收，缩短住院时间，减少不必要的抗生素治疗，提高机体抗病康复能力等多途径发挥治疗作用。对于疾病早期，病原学尚未明确的轻症患者，密切观察病情的同时可以单用中医药，有助于减少抗生素的使用。重症患者在合理使用抗生素及机械通气、营养支持等基础上，使用中西医联合治疗方案有助于降低重症患者的治疗失败率和病死率。同时，我国成人患者中肺炎链球菌、肺炎支原体对大环内酯类药物的耐药率高，儿童支原体对大环内酯类的耐药率更高。耐药病原菌可使患者的抗感染疗程延长。中西药联合治疗方案可以提高大环内酯类对肺炎链球菌、支原体肺炎的疗效，减少不良反应的发生。出院后的康复期患者仍有一定比例存在咳嗽、乏力等症状及影像吸收不佳的问题，西医对此的治疗手段有限。老年患者面临再发肺炎或其他原因导致再次入院甚至死亡的风险，单用中医药治疗可以改善肺炎康复期特别是老年患者的临床症状，促进影像炎症吸收，降低再住院率及病死率。

中国慢性阻塞性肺疾病的患病特点之一是致病因素复杂，吸烟、生物燃料暴露及空气污染等致病因素既可单独发挥作用，又可相互叠加促进慢性阻塞性肺疾病的发生及疾病进展，使同一患者可能经历多重危险因素。另外一个显著特点是程度重且频发急性加重。研究显示，我国门诊或住院的慢性阻塞性肺疾病患者中，属慢性阻塞性肺疾病全球倡议（GOLD）综合评估为 C、D 组者占 68%。关于全国 11 家三级医院门诊的慢性阻塞性肺疾病患者的回顾性调查显示，GOLD 综合评估 C、D 组者比例达 81.6%。亚太地区的大型流调显示，26% 中国慢性阻塞性肺疾病患者在过去 1 年中急性加重达 3 次。中国慢性阻塞性肺疾病患者多数是在有较多明显症状、反复急性加重或合并肺心病、呼吸衰竭时才到医院就诊，造成诊治延误。慢性阻塞性肺疾病急性加重被定义为呼吸症状急性变化，典型表现为呼吸困难加重、咳嗽加剧、痰量增多和（或）痰液呈脓性，症状恶化发生在 14 天以内，可能伴有呼吸急促和（或）心动过速。急性加重在慢性阻塞性肺疾病自然病程中是最重要的事件，可对患者的健康状态、住院率、再入院率以及疾病的进展程度等造成严重的负面影响。慢性阻塞性肺疾病急性加重的诱因以下呼吸道感染最为多见，抗生素治疗慢性阻塞性肺疾病急性加重在临床已广泛应用，但急性加重并不全都是细菌感染引起的。慢性阻塞性肺疾病患者的肺部免疫系统存在黏膜纤毛清除受损、上皮通透性增加、吞噬功能失调和干扰素产生受损等异常，这些生理缺陷都可能导致细菌清除无效，为细菌的定植和侵袭提供了良好的条件。根据炎症标志物，可将慢性阻塞性肺疾病分为四种炎症表型，包括细菌型、病毒型、嗜酸性粒细胞型和乏粒细胞炎症型，其占比分别为 55%、29%、28%、14%，虽然细菌型占比最高，但其他类型所占比例也不可忽视。抗生素的选择应基于痰培养病原体种类及其耐药模式，然而由于传统培养方法的病原体检测阳性率较低，但住院后需要立即治疗，痰培养结果出来之前，医生通常会经验性使用广谱抗生素进行治疗，这会导致临床实际使用抗生素比预期更为广泛，选择不当会导致抗生素的耐药率增加和多重耐药菌产生。因此，抗生素是否应该应用于所有急性加重患者目前仍存在争议，有研究提示，50% 以上的慢性阻塞性肺疾病急性加重患者可能无须抗生素治疗，而抗生素的不合理应用增加了细菌耐药的风险，病原体种类及其抗菌谱都有较大改变，各种病原菌对抗生素的耐药率也越来越高，这无疑影响了临床疗效的进一步提高。如何避免广泛使用抗生素引起的耐药率增加和多重耐药菌出现是临床面临的重大课题。

慢性阻塞性肺疾病急性加重最常见的病因是呼吸道感染，气道黏液高分泌是引起慢性阻塞性肺疾病急性加重感染的重要病理特征，是病情加重及致死的独立危险因素。正常的气道黏液具有清除异物、局部防御、保护气道微环境等功能。当机体在正常状态之下，慢性阻塞性肺疾病患者受到外界多种因素刺激，如温度下降、吸入刺激性气体、病原菌感染等，气道会分泌黏液发挥其功能，不会对机体造成影响。如果黏液在炎性因子、烟雾刺激下过度分泌，就可以引起慢性阻塞性肺疾病急性加重发作，这种异常的气道黏液分泌增多的情况，被称为气道黏液高分泌。具有气道黏液高分泌表现的人群罹患慢性阻塞性肺疾病急性加重死亡的风险是非气道黏液高分泌人群的 3.5 倍。感染与气道黏液高分泌相互影响，互为因果，气道黏液过度分泌改变了气道微环境，为气道内的病毒、细菌等微生物感染提供了有利条件，使慢性阻塞性肺疾病急性加重的感染不易控制；而病原微生物感染及其后续炎性产物又进一步引起黏液高分泌，形成恶性循环。抑制气道黏液高分泌可提高慢性阻塞性肺疾病急性加重期抗感染的疗效。气道黏液高分泌可归为中医学“痰饮”范畴，五脏六腑皆可生痰。尤其与脾胃运化水湿功能有关，若此功能失职，水湿不得正化，湿凝则为痰，故有“脾为生痰之源”之说；痰与肺的关系也极为密切，故有“肺为贮痰之器”之说。痰饮生成停于气道而不能被肃清，是引发咳嗽及喘憋的关键因素，尤其是慢性阻塞性肺疾病急性加重发作时，由于气道黏液分泌亢进，痰量明显增加且排痰不畅，痰热胶结，形成痰栓，进一步加重气道阻塞，不仅使“咳逆上气”不能缓解，甚至可能出现痰壅气闭的危险。虽然临床上可根据患者病情、机体耐受能力等选择痰液的引流方式，或者选择最佳的药物单用或联合应用，但由于气道黏液高分泌的发病机制错综复杂，涉及多种细胞因子、炎症介质与黏蛋白基因转录调控、病理状态下的活化机制等，目前尚无明显高效的治疗方法和药物。化痰止咳中药能改善慢性阻塞性肺疾病急性加重的气道黏液高分泌，控制临床症状，改善气道微环境，减少反复发作等，展现了中医药的优势与价值，为中西医结合干预慢性阻塞性肺疾病急性加重提供切入点。

（三）肺痈

1. 中医源流概要

中医学的肺痈是指肺中形成痈肿疮疡，以发热、咳嗽、胸痛、痰量多并伴气味腥臭，甚至咳吐脓血为主要表现的一类病证。痈，《说文解字》解“肿也”，又《释名》曰“壅也，气壅否结里而溃也”，而《康熙字典》引《正字通》言“恶疮也”“皆气血稽留，荣卫不通之所致也”。《黄帝内经》即有关于“痈疽”的论述，《素问・大奇论》载“肺之雍（一作痈），喘而两胠满”，首次描述了肺痈的症状特点；《灵枢・痈疽》言“夫血脉营卫，周流不休……寒邪客于经络之中，则血泣，血泣则不通，不通则卫气归之，不得复反，故痈肿，寒气化为热，热胜则腐肉，肉腐则为脓”，指出了痈的形成原因与寒邪客于经络，血脉营卫壅阻不通有关，并进一步指出由痈肿到溃脓的病变过程。东汉张仲景《金匮要略》设“肺痿肺痈咳嗽上气病脉证治”专篇，首次提出“肺痈”病名，指出了肺痈的病因、脉证特点及临床预后：“寸口脉微而数，微则为风，数则为热；微则汗出，数则恶寒。风中于卫，呼气不入；热过于荣，吸而不出。风伤皮毛，热伤血脉。风舍于肺，其人则咳，口干喘满，咽燥不渴，时唾浊沫，时时振寒。热之所过，血为之凝滞，畜结痈脓，吐如米粥。始萌可救，脓成则死。”对肺痈表证期、酿脓期及溃脓期的脉症作了描述，并进一步建立了据临床表现判断肺痈分期的辨证论治方法：“肺痈胸满胀，一身面目浮肿，鼻塞清涕出，不闻香臭酸辛，咳逆上气，喘鸣迫塞，葶苈大枣泻肺汤主之。”又载：“咳而胸满，振寒脉数，咽干不渴，时出浊唾腥臭，久久吐脓如米粥者，为肺痈，桔梗汤主之。”以葶苈大枣泻肺汤治疗肺痈初期，脓尚未成，痰热壅肺，邪实气闭者；以桔梗汤治疗风热郁肺，脓成正溃者。以上奠定了肺痈的临床证治基础，充分体现了仲景“观其脉证，知犯何逆，随证治之”的辨证论治精神。隋代巢元方《诸病源候论》进一步完善了肺痈的发病机理：“肺痈者，由风寒伤于肺，其气结聚所成也。肺主气，候皮毛，劳伤血气，腠理则开，而受风寒。其气虚者，寒乘虚伤肺，寒搏于血，蕴结成痈，热又加之，积热不散，血败为脓。”指出劳伤卫气致虚的基础上外受风寒，寒热失调，积热郁结，久而血败成痈的病变过程，这也为唐代孙思邈《备急千金要方》创立“千金苇茎汤”治疗肺痈提供了理论依据。明代沈金鳌《杂病源流犀烛》提出“肺痈，肺热极而成病也”，治疗主张“勿论（痈）已成未成，总当清热涤痰，使无留壅，自然易愈”。清代张璐《张氏医通》指出“肺痈……盖由感受风寒，未经发越，停留肺中，蕴发为热”，《医宗金鉴》也言“此证系肺脏蓄热，复伤风邪，郁久成痈”，《类证治裁》则提出“肺痈由热蒸肺窍，至咳吐臭痰，胸胁刺痛，呼吸不利，治在利气疏痰，降火排脓”，《柳选四家医案》说“肺痈之病，皆因邪瘀阻于肺络，久蕴生热，蒸化成脓”，清代唐容川《血证论》言“以痈脓之病，皆由血积而成……知内痈之生寒热，即可知血证之郁热矣，但痈脓之证，系血家实积”，清代喻昌《医门法律》载“肺痈由五脏蕴崇之火，与胃中停蓄之热，上乘于肺，肺受火热熏灼，即血为之凝，血凝即痰为之裹，遂成小痈，所结之形日长”，对肺痈发生过程中肺热、痰聚、血瘀等关键病机进行了高度概括。

明清时期对肺痈的分期辨证、遣方用药也有创新。《医宗金鉴》集前人治肺痈经验及方药，提出初期未溃，脓尚未成，风郁于表，用射干麻黄汤发汗；气壅喘满，身不得卧，用葶苈大枣泻肺汤。咳有微热，烦满而胸中甲错，脓将成时，须用吐法，宜千金苇茎汤；吐脓腥臭，咳如米粥者，须排余脓，宜桔梗汤。日本丹波元简《杂病广要》引中国医书，将肺痈分为：初治，清肺热，救肺气，俾其肺叶不致焦腐，其生用全，故清一分肺热，即存一分肺气，而清热须涤其壅寒；中治诸方，薏苡（《范汪方》治肺痈方），桔梗汤；末治诸方，排脓散。《柳选四家医案》提出：“初用疏瘀散邪泄热，可冀其不成脓也，继用通络托脓，是不得散而托之，使速溃也，再用排脓泄热解毒，是既溃而用清泄，使毒热速化而外出也，终用清养补肺，是清化余热，而使其生肌收口也。”唐容川《血证论》针对肺痈的分期论治，提出：“未成脓者，当泻实，已成脓者，当开结……其成脓者，用通窍活血汤加麻黄、杏仁、石膏、甘草，从表以泻之，无表证者，用人参泻肺汤加葶苈、大枣，从里以泻之，如病势猛勇，急须外攘内除，则用防风通圣散……其已成脓者，急须将脓除去，高者越之，使从口出，用千金苇茎汤，或用瓜蒂散加冬瓜仁、桃仁、苡仁、栀子，或用泻白散加黄连、瓜蒌，皆取在膈上则吐，使脓远去，以免久延为患，白散尤能吐能下，加升麻、郁金以助其吐下之机，再加黄芩、瓜蒌以解其火更善……其妙唯收口之法……诸疮生肌，皆用温补，肺是金脏，温则助火刑金，只宜清敛以助金令，使金气足而肺自生，人参清肺汤治之，后服清燥救肺汤以收功。”中医学在形成发展历史过程中，虽然在古代缺乏现代理化检查手段，但借助望、闻、问、切四诊合参，实现了对肺痈病初期、成痈期、溃脓期、既溃期等不同的临床分期诊断，在此基础上建立了以解表、清热、解毒、祛瘀、排脓、生肌为主的分期治法及方药，在西医学抗生素及外科手术尚未应用于肺炎及肺脓肿的临床治疗前，取得了肺痈治疗的显著临床疗效。

2. 西医诊疗概述

支气管扩张症（简称支扩）是各种病因引起反复发生的化脓性感染，导致中小支气管反复损伤和（或）阻塞，致使支气管壁结构破坏，引起支气管异常和持久性扩张的一种病症。临床表现为慢性咳嗽、大量咳痰和（或）间断咯血、伴或不伴气促和呼吸衰竭等轻重不等的症状。其临床病程以间歇性加重和反复发作为特征。影像学典型表现为“轨道征”或“戒指征”或“葡萄征”。据报道，全世界每 10 万人中就有 566 人患有支气管扩张症，近 10 年中发病率增加了 40%。我国目前尚无大规模支扩流行病学的调查数据。2013 年发表的一项在 7 省市城区 40 岁以上居民的电话调查研究结果显示，1.2%（135/10811）的居民曾被诊断支扩，其中，男性患病率为 1.5%（65/4382），女性患病率为 1.1%（70/6429），支扩的患病率随着年龄增长而增加。

该疾病与多种因素密切相关，这些因素包括但不限于疾病本身、细菌感染、炎症反应以及自身免疫性疾病等。慢性阻塞性肺疾病与支气管扩张症之间的重叠综合征被视为更严重的呼吸系统疾病。在一项涉及 1739 名慢性阻塞性肺疾病患者的研究中，结果证实有 140 名（8.1%）患者同时患有支气管扩张症。另外，肺气肿是支气管扩张症患者 5 年死亡率的危险因素。细菌感染是支扩最常见的病因，如肺右中叶纤维化主要由非结核分枝杆菌感染引起，上叶病变可能与囊性纤维化有关，而中央支气管扩张则通常由过敏性支气管肺曲霉菌病导致。铜绿假单胞菌的感染或定植与支扩发生发展的关系尤为密切，铜绿假单胞菌的检出及其毒力基因的存在，影响支扩的急性加重频率及预后（例如肺功能较差、肺功能下降速度更快、病死率更高）。根据支扩研究登记处的数据，约 1/3 的入选患者的痰培养呈铜绿假单胞菌阳性，12% 的患者检测到金黄色葡萄球菌，8% 的患者检测出流感嗜血杆菌。中国一项小规模队列研究表明，30% 的入选患者的铜绿假单胞菌培养物呈阳性。另外，嗜麦芽链球菌也与支扩的恶化密切相关，烟曲霉被认为是慢性阻塞性肺疾病患者支扩的危险因素，病毒感染也在支扩恶化中发挥作用。免疫缺陷综合征、原发性纤毛运动障碍、α1- 抗胰蛋白酶缺乏、先天畸形以及免疫炎症综合征（包括过敏性支气管肺曲菌病、自身免疫性或结缔组织疾病、炎症性肠病）也是支扩发生的重要原因。然而，30%～50% 的病例属于特发性，这增加了控制、预防和治疗支气管扩张症的难度。

尽管各种原因导致的支扩具有异质性，但都具有气道重塑和气道扩张的共同特征。其发病的初始阶段表现为支气管阻塞或牵拉、支气管黏膜纤毛清除功能损害、气道分泌物潴留，从而使呼吸道更容易发生病原体感染和定植，而病原体的持续存在引发肺部慢性炎症，导致气道结构破坏和管壁重塑，进一步影响气道分泌物排出，如此循环往复，最终导致支气管永久地病理性扩张，这一过程被称为支扩的"恶性循环"。国内研究表明，支扩患者的肺组织病理切片显示，支气管和细支气管均有上皮增生，包括杯状细胞增生和（或）肥大，以中性粒细胞浸润为主，证实支扩患者存在异常上皮重塑伴黏膜纤毛结构受损，导致炎症和感染。支气管周围炎症导致邻近肺泡破坏，扩张支气管周围的肺组织常伴有不同程度的萎陷、纤维化、肺气肿和肺大疱的表现。因此，支扩本质上是一种慢性气道炎症性疾病。

目前的临床治疗多着眼于控制急性加重期感染，疏于长期管理。国际上推荐长期吸入抗生素或口服大环内酯类药物治疗支扩，但目前我国尚缺乏抗生素吸入制剂，而长期口服抗生素带来的耐药问题仍无法解决，也有增加心血管死亡及其他严重不良事件的风险。国内外指南同样强调了气道廓清对于支扩长期治疗的重要性，但该技术在我国尚缺乏推广与实施。综上可见，随着人口结构的改变及现代诊疗水平的提高，支扩的发病率和诊断率不断升高，造成医疗资源压力不断加大和社会负担加重，但由于认知水平存在差异，支扩规范化诊疗及管理工作相对匮乏，诸多问题与难点有待解决。研究发现，中医药在支扩急性期控制症状、延长稳定期等方面具有一定优势与特色，可以缓解临床症状，提高临床疗效；控制急性感染，降低炎症指标；提升呼吸功能，改善气流受限；提高生活质量，减少加重次数的临床疗效，能够抑制细菌感染定植、减轻组织炎症损伤、下调蛋白酶水平，从而调节机体的免疫功能。中医药治疗支扩具有多环节、多方向、多靶点的特征，显示出治疗该病的临床应用价值。

肺脓肿是常见的肺部感染性疾病之一，是由一种或多种病原体引起的肺组织局部坏死和化脓的感染性疾病。从感染途径和发病机制可分为吸入性肺脓肿、继发性肺脓肿和血源性肺脓肿。早期表现为肺组织的感染性炎症，继而坏死、液化，由肉芽组织包裹形成脓肿。肺脓肿发生的因素为细菌感染、支气管阻塞，加上全身免疫力降低。急性肺脓肿感染的细菌多为混合性感染，包括厌氧、需氧和兼性感染，其中厌氧菌是肺脓肿最常见的病原菌，占 60%～80%，常见的厌氧菌主要为核粒梭形杆菌、核色素类杆菌、中间型链球菌、螺旋体、消化链球菌等。需氧和兼性厌氧菌主要为金黄色葡萄球菌、溶血性链球菌、肺炎克雷伯菌、铜绿假单胞菌、复形杆菌、大肠杆菌等。近年来，国外报道嗜肺军团杆菌所致肺炎也可形成脓肿。肺脓肿一般为单个病灶，偶尔可出现多发性散在病灶，典型 X 线表现为肺实质圆形空腔伴含气液平的空洞，如出现多个直径＜2cm 的空洞又称为坏死性肺炎。临床以高热、咳嗽、咯大量脓臭痰为特征。本病可见于任何年龄，以青壮年较多见，男性多于女性。有研究表明，肺脓肿的发病率因国家、年龄而异，美国每 10000 例住院人数中有 4～5.5 例诊断为肺脓肿。国内尚无有关肺脓肿发病率的研究。由于病因、病情严重程度、治疗方案、合并症等不同，肺脓肿的死亡率也有所不同。在抗生素应用前，肺脓肿的死亡率很高，30%～40% 不等，随着抗生素的使用，肺脓肿的死亡率显著下降，研究显示其总体死亡率为 1%～8%，但罹患糖尿病、慢性阻塞性肺疾病、支气管扩张等疾病的患者若发生肺脓肿，死亡率可高达 75%，并且存活下来的患者中有 30% 遗留有明显的呼吸道症状。有学者对肺脓肿的死亡危险因素进行研究，提出贫血、合并脓胸也是其死亡的危险因素。

急性肺脓肿起病急骤，患者畏寒，高热，体温可达 39～40℃，伴有咳嗽、咳黏液痰或黏液浓痰。炎症累及胸膜可引起胸痛。病变范围较广泛时，可出现气急。同时还伴有精神不振、全身乏力、食欲不振等全身症状。多数患者有牙齿、口咽喉部的感染灶，或手术、劳累、受凉等病史。单纯厌氧菌感染所致的肺脓肿起病隐匿，且约有 10% 患者无易感因素可寻。急性肺脓肿若治疗不及时、不彻底，或支气管引流不畅，1～2 周后咳嗽加剧，咳出大量脓臭痰及坏死组织，每日可达 300～500mL，臭痰多为厌氧菌感染所致。大量坏死组织残留于脓腔内，炎症持续存在，脓腔不能愈合，治疗超过 3 个月，则称为慢性肺脓肿。患者常有慢性咳嗽、咳脓痰、不规则发热、反复咯血、消瘦、贫血等慢性毒性症状。

当前，肺脓肿的治疗仍以抗生素抗感染、痰液引流为主。抗生素的选择与病原菌的鉴定息息相关，但在临床实践中，病原菌培养时间长，而且因为多种影响因素存在，很多情况下无法获取病原学资料。并且随着抗生素的使用，出现病原微生物的耐药、变迁，需要额外治疗，如肺脓肿引流及手术切除等。对有明显痰液阻塞征象的患者，要防止发生窒息；若发生大咯血，一方面防止窒息，另一方面观察血压，采取相应的急救措施；如痈脓破溃流入胸腔，其预后较差，必要时可做胸腔穿刺引流。因此，肺脓肿的治疗方案应综合考虑患者的合并症，当地流行病原菌种、毒力及药敏监测数据，肺脓肿分类，机体抵抗力的强弱，并发症等因素。目前，肺脓肿的治疗与管理尚缺乏规范的指南及共识，在合理选择抗菌药物、介入引流的最佳时机等方面仍存在争议，然而针对肺脓肿的临床研究不多，需要更多的前瞻性研究来评估肺脓肿的最优治疗方案，为临床决策提供依据。中医切入肺脓肿抗感染治疗，既不是靠单一方药解决病原微生物所致的脏器感染，也不是以直接杀菌、抗病毒为治疗原则，而是谨守

“菌毒并患、热毒炽盛、痰瘀热结”之病因病机，在中医理论指导下，运用多途径给药、多形式并用的综合疗法，从根本上干预肺脓肿的菌群生态失衡、炎症级联反应、血液高凝状态，并平衡机体免疫功能，达到治病防变的目的，突显中医药疗效优势。

二、下呼吸道感染性疾病气络－气道－血（脉）络传变规律

急性气管－支气管炎、社区获得性肺炎、医院获得性肺炎、慢性阻塞性肺疾病急性加重、支气管扩张及肺脓肿等属于西医学下呼吸道感染性疾病范畴，临床也是独立的病种。中医学通常也将这些疾病归属于不同的病种，以咳嗽为主者称为肺咳，以发热为主者称为肺热，以咳痰特别是脓痰腥臭为主者称为肺痈。基于肺之“气络－气道－血（脉）络”传变，肺咳、肺热与肺痈虽是肺系疾病独立病种却遵循着共性的传变规律，这为“异病同治”上述疾病奠定了理论基础。

（一）风热袭表，痰热壅肺，气道壅阻是其主要病机特点

肺为华盖，位居高位，外合皮部之阳络，又开窍于鼻，中医之“肺系”包括鼻、喉、肺（气管、气道、肺泡）构成的呼吸系统，是外邪侵袭内舍于肺的主要途径。卫外抗邪之卫气主要由肺所主，通过肺之气络布散于人体皮部阳络，发挥防御卫护作用，故古人常有“肺卫之称”。《灵枢·决气》指出：“上焦开发，宣五谷味，熏肤，充身，泽毛，若雾露之溉，是谓气。”以“熏”“充”“泽”来描述肺之气络承载的卫气循行于体表阳络的运行方式；“若雾露之溉”则形象地描述了卫气弥散在皮部阳络，熏蒸于肌肤的功能状态，从而使卫气成为人体抗御外邪侵袭的第一道屏障，故明代孙一奎在《医旨绪余》中说：“卫气者，为言护卫周身……不使外邪侵犯也。”肺咳、肺热及肺痈均以外邪袭表为发病的始端，这与下呼吸道感染等肺系疾病均存在感染的因素是相吻合的。《素问·刺热》首提“肺热”病名及症状“先淅然厥，起毫毛，恶风寒，舌上黄，身热，热争则喘咳，痛走胸膺背，不得大息，头痛不堪，汗出而寒”，指出了肺部发热疾病由外邪袭表到身热咳喘，最后因“不得大息”引起呼吸困难的发病全过程，对于理解由肺咳至肺热再至肺痈的病变过程具有重要指导价值。东汉张仲景《伤寒论》所载“伤寒……发汗后，不可更行桂枝汤，汗出而喘，无大热者，可与麻黄杏子甘草石膏汤”，指出了外感伤寒，由表入里，突破皮部阳络的防御卫护，影响肺之气道的病机变化，其在六经辨证之阳明病，卫气营血辨证之气分证的汗出、发热等共性证候学特点的基础上又兼具了气道受损后出现的咳喘、咳痰等临床表现。《金匮要略》载：“风中于卫，呼气不入；热过于营，吸而不出。风伤皮毛，热伤血脉。风舍于肺，其人则咳，口干喘满，咽燥不渴，多唾浊沫，时时振寒，热之所过，血为之凝滞，蓄结痈脓，吐如米粥。”指出了感受风热之邪内伤肺络，热壅血瘀，肉腐成痈的发病过程。风、寒、暑、热等邪气外侵，皮部阳络与口鼻首当其冲，侵犯肺卫而发为咳嗽、发热、咳痰甚至腥臭如米粥之变。外邪之中又以风邪为多见，因风为六淫之首，百病之长，其性轻扬开泄，既可单独侵袭肺卫，又多为他邪侵入之先导

而相兼为患。就本病而言，虽然理论上风邪可相兼任何其他外邪为患，但以风热为多见。清代名医叶天士在《临证指南医案》中提到“温邪上受，首先犯肺”，指出温热之邪更易由口鼻入侵犯肺系导致发热、咳嗽之变。此外，中医学又有“同气相求”之说，当今社会饮食结构改变，各种“膏粱厚味”等高热量饮食摄入，嗜食烟酒等不良行为，加之社会节奏加快、竞争压力增大，使阳气不能内守易于亢越，即“阳气者，烦劳则张”，各种化热生火的因素交织形成内热体质，更易招致外来风热之邪侵袭，即便初期为风寒也会很快入里化热。风热外袭，或风寒入里化热，热灼津伤，炼液为痰可导致痰热壅肺之变。刘河间《黄帝素问宣明论方》中载：“皮毛属肺，风寒随玄府而入，腠理开张，内外相合，先传肺而入，遂成咳嗽，乃肺热也，寒化热，热则生痰，喘满也。”张从正《儒门事亲》言：“夫富贵之人，一切涎嗽，是饮食厚味，热痰之致然也。”宋代《太平圣惠方》云：“夫肺气壅实，上焦有热，饮水停留，在于胸腑，与热相搏，积滞成痰也。肺主于气，今邪热搏于气，气道痞涩，不得宣通，但心胸烦闷，痰滞不利，故令咳嗽痰唾稠黏也。”详细地阐述了风热外袭或风寒入里化热而致痰热壅肺证的病机。西医学也认为，各种致病因素引起的病理变化是继发于细菌、病毒等病原体的气道炎症反应，引起黏膜充血、水肿、分泌物增加，表现为咳嗽、发热、咳痰，与痰热壅肺证的临床表现相吻合。

（二）气络郁滞，肺失宣肃是病机关键

宣发与肃降是肺脏的主要生理功能，亦是人体之气升降出入在肺脏的体现，对于维持肺脏乃至人体内外环境平衡稳定发挥着重要生理作用。肺之气络调控肺之宣发与肃降功能，肺主“宣发”指肺之气络在机体内将精微物质向外散播和向上升发宣散的作用，包含呼出体内之浊气、上布津液至头面、宣发卫气于皮部阳络三重作用。通常情况下，肺之气络的这种宣发功能可使人体的呼吸道保持畅通，还可将各种营养物质输布于肌表，使其得到滋润和营养，即“输精于皮毛”，使肌表阳络成为机体抵抗外邪的第一道保护屏障。因此，风热外邪侵袭，口鼻与肌表最先受邪，阳络郁闭，肺气郁滞，首先影响肺之宣发功能，从而出现发热、咳嗽等临床症状。肃降包括清肃和下降。清肃指肺之气络具有使呼吸道保持清洁，并能清除气道废物的作用；下降指肺之气络向下通降，主导呼吸运动发生。下降的反面为上逆，表现为咳嗽、气急、喘满的病证。《素问·脏气法时论》曰“肺苦气上逆”，揭示了肺系疾病以肺失肃降、肺气上逆多见，如出现肺清肃失司、邪气壅塞于肺、腑气不通等，表现为咳嗽、咳痰或大便不畅之变。

肺之宣发肃降功能在病理情况下各有侧重，所谓宣肃有别。肺主宣发肃降，以宣为主，宣发是肃降的前提。皮部阳络为肺之所合，卫气依靠肺之气络的宣发作用，外实肌表发挥卫外防御功能。若阳络郁闭，气络郁滞，肺气失宣，卫外不固，风热外邪从口鼻或皮毛乘虚而入，气机壅滞而宣发不利，浊气欲出而不出，为祛邪外达，肺气上逆冲击声门而致咳，正如清代郑寿全《医法圆通》所论：“客邪自外而入者，闭其太阳外出之气机，气机不畅，逆于胸膈，胸中乃肺地面，气欲出而不出，咳嗽斯作矣。”因此，外感咳嗽用药要顺从肺脏的生理特性，及时宣散、宣透、宣发外邪。病邪尚浅时，宜及早宣邪外出，勿过早应用敛肺镇咳或滋阴润肺之品。诚如清代喻嘉言《医门法律》对于外感咳嗽治疗提出的治疗原则：“若咳而其脉亦浮，则外邪居多，全以外散为主……一举而表解脉和，于以置力于本病，然后破竹之势可成耳。”同时，基于肺之宣发肃降常相互影响，难以截然分开，在治疗上应宣降结合，宣发在肺之邪，肃降上逆之气，使肺主宣肃功能恢复正常，则咳嗽、咳痰乃止。运用具有宣透作用的药物，以宣肺气，开腠理，达邪外出，是治疗邪热闭肺、阳热怫郁所致肺之气络郁闭、宣肃失职的重要原则，即所谓“灵其气机”。清代吴鞠通在《温病条辨》中提出“逐邪者随其性而宣泄之，就其近而引导之”，叶天士提出“所谓微辛以开之，微苦以降之，适有合乎轻清娇脏之治也”的原则。开宣畅肺气、泄热祛邪治法先河的为东汉张仲景，其治疗肺热咳喘的代表方药——麻杏石甘汤，以麻黄与石膏相伍发挥宣肺泄热作用。麻黄其药中空，形像玄府，为入肺之气络要药，古人皆称其有止咳平喘之功，其味辛，其气轻，径入肺中，复其宣发之职。《神农本草经》言其“去邪热气，止咳逆上气”，《神农本草经疏》言其可用于治疗“咳逆上气者，风寒郁于手太阴也”，可见该药为肺家专药，又为肺络之要药，善治咳逆上气。麻黄气味俱薄，轻巧而浮，宣畅肺气，故《本草正义》载：“麻黄轻清上浮，专疏肺郁，宣泄气机……虽曰解表，实为开肺，虽曰散寒，实为泄邪，风寒固得之而外散，即温热亦无不赖之以宣通。”于本病外邪侵袭，肌表郁闭，气络郁滞，肺气壅遏不宣之病机甚为相宜。方中用麻黄不为发汗解表之谓，而为开达肺气，宣肺止咳，使肺壅遏之气得宣，而复“上焦开发，宣五谷味，熏肤，充身，泽毛，若雾露之溉”之功，故近代名医张锡纯《医学衷中参西录》谓其“主咳逆上气者，以其善搜肺风兼能泻肺定喘也”。生石膏为清泄肺经气分邪热之要药，用于邪热郁肺，气急喘促、咳嗽痰稠、发热口渴等症。《医学衷中参西录》言其“凉而能散，有透表解肌之力，外感有实热者，放胆用之，直胜金丹”。《孔伯华医案》言：“其气轻能解肌表、生津液、除烦渴、退热疗狂、宣散外感温邪之实热，使从毛孔透出；其性之凉并不寒于其他凉药，但其解热之效，远较其他凉药而过之。”关于麻黄与石膏的配伍意义，近代名医张锡纯《医学衷中参西录》之论述切中肯綮：“锢闭难出之风邪，非麻黄不能开发其锢闭之深，唯其性偏于热，于肺中蕴有实热者不宜，而重用生石膏以辅弼之，既可解麻黄之热，更可清肺中久蕴之热。”

（三）痰热壅阻，气道壅阻是本病中心病理环节

气道作为呼出吸入之通道，依赖肺之肃降作用及时清除代谢废物，防止津液凝聚为痰阻塞气道，正如《济生方》言：“人之气道贵乎顺，顺则津液流通，决无痰饮之患，调摄失宜，气道闭塞，水饮停于胸膈，结而成痰。”故中医有“肺为贮痰之器”之说。风热袭表，阳络郁闭，气络郁滞，肺气壅遏不宣，清肃之令不行，其通调水

道、调节水液代谢作用亦受影响，气道内津液不能正常敷布而凝聚为痰，内生之痰湿与阳热搏结而成痰热蕴阻、气道壅滞之患。痰既是风热袭肺、热邪闭肺的重要病理产物，又是继发性致病因素，与热互结，停滞于肺，加重气机郁滞，使热邪更加炽盛。痰因热生，热因痰盛，痰热壅阻气道，病势延及血（脉）络，轻则热灼络伤、血溢络外而见痰中带血，重则影响肺之气道“换气转血”功能而见喘咳加重、口唇青紫、舌质暗红、舌下脉络曲张等症。西医学相关研究也显示，急性气管－支气管炎的病理变化主要表现为气管－支气管黏膜充血、水肿，分泌物增加，伴有黏膜下层水肿，淋巴细胞和中性粒细胞浸润。病变限于气管、总支气管和肺叶支气管黏膜，严重者可蔓延至细支气管和肺泡，引起微血管坏死和出血。损害严重者，黏膜纤毛功能降低，纤毛上皮细胞损伤、脱落。较严重的病例，支气管黏膜各层均受损害，发展成支气管周围炎或所谓的“全支气管炎”，黏膜病变不能恢复。肺炎常见的症状为咳嗽、咳痰，痰为黏痰或脓性痰，有时为铁锈痰或血痰，甚至咯血，伴有肺脓肿时可出现大量恶臭痰。支气管扩张的关键因素是感染和阻塞，并且表现为感染－阻塞－感染循环往返的过程。在巨噬细胞和气道上皮细胞释放细胞因子（IL–8、IL–4）的作用下，中性粒细胞聚集到肺部并释放弹性蛋白酶和胶原酶等，破坏支气管管壁。支气管管壁被破坏后，周围相对正常组织将受损气道牵张导致气道扩张改变。发生急性肺部炎症时，炎症部位出现不同程度的充血、水肿及炎性渗出，同时引起局部循环障碍，炎性病变进一步加重炎性组织肿胀和渗出，从而加速并发症的产生。由于气道炎症和黏液阻塞，支气管扩张患者的肺功能检查可出现气流阻塞，并随着病情进展而加重。病程较长的支气管扩张因支气管周围肺组织纤维化，可出现限制性通气功能障碍，伴弥散功能减低。通气不足、弥散障碍、肺内分流和通气－血流失衡，可使部分患者出现低氧血症，引起肺动脉收缩，导致肺动脉高压，少数患者可发展成肺心病。这与本研究提出的气道壅阻及其继发影响血（脉）络结构与功能的病机特点是一致的。现代研究也显示，适当配伍活血化瘀类药物，如当归、赤芍、丹参、郁金等可以促进血行，消散瘀血，修复组织损伤，提高肺部感染的整体疗效。同时，肺之气络郁滞影响“司开阖”功能亦可导致肺之气道绌急病变。在本病发生过程中，外邪侵袭肺系，阳络郁闭，肺气郁滞，影响卫气“司开阖”功能，可引起气道绌急之变，与痰热壅肺所致气道壅滞交互影响，使病变发展加重。西医学对于呼吸道炎症与气道反应性的关系研究日益深入，气道炎症与气道高反应性之间的关系受到关注，气道炎症损伤使气道黏膜出血、水肿、渗出和黏液栓形成而促使气道阻塞，炎症刺激可反射性使迷走神经兴奋引起小气道痉挛而伴有在炎症反应基础上的气道高反应性。这与中医学气道绌急是在气道壅阻基础上发生的病机相吻合。

三、化痰止咳“异病同治”下呼吸道感染性疾病的科学价值

气道黏液高分泌与下呼吸道感染疾病的发展演变及转归预后具有高度相关性。气

道黏液是由呼吸道黏膜上皮细胞、杯状细胞及黏液腺分泌的透明液体，其在生理状态下发挥保护气道的作用，是气道防御屏障功能的重要组成部分。病理状态下，气道黏液分泌亢进引起黏液纤毛系统清除功能障碍，阻塞气道引起通气－换气功能障碍，加重病情甚至导致死亡。这既是急性气管－支气管炎及慢性阻塞性肺疾病等急、慢性气道炎症疾病的重要病理特点，又是社区获得性肺炎、医院获得性肺炎迁延不愈的独立危险因素。新型冠状病毒感染的肺部病理解剖也显示出黏液高分泌和黏液栓形成的特点，其为病情转重并迅速恶化的关键因素。可见，有效解决气道黏液异常分泌的临床难题，改善通气－换气功能，对于提高呼吸系统传染性或感染性疾病的防治水平具有重要临床价值。

中医学认为，“痰”属异常水液，为津液凝聚所致。明代李梴《医学入门》曰：“痰者，津液所化，风伤肺，湿伤脾，凝浊而生。”“风伤肺”泛指六淫或疫毒之邪外袭肺卫，邪热壅肺，肺失宣肃致津液不能布化留于气道所致，即所谓“肺为贮痰之器”。这与病毒、细菌感染及炎症刺激导致黏液腺分泌亢进的病理过程相吻合。探讨化痰止咳法改善气道黏液高分泌的科学内涵，对于提高下呼吸道感染性疾病的治疗水平具有重要价值。

（一）影响气道黏液高分泌的因素及中医药应用前景

气道上皮覆盖于大小气道表面，细胞类型包括纤毛细胞、杯状细胞、分泌细胞等。上皮细胞主要分布于大气道，保证黏液主要形成于高位气道，利于黏液及时黏附和捕获有害物质或病菌，并防止异常黏液阻塞细支气管和肺泡。上述细胞还分泌活性物质，通过损伤－修复机制发挥屏障防御功能。细菌、病毒感染及炎症等引起气道上皮损伤，损伤－修复失衡，是气道黏液异常分泌的重要因素。气道炎症是影响呼吸系统疾病黏液异常分泌的重要因素，慢性阻塞性肺疾病是以气流受限为特征的慢性气道炎症性疾病，气道中过多黏液分泌与慢性炎症刺激引起的杯状细胞增生、黏液腺肥大等分泌组织增多有关。中性粒细胞介导的炎症刺激，使正常情况下无杯状细胞分布的细支气管中，杯状细胞数目增多，黏液分泌增加。黏液滞留小气道，导致气道阻力增加。在支原体感染的肺炎中，随着疾病进展，气道内黏性分泌物增多，后期可有黏液栓形成，造成不可逆的支气管通气不良。这种情况与疾病的严重程度及病程迁延显著相关。新型冠状病毒感染可引起以深部气道和肺泡损伤为特征的炎症反应，导致黏液增多、黏稠和黏液栓形成，严重影响通气－换气，导致病情迅速加重。西医应用糖皮质激素、非甾体抗炎药及抗生素调节气道黏液分泌的重要机制是，通过抗炎作用降低细胞黏液分泌活性，抑制黏液过量分泌。因此，祛除致病因素为减少痰液生成的首要举措。

痰液清除能力还与气道黏液流变性密切相关。气道黏液弹性过低或黏附性增加，则清除率下降，这与其生物学特征相关。气道黏液含 95% 的水及 5% 的固形物，其中 2%～3% 固形物为蛋白质和糖蛋白。杯状细胞、黏液腺分泌的黏液糖蛋白是气道黏液的主要成分，决定了黏液的流变性。气道炎症反应引起杯状细胞及黏液腺增生肥大并分泌旺盛，黏液中的糖蛋白等成分增多，使黏液的黏滞度及黏附性增加而清除率下降。西医学降低痰液黏度的方法包括湿化气道，如雾化吸入高渗盐水，增加痰液中的水分，起到物理性稀释作用；氯化铵、碘化物等药物刺激迷走神经，反射性促进腺体分泌，从而使痰液稀释；裂解黏液糖蛋白等大分子物质降低黏滞性，如溴己新、氨溴索、乙酰半胱氨酸等。以上均是通过改变气道黏液的生物学特征改善其流变学性质，起到降低痰液黏度以提高清除率的作用。

呼吸道存在的黏液纤毛清除防御机制由黏液和纤毛两部分组成。纤毛在黏液毯中规律连续性摆动，将有害颗粒及病原体推送出气道。正常的黏液纤毛清除不仅要求黏液具有特定的流变学特征，而且要求有足够数量、结构功能完整的纤毛。病理状态下，伴随着黏液的黏弹性变化，纤毛功能紊乱造成无效摆动，最终也影响气道黏液的排出。西医支气管扩张剂具有扩张气道和影响黏液清除率的双重作用，而其药效机制与促进纤毛运动与增加黏液纤毛清除率有关。

综上可见，减少痰液生成、降低痰液黏度、促进痰液排出是解决气道黏液高分泌的重要举措。中医学认为，六淫或疫毒之邪外袭肺卫，邪热壅肺，肺失宣肃致津液不能布化而留于气道成痰是下呼吸道感染性疾病存在气道黏液高分泌的原因之一。热邪郁肺是致病之首因，痰因热生，热因痰盛，热邪不除，脏腑功能难以恢复，痰也不断滋生，故明代缪希雍《神农本草经疏》有“肺有热，因而生痰”之说。治疗当痰热同治。明代孙一奎《医旨绪余》曰：“治痰者，当察其所来之源……因于火则治火。”清代叶天士论治痰说：“有因郁因火者，必用开郁清火为君，以消痰佐之。”金银花、连翘、桑白皮、黄芩等单味药均有抗病毒，抑菌，抗炎，减少炎症损伤，抑制腺体分泌的作用。肺与大肠相表里，清热化痰药与通腑泻肺药大黄配伍，可起到协同作用，麻杏石甘汤和清金化痰汤亦有同样的药效作用。半夏、陈皮等燥湿化痰类药物可以直接抑制气道黏液腺分泌，与清肺泄热药配伍发挥协同作用以抑制痰液生成。研究表明，燥湿化痰代表方剂二陈汤具有降低血管通透性，减少呼吸道黏液分泌的作用。特别是其能明显上调负责肺部水液代谢的水通道蛋白（AQP5）水平，发挥减少呼吸道黏液腺分泌及痰液生成的作用。

有研究表明，前胡、桔梗等药物的主要祛痰成分为皂苷类物质，可通过刺激胃 - 肺反射增强迷走神经兴奋，促进气道腺体分泌达到痰液稀释的目的。其中，桔梗的排痰强度相当于氯化铵。浙贝母的主要活性成分虽不含皂苷类成分，但在切断迷走神经后的动物模型中仍具有促进排痰作用，显示其具有直接刺激腺体分泌的作用。痰液因含有黏蛋白而带有黏性，目前在痰液中已鉴定出 21 种人类黏蛋白（MUC）的基因编码，其中 7 种 MUC 在气道蛋白中占主导地位。气道黏液异常分泌本质是 MUC 的过度分泌，与 MUC5AC 的产生和分泌增加有关。桔梗、半夏等化痰药可使支气管上皮细胞 MUC5AC 含量减少，降低痰液黏稠度。麻杏石甘汤与清金化痰汤也具有调节

MUC5AC 表达，降低痰液黏度的作用。人之气道贵乎清顺，顺则津液流通，痰浊不生。若痰阻于内，气道壅阻，络气不畅，不仅痰不易除，而且易产生新痰。宣肺畅气药以轻清流动之性舒畅络气，畅通气道，肃清痰液，正如《圣济总录》谓："善疗此（痰）者，要以宣通气脉为主。"麻黄具有宣发肺气作用，《本草正义》曰："麻黄轻清上浮专疏肺郁，宣泄气机……虽曰解表，实为开肺。"该药所含麻黄碱能松弛支气管平滑肌，类似支气管扩张剂，有助于促进纤毛运动。苦杏仁为降气祛痰代表药物，《本草便读》言："功专降气，气降则痰消嗽止。"桔梗为"开提肺气之圣药，可为诸药舟楫，载之上浮"。三药单用或配伍应用，均可加快呼吸道黏膜纤毛运动，增加黏液清除率，促进痰液排出，与"帆借风势助船运行"的道理一致。气管段酚红法和毛细玻管法也证实，上药具有通过促进纤毛运动加快痰液排出的作用。上述研究显示，单味中药及代表性经典名方在改善气道黏液高分泌方面具有显著的应用前景。

（二）肺络病证治指导连花清咳片化痰止咳的科学内涵

连花清咳片是应用肺络病证治指导研发的国家专利中药。该药基于外感咳嗽"风热袭表、痰热壅肺、气道壅滞"的病机特点，确立"宣肺泄热，化痰止咳"治法，由《伤寒论》麻杏石甘汤合《医学统旨》清金化痰汤化裁而成。方中半夏、浙贝母、前胡、陈皮化痰顺气，针对痰阻气道的病机关键而设；桑白皮、黄芩、生石膏清肺泄热，辅以大黄通腑泻肺，《本草汇言》言"用清痰降火之剂，必加姜制大黄"；山银花、连翘、牛蒡子辛凉清解，透热达表，针对气道壅滞之痰热有"火郁发之"之义；麻黄、炒苦杏仁、桔梗宣畅肺气，痰阻气道，犹水中之瘀积，必影响气机之流通。肺气宣达调畅，宣肃功能恢复，则助痰消咳止。

1. 连花清咳片"化痰止咳"治法的科学内涵

（1）减少痰液生成：药效学研究通过抗病毒、抗菌体外模型和新型冠状病毒感染转基因动物模型，证实连花清咳片具有明显抗病毒、抑菌及抗炎作用，从而改善炎症对气道上皮的损伤，减少痰液生成。体内外实验证实，连花清咳能够有效抑制新型冠状病毒，降低新型冠状病毒感染小鼠的肺指数，抑制感染小鼠肺脏中的新型冠状病毒复制，降低肺组织炎症细胞浸润，改善肺间质组织增生；还能明显抑制冠状病毒 HCoV-229E 感染小鼠肺指数增加，减少感染小鼠肺脏中冠状病毒 HCoV-229E 的复制，降低肺组织中炎症细胞的浸润及炎症因子的表达水平，缓解肺组织病理性变化；降低小鼠感染流感病毒后的死亡率，延长生存时间，降低肺指数；对金黄色葡萄球菌、甲型溶血性链球菌、乙型溶血性链球菌、肺炎双球菌、表皮葡萄球菌、卡他球菌也有明显抑制作用。

在抑菌抗病毒的同时，减轻炎症因子释放及气道炎症浸润，保护气道黏膜，降低急性支气管炎模型炎症因子 IL-6、IL-8、TNF-α、MDA 含量，增加 NO、SOD、IL-10 的含量，提高 $CD4^+/CD3^+$、$CD8^+/CD3^+$、$CD4^+/CD8^+$ 的比例；明显抑制急性肺损伤模型肺泡损伤及肺泡壁间质增生，降低肺泡壁破坏百分比；调节慢性支气管炎急性发作模型炎性细胞因子平衡，减少支气管黏膜炎性细胞浸润和病理改变，改善肺功能。抑制各种致病因素引起的气道炎症反应是其减少痰液生成的机制之一。网络药理学分析显示，连花清咳片中的活性成分包括新绿原酸、隐绿原酸、甲硫酸苷 A、橙皮苷、黄芩苷、牛蒡苷、甘草酸铵、柠檬酸、大黄素、植素等，通过抑制 NF-κB 信号通路来改善气道炎症。

（2）降低痰液黏度：连花清咳片减少慢性阻塞性肺疾病急性发作气道黏液高分泌模型气道的上皮杯状细胞化生，抑制 MUC5AC 分泌及基因表达，增加 AQP5 蛋白及基因表达，降低气道痰液黏度，改善气道黏液高分泌状态；还能够降低肺泡灌洗液中 TNF-α、IL-1β 和 MMP-9 等炎症因子的表达水平，降低血清 IL-13 水平，减少白细胞、巨噬细胞和 T 淋巴细胞数量（$P<0.01$），减轻肺部炎症反应；显著抑制人支气管上皮细胞损伤模型 MUC5AC 分泌；降低重症肺炎小鼠的 MUC5AC 表达水平，降低痰液黏度。

（3）促进痰液排出：气管段酚红法和毛细玻管法证实，连花清咳片促进纤毛运动，加快痰液排出；通过改善慢性阻塞性肺疾病急性发作模型气道上皮纤毛形态及结构完整性，防止纤毛细胞丢失，增加纤毛长度和数量，提高纤毛搏动频率，改变纤毛摆动方向，从而改善纤毛结构及功能，促进痰液排出。

2. 连花清咳片在下呼吸道感染性疾病中的临床应用

（1）急性气管－支气管炎：由全国 8 家三甲医院完成的连花清咳片治疗急性气管－支气管炎的随机双盲、安慰剂对照、多中心研究，纳入符合要求的 480 例受试者，结果显示：连花清咳片明显改善咳嗽、咳痰、咽干口渴、心胸烦闷、大便干、呼吸音粗和湿性啰音等症状体征；提高咳嗽症状消失率、疾病疗效总有效率、中医证候疗效总有效率。治疗小儿急性支气管炎痰热壅肺证的随机、开放、平行对照、多中心临床研究，结果显示，在常规治疗的基础上联合连花清咳片可明显改善咳嗽、咳痰、发热等症状，缩短咳嗽消失时间，提高疾病总有效率。

（2）新型冠状病毒感染：治疗普通型新型冠状病毒感染的前瞻性随机对照、多中心临床研究，在常规治疗基础上加用连花清咳片，可明显提高患者的临床症状缓解率，提高患者咳嗽、咳痰消失率，缩短发热、咳嗽、咳痰恢复时间。另一项治疗新型冠状病毒感染伴有咳嗽症状的前瞻性随机对照临床研究结果证实，在常规治疗基础上加用连花清咳片可显著改善新型冠状病毒感染患者的咳嗽、咳痰症状，缩短咳嗽、咳痰症状的持续时间，减轻肺部病变，提高 CT 好转率，升高氧合指数。治疗新型冠状病毒感染转阴后咳嗽的随机双盲、安慰剂对照、多中心临床研究，由首都医科大学附属北京中医医院等 42 家单位参与，共纳入 480 例新型冠状病毒感染转阴后咳嗽患者，结果显示，连花清咳片能缩短 14 天内咳嗽消失时间，提高咳嗽消失率，显著改善咳嗽、咳痰、咽痒、气急症状总评分、咳嗽视觉模拟评分（VAS）及咳嗽程度评分（CET），提高生活质量。

（3）重症肺炎：由河北医科大学第二医院开展的前瞻性、随机、对照临床研究，共纳入 80 例重症肺炎患者，结果显示：连花清咳片降低 APACHE- Ⅱ评分，缩短住院时间，改善肺部影像学表现及通气 – 换气功能，提高氧合指数和动脉血氧饱和度。同时还能提高纤毛细胞比例，降低痰液黏度，降低肺泡灌洗液炎性细胞数量，改善气道上皮损伤。表明连花清咳片可维持重症肺炎患者气道的上皮稳态，降低重症肺炎患者的疾病严重程度和炎症状态，可能与其降低痰液黏度、促进痰液排出，改善通气 – 换气功能有关。

（4）慢性阻塞性肺疾病急性发作：由复旦大学附属中山医院主持开展的连花清咳片治疗慢性阻塞性肺疾病急性发作随机双盲、安慰剂对照临床研究，以呼吸困难、咳嗽、咳痰量表评分较基线变化值为主要指标，评价连花清咳片对慢性阻塞性肺疾病急性发作的临床疗效，同时观察其对咳嗽程度、肺功能、炎症因子及转重症比例的作用，预计 2025 年 9 月揭盲。

连花清咳片于 2020 年 5 月上市，获批新药之前，被河北省中医药管理局特批用于省内新型冠状病毒感染疫情防控。上市后被列入《国家基本医疗保险、工伤保险和生育保险药品目录（2023 年）》乙类，先后近 50 次被国家及多省卫生健康委员会、中医药管理局发布的新型冠状病毒感染、流行性感冒等传染性公共卫生事件防治方案、指南共识列为推荐用药。被多省卫生健康委员会、中医药管理局列入儿童急性呼吸道感染、儿童肺炎支原体感染、急性呼吸道感染性疾病防治方案推荐中成药，还被中华中医药学会《全国儿童呼吸道感染中医药防治方案》列为痰瘀闭肺证推荐中成药，显示出其在异病同治呼吸道感染性疾病中的重要应用价值。

第三节　慢性阻塞性肺疾病（肺胀）传变规律

慢性阻塞性肺疾病是一种异质性肺部疾病，是由有毒颗粒或气体引起的气道异常或肺泡异常并导致的持续性（常为进展性）气流阻塞。慢性阻塞性肺疾病的特征是持续存在的气流受限和相应的呼吸系统症状，其病理学改变主要是气道和（或）肺泡异常，通常与显著暴露于有害颗粒或气体相关，遗传易感性、异常的炎症反应与肺异常发育等众多的宿主因素参与发病过程，严重的合并症可能影响疾病的表现和病死率。上述因素决定了慢性阻塞性肺疾病存在明显的异质性。慢性阻塞性肺疾病是一种严重危害人类健康的常见病，严重影响患者的生命质量，是导致死亡的重要病因，并给患者及家庭和社会带来沉重的经济负担。根据全球疾病负担调查，慢性阻塞性肺疾病是我国 2016 年第 5 大死亡原因，2017 年第 3 大伤残调整生命年的主要原因。WHO 关于病死率和死因的最新预测数字显示，随着发展中国家吸烟率的升高和高收入国家人口老龄化加剧，慢性阻塞性肺疾病的患病率在未来 40 年将继续上升，预测至 2060 年，死于慢性阻塞性肺疾病及其相关疾病的患者数超过每年 540 万人。可见，慢性阻塞性肺疾病不仅在全世界范围内是一种发病率、致残率及病死率均很高的重大呼吸慢病，而且其流行趋势显示，疾病的发病率及致死率仍在继续上升，慢性阻塞性肺疾病的防控面临着非常严峻的形势。

一、中医源流概要

慢性阻塞性肺疾病根据主要临床表现归于中医“肺胀”范畴。“肺胀”一词最早见于《黄帝内经》,《灵枢·胀论》言“肺胀者，虚满而喘咳”，明确了“肺胀”是指病位在肺之胀病，以虚满喘咳为主要临床表现。《灵枢·海论》言：“膻中者为气之海……气海有余者，气满，胸中悗息，面赤。”膻中居胸中属气海为肺所主，气乱胸中可能出现呼吸困难、面赤、胸满等症状。《灵枢·五乱》言：“清气在阴，浊气在阳，荣气顺脉，卫气逆行，清浊相干，乱于胸中，是谓大悗……乱于肺则俯仰喘喝，接手以呼。”指出清浊之气乱于胸中出现心烦症状，均可能与肺胀相关。由此可见，《黄帝内经》所言肺胀的主要含义是肿胀或胀满，即“排脏腑而郭胸胁，胀皮肤”的一种病理状态。肺主气，司呼吸，呼出浊气，吸入清气，各种致病因素导致肺脏胀满，肺气不降，即为肺胀。关于肺胀的病因,《黄帝内经》虽未明言，但可从“胀病”发病的相关记载中借鉴。《灵枢·胀论》说：“黄帝曰：胀者焉生？何因而有？岐伯曰：卫气之在身也，常然并脉循分肉，行有逆顺，阴阳相随，乃得天和，五脏更始，四时循序，五谷乃化。然后厥气在下，营卫留止，寒气逆上，真邪相攻，两气相搏，乃合为胀也。”认为胀病与血脉、脏、腑都有关系，但根本原因在于气机逆乱于下，卫气循脉运行失序，营卫留止而不行，寒气逆于上，正气与邪气相争而发为胀病。此论指出了发生于人体各处之胀病的核心病因病机。《灵枢·五乱》也指出卫气不与营气顺脉而行，导致清浊之气相互干扰，乱于胸中则出现与肺胀相似的症状。两处相参，指出营卫循脉运行失常是肺胀发生的主要原因。故《灵枢·胀论》进一步提出“无问虚实，工在疾泻”的肺胀治疗原则，曰：“黄帝问于岐伯曰：胀论言无问虚实，工在疾泻，近者一下，远者三下。今有其三而不下者，其过焉在？岐伯对曰：此言陷于肉肓而中气穴者也。不中气穴，则气内闭；针不陷肓，则气不行，上越中肉，则卫气相乱，阴阳相逐。其于胀也，当泻不泻，气故不下，三而不下，必更其道，气下乃止，不下复始，可以万全，乌有殆者乎？其于胀也，必审其胗，当泻则泻，当补则补，如鼓应桴，恶有不下者乎？”提出胀病的治疗特点是速用泻法取效，根据新病久病不同有针刺一次及三次之别，并且强调需刺中穴位，才可使邪气外泄而解。

东汉张仲景《金匮要略·肺痿肺痈咳嗽上气病脉证治》专篇论述肺系疾病临床证治规律，该篇论述了肺痿、肺痈及咳嗽上气等肺系疾病的临床证治规律，该篇所论咳嗽上气以上气为主，指气急喘逆的证候。篇中所言肺胀病“上气，喘而躁者，属肺胀，欲作风水，发汗则愈”，指出了气逆喘息又有烦躁，不仅是肺胀症状，也是发展成风水的证候特点，针对风水提出“发汗则愈”的治法则是《黄帝内经》“其在皮者，汗而发之”之论的具体体现。“上气面浮肿，肩息，其脉浮大不治，又加利尤甚”，结合肺胀的典型临床表现，描述分析其临床预后。《黄帝内经》中直接描述肺胀临床证候特点并给出治法方药的有以下两条：“咳而上气，此为肺胀，其人喘，目如脱状，脉大浮者，越婢加半夏汤主之。”“肺胀，咳而上气，烦躁而喘，脉浮者，心下有水，小青龙汤加石膏汤主之。”提出了肺胀的主症为肺部胀满、咳嗽、喘，还有烦躁、短气、目如脱状、脉浮等。同时创立诸如小青龙汤加石膏汤、越婢加半夏汤等方剂，为后世治疗肺胀奠定了基础，反映了仲景对肺胀病机的认识详细到内外合邪，有热重饮轻及饮重热轻之别。对越婢加半夏汤的治疗主证及方药组成分析，脉象上，浮脉主表主上，大主有热，亦主实邪，脉浮大相兼，为风热夹饮热之邪上逆之象；从方药组成来看，仲景重用石膏，说明外感风热饮停于胸，饮热互结，热甚于饮，肺气胀满是此证的主要病因机理。对小青龙加石膏汤证及方药组成分析，脉象为浮是表有邪之意，心下有水说明内有水饮，烦躁为里有热邪之症；从方药组成看，仲景重用麻黄、桂枝、细辛、半夏等辛温散寒之品温化寒饮，佐以石膏兼清里热，表明表有风寒、里有水饮、中夹热邪，且饮甚于热是本证的主要发病机理。越婢加半夏汤针对饮热郁肺、热重于饮的肺胀病机而设，重在清热蠲饮，小青龙汤加石膏则针对外寒内饮、饮重于热的病机，重在解表逐饮。结合本篇记载的其他关于咳嗽上气病的方药，可见仲景于纷繁复杂的肺胀临床表现中紧紧抓住外寒内饮的核心病机，权衡病机轻重，恰当运用解表、逐饮、消痰、清热等治法药物。这不仅体现了《黄帝内经》“工在泻实”的肺胀治疗原则在临床治疗中的具体应用，更为后世辨证施治肺胀病提供了准绳。正如清代陈念祖《金匮要略浅注》所言：“此详肺胀证，而出其正治之方也。”

隋代巢元方《诸病源候论》首次明确以虚实为纲论述肺胀的发病机理，提出肺胀的病因是肺虚感寒，或感受风冷之邪致病，有实证与虚证的不同。虚证的发病机理是“肺虚为微寒所伤，则咳嗽。嗽则气还于肺间，则肺胀。肺胀则气逆，而肺本虚，气为不足，复为邪所乘，壅痞不能宣畅，故咳逆短气也”，实证的发病机理是“肺主气，肺气有余，即喘咳上气。若又为风冷所加，即气聚于肺，令肺胀，即胸满气急也”，“肺主于气，邪乘于肺则肺胀，胀则肺管不利，不利则气道涩，故气上喘逆，鸣息不通”。《诸病源候论》以虚实为纲论治肺胀是对肺胀发病机理的进一步概括发展，其提出的“气还于肺间”“气聚于肺”及“胀则肺管不利，不利则气道涩”等病机观点具有显著创新性，这也与目前西医学关于慢性阻塞性肺疾病是气道异常或肺泡异常并导致持续性气流阻塞的认识是一致的。“气还于肺间”“气聚于肺”引起“气上喘逆，鸣息不通”等记载形象地描述了慢性阻塞性肺疾病的病理及临床特征——持续存在的气流受限及相应的呼吸系统症状，而“胀则肺管不利，不利则气道涩”则首次将肺胀病机归于“气道涩”，与西医学关于慢性阻塞性肺疾病发病机理的认识也颇类似。唐代王焘在《诸病源候论》对肺胀病因病机阐发的基础上，进一步明确了肺胀的发病原因是肺虚感受寒邪，发病机理为肺虚感邪，正邪相搏，气逆上壅，聚于肺中。《外台秘要》言："《病源》：肺虚感微寒而成咳，咳而气还聚于肺，肺则胀，是为咳逆也。邪气与正气相搏，正不得宣通，但逆上喉咽之间。邪伏则气静，邪动则气奔上，烦闷欲绝，故谓之咳逆上气。"肺气有余，外感寒邪，肺失宣肃，气滞不通，也会产生肺胀，出现咳嗽、喘、多涕唾，甚至面目浮肿的重症。如其言："《病源》咳嗽上气者，肺气有余也，肺感于寒，微则成咳嗽。肺主气，气有余则喘咳上气，此为邪搏于气，气壅滞不得宣发，是为有余，故咳嗽而上气也，其状喘咳上气，多涕唾，面目浮肿，则气逆也。"其所言"气滞不通""气有余""气壅滞不得宣发"是对《诸病源候论》"胀则肺管不利，不利则气首涩"所致"气聚于肺""气还于肺间"的进一步阐发。

宋代《太平圣惠方》论述了肺胀的病因病机是肺气不足，为风冷等邪气所伤，气壅气逆，气还聚于肺。"夫脏腑之气，皆上注于肺，肺主于气也，若阴阳不调，肺气虚弱，邪之所攻，则肺胀气逆，胸中痞塞，呼吸不利，气奔喘急，不得暂息，故令不得睡卧也。"又说："夫肺主于气，若脏腑不和，肺气虚弱，风冷之气所乘，则胸满肺胀，胀则肺管不利，不利则气道壅涩，则喘息不调，故令喉中作水鸡声也。"亦言："夫上气咳逆者，由肺脏虚弱，感于风寒，而成咳逆也，咳则气聚于肺，则令肺胀，心胸烦闷，是为咳逆也，此皆邪气与正气相搏，正气不得宣通，但逆行于咽喉之间，邪气动作，则气逆不顺，奔上胸膈，故谓之上气咳逆也。"同时特别提出了"痰饮留滞"是肺胀疾病中的一个主要致病因素，如"夫肺气不足，为风冷所伤，则咳嗽。而气还聚于肺，则肺胀。邪气与正气相搏，不得宣通，胸中痞塞，痰饮留滞，喘息短气，昼夜常嗽，不得睡卧也"，"夫咳嗽上气者，为肺气有余也，肺感于寒，甚者则成咳嗽，肺主气，气有余，则喘咳上气，此为邪搏于气，气壅滞不得宣发，是为有余，故咳嗽而上气也，其状，喘嗽上气，多涕唾，面目浮肿，而气逆也"，均重视痰饮是肺胀病的一个重要致病因素。宋代张锐认识到肺胀时发时止的特点及其诱发因素，提出情志受惊扰，致肺气郁伏；或过饱劳动，气上郁于肺；复感寒邪致肺胀反复发生，经久不愈。如"若咳逆倚息，喘急鼻张，其人不得仰卧，咽喉如水鸡声，时发时止，此由惊忧之气蓄而不散，肺气郁伏，或因过饱劳动，其气上行而不能出于肺，又遇寒邪，肺寒则诸气收聚，气稍缓则息，有所触则发，经久不能治，谓之肺胀"。宋代杨士瀛《仁斋直指方论》说："肺主气也，一呼一吸，上升下降，营卫息数，往来流通，安有所谓喘？唯夫邪气伏藏，痴涎浮涌，呼不得呼，吸不得吸，于是上气促急，填塞肺脘，激乱争鸣，如鼎之沸，而喘之形状具矣。有肺虚夹塞而喘者，有肺实夹热而喘者，有水气乘肺而喘者，有惊忧气郁肺胀而喘者。"是继《灵枢·胀论》之后，再次从营卫与呼吸及气机升降之间的关系角度论述肺胀病的发病机理，既屈指可数又难能可贵。刘完素在《素问病机气宜保命集》中释"诸胀腹大，皆属于热"时认为郁热是肺胀的病机之一，其言："肺主于气，贵乎通畅。若热甚则郁于内，故肺胀而腹大。"张从正也在《儒门事亲》中论及此观点，认为"热郁于内，肺胀于上"。朱丹溪《丹溪心法》首次论述了肺胀的病机为痰夹瘀血，阻碍气机，意义重大。如“肺胀而嗽，或左或右，不得眠，此痰夹瘀血碍气而病”，从不同的角度丰富了肺胀的病因病机。

明代李中梓在《医宗必读》中提出肺胀的临床辨证分型治疗要点：“肺胀嗽而上气，鼻扇抬肩，脉浮大者，越婢加半夏汤主之；无外邪而内虚之肺胀，宜诃子、海藻、香附、瓜蒌仁、青黛、半夏、杏仁、姜汁为末，蜜调噙之；肺胀躁喘，脉浮，心下有水，小青龙汤加石膏；肺胀在左右不得眠，此痰夹瘀血，碍气而病。四物汤加桃仁、诃子、青皮、竹沥、韭汁。”李氏首次提出“无外邪而内虚之肺胀”及其治疗药物，对于目前无症状慢性阻塞性肺疾病的诊治具有重要参考价值；同时告诫医生及患者，在症状缓解后，注意“今虽愈，未可恃也，当以参术补元助养金气，使清肃下行”，显示其重视肺胀稳定期积极治疗的重要性。此外，“嗽而上气，鼻扇抬肩”“躁喘”“左右不得眠”从目前的视角来看，反映了慢性阻塞性肺疾病从慢性支气管炎到肺气肿再到肺心病等不同病程阶段的证候特点，这均可基于中医辨证论治的原则提高慢性阻塞性肺疾病的治疗水平。清代李用粹《证治汇补》也提出肺胀的治疗原则是“有气散而胀者，宜补肺；气逆而胀者，宜降气。当参虚实而施治”。吴谦的《医宗金鉴》中载：“风寒之邪，入于营卫，夹饮上逆，则咳而上气也。烦躁而喘，肺气壅逆，谓之肺胀。”指出风寒外袭影响营卫之气运行，导致饮邪上逆是咳而上气的主要原因，进一步会导致肺气壅逆发生肺胀。张璐的《张氏医通》对肺胀痰瘀理论也有发挥：“肺胀而咳，左右不得卧，此痰夹瘀血碍气而胀。当归、丹皮、赤芍、桃仁、枳壳、桔梗、半夏、甘草、竹沥、姜汁。如外邪去后宜半夏、海石、香附、瓜蒌、甘草为末，姜汁蜜调噙之。”指出肺胀痰瘀互结者也要分阶段论治。沈金鳌在《杂病源流犀烛》中强调治疗肺胀证属痰瘀互结者，不可专注于痰饮、瘀血，还应重视调气敛肺法的应用，认为肺胀“本为肺经气分病”，治疗宜以调气收敛为主，“即夹痰夹血者，亦不离乎气，不得专议血，专议痰也”。唐容川《血证论》对肺胀活血化瘀治法作了进一步发挥，言：“盖失血之家，所以有痰，皆血分之火，所结而成。然使无瘀血，则痰气有消容之地，尚不致喘息咳逆而不得卧也。血家病此，如徒以肺胀法治之，岂不南辕北辙。丹溪此论，可谓发蒙振聩，第其用四物汤加减，于痰瘀两字，未尽合宜。予谓可用通窍活血汤加云苓、桔梗、杏仁、桑皮、丹皮、尖贝。小柴胡加当、芍、桃仁、丹皮、云苓尤妥。”清代医家所论对朱震亨所提肺胀痰瘀互结理论作了进一步发挥，为如何权衡补虚与祛邪之间的关系提供了用药法则。

综上所述，“肺胀”一词早在《黄帝内经》中就已出现，胀的主要含义是肿胀或胀满，即“排脏腑而郭胸胁，胀皮肤”的一种病理症状或状态。肺主气，司呼吸，呼出浊气，吸入清气，各种致病因素导致肺脏肿胀或胀满，肺气不降，即为肺胀。肺胀既表示肺胀病的临床症状之一，又表示发生在肺脏的胀病之名。后世医家的著作中，还可见其作为病机、病症之名等含义出现。东汉张仲景明确了“肺胀”的病名，把肺胀作为一个独立的疾病进行研究。《金匮要略·肺痿肺痈咳嗽上气病脉证治》说："上气，喘而躁者，属肺胀，欲作风水，发汗则愈。""肺痈，胸满胀，一身面目浮肿，鼻塞清涕出，不闻香臭酸辛，咳逆，上气，喘鸣迫塞，葶苈大枣泻肺汤主之。"又如"咳而上气，此为肺胀，其人喘，目如脱状，脉大浮者，越婢加半夏汤主之"，再如"肺胀，咳而上气，烦躁而喘，脉浮者，心下有水，小青龙汤加石膏汤主之""上气面浮肿，肩息，其脉浮大不治，又加利尤甚"，以上提出了肺胀的主症为肺部胀满、咳嗽、喘，还有烦躁、短气、目如脱状、脉浮等。诸多对《金匮要略》进行注释的著作，皆效仿仲景之义，将"肺胀"作为病名来分析其病因病机、症状与治法。如清代陈念祖《金匮要略浅注》曰："此详肺胀证，而出其正治之方也。"周扬俊《金匮玉函经二注》言："太阳病，骨节痛，咳而喘，不渴者，此为肺胀，其状如肿，发汗则愈。"吴谦《医宗金鉴》言："此又详申风水、皮水、黄汗、肺胀四证之治法也。"本句"肺胀"与风水、皮水、黄汗同为疾病病名而论。林珮琴《类证治裁》言咳嗽时，亦分别列出嗽、喘嗽、劳嗽、哑嗽、肺胀、嗽吐等病的论治方法，可见此处亦将"肺胀"作为病名理解，且与咳嗽病归属一类。

认为"肺胀"属病机范畴者首推隋代巢元方。《诸病源候论》曰："肺主于气，邪乘于肺则肺胀，胀则肺管不利，不利则气道涩，故气上喘逆，鸣息不通。"此处"肺胀"，既为邪气乘肺致肺气胀满之证候而言，又为上气喘逆之机理而论。又"肺主气，肺气有余，即喘咳上气。若又为风冷所加，即气聚于肺，令肺胀，即胸满气急也"，此处"肺胀"与上一处条文中代表的含义相同，当结合证候与病机而论。南宋杨士瀛《仁斋直指方论》中言："有水气乘肺而喘者，有惊忧气郁肺胀而喘者。"元代朱丹溪的《丹溪心法》中言"咳嗽有风寒、痰饮、火、劳嗽、肺胀""肺胀而嗽，或左或右，不得眠"，皆作病机而论。明代方有执在《伤寒论条辨》中言："胸满者，肺胀也。"此处"肺胀"为病机，即由肺气胀满所致的胸膈胀满之症。清代黄元御《伤寒悬解》言"或火升金燥而为渴，或气阻肺胀而为喘"，认为火升金燥是渴症之发病机理，气阻肺胀则为喘症之发病机理，即将"肺胀"作为病机而论。《伤寒悬解》又言"太阳与阳明合病，经迫腑郁，胃逆，肺胀，故喘而胸满"，此处"肺胀"既为病名之义，又有致喘而胸满之病机义。清代陈修园《医学实在易》说："实证非气闭不开即肺胀不约。"

关于肺胀中的"肺"与"胀"二字，肺指病证发生的部位，胀指气血津液逆乱、病理产物瘀积等导致的胀满肿大，因此胀字又可引申为"气胀""水胀""痰胀""血胀"等。所以历史上肺胀的概念并没有既定的框架，可以指症状、病机及病名。同样，肺胀也不会完全对应于西医学的某个具体疾病，则是涵盖了具有"虚满而喘咳"等特征表现的一类慢性呼吸系统疾病的统称。慢性阻塞性肺疾病的临床表现及疾病发作特点与中医学关于肺胀的记载描述更具相似性，汲取历史上关于肺胀的文献精华，加以传承创新，对于提高慢性阻塞性肺疾病的中西医结合治疗水平具有重要的理论与临床价值。

二、西医诊疗概述

慢性阻塞性肺疾病是一个对既往疾病冠上的新名称，过去它涉及“慢性支气管炎、肺气肿”等相关疾病，随着人们对这些疾病发生、发展及转归等认识的加深，有关疾病概念已发生了较大变化。在19世纪早期，“慢性支气管炎”作为医学术语被正式应用，对这种慢性气道炎症性疾病，一直没有明确的定义进行详细阐述。直到20世纪中叶，英国仍然将目前我们认为的慢性阻塞性肺疾病这类发病率及致残率极高的疾病称为“慢性支气管炎”。“慢性支气管炎”的定义为“一种支气管疾病，主要表现为咳嗽、咳痰，在排除其他引起慢性咳嗽、咳痰的心肺疾患后，咳嗽和（或）伴有咳痰达3个月，并持续2年以上者”。据定义可见，慢性支气管炎被看作是慢性或反复发生的一种支气管黏液腺的高分泌状态。当时的研究认为，黏液的过度分泌并不会引起气流阻塞，也不涉及“气流受限”这种功能改变。与英国提出的“慢性支气管炎”相对应，美国的呼吸领域专家则采用了“肺气肿”这一名称，将其描述为“肺部终末细支气管远端气腔出现异常持久的扩张，并伴有细支气管的破坏而无明显的肺间质纤维化”。20世纪50年代末期至60年代初期，Ciba基金来宾学术研讨会、美国胸科学会和英国医学研究会等先后召开会议讨论，认为慢性阻塞性肺疾病的术语含义不够清晰，英国提出的“慢性支气管炎”和美国提出的“肺气肿”，二者的本质特征是一致的，实属同一类疾病。1966年，美国与英国逐渐达成广泛共识，即慢性支气管炎、肺气肿均应归类于慢性阻塞性肺疾病。我国从20世纪70年代起高度重视慢性支气管炎、慢性肺源性心脏病的防治工作，但在临床工作中对慢性阻塞性肺疾病概念的把握并不十分准确。1994年，国内呼吸专家提出，气流阻塞是诊断慢性阻塞性肺疾病的必要条件；1997年，我国慢性阻塞性肺疾病诊治指南草案中将慢性阻塞性肺疾病定义为“具有气流阻塞特征的慢性支气管炎或肺气肿，气流阻塞呈进行性发展，但部分有可逆性，可伴有气道高反应”。根据2001年美国国立心肺血液研究所和世界卫生组织联合发出的“全球慢性阻塞性肺疾病防治倡议（GOLD）”，我国于2002年正式发布了慢性阻塞性肺疾病的诊治指南，将其描述为“一种以不完全可逆气流受限为特征的慢性气道疾病，气流受限呈进行性发展，与肺脏对有毒的颗粒或气体引起的异常气道炎症有关”。至此，有关慢性阻塞性肺疾病的定义已不再包含慢性支气管炎或肺气肿，而是明确指出，只有在肺功能检查出现气流受限，并且不能完全可逆时，才能诊断为慢性阻塞性肺疾病，如果患者只有慢性支气管炎或肺气肿，而无气流受限，则不能诊断为慢性阻塞性肺疾病。慢性咳嗽、咳痰常先于气流受限许多年存在，但不是所有咳嗽、咳痰均会发展成慢性阻塞性肺疾病；诊断为慢性支气管炎或肺气肿但无气流受限的患者被列入慢性阻塞性肺疾病的高危人群范畴（0级）；指南同时指出，慢性阻塞性肺疾病是有害颗粒或气体对肺部作用而引起的异常炎症反应，强调了慢性阻塞性肺疾病的气道慢性炎症特性。随着GOLD及我国慢性阻塞性肺疾病诊疗指南的更新，有关慢性阻塞性肺疾病的概念也发生了新的变化，如指出慢性阻塞性肺疾病是一种可以预防和治疗的疾病，一种主要累及肺脏但也可引起全身不良反应的全身性疾病，还更新了早期慢性阻塞性肺疾病、轻度慢性阻塞性肺疾病、中青年慢性阻塞性肺疾病和慢性阻塞性肺疾病前期的定义等。不断更新的概念对指导临床精准诊疗、提高临床治疗水平发挥了重要作用。

随着几十年不断深入的研究和临床探索，目前已经建立起针对慢性阻塞性肺疾病急性加重期和慢性稳定期患者，集药物治疗与非药物干预于一体的综合系统管理方案，急性加重期的治疗目标是最小化本次加重的影响，预防再次急性加重的发生。根据慢性阻塞性肺疾病急性加重和合并症的严重程度，可选择在门诊或病房给予支气管舒张剂、糖皮质激素及抗生素等治疗。轻度患者单独使用短效支气管舒张剂治疗；中度患者使用短效支气管舒张剂和抗菌药物，加用或不加用口服糖皮质激素；重度患者需要住院或急诊、重症监护病房治疗。针对其急性加重期病情反复与痰液分泌增多有关，可通过雾化吸入药物、吸痰、物理排痰等方式辅助气道清除痰液。注意识别与急性加重相关的急性心血管事件和肺栓塞等并发症，关注这些并发症带来的风险并掌握应对措施。对于急性加重过程中出现的不同程度的呼吸困难和呼吸衰竭，分别采取控制性氧疗、经鼻高流量湿化氧疗、无创机械通气和有创通气等呼吸支持手段。随着急诊急救综合救治体系的不断完善，慢性阻塞性肺疾病急性加重期的综合救治水平也不断提高，治疗重点也从急性加重期的抢救恢复转向稳定期的综合管理。稳定期管理的目标主要基于症状和未来急性加重风险的评估，减轻当前症状，包括缓解呼吸系统症状，改善运动耐量和健康状况，同时减缓疾病进展，降低急性加重和死亡风险。对于慢性阻塞性肺疾病稳定期患者的治疗有药物治疗和非药物治疗两种。常见的治疗药物主要有支气管扩张剂、糖皮质激素、磷酸二酯酶抑制剂等；指南推荐一线治疗药物为吸入剂型。非药物治疗包括减少危险因素暴露、注射流感疫苗以及康复、教育和自我管理等。药物治疗聚焦于气道病变，治疗原则为抗炎、解痉、平喘。支气管舒张剂是慢性阻塞性肺疾病的基础一线治疗药物，通过松弛气道平滑肌扩张支气管，改善气流受限，从而减轻慢性阻塞性肺疾病的症状，包括缓解气促、增加运动耐力、改善肺功能和降低急性加重风险。常用的支气管舒张剂包括：① β2受体激动剂，包括短效β2受体激动剂（SABA）和长效β2受体激动剂（LABA），主要不良反应是心跳加速、肌肉震颤和新陈代谢紊乱。②抗胆碱能药物，包括短效抗胆碱药物SAMA和长效抗胆碱药物LAMA，不良反应包括口腔干燥、视力模糊、尿潴留、体位性低血压、认知问题和心律失常。③茶碱类药物可解除气道平滑肌痉挛，在我国慢性阻塞性肺疾病的治疗中使用较为广泛。吸入性糖皮质激素（ICS）可发挥抗炎作用，长期使用能够减少加重次数，并有可能降低患者死亡率。慢性阻塞性肺疾病稳定期长期单一应用ICS治疗并不能阻止FEV1的降低趋势，对病死率亦无明显改善；在使用1种或2种长效支气管舒张剂的基础上可以考虑联合 ICS 治疗。长期使用糖皮质激素会诱导和加剧感染，可引起高血糖、骨质疏松甚至精神障碍。

稳定期患者的初始治疗方案依据肺功能分级和对症状及急性加重风险的评估，在对患者的病情严重程度进行综合性评估的基础上加以制定，在目前应用的评估系统中，根据患者气流受限程度分为 GOLD1–4 级。根据症状水平和过去 1 年的中、重度急性加重史，将患者分为 A、B、C、D 4 个组。治疗方案 A 组［改良呼吸困难指数（mMRC）为 0–1，慢性阻塞性肺疾病评估测试问卷（CTA）＜10，0 或 1 次急性加重并且不导致入院］：1 种支气管舒张剂（短效或长效）。B 组（mMRC≥2，CTA≥10，0 或 1 次急性加重并且不导致入院）：1 种长效支气管舒张剂 LAMA 或 LABA，若 CAT＞20 分，可考虑使用 LAMA+LABA 联合治疗。C 组（mMRC 为 0–1，CTA＜10，≥2 中度急性加重或 1 次导致入院的急性加重）：LAMA 或 ICS+LABA。D 组（mMRC≥2，CTA≥10，≥2 次中度急性加重或 1 次导致入院的急性加重）：根据患者的情况选择 LAMA 或 LAMA+LABA 或 ICS+LABA 或 ICS+LAMA+LABA。若 CAT＞20 分，推荐首选双支气管舒张剂联合治疗。对于血嗜酸性粒细胞计数≥300/μL 或合并哮喘的患者首先推荐含 ICS 的联合治疗。在 ICS+LABA 治疗后仍然有症状的患者中，增加 LAMA 的三联治疗能显著改善肺功能及健康状态，减轻症状，并能减少急性加重；且与单独使用 LAMA 或 LABA+LAMA 联合治疗比较，使用三联治疗的患者能获得更好的疗效。若患者嗜酸性粒细胞≥300/μL 同时症状较为严重（CAT＞20 分），可考虑使用 ICS+LAMA+LABA 治疗，其较 ICS+LABA 有更好的临床疗效。此外，与 LAMA 单药治疗或 LABA+LAMA、ICS+LABA 联合治疗比较，三联治疗能更显著降低患者的病死率。但三联疗法的不良事件主要是肺炎的风险有所增高。此外，基于慢性阻塞性肺疾病的分子机制，近年来出现了许多新的分子靶向药物。如抗氧化剂，清除活性氧，抑制肺部氧化应激，减少细胞损伤和炎症；蛋白酶抑制剂，恢复蛋白酶和抗蛋白酶间的平衡；细胞因子和趋化因子抑制剂，在减少炎症反应方面起重要作用；黏附分子抑制剂，可阻断炎症细胞从血管迁移到组织；磷酸二酯酶 4（PDE4）抑制剂，抑制 PDE4 的产生，增加细胞内 cAMP 的活性；核因子 κB（NF–κB）、丝裂原活化蛋白激酶（MAPK）、磷脂酰肌醇 –3– 激酶（PI3K）和血管活性肠肽抑制剂等抑制剂有助于调节炎症和气道重塑。然而，慢性阻塞性肺疾病的发病机制是相互关联的，很难通过单一的目标来实现预期的治疗结果。目前，一些药物已被证明在动物实验中有效，一些药物由于严重的不良反应而难以用于临床试验，而还有一些药物仍处于假设阶段，尚未被证明对治疗慢性阻塞性肺疾病有效。

慢性阻塞性肺疾病是一种发病机制极其复杂也尚未完全阐明的疾病。吸入烟草烟雾等有害颗粒或气体可引起气道氧化应激，炎症反应以及蛋白酶、抗蛋白酶失衡等多种途径参与慢性阻塞性肺疾病发病。多种炎症细胞参与慢性阻塞性肺疾病的气道炎症，包括巨噬细胞、中性粒细胞以及多种淋巴细胞，激活的炎症细胞释放多种炎性介质作用于气道上皮细胞，诱导上皮细胞杯状化生和气道黏液高分泌；慢性炎症刺激气道上皮细胞释放生长因子，促进气道周围平滑肌和成纤维细胞增生，导致小气道重塑；巨噬细胞基质金属蛋白酶和中性粒细胞弹性蛋白酶等引起肺结缔组织中的弹性蛋白破坏，Tc1 淋巴细胞释放颗粒酶穿孔素损伤肺泡上皮，导致不可逆性肺损伤，引发肺气肿。此外，自身免疫调控机制、遗传危险因素以及肺发育相关因素也可能在慢性阻塞性肺疾病的发生发展中起重要作用。这些机制的共同作用导致慢性阻塞性肺疾病的发生。而病理学表现则显示，慢性阻塞性肺疾病的相关病理损伤不仅存在于气道，肺实质和肺血管也出现了相应的病理损伤。中央气道表现为炎症细胞浸润，上皮损伤，黏液分泌腺增大和杯状细胞增多，使黏液分泌增加；外周小气道病理改变包括外周小气道的阻塞和结构改变，包括小气道的阻塞和结构改变，小气道的狭窄与管周纤维化导致气道重塑、终末细支气管和过渡性细支气管丢失。气道壁有多种炎症细胞浸润，增多的黏液分泌物阻塞气道管腔，引起固定性气道阻塞及气道壁结构重塑，肺气肿导致小气道周围的肺泡间隔破坏，维持小气道开放的力量减弱，这些病理改变共同构成慢性阻塞性肺疾病气流受限的病理学基础。肺气肿的病理改变可见肺实质破坏，呼吸性细支气管的扩张和破坏，形成以小叶中央型肺气肿为主的改变。肺血管的改变在疾病早期即开始，轻中度的慢性阻塞性肺疾病的肺小血管就存在血管内膜增厚，随着病情加重，平滑肌细胞增厚；重度及极重度的慢性阻塞性肺疾病中存在血管壁弹性纤维增厚、平滑肌增殖、血管壁炎症细胞浸润和肺毛细血管数量减少；晚期继发肺源性心脏病时，部分患者可见多发性肺细小动脉原位血栓形成。

慢性阻塞性肺疾病由个体易感因素和环境因素共同作用所致，不同的患者有不同病因、不同易感基因、不同“损伤－炎症－修复”的慢性过程、不同病理和病理生理学变化特点、不同的疾病演变规律、不同的急性加重频率与类型、不同的合并症等。认识慢性阻塞性肺疾病的个体化特征，需要全身与局部的多方位评估。随着新的研究技术不断进步，可以从基因组学、暴露组学、转录组学、炎症免疫调控等相关机制、微生物群、代谢组学、影像学特征与影像组学、肺与全身器官的交互作用等角度深入探索慢性阻塞性肺疾病发生发展过程中的高度异质性特点。但要将这些特征转化形成可满足临床需求的优化的防治策略，建立临床相对容易获得、可以动态监测、能较好反映疾病特征的病理生理学状态和病情进展，用于疾病分层、分型以区分具有不同诊疗需求的患者亚组，可以预测治疗反应及肺功能下降速度、急性加重风险及死亡风险等预后的综合评估体系，目前对慢性阻塞性肺疾病的认识水平远未达到该评估体系提出的理想标准。

最新 GOLD 指南根据肺功能 FEV1 的气流受限程度将慢性阻塞性肺疾病分为 4 级，普遍认为 GOLD Ⅰ级（轻度：吸入支气管舒张剂后 FEV1≥80% 预计值）和 GOLD Ⅱ级（中度：吸入支气管舒张剂后 50%＜FEV1≤79% 预计值）是慢性阻塞性肺疾病的早期阶段。研究表明，在所有慢性阻塞性肺疾病患者中，处于 GOLD

（Ⅰ-Ⅱ级）轻中度患者高达70%，这部分患者处于疾病的早期，最常见的症状是活动后气短，继而出现活动量下降和活动耐量降低，典型的慢性呼吸道症状并不明显。半数以上患者并没有意识到患有呼吸系统疾病，而是将早期不典型症状归因为衰老、吸烟，或者通过有意无意减少活动量以耐受活动后气短，这导致早期慢性阻塞性肺疾病患者约69%从未就诊。在疾病早期，也就是在轻度和中度时，如果能及时发现，可以通过一些干预措施来减缓疾病进展；当疾病进展到中晚期时，患者的肺部结构改变已不可逆，尽管目前多种治疗药物和积极的干预策略已被应用于慢性阻塞性肺疾病的治疗和管理上，但相当部分的慢性阻塞性肺疾病患者，尤其是晚期患者（GOLD Ⅲ-Ⅳ级），对目前的治疗药物仍缺乏良好的反应性，死亡率、重复住院率、致残率居高不下，给患者家庭及社会经济造成沉重负担。慢性阻塞性肺疾病是一种进行性发展的慢性疾病，在疾病的早期，患者的肺功能下降快，治疗空间大，肺部的结构性损伤处于形成阶段，通过治疗能够减缓肺功能损伤这一进程。研究显示，GOLD肺功能Ⅱ级患者的肺功能下降速度最快，此阶段甚至更早阶段是药物干预的最佳时期，抓住最佳干预时间窗对该病进行早期防治具有非常重要的意义。即在慢性阻塞性肺疾病出现严重症状之前有10～15年的不同时期，这段时期是防治慢性阻塞性肺疾病最重要的阶段。目前，慢性阻塞性肺疾病在我国的诊断和治疗情况远远落后于高血压、糖尿病和冠心病等其他常见病，其实不仅是我国，在世界范围内对慢性阻塞性肺疾病的防治理念都极其落后。现有慢性阻塞性肺疾病临床治疗指南中的策略适用于重度和极重度患者，对危险期、轻度、中度期不重视，没有很好的防治方案，但在慢性阻塞性肺疾病患者中，这几种类型所占比例超80%，而重度和极重度患者只占不到20%。因此提倡早诊断、早发现、早治疗。FEV1检查有助于发现早期无症状或症状不明显的患者，在社区医院开展筛查工作以便及时进行慢性阻塞性肺疾病的早期诊断和早期干预；45岁以上人群，应像监测血压一样，定期到医院进行肺功能检查；四类高危人群，包括长期抽烟者、反复呼吸道感染者、长期接触室内污染者、职业性粉尘接触者，应从40岁起就开始接受检查；将慢性阻塞性肺疾病患者的健康管理纳入基本公共卫生服务，均是落实早发现、早干预规范诊治的措施之一。目前已经证实对改善慢性阻塞性肺疾病临床进程有效的方法，一个是戒烟，一个是早期应用药物。由于慢性阻塞性肺疾病的病因及发病机制具有复杂性及高度异质性，单纯戒烟一个措施尚不能发挥完全的阻断作用，目前尚缺乏早期干预的药物。因此，研发工作迫在眉睫。

从发病机制及病理学表现而言，慢性阻塞性肺疾病是多种已知或潜在尚未阐明的机制共同作用于气道，引起气道结构改变出现气流受限的疾病。毋庸讳言，目前的药物治疗始终聚焦于气道病变，治疗原则为抗炎、解痉、平喘，虽然有助于控制症状并延缓疾病进展，取得了阶段性进展，但尚不可真正改变疾病之进程。而且药物疗效亦有限，除了戒烟是目前唯一明确能减缓慢性阻塞性肺疾病患者肺功能下降的干预措施，还没有一种现有药物能有效阻止慢性阻塞性肺疾病的肺功能进行性下降，不能阻止疾病的进展。

目前，全球慢性阻塞性肺疾病的药物治疗仍面临挑战。在过去的30年仅有一种新的药物类别被批准用于慢性阻塞性肺疾病治疗，即磷酸二酯酶3/4（PDE3/4）抑制剂。现仍缺乏可逆转潜在的气道重塑、肺气肿及血管异常等疾病特征的药物疗法。慢性阻塞性肺疾病具有全球性高发病率和死亡率的特征。2018年我国流行病学调查结果显示，40岁以上慢性阻塞性肺疾病的患病率已经高达13.7%，与2007年的调查结果8.2%相比，增加了67%，高于全球报道的患病率平均水平7.8%～19.7%。患病率的增加提示慢性阻塞性肺疾病的发病可能存在多种因素，或者目前的干预措施尚未触及慢性阻塞性肺疾病的根本病理机制。只有针对特定因素的干预研究，明确其与慢性阻塞性肺疾病发病与病变进展的因果关系，才能从根本上实现源头控制。对于全球范围内切实降低慢性阻塞性肺疾病的发病率和病死率的疾病控制目标，迫切需要探索更多新的病理生理机制和干预靶点的研究及药物研发，以提高慢性阻塞性肺疾病的防治水平。

三、慢性阻塞性肺疾病“气络－气道－血（脉）络”传变规律

《黄帝内经》设《灵枢·胀论》专篇论述发生在五脏六腑的胀病，首次记载“肺胀”病名及其主要临床表现，以“虚满喘咳”高度概括了肺胀的临床病证特点，与慢性阻塞性肺疾病持续存在的气流受限的现代病理学认识及呼吸系统症状的认识基本一致；同时还提出“胀病”的主要病因病机及治疗原则，奠定其理论基础。东汉张仲景《金匮要略·肺痿肺痈咳嗽上气病脉证治》专篇论述肺系疾病的临床证治规律，“此详肺胀证，而出其正治之方也”，论外寒内饮、饮甚于热及饮热郁肺、热重于饮，开肺胀病分型论治之先河，奠定其临床证治基础；隋代巢元方《诸病源候论》首次明确以虚实为纲论述肺胀发病机理，为肺胀病补虚泻实治疗原则的确立奠定了基础；后世医家以此为证治准绳对肺胀病的病因病机进一步阐发，并提出了肺胀病的分期分型辨证论治方药，推动了中医学历史上关于肺胀病证治体系的建设与发展。从历代医家的相关论述可见，其关于“胀则肺管不利，不利则气道涩”及“痰饮留滞”所致“气聚于肺”“气还于肺间”病机与西医学慢性阻塞性肺疾病的病理及临床特征——持续存在的气流受限及相应呼吸系统症状的认识已基本一致；“气滞不通”“肺气有余也”“气壅滞不得宣发”及“痰夹瘀血”的病机论述指出，肺胀病不仅是局限于气道病变，而且涉及气分与血分的病变。如何深入探讨气分与血分病变与气道病变之间的关系，以及其在慢性阻塞性肺疾病不同病变阶段对病程进展的内在作用，是开展慢性阻塞性肺疾病中西医结合及病证结合研究的重点领域及需解决的关键问题。同时，《灵枢·胀论》探讨五脏六腑发生胀病的共性病理机制，认为与血脉、脏、腑都有关系，根本原因在于气机逆乱于下，卫气循脉运行失序，营卫留滞而不行，寒气逆于上，正气与邪气相争而发为胀病，此论指出了发生于人体各处的胀病的共性病理机制，涉及营卫与

血脉。后世医家对《黄帝内经》此论均充分重视和深入解析，深入探讨营卫与血脉在肺胀病发生发展过程中的作用，对于从气分、气道、血分全面认识慢性阻塞性肺疾病的发病机理及病变过程具有重要的理论与临床价值。

（一）慢性阻塞性肺疾病与气络病变

慢性阻塞性肺疾病属肺胀范畴。因肺气胀满，不能敛降而表现出喘息上气、胸部膨满、窒闷如塞、咳嗽咳痰、心悸烦躁等影响肺主气司呼吸功能的相关临床症状，正如《灵枢·经脉》所言："肺手太阴之脉……是动则病肺胀满膨膨而喘咳。"呼吸是机体与外界进行气体交换，吸清呼浊，维持人体生命存在的基本生理功能。古人早已认识到呼吸运动的特点，对于呼与吸也有不同的定义。《灵枢·五味》说"故呼则出，吸则入"，《说文解字》说"呼，外息也"，段玉裁注："外息，出其吸也。"《说文解字》说"吸，内吸也"，段玉裁注："内吸也，纳其吸也。"呼吸又称为"息"。古人将呼吸作为肺的主要生理功能，《素问·阴阳应象大论》说"天气通天肺"，明代张景岳的《类经》释曰"天气，清气也，谓呼吸之气"，《素问·六节藏象论》言"天食人以五气，地食人以五味，五气入鼻，藏于心肺，上使五色修明，音声能彰"，均明确指出呼吸之气由肺所主。《类经图翼》引华元化曰："肺者生气之原，乃五脏之华盖，肺叶白莹，谓为华盖，以复诸脏，虚如蜂窠，下无透窍，吸之则满，呼之则虚，一呼一吸，消息自然，司清浊之运化，为人身之橐籥。"进一步指出肺通过吸清呼浊、吐故纳新的呼吸运动调节人的体新陈代谢。肺脏自病或他脏病变及肺均会影响其主气司呼吸功能，结合起居动静可以判断病变脏腑部位及病因病机，正如《素问·逆调论》所言："帝曰：人有逆气不得卧而息有音者，有不得卧而息无音者，有起居如故而息有音者，有得卧行而喘者，有不得卧不能行而喘者，有不得卧卧而喘者，皆何脏使然？愿闻其故。岐伯曰：不得卧而息有音者，是阳明之逆也……夫起居如故而息有音者，此肺之络脉逆也，络脉不得随经上下，故留经而不行，络脉之病人也微……夫不得卧卧则喘者，是水气之客也。""息"指一呼一吸的呼吸运动，"息有音"指呼吸时是否产生喘息或喘鸣的声音，《黄帝内经素问集注》注"一呼一吸曰息，息有音者，呼吸有声"。该部分黄帝与岐伯问答的内容，以是否能行、是否能卧分析影响正常呼吸的病因病机，涵盖了他脏及肺或肺脏自病导致的呼吸喘息有声的多种病证。从"起居如故而息有音"到"不得卧卧则喘者"，准确描述了从慢性阻塞性肺疾病早期阶段不影响日常起居，发展至后期尤其出现肺心病心衰时的"咳逆倚息不能平卧"的典型表现。更重要的是，《黄帝内经》将"起居如故而息有音者"归之为"肺之络脉逆也"，首次指出慢性阻塞性肺疾病的发病原因。通常所言"久病入络"，络病多为重症，为何此处言"络脉之病人也微"？这应是指慢性阻塞性肺疾病早期病变，病在肺之气络，而"不得卧卧则喘者"则是指疾病由气络发展至血（脉）络，出现瘀血阻络的病机转归，影响脉络末端的津血互换，"血不利则为水"，水饮凌心射肺所致的病证。

元气为诸气之本，激发脏腑生理功能活动，主宰脑髓、督脉、神志、思维，是生命活动的根本动力。肺之气络是调控呼吸、维持肺循环的主要动力，肺之气络承载的元气为肺生理活动的根本动力，也为“呼吸之门”。宗气根于元气，由肺吸入的自然界清气及脾胃运化的水谷精气相合而成，发挥走息道以行呼吸，贯心脉以行气血，斡旋全身之气机的生理功能，为“后天全身之桢干”。宗气“聚于胸中”“包举肺外”“呼则出、吸则入”，是推动呼吸运动的直接动力。营卫之气俱源于水谷化生的精微之气。卫气为其中慓悍滑疾部分，不受脉道约束，向外敷布于皮肤阳络，向内熏于肓膜，散于胸腹，发挥“温分肉、充皮肤、肥腠理、司开阖”等广泛调节作用，一方面卫外御邪，维持着呼吸系统免疫屏障作用，另一方面又通过“司开阖”调节气道的舒缩，为体内外清浊之气交换提供畅通通路。营气为水谷精微之清或精者，具有化生血液及和调营周、助血循行作用，同时随血液在脉管中运行周身，“和调于五脏，洒陈于六腑”，通过脉络渗灌营养物质，对周身发挥渗灌濡养作用。元气、宗气、卫气运行于经中为经气，经气入络为络气，络气随气络入脏腑成为脏腑结构功能的有机组成部分。基于《黄帝内经》所言，慢性阻塞性肺疾病始自“肺之络脉逆”“络脉不得随经上下”，因肺之气络结构或功能异常，肺之经气与络气交汇衔接障碍，络气不与经气相随反逆上故出现“息有音”的临床表现。

《灵枢·胀论》所载的“肺胀者，虚满而喘咳”，较《灵枢·经脉》所言“肺手太阴之脉……是动则病肺胀满，膨膨而喘咳”，更能准确把握慢性阻塞性肺疾病的病机特点。正如隋代巢元方在《诸病源候论》中阐述肺胀虚证的发病机理：“肺虚为微寒所伤，则咳嗽。嗽则气还于肺间，则肺胀。肺胀则气逆，而肺本虚，气为不足，复为邪所乘，壅痞不能宣畅，故咳逆短气也。”“肺虚感微寒所成，寒搏于气，气不得宣，胃逆聚还肺，则肺胀满，气逆不下，故为咳逆。”指出肺主气司呼吸，肺气不足，又为邪气所乘导致肺气壅滞不畅，影响肺司呼吸功能则见咳逆短气。明代《太平圣惠方》也说：“夫肺气不足，为风冷所伤，则咳嗽；而气还聚于肺，则肺胀。”与《黄帝内经》所论肺胀“虚满而喘咳”的临床特征一脉相承。《素问·调经论》有言：“气有余则喘咳上气，不足则息利少气。”指出气有余与气不足具有不同的临床症状特征，本是性质相反的两种病机状态却集中反映在肺胀病中。虚指肺气本虚；满指在肺气虚的基础上运转斡旋气机的动力不足，而出现虚滞胀满的状态。“虚满而喘咳”反映了肺胀病因虚留滞而胀的病机特点，既有肺之气络中运行的元气、宗气、卫气不足的因素，又与气借助气络输布环流紊乱有关。虽然因虚留滞的形成与气络中的元气、宗气、卫气均相关，但最主要的是宗气因虚留滞而导致慢性阻塞性肺疾病“虚满而喘咳”的发生。

《灵枢·邪客》言：“宗气积于胸中，出于喉咙，以贯心脉，而行呼吸焉。”明确指出宗气的主要功能之一为走于息道而行呼吸。元气作为“呼吸之门”，一方面为胎儿尚未脱离母腹阶段的呼吸维持提供原动力，另一方面随着胎中元气的日益充盛，息息上达胸中而生宗气，为胎儿脱离母腹建立自主呼吸，完成体内外清浊气体交换奠定基础。宗气依靠元气的充养，通过不断地汲取自然界清气与水谷精气的养料，维持着贮藏于胸中的大气充盛，成为推动呼吸运动的直接动力。近代名医张锡纯在《医学衷中参西录》言："胎气日盛，脐下元气渐充，上达胸中而为大气。""人之元气，根基于肾，萌芽于肝，培养于脾，积贮于胸中为大气以斡旋全身。"指出了元气与宗气在维持肺司呼吸功能方面的关系。关于宗气如何发挥助肺司呼吸的功能，张锡纯在《医学衷中参西录》中也进行了详细论述："肺悬胸中，下无透窍，胸中大气包举肺外，上原不通于喉，亦并不通于咽，而曰出于肺，循喉咽，呼则出，吸则入者，盖谓大气能鼓动肺脏使之呼吸，而肺中之气遂因之出入也。"进一步明确大气充满胸中，包举肺外从而鼓动肺脏使之呼吸，成为助肺司呼吸的直接动力。大气的病变可归纳为郁滞、虚衰、上逆和下陷。张锡纯首创大气下陷病机名称，即大气自上焦下陷于中下二焦，是以大气虚而无力升举以致下陷为特征的一种病理状态，对大气下陷的临床证治规律作了系统阐发。张锡纯创立的大气下陷理论并不只用于呼吸系统疾病，他基于升举胸中大气创制的升陷汤及回阳升陷汤、理郁升陷汤、醒脾升陷汤等变通方应用于内科、外科、妇科 40 余个病证的治疗，均取得了显著疗效，现代也有医家应用张锡纯的大气下陷理论及升陷汤等方药治疗西医循环、神经、内分泌、消化、肿瘤、血液、泌尿、呼吸等多系统疾病。分析张锡纯有关大气下陷的理论论述，不难发现其亦与肺胀包括慢性阻塞性肺疾病的病机特点极其吻合。张锡纯基于"大气能鼓动肺脏使之呼吸"的核心功能，总结概括了 17 种大气下陷的临床症状，大部分与大气"司呼吸"功能失常相关，如"此气一虚，呼吸即觉不利""夫大气者，内气也，呼吸之气，外气也，人觉有呼吸之外气与内气不相接续者，即大气虚而欲陷""胸中大气下陷，气短不足以息……满闷怔忡""有呼吸短气者""有胸中满闷者，有努力呼吸似喘者"，甚则"大气既陷，无气包举肺外以鼓动其阖辟之机，则呼吸顿停，是以不病而猝死也"，认为大气陷后首先引起呼吸功能之衰减，因而临床症状以呼吸异常为主。张氏概括的大气下陷主症为"气短不足以息，努力呼吸有似乎喘"，形象地指出了一种呼吸短浅不足以息且不相接续的状态，严重时为了维持呼吸必须加快呼吸频率而让人误认为似喘，实际并非哮喘时的呼吸急促、气粗息高甚则张口抬肩等症状，却与慢性阻塞性肺疾病的典型症状气短或呼吸困难高度吻合。西医学认为，慢性阻塞性肺疾病早期症状仅在劳动时出现，之后逐渐加重，以致日常活动甚至休息时也感到呼吸困难，而活动后呼吸困难被认为是慢性阻塞性肺疾病的"标志性症状"，可以想象为了缓解活动后的缺氧状况，患者"努力呼吸似喘"的情形。

宗气"包举肺外"是肺司呼吸之枢机的关键。宗气的鼓动作用产生呼出吸入的生命运动，呼出体内浊气，吸入天之清气，完成呼浊吸清功能的同时，实现人体里气与外气之间的相互交接，在人体清浊交运的气机中发挥核心作用，正如《灵枢·五味》所言："大气之抟而不行者，积于胸中，命曰气海，出于肺，循喉咽，故呼则出，吸则入。”清代周学海《读医随笔》载：“升降者，里气与里气相回旋之道也；出入者，里气与外气相交接之道也。里气者，身气也；外气者，空气也。”明确指出气的出入运动为外气（空气）与里气（身气）之间的相互交接，显然与肺通过呼吸运动完成的呼浊吸清功能有关。肺开阖有序的呼吸运动吸清呼浊，实现外气与里气出入运动的同时，主司人体生命过程中所有与清浊交互相关的运化过程，从而维持五脏六腑、四肢百骸、皮肉筋骨的正常生理功能。积于胸中之大气包举肺外的鼓动作用是推动肺产生呼吸运动的直接动力，近代名医张锡纯直言大气为内气，呼吸之气为外气。“夫大气者，内气也，呼吸之气，外气也，人觉有呼吸外气与内气不相接续者，即大气虚而欲陷，不能紧紧包举肺外也”，从大气虚而欲陷不能包举肺外而产生呼吸外气与内气不相接续的表现，反推积于胸中之大气是推动呼吸运动的直接动力。而大气推动下产生的呼吸运动使脱离母体的胎儿得以维持生命活动，具备吸清呼浊的呼吸功能，这种里气与外气之间的相互交接应当是人体气体出入的初始，正如《灵枢・五味》说：“其大气……出于肺，循喉咙，故呼则出，吸则入。”呼吸出入之间吸清呼浊，实现里气与外气的相互交接。《灵枢・五乱》言：“清浊相干，乱于胸中，是谓大悗……乱于肺则俯仰喘喝，接手以呼。”明确指出，胸中清浊之气相互干扰，气机逆乱则会出现烦闷症状，若影响到肺，则会出现俯仰动静间喘息有声、呼吸时双手按于胸前的呼吸异常症状。此论指出多种呼吸异常的肺系疾病（包括肺胀）发生的基本病机为胸中清浊之气相干。由于宗气是推动肺产生呼吸运动、实现吸清呼浊的根本动力，胸中清浊之气不能正常交运而相互干扰显然也与宗气不能推动肺之呼吸运动相关。西医学也认为，气体交换异常是慢性阻塞性肺疾病的病理生理学机制之一，多种因素的共同作用导致呼吸负荷与肌肉力量之间失衡，通气驱动力减弱，肺泡通气量明显下降。通气驱动力的减弱与包举肺外的宗气的鼓动作用具有内在相关性，这也进一步说明了气络中大气虚陷是慢性阻塞性肺疾病出现呼吸异常症状的主要原因。

由于宗气需要元气的不断滋养才能保持其鼓动肺脏吸清呼浊的原动力，宗气虚极下陷不断耗伤肾中元气，日久病变由肺及肾，出现肺肾两脏亏虚。宗气贯心脉又分为营卫之气，卫气属人体阳气的一部分，除了充皮肤、温分肉，承担肌表屏障的防御卫护作用，还通过其慓悍滑疾之性，承担着肺系的防御作用，明代张景岳《类经》释言：“卫气者，阳气也，卫外而为固者也。阳气不固，则卫气失常，而邪从卫入，乃生疾病，故为百病母。”宗气虚陷会影响卫气的卫外防御功能，容易招致外邪侵袭，导致病变反复加重，不断发展。隋代巢元方在《诸病源候论》中阐述肺胀虚证的发病机理时反复提及“肺虚为微寒所伤”“肺本虚，气为不足，复为邪所乘”，把外邪所伤视为肺胀发生发展的重要因素，明代《普济方》也说：“夫肺气不足，为风冷所伤，则咳嗽；而气还聚于肺，则肺胀。”

肺之气络中运行的宗气、元气及卫气均参与慢性阻塞性肺疾病的发生发展过程。宗气虚损、虚极下陷鼓动无力为始动因素，病变过程中出现肾之元气亏虚，以及卫气虚损防御卫外功能下降而邪气外袭致病变反复发作。神经－内分泌－免疫网络揭示了三大系统之间通过共有的神经递质、肽类物质及内分泌因子和共同的受体相互作用，形成一个完整的调节环路。在慢性阻塞性肺疾病的发展过程中，神经、内分泌及免疫系统也参与其中，推动了疾病由轻到重的发展过程。以气道炎症反应为例，多种因素参与的气道炎症反应是慢性阻塞性肺疾病的重要病理生理机制之一，其中，神经肽介导的神经性炎症与慢性阻塞性肺疾病的关系受到高度关注。支气管受到复杂的自主神经支配，除胆碱能神经、肾上腺素能神经外，还有非肾上腺素能非胆碱能（NANC）神经系统（感觉神经系统），参与调节所有的气道效应细胞。不同于胆碱能、肾上腺素能神经分别通过释放乙酰胆碱和去甲肾上腺素来调节功能，NANC 释放的递质是神经肽，发挥抑制性和兴奋性神经调节功能。既往认为，NANC 神经系统是有别于胆碱能神经、肾上腺素能神经的第三类神经系统。近年有研究表明，外周神经系统中的多数神经肽与经典神经递质共存于胆碱能神经系统或肾上腺能神经系统，通常是一种神经递质和一种神经肽，也可以是一种神经递质和两种以上的神经肽。如神经肽 Y 定位于交感神经，与肾上腺素共存；抑制性的 NANC 递质存在于副交感神经，与乙酰胆碱共存。超微结构免疫细胞化学技术已证实，NANC 神经递质是以血管活性肠肽（VIP）及 P 物质（SP）为代表的神经肽，它们对支气管收缩、呼吸道分泌、支气管的血液循环以及炎症细胞和免疫细胞都具有强大的调控作用。

肺内发挥抑制性作用的神经肽以 VIP 为代表，肺内 VIP 能神经广泛分布于呼吸道和肺血管，其神经末梢最终支配于气道平滑肌层、肺血管外膜和支气管黏膜下腺体周围，其中在大气道平滑肌和肺血管平滑肌的密度最高。通过与分布在这些部位的特异性受体结合，激活靶细胞内的第二信使介导产生平滑肌舒张等生物效应。VIP 是已知最强的内源性支气管舒张剂，通过增加气道平滑肌细胞中环单磷酸腺苷的浓度，对组胺、前列腺素 F2α、白三烯 D4 及内皮素等引起的支气管平滑肌收缩发挥功能性拮抗作用，也能通过受体神经节与节后水平抑制气道胆碱能受体释放乙酰胆碱。此外，VIP 也是一个全身强有力的血管扩张多肽，可以通过内皮依赖性作用直接作用于血管平滑肌细胞和血管内皮，介导产生内皮源性舒张因子使血管舒张，参与肺血流和支气管血流的调节。VIP 还具有强大的抗炎作用及抑制平滑肌细胞、纤维母细胞增殖的作用，以干预气道重塑。

SP、神经激肽 A（NKA）、神经激肽 B（NKB）及降钙素基因相关肽（CGRP）属于非肾上腺素能非胆碱能（NANC）神经系统中的兴奋性神经递质。SP、NKA、NKB 免疫活性纤维分布于气道上皮、血管周围、黏膜下腺体及气道平滑肌，T 淋巴细胞、B 淋巴细胞、单核巨噬细胞、粒细胞及肥大细胞膜均有其受体。它们有迅速收缩平滑肌的作用，还有增加微血管渗出、促进黏液分泌及炎症介质释放等作用。肺内 CGRP 活性纤维主要分布于黏膜下层、平滑肌层，而其受体主要表达于肺内血管和肺泡壁；其主要功能是引起气道血管的扩张，也有研究表明，其具有较强的收缩支气管作用。炎症部位的 CGRP 能趋化嗜酸性粒细胞和活化淋巴细胞发挥促炎作用，又可抑制巨噬细胞分泌活性物质，进而抑制炎症进展，显示出其促炎与抗炎作用的复杂性。

肺神经内分泌细胞（PNEC）是存在于人类及动物肺气道上皮内的一种嗜银细胞，可分泌活性胺和多种肽类激素等神经内分泌物质。根据细胞数量及形态，PNEC 通常可分为单个肺神经内分泌细胞和神经上皮小体。前者以单个细胞分散于气管黏膜及大气管连接处；后者为单个肺神经内分泌细胞成簇状聚集成的球形或卵圆形小体，多位于肺内小气道，以细支气管交叉处多见。其主要功能包括：具有化学性感受器样功能，感受低氧刺激后通过传入神经冲动调节呼吸或其他肺功能；促进肺的发育和气道上皮细胞的分化；通过神经纤维末梢及分泌的肽类物质调节邻近气道的平滑肌反应，各种肺损伤和慢性气道炎症中均伴有 PNEC 的增生甚至肥大，支气管周围的 PNEC 数量多少与气道高反应性密切相关。

综上，肺组织中的感觉神经系统和肺神经内分泌细胞可能通过一些共有的化学信息分子及其受体相互联系和信息传递，并与气道胆碱能神经系统、肾上腺素能神经系统构成一个复杂的神经－内分泌网络，并且关联各种免疫因子，发挥调节气道炎症及气道高反应性的作用。然而它们如何调节呼吸及肺的自身稳定，各种神经肽类物质之间有无相互联络、相互作用及相互影响，神经肽与其受体如何联系，通过何种机制共同参与气道炎症和气道高反应性调控均尚待阐明。由此可见，慢性阻塞性肺疾病虽然表现为气道炎症及气道高反应，但这仅仅是其复杂病理过程中的一部分，目前针对以气道为主的抗炎、解痉、平喘治疗措施及药物远远未触及其发病本质。慢性阻塞性肺疾病相对于心脑血管疾病、慢性心衰、糖尿病甚至恶性肿瘤而言，药物治疗取得的进展极其缓慢。中医学把慢性阻塞性肺疾病归为本虚标实的病机特点，“肺本虚，肺气不足”是其病机之本。我们基于肺络病证治提出了肺之气络中运行的宗气、元气及卫气在慢性阻塞性肺疾病发展演变过程中发挥的作用，结合现代病理生理学研究进展，探讨气络与神经－内分泌－免疫调节网络的相关性，深入揭示调控气道炎症与气道高反应性的深层次机制，有可能带来新的治疗药物。

（二）慢性阻塞性肺疾病与气道病变

早期解剖学实践为中医学初步认识脏腑的结构并建立初步的功能概念提供了重要依据，对包括气道在内的肺系相关组织的解剖形态也有了相应的认识，并对其功能进行了探讨。明代李梴《医学入门》谓“肺系喉管，而为气之宗”，指出肺与喉管相通，与肺主气功能具有密切联系。明代张景岳观察到肺管分节的形态特点。明代翟良《经络汇编》进一步指出：“喉在前，主出纳，名吸门；其管坚空，其硬若骨，连接肺本，为气息之路，呼吸出入，下通心肺之窍，以激诸脉之行，此气管也。”不仅描述了解剖所见气管的形态质地，而且指出其作为“气息之路”参与到肺主呼吸的功能活动中。明末医家赵献可《医贯》也认为“喉系坚空，连接肺本，为气息之路，呼吸出入”，并进一步对咽喉的结构和功能作了明确区分，指出“咽系柔空，下接胃本，为饮食之道路，水谷同下，并归胃中，乃粮运之关津也。二道并行各不相犯。盖饮食必历气口而下，气口有一会厌，当饮食方咽，会厌即垂，厥口乃闭，故水谷下咽，了不犯喉。言语呼吸，则会厌开张，当食言语，则水谷乘气逆入喉脘，遂呛而咳矣”，这段论述把喉与肺、咽与胃的连接关系，喉与咽的前后位置关系，喉与咽的结构与功能等论述得精确而具体。清代医家王清任通过亲身解剖实践对“肺管”分支及其功能作了细致描述，指出“喉者候也，候气之出入，即肺管上口是也……肺管下分为两杈，入肺两叶，每杈分九中杈，每中杈分九小杈，每小杈长数小枝，枝之尽头处，并无孔窍。其形仿佛麒麟菜”，用麒麟菜形象地比喻由肺管分出的各级细小分支，与西医学中气管到各级细支气管的分支极其类似，二者在解剖形态学上的概念是相同的。中医学的气道是基于解剖观察提出的概念，与气络的概念不同，气道主要作为肺主气司呼吸功能中自然界清气进入肺的通道，近代蔡陆仙《中国医药汇海》提出“肺为呼吸器官……肺予以换气转血”，换气转血功能离不开气道的作用。

肺主气司呼吸功能的实现均与气道通畅密不可分。元气为肺生理活动的根本动力，也为“呼吸之门”，与气道之通畅及呼吸功能的维持至关重要；宗气包举肺外，鼓动肺脏使之呼吸的前提是气道通畅。宗气分为营卫之气，卫气一方面卫外御邪，维持呼吸系统的免疫屏障作用，另一方面又通过“司开阖”调节气道的舒缩，为体内外清浊之气交换提供畅通通路。这与西医呼吸生理学关于呼吸运动的认识是一致的，呼吸运动是一种典型的机械运动，肺通气是气体进出肺的过程，取决于推动气体流动的动力和阻止气体流动的阻力，动力必须克服阻力才能实现肺通气。人体内广泛分布着产生和调节呼吸运动的神经元群，在包括大脑皮质、间脑、脑桥、延髓和脊髓等各级呼吸中枢的共同作用下实现呼吸节律，又通过自主神经系统及其分泌的神经递质作用于呼吸肌和气道平滑肌，产生肺通气的动力，克服气道的阻力，成为呼吸运动的主要调节控制模式。元气通过脑髓督络联系人体五脏六腑、四肢百骸、骨骼肌肉发挥调节控制作用，涵盖了中枢神经系统对内脏活动的调控，中医学元气为“呼吸之门”一说与西医学大脑皮质、间脑、脑桥、延髓和脊髓等各级呼吸中枢的共同作用下实现呼吸节律，又通过自主神经系统及其分泌的神经递质作用调节控制通气动力的模式异曲同工。宗气“包举肺外”是其司呼吸之关键，宗气通过“鼓动”“撑持”助肺司呼吸的过程，则与吸气肌使胸腔扩张并诱导吸入，呼气肌压缩胸腔并引发呼气，呼吸肌节律性收缩、舒张改变胸廓和肺的容积，胸腔有节奏地抽吸而产生肺通气的呼吸过程相吻合。古人认为胸中大气肇始于元气；出生之前随着胎气日盛，脐下元气上达胸中而成为宗气；出生之后元气作为激发脏腑生命活动的根本动力，在维持宗气充盛、发挥司呼吸的枢机功能具有不可替代的作用。简言之，肺司呼吸的功能是在元气与宗气的协调作用下共同完成的。元气通过脑髓督络，使包举肺外之宗气节律性地鼓动产生“呼则出，吸则入”的呼吸运动。这一过程与脑中的呼吸中枢产生呼吸基本节律，下达脊髓驱动呼吸肌的运动神经元，再通过支配周围神经引起呼吸肌节律性收缩舒张，产生肺通气的过程是一致的。气道管径直接和间接影响气道阻力，是产生气道阻力的主要因素，气道管径受气道内外的压力差、肺实质对气道壁的外向放射状牵引、神经－内分泌功能对气道平滑肌的调节、内分泌和局部化学因素等影响。呼吸道平滑肌受交感神经、副交感神经（迷走神经）的双重支配，还存在非肾小腺素非胆碱能神经的调节作用，以保持气道管径的稳定。局部细胞，如嗜酸性粒细胞、肥大细胞、上皮细胞和中性粒细胞分泌的化学物质对气道的收缩和舒张也发挥着调节作用，这有助于理解卫气“司开阖”与气道调控之间的相关性，把握卫气在保持气道通畅、维持呼吸功能中的重要科学内涵。

肺胀发生发展演变过程的主导因素为“肺本虚，气为不足”，但气道不利在肺胀的形成过程中也发挥重要作用。隋代《诸病源候论》云：“肺主于气，邪乘于肺，则肺胀，胀则肺管不利，不利则气道涩，故上气而喘逆，鸣息不通。”明确指出“肺管不利”与“气道涩”是产生“气上喘逆”“鸣息不通”的关键环节，这与目前西医学关于慢性阻塞性肺疾病是气道异常或肺泡异常并导致持续性气流阻塞的认识是一致的。根据古人所述，虽然同样是气道病变，但有轻重先后之别，先有肺管不利，进一步发展至气道涩。我们尚不能从古人的论述中区分“肺管不利”与“气道涩”之间的内涵有何不同，但这些论述与西医学慢性阻塞性肺疾病的病理生理学改变极其吻合。慢性阻塞性肺疾病的特征性病理改变在中央气道（气管、支气管以及内径＞2mm 的细支气管）表层上皮炎症细胞学浸润，黏液分泌腺增大和杯状细胞增多使黏液分泌增加。黏液高分泌和纤毛功能失调导致慢性咳嗽及多痰。在外周气道（内径＜2mm 的小支气管和细支气管）内，慢性炎症导致气道壁损伤和修复反复循环发生，修复过程导致气道壁结构重构，胶原含量增加及瘢痕组织形成，这些病理改变造成气腔狭窄，引起固定性气道阻塞。外周气道阻塞使得在呼气时气体陷闭，导致过度充气，这是引起劳力性呼吸困难的主要原因。气道固定性阻塞及随之发生的气道阻力增加所致呼吸气流受限，是慢性阻塞性肺疾病病理生理改变的标志。古人以“肺管不利”“气道涩”“气聚于肺”等描述气道病变所致肺胀的病机变化，与慢性阻塞性肺疾病的病理生理学特征高度相似。这也反映了古人在缺乏微观研究技术条件的支撑下，基于临床实践不断总结的求真求实的探索精神。

如果说“肺管不利”“气道涩”是古人基于临床实践的推断，那么在此基础上由于肺失肃降、气道分泌物过度积聚出现的痰饮等病理产物则可直接观察到。东汉张仲景在《金匮要略·肺痿肺痈咳嗽上气病脉证治》中专篇论述肺系疾病临床证治规律，基于热重于饮与饮重于热创立辨证论治方药，针对饮热互结、热甚于饮之“咳而上气，此为肺胀，其人喘，目如脱状，脉大浮者”治以越婢加半夏汤清热蠲饮，针对里有水饮、饮甚于热之“咳而上气，烦躁而喘，脉浮者，心下有水”治以小青龙加石膏汤解表逐饮。宋代《太平圣惠方》言“夫肺气不足，为风冷所伤，则咳嗽。而气还聚于肺，则肺胀。邪气与正气相搏，不得宣通，胸中痞塞，痰饮留滞，喘息短气，昼夜常嗽，不得睡卧也"，"夫咳嗽上气者，为肺气有余也，肺感于寒，甚者则成咳嗽，肺主气，气有余，则喘咳上气，此为邪搏于气，气壅滞不得宣发，是为有余，故咳嗽而上气也，其状，喘嗽上气，多涕唾，面目浮肿，而气逆也"，均重视痰饮在肺胀发病中的作用。痰饮属异常水液，为津液积聚所致，其质地清稀者为饮，稠浊者为痰。气道中痰饮等病理产物与肺气本虚，气络中气机失常，气道的清肃能力下降有关，同时又易受到外邪侵袭的影响而诱发。气道黏液是气道防御屏障功能的重要组成部分。病理状态下，气道黏液分泌亢进引起黏液纤毛系统清除功能障碍，阻塞气道引起通气－换气功能障碍，加重病情，甚至导致死亡。气道炎症是影响呼吸系统疾病黏液异常分泌的重要因素，慢性阻塞性肺疾病气道中黏液分泌过多与慢性炎症刺激引起的杯状细胞增生和黏液腺肥大等分泌组织增多有关。中性粒细胞介导的炎症刺激使正常情况下无杯状细胞分布的细支气管杯状细胞数目增多、黏液分泌增加，滞留小气道引起气道阻力增加。因此，气道黏液高分泌与慢性阻塞性肺疾病及其急性发作的病理特点均有密切关系。探讨化痰蠲饮等治法方药对痰饮生成及清除能力的影响作用，对调节气道损伤－修复，干预气道重塑，提高慢性阻塞性肺疾病的防治水平具有重要价值。

（三）慢性阻塞性肺疾病与血（脉）络病变

慢性阻塞性肺疾病的特征性病理改变不仅存在于中央气道、外周气道、肺实质，还存在于血管系统，慢性阻塞性肺疾病的肺血管改变以血管壁增厚为特征，这种增厚始于疾病的早期。内膜增厚是最早的结构改变，接着出现平滑肌增加和血管壁炎症细胞浸润。随着慢性阻塞性肺疾病的进展，外周气道阻塞、肺实质破坏及肺血管异常等降低了肺气体交换的能力，产生低氧血症。长期慢性缺氧可导致肺血管广泛收缩和肺动脉高压，伴有血管内膜增生，某些血管发生纤维化和闭塞，造成肺循环的结构重构。慢性阻塞性肺疾病加重时，平滑肌、蛋白多糖和胶原的增多使血管壁进一步增厚，慢性阻塞性肺疾病晚期继发肺动脉高压是其重要的心血管并发症，进而产生慢性肺源性心脏病及右心衰竭。可见，肺血管的病理改变贯穿于慢性阻塞性肺疾病的全过程。轻中度慢性阻塞性肺疾病的肺小血管就存在血管内膜增厚，随着病情进展，血管病变持续进展，在重度和极重度慢性阻塞性肺疾病中出现血管壁弹性纤维增厚、平滑肌增殖、血管壁炎症细胞浸润和肺毛细血管数量减少。慢性阻塞性肺疾病晚期出现肺源性心脏病时，部分患者可见多发性肺细小动脉原位血栓形成。从西医学的角度，这种肺血管的改变始于气体交换异常引起的低氧血症，气流受限致肺过度充气和肺容量增加，降低吸气肌肉力量；气道阻力增加导致呼吸负荷增加。两者共同作用可导致呼吸负荷与肌肉力量之间失衡，通气驱动力减弱，使肺泡通气量明显下降。肺实质被广泛破坏，肺毛细血管床减少，使通气／血流比率失调，气体交换进一步减少，出现低氧血症的同时伴有高碳酸血症，从而引起一系列肺血管的结构与功能改变。这些改变参与到慢性阻塞性肺疾病的病变进程中。但也不排除在高危因素阶段就出现肺血管结构与功能异常，包括吸烟在内的危险因素是心肺疾病共同的危险因素。然而，目前慢性阻塞性肺疾病的治疗方案及药物主要针对气道炎症及其引起的气道痉挛，并没有重视肺血管在慢性阻塞性肺疾病进展中发挥的作用，迨至出现肺动脉高压甚至肺心病时应用血管活性药物无异于亡羊补牢，为时已晚。

中医学对慢性阻塞性肺疾病发病机制的认识也存在同样的状况。虽然《素问·逆调论》已提出“起居如故而息有音者，此肺之络脉逆也”，将包括肺胀在内表现为呼吸异常的疾病与病机“肺之络脉逆”建立了联系，但由于中医学术发展史上长期存在重经轻络及重经轻脉现象，络脉始终未受到充分重视和深入研究，亦未形成体系，对络脉分支之脉络在慢性阻塞性肺疾病发展中的作用始终未深入阐明。古人重视肺胀疾病中后期气道损伤痰饮阻滞气道后瘀血病变。朱丹溪在《丹溪心法》中首次论述了肺胀的病机为痰夹瘀血，阻碍气机，如“肺胀而嗽，或左或右，不得眠，此痰夹瘀血碍气而病”。清代张璐《张氏医通》对肺胀痰瘀理论也有发挥：“肺胀而咳，左右不得卧，此痰夹瘀血碍气而胀。当归、丹皮、赤芍、桃仁、枳壳、桔梗、半夏、甘草、竹沥、姜汁。如外邪去后宜半夏、海石、香附、瓜蒌、甘草为末，姜汁蜜调噙之。”指出肺胀痰瘀互结者也要分阶段论治。清代唐容川《血证论》对肺胀活血化瘀治法作了进一步发挥，言：“盖失血之家，所以有痰，皆血分之火，所结而成。然使无瘀血，则痰气有消容之地，尚不致喘息咳逆而不得卧也。血家病此，如徒以肺胀法治之，岂不南辕北辙。丹溪此论，可谓发蒙振聩，第其用四物汤加减，于痰瘀两字，未尽合宜。予谓可用通窍活血汤加云苓、桔梗、杏仁、桑皮、丹皮、尖贝。小柴胡加当、芍、桃仁、丹皮、云苓尤妥。”自清代张璐至唐容川所论，对朱震亨所提肺胀痰瘀互结理论作了进一步发挥。相关论述体现了慢性阻塞性肺疾病中后期，痰阻气道之后津血互换异常继发瘀血，形成痰瘀互结之势，对该病早期脉络及血液的相关病变却鲜有提及。

《灵枢·五乱》言：“清浊相干，乱于胸中，是谓大悗……乱于肺则俯仰喘喝，接手以呼。”明确指出胸中清浊之气相互干扰，气机逆乱则会出现烦闷症状；若影响到肺，则会出现俯仰动静间喘息有声，呼吸时双手按于胸前的呼吸异常症状。肺主气司呼吸，通过肺张翕有度的呼吸运动实现天之清气与体内浊气的交换，肺通过吸清呼浊、吐故纳新的呼吸运动调节人体的新陈代谢，正如《类经图翼》引华元化曰：“肺者生气之原，乃五脏之华盖，肺叶白莹，谓为华盖，以复诸脏，虚如蜂窠，下无透窍，吸之则满，呼之则虚，一呼一吸，消息自然，司清浊之运化，为人身之橐龠。”这对于从胸中清浊之气的互换功能失调理解多种呼吸异常的肺系疾病（包括肺胀）发生的基本病机具有重要价值。气络中运行的元气、宗气、卫气与气道相互配合，完成肺司呼吸的生理功能，实现天之清气与体内浊气之间的相互交换，元气为激发肺产生呼吸功能的原动力；宗气根于元气，包举肺外，鼓动肺一吸一呼，吸之则满，呼之则虚，产生清浊交运的呼吸运动。“清浊之交运”指出了天之清气与体内浊气之间的交换过程，与西医学呼吸生理学肺通气——机体从外界摄取氧气进入肺泡，排出肺泡内二氧化碳的过程相似。近代蔡陆仙《中国医药汇海》提出："肺为呼吸器官，肺予以换气转血。""换气转血"是用中医学的语言高度概括机体从外界摄取氧气进入肺泡，排出肺泡内二氧化碳的肺通气过程，以及肺泡毛细血管内血液中的二氧化碳进入肺泡及肺泡内氧气进入肺泡毛细血管内血液的肺换气过程，而"孙络－玄府"是肺完成换气转血功能的处所。

孙络是从经脉网络结构的末端组织，包括"气之细络"——气络与"血之细络"——血络（也称脉络）。清代周学海《读医随笔》将气络网络的末端称为"气之细络"，脉络网络的末端称为"血之细络"，气络运行经气，脉络运行血液，共同发挥"气主煦之""血主濡之"的主要生理功能。脉络末端之孙络是脉络网络结构的终端组织，与西医学微循环的解剖形态学具有同一性。气络运行经气，发挥温煦充养、防御卫护、信息传达、调节控制作用，涵盖了西医学的神经－内分泌－免疫系统功能；孙络中气络与脉络之间的相互作用体现了中医学中气为血之帅、血为气之母的气血关系，与西医学神经－内分泌－免疫因子对血管及血液循环的调控作用具有高度相关性，这种作用是实现血液通过络脉的末端——孙络向脏腑组织渗灌的内在动力。玄府是位于孙络与脏腑组织之间的类似桥梁的连接通道，是存在于孙络中调控气机、可开可阖的窍门，也是将孙络中的气血渗灌到脏腑组织的结构功能载体。据此提出的"孙络—玄府"概念，将中医学微观领域概念从孙络推进到更微更玄的玄府层面，明确指出了玄府是分布于孙络与脏腑组织之间、起连接通道作用、主气血运行之隙窍的中医学独特微观结构，是气血通过孙络濡灌至脏腑、筋膜、骨髓等组织的功能结构载体。分布肺络的"孙络－玄府"与西医学肺之气－血屏障具有高度相关性。气道不断分支，末端为肺泡，肺泡壁内分布着密集的毛细血管网，毛细血管中的血液与肺泡腔之间只隔两层扁平上皮，即毛细血管内皮及其基膜形成的呼吸膜，又称气－血屏障，有利于清气（氧气）和浊气（二氧化碳）的交换。体内循环的血液流经肺泡上的毛细血管时，氧气和二氧化碳通过气－血屏障进行交换，使含二氧化碳较多的静脉血转变为含氧气较多的动脉血，这就是生理学上机体借助外呼吸将体内的废气和自然界的清气交换互通的过程。完成气体交换，富含氧气的动脉血被输送到全身各处组织细胞间的毛细血管，毛细血管与组织之间同样存在着"孙络－玄府"的结构连接，保证血液和组织液之间再次进行气体交换。全身血脉中的血液在元气、宗气、卫气的调动及营血的推动下朝会于肺，借助于"孙络－玄府"完成"清浊之运化"。故《灵枢·胀论》探讨五脏六腑发生胀病的共性病理机制时说："黄帝曰：胀者焉生？何因而有？岐伯曰：卫气之在身也，常然并脉循分肉，行有逆顺，阴阳相随，乃得天和，五脏更始，四时循序，五谷乃化。然后厥气在下，营卫留止，寒气逆上，真邪相攻，两气相搏，乃合为胀也。"明确指出胀病的根本原因在于气机逆乱于下，卫气循脉运行失序，营卫留止而不行，寒气逆于上，正气与邪气相争而发为胀病，此论指出了发生于人体各处的胀病与营卫与血脉有关，肺胀病的发生显然与宗气亏虚，营卫循脉运行失序，气络调控失职，气道末端与脉络末端的“孙络－玄府”担负的清浊失于交运相关。《素问·逆调论》也言：“夫起居如故而息有音者，此肺之络脉逆也，络脉不得随经上下，故留经而不行，络脉之病人也微……夫不得卧，卧则喘者，是水气之客也。”此论指出肺胀病的早期，虽然呼吸有喘息之音但未影响日常起居，属病情尚轻浅的阶段，即存在“络脉逆”的病机因素，此络脉既包括气络也包括脉络，指出了肺胀病早期即有脉络的结构与功能失调参与其中；迨至疾病后期，痰阻气道，瘀血阻络，影响脉络末端的津血互换，“血不利则为水”而出现“卧则喘”的“水气之客”之候。

随着对慢性阻塞性肺疾病的病理生理学机制研究的不断深入，肺微血管在慢性阻塞性肺疾病进程中的重要性也愈发突显。慢性阻塞性肺疾病的病理改变不仅发生于气道和肺实质，同时也发生于肺血管。肺微血管内皮细胞（PMEC）是肺微血管系统的主要组成部分，约占人肺细胞的23%。PMEC通过维持肺稳态和参与各种致病过程，在慢性阻塞性肺疾病的进展中起关键作用。首先，PMEC对于肺气－血屏障的完整性至关重要，可促进有效的气体交换。PMEC损伤会破坏这一屏障，导致通透性增加、水肿和气体交换受损，这是慢性阻塞性肺疾病的标志性特征。其次，PMEC通过释放吸引免疫细胞的细胞因子和趋化因子来调节炎症反应。慢性阻塞性肺疾病中，功能失调的PMEC会导致慢性炎症和随后的肺组织损伤，从而加剧疾病进展。此外，PMEC在肺血管重塑中也至关重要，内皮功能障碍和细胞凋亡会导致结构变化、肺血管阻力增加和肺动脉高压。PMEC也极易受到氧化应激的影响。氧化应激会诱导活性氧产生和细胞凋亡，破坏血管完整性并促进肺气肿。最后，PMEC具有修复和再生能力，但长期暴露于破坏性刺激中，这些功能会被损害，这突显了维持PMEC功能以减轻疾病进展的重要性。因此，PMEC损伤导致的血管屏障缺陷、肺泡损伤和肺部炎症先于肺功能下降，从而表明PMEC损伤在慢性阻塞性肺疾病发展和进展中起关键作用。2024年，GOLD指南强调解决早期慢性阻塞性肺疾病问题的重要性，强调了在慢性阻塞性肺疾病早期干预PMEC损伤对有效疾病管理的潜在意义。

实际上，国际医学界一直也在探索肺血管损伤与慢性阻塞性肺疾病发病机制的关系。1974年，研究者开始关注肺毛细血管内皮细胞在肺部疾病中的作用，发现肺部疾病发生的主要早期因素是毛细血管内皮通透性增加。1984年发现，肺部微循环中粒细胞数量可能取决于肺血流量或粒细胞与肺血管内皮之间的生化作用，或两者兼而有之，粒细胞优先黏附于内皮细胞，肺气肿发展的关键事件可能与肺部反复出现局部炎症，伴有活化中性粒细胞流入并黏附于内皮细胞有关。1993年有研究发现，在弹性蛋白酶诱导的肺气肿动物模型中，（I^{123}）HIPDM肺部影像学检查显示功能性血管内皮减少和肺毛细血管数量减少，反映了肺气肿的发生发展与毛细血管和小动脉的内皮细胞损伤有关。1998年有研究发现，肺动脉的内皮功能障碍存在于轻度慢性阻塞性肺疾病患者中。在慢性阻塞性肺疾病患者以及肺功能正常的吸烟者中，小动脉内膜增厚，表明吸烟可能在慢性阻塞性肺疾病的肺血管异常发病机制中起关键作用。1999年有研究发现，内皮功能障碍和内膜增厚已在轻度慢性阻塞性肺疾病患者的肺动脉中发生，吸烟会诱导肺动脉中的 $CD8^{+}T$ 淋巴细胞浸润，这与血管内皮结构和功能的损害有关，表明炎症过程可能参与慢性阻塞性肺疾病早期肺血管内皮异常的发病机制。2001年有研究发现，慢性阻塞性肺疾病患者存在内皮细胞功能障碍，并且存在凝血异常；选择素介导的白细胞与血管内皮黏附是炎症反应开始的关键早期事件，其有望成为治疗以慢性炎症为特征的疾病（如慢性阻塞性肺疾病）的良好靶点。2003年有研究发现，肺微血管内皮细胞损伤在慢性阻塞性肺疾病的发病机制中起重要作用；慢性阻塞性肺疾病患者的外周血和支气管肺泡灌洗液中均可检测到肺血管内皮分泌的血管收缩肽内皮素-1（ET-1）。2004年首次证明，α1-抗胰蛋白酶（α1-AT）存在于肺血管内皮上，并与肺血管内皮结合为聚合物形式，而慢性阻塞性肺疾病的肺组织损伤可能与此有关。2005年研究发现，香烟烟雾提取物通过部分由氧化应激激活的JNK通路损害血管内皮细胞，从而导致慢性阻塞性肺疾病的发生发展。同年有研究发现，吸烟者的中性粒细胞与内皮细胞之间的相互作用增强是慢性阻塞性肺疾病发展的诱发因素。2008年有研究发现，肺血管内皮功能障碍是慢性阻塞性肺疾病在疾病不同阶段的典型病理表现。慢性阻塞性肺疾病中，肺血管内皮细胞的功能变化包括抗血小板异常、抗凝功能障碍、内皮活化、动脉粥样硬化生成和血管张力调节受损，这可能会对慢性阻塞性肺疾病中的通气-灌注匹配产生不利影响。2009年有研究发现，暴露于香烟烟雾会诱导肺动脉选择性内皮功能障碍、内皮型一氧化氮合酶（eNOS）表达降低。这些变化在暴露3个月后出现，并在肺气肿发展之前出现。2011年有研究发现，肺动脉内皮功能障碍与既往吸烟者的静息音调增加和cGMP介导的气道扩张受损有关，提示吸烟者肺动脉的内皮功能障碍与气道功能改变有关；慢性阻塞性肺疾病与发病机制不明的慢性炎症有关，肺血管内皮细胞的端粒功能障碍和衰老会诱导慢性阻塞性肺疾病的炎症反应。2012年有研究发现，中性粒细胞通过血管内皮被运输到肺部，导致慢性阻塞性肺疾病的发生发展。而中性粒细胞经过血管内皮运输到肺部的过程必须先后经过血管内皮的三个组成部分——糖萼、内皮细胞层和基底膜层，才能到达细胞外基质；内皮损伤主要在肺毛细血管中，发生在急性加重期间，甚至在临床症状消失后仍持续存在。2013年有研究发现，α_1-抗胰蛋白酶（A1AT）通过抑制肺血管内皮炎症反应，防止慢性阻塞性肺疾病的发展。2015年有研究发现，他汀类药物可以增强慢性阻塞性肺疾病患者的内皮依赖性血管功能，改善肺功能和减少全身炎症。2018年有研究发现，功能失调的肺血管内皮作为创新疗法靶点具有潜在价值。香烟烟雾暴露会影响肺内皮细胞的屏障功能障碍、内皮活化、炎症、细胞凋亡以及血管活性介质的产生，从而导致慢性阻塞性肺疾病等疾病的发生发展。2019年有研究发现，肺血管内皮屏障损伤和炎症是香烟烟雾提取物（CSE）诱导的慢性阻塞性肺疾病的重要病理生理过程，而线粒体损伤是CSE诱导肺血管内皮屏障功能障碍和炎症的关键启动因子。在慢性阻塞性肺疾病中，血管内皮的损伤先于肺气肿的发展。肺血管内皮细胞凋亡启动并参与慢性阻塞性肺疾病的发病机制。通过再生方法和（或）抑制富含亮氨酸的 α–2– 糖蛋白 –1（LRG1）通路靶向血管内皮细胞，可能成为治疗慢性阻塞性肺疾病、肺气肿的巨大潜力策略。2023 年有研究发现，呼吸系统疾病（如慢性阻塞性肺疾病）的治疗主要围绕上皮细胞的损伤和异常修复。然而，越来越多的证据表明，血管内皮在急性和慢性肺部疾病的发展中起着积极作用。毛细血管床和动、静脉中的内皮细胞网络提供了一个代谢高度活跃的屏障，控制免疫细胞的迁移，调节血管张力和通透性，并参与重塑过程。虽然越来越多的证据建立了肺血管（特别是肺微血管）损伤与慢性阻塞性肺疾病发病机制之间的联系，但目前尚未取得临床治疗的突破。

PMEC 对于维持肺稳态至关重要，其损伤是慢性阻塞性肺疾病进展的关键因素。有几种环境和致病因素会导致 PMEC 受损，如吸烟、感染、家庭生物质烟雾、室外空气污染以及职业暴露于灰尘和烟雾。这些风险因素会影响内皮，尤其是导致 PMEC 的结构和功能损伤。吸烟是通过诱导氧化应激、触发炎症反应、引起内皮功能障碍、促进细胞凋亡和阻碍修复机制来损害慢性阻塞性肺疾病患者 PMEC 的主要因素。这些过程通过破坏肺微血管屏障来促进慢性阻塞性肺疾病的进展，导致通透性增加、慢性炎症和组织损伤。PMEC 功能障碍是慢性阻塞性肺疾病的早期特征。肺微血管血流量（LMBF）减少发生在早期慢性阻塞性肺疾病，在整个病程中持续存在，并且与肺气肿的严重程度呈正相关。肱动脉血流介导的扩张评估证明，内皮功能障碍发生在早期阶段，并与慢性阻塞性肺疾病的严重程度相关。慢性阻塞性肺疾病患者的 $CD31^+$ 内皮细胞微粒水平升高，与 LMBF 呈负相关，加剧内皮功能障碍和细胞凋亡。肺部影像学研究表明，肺通气交换功能的变化发生在肺功能明显下降之前。动物实验表明，在烟雾诱导的慢性阻塞性肺疾病模型中，PMEC 损伤和血管介质的变化先于肺气肿。PMEC 的结构和功能紊乱导致肺泡中的微循环和微环境发生变化，可作为慢性阻塞性肺疾病的早期诊断标志物和治疗干预目标。GOLD 2024 指南也强调与慢性阻塞性肺疾病相关肺部异常的早期发现和管理。几项临床前研究表明，靶向 PMEC 的药物对慢性阻塞性肺疾病具有潜在益处。例如，匹伐他汀通过防止香烟烟雾（CS）暴露诱导紧密连接蛋白下调来维持内皮屏障完整性。在慢性阻塞性肺疾病模型中，阿托伐他汀已被证明可以改善肺功能和肺血气屏障。吡格列酮和厄贝沙坦通过上调一氧化氮（NO）水平来保护内皮细胞，从而增强内皮功能。此外，抑制诱导型一氧化氮合酶（iNOS）可有效防止 CS 诱导的肺血管和肺泡损伤。静脉内输注健康的 PMEC 或从内皮细胞中敲除 Lrg1 来阻断富含亮氨酸的 α–2– 糖蛋白 –1（Lrg1）通路，在治疗慢性阻塞性肺疾病、肺气肿小鼠模型中的肺泡破坏方面显示出潜力。血管紧张素受体阻滞剂（ARB）已被证明可以改善 CS 诱导小鼠肺气肿模型的肺组织病理学。最近的研究强调，内皮细胞在慢性阻塞性肺疾病发病机制中的关键作用。内皮标志物的缺失、肺功能下降与肺气肿的严重程度增加相关，表明内皮细胞凋亡和功能障碍显著导致慢性阻塞性肺疾病进展。内皮来源的血管分泌因子信号传导，通过血管内皮生长因子 A（VEGF–A）、成纤维细胞生长因子（FGF）、基质金属蛋白酶 –14（MMP14）和骨形态发生蛋白 4（BMP4）等途径，对肺泡上皮祖细胞的分化、增殖和修复至关重要。CS 和缺氧使肺动脉血管收缩和血管重塑，以及肺动脉内皮细胞（PAEC）功能失调，导致内膜层增厚和肺动脉平滑肌细胞（PASMC）高增生，从而减少血管腔，并加剧与慢性阻塞性肺疾病相关的肺动脉高压。因此，了解内皮损伤的潜在机制，开发靶向疗法，可以改善慢性阻塞性肺疾病患者的预后。

吸入皮质类固醇（如布地奈德）和茚达特罗（格隆溴铵）的组合已显示出降低 PMEC 膜通透性、保护 PMEC 功能和改善慢性阻塞性肺疾病患者 LMBF 的潜力。血管紧张素转换酶抑制剂（ACEI）、ARB、钙拮抗剂、磷酸二酯酶 –5（PDE–5）抑制剂、前列环素及其衍生物等血管活性药物已显示出双重心肺保护特性，包括防止肺功能快速下降，减缓肺气肿的进展，以及降低慢性阻塞性肺疾病的恶化率、肺炎发病率和死亡率。然而，这些药物的有效性仍然存在争议，因为队列研究的结果尚未在随机对照试验（RCT）中一致地复制。具体来说，观察在 RCT 中使用血管活性药物的慢性阻塞性肺疾病患者，未发现肺功能得到显著改善。有几个因素可以解释这种差异。首先，许多血管活性药物并不专门针对微血管损伤，尤其是肺微血管损伤。例如，ACEI 通过减少内皮细胞合成的血管紧张素（Ang）和内皮素 –1（ET–1）来改善内皮功能，恢复 NO 的生物利用度，并防止 Ang Ⅱ诱导的血管收缩。匹伐他汀激活肝激酶 B1/AMP 活化蛋白激酶（LKB1/AMPK）信号传导，抑制干扰素 –γ（IFN–γ）诱导的人 PMEC 高通透性，从而防止 CS 诱导的内皮屏障高通透性。然而，这些机制并非特定于微血管内皮。其次，血管活性药物在慢性阻塞性肺疾病的治疗中疗效不足可能是因为干预时间窗不匹配。肺微血管内皮损伤发生在慢性阻塞性肺疾病发展的早期，并在整个疾病中持续存在。然而，慢性阻塞性肺疾病通常在肺功能显著下降后被诊断出来，代表疾病已经进展到内皮细胞损伤的后阶段。这种延迟诊断和干预可能会降低内皮靶向治疗的有效性。因此，PMEC 损伤导致肺内微环境改变有望成为慢性阻塞性肺疾病病变早期干预的潜在靶点，但其有效治疗药物仍然需要进一步探索。

我们研究团队基于慢性阻塞性肺疾病肺之“气络 – 气道 – 血（脉）络”的传变规律，围绕保护肺微血管在慢性阻塞性肺疾病早期干预中的作用开展了系列研究工作。已经完成了一项纳入 20 项血管活性药物治疗慢性阻塞性肺疾病的随机对照试验（RCTs）、总样本量为 986 例的 meta 分析研究。纳入的血管活性药物包含血管紧张素转换酶抑制剂（ACEI）、血管紧张素受体拮抗剂（ARB）、钙通道阻滞剂、硝酸酯类、前列环素及其衍生物、吸入性 NO、磷酸二酯酶 –5 抑制剂（PDE–5）、内皮素受体拮抗剂。结果显示：与常规治疗相比，联合血管活性药物中的 PDE–5 抑制剂可以改善肺 – 氧化碳弥散量 {MD=6.56［95%CI（1.74，11.39）］，P=0.008}；iNO 可以降低 $PaCO_2${MD=–0.10［95%CI（–0.17，–0.03）］，P=0.006}。血管活性药物可以降低慢性阻塞性肺疾病合并肺动脉高压（PH）患者的 $PaCO_2${MD=–0.10［95%CI（–0.17，–0.03）］，P=0.006}。然而 FEV1{MD=0.02［95%CI（–0.11，0.16）］，P=0.74}、FEV1% 预测值 {MD=0.07［95%CI（–1.90，2.05）］，P=0.94}、FEV1/FVC{MD=0.70［95%CI（–4.02，5.42）］，P=0.77} 和 $\dot{V}_E/\dot{V}_{CO2}${MD=–0.17［95%CI（–2.39，2.05）］，P=0.88} 水平没有统计学差异。血管活性药物组的 SGRQ 总评分明显较低 {MD=–5.53［95%CI（–9.81，–1.24）］，P=0.01}。结果表明，血管活性药物有助于改善慢性阻塞性肺疾病患者的气体 - 血液交换功能和生活质量。

中药通心络胶囊是应用中医脉络学说指导研制，防治以动脉粥样硬化为病理基础的缺血性心脑血管病的通络代表药物。该药针对缺血性心脑血管病的共性病机特点——络气虚滞或郁滞、脉络瘀阻、脉络瘀塞、脉络绌急，集中应用络病通补、流气畅络、化瘀通络及搜风解痉类药物配伍而成，体现了“搜剔疏通”的组方特色。急性心肌梗死再灌注治疗导致心肌微血管的完整性破坏，导致心肌无再流是心肌不能有效再灌注的核心机制，影响心肌梗死患者的远期预后，也是急性心肌梗死进入再灌注治疗时代，国际医学界面临的重大挑战。既往依托两项国家 973 计划、一项国家重点研发计划项目支撑，围绕急性心肌梗死心肌无再流及再灌注损伤开展的基础研究证实，通心络胶囊通过保护心肌微血管结构与功能完整性，减轻心肌缺血再灌注损伤，显著降低心肌梗死再灌注后心肌无再流面积，缩小梗死面积。以北京阜外医院为组长单位开展的通心络胶囊防治 AMI 介入后心肌无再流的随机、双盲、安慰剂对照循证医学临床试验，纳入了来自 9 个临床中心的 219 例因 ST 段抬高型心肌梗死（STEMI）行急诊经皮冠状动脉介入术（PCI）的患者。结果显示：与安慰剂比较，在常规治疗基础上加用通心络，明显促进心电图 ST 段回落，显著降低心肌无复流的发生率（34.3%vs54.1%，P=0.0031），改善 STEM1 后第 7 天和第 180 天静态 SPECT 评估的 17 个节段心肌灌注评分，缩小心肌梗死面积；超声心动图显示通心络明显改善 180 天时的心脏收缩功能，证实通心络可显著减少 STEMI 急诊 PCI 术后心肌无复流及梗死面积。该结果显示出通络药物在这一国际难题上的应用前景。在此基础上，由中国医学科学院阜外医院牵头进行的随机双盲、多中心安慰剂对照通心络治疗 ST 段抬高型心肌梗死 3797 例临床研究，于 2019 年 5 月至 2020 年 12 月由中国 124 家胸痛中心参与完成。入选的急性心肌梗死患者，在症状出现的 24 小时内入组，以 1∶1 分配至通心络组或安慰剂组。在接受 STEMI 指南推荐治疗的基础上，口服通心络或者安慰剂 12 个月。研究终点为 30 天主要心脑血管不良事件（MACCE）的复合结局，包括心源性死亡、心肌再梗死、紧急冠状动脉血运重建和卒中。结果证实，在指南推荐的治疗基础上加用中成药通心络，可显著降低 STEMI 患者 30 天和 1 年的心血管事件（包括心血管死亡）发生率，改善急性心肌梗死患者的远期预后。该研究于发表于 *JAMA*（影响因子 63.1），为首篇发表于四大顶级国际医学期刊的中成药 RCT 临床研究文章，是中医药国际化的里程碑式突破。该研究入选“2023 年度中国十大心血管临床与流行病学研究”“2023 中国心血管病学领域十大亮点”“2023 年度国内十大医学研究”“2023 最受瞩目的中国十大医学研究”“2023 年度中医药十大学术进展”“2023 年度中国十大医学科技新闻”“2023 年亚洲心血管医学领域杰出研究”。高润霖院士评价：“该研究在急性心肌梗死治疗领域取得了突破性的进展，在中医药研究领域具有里程碑式意义。为应用现代科学的方法研究中医中药作出一个典范，为中医药走向世界探索出一条路子，走出一个样板。”美国心脏病学会官方评价通心络可改善 STEMI 患者临床预后，斯坦福大学医学院 Kenneth W. Mahaffey 教授评价本研究“为通心络治疗 STEMI 患者提供了充分循证支持，开启了急性心肌梗死治疗新时代”。高质量的循证医学研究取得了近 10 年来治疗急性心肌梗死药物研究的国际重大突破，也形成了通心络基于心肌微血管保护、防治心肌无再流、促进心肌有效再灌注、改善心肌梗死患者远期预后的完整证据链。

关于通心络能否应用于慢性阻塞性肺疾病发挥基于肺微血管保护的药效机制，我们团队近期完成的基础研究显示出令人振奋的结果。将 C57BL/6J 小鼠随机分为正常对照组（Control 组）、烟熏组（CS 组）和烟熏 +N- 硝基 -L- 精氨酸甲酯组（CS+L-NAME 组）、烟熏 + 通心络组（TXL 组）、烟熏 + 通心络 +L-NAME 组（TXL+L-NAME 组）。Control 组小鼠暴露于正常室内空气；CS 组小鼠在自制烟熏箱（100cm×70cm×40cm）进行烟雾暴露，40 支烟 / 天，分 3 次进行，分别为 10 支、15 支、15 支，30 分钟每次（每 30 分钟换气 10～15 分钟），共 2 小时 / 天，5 天 / 周；CS+L-NAME 小鼠在每日烟熏基础上予以 L-NAME 饮用水（2mg/mL）；TXL 组小鼠在每日烟熏基础上予以 TXL 溶液（0.75g/kg）灌胃；TXL+L-NAME 组小鼠在 CS+L-NAME 组造模基础上，每日予 TXL 溶液（0.75g/kg）灌胃。其中 Control 组、CS 组、CS+L-NAME 组小鼠持续造模 2 周、4 周、6 周、12 周和 24 周，TXL、TXL+L-NAME 组小鼠持续造模 12 周和 24 周，分节点检测指标观察其动态变化。结果显示，暴露于 CS 后 PMEC 损伤早于肺气肿表型及肺功能减退：2 周、4 周和 6 周均出现明显 PMEC 细胞凋亡（$CD31^+$/$Tunel^+$ 细胞增多）和屏障破坏（VE-Cadherin、ZO-1 表达下调，FITC- 葡聚糖漏出增多），12 周出现明显肺气肿表型，24 周肺功能明显减退，表明 PMEC 损伤先于慢性阻塞性肺疾病发生并贯穿其病变全程；CS 叠加内皮细胞损伤因素 L-NAME 后，肺气肿表型出现时间节点提前，肺功能损伤程度加重，表明 PMEC 损伤是影响慢性阻塞性肺疾病进程的关键病理环节。通心络早期干预可改善肺功能，减轻肺病理损伤，改善 PMEC 屏障结构和功能。CS 叠加 L-NAME 有减弱甚至抵消通心络的治疗作用，证明通心络可通过保护 PMEC 发挥延缓慢性阻塞性肺疾病进程的治疗作用。单细胞测序和空间转录组测序技术分析发现，CS 诱导肺泡区域的 PMEC 损伤：PMEC 程序性细胞死亡，抑制内皮干细胞（gCap）增殖分化，破坏上皮 - 内皮细胞间通讯。通心络可改善 PMEC 损伤：增加 PMEC 数量，减少内皮细胞及上皮细胞程序性细胞死亡，促进 gCap 正常增殖和分化，维持上皮 - 内皮细胞间正常通讯。这为基于肺微血管保护，早期介入慢性阻塞性肺疾病干预提供了实验数据，但距离真正开辟这一全新的治疗途径尚有大量的研究工作需要开展。肺微血管损伤参与慢性阻塞性肺疾病病变进程的确切机制是什么，肺微血管损伤的血液标志物如何检测，基于肺微血管干预药物临床应用指征是什么，其在慢性阻塞性肺疾病的早期、中期、晚期是否均有应用价值以及慢性阻塞性肺疾病患者的临床获益有何不同，它与目前的治疗方法有没有协同起效的作用及其机制是什么。这些疑问均是微血管保护药物治疗慢性阻塞性肺疾病从基础研究向临床转化的过程中需要回答的关键问题。这一艰难的探索过程中也蕴含着改变慢性阻塞性肺疾病治疗现状的巨大希望。

综上，基于肺络病证治提出慢性阻塞性肺疾病“气络－气道－血（脉）络”的传变规律，根于元气积聚于胸中的宗气，通过节律性鼓动产生吸清呼浊的呼吸运动；宗气贯心脉分为营卫之气，营卫循脉运行是进一步实现清浊之气交运的关键因素，宗气虚陷及循脉运行的营卫之气失调是导致慢性阻塞性肺疾病的关键因素，由此产生的痰饮、瘀血等病理产物是推动慢性阻塞性肺疾病病程不断进展的重要因素。该传变规律的提出显示，慢性阻塞性肺疾病的发生发展是包括气络与神经－内分泌－免疫调节机制，气道－炎症、重塑及黏液高分泌，血（脉）络－肺血管（包括肺微血管）结构与功能等异常因素综合作用的结果。气道相关的异常仅是其机制之一，在气道出现病变之前已经有一个相当长的时期存在气络与血（脉）络的异常。这有助于揭示慢性阻塞性肺疾病早期的发病机制，并为早期干预提供理论依据。突破目前主要针对气道炎症、黏液高分泌及高反应性的治疗现状，发挥中医学整体、系统、恒动、辨证的原创思维，开辟有效治疗慢性阻塞性肺疾病的新途径，提高其临床治疗水平。

第四节　支气管哮喘（肺哮）传变规律

支气管哮喘（简称哮喘），是一种以慢性气道炎症和气道高反应性为特征的异质性疾病。主要特征包括气道慢性炎症，气道对多种刺激因素呈现高反应性，多变的可逆性气流受限，以及随病程延长而导致的一系列气道结构的改变，即气道重构。临床表现为反复发作的喘息、气急、胸闷或咳嗽等症状，常在夜间及凌晨发作或加重，多数患者可自行缓解或经治疗后缓解。哮喘严重影响全球健康。全球哮喘防治创议（GINA2024）报告显示，全世界约 3 亿人患有哮喘，平均每天约 1000 人死于哮喘。中国成人肺部健康研究组在 2019 年柳叶刀发布的关于中国哮喘患病率及风险因素的研究显示，我国 20 岁以上成人哮喘的患病率为 4.2%，全国总患者数为 4570 万；20 岁及以上哮喘患者中 26.2% 存在肺功能气流受限，且年龄越高，出现肺功能气流受限的比例越高。我国已成为全球哮喘病死率最高的国家之一。

一、中医源流概要

（一）病名源流

“哮”，《说文解字》释：“豕惊声也。”《玄应音义》释：“虎鸣也。”《集韵·效韵》释：“呼也。”《类篇·口部》释：“大呼。”可见“哮”在古籍中多用以指代动物和人的呼叫声。因人哮病发作时，喉中痰鸣，哮吼有声，故称为哮病。《素问·阴阳别论》中记载：“阴争于内，阳扰于外，魄汗未藏，四逆而起，起则熏肺，使人喘鸣。”《说文解字》释“鸣”：“鸟声也。”此处“喘鸣”之意与张仲景《金匮要略》中的“喉中水鸡声”类似，是哮病的特征性表现。《素问·水热穴论》中“故水病下为胕肿大腹，上为喘呼，不得卧者，标本俱病，故肺为喘呼，肾为水肿”的“喘呼”与《素问·生气通天论》中“因于暑，汗，烦则喘喝，静则多言，体若燔炭，汗出而散”的“喘喝”，也可看作是哮病的症状名称。《说文解字》释“喘，疾息也”。“喘”为呼吸急促之义，“喝”“鸣”“呼”均为喘息有声之描述。喘鸣、喘呼、喘喝三者均包含了哮病发作时呼吸气急、喉中有声两个特点，因此喘鸣、喘喝、喘呼为最早的哮病症状描述。后世有些医家沿用《黄帝内经》“喘鸣”“喘呼”“喘喝”之名，并将其作为哮病的异名。

最初虽无哮病病名，但哮病的相关描述可见于喘、咳嗽、上气等病的记载之中，另也出现过呷嗽、齁喘、呴嗽、哮喘等异名。在此以前，医家并未将哮病视为独立的疾病，而仅是作为上气、咳嗽、喘病的兼夹症状加以论述。《金匮要略·肺痿肺痈咳上气病脉证治》中有言：“咳而上气，喉中水鸡声，射干麻黄汤主之。”“上气”指喘息不能平卧，“水鸡声”指蛙叫声或水鸟叫声，在此形容喉间痰鸣声连绵不绝，犹如夏天荷塘中的蛙叫声或水鸟叫声，是现存最早关于哮病发作时典型症状的记述。《诸病源候论》中称哮病为“呷嗽”，并设立专篇：“呷嗽者，犹是咳嗽也。其胸膈痰饮多者，嗽则气动于痰，上搏咽喉之间，痰气相击，随嗽动息，呼呷有声，谓之呷嗽。”对以咳嗽为主要表现的哮病进行了定义和症状描述。

后世医家将呷嗽病视为独立疾病，但有关哮病的症状描述依旧可散见于喘病、上气病、咳嗽病中。唐代孙思邈在《备急千金要方》有“上气”且兼有“水鸡声”“吹管声”“喉咽鸣”等描述，与哮病的发病表现相符，如“水咳逆上气，身体肿，短气胀满，昼夜倚壁不得卧，咽中作水鸡鸣”“胸中满，上气，喉中如吹管声，吸吸气上，欲咳”。宋代王衮的《博济方》中首次出现了“小儿齁”病名：“金镞散，疗众疾……小儿齁，蜜汤下。”《古文苑》释“齁”：“鼻息声。”南宋张杲在《医说》中使用了“齁喘”病名：“因食盐虾过多，遂得齁喘之疾。”“小儿齁”颇似小儿哮病。南宋医家许叔微在《普济本事方》中首次提出“呴嗽”病名：“紫金丹，治多年肺气喘急，呴嗽晨夕不得眠。”《史记·殷本纪》云：“有飞雉登鼎耳而呴。”《广雅》释：“呴，鸣也。”“呴”为雉鸣之声，此处“呴嗽”之名与“咳嗽”伴“喉中水鸡鸣”相似。可见，“齁喘”“呴嗽”均为哮病异名。宋代王执中在《针灸资生经》中首次提出“哮喘”“哮病”病名。朱丹溪的《丹溪心法》设立哮喘专篇与喘病分篇论述。明代李中梓在《医宗必读》中认为，“哮”是由“呷”“呀”二字合音而成：“呷者口开，呀者口闭，开口闭口，尽有音声。呷呀二音，合成哮字，以痰结喉间，与气相击，故呷呀作声。”明代虞抟在《医学正传》中明确哮病与喘病的区别，使哮病作为独立病名的概念愈发清晰，后世大部分医家将哮病与喘病分开论述。明清时期，虽出现过哮嗽、哮吼、齁嗽等异名，但医家在使用这些病名时已将其归在哮病篇下加以讨论。

（二）病因病机研究源流

宋代之前，中医学尚未对哮病与喘病在概念上明确区分，均将其归为“咳嗽上气”“喘鸣”“喘呼”“喘喝”等病证范畴。《黄帝内经》奠定中医学理论基础，《伤寒杂病论》奠定临床证治基础，也为后世哮病的病因病机发展提供了重要启迪。《黄帝内经》认为营卫之气运行异常，清浊之气相干，肺中气机逆乱作为“喘呼逆息”等呼吸异常疾病发病的重要病机，《灵枢·卫气失常》云：“卫气之留于腹中，蓄积不行，苑蕴不得常所，使人支胁胃中满，喘呼逆息者。”《灵枢·五乱》亦云：“清气在阴，浊气在阳，营气顺脉，卫气逆行，清浊相干……乱于肺，则俯仰喘喝。”《灵枢·刺节真邪》云：“振埃者，阳气大逆，上满于胸中，愤䐜肩息，大气逆上，喘喝坐伏，病恶埃烟，饲不得息。”“振埃”指自然环境中的尘埃、烟雾，吸入尘埃、烟雾同样可因阳气大逆，上满于胸引起喘喝坐伏，表明两千多年前的古人已认识到自然环境中存在引起呼吸异常的物质，与目前空气环境中致敏原的认识一致。

东汉张仲景重视痰饮在“咳嗽上气”病中的重要作用。《金匮要略·肺痿肺痈咳上气病脉证治》中有“咳而上气，喉中水鸡声，射干麻黄汤主之”，形象地记述了哮病发作时的典型症状，并列出了治疗方药；又言“膈上病痰，满喘咳吐，发则寒热，背痛，腰疼，目泣自出，其人振振身瞤剧，必有伏饮”，明确提出“伏饮”概念及与满喘咳吐病证的相关性，“发则寒热”“满喘咳吐”“发则寒热”“其人振振身瞤剧”等症状与哮病发作时的表现类似，“伏饮”成为后世医家论述哮病的重要病机。明代医家提出哮病有“宿根”“夙根”的观点，认为患哮病者，体内存在哮病病根，当遇寒冷、劳累或饮食不调等诱发因素即易发病。戴原礼在《秘传证治要诀》中曰：“喘气之病，哮吼如水鸡之声，牵引胸背，气不得息，坐卧不安，此谓嗽而气喘，或宿有此根，如遇寒暄则发，一时暴感。”张景岳在《景岳全书》中也提出：“喘有夙根，遇寒即发，或遇劳即发者，亦名哮喘。”明代秦景明在《症因脉治》中首次用“窠臼”的概念来解释哮病的病因，曰：“痰饮留伏，结成窠臼，潜伏于内。偶有七情之犯，饮食之伤，或外有时令之风寒，束其肌表，则哮病之症作矣。”认为痰饮伏于体内形成窠臼，当有诱发因素时便会使哮病发作，此观点与“宿（夙）根”的观点类似。此处的“窠臼”是对朱丹溪“窠囊”观点的继承和发展，《丹溪心法》曰“痰夹瘀血，遂成窠囊”。后世医家依据丹溪“哮喘专主于痰”的观点，将痰饮形成的病机引申为哮病的病机。宋代陈无择在《三因极一病证方论》提出痰饮可致咳喘及其形成的原因：“人之有痰饮病者，由荣卫不清，气血败浊凝结而成也。”应是上承《黄帝内经》营卫失序、清浊相干之说。南宋杨士瀛在《仁斋直指方论》中论述痰形成的原因，言：“风搏寒凝，暑烦湿滞，以至诸热蒸郁，啖食生冷、煎爆、腥膻，咸藏动风发气。”“动风发气”指出了各种致痰因素具同气相求之性，是招致外风引动宿根痰阻气逆的重要病机。

隋代《诸病源候论》上承《素问·太阴阳明论》“故犯贼风虚邪者，阳受之；食饮不节，起居不时者，阴受之。阳受之则入六腑，阴受之则入五脏。入六腑，则身热不时卧，上为喘呼”，对外邪犯肺，肺失宣降导致气上喘鸣的病机进行了重点论述。《诸病源候论》言“肺主于气，邪乘于肺则肺胀，胀则肺管不利，不利则气道涩，故气上喘逆，鸣息不通”，从肺管不利与气道涩认识《黄帝内经》所言“清浊相干”的病机。宋代《太平圣惠方》重视风冷之邪与“喘鸣”的关系，曰：“夫肺主于气，若脏腑不和，肺气虚弱，风冷之气所乘，则胸满肺胀，胀则肺管不利，不利则气道壅涩，则喘息不调，故令喉中作水鸡声也。”又言：“夫气者肺之所主，若肺虚为风冷所搏，则经络痞涩，气道不利，嗽而作声也。此由肺气不足，上焦壅滞，痰饮留结，在于胸府，不能消散，嗽则气动于痰，上搏咽喉之间。痰与气相系，随嗽动息，故呀呷有声也。”已认识到肺虚邪袭、气道不利、痰饮留结、痰气搏击等综合因素共同作用导致喘鸣的重要机制。故明代孙一奎《赤水玄珠》将哮病的发病因素归纳为：“有因惊风之后而得者，由治惊不调气，故痰不尽撤去；有感风寒而得者；有食咸酸呛喉而得者。”明代李中梓《医宗必读》责之于“痰火郁于内，风寒束于外；或因坐卧寒湿，或因酸咸过食，或因积火熏蒸，病根深久，难以卒除”。清代李用粹在《证治汇补》中进一步将哮病的病机总结为“内有壅塞之气，外有非时之感，膈有胶固之痰，三者相合，闭拒气道，搏击有声，发为哮病”。以上均反映了哮病为多种因素综合作用所致，病机具有复杂性的特点。从东汉张仲景创制射干麻黄汤、小青龙汤等治疗寒饮伏肺、咳逆上气的代表方剂，历代医家虽基于哮病的发病与病机特点也列举了相应的治疗方药，但均未在治疗上取得突破性进展。这需要我们把中医宏观整体辨证与西医学微观病理研究进展相结合，深刻阐明其发病与病机特点才能进一步提高中西医结合防治水平的提升。

二、西医诊疗概述

哮喘的病因和发病机制非常复杂，至今尚未完全阐明，目前认为该病是遗传与环境共同作用导致的疾病。哮喘具有多基因遗传倾向，发病具有家族集聚现象，亲缘关系越近，患病率越高。近年来，点阵单核苷酸多态性基因分型技术将哮喘遗传易感基因分为三类：决定变态性疾病易感性的 HLA- Ⅱ类分子基因遗传多态性（如 $6p^{21-23}$），

T 细胞受体（TCR）高度多样性与特异性 IgE（如 $14q^{11.2}$），决定 IgE 调节哮喘特征性气道炎症发生发展的细胞因子基因及药物相关基因（如 $11q^{13}$，$5g^{31-33}$）。环境因素主要包括变应原性和非变应原性因素，其中吸入性变应原是哮喘最重要的激发因素，而其他一些非变应原性因素也可以促进哮喘的发生。在遗传与环境的共同作用下，气道炎症细胞、细胞因子以及炎症介质的相互作用引起气道炎症与气道重构，加之气道神经调节失衡及气道平滑肌结构与功能异常，引起气道高反应性导致哮喘的发生。这是目前哮喘尚未完全阐明的复杂发病机制中，受到高度关注的病理链。

气道炎症：变应原进入机体后，被抗原呈递细胞（如树突状细胞、单核巨噬细胞等）内吞并激活 T 细胞，活化的辅助性 T 细胞（主要是 Th2 细胞）产生白细胞介素进一步激活 B 淋巴细胞，由 B 细胞分泌的特异性 IgE 可借助于受体固定在细胞表面，使细胞处于“致敏状态”。当再次接触同种变应原，就会引起异染性细胞释放多种介质和细胞因子。这些介质引起气道平滑肌痉挛，黏膜微血管通透性增加，气道黏膜水肿、充血，黏液分泌亢进，并诱发气道高反应性，产生哮喘的临床症状。Th2 免疫应答占优势、Th1/Th2 免疫失衡在 80% 左右的哮喘患者中存在，是哮喘重要的发病机制之一。尘蜡、花粉等变应原进入气道以后，攻击气道上皮细胞并分泌 IL–25、IL–33 等细胞因子进而启动 Th2 优势的免疫反应，活化 Th2 细胞分泌的细胞因子，如 IL–4、IL–5、IL–13 等可以直接激活嗜酸性粒细胞、肥大细胞及肺泡巨噬细胞等多种炎症细胞，使之在气道浸润和募集。这些细胞相互作用可以分泌许多种炎症介质和细胞因子，构成一个与炎症细胞相互作用的复杂网络，使气道收缩，黏液分泌增加，血管渗出增多。目前认为，Th17 细胞在部分以中性粒细胞浸润为主的激素耐受型哮喘和重度哮喘中起重要作用。哮喘气道炎症反应涉及炎症细胞、炎症介质和细胞因子的相互作用，可溶性蛋白质分子和白细胞表面受体与靶细胞表面分子（配体）两个系统，可以通过增强或诱导细胞间的作用，以及控制细胞对炎症介质的反应，实现细胞特异性和选择性地聚集到炎症反应部位，使哮喘相关的炎症细胞、炎症介质和细胞因子之间密切联系、相互作用，构成复杂的细胞因子网络，在介导哮喘的气道炎症中发挥重要作用。由于细胞因子网络错综复杂，所谓网络的“启动子”至今尚未能确定，需进一步从细胞水平和分子水平研究与哮喘相关的细胞因子作用调节机制。

气道重构：气道重构表现为气道上皮细胞黏液化生，平滑肌肥大、增生，上皮下胶原沉积和纤维化，血管增生等，是哮喘的重要病理特征。气道重构使得哮喘患者对吸入激素的反应性降低，出现不可逆或部分不可逆的气流受限，以及持续存在的气道高反应性。气道重构的发生与持续存在的气道炎症和反复的气道上皮损伤、修复有关。参与哮喘发生的多种炎症细胞，包括嗜酸性粒细胞、肥大细胞、Th2 细胞、巨噬细胞等，可分泌一系列与气道重构发生相关的炎症因子，促进成纤维细胞增生、胶原沉积、平滑肌增生肥大及微血管增生。多种炎症介质参与哮喘的气道重构过程，其中最主要的有 TGF–B、血管内皮生长因子（VEGF）、白三烯、基质金属蛋白酶 –9

（MMP-9）、解聚素和金属蛋白酶 -33（ADAM-33）。除气道炎症外，由环境因素或变应原直接导致的气道上皮损伤及伴随发生的修复过程，在气道重构的发生发展中起重要作用。Plopper 等最先提出上皮间质营养单位（EMTU）这一概念，指出气道上皮受环境刺激损伤后，一些炎症介质如 TGF-B、表皮生长因子（EGF）等分泌增加，同时细胞间黏连蛋白减少，上皮细胞发生变形，并高分泌基质金属蛋白酶和细胞外基质，该过程称为上皮间质转化（EMT），紧靠上皮的星形成纤维细胞在多种因素刺激后发生变化，转化为肌成纤维细胞，分泌细胞外基质（ECM），同时也释放一系列前炎症介质，促进气道重构的发生。

气道炎症与气道重构的持续影响，加之气道神经调节失衡、气道平滑肌结构与功能异常，共同形成了气道高反应性（AHR）。AHR 指气道对多种刺激因素如变应原、理化因素、运动、药物等呈现高度敏感状态，是哮喘的重要特征。有症状的哮喘患者几乎都存在 AHR。多种炎症细胞与 AHR 的发生相关，气道重构，尤其是气道周围平滑肌层的增厚，在 AHR 中发挥重要作用。气道平滑肌中含有多种收缩功能蛋白，如平滑肌肌动蛋白等，当受到变应原或炎症因子刺激后，气道平滑肌收缩致使气道狭窄，气道反应性增高。在 AHR 的相关机制中受到高度关注的还有气道的神经 - 受体调节机制。20 世纪中叶以前通常认为哮喘发病由神经机制所致，此后免疫及炎症发病学说逐渐占优势。最近由于证实呼吸道广泛存在神经肽网，神经异常发病机制又重获关注，认为气道的炎症反应可影响神经和神经肽调控机制，而神经机制反过来又影响炎症反应。气道高反应相关的气道神经 - 受体调节机制包括肾上腺素能神经 - 受体失衡机制，包括交感神经、循环儿茶酚胺、α 受体和 β 受体，任何一方面的缺陷或损伤均可导致气道高反应性，并引起哮喘发病。胆碱能神经系统是引起支气管痉挛和黏液分泌的主要神经，包括胆碱能神经（迷走神经）、神经递质乙酰胆碱（Ach）和胆碱受体。当胆碱能神经受到刺激时，其末梢释放 Ach，后者与 M 受体结合引起气道痉挛和黏液分泌增加。非肾上腺素能非胆碱能（NANC）神经系统分为抑制性 NANC 神经系统（i-NANC）和兴奋性 NANC 神经系统（e-NANC），与气道平滑肌功能、肺的生理功能及其调节有密切关系，其在哮喘发病中的作用日益受到重视。

目前，哮喘的治疗药物可分为控制性药物和缓解性药物，这些药物通过迅速解除支气管痉挛从而缓解哮喘症状，其中包括速效吸入 β2 受体激动剂、全身用激素、吸入性抗胆碱药、短效茶碱及短效口服 β2 受体激动剂等。哮喘的治疗目标在于良好控制哮喘症状，使患者维持正常的活动水平，同时尽可能减少急性发作、肺功能不可逆损害和药物相关不良反应的风险。全球哮喘防治创议和中华医学会制定的支气管哮喘防治指南，均建议以吸入性糖皮质激素（ICS）为基石的阶梯式规范治疗方案。虽然激素是目前控制气道炎症最有效的药物，但研究表明，其难以完全逆转气道炎症和改善患者预后。并且仍有一部分哮喘患者对激素治疗不敏感，即使联合多种治疗药物，仍不能获得很好的疗效，长期使用还可能导致一系列不良反应，如口腔念珠菌感染、骨密度降低、白内障风险增加等。近年来，哮喘的新型药物研发主要针对其发病机制，但仍不能从根本上消除气道炎症。其他根据哮喘免疫学的免疫靶向治疗、哮喘遗传学与表观遗传学基因治疗，目前大都处于临床前期，距离临床应用尚远。因此，亟须深入研究哮喘的发生、发展机制，寻找治疗靶位，以期早期阻断甚至逆转气道重塑过程是改善哮喘预后的关键。

三、支气管哮喘“气络－气道－血（脉）络”传变规律

基于肺络病“气络－气道－血（脉）络”的传变规律，支气管哮喘的病位在气道，气络中运行的元气、宗气、卫气对气道的温煦充养、调节控制功能失常导致气道绌急，加之营卫交汇，生化异常引起的痰饮等继发病理产物引起气道壅阻，形成气道绌急与气道壅阻交互为患；发病日久，影响血（脉）络，也可引起“孙络－玄府”闭塞，导致“换气转血”功能失常而出现脉络瘀阻、绌急等结构与功能的损伤。但其主要病变阶段的病理特征为气络对气道的温煦调控失常而出现的气道绌急与气道壅阻。

（一）气络元气、宗气、卫气对气道的温煦调控作用失职是其发病之本

基于古代早期的解剖学实践和观察，古人提出了肺管的形态特点——“其管坚空，其硬若骨，连接肺本”“肺管九节”“其形仿佛麒麟菜”，与现代解剖学气管及支气管各级分支的特点基本一致，“气息之路，呼吸出入”的功能特点也与西医学关于支气管的功能定位基本一致。肺管作为气息之路，保持通顺畅达的状态是肺顺利吸入自然界清气并呼出体内浊气，实现清浊交运的前提。气络中的元气、宗气、卫气在参与吸清呼浊的呼吸运动过程中也发挥对气道的调控作用。元气为“呼吸之门”，门作为门户理解，与作为气息之路、供呼吸出入的气道门户密不可分；若作关键之义，则言主持气道之通畅与呼吸功能的维持至关重要。元气上达胸中成为宗气，宗气是助肺司呼吸的直接动力，宗气也需借助气道才能发挥上述作用，故宗气要“走于息道”“循喉咽”“出于喉咙”，才能使肺“呼则出，吸则入”。宗气贯心脉分为营卫之气，卫气之“司开阖”作用直接调节气道的节律性舒缩，维持“气息之路”的通畅。西医呼吸生理学认为，肺通气是气体进出肺的过程，取决于推动气体流动的动力和阻止气体流动的阻力之间的相互作用，动力必须克服阻力，才能实现肺通气。中枢神经系统内广泛分布着产生和调节呼吸运动的神经元群，在大脑皮质、间脑、脑桥、延髓和脊髓等各级呼吸中枢的共同作用下实现呼吸节律，又通过自主神经系统及其分泌的神经递质作用于呼吸肌和气道平滑肌，产生肺通气的动力，克服气道的阻力，是呼吸运动的主要调节控制模式。气道管径是导致气道阻力的主要因素，气道管径受气道内外的压力差、肺实质对气道壁的外向放射状牵引、神经－内分泌功能对气道平滑肌的调节、内分泌和局部化学因素等影响。呼吸道平滑肌受交感神经、副交感神经（迷走神经）的双重支配，还受非肾小腺素非胆碱能神经的调节，以保持气道管径的稳定。全身性以及局部细胞，如嗜酸性粒细胞、肥大细胞、上皮细胞和中性粒细胞分泌的局

部化学物质，对气道的收缩和舒张也发挥调节作用。中医学元气、宗气、卫气对气道的温煦调控作用，涵盖了西医学参与肺通气过程的各种神经、内分泌、免疫因子对各级支气管的调控作用。

气络中络气郁滞或虚滞引起气机及气化功能失常，易导致痰饮等继发性病理产物壅阻气道，气失温煦易致气道绌急，其防御卫护失职更易招致风寒外袭而诱发气道绌急，这也与西医学关于气道高反应的认识是一致的。气道高反应指气道对多种刺激因素如变应原、理化因素、运动、药物等呈现高度敏感状态，与气道炎症、气道重构、气道的神经－受体调节机制相关，气道的炎症反应可影响神经和神经肽的调控机制，而神经机制反过来又影响炎症反应。气道高反应相关的气道神经－受体调节机制包括肾上腺素能神经－受体失衡机制、胆碱能神经－受体失衡机制、非肾上腺素能非胆碱能神经功能失调，其在哮喘发病中的作用日益受到重视。

（二）气道绌急与气道壅阻相互影响是其重要病机特点

古人通过对临床症状的观察与描述已明确支气管哮喘的病位在气道，记载的“喘鸣”“喘呼”“喘喝”“喉中水鸡声”“吹管声”“呷嗽”“呴嗽”及“哮鸣”的典型临床症状，多用动物和人的呼叫声形容本病发作时气道中发出的特殊声音。隋代《诸病源候论》提出“肺管不利，不利则气道涩，故气上喘逆，鸣息不通”，开始重视肺管不利气道涩与“气上喘逆，鸣息不通”关系。古人虽未直接提出气道绌急的病机认识，但注意到了风冷之邪与肺管不利的关系。宋代《太平圣惠方》曰：“夫肺主于气，若脏腑不和，肺气虚弱，风冷之气所乘，则胸满肺胀，胀则肺管不利，不利则气道壅涩，则喘息不调，故令喉中作水鸡声也。”“寒气客于肺，则寒热上气，喘急汗出，胸满喉鸣。”肺气虚弱显然指卫气虚滞，防御卫外之力不足，然后风冷之气乘肺，导致肺管不利引起喘息不调。这种肺管不利引起的喘息不调与中医学对绌急的病理认识是一致的。绌急指各种原因引起的筋脉收引、挛缩、痉挛状态，《素问·举痛论》明确记载了络脉绌急，言：“寒气客于脉外则脉寒，脉寒则缩蜷，缩蜷则脉绌急，绌急则外引小络，故卒然而痛。”明确指出，外界气候寒冷可导致络气郁滞，引起络脉收引挛缩痉挛，造成气血运行卒然不通而痛。寒性凝滞，主收引，易使络气郁滞不畅，或寒胜阳虚失于温煦，肌肉、筋脉拘急收引，均可致气道拘急不舒。风性主动，易使关节、肌肉、筋脉拘急收引，动摇震颤，中医学取类比象将其归为风邪作乱。隋代《诸病源候论》首提“风咳”病名，言“风咳，语因咳，言不得竟是也”，指出因风盛挛急引发的咳嗽阵作、呛咳气急、语不得言等症状，应是典型的气道绌急的表现，与西医学咳嗽变异性哮喘的发病认识基本吻合。宋代王衮《博济方》载：“肺气喘急者，由肺乘于风邪，则肺胀，胀则肺不利，经络涩，气道不宣，则上气逆喘或息鸣。”“气道不宣”也与风邪袭肺入络，气络气机紊乱而涩滞，气道绌急拘紧失于宣畅的病机状态有关。

与络脉绌急既可单独发生，又易与络脉瘀阻相兼为患一样，气道绌急也易在气道壅阻的基础上引发。气道壅阻常与痰饮等继发性病理产物有关，东汉张仲景《金匮要略·痰饮咳嗽病脉证并治》首提“伏饮”概念，指出其可导致“满喘咳吐”等病证；明代提出哮病有“宿根”“夙根”的观点，秦景明在《症因脉治》中首次用“窠臼”的概念来解释哮病的病因，曰：“痰饮留伏，结成窠臼，潜伏于内。偶有七情之犯，饮食之伤，或外有时令之风寒，束其肌表，则哮喘之症作矣。”认为痰饮伏于体内形成窠臼，“窠臼”概念与朱丹溪“痰夹瘀血，遂成窠囊”中的“窠囊”观点相呼应，同时也明确了明朝其他医家所言“宿（夙）根”的病理实质，更是对东汉张仲景“伏饮”学说的进一步发展。伏痰留饮壅滞于气道形成窠臼，遇外感内伤等各种致病因素更易引发气道绌急之变。《太平圣惠方》说：“夫气者肺之所主，若肺虚为风冷所搏，则经络痞涩，气道不利，嗽而作声也。此由肺气不足，上焦壅滞，痰饮留结，在于胸府，不能消散，嗽则气动于痰，上搏咽喉之间。痰与气相击，随嗽动息，故呀呷有声也。”明确指出风冷乘肺，气道不利与留结痰饮相互作用引起痰气交阻而呀呷有声。西医学认为，气道重构表现为气道上皮细胞黏液化生，平滑肌肥大、增生，上皮下胶原沉积和纤维化，血管增生等，是哮喘的重要病理特征，与痰饮壅阻气道的病机认识一致。气道重构使得哮喘患者对吸入激素的反应性降低，出现不可逆或部分不可逆的气流受限，以及持续存在的气道高反应性，又易引起气道平滑肌收缩，发为气道绌急之变。

（三）气络对气道调控失常与气道高反应

气络中气机及气化功能失常，引起的气道绌急与壅阻状态是哮喘发作的关键因素，各种病机因素之间又相互影响，反映了哮喘病机的复杂性，这与气道高反应的病理认识是吻合的。西医学认为，气道高反应性（AHR）涉及气道炎症、气道重构及神经调节失衡等多重机制。炎症细胞与炎症因子通过刺激气道平滑肌收缩蛋白（如肌动蛋白）引发气道狭窄，而气道重构中平滑肌层增厚进一步加剧 AHR。神经调节机制方面，20 世纪前神经机制主导哮喘发病理论，后转向免疫炎症学说，近年来因发现呼吸道广泛存在神经肽网，神经机制重获重视。气道炎症与神经调控存在双向作用：炎症可破坏神经调节，神经异常亦可加重炎症。具体机制包括：①肾上腺素能神经－受体失衡：交感神经、儿茶酚胺及 α/β 受体功能缺陷导致支气管舒张障碍；②胆碱能神经－受体异常：迷走神经释放乙酰胆碱（Ach）激活 M 受体，引发支气管痉挛和黏液分泌；③非肾上腺素能非胆碱能（NANC）神经失调：抑制性 NANC（i–NANC）通过释放血管活性肠肽等舒张气道，兴奋性 NANC（e–NANC）通过 P 物质等诱发气道收缩，两者失衡直接影响气道平滑肌功能。这些机制的交互作用共同构成 AHR 病理基础，促进哮喘发生发展。这为从“气络－气道”调控机制失常中寻求解决气道高反应，提高哮喘的中西医结合治疗水平提供了重要思路。

第五节　肺间质纤维化（肺痿）传变规律

肺间质纤维化（pulmonary fibrosis，PF）是一种以活动性呼吸困难、咳嗽、乏力、杵状指、体重下降为主要症状，病变主要累及肺间质和肺泡腔的弥漫性肺疾病。PF 按照发病原因是否明确分为继发性肺间质纤维化（SPF）和特发性肺间质纤维化（IPF）。PF 病因复杂、病程隐匿，初起往往缺乏征兆，多在疾病晚期出现严重的呼吸困难时才被诊断。PF 预后不佳，其中以 IPF 预后更差，一旦确诊 IPF，中位生存时间仅为 3～5 年，五年生存率不足 40%。每万人中 0.09～1.30 人受到 IPF 影响，随着人口老龄化的发展，这一数值呈上升趋势，社会经济负担沉重。目前 PF 尚缺乏有效的治疗手段，西医治疗主要以糖皮质激素联合免疫抑制剂、抗纤维化药物、抑酸药物为主，然而这些药物存在诸多不良反应，甚至会进一步降低患者的生存质量，肺移植是终末期 PF 患者的唯一治疗手段。因此，寻求一种对 PF 早期诊断及病情判断的方法对于患者的预后至关重要。

一、中医源流概要

肺间质纤维化的病名在中医学术界尚有争论，是属于“肺痹”，还是“肺痿”的范畴，各执一端。“肺痹”首见于《黄帝内经》，书中涉及“肺痹”的共五篇，包括《素问》中的“玉机真脏论”“痹论”“四时刺逆从论”“五脏生成”和《灵枢》中的“邪气脏腑病形”。《素问・痹论》明确提出：“风寒湿三气杂至，合而为痹……皮痹不已，复感于邪，内舍于肺，所谓痹者，各以其时重感于风寒湿之气也，凡痹之客五脏者，肺痹者，烦满喘而呕。”指出了皮肤肌表外受风寒首先导致皮痹，进而影响肺脏的发病过程，这是关于肺痹最为经典的记载，也是从肺痹论治肺间质纤维化的理论渊薮。肺间质纤维化包括继发性肺间质纤维化和特发性肺间质纤维化，引起继发性肺间质纤维化的最常见疾病为系统性硬化症。当系统性硬化症累及肺脏时，可发生肺广泛纤维变及囊肿性变，以致肺功能不全，出现进行性呼吸困难伴咳嗽等症状，还可累及消化道出现吞咽困难、恶心呕吐等症状，与肺痹“烦满喘而呕”的症状描述相似。同样，《黄帝内经》此论也涵盖类风湿关节炎、干燥综合征、系统性红斑狼疮等风湿免疫疾病中可能出现的肺间质纤维化表现。《素问・玉机真脏论》言：“风寒客于人，使人毫毛毕直，皮肤闭而为热，当是之时，可汗而发也，或痹不仁肿痛，当是之时，可汤熨及火灸刺而去之，弗治，病入舍于肺，名曰肺痹。”与《素问・痹论》所言相互呼应，对肺痹的罹患途径，补充了外邪直中肺脏的途径。清代叶天士将病因由风、寒、湿三气扩展为六淫成痹，是对《黄帝内经》所论肺痹病因学的发展。《素问・四时刺逆从论》也言“少阴有余病皮痹瘾轸，不足病肺痹”，指出少阴肾经气不足是导致肺痹的内在因素。明代马莳指出“先以内伤为之本，而后外邪得以乘之”，指内外合邪在肺痹发病中的作用；《素问·五脏生成》则曰："白脉之至也，喘而浮，上虚下实，惊，有积气在胸中，喘而虚，名曰肺痹，寒热，得之醉而使内也。"《灵枢·邪气脏腑病形》则言："（脉）微大，肺痹引胸背，起恶日光。"描述了"肺痹"的脉症表现。综合《黄帝内经》所论，肺痹的形成因素内有正气不足，肺气虚损，宣降失司，加之风、寒、湿等外邪侵入皮毛，痹阻日久，内舍于肺，这也为后世诊治肺痹提供了理论依据。痹者闭也，闭阻不通之谓，肺为气之主，肺痹与肺中气机运行失常有密切关系，即《素问·五脏生成》提出的"积气在胸中"为肺痹的重要病机观点，东汉《中藏经》直言："痹者，风寒暑湿之气，中于人之脏腑之为也……入于肺，则名气痹……气痹者，愁忧思喜怒过多，则气结于上，久而不消，则伤肺。"清代喻嘉言《医门法律》认为"肺痹即为气痹"；清代沈金鳌《杂病源流犀烛》说："盖痹既入肺，则脏气闭而不通，本气不能升举，肺职行治节，痹则上焦不通，而胃气逆，故烦满喘而呕也。"亦有观点认为由肺气受损发为痹阻不通，明代张景岳《类经》言"气在胸中，喘而虚，名曰肺痹"，明代秦景明《症因脉治》言"肺气受损，而肺痹之症作矣"，是肺气因虚留滞，滞则痹阻不通的病机认识。肺气流通不畅又会夹杂湿痰、浊血，加重痹阻不通。清代叶天士《临证指南医案》从更广泛的角度解析痹阻不通的内涵，言："痹者，闭而不通之谓也，正气为邪所阻，脏腑经络，不能畅达，皆由气血亏损，腠理疏豁，风寒湿三气得以乘虚外袭，留滞于内，致湿痰浊血，流注凝涩而得之。"清代董西园在《医级》中直言："痹非三气，患在瘀痰。"

肺痿是多种肺系疾病导致肺脏真阴受损而出现的病证。《黄帝内经》虽未直接提出"肺痿"病名，但《素问·痿论》论述五脏对应之痿病，提出"肺热叶焦，则皮毛虚弱急薄，著则生痿躄"，为后世从肺燥津伤论治肺痿奠定了理论基础。《金匮要略·肺痿肺痈咳嗽上气病脉证治》中正式提及肺痿的病名，并指出了其典型的脉症："寸口脉数，其人咳，口中反有浊唾涎沫者何？师曰：为肺痿之病。"又曰："肺痿吐涎沫而不咳者，其人不渴，必遗尿，小便数。"《金匮要略·脏腑经络先后病脉证治》也记载了肺痿的主要症状为"息张口短气者，肺痿唾沫"。后世医家论及肺痿症状除咳嗽、唾涎沫外，多涉及喘息这一肺病的常见症状，另有咳血、寒热、烦渴、咽不利、汗出、消瘦食少、眩、毛枯等症状，显示肺痿病既有与疾病相关的特异性症状，又有诸多兼夹症状，揭示疾病及病机的复杂性。张仲景将肺痿分为虚热和虚寒论治，《金匮要略·肺痿肺痈咳嗽上气病脉证治》言："热在上焦者，因咳为肺痿，肺痿之病，从何得之……或从汗出，或从呕吐，或从消渴，小便利数，或从便难，又被快药下利，重亡津液，故得之。""热在上焦"和"重亡津液"高度概括了虚热肺痿肺燥津伤的病机特点，清代喻嘉言《医门法律》指出："肺痿者，其积渐已非一日，其寒热不止一端，总由胃中津液不输于肺，肺失所养，转枯转燥，然后成之。"其所创制的清燥救肺汤，治"诸气膹郁，诸痿喘呕"，认为"诸痿喘呕之属于上者，亦属于肺之燥也"，将痿与喘并列看作属燥热伤肺所致，针对张仲景所论虚热肺痿给出了正治之方。张仲景《金匮要略》中亦记载了肺气虚冷型肺痿及其证治方药，《金匮要略・肺痿肺痈咳嗽上气病脉证治》言："肺痿吐涎沫而不咳者，其人不渴，必遗尿，小便数，所以然者，以上虚不能制下故也。此为肺中冷，必眩，多涎唾，甘草干姜汤以温之。"魏念庭释曰："肺气即虚，而无收摄之力，但趋脱泄之势，膀胱之阳气下脱，而肺金益清冷干燥以成痿也。"突出了肺气虚在虚冷型肺痿发病中发挥的重要作用。肺痿的关键在于"痿"字，"痿"与"萎"通假，《汉书》言："集注引如淳，音萎枯之萎。"《说文解字》将痿定义为"痿弱无力以运动"之意，《经籍纂诂》释萎"草木菸也"及"柔软也"。"肺萎"见于隋代《诸病源候论》："肺气壅塞，不能宣通诸脏之气，因成肺萎也。"以肺痿言者重在突出痿弱无力的功能衰落，以肺萎言者重在突出肺叶干枯皱缩的局部病理特点，其病机或为热在上焦，肺燥津伤，或为肺气虚冷，气不化津，总缘肺脏虚损，津气重伤，以致肺叶枯萎，正如清代尤怡《金匮要略心典》中所言："痿者萎也，如草木之萎而不荣，为津烁而肺焦也。"唐代《外台秘要》将肺痿归为传尸疾中气急咳的一种："传尸之疾，本起于无端，莫问老少男女，皆有斯疾……故曰传尸……气急咳者，名曰肺痿。"此论指出了肺痿可见于急性传染病中，SARS 和新型冠状病毒感染均是新发病毒引起的呼吸系统传染病，后期均可导致不同程度的肺部纤维化病变。北宋孔平仲《孔氏谈苑》载"贾谷山采石人，末石伤肺，肺焦多死"，"末石伤肺"与空气环境中粉尘等污染物导致肺间质纤维化的认识是一致的。而肺虚日久，肺叶萎缩，失于宣肃又可致气郁、痰凝、血瘀之变。唐代孙思邈直言肺痿无论寒热，皆属虚损之证；晋代陶弘景认为，肺虚气血不行，多兼气郁血结之证；明代张景岳《类经》言："肺志不伸，则气郁生火。"清代周学海论述肺痿的治疗时强调"宜清热宣郁，养液行瘀"，清代叶天士《临证指南医案》说"其津液留贮胸中，得热煎熬，变为涎沫"。诸家所言，对肺虚寒热基础上的气郁、痰瘀、血瘀等病机变化加以阐发，对肺痿临床证治用药也加以丰富。清代喻嘉言提出七大治疗要点：缓而图之，生胃津，润肺燥，下逆气，开积痰，止浊唾，补真气，散火热。可谓切中肺痿复杂的病机特点，为临床遣方用药提供了准绳。

综上可见，痹者，闭也，闭阻不通之谓，从"肺痹"言者，突出了其气血津液不通、痹阻不通的邪实病机特点；肺间质纤维化过程中出现血管渗出、细胞浸润、肺泡腔内有浆液蛋白和脱落的上皮细胞，肺泡壁由于血管扩张、渗出、细胞浸润呈弥漫性增厚的病理特点，与肺痹气血津液运行不畅、闭阻不通的病机特点相吻合。痿者，萎也，如草木之萎而不荣，从"肺痿"言者，强调了其肺叶萎废不用的本虚病机特点；肺间质纤维化后期，肺泡数量明显减少，肺泡变形、闭锁或残留裂隙状不规则形态，细支气管代偿、扩张呈蜂窝肺，受累肺组织由于大量纤维结缔组织增生而收缩，毛细血管数量减少甚至闭锁，肺功能严重受损的病理特点与肺叶萎废不用的病理特点相类似。对于肺间质纤维化复杂的病理生理过程，很难用一个中医病名归类，它可能同时兼具了肺痹和肺痿的病机特点，只是在不同的病程阶段，或侧重于肺痹的邪实正虚，气血运行不畅痹阻不通，或侧重于肺痿的本虚，肺叶痿弱不用，故在整个肺间质纤维化过程中慢性迁延表现出由实致虚、因虚致实、虚实夹杂的复杂病机特点。肺痹与肺痿可发生相互转化，肺痹日久，因实致虚，可逐渐演变成肺痿；肺痿气虚，运化无权，推动不利，浊血凝痰闭阻，则是肺痿中产生肺痹之机转。正如清代陈士铎《辨证录》中所言："肺痿之成于气虚……肺气受伤，而风寒湿之邪遂填塞而成痹矣。"段玉裁也言："古人多痿痹联言，因痹而病痿也。"需要指出的是，古人建立的肺痹与肺痿概念是在长期临床实践中基于宏观整体分析推导出的内在病机特点，虽与肺间质纤维化有相似性，但缺乏特异性与针对性。例如清代叶天士《临证指南医案》专设肺痹一节，附医案 15 例，但徐灵胎分析认为"所列诸症不过喘咳气逆耳"。这也启发我们，针对肺间质纤维化这一世界性疑难病，需把中医宏观整体辨证优势与西医微观病理机制紧密结合，创建更具特异性与针对性的中医证治体系，才能更好地提高肺间质纤维化的中医临床治疗水平。

二、西医诊疗概述

PF 是以弥漫性肺泡炎和肺泡结构紊乱，并最终导致肺间质纤维化为特征的疾病。肺间质指肺泡壁区域，尤其是肺泡上皮细胞和毛细血管内皮细胞之间的间隙，间质性肺疾病可能影响到肺泡壁的所有成分，即上皮细胞、内皮细胞及间质中的细胞成分和非细胞成分，在疾病进展过程中可以延伸到肺泡腔，但并非仅限于肺泡壁。PF 是多种病因肺间质性疾病的常见结局，其典型特征是细胞外基质蛋白过度沉积、血管生成和重构、肺实质不可逆瘢痕形成，导致气体交换减少和肺功能受损。临床表现为进行性呼吸困难伴有刺激性干咳及限制性通气障碍，甚至发生呼吸衰竭。按已知病因和未知病因可分为两类：病因明确的肺间质疾病多归为原发性肺间质纤维化，如尘肺、硅肺、石棉肺、金属肺、放射性肺间质疾病、药物所致肺间质纤维化等。类风湿关节炎、干燥综合征、硬皮病等引起的肺间质纤维化为免疫系统胶原血管疾病的继发表现，也称继发性肺间质纤维化；病因未明的肺间质纤维化为特发性肺间质纤维化，2002 年美国胸科协会和欧洲呼吸协会重新定义了特发性肺间质纤维化的概念，明确指出其是原因不明并以普通型间质性肺炎为特征性病理改变的一种慢性炎症性间质性肺疾病。

虽然特发性肺间质纤维化病因未明，但相关研究已经确定了其潜在因素，包括年龄、生活习惯（如吸烟）、遗传因素、环境影响、病毒感染以及合并病（如胃食管反流）等。本病的发病与年龄相关，好发于中老年男性患者，且多具有吸烟史，5 年的生存率为 20%～40%。IPF 常见症状包括进行性呼吸困难、活动后加重、咳嗽、疲劳等，肺功能进行性下降，肺部听诊可闻及爆裂音，25%～50% 患者可出现杵状指，少部分患者伴有体重减轻，晚期部分患者可能合并右心衰及呼吸衰竭等相关疾病，甚至死亡。目前尚无公认的评估 IPF 预后的指标。高分辨率 CT（HRCT）是 IPF 患者诊断和预后评估的主要检查方法，IPF 影像学主要表现为普通间质性肺炎，该影像学表现与病死率相关，同样蜂窝影也是评估 IPF 预后的重要因素。影像学表现典型者可通过肺部 HRCT 进行诊断，对于表现不典型者，则需要临床、影像、病理等多学科会诊进行诊断。

近年来，肺间质纤维化的发病率不断提高，由于其发病机制尚不明确，并且缺乏有效的治疗药物，因此致残率、致死率也不断上升。美国 FDA 批准尼达尼布和吡非尼酮用于肺间质纤维化的治疗，但只能延缓肺间质纤维化的进程，并不能治愈或者逆转肺间质纤维化。大部分肺间质纤维化患者在被确诊后，中位生存期小于 3 年，5 年之后的生存率仅有 30%～50%，是一种呈进行性发展、预后极差的难治性疾病。

对于肺间质纤维化发病机制的认识从炎症学说向损伤修复学说转移，其病变过程可以概括为肺泡的炎症反应（早期多以大量炎性细胞浸润为主要特征）、肺的实质损伤（以成纤维细胞大量增生、胶原纤维增生为主要特征）和受损肺泡的修复（伴有病理性血管增生）三个环节，其基本的病理基础是慢性炎症。由于抗炎治疗并没有达到预期的临床效果，炎症反应可能只是肺间质纤维化发病过程中的伴随状态，而持续性肺泡上皮损伤及异常修复在其中发挥着关键作用。肺泡炎后渗出液中含有大量的细胞生长因子，对肺间质纤维化的发生发展都起至关重要的作用。肺损伤后，静止的肌成纤维细胞暴露在不同的促纤维化介质中，例如病毒感染、细胞损伤、氧化应激、促纤维因子、炎症因子等，然后向活化的肌成纤维细胞表型分化，进而导致细胞外基质过度积聚。肌成纤维细胞的异常活化和分化是肺间质纤维化发生的中心环节，纤维细胞和细胞外基质合成是一个极其复杂的病理过程，受到一系列信号通路和多种类型细胞因子网络的共同调控。肺损伤后必然存在修复过程，在正常组织的修复过程中，血管生成是暂时的，并且受到机体严格控制，异常的血管生成会造成机体组织异常修复，引起机体系统失调，对肺间质纤维化进程产生极大影响。基于“损伤修复学说”，肺部微血管的异常增生和重塑在肺间质纤维化发病过程中的重要作用受到关注，血管内皮生长因子、血小板 – 内皮细胞黏附分子、第八因子相关抗原等内皮细胞表达的细胞因子均参与了肺间质纤维化过程中的损伤修复过程，它们与肺上皮细胞、肺成纤维细胞及其分泌的细胞因子，在功能上表现出相互影响、多向调节的特点，形成了复杂的互作关系，既显示出肺间质纤维化病理过程的复杂性，同时又为从复杂的网络关系中寻找治疗肺间质纤维化的突破点提供了重要思路。

三、肺间质纤维化气络 – 气道 – 血（脉）络传变规律

（一）肺间质纤维化属肺积范畴

积证泛指痰瘀凝聚，结聚成形的病证，包括按之有形，坚着不移，病在血分的癥积，以及聚散无常，病属气分的瘕聚。中医癥积包括了癌、瘤等恶性占位性病变已成为中医界的共识。早在殷墟甲骨文中就有“瘤”的记载。《黄帝内经》中有“昔

瘤”“石瘕”“肠覃”“息肉”“膈塞”等类似恶性肿瘤的症状描述。隋代巢元方在《诸病源候论》中分别论述了“癥瘕”“积聚”“食噎”“反胃”等病证，其中均包含恶性肿瘤的证候。宋代《仁斋直指附遗方论》记载了癌的概念“癌者，上高下深，岩石之状，毒根深藏”，指出癌症临床特点是体内肿块，表面高低不平，坚如岩石，盘根错节，易与周围组织粘连，与恶性肿瘤的临床特征极其吻合。本病包括肺间质纤维化在内的脏器纤维化及脏器扩大等病理现象，应属于中医学“积证”的范畴。《灵枢・百病始生》论述积之形成时说：“虚邪之中人也，始于皮肤……留而不去，传舍于肠胃之外，募原之间，留著于脉，稽留而不去，息而成积，或著孙脉，或著络脉。”指出积的形成与邪稽络脉相关，又说“肠胃之络伤，则血溢于肠外，肠外有寒汁沫与血相抟，则并合凝聚不得散而积成矣”，所谓“凝血蕴里而不散，津液涩渗，著而不去，而积皆成矣”。此论明确指出，积由凝血不散与津液涩渗而形成，血在络中，津在络外，津血在络脉末端互渗互换，津血的凝滞由络内血液瘀滞与络外津液凝聚相互交织的病变而致。《难经・五十五难》论述了邪入五脏阴络留而成积的病变类型：“肝之积，名曰肥气……心之积，名曰伏梁……脾之积，名曰痞气肺之积，名曰息贲……肾之积，名曰奔豚。”这些记载包括脏器络脉瘀滞、络息成积的病理变化，其形成常由情志郁结，饮食所伤，外受寒邪以及久病不愈等因素影响脏腑气机，导致络气郁滞，络脉功能失调，津血互换失常，瘀血痰湿凝滞而成。《难经》关于五脏之积的论述可能包括西医学多种脏器增生扩大的病变，如肝纤维化，肺间质纤维化，肾硬化，脾肿大，或高血压、风湿性心脏病、急性心肌梗死后心室重构、心肌病、慢性心衰等引起的心脏扩大，这些病变涵盖了脏腑之阴络瘀阻、瘀塞络息成积的病理变化；还包括络脉病变引起的络外组织继发性病理改变，如细胞外基质（ECM）增生沉积等。《灵枢・百病始生》所论积之形成，先由虚邪中于皮肤，最后传入于肠胃、募原之间的络脉，稽留不去，息而成积，与《素问・痹论》所载风、寒、湿三气杂至导致痹证，痹在皮肤，内舍肺络导致肺痹的病变过程异曲同工，为从肺积探讨肺间质纤维化的证治规律提供了理论依据。

（二）肺间质纤维化病位在“孙络－玄府”

既往中医学多以肺痹与肺痿论治肺间质纤维化，均是从痰瘀病理产物角度分析肺间质纤维化的形成，无法真正从微观层面上找到中西医结合研究肺间质纤维化的切入点。肺间质纤维化涉及的西医解剖与病生理特点，与中医学“气络－玄府”的概念极其吻合。刘完素将玄府概念由《黄帝内经》中皮肤汗孔的概念发展为遍布人体内外各处的一种微细结构，玄府的功能也超越《黄帝内经》仅通行卫气与津液的范畴，成为人体气、血、津、液、神升降出入之道路与门户，人体气、血、津、液渗灌散布，脏腑官窍的功能维持，乃至视、听、嗅、行、思等神志功能运转等莫不与玄府相关。“孙络－玄府”概念的提出是基于二者在结构特点、分布特点、功能特点方面的密切联系。结构特点上，二者均是中医学微观概念范畴，玄府又名“玄微府”；“孙络”也是“言其小也”，在中医学的概念体系内，孙络已是最微小的结构功能单位。分布特点方面，玄府“无物不有”，机体之“脏腑、皮毛、肌肉、筋膜、骨髓、爪牙……尽皆有之”，体现了普遍存在的分布特点。十二经脉在机体分布的特点是“内属于脏腑，外络于肢节”，借助于遍布全身、网状分布的络脉实现对脏腑、肢节的络属；功能方面，刘河间将无处不在的玄府引申为“气出入升降之道路门户也”，伴随着气的升降出入运动，发生将水谷精微转化为气、血、津、液、精的物质、能量、信息的交汇生化的过程，气机是维持人体五脏六腑、四肢百骸等形体官窍的基本功能及机体一切生命活动的生理基础。在人体内承担气、血、津、液、精等物质输布及向脏腑组织渗灌功能的通道，除了玄府就是络脉，《灵枢·小针解》言：“节之交三百六十五穴会者，络脉之渗灌诸节者也。”《灵枢·九针十二原》又说：“所言节者，神气之所游行出入也。”明确络脉的功能为渗灌气、血、津、液，濡养脏腑组织。络脉与玄府在功能上具有高度相关性，但络脉并非等同于玄府，玄府应该是位于络脉与其所渗灌的脏腑组织、四肢百骸之间的孔隙通道，是络脉向脏腑组织延伸并与脏腑组织相互关联形成的孔道。据清代名医喻嘉言所述络脉网络层次，最细小的孙络之间有缠绊相连，使络脉网络成为一个闭合系统。“孙络－玄府”建立起络脉与脏腑组织之间气、血、津、液、精等物质交换与能量代谢的通道，“孙络－玄府”的开阖通利对维持机体脏腑组织的正常生理功能，发挥人体一切神志活动的结构功能具有至关重要的作用。微观领域发现的人体器官组织中均存在的毛细血管与组织细胞构成的特殊结构，与“孙络－玄府”概念具有高度相关性。这一结构既在维持器官功能及机体生命活动中发挥着重要作用，同时也是诸多重大疾病临床治疗的难点，如脑组织中的血脑屏障及神经血管单元，心脏中的心肌灌注单元，成为研究“孙络－玄府”现代生物学内涵的重要切入点。围绕保持“孙络－玄府”开阖通利的治法与方药进行研究，有助于提高重大疾病的防治水平。

肺组织中由肺泡上皮与毛细血管内皮构成的通气－换气单元，是肺脏“孙络－玄府”的现代解剖与功能结构载体，是实现肺功能的基本结构单位，也是肺纤维化发生发展的病理演变区域。肺间质纤维化以弥漫性肺泡炎和肺泡结构紊乱并最终导致肺间质纤维化为特征。肺间质指肺泡壁区域，尤其是肺泡上皮细胞和毛细血管内皮细胞之间的间隙，由肺内的结缔组织及其中的血管、淋巴管和神经构成，这一区域与肺脏“孙络－玄府”的功能结构区域相符，也是肺之“气络－气道－血（脉）络”在最微观层面上的结构功能体现。结缔组织主要分布于支气管各级分支管道的周围，血管等行于其中，管道愈细，周围的结缔组织愈少，至肺仅有少量结缔组织构成肺泡隔。肺间质的组成与一般疏松结缔组织相同，但弹性纤维较发达，巨噬细胞较多。肺泡隔内含密集的毛细血管网，毛细血管为连续型，内皮甚薄、无孔，胞质内含较多吞饮小泡。肺泡隔的厚薄不一，所含弹性纤维较丰富，也含有少量胶原纤维和网状纤维，并有成纤维细胞、巨噬细胞、浆细胞和肥大细胞等，以及淋巴管和神经纤维。肺泡隔内丰富的弹性纤维有助于维持肺泡的弹性。肺泡隔内的毛细血管大多紧贴于肺泡上皮，上皮基膜与内皮基膜相互融合；有些部位的肺泡上皮与毛细血管内皮之间有少量结缔组织。肺泡内气体与血液内气体分子交换所通过的结构为血气屏障，它由肺泡表面液体层、Ⅰ型肺泡细胞与基膜、薄层结缔组织、毛细血管基膜与内皮组成。有些部位的肺泡上皮与血管内皮之间无结缔组织，两层基膜直接相贴而融合。气－血屏障很薄，总厚度约 0.5μm。发生间质性肺炎时，肺泡隔结缔组织水肿，炎症细胞浸润，以致肺的气体交换功能障碍。肺间质纤维化的典型特征是细胞外基质蛋白过度沉积、血管生成和重构、肺实质不可逆瘢痕形成，导致气体交换减少和肺功能受损。肺间质纤维化的三个重要环节包括肺泡上皮的炎症反应，以成纤维细胞大量增生、胶原纤维增生为主要特征的肺实质损伤，和肺微血管参与的受损肺泡上皮的修复过程，反映了"孙络－玄府"的基本组成结构之间相互影响的复杂作用关系。持续性肺泡上皮损伤及异常修复在肺间质纤维化中发挥着关键作用，静止的肌成纤维细胞暴露在不同的促纤维化介质中向活化的肌成纤维细胞表型分化，进而导致细胞外基质过度积聚。这是一个极其复杂的病理过程，受到一系列信号通路和多种类型细胞因子网络的共同调控。肺部微血管异常增生和重塑在应对肺泡上皮"损伤修复"的病生理过程中，分泌多种细胞因子，与肺上皮细胞、肺成纤维细胞及其分泌的细胞因子一起，种类繁多，结构各异，在功能上相互影响、多向调节，建立起复杂互作关系启动并参与到肺间质纤维化的病理生理过程中。肺间质纤维化过程中涉及的肺泡壁所有成分，包括上皮细胞、内皮细胞及间质中的细胞成分和非细胞成分，正是肺脏"孙络－玄府"的结构功能单元的组成部分。基于"孙络－玄府"探讨"气络－气道－血（脉）络"交互作用成为研究肺间质纤维化中医病理机制、提高临床治疗水平的重要切入点。

（三）肺间质纤维化"气络－气道－血（脉）络"传变规律

肺间质纤维化发生的"孙络－玄府"部位，涵盖了肺泡壁，尤其是肺泡上皮细胞和毛细血管内皮细胞之间的间隙。肺间质包括肺内的结缔组织及其中的血管、淋巴管和神经，是肺之"气络－气道－血（脉）络"在最微观层面上的结构功能体现。肺间质纤维化以肺泡、肺间质、肺小血管、终末气道不同程度的炎症损伤，以及损伤后的修复、纤维化为特征，炎症细胞、免疫细胞、肺泡上皮细胞和成纤维细胞，以及其分泌的炎症介质和细胞因子共同参与其中。基于"气络－气道－血（脉）络"之间的相互作用关系，提纲挈领地把握肺间质纤维化分子互作的复杂病理过程的病机演变规律，有助于研发更具针对性的临床治疗药物，提高肺间质纤维化的治疗水平。

1. 气络虚气留滞的气机异常在肺间质纤维化发病中的始动作用

"孙络－玄府"是承接肺气升降出入，通过吸清呼浊完成"换气转血"功能的基本功能单位。全身气的升降出入始自肺吸清呼浊的吐纳呼吸运动。清代周学海在《读医随笔》中谓："升降者，里气与里气相回旋之道也；出入者，里气与外气相交接之道也。里气者，身气也；外气者，空气也。”明确指出出入为外气（空气）与里气（身气）之间的相互交接，这显然与肺通过呼吸运动完成的呼浊吸清有关。肺开阖有序的呼吸运动吸清呼浊，实现外气与里气出入运动的同时，主司人体生命过程中所有与清浊交互相关的运化过程。积于胸中之宗气包举肺外的鼓动作用是推动肺产生呼吸运动的直接动力，呼吸出入之间吸清呼浊，实现里气与外气相互交接的同时，宗气进一步贯注于心脉化生营卫之气。一方面，卫气借助肺气之宣发作用，向上向外布散于皮毛肌腠发挥卫外御邪作用；另一方面，肺之肃降作用又是卫气内行于脏腑腠理之间，“熏于肓膜，散于胸腹”，维持脏腑间功能协调平衡的直接推动力。营气行于脉内与卫气相协而行。营卫之气相互协调，既调动百脉血液朝会于肺，完成清浊之气的互换，又推动含有天之清气的血液循脉上下，发挥渗灌濡养五脏六腑、四肢百骸的重要生理功能。可见，宗气与其化生的营卫之气相互协调是实现里气与外气交换的关键。肺之气络中，由宗气到营卫之气的生成及其相互间功能协调发挥，是维持“气络－气道－血（脉）络”、完成肺“换气转血”功能的前提和基础。凡是与肺之换气转血功能失常相关的病变，必与“气络－气道－血（脉）络”的协调紊乱有关，追根溯源必与气络中宗气及其化生的营卫之气功能失调密不可分。

“孙络－玄府”是肺完成换气转血功能的基本单位，是里气与外气交换过程中最关键的结构。借助宗气的鼓动作用，肺吸入自然界的清气并呼出气道中的浊气，同时伴随着宗气贯注于心脉而化生为营卫之气，此属换气过程。转血则是将天之清气注于血液，血液在营卫之气循脉感应而行的过程中输注到脏腑组织，发挥温煦充养作用。换气转血过程发生的场所为“孙络－玄府”，玄府作为孙络气血通路上的隙窍，具有分布广泛、至微至幽、开阖有度的特征，是连接络脉网络系统与五脏六腑、四肢百骸的至微至幽的狭小通道，其开阖有度的特征又使其成为气出入升降之道路门户。“孙络－玄府”的有序启闭离不开气络中诸气的调控，特别是卫气司开阖的功能。气络中的卫气昼行于六经皮部之阳络，通过调控皮肤腠理玄府之开阖，发挥温煦充养、宣通阳气、宣发清阳、发泄津汗、流通气血、固护卫表的生理功能；夜行于脏腑膜原之阴络，调控脏腑、膜原腠理玄府之开阖，发挥肥腠理、司开阖、调节气机的功能。这种调控作用类似卫气对皮肤腠理玄府的精细调控作用，根据内外环境的变化有序调节“孙络－玄府”的开阖启闭。玄府作为孙络与机体组织进行物质能量交换的通路，随着气的升降出入，除了发生换气转血，还发生物质能量交换的过程，气、血、津、液、精的物质、信息、能量代谢均在同过程中同步发生。

肺为气之主，肺痹首先表现为肺主气功能失职，肺中之气升降出入失常而发生痹阻不通的病机变化，即《素问·五脏生成》提出的“积气在胸中”，《中藏经》直言“气痹”。肺气也可因虚留滞，滞则痹阻不通，明代秦景明言：“肺气受损，而肺痹之症作矣。”清代沈金鳌说：“皮痹久，复感三气内舍于肺，则烦满喘而呕，盖痹既入肺，则脏气闭而不通，本气不能升举，肺职行治节，痹则上焦不通，而胃气逆，故烦满喘而呕也。”其言本气不能升举，与近代张锡纯力倡的宗气虚陷不能升举同义。宗气虚陷，鼓动推运乏力，营卫之气循脉运行失常，孙络之气络中气的升降出入失常而发生“虚气留滞”的病机变化，血（脉）络中血液的输布渗灌也因气机推动无力而凝滞不畅，发生凝血瘀滞。基于“久病入络”的络病发病特点，病程逐渐迁延，病变过程由气到血、由经入络、由络脉功能障碍到结构损伤。这启迪我们临床把握宗气、营卫之气虚与滞的辩证关系，综合运用升举宗气、调和营卫、通补虚滞等治法与药物有助于调整“孙络－玄府”气机失常的紊乱状态。金元时期，刘完素将玄府病机概括为“玄府闭塞”，提出“开发郁结，宣通气液”的治疗思路，鉴于皮肤肌表之玄府与脏腑腠理之玄府的同一性，各种具有宣发肌表腠理玄府的治法与药物对开通脏腑腠理玄府的闭塞状态是否也发挥独特的作用，这是一个值得深入研究的课题。

2.“营卫由络以通、交汇生化异常”在肺间质纤维化中的关键作用

营卫之气虽分行于脉内与脉外，但两者互根互用，明代张景岳言“营中未必无卫，卫中未必无营”，指出了营卫之气在循脉运行过程中也相互贯通，而络脉末端的孙络是营卫之气输布贯通之枢纽。《素问·气穴论》首次提出“孙络三百六十五穴会……以通荣卫”，后世医家对此进一步注解。明代张景岳《类经》注云“表里之气，由络以通，故以通营卫”，本义是营卫借助肌表腠理之阳络出表入里，此理也可扩展至脏腑肌腠，营卫之气在肺之“孙络－玄府”部位也会发生外气（表）与里气（里）的交汇贯通。清代张志聪从皮肤之孙络贯通营卫之理推演至体内脏腑，《黄帝内经素问集注》言：“盖大络之血气，外出于皮肤而与孙络相遇，是以脉外之卫，脉内之荣，相交通于孙络皮肤之间……孙络外通于皮肤，内连于经脉，以通营卫者。”孙络既是营卫贯通的部位，亦是二者交汇生化的场所，如《素问·天元纪大论》说：“动静相召，上下相临，阴阳相错，而变由生也。”营卫通过孙络相互贯通、交汇生化，为机体完成物质代谢与能量转化的重要生理活动提供了必要条件。《灵枢·卫气失常》说“血气之腧，腧于诸络”，清代张志聪《黄帝内经素问集注》进一步指出“脉内之血气从络脉而渗灌于脉外，脉外之气血从络脉而溜注于脉中”，强调了络脉是渗灌气血的处所，血气渗灌的动力源于营卫之气的交汇生化。蔡陆仙《中国医药汇海》说：“卫行脉外者，其气交感于脉中矣；营行脉内者，其气交感于脉外矣。阳津阴液，交相感触，而又合之以大气者，谷精渐以变化，温度借以保存。”指出营卫交汇生化过程中伴随着物质与能量的生成与转化过程。可见营卫二气通过络脉相互贯通，推动气血渗灌到脏腑组织、四肢百骸发挥温煦濡养作用，同时完成了物质与能量的相互转化，维持机体正常的生理功能。宗气贯心脉而分为营卫之气，卫气借助于层层细分的气道网络，与分布于脉络系统中的营气，在肺之“孙络－玄府”相互贯通、交汇生化，完成肺“换气转血”这一最重要的生理功能。同时，营卫之气对其他脏腑正常生理功能的维持也发挥着不可替代的调节与控制作用。

经气发挥温煦充养、防御卫护、信息传达、调节控制作用，涵盖了西医学的神经－内分泌－免疫系统功能。现代研究证实，神经、内分泌、免疫系统既各司其职，又相互协调，三个系统进行信息沟通的生物学语言是各种神经递质、神经肽、细胞因子、激素等，其细胞表面都有接收这些分子语言的受体，同时也能分泌这些信息分子，从而使三大功能系统形成人体稳态机制的多维立体网络结构。这种多维多向的信息沟通与联系，使神经－内分泌－免疫（NEI）网络作为一种多维立体网络调控结构实现对人体功能的整合调节。脉络作为由脉分支而出的细小网络，其形态结构特点与西医学中构成微循环的微小血管相似。微循环指微动脉与微静脉之间的微血管血液循环，血液中的营养物质由此向组织渗透，代谢废物由此排出，血液与组织液互渗也是在此完成的，机体内部以及机体与外界环境之间的物质、能量、信息交换等一系列重要生命活动均是在微循环中完成的。这与中医学关于营卫之气由脉络末端之孙络贯通，完成渗灌气血、濡养代谢、津血互换等重要生理功能的认识是一致的。孙络中气络与脉络之间的相互作用体现了中医学气为血之帅、血为气之母的气血关系，与西医学神经－内分泌－免疫因子对血管及血液循环之间的调控作用具有高度相关性，这种作用是实现气血通过孙络借助玄府隙道向脏腑组织渗灌的内在动力，病理状态下也是启动并推动肺间质纤维化病理演变过程的内在关键机制。这对于基于营卫由络以通、交汇生化异常，从气络－NEI 网络与孙络－微血管网络两大网络系统的调控功能异常及其互作关系，解析肺间质纤维化的病理演变机制提供了重要思路。

肺间质指肺泡壁区域，尤其是肺泡上皮细胞和毛细血管内皮细胞之间的间隙，与中医学所描述的“孙络－玄府”结构功能单位的解剖形态学是极其吻合的。肺泡壁表面是连续的上皮细胞层，包括Ⅰ型和Ⅱ型两种不同类型的里衬上皮细胞。Ⅰ型肺泡上皮细胞覆盖 95% 的肺泡表面，作为屏障，防止物质从肺泡壁自由移动到肺泡腔；Ⅱ型肺泡上皮细胞经常突出到肺泡腔内，维持和修复损伤。当Ⅰ型肺泡上皮细胞损伤后，在修补过程中，Ⅱ型上皮细胞过度增生，最后分化具有Ⅰ型上皮细胞特征的细胞。而肺泡上皮和毛细血管内皮细胞紧贴基底膜，在肺泡壁的某些区域，上皮细胞和内皮细胞之间除了基底膜无任何物质，相互融合成单一结构。肺间质纤维化过程涉及肺泡壁的所有成分，即上皮细胞、内皮细胞及间质中的细胞成分和非细胞成分，病变也非仅限于肺泡壁，可以延伸到肺泡腔。内皮细胞在肺间质纤维化过程中不是旁观者，也不只是一般的参与者。病理观察发现，肺间质纤维化的早期即有毛细血管增生、扩张、充血，管壁增厚；晚期由于大量纤维结缔组织增殖而收缩，毛细血管数量减少甚至闭锁。整个肺间质纤维化过程均有毛细血管的病理形态变化。功能上，它与上皮细胞、成纤维细胞、炎症及免疫细胞分泌的活性因子，通过自分泌或旁分泌方式与其靶细胞表面的相应受体相互作用，将生物信号传达至细胞内，启动胞内信号，产生级联效应调控细胞功能。这些细胞因子在功能上相互影响、多向调节，形成复杂的互作关系，激活多种炎症和修复的信号通路途径，破坏促炎与抗炎、损伤与修复、促纤维化与抗纤维化之间的平衡，启动并推动肺间质纤维化的病理生理过程。

炎症及免疫反应与肺间质纤维化的关系，可以理解为气络中运行的卫气的防御卫护功能失常。传统观点把肺间质纤维化的关键机制认为是炎症反应，过程概括为肺泡的免疫和炎症反应、肺实质损伤和受损肺泡修复 3 个环节，慢性炎症是其基本病理基础。虽然单纯抗炎的临床疗效并不显著，削弱了炎症和免疫反应对肺间质纤维化发病的作用，但炎性的病理表现是肺间质纤维化的重要特征之一是无可置疑的。临床单靶点抗炎的治疗效果不佳，可能是因为炎症在肺间质纤维化发病机制中的作用是复杂的，呈现双刃剑或多刃剑的作用。炎症不仅与损伤有关，更是机体免疫调节功能改变的具体体现，它反映了机体在应对各种损伤因素时，免疫稳态失衡后发生的一系列病理生理变化。在肺间质纤维化发病的过程中，机体的固有免疫及适应性免疫均参与其中。固有免疫中的中性粒细胞是最快反应的免疫细胞，也是肺间质纤维化急性期的重要参与细胞，肺泡灌洗液中的中性粒细胞数量与病情严重程度相关。单核细胞是巨噬细胞和成纤维细胞的前体，在肺间质纤维化早期，组织受到损伤时会活化释放炎性因子，并且成熟分化为巨噬细胞。巨噬细胞则是重要的免疫细胞，分泌不同的细胞因子以发挥促炎和促纤维化作用。2 型天然淋巴细胞在肺间质纤维化过程中也可被活化，参与肺间质纤维化的病理过程。适应性免疫中的 Th1/Th2 细胞、Th9 细胞、Th17 细胞、Treg 细胞及 B 细胞也通过分泌不同的细胞因子参与肺间质纤维化的炎症及免疫反应过程中。中医学认为，防御卫护机制是人体正气的重要体现。宗气贯心脉分为营卫之气，卫气昼行于皮部阳络，夜行于脏腑腠理，发挥“温分肉、充皮肤、司开阖”的防御卫护机制，为机体脏腑组织功能正常发挥提供免疫稳态的内部微环境，与现代免疫学之免疫防御、免疫监视和免疫自稳功能相吻合。各种可能引起肺间质纤维化的病理损伤因素，通过破坏人体内在免疫防御机制，导致肺泡的免疫和炎症反应，引起肺实质损伤及受损肺泡的修复，表现为免疫细胞被激活，释放趋化因子和生长因子、纤维连接素、毒性氧化物等趋化至肺泡，造成肺泡壁破坏导致广泛的肺损伤。Ⅰ型胶原的成纤维细胞异常增殖和活化，使胶原代谢紊乱而导致大量Ⅰ型胶原沉积，促进纤维化不断进展。在这一过程中，炎症可能只是免疫功能紊乱的外在表现之一，其根本原因在于免疫调节机制的紊乱。细胞损伤后释放的大量细胞因子决定肺间质纤维化的发展演变过程，而炎症只是这一病理过程的外在表现，这可能是目前单纯抗炎疗效不佳的原因。

基于损伤修复过程中致纤维化与抗纤维化失衡的新观点，肺泡与肺间质一体化的纤维化是肺间质纤维化的主要病理特点。炎症反应在以上病理过程中是微不足道的，早期的肺组织病理学表现为纤维化而非肺泡炎。这一观点的提出使组织损伤后早期组织异常修复机制成为肺间质纤维化的研究焦点，血管生成作为组织修复的中心环节越来越受到关注。正常组织修复中，血管生成是暂时的和受严格控制的，异常和不受控制的血管生成必然导致组织异常修复。肺部广泛损伤后的修复初期，异常的血管生成是纤维化修复的启动和推动因素。对肺间质纤维化伴有硬皮病的患者进行研究发现，其肺中早期毛细血管数量增多，而疾病晚期毛细血管数量却减少，从患者不同肺叶以及肺叶的不同部位所取肺活检材料的病理表现也有很大差异。这既表明肺间质纤维化中单纯肺毛细血管生成增加的结论存在局限性，同时也表明肺间质纤维化血管的生成在不同病变阶段存在差异性和肺中不同部位病变存在不均性。这可能与肺微血管独特的组织结构与生理功能有关。肺微血管是指管径 7～10μm，管壁仅由一层内皮及其基底膜组成的肺血管，在形态及功能上均与肺大血管内皮细胞不同。肺微血管内皮细胞之间形成紧密连接或缝隙连接以调节大分子物质的渗出，介导细胞间信号传递，维持机体微环境的稳定。它参与构成气 - 血屏障，维持组织正常的血氧分压；组成渗透性屏障，参与血液与组织间的物质交换、摄取、转化，参与血液循环或局部活性物质的活化及去活化；合成和表达多种细胞因子和黏附因子，参与机体的免疫应答，介导炎症反应；合成和分泌多种血管活性物质，调整局部和全身血管张力，调节血管舒缩；合成与释放多种促凝与抗凝因子，协调凝血与抗凝间的平衡；合成血管生长因子诱导血管生成等，对于生理状态下维持机体内环境的稳定极为重要。

肺微血管内皮细胞的结构与功能变化与肺间质纤维化的发生发展有密切关系。肺微血管内皮在体内发挥着重要的屏障功能，这一功能的下降为血管内炎性细胞向组织间游走提供了必要的结构基础。肺纤维化过程中，肺微血管屏障功能可因微血管内皮细胞坏死、脱落导致微血管内皮单层完整性破坏而降低；大量炎性细胞游走至组织间，过量分泌细胞因子，刺激肌成纤维细胞活化增殖。肺间质纤维化发生时，肺间质中存在大量高表达 TGF-β1 的巨噬细胞及淋巴细胞、浆细胞、肥大细胞等，TGF-β1 在间质中的浸润与血管屏障功能紊乱有关。肺微血管内皮细胞不成熟的异常增生也是肺间质纤维化发生的关键因素，其与间质内胶原的过度沉积有密切相关性。更重要的是，内皮细胞作为机体内最大的内分泌、旁分泌及自分泌代谢器官，可以产生和分泌数十种生物活性物质。若肺微血管内皮细胞合成及分泌功能异常参与基质代谢紊乱，促进细胞外基质合成，分泌为促纤维化细胞因子，释放缩血管物质，介导炎症反应加重组织损伤，激活凝血、纤溶系统促进纤维化进程。可见，肺间质纤维化的发生发展涉及细胞与相应活性分子相互作用而形成的复杂而庞大网络，成纤维细胞活化、增殖并向肌成纤维细胞转化是肺间质纤维化过程中不可逆转的关键环节，这一环节的始动因素并不清楚。肺微血管内皮细胞是针对损伤刺激因子的早期应答细胞，其功能表型的变化是成纤维细胞活化、增殖并向肌成纤维细胞转化的潜在动力，从而在肺间质纤维化发生及发展演变的病理过程中发挥关键作用。在肺间质纤维化的早中期，肺间质内成纤维细胞的增殖与肺微血管内皮细胞的增殖相伴发生，在纤维化形成后，二者数量同步减少。肺微血管内皮细胞发挥介导炎症及免疫反应、分泌细胞因子及细胞外基质、加重组织缺氧等生物学作用，这些作用均有利于成纤维细胞的活化、增殖并向肌成纤维细胞转化。在肺间质纤维化过程中，肺微血管内皮细胞功能表型的深入研究及其对纤维化的促进作用，对于揭示肺间质纤维化发生发展的内在演变规律，寻找早期干预的有效新途径，具有重要价值。

综上，肺间质纤维化发生发展的病理演变过程中，肺泡炎后渗出液中的大量细胞生长因子促进肌成纤维细胞的异常活化和分化；基于损伤修复学说，肺部微血管的异常增生和重塑在肺间质纤维化发病过程中发挥着重要作用，内皮细胞表达的细胞因子均参与了肺间质纤维化过程中的损伤修复过程，它们与肺上皮细胞、肺成纤维细胞及其分泌的细胞因子构成了一个相互联系、相互作用的复杂关系网络，但对于网络中相关因子的因果关系尚未阐明。基于营卫由络以通、交汇生化异常，指出了气络–NEI网络调控因子失衡导致“孙络－微血管”结构与功能损伤，是引起肺“孙络－玄府”病变，推动络脉病变向脏腑组织继发性损伤发展的关键因素。围绕两个调控网络的结构与功能、相关因子相互作用的网络失衡及其对周围脏腑组织的影响机制进行研究，有助于揭示肺间质纤维化的核心病理机制。

3.“孙络－玄府”闭阻不通、络息成积是肺间质纤维化发病的核心

营卫由络以通、交汇生化异常，引起络脉末端的气、血、津、液、精的物质、信息、能量代谢异常，津凝为痰，血滞为瘀，痰瘀痹阻，蕴积化毒，引起络息成积的病机变化，提示病变由络脉病变向继发脏腑组织病变演进发展。络息成积是邪气稽留络脉，络脉瘀阻或瘀塞，瘀血与痰浊凝聚成形的病变。《灵枢·百病始生》论述积之形成时说：“虚邪之中人也，始于皮肤……留而不去，传舍于肠胃之外，募原之间，留著于脉，稽留而不去，息而成积，或著孙脉，或著络脉。”指出邪气久聚络脉，稽留不去，息而成积的病理变化。又说：“肠胃之络伤，则血溢于肠外，肠外有寒汁沫与血相搏，则并合凝聚不得散而积成矣。”“凝血蕴里而不散，津液涩渗，著而不去，而积皆成矣”，《黄帝内经》此论明确指出癥积形成的过程，血在络中运行，津在脉外，津血在络脉末端互渗互换，津血的凝滞导致积之形成的过程不仅有络中瘀阻病变，而且涉及络外津液的涩渗。故朱丹溪在《丹溪心法》中说“痰夹瘀血，遂成窠囊”，《明医指掌》说：“痞块……或先有死血，继以食积、痰饮；或先有食积，继以死血、痰饮相裹而成者。”清代唐容川《血证论》亦说：“瘀血在经络脏腑之间，则结为癥瘕。”《难经·五十五难》论述了邪入五脏阴络留而成积的病变类型：“肝之积，名曰肥气……心之积，名曰伏梁……脾之积，名曰痞气……肺之积，名曰息贲……肾之积，名曰奔豚。”这些记载包括脏器络脉瘀滞、积聚成形的病变，涵盖了西医学纤维化、增生扩大等多种脏器病变。将肺间质纤维化归属于中医学肺积范畴，意在重点突出肺间质纤维化在营卫由络以通、交汇生化异常基础上，出现“孙络－玄府”闭塞不通，病变由络脉自身向继发性脏腑组织发展的病机特点。

肺间质纤维化由络脉病变继发产生脏腑组织病理变化的过程中，“孙络－玄府”闭塞不通是其关键病理机制。中医学把玄府作为孙络气血通路上的至微至小隙窍，“孙络－玄府”形成了输布渗灌气血津液、维持脏腑组织功能、运转神机的微细通路。这与《黄帝内经》所言络脉渗灌诸节之处为“神气所游行出入”具有异曲同工之妙。

只有升降出入的通路功能正常，机体的神机才能正常运转。“孙络－玄府”保持开阖通利的状态是人体气血津液渗灌散布、脏腑官窍功能维持，乃至视、听、嗅、行、思等神志功能运转的关键和前提。一旦闭塞，则气液、血脉、荣卫、精神升降出入之通路闭阻不通，是多种疾病发生的关键病机。肺积的发生由宗气虚陷，营卫循脉运行失常，孙络结构与功能障碍，贯通营卫之气的功能失职，气升降出入之通路受阻，伴随气、血、津、液、精的物质、信息、能量代谢失常，产生痰、瘀、毒等病理产物闭阻“孙络－玄府”，推动病变由络脉自身功能障碍到器质损伤，由络脉自身病变向继发脏腑组织病理变化发展。中医这一关于肺积的核心病机，与肺间质纤维化发生发展演变过程中肺泡上皮细胞、肺微血管内皮细胞结构与功能损伤，促进成纤维细胞向肌成纤维细胞活化转变，最终导致间质纤维化的病理过程是极其吻合的。

在“孙络－玄府”闭塞不通引起络息成积的病变过程中，“不通”是关键病机特点。络脉从经脉支横别出、逐层细分、广泛分布于人体上下内外，承载经脉中运行的气血并将其敷布渗灌到脏腑组织，其络属脏腑肢节，津血互换，营养代谢，温煦充养，调节控制诸功能都与其“行血气”这一基本功能密切相关。因此，络脉通畅无滞、气血流行正常是络脉系统维持人体正常生命活动的基础。络脉的结构特点——支横别出、逐层细分、络体细窄、网状分布，决定了气血流缓、面性弥散的运行特点，导致各种内外病因伤及络脉而致络病的病机特点为易滞易瘀、易入难出、易积成形，其病理实质为“不通”。中医学补偏救弊、调整阴阳等治疗的最终目标是恢复机体的正常生理状态，正如《黄帝内经》所言：“谨守病机，各司其属……必先五脏，疏其血气，令其调达，而致和平。”络脉是气血运行的通路，络病治疗的根本目的在于保持络脉通畅。从《黄帝内经》到清代叶天士论治络病，均体现了“通”的特点。《素问·三部九候论》言“索其结络脉，刺出其血，以见通之”，提出刺络放血的目的在于通络脉。东汉张仲景在《金匮要略·脏腑经络先后病脉》中提出“五脏元真通畅，人即安和”，并创制旋覆花汤、大黄䗪虫丸、鳖甲煎丸等方药，开通络治疗络病之先河。清代叶天士提出“凡病宜通”的治疗思想，提出“络以辛为泄”的观点，形成辛温通络、辛香通络、辛润通络、络虚通补等治法；针对络脉的生理特点及络病的病理实质，提出“络以通为用”的治疗原则以疏通畅达络脉。

玄府作为遍布人体内外各处的一种微细结构，也是人体气、血、津、液、神机升降出入之道路与门户，人体气血津液的渗灌散布，脏腑官窍的功能维持，乃至视、听、嗅、行、思等神志功能的运转等，莫不与玄府相关。金元医家刘完素赋予玄府新的含义，重视玄府通利对于气血神机有序出入、维持机体功能康健的重要作用，即《素问玄机原病式》所言：“玄府者，无物不有，人之脏腑、皮毛、肌肉、筋膜、骨髓、爪牙，至于世之万物，尽皆有之，乃气出入升降道路门户也……人之眼、耳、鼻、舌、身、意、神识能为用者，皆由升降出入之通利也。有所闭塞者，不能为用也。”刘完素提出热气怫郁、玄府闭塞的病机观点为多种疾病的核心病机，治疗上针对玄府郁闭不通确立了开发郁结、宣通气液的治法用药，为临床多种难治性疾病的治疗带来了新思路。明清时期，楼英、王肯堂、傅仁宇、汪昂等医家受刘完素影响，从玄府学说重点阐发眼科疾病的发病与治疗。

“络以通为用”的络病治疗原则与开发郁结、宣通气液的玄府治法异曲同工。正如清代周学海所言：“朱丹溪治久病，必兼郁法，与刘河间极论玄府，叶天士重讲疏络，皆《黄帝内经》守经隧之义也。”汲取古今“通”字之要义，将通法用于“孙络－玄府”闭塞不通的基本病机，有助于开辟肺间质纤维化治疗的有效新途径。但“通”之治法有多种含义。高士宗《医学真传》云：“通络之法各有不同，调气以和血，调血以和气，通也；下逆者使之上行，中结者使之旁达，亦通也；虚者助之使通，无非通之之法也。”围绕“孙络－玄府”闭塞的关键病机，祛除病变之因以利“孙络－玄府”通畅，采用入络药物疏通络脉，阻断病变进一步发展演变，有利于实现“孙络－玄府”通利状态，达到“通”之目的。

临床篇

肺络病证治体系的临床应用

第十一章

上呼吸道感染

第一节　概　述

一、西医学概述

上呼吸道感染俗称“伤风”“感冒”，以鼻咽部卡他症状为主要临床表现。本病多由鼻病毒引起，其次为冠状病毒、副流感病毒、呼吸道合胞病毒、埃可病毒、柯萨奇病毒等，少数为细菌所致。急性上呼吸道感染的临床表现不一，从单纯的鼻黏膜炎到广泛的上呼吸道炎症，轻重不等。初期有咽干、咽痒或烧灼感，发病的同时或数小时后出现喷嚏、鼻塞、流清水样鼻涕，2～3天后鼻涕变稠，可伴有咽痛、流泪、味觉迟钝、声音嘶哑、轻度咳嗽等，有时也可伴有发热、畏寒和头痛，一般无全身症状。本病一般经5～7天痊愈。全年皆可发生，以冬春季节多发；一般病势较轻，病程较短，预后较好。本病多为散发，且可在气候突变时小规模流行。

二、中医学概述

中医学认为，上呼吸道感染是感受外邪引起肺卫功能失调，出现鼻塞、流涕、喷嚏、头痛、恶寒、发热等主要临床表现的一种外感疾病。上呼吸道感染又有伤风、冒风、伤寒、冒寒、重伤风等名称。

该病为常见多发病，一年四季均可发病，以冬春季为多，轻型虽可不药而愈，重症却能影响工作和生活，甚至可危及小儿、老年体弱者的生命。上呼吸道感染是咳嗽、心悸、水肿、痹病等多种疾病发生和加重的因素。早在《黄帝内经》已经认识到该病主要由外感风邪所致。《素问·骨空论》说：“风从外入，令人振寒，汗出，头痛，身重，恶寒。”东汉张仲景的《伤寒论》已经论述了寒邪所致上呼吸道感染的证治，所列桂枝汤、麻黄汤为治疗风寒轻重两类证候作了示范。隋代巢元方在《诸病源候论》中指出：“风热之气，先从皮毛入于肺也……其状使人恶风寒战，目欲脱，涕唾出……有青黄脓涕。”已经认识到风热病邪可引起感冒，并较准确地描述其临床证候。感冒之病名，见于南宋杨士瀛的《仁斋直指方论》，此后历代医家都沿用此名，并将感冒与伤风互称。元代朱丹溪在《丹溪心法》中明确指出本病病位在肺，治疗“宜辛温或辛凉之剂散之”。明代龚廷贤《万病回春》说：“四时感冒风寒者，宜解表也。”清代李用粹《证治汇补》中对虚人感冒有了进一步认识，提出扶正祛邪的治疗原则。

第二节　病因病机

一、西医病因病理

上呼吸道感染的主要病原体为鼻病毒、流感病毒（甲、乙、丙）、副流感病毒、呼吸道合胞病毒、冠状病毒、腺病毒、埃可病毒及柯萨奇病毒等。细菌感染可单纯发生或继发于病毒感染之后，以口腔定植菌溶血性链球菌为多见，其次为流感嗜血杆菌、肺炎链球菌和葡萄球菌等，偶见革兰氏阴性杆菌。人体在受凉、淋雨或过度疲劳等因素影响下，呼吸道局部防御功能处于低下状态，导致原有的病毒或细菌迅速繁殖。病毒和细菌等也可通过飞沫传播，或由接触鼻、咽、眼结膜表面的分泌物而经手传播。本病发病与年龄、体质及环境密切相关，尤其是老幼体弱或有慢性呼吸道疾病者，如鼻窦炎、扁桃体炎患者更易罹患。

本病在组织学上可无明显病理改变，亦可表现为鼻腔及咽喉黏膜的充血、水肿、上皮细胞破坏及浆液性和黏液性的炎性渗出；伴有细菌感染时，可有中性粒细胞浸润，并有脓性分泌物。不同病毒可以引起不同程度的细胞增殖及变性，鼻病毒及肠道病毒较黏液病毒引起的病变更严重。严重感染时，连接呼吸道的鼻旁窦和中耳道可形成阻塞，发生继发性感染。

二、中医病因病机

上呼吸道感染为外感六淫之邪，先伤阳络，亦可直中阴络；风邪所致络病，多位于体表阳络。风为阳邪，其性开泄，易使腠理疏泄而开张，外感热病风中阳络，《伤寒论》称之为太阳中风证，常见发热、汗出、恶风、脉缓。

（一）病因

1. 六淫邪气

风、寒、暑、湿、燥、火本是自然界正常的气候变化，又称六气，当气候变化异常或人体不能适应外界气候变化而引起疾病发生时，则被称为六淫之邪，是上呼吸道感染的病因。风为百病之长，也为六淫致病之首。风邪乘虚伤人表卫，致使卫气司皮肤汗孔开阖功能失常而出现发热、汗出、恶风等临床表现。寒性凝滞主收引，易使气络中的卫气郁滞，卫阳郁遏不得宣泄，皮肤紧束，腠理闭合而见发热、恶寒、无汗等临床表现。湿邪可单独袭表，病在肌肉关节，以发热、身重、骨节疼痛为主症。

六淫侵袭有当令之时气和非时之气。由于气候突变，温差增大，感受当令之气，如春季受风，夏季受热，秋季受燥，冬季受寒等病邪而致病；然气候反常，春应温而反寒，夏应热而反凉，秋应凉而反热，冬应寒而反温，人感“非时之气”而致病。六淫既可单独致病，又可兼夹为病，以风邪为首，冬季夹寒，春季夹热，夏季夹暑湿，秋季夹燥，梅雨季节夹湿邪等。由于本病在临床上以冬、春两季发病率较高，故而以夹寒、夹热为多见，成风寒、风热之证。

2. 温热之邪

中医学将感受温热邪气所致的温病归为“伤寒”范畴。其发病原因如《素问·阴阳应象大论》所言“冬伤于寒，春必病温”，认为是冬季伤于寒邪，邪蕴肌肤之间，至春有感而发为温病，《伤寒论》曰：“太阳病，发热而渴，不恶寒者，为温病。若发汗已，身灼热者，名风温。”戴元礼在《证治要诀》中首次提出新感温病“有不因冬伤于寒而病温者，此特春温之气，可名曰春温……此新感之温病也”，明确指出感受温热邪气可导致温病发生。迨至清代叶天士创立卫气营血辨治体系，吴鞠通创立三焦辨治体系，温病从广义伤寒中独立出来，直接感受温热邪气成为温病的主要致病因素。

3. 时行病毒

若四时六气失常，非其时而有其气，伤人致病者，一般较感受当令之气发病者重。而非时之气夹时行疫毒伤人，则病情重而多变，往往相互传染，造成广泛流行，且不限于季节性。《诸病源候论》言：“夫时气病者，此皆因岁时不和，温凉失节，人感乖戾之气而生病者，多相染易。”

4. 正气亏虚

六淫病邪能够侵袭人体致病，除因邪气盛外，总与人体的正气失调有关。或是由于正气素虚，或是素有肺系疾病，不能调节肺卫而感受外邪。即使体质素健，若因生活起居不慎，如疲劳、饥饿而机体功能下降，或因汗出衣裹冷湿，或餐凉露宿，冒风淋雨，或气候变化未及时加减衣服等，正气失调，腠理不密，邪气得以乘虚而入。

（二）病机

上呼吸道感染的基本病机为邪犯肺络，络脉郁滞，卫表不和。以风为首的六淫病邪或时邪病毒，侵袭人体或从口鼻而入，或从皮毛而入。因风性轻扬，为病多犯上焦，《素问·太阴阳明论》说“伤于风者上先受之”，肺为脏腑之华盖，其位最高，开窍于鼻，职司呼吸，外主皮毛，其性娇气，不耐邪侵，故外邪从口鼻、皮毛入侵，肺卫首当其冲。

1. 卫外功能减弱，外邪乘机袭入

《灵枢·百病始生》曰：“风雨寒热不得虚，邪不能独伤人。”若正不胜邪，邪犯卫表，即可致病。如生活起居不当，寒温失调，如贪凉露宿、冒雨涉水等致外邪侵袭而发病；过度劳累，耗伤体力，肌腠不密，易感外邪而发病；气候突变，六淫之邪肆虐，冷热失常，卫外之气未能及时应变而发病；素体虚弱，卫外不固，稍有不慎即可感邪而发病。

2. 病邪犯肺，卫表不和

肺主皮毛，职司卫外，而卫气通于肺，卫气的强弱与肺的功能关系密切。肺为脏腑之华盖，其位最高，外邪从口鼻、皮毛而入，肺卫首当其冲，感邪之后，很快出现卫表及上焦肺系症状。卫表被郁，邪正相争，而见恶寒、发热、头痛、身痛等；肺气失宣而见鼻塞、流涕、咳嗽等。《素问·太阴阳明论》曰："伤于风者，上先受之。"《素问·咳论》曰："皮毛者肺之合也，皮毛先受邪气，邪气以从其合也。"

综上所述，本病病位在肺卫，病因病机主要是外邪乘虚而入，致卫表被郁，肺失宣肃。本病一般病情轻浅。因四时六气各异，或体质强弱、阴阳偏盛之不同，临床表现虚实寒热各异。

第三节　西医诊断与治则

一、临床表现

（一）典型上呼吸道感染

1. 症状

潜伏期短，起病较急。临床表现差异很大，以局部症状为主。早期症状有咽部干燥，鼻塞，低热，咳嗽，鼻流清涕，之后变稠，呈黄脓样。鼻塞4～5天，如病变向下发展侵入喉部、气管、支气管，则可出现声嘶、咳嗽加剧或有少量黏液痰，1～2周消失。全身症状短暂，可出现全身酸痛、头痛、乏力、食欲不振、腹胀、腹痛、便秘或腹泻等，部分患者可伴发单纯性疱疹。

2. 体征

鼻腔黏膜充血、水肿，有分泌物，偶有眼结膜充血，可伴发热。

（二）病毒性咽炎和喉炎

1. 症状

急性病毒性咽炎见咽部发痒和灼热感，咽痛不明显，少见咳嗽。急性喉炎表现为声音嘶哑、讲话困难、咳嗽时疼痛，常伴发热、咽痛或咳嗽。

2. 体征

喉部水肿、充血，局部淋巴结轻度肿大，有触痛，有时可闻及喉部喘息声。

（三）细菌性咽－扁桃体炎

1. 症状

起病急，咽痛明显，发热畏寒，体温可达39℃以上。

2. 体征

咽部充血明显，扁桃体肿大、充血，表面有黄色点状渗出物，颌下淋巴结肿大、压痛。

（四）疱疹性咽峡炎

本病由柯萨奇病毒 A 引起，多见于儿童，成人偶见，夏季较易流行，起病急，病程约 1 周。

1. 症状

明显咽痛、发热。

2. 体征

咽部、软腭、悬雍垂和扁桃体可见灰白色小丘疹，之后可见疱疹和浅表溃疡，周围黏膜红晕。

（五）咽 – 结膜炎

本病主要由腺病毒、柯萨奇病毒、埃可病毒等引起，起病急，病程多 4～6 日。

1. 症状

发热、咽痛、流泪、畏光。

2. 体征

咽部及结膜充血，可有颈淋巴结肿大，或有角膜炎。

二、实验室及其他检查

（一）血常规检查

白细胞计数一般正常或偏低，淋巴细胞比例相对增高。伴有细菌感染时，白细胞计数及中性粒细胞数增高或核左移。

（二）病毒分离

收集患者的咽漱液、鼻洗液、咽拭子等标本接种于鸡胚羊膜腔内，可分离出病毒，有助于确诊。

（三）免疫荧光技术检测

取患者鼻洗液中的鼻黏膜上皮细胞涂片，或咽漱液接种于细胞培养管内，用免疫荧光技术检测，阳性者有助于早期诊断。

（四）血清学检测

取患者急性期与恢复期血清进行补体结合试验、中和试验和血凝抑制试验。如双份血清抗体效价递增 4 倍或 4 倍以上者，有助于早期诊断。

三、诊断与鉴别诊断

（一）诊断

主要根据病史、临床症状及体征，结合血常规，排除其他疾病如过敏性鼻炎，急性传染性疾病如麻疹、脑炎、流行性脑脊髓膜炎、脊髓灰质炎、伤寒等可作出临床诊断。病毒分离及免疫荧光技术对明确病因诊断有帮助。

（二）鉴别诊断

1. 过敏性鼻炎

主要表现为喷嚏频作，鼻涕多，呈清水样，鼻腔水肿、苍白，分泌物中有较多嗜酸性粒细胞。发作常与外界刺激有关，常伴有其他过敏性疾病，如荨麻疹等。

2. 流行性感冒

流感的潜伏期很短，一般 1～3 天，常有明显的流行性。起病急骤，以全身中毒症状为主，出现畏寒、高热、头痛、头晕、全身酸痛、乏力等。呼吸道症状轻微或不明显，可有咽痛、流涕、流泪、咳嗽等。少数患者有食欲减退，伴有腹痛、腹胀及腹泻等消化道症状。病毒分离、血气分析和血清学诊断可供鉴别。

3. 急性气管 - 支气管炎

表现为咳嗽、咳痰，鼻部症状较轻，血白细胞数可升高，X 线胸片常可见肺纹理增强。

4. 急性传染病早期

麻疹、脊髓灰质炎、脑炎、流行性脑炎、伤寒、斑疹伤寒、白喉等急性传染病在患病初期可伴有发热、咽痛、鼻塞、流涕、咳嗽等上呼吸道症状，但传染病多有明确的流行病学史，并有其特定的症状特点可资鉴别。

四、西医治疗

（一）对症治疗

对有急性咳嗽、鼻后滴漏和咽干的患者，可予伪麻黄碱治疗以减轻鼻部充血。发热患者加用解热镇痛类药物，如对乙酰氨基酚、布洛芬等。小儿感冒忌用阿司匹林，以防瑞氏（Reye）综合征。有哮喘病史患者忌用阿司匹林。

（二）抗生素治疗

对于上呼吸道感染，无须使用抗生素治疗。如有白细胞数升高、咽部脓苔、咳黄痰和流鼻涕等细菌感染证据，可根据当地流行病学史和经验选用口服青霉素类、第一代头孢菌素、大环内酯类药物或喹诺酮类药物。16 岁以下者禁用喹诺酮类抗生素。极少患者需要根据病原体选用敏感的抗生素。

（三）抗病毒药物治疗

由于目前药物滥用而造成的流感病毒耐药现象，对于无发热、免疫功能正常、发病不超过 2 天的患者，一般无须应用抗病毒药物。对于免疫缺陷患者，可早期常规使用。奥司他韦和利巴韦林有较广的抗病毒谱，对流感病毒、副流感病毒和呼吸道合胞病毒等有较强的抑制作用，可缩短病程。

（四）预后及预防

本病一般病势较轻，病程较短，预后较好。部分患者可出现肾小球肾炎、急性心肌炎或伴发细菌性肺炎。

本病重在预防，隔离传染源有助于避免传染。加强锻炼、增强体质、改善营养、饮食生活规律、避免受凉和过度劳累，有助于降低易感性，是预防上呼吸道感染最好的方法。年老体弱易感者应注意防护，上呼吸道感染流行时应戴口罩，避免在人多的公共场合出入。

第四节　中医辨证论治

一、辨证要点

（一）辨寒热

感冒常以风夹寒、夹热而发病，因此临床辨证应首先分清风寒、风热。二者均有恶寒、发热、鼻塞、流涕、头身疼痛等症。但风寒证恶寒重发热轻，无汗，鼻流清涕，口不渴，舌苔薄白，脉浮或浮紧；风热证发热重恶寒轻，有汗，鼻流浊涕，口渴，舌苔薄黄，脉浮数。

（二）辨普通感冒与时行感冒

普通感冒呈散发性发病，肺卫症状明显，但病情较轻，全身症状不重，少有传变；时行感冒呈流行性发病，传染性强，肺系症状较轻而全身症状显著，症状较重，且可以发生传变，入里化热，合并他病。

（三）辨虚实

普通人感冒后，症状较明显，但易康复。平素体虚之人感冒之后，缠绵不已，经久不愈或反复感冒。在临床上还应区分是气虚感冒还是阴虚感冒。气虚感冒者，兼有倦怠乏力，气短懒言，身痛无汗，或恶寒甚，咳嗽无力，脉浮弱等症。阴虚感冒者，兼有身微热，手足心发热，心烦口干，少汗，干咳少痰，舌红，脉细数。

二、治疗原则

（一）解表达邪

上呼吸道感染由外邪客于肌表引起，应遵循《素问·阴阳应象大论》“其在皮者，汗而发之”之意，采用辛散解表的法则，祛除外邪。邪去则正安，感冒亦愈。解表之法应根据所感寒热暑湿邪的不同，而分别选用辛温、辛凉、清暑解表法。

（二）宣通肺气

上呼吸道感染的病机之一是肺失宣肃，因此，宣通肺气有助于使肺的宣肃功能恢复正常。肺主皮毛，宣肺又能协助解表，宣肺与解表相互联系，协同发挥作用。

（三）照顾兼证

虚人感冒应扶正祛邪，不可专事发散，以免过汗伤正。病邪累及胃肠者，应辅以化湿、和胃、理气等法治疗，照顾其兼证。

三、辨证治疗

（一）风寒束肺，络气郁滞

［证候］恶寒发热，无汗，头痛身疼，咳嗽，痰稀薄色白，鼻塞流清涕，无汗，舌苔白，脉浮紧。

［证候分析］风寒袭表，卫阳被郁，营气涩滞，络气郁滞，毛窍闭塞，故见恶寒发热、恶寒重、头痛、肢体酸痛无汗。肺卫相通，卫郁窍闭，肺失宣降，故上逆而咳嗽。因寒为阴邪，未入里化热伤阴，故口不咳或喜热饮。风寒在表，故舌苔薄白，脉浮或浮紧。

［治法］解表宣肺，祛邪畅络。

［方药］麻黄汤（《伤寒论》）加减。

麻黄 5g，桂枝 5g，杏仁 6g，甘草 3g。

［方解］方中麻黄为君药，也是仲景宣肺解表、改善卫气郁滞状态的核心药物，通过麻黄宣发卫气，开泄腠理，达到祛邪的目的。臣以辛温通阳之桂枝助解肌发表；杏仁肃降肺气，佐麻黄寓升于降，以复肺气宣降之权。炙甘草调和诸药，为佐药。四药配伍，表寒得散，营卫得通，肺气得宣，则诸症可愈。

［加减］风寒束肺咳嗽较甚者，加金沸草、紫菀；表邪较甚者，酌加防风、羌活；表闭阳郁化热而见烦躁者，合大青龙汤、麻杏石甘汤；热盛伤阴者，加竹叶石膏汤；外感风寒，内伤湿滞者，可合藿香正气散或藿夏感冒颗粒口服。

（二）风热犯肺，络气郁滞

［证候］发热无汗，或有汗不畅，微恶风寒，咽痛口渴、咳嗽、咳黄痰，舌尖红，苔薄白或薄黄，脉浮数。

［证候分析］感受风热之邪，正邪相争，多见发热、头痛，卫表郁闭，腠理不开，故微恶风寒，汗出不畅。风热之邪上熏口咽，损伤津液，故见咽痛、口渴。风热犯肺，肺失清肃，故咳嗽、咳黄痰。舌尖红，苔薄黄，脉浮数皆为风热之象。

［治法］辛凉透表，清热解毒。

［方药］银翘散（《温病条辨》）加减。

连翘 9g，金银花 9g，桔梗 6g，薄荷 6g，竹叶 4g，生甘草 5g，荆芥穗 5g，淡豆豉 5g，牛蒡子 9g，芦根 9g。

［方解］方中金银花、连翘为君，既能疏散风热、清热解毒，又可辟秽化浊；在透散卫分表邪的同时，兼顾温热病邪易蕴而成毒及多夹秽浊之气的特点。薄荷、牛蒡子味辛而性凉，功善疏散上焦风热，兼可清利头目，解毒利咽；风温之邪居卫，恐仅

用辛凉难开其表，遂入辛而微温之荆芥穗、淡豆豉助君药开皮毛以解表散邪，俱为臣药。芦根、竹叶清热生津；桔梗合牛蒡子宣肃肺气而止咳利咽，同为佐药。生甘草合桔梗利咽止痛，兼可调和药性，是为佐使。诸药相合，共奏疏风透表、清热解毒之功。

［加减］头胀痛较甚者，加桑叶、菊花以清利头目；咳嗽痰多者，加杏仁、浙贝母、瓜蒌皮以止咳化痰；咽喉红肿较重者，加板蓝根、马勃、玄参以清热解毒利咽；高热不退者，加葛根、柴胡、生石膏等以生津退热。风热夹湿者，加香薷、扁豆花、厚朴等化湿解表；里热盛而小便短赤者，加滑石、赤茯苓清热利湿。

（三）燥邪犯肺，络气郁滞

［证候］干咳无痰，或痰少而黏，不易咳出，口渴，唇、舌、咽、鼻干燥欠润，舌红苔白或黄，脉数。

［证候分析］“燥胜则干”，燥邪易伤肺津，肺失清肃，津液受损，故见咳嗽无痰或痰少而黏、口渴、咽干鼻燥；舌红苔白或黄，脉数为燥邪在肺卫之症。

［治法］清肺润燥。

［方药］桑杏汤（《温病条辨》）加减。

桑叶 3g，杏仁 5g，沙参 6g，浙贝母 3g，淡豆豉 3g，栀子皮 3g，梨皮 3g。

［方解］本方桑叶清宣肺热，止咳平喘，为主药。杏仁宣肺止咳，降逆平喘，为辅药。热者应寒之，故用沙参、贝母清肺化痰，栀子皮、淡豆豉清热除烦。燥者应润之，故用梨皮润肺生津。

［加减］津伤较甚，加麦冬、北沙参；痰中带血，加白茅根、侧柏叶；痰黏难出，加紫菀、瓜蒌仁；咽痛明显，加玄参、马勃；温燥伤肺重证，改用清燥救肺汤。燥邪与风寒并见，改用杏苏散加减。

（四）外邪袭表，肺（气）络虚滞

［证候］恶风、畏寒、鼻塞、流涕、发热、咽痛，伴倦怠、乏力、气短、懒言、自汗、面色皖白，舌质淡，苔薄白，脉浮细或浮细弱。

［证候分析］卫气虚滞，肌表失于防御卫护而易招致外邪侵袭为患，东汉张仲景以“太阳中风”概括这一病机变化。中者中于内，中风者言其邪深，由于平素卫气虚，卫外之力不足，外邪易由皮表入里，以发热、汗出、恶风、脉缓为主要表现。风邪侵袭肌表，卫气被郁，肌表失于温煦，故出现恶风、畏寒。肺主气，司呼吸，开窍于鼻，风邪犯肺，肺气失宣，鼻窍不利，则出现鼻塞、流涕。发热是外邪侵袭，正邪交争所致。咽为肺之门户，风邪热毒上犯咽喉，导致咽喉肿痛。倦怠、乏力、气短、懒言是气虚的症状。肺主一身之气，脾为气血生化之源。肺脾气虚，则全身脏腑组织得不到充足的气推动和滋养，出现倦怠、乏力等表现。气虚不能固摄津液，津液外泄导致自汗。气虚不能推动血液上荣于面，导致面色皖白。舌质淡，苔薄白也是气虚的常见舌象。脉细或浮细弱，细脉主气血两虚，弱脉主阳气虚衰，浮细或浮细弱的脉象

表明患者在患表证的同时，正气已虚，无力抗邪，气血不足。

［治法］益气固卫，祛风解毒。

［方药］连花御屏颗粒。

黄芪、山银花、防风、桂枝、白芍、连翘、白术、桔梗、干姜、大枣、陈皮、板蓝根、甘草。

［方解］方中以黄芪、桂枝、芍药、白术、干姜、大枣益气固卫，敛阴和营以复肌表阳络卫外之功；防风、山银花、连翘、板蓝根祛风解毒；桔梗载药之舟楫引诸药入肺之气络，随卫气敷布肌表；陈皮健脾理气化痰，防壅补之变。诸药合用，外可祛风解毒，内可益气固卫，通补络虚，标本兼治，治中寓防，防中寓治，防治结合。

［加减］若气短、自汗、恶风明显，加茯苓健脾益气，培土生金；外邪易从热化，阴虚内热，津液不足加玉竹、白薇等加减葳蕤汤组方，加强滋阴解表、润养肺络作用。

四、预防与调护

积极锻炼，提高机体卫外功能，增强皮毛腠理御邪抗病能力。同时应注意防寒保暖，避免气候变化造成的身体不适。此外，还应在感冒流行季节，少去公共场所活动，防止交叉感染，必要时可注射流感疫苗。

规律用药，服药期间应注意休息。对于特殊药物，应注意煎药及服药要求。治疗本病的中药宜轻煎，不可过煮，趁温热服，服后避风取汗，适当休息。对于卧床老人，在用药同时应注意翻身拍背以助痰排出。

清淡饮食，避免因多食肥甘厚腻之品，使中焦气机受阻，妨碍肺气宣肃，影响预后。

第十二章

病毒类呼吸系统传染病

第一节　概　述

一、西医学概述

病毒类呼吸系统传染病是一组由病毒引起的呼吸系统急性、自限性疾病，可发生于各年龄段。进入21世纪，病毒类呼吸系统传染病高发频发，引发全球范围内的突发性公共卫生事件，对人类生命与健康、社会秩序和经济发展均造成了重大影响。2003年的SARS波及全球32个国家和地区，造成8000多人感染，近800人死亡，致死率近10%。2009年，甲型H1N1流感暴发，传播到全球214个国家和地区，超过130万人感染，大约20万例患者死亡。2012年，中东呼吸综合征波及27个国家和地区，导致超2449例感染，近850人死亡，死亡率近35%。2020—2022年，新型冠状病毒感染波及229个国家，累计确诊超7.76亿，死亡超707万例，是近百年来全球最严重的传染病大流行，其传播速度快、影响范围广、防控难度大，是21世纪最具挑战的呼吸系统传染病。后疫情时代仍面临呼吸系统传染病的重大威胁，新型冠状病毒长期存在，流感病毒卷土重来，以及流感病毒、新型冠状病毒叠加感染的风险增加。由于抗病毒类西药研发滞后、易耐药，治疗窗口窄难以全程干预等局限，病毒异质性及持续变异的特点使其应用面临巨大挑战，加强病毒类呼吸系统传染病防控，成为中西医共同面临的重大课题。

二、中医学概述

病毒类呼吸系统传染病属中医“肺疫”范畴。古代未明确提出“肺疫”概念，《素问·本病论》首载“金疫”病名：“速至壬午，徐至癸未，金疫至也。”肺属金，疫疠之邪袭肺致病，故称“金疫”。《素问·刺热》载：“肺热病者，先淅然厥，起毫毛，恶风寒，舌上黄，身热，热争则喘咳，痛走胸膺背，不得大息，头痛不堪。”描述了发生于肺部的急性传染病。东汉张仲景受《黄帝内经》六经传变的影响，创立了六经辨证指导伤寒类疫病的辨证论治。他创立的麻杏石甘汤治疗“汗出而喘，无大热者”，成为治疗肺热咳喘的经典名方。清代叶天士提出“温邪上受，首先犯肺，逆传心包，肺主气属卫”，明确了温邪致病以肺为中心的顺逆发展过程。吴鞠通创三焦辨证论治体系，指出“凡病温者，始于上焦，在手太阴”，指出了温病先犯上焦（肺），再中焦，最后传至下焦的规律。而肺与大肠相表里，通腑也可清泄肺热，明代吴又可善用大黄通治各种疫病，以通腑达到早逐客邪的目的。关于肺疫的暴发流行情况，史籍虽鲜有明确记载，根据“有是证用是药”的原则，通过对古代防治疫病药物中与肺相关的药味分析，可以推测肺疫的流行情况。清肺化痰、清热泻肺、止咳平喘、泻肺平喘等药物的使用总频次占所有药物频次的14.17%，按朝代分析，秦汉时期与肺相关的药味占同期药物总频次的8.66%、晋唐时期占14.60%、宋代占17.44%、金元时期占11.11%、明代占15.09%、清代占13.05%。若考虑辛温解表、辛凉解表及通腑泻下类药物等直接或间接治肺作用的药物，频次所占比例还会提高，表明肺疫在古代就是高发频发的疫病之一，而且各种治肺药物对肺疫及其他疫病的防控发挥着重要作用。

第二节　病因病机

一、西医病因病理

近20年发生的病毒类呼吸系统传染病的主要病原体为SARS病毒、甲型流感病毒、乙型流感病毒、新型冠状病毒等。甲型流感病毒、乙型流感病毒通过血凝素（HA）与呼吸道上皮细胞表面的唾液酸受体结合启动感染。流感病毒通过细胞内吞作用进入宿主细胞，病毒基因组在细胞核内进行转录和复制，复制出大量新的子代病毒并感染其他细胞。流感病毒感染人体后，严重者可诱发细胞因子风暴，导致感染中毒症，从而引起ARDS、休克、脑病及多器官功能不全等多种并发症。病理改变主要表现为呼吸道纤毛上皮细胞呈簇状脱落、上皮细胞化生、固有层黏膜细胞充血、水肿伴单核细胞浸润等病理变化。重症病例可出现肺炎的改变；危重症者可合并弥漫性肺泡损害；合并脑病时，出现脑组织弥漫性充血、水肿、坏死，急性坏死性脑病表现为以丘脑为主的对称性坏死性病变；合并心脏损害时，出现间质出血、淋巴细胞浸润、心肌细胞肿胀和坏死等心肌炎的表现。

新型冠状病毒入侵人体呼吸道后，主要依靠其表面的S蛋白上的受体结合域（RBD）识别宿主细胞受体血管紧张素转换酶2（ACE2），并与之结合感染宿主细胞。新型冠状病毒在人群中流行和传播的过程中，基因频繁发生突变。当新型冠状病毒不同的亚型或子代分支同时感染人体时，还会发生重组，产生重组病毒株。某些突变或重组会影响病毒的生物学特性，如S蛋白上特定的氨基酸突变后，导致新型冠状病毒与ACE2的亲和力增强，在细胞内的复制和传播力增强；S蛋白的一些氨基酸突变也会增加对疫苗的免疫逃逸能力和降低不同亚分支变异株之间的交叉保护能力，导致突破感染和一定比例的再感染。肺脏的病理改变主要表现为，早期和较轻病变区见肺泡腔内浆液、纤维蛋白渗出以及透明膜形成，炎细胞以单核细胞和淋巴细胞为主；肺泡隔毛细血管充血。随病变进展和加重，大量单核细胞或巨噬细胞和纤维蛋白充满肺泡腔；Ⅱ型肺泡上皮细胞增生，部分细胞脱落，可见多核巨细胞，偶见红染包涵体。易见肺血管炎、血栓形成（混合血栓、透明血栓），可见血栓栓塞。肺内各级支气管黏膜部分上皮脱落，腔内可见渗出物和黏液。小支气管和细支气管易见黏液栓形成。肺组织易见灶性出血，可见出血性梗死、细菌和（或）真菌感染。部分肺泡过度充气、肺泡隔断裂或囊腔形成。病程较长的病例，可见肺泡腔渗出物肉质变和肺间质纤维化。肺脏是最主要的感染靶器官，可同时累及免疫器官如脾和淋巴结，还可损害心、脑、肝、肾和肾上腺等脏器。

二、中医病因病机

疫毒袭肺是病毒类呼吸系统传染病的根本病机，病位在肺，亦可累及脾、胃、心、肾等脏腑。由于疫毒性质及毒力强弱的不同、人体体质的差异，本病在临床上有轻重缓急之不同。

（一）疫毒侵袭是发病的外在因素

肺疫病变遵循“气络－气道－血（脉）络”的传变规律。早期“疫毒袭肺、气络虚滞、邪袭正损”：疫毒自口鼻而入先犯肺之气络，阻遏气机，使气络郁滞与虚滞，不能输布卫气至皮肤黏膜的阳络，卫外防护功能失常，宣肃失司，可见发热、咽痛、乏力等症状。发展加重的关键环节“毒热内生、气道壅阻、邪盛正衰”：疫毒袭肺迅速化热，毒热内生，炼液成痰，痰热阻滞、气道壅阻，“换气转血”失常，可见持续高热、咳嗽咳痰、痰少质黏或咯吐黄痰等症状，表明病变由气络发展至气道。后期“延及血络、络紊血伤、邪极正脱”：疫毒之邪也可伤及脉络及营血，络紊血伤，导致气血同病、脉络瘀阻，甚则内闭外脱，耗血动血，可见喘憋气促、咳血衄血等症；疫毒传入阳明，可形成阳明腑实；疫毒瘀热内闭，则热深厥亦深。

（二）正气不足是发病的内在因素

禀赋虚弱或有基础疾病者，机体营卫、气血及阴阳耗损，卫外功能不足，容易招致疫毒入侵，发病之后亦难以恢复，甚至转为重症而危及生命。

第三节 西医诊断与治则

一、临床表现

病毒类呼吸系统传染病的潜伏期一般为1～7天，多数为1～3天，最长不超过14天，其多为急性发病，典型临床表现为发热、恶寒、头痛、咽痛、咳嗽、咳痰、流涕、鼻塞、全身酸痛、显著乏力等症状。部分病例可有呕吐、腹泻、鼻出血等。部分患者可伴有嗅觉、味觉减退或丧失，腹泻，结膜炎等。少数患者病情继续发展，发热持续，并出现肺炎相关表现。重症患者多在发病5～7天后出现呼吸困难和（或）低氧血症。严重者可快速进展为急性呼吸窘迫综合征、脓毒症休克、难以纠正的代谢性酸中毒和出凝血功能障碍及多器官功能衰竭等。极少数患者还可有中枢神经系统受累等表现。

二、实验室及其他检查

（一）血常规

外周白细胞总数一般不高或降低，可见淋巴细胞计数减少。

（二）血清学检查

取初期和2～4周后双份血清进行血凝抑制试验和补体结合试验。动态检测血清病毒特异性中和抗体水平，呈4倍或4倍以上升高。患病1周后可查出抗体，2～3周达到高峰，1～2个月逐渐下降。

（三）病毒抗原检测

采用胶体金法和免疫荧光法检测呼吸道标本中的病毒抗原，检测速度快，其敏感性与感染者的病毒载量呈正相关，病毒抗原检测阳性支持诊断，但阴性不能排除诊断。

（四）PCR检测

采集患者呼吸道标本提取病毒RNA，再用荧光定量RT-PCR检测病毒基因，结果可呈阳性。

（五）病毒培养分离

于起病3日内将咽部含漱液或棉拭子接种于鸡胚羊膜囊或组织中进行病毒培养，是确诊的最有力证据。如合并病毒性肺炎时，肺组织中亦可分离出流感病毒。冠状病毒感染者亦可从其粪便中培养分离出病毒。

（六）胸部影像学

合并肺炎者早期呈现多发小斑片影及间质改变，新型冠状病毒感染以肺外带明显，进而发展为双肺多发磨玻璃影、浸润影，严重者可出现肺实变，胸腔积液少见。

三、诊断与鉴别诊断

（一）诊断

本病的诊断主要结合临床表现、流行病学史和病原学检查，对患者作出初步诊断。如确诊则需要病毒核酸检测阳性或分离病毒阳性，或取患者双份血清抗体，测定恢复期抗体较急性期增高 4 倍以上。

（二）鉴别诊断

本病应与其他病原体所致上呼吸道感染鉴别，包括衣原体、支原体、各种细菌等，临床上有时难以区分，可通过病原学检测加以鉴别。

四、治疗原则

（一）一般治疗

早期发现、早期隔离患者是最重要的应对措施。患者应卧床休息，多饮水，给予易消化的流质或半流质饮食，保证充分的能量与营养摄入。注意鼻咽和口腔卫生，注意水、电解质平衡，维持内环境稳定。

（二）对症治疗

高热者予以物理降温，应用解热镇痛药；咳嗽痰多时使用止咳祛痰药物；若无继发细菌感染无须使用抗生素。儿童忌用含阿司匹林成分的药物，以免出现瑞氏综合征。对于高危人群，应进行生命体征监测，特别是静息和活动后的血氧饱和度等，同时对基础疾病的相关指标进行监测。

（三）根据病情给予规范有效氧疗措施

氧疗措施包括鼻导管、面罩给氧和经鼻高流量氧疗。

（四）抗病毒药物治疗

1. 离子通道 M2 受体阻滞剂

该类药物能阻抑病毒吸附宿主细胞，避免其进入细胞内，从而抑制病毒的复制。临床上使用的 M2 受体阻滞剂主要有金刚烷胺和金刚乙胺。

2. 神经氨酸酶抑制剂

该类药物通过选择性抑制 A、B 型流感病毒的神经氨酸酶活性，阻止子代病毒颗粒在人体细胞复制和释放，并使已释放的病毒互相凝聚，继而死亡，从而降低重症发生率，减轻致病力，抑制病毒释放，减少病毒传播。临床上使用的神经氨酸酶抑制剂有扎那米韦、奥司他韦及帕拉米韦。

3. 利巴韦林（Ribavirin，病毒唑）

本药为广谱抗病毒药，能抑制病毒合成与复制，在发病早期给药。

4. 阿比多尔

本药通过抑制流感病毒脂膜与宿主细胞的融合而阻断病毒的复制。

5. 奈玛特韦片 / 利托那韦片组合包装

本药的适用人群为发病 5 天以内的轻、中型且伴有进展为重症高风险因素的成年新型冠状病毒感染患者。

6. 阿兹夫定片

本药用于治疗中型新型冠状病毒感染的成年患者。

7. 莫诺拉韦胶囊

本药的适用人群为发病 5 天以内的轻、中型且伴有进展为重症高风险因素的成年患者。

8. 单克隆抗体

常用安巴韦单抗或罗米司韦单抗注射液。联合用于治疗轻、中型新型冠状病毒感染且伴有进展为重症高风险因素的成人和青少年（12～17 岁，体重≥40kg）患者。

9. 新型冠状病毒感染人免疫球蛋白

可在病程早期用于有重症高风险因素、病毒载量较高、病情进展较快的患者。

10. 康复者恢复期血浆

可在病程早期用于有重症高风险因素、病毒载量较高、病情进展较快的患者。

（五）免疫治疗

1. 糖皮质激素

对于氧合指标进行性恶化、影像学进展迅速、机体炎症反应过度激活状态的重型和危重型病例，酌情短期内使用糖皮质激素。

2. 白细胞介素 6（IL–6）抑制剂

托珠单抗，对于重型、危重型且实验室检测 IL–6 水平明显升高者可使用。

（六）抗凝治疗

用于具有重症高风险因素、病情进展较快的中型病例，以及重型和危重型病例，无禁忌证情况下可给予治疗剂量的低分子肝素或普通肝素。

（七）俯卧位治疗

具有重症高风险因素，病情进展较快的中型、重型和危重型病例，应当给予规范的俯卧位治疗，建议每天不少于 12 小时。

（八）心理干预

患者常存在紧张焦虑情绪，应当加强心理疏导，必要时辅以药物治疗。

（九）重型、危重型支持治疗

在上述治疗的基础上，积极防治并发症，治疗基础疾病，预防继发感染，及时进行器官功能支持，包括：①经鼻高流量氧疗、机械通气、体外膜肺氧合及气道管理等呼吸支持；②液体复苏及使用血管活性药物等循环支持；③肾替代治疗。

第四节　中医辨证论治

一、辨证要点

（一）辨表里及邪正盛衰

早期疫毒邪气自口鼻而入，邪气盛而正气亦无明显虚损，正邪交争于肺卫，以邪实为主要表现，多见发热、咽喉肿痛，鼻塞喷嚏，流浊涕，乏力、肌痛、头痛、无汗等症状，属表证或表里兼夹证。随着病情进展，邪毒郁闭于内，正邪交争剧烈，正气受损严重，肺气宣发肃降失职，可见高热，咳嗽，痰黏咳痰不爽，憋气胸闷，喘息气促，口渴喜饮，咽痛，身痛，疲乏无力等症状。此期若及时治疗，邪去正复则可进入恢复阶段；若邪盛正虚或失治误治，则可出现邪入心包、内闭外脱，见神昏烦躁、汗出肢冷、脉沉细欲绝。进入恢复期以气阴两伤、肺脾两虚为主要表现，湿热瘀毒未尽为病机特征，可见咳嗽无力，气短声低，自汗与盗汗可并见，纳少神疲等症状。

（二）辨络脉损伤

肺疫病变遵循“气络－气道－血（脉）络”的传变规律。疫毒自口鼻而入先犯肺之气络，气络输布卫气至皮肤黏膜的阳络，卫外抗邪作用受损，临床可见发热、咽痛、乏力等症状，表现为疫毒袭肺、络气虚滞；疫毒袭肺迅速化热，毒热内生，炼液成痰，痰热阻滞、气道壅阻，可见持续高热、咳嗽咳痰、痰少质黏等表现，表明病变由气络发展至气道，表现为毒热内生、气道壅阻。后期“延及血（脉）络、络紊血伤、邪极正脱”，临床可见瘀血阻络，甚则络伤血溢，表现为喘憋气促、咳血衄血等症，多见于后期出现的脓毒症休克、凝血功能障碍及多脏器衰竭等。

二、治疗原则

针对肺疫“气络－气道”传至血（脉）络的关键驱动因素疫毒、毒热，提出积极干预策略：卫气同治，表里双解；先证用药，截断病势；整体调节，多靶治疗；卫气同治，表里双解。肺疫由口鼻而入，初期先犯肺之气络，连及体表阳络，出现恶寒发热、头痛、鼻塞、流涕等卫分症状，但往往表证未解，病邪已入里传变，出现以高热为主要表现的气分症状，表现为卫气同病，治疗当“卫气同治，表里双解”。此时，“积极干预”治疗可使疾病于病变初期即被控制。先证用药，截断病势：针对肺疫发病急、传播快的特点，吸取中医疫病治疗经验，先证用药，阻断病邪由经脉向脏腑阴络的传变。明代吴又可在《瘟疫论》中提出“数日之法，一日行之，因其毒甚，传变亦速，用药不得不紧”“下不厌早、下不厌频、祛邪务尽”，专用大黄“驱逐毒秽”，早期即使无燥结或溏泄，亦可用大黄泻下，通腑泄浊。肺疫的病位虽在肺，但肺与大肠相表里，用大黄寓有通腑泻肺、通腑清肺、通腑安肺的“积极干预”思想，有效截断病势，阻止病程发展。整体调节，多靶治疗：发挥复方中药整体调节优势，权衡邪正抗争，把握病程阶段与病机转趋，把祛除疫毒、缓解症状、促进康复有机结合，提高临床疗效。逐邪为疫病治疗“第一要义”，故肺疫治疗应配伍具有显著抗病毒作用的药物；针对疫毒进入机体后引起的临床症状，采用对症治疗——解表清气、通腑泄热、化痰止咳，可使临床症状迅速缓解；同时提高机体免疫功能和抗病康复能力，配伍扶正又不助邪的药物，加快病情痊愈。

三、辨证治疗

（一）疫毒袭肺，卫气同病

［证候］发病初期，发热，无汗，或有恶寒；头痛，身体酸痛；咽痒咳嗽或咽干痛，痰黏少，鼻塞涕浊，干咳，少痰，或有咽痛；气短，乏力，口干。舌质红，苔薄或薄黄，脉浮数。

［证候分析］疫毒自口鼻而入，邪正交争于口鼻咽喉与肌表阳络肺卫防御之地，阳络郁滞，见发热、咽喉肿痛、鼻塞喷嚏、流浊涕，乏力、肌痛等症状；疫毒犯肺之气络，导致肺之络气郁滞，肺失清肃，故咳嗽；同时肺合皮毛，肺气郁闭，亦可使卫气郁滞，玄府开阖失司，出现腠理闭塞而无汗之症；疫毒上扰清空，见头痛；舌质红，苔薄或薄黄，脉浮数，为疫毒侵袭肺卫之征。

［治法］清瘟解毒，宣肺泄热。

［方药］连花清瘟胶囊（颗粒）。

连翘、金银花、炙麻黄、炒苦杏仁、石膏、板蓝根、绵马贯众、鱼腥草、广藿香、大黄、红景天、薄荷脑、甘草。

口服，每次4粒或1袋，每日3次。

［方解］连花清瘟胶囊（颗粒）是在肺疫证治规律指导肺疫－病毒类呼吸系统传染病防治基础上研制而成的创新专利中药。基于文献挖掘、大数据分析、临床经验荟萃制定组方。本方传承两千年中医学抗击疫病的用药精华，汲取清代银翘散、东汉麻杏石甘汤、明代治疫病用大黄的经验，在汇聚三朝名方的基础上加入红景天和广藿香。全方清热与辛温兼备：辛凉解表、清热泻肺的连翘、金银花、石膏、薄荷脑，配伍辛温解表、宣肺止咳的麻黄、苦杏仁，清而不过凉，温而不助火。扶正与通腑同施：补气清肺、调节免疫、耐受缺氧的红景天，配伍通腑泻肺、先证用药、截断病势的大黄，扶正不留邪，祛邪不伤正。解毒与芳化并用：板蓝根、鱼腥草、甘草清肺解毒，抗毒抑菌；藿香芳香辟秽，化湿和胃。

［加减］若风热疫毒灼津而口渴较甚者，可加天花粉、石斛以生津清热；如恶寒，身痛，无汗明显者，多属表气郁闭阳络较甚，可适当配伍辛温疏散之品，如苏叶、防风、羌活之类；若热势较高，邪热化火者，可加入知母、黄芩、虎杖等以清热泻火；咽喉肿痛者，可加马勃、玄参等以解毒消肿；因肺失宣降而致咳嗽较甚者，可加橘

红、浙贝母、枇杷叶等，以宣肺利气、化痰止咳；肺热盛而咳痰黄稠者，病变多已波及气分，可加黄芩等清肺化痰；苔腻者，加藿香、佩兰；腹泻者，加黄连、炮姜；恶心呕吐者，加制半夏、竹茹。

（二）毒热内生，气道壅阻

［证候］高热，咳嗽，痰黏咳痰不爽，呼吸困难，憋气胸闷，喘息气促，口渴喜饮，咽痛，身痛，疲乏无力。舌质红，苔黄或腻，脉滑数。

［证候分析］疫毒袭肺，由表入里，毒热内生，出现化热生痰之变，可见高热、咳嗽咳痰、痰少质黏；内生之毒热，损伤肺之气道，炼液成痰，痰热与毒热相互交织为患，阻塞气道，则咽痛、呼吸困难，憋气胸闷，喘息气促；阳络郁滞加重，身痛、疲乏无力更甚；毒热伤津，则口渴喜饮。舌质红，苔黄或腻，脉滑数，为毒热壅阻气道之征。

［治法］宣肺泄热，祛湿化浊。

［方药］连花清瘟胶囊（颗粒）合连花清咳片。

连花清瘟胶囊（颗粒）：连翘、金银花、炙麻黄、炒苦杏仁、石膏、板蓝根、绵马贯众、鱼腥草、广藿香、大黄、红景天、薄荷脑、甘草。

连花清咳片：麻黄、桑白皮、石膏、黄芩、炒苦杏仁、连翘、清半夏、浙贝母、前胡、牛蒡子、山银花、大黄、陈皮、桔梗、甘草。

口服，每次 4 粒（1 袋）或 4 片，每日 3 次。

［方解］连花清咳片是应用肺络病证治指导外感咳嗽研发的国家专利中药。该药基于外感咳嗽“风热袭表、痰热壅肺、气道壅滞”的病机特点，确立“宣肺泄热，化痰止咳”治法，以《伤寒论》麻杏石甘汤合《医学统旨》清金化痰汤化裁而成。方中半夏、浙贝母、前胡、陈皮化痰顺气，针对痰阻气道的病机关键而设；桑白皮、黄芩、生石膏清肺泄热，辅以大黄通腑泻肺，《本草备要》言“用清痰降火之剂，必加姜制大黄”；山银花、连翘、牛蒡子辛凉清解，透热达表，针对气道壅滞之痰热有“火郁发之”之义；麻黄、炒苦杏仁、桔梗宣畅肺气，痰阻气道，犹水中之瘀积，必影响气机之上下流通，肺气宣达调畅，宣肃功能恢复，则助痰消咳止。

［加减］苔厚腻者，加苍术、厚朴；持续高热者，加青蒿、牡丹皮；烦躁不安、舌绛口干者，加生地黄、赤芍、牡丹皮；气短、乏力、口干重者，加西洋参；恶心呕吐者，加制半夏；便秘者，加全瓜蒌。

（三）热毒滞络，气道闭塞

［证候］高热不退，喘促短气，憋气胸闷，喘息气促，咳嗽，痰黄或痰白干黏，腹胀、便秘；舌质红，舌苔黄或腻，脉滑数。

［证候分析］毒热内盛，灼伤气道，炼液成痰，毒热与痰阻，引起气道闭塞，肺气郁闭，故见高热不退，喘促短气，憋气胸闷，喘息气促，咳嗽，痰黄或痰白干黏；热毒传里与燥屎内结，见腹胀便秘；舌质红，舌苔黄或腻，脉滑数为热毒闭塞气道

之征。

［治法］宣肺通腑，清瘟解毒。

［方药］宣白承气汤（《温病条辨》）加减。

生石膏 30g（先煎），生大黄 15g（后下），苦杏仁 12g，瓜蒌皮 12g，枳实 12g，厚朴 15g，桑白皮 12g，芦根 30g。

［方解］“宣白”指宣通肺气，“承气”谓承顺腑气。方中生石膏、桑白皮、芦根清泄肺热，生大黄泄热通便，杏仁、枳实、厚朴降气通腑，瓜蒌皮润肺化痰。诸药合用使肺气宣降，腑气畅通，痰热得清，咳喘可止。

［加减］持续高热者，加羚羊角粉、安宫牛黄丸；腹胀便秘者，加枳实、玄明粉；喘促加重伴有汗出乏力者，加西洋参、五味子；热毒炽盛，发热咳喘明显者，加用连花清瘟胶囊（颗粒）以增强清瘟解毒、通腑泻肺作用；若咳嗽、咳痰量多，或痰少质黏，不易咳出，胸闷喘憋加重者，加用连花清咳片强化清肺化痰作用。

（四）“孙络－玄府”闭塞，邪陷正脱

［证候］身热，喘憋气促，气短息弱，咳血、衄血，神昏烦躁，汗出肢冷，口唇紫暗，舌质淡、绛，脉沉细欲绝。

［证候分析］疫毒外袭，入里化为内生毒热，损伤闭塞“孙络－玄府”，影响肺之“换气转血”功能，则身热，呼吸急促，甚至发生喘脱之危候；疫毒延及血络，瘀血阻络，甚则络伤血溢，见咳血衄血，口唇紫暗；血伤入络，络中津气消亡，脉络空虚而滞涩，毒邪深入，气络、血络痹阻更甚，甚则阴阳离决，则见神昏烦躁、汗出肢冷、脉沉细欲绝；舌暗红，苔黄腻，为邪陷正虚之征。

［治法］益气敛阴，回阳固脱。

［方药］参附汤加减送服安宫牛黄丸。

人参 30g，黑附片 15g（先煎），山茱萸 15g。

［方解］方中人参大补元气，益气固脱；附子回阳救逆，补火助阳；山茱萸收敛固涩。诸药配伍，取补、温、敛之功，使气复阳回，汗止而阳固。

［加减］气虚甚者，可合白术、茯苓；冷汗淋漓者，加煅龙骨、煅牡蛎；肢冷者，加桂枝、干姜；瘀阻血脉明显，见爪甲青紫，舌质紫暗者，加丹参、赤芍、桃仁、红花。

（五）气阴两虚，络虚不荣

［证候］咳嗽无力，气短声低，呛咳或痰少而黏，偶或夹有血丝，甚则咯血，午后潮热，微感畏风，自汗与盗汗可并见，纳少神疲，大便或溏或干结难解，舌质光红，或边有齿印，脉细数。

［证候分析］久病伤及气阴，络虚不荣，肺络气虚，可见咳嗽无力、气短声低、畏风、神疲等症状；肺络失濡，气不布津，可见呛咳或痰少而黏；阴虚阳旺，可见午后潮热，盗汗；阴虚火旺灼伤肺络，可见痰中带血或咯血；子病及母，可见大便或溏

或干结难解等脾失健运的表现。舌质光红，或边有齿印，脉细数为气阴两虚之征。

［治法］养阴润肺，益气补虚。

［方药］生脉饮（《内外伤辨惑论》）合沙参麦冬汤（《温病条辨》）加减。

人参 10g，五味子 6g，麦冬 10g，北沙参 10g，玉竹 10g，天花粉 15g，桑叶 6g，扁豆 10g，生甘草 3g。

［方解］方中人参甘平补肺，与麦冬、沙参、玉竹、天花粉等甘寒之品相配伍以补气生津，五味子酸收敛肺，桑叶轻宣燥热，扁豆、甘草补益中气。诸药使气阴两复，肺润津生。

［加减］气虚乏力，精神不振者，可加黄芪、茯苓、山药、白术；阴虚潮热，加银柴胡、青蒿、鳖甲、胡黄连以清虚热；肺热灼阴，咯吐黄痰，加海蛤粉、知母、黄芩清热化痰；咳痰带血或咯血，加侧柏叶、紫珠草、白及清热止血。

四、预防与调护

（一）疫苗接种

接种疫苗是预防病毒类呼吸系统传染病的有效手段，可以显著降低接种者的患病率和发生严重并发症的风险。如接种流感病毒疫苗、新型冠状病毒疫苗等。

（二）一般预防措施

保持良好的个人及环境卫生，均衡营养，适量运动，充足休息，注意防寒保暖，避免过度疲劳。提高健康素养，养成“一米线”、勤洗手、戴口罩、公筷制等卫生习惯和生活方式，打喷嚏或咳嗽时应掩住口鼻。保持室内通风良好，科学做好个人防护，出现呼吸道症状时应及时就医。

第十三章

变应性鼻炎

第一节　概　述

一、西医学概述

变应性鼻炎（旧称过敏性鼻炎），又称“花粉热”，是特应性个体接触变应原刺激引起、由 IgE 介导的鼻黏膜炎症性疾病。变应原分为三类：吸入性变应原、食入性变应原和职业性变应原。常见变应原有花粉、霉菌、动物皮屑和尘螨等。主要临床表现为喷嚏、鼻痒、流清涕和鼻塞等一个或多个鼻部症状。此外，常伴有眼、耳和咽部症状，如眼痒、流泪、眼红、耳堵塞感、耳内异响、咽部发痒、鼻后滴漏、慢性咳嗽、面部和额头坠胀感等症状，也可出现乏力、虚弱和疲劳等症状。基于症状和变应原的季节性特征，可分为季节性变应性鼻炎和常年性变应性鼻炎；根据持续时间，可分为间歇性变应性鼻炎和持续性变应性鼻炎。变应性鼻炎可发生在所有年龄段，但发病峰值年龄为 6～20 岁。变应性鼻炎常常并发其他疾病，包括哮喘、变应性结膜炎、特应性皮炎、鼻窦炎、鼻息肉、中耳炎等。

二、中医学概述

变应性鼻炎归属于中医“鼻鼽”范畴，“鼻鼽”首见于《素问·脉解》：“所谓客孙脉，则头痛、鼻鼽、腹肿者，阳明并于上，上者则其孙络太阴也，故头痛、鼻鼽、腹肿也。”将鼻鼽与头痛、腹肿等症状并列而言。东汉许慎《说文解字》指出：“鼽，病寒鼻窒也。”刘熙《释名》中说：“鼻塞曰鼽。鼽，久也。涕久不通，遂至窒塞。”综合而言，鼻鼽是感寒引起的以鼻塞、流涕为主要表现的病证。金代刘完素《素问玄机原病式》进一步指出“鼽者，鼻出清涕也”，清代何梦瑶《医碥》也提出“常流清涕名鼻鼽”，明确了该病以流清涕为主要表现特征。受风寒之邪可导致鼻塞、流清涕，如《冯氏锦囊秘录》言：“夫鼻为肺窍……风邪客于皮毛，是以津液不收，致流清涕……名曰鼻鼽。”可见，古籍中的“鼻鼽”指以鼻流清涕为主要临床表现的疾病。现代加以规范后，鼻鼽是以突然和反复发作的鼻痒、连续喷嚏、流清涕、鼻塞为特征的疾病。

第二节　病因病机

一、西医病因病理

变应性鼻炎是暴露于变应原后、由 IgE 介导的鼻黏膜 I 型变态反应性疾病。当变应原进入鼻黏膜后，经抗原处理与递呈后，与肥大细胞、巨噬细胞、上皮细胞等效应细胞膜上的 IgE 受体结合，使鼻黏膜致敏。同时，增加嗜酸性粒细胞有较强趋化效应的细胞因子的合成和分泌。当其再次接触变应原，与效应细胞膜表面的 IgE 结合，并与另一 IgE 分子发生桥连，促使肥大细胞等脱颗粒，释放大量生物活性介质，如组胺、白三烯、激肽、前列腺素、血小板活化因子及神经多肽类物质等，黏膜上皮 NO 合成增加；继而导致鼻黏膜毛细血管扩张，通透性增高，组织水肿，腺体分泌增加，嗜酸性粒细胞聚集，感觉神经末梢敏感性增强，表现为鼻黏膜苍白水肿。

二、中医病因病机

鼻鼽，又称鼽嚏。金代刘完素《素问玄机原病式》言：“鼽者，鼻出清涕也。”“嚏，鼻中因痒而气喷作于声也。”本病的发生以肺、脾、肾三脏虚损为本，络虚不荣为基本病理环节，脉络瘀滞为重要影响因素的病机认识。现将其常见病因病机概述如下。

（一）六淫外袭

六淫通常指风、寒、暑、湿、燥、火六种外感病邪。在人体正气不足、卫外功能失调时，六淫之邪从口鼻或者皮毛而入，侵袭鼻窍。《素问·调经论》言：“风雨之伤人也，先客于皮肤，传入于孙络，孙络满则传入于络脉，络脉满则输于大经脉。”“肺合皮毛，开窍于鼻”，皮毛之邪内传于肺络，导致肺宣发肃降、调节水道功能失常。所以，六淫之邪客于鼻窍是本病常见的病因。

（二）毒伤络脉

毒邪指致病性很强的一类病因，“邪之甚谓之毒”。毒有内外之分。内毒由情志内伤、治疗不当，或脏腑功能失调，毒邪郁积鼻窍而成；外毒则自外感受，可为温热戾气，或由六淫之邪转化而来。热毒之邪壅阻于肺络，可使肺失清肃，或肺气壅滞，甚至直接造成鼻窍受损。

（三）久病入络（内伤）

“久病入络”是慢性难治性疾病的病机特点。病久不愈，脏腑之络空虚，病邪乘虚内袭，由气及血，甚则积聚成形于鼻窍。过敏性鼻炎常常迁延不愈，导致鼻塞。机体津气耗伤，导致肺气阴两虚，鼻窍干燥出血。

（四）肺虚邪滞肺窍

肺开窍于鼻，外合皮毛，司腠理开阖。肺气充足，则卫外坚固。若因禀赋异常而致素体肺气虚弱，则卫表不固，腠理疏松，风寒异气易乘虚而入，致宣降失调，津液停聚，鼻窍不利而为病。故《诸病源候论》言："肺气通于鼻，其脏有冷，冷随气入乘于鼻，故使津液不能自收。"

（五）肺脾气虚，络气郁滞

脾属土，为肺金之母。鼽嚏久不愈，肺气虚弱日甚，发生子盗母气之变，致脾气亦虚弱，进一步加剧肺气不足，卫表不固，更易感风寒异气之邪，故而鼻鼽反复发作久不愈，黏膜病变趋于严重。正如李东垣《脾胃论》中云："肺金受邪，由脾胃虚弱，不能生肺，乃所生受病也。"

（六）肾阳亏虚，络脉瘀阻

肾为先天之本，诸阳之根，主纳气。同时，命门之火温煦脾土。本病患者多有禀赋异常，肾阳不足。在肺脾之气均虚弱的情况下，经此一系列的生、克、乘、侮等复杂病机变化，可进而波及肾命之火，出现三脏气阳亏虚，寒水上泛而不能制，尤易受风寒之气刺激而发病。因此出现鼻塞，喷嚏频作不止。所以，《素问·宣明五气》曰："五气所病……肾为欠，为嚏。"

（七）郁热犯肺，热邪滞络

热邪伤肺，上犯鼻窍，痒为火化，火乘肺金，故见鼻痒、喷嚏、流涕和鼻塞。

第三节　西医诊断与治则

一、临床表现

（一）症状

主要症状为喷嚏、流涕、双侧鼻塞和鼻痒。对花粉过敏的变应性鼻炎患者的眼部症状也很常见。相关症状包括嗅觉下降、打鼾、睡眠障碍、头痛、鼻后滴漏、慢性咳嗽和嗜睡。

（二）病史

症状频率，严重程度，持续时间，持续性或间歇性，季节性或常年性。

（三）家族史

家族史是变应性鼻炎的重要危险因素。对于父母都有变应性疾病病史（变应性疾病的遗传倾向）的儿童，患变应性鼻炎的可能性大于那些只有父亲或母亲有变应性疾病的儿童。

二、实验室及其他检查

（一）耳鼻喉科常规检查

变应性鼻炎患者首先应做鼻部检查。前鼻镜检查或鼻内镜用于了解鼻腔的解剖结构、黏膜颜色，分泌物数量、性状。变应性鼻炎患者发病时的镜下表现通常为双侧鼻甲肿胀，整个鼻腔黏膜是苍白色的。变应性鼻炎患者的鼻腔通常没有异常解剖结构。若没有接触变应原，患者鼻黏膜接近正常。

（二）皮肤测试

用微量变应原通过以下各种方法接触患者皮肤：划痕试验、点刺试验、皮内试验和特异性斑贴试验。如果见到皮疹、荨麻疹等变态反应，可得出“患者有变应性疾病或对特定的变应原有变态反应”的结论。在这些皮肤测试方法中，皮肤点刺试验是诊断 IgE 介导的变应性疾病的主要测试方法。建议使用皮肤点刺试验结合询问病史的方法确定诱发明显临床表现的变应原。

（三）IgE 检测

可检测血清总 IgE、血清特异性 IgE 和鼻分泌物特异性 IgE。血清总 IgE 检测不再用于变应性鼻炎的筛查和诊断，因为变应性疾病、寄生虫类疾病和其他很多疾病的血清总 IgE 水平均可能升高。检测血清特异性 IgE 很重要，其与皮肤测试和鼻激发试验结果密切相关。

（四）其他检查

其他诊断性检查可用于评价可疑变应性鼻炎患者。包括鼻声反射、嗅觉测试、芯片检测、鼻一氧化氮检测、食物变应原检测和鼻激发试验。

三、诊断与鉴别诊断

（一）诊断

本病诊断主要依据病史、症状和检查所见，遵循《中国变应性鼻炎诊断和治疗指南（2022 年，修订版）》提出的诊断标准和分类方法。

1. 临床症状

典型的症状为阵发性喷嚏、清水样涕、鼻痒和鼻塞，可伴有眼部症状，包括眼痒、流泪和灼热感等，多见于花粉过敏患者。

2. 体征

鼻部体征为双侧鼻黏膜苍白、肿胀、下鼻甲水肿，鼻腔有多量水样分泌物。眼部体征为结膜充血、水肿，有时可见乳头样反应。伴有哮喘、湿疹或特应性皮炎的患者，有相应的肺部、皮肤体征。

3. 过敏原检测

皮肤点刺试验阳性；IgE 抗体检测血清或鼻分泌物总 IgE 水平升高，特异性 IgE

多为阳性；鼻黏膜激发试验阳性者可出现鼻痒、喷嚏、流清涕等。

4. 分类方法

按症状发作时间分类：①间歇性变应性鼻炎：症状发作<4 天 / 周，或<连续 4 周。②持续性变应性鼻炎：症状发作>4 天 / 周，且>连续 4 周。按疾病严重程度分类：①轻度变应性鼻炎：症状轻微，对生活质量（包括睡眠、日常生活、工作和学习，下同）未产生明显影响。②中 – 重度变应性鼻炎：症状较重或严重，对生活质量产生明显影响。

（二）鉴别诊断

1. 血管运动性鼻炎

本病与神经 – 内分泌系统功能失调有关。临床表现与变应性鼻炎相似，发作突然，消失亦快。情绪激动、精神紧张、疲劳、环境冷热变化等因素可诱发本病。变应原激发试验和皮肤点刺试验结果为阴性，鼻分泌物涂片无典型改变。

2. 非变应性嗜酸性粒细胞增多性鼻炎

鼻分泌物中可查到大量嗜酸性粒细胞，其临床症状与变应性鼻炎相似，但变应原皮肤试验和 IgE 测定均为阴性。

3. 急性鼻炎

早期有喷嚏，清涕，但程度轻，病程短，一般 7～10 天。常伴有四肢酸痛，周身不适，发热等症状。后期鼻涕可变成黏液性或黏脓性。

四、西医治疗

治疗措施包括避免变应原、药物治疗、变应原特异性免疫疗法和其他治疗。

（一）避免变应原

避免变应原可以减少变应性鼻炎的发作。

（二）药物治疗

1. 抗组胺药

抗组胺药的使用途径有口服和局部用两种。

2. 糖皮质激素

糖皮质激素是临床治疗变应性鼻炎最有效的药物，其给药途径有全身用和局部用。

3. 抗白三烯药

抗白三烯药治疗鼻炎的疗效与口服 H1– 抗组胺药相似。

4. 肥大细胞稳定剂

肥大细胞在变应性鼻炎的速发相和迟发相过敏反应中扮演重要角色。

5. 减充血剂

减充血剂可迅速缓解鼻塞。临床上，减充血剂一般与抗组胺药联合应用。其全身相关的不良反应如心脏病、高血压、失眠、易怒、肾衰竭、精神病和中风。连续使用减充血剂的时间不超过一周。可能发生的鼻部不良反应包括鼻灼热感、刺痛、干燥或黏膜溃疡、鼻中隔穿孔。

6. 抗胆碱药物

异丙托溴铵对控制水样鼻涕可能有效，但对常年性变应性鼻炎和非变应性（血管运动性）鼻炎的喷嚏和鼻塞无效。

联合治疗：对单一药物治疗没有明显反应时，建议联合治疗。口服抗组胺药和口服减充血剂（口服减充血剂只能用于＞4 岁患者，且 12 岁以下患者不推荐用每 12 小时 120mg 剂量）。

（三）变应原特异性免疫治疗

变应原特异性免疫治疗通过给予变应性个体逐渐增加剂量的变应原疫苗，以减轻随后暴露于变应原产生的相关症状。建议在早期使用变应原特异性治疗。

（四）抗 IgE 治疗

抗 IgE 药物与自由 IgE 形成复合物，阻断 IgE 与肥大细胞和嗜碱性粒细胞的交互作用，降低自由 IgE 水平。抗 IgE 可能引起罕见严重的过敏反应。

（五）变应性鼻炎的手术治疗

对持续性变应性鼻炎患者在药物治疗无效和存在解剖结构异常时，考虑手术治疗。

（六）变应性鼻炎的补充替代医学疗法

补充替代医学疗法包括针灸和中药治疗。

第四节　中医辨证论治

一、辨证要点

（一）辨脏腑

1. 肺

肺开窍于鼻，该病的主要病因是肺气亏虚，腠理疏松，卫气防御外邪功能失职，症见平素易感冒，鼻流清涕，遇风或寒气加重，喷嚏连连，鼻塞鼻痒，舌质淡，苔白，脉细无力或浮。

2. 脾

脾为气血生化之源，肺气的充实，有赖于脾气的上输。脾土亏虚，症见食欲不振，大便溏泄，脉弱，舌质淡，苔腻。

3. 肾

肾为气之根，藏元阴元阳，元气不足或元阴元阳亏虚，导致温煦濡养、固摄作用失职，加上风寒外邪和异气侵袭，导致鼻症发生并反复发作。

根据中医学理论，脏腑亏虚很难在短期内治愈，因此大多数过敏性鼻炎是一种长期的慢性病。此外，“久病及肾”，病程长对疗效有一定影响。

综上所述，过敏性鼻炎的正气虚主要表现为肺、脾、肾三脏之气不足。

（二）辨虚实

1. 虚证

临床表现：流稀涕，打喷嚏，遇风遇冷加重，大便不成形。查体：鼻黏膜颜色淡红或苍白、水肿，舌质淡，有齿痕，苔薄白，脉弱或细。

2. 实证

临床表现：涕黏稠，色黄，鼻塞较重，伴有咳嗽、咳黄痰，大便偏干。查体：鼻黏膜颜色鲜红或暗红，舌质红，苔薄黄或黄腻，脉弦或弦数。

二、治疗原则

过敏性鼻炎的治疗方案应在个体化辨证诊断后制订，同时需要考虑疾病所处阶段。急性发作期最重要的治疗原则是祛风、止涕和通窍；稳定期，在辨证诊断的基础上益肺、健脾或补肾是基本原则。

三、辨证治疗

（一）稳定期

1. 肺气虚寒

[证候] 时有鼻痒、喷嚏，少量清涕，鼻塞轻，或伴有嗅觉减退，鼻黏膜色淡、轻度肿胀或不肿胀；面色白，言语声低，怕冷，汗多，易患感冒，或咳嗽无力、咳痰稀白。舌淡红，苔薄白，脉细弱。

[证候分析] 肺主气，开窍于鼻，外合皮毛，肺气虚，卫外不固，腠理不密，难御外邪，乃使肺金受叩而鸣，风寒之邪乘虚而入，而引起鼻痒、喷嚏，清涕，鼻塞。

[治法] 益气补肺。

[方药] 玉屏风散（《丹溪心法》）加减。

黄芪 15g，白术 10g，防风 10g。

[方解] 黄芪、白术健脾补肺，防风祛风散寒。

[加减] 鼻塞甚，加辛夷、白芷、细辛、川芎；舌苔腻，加苍耳子。

2. 脾气虚

[证候] 偶有鼻痒，喷嚏，清涕量较多，鼻塞，或伴有嗅觉减退，鼻黏膜色淡、肿胀；食少或食欲不振，大便溏薄，易疲劳、乏力。舌淡红，边有齿痕，苔薄白，脉细弱。

[证候分析] 肺脾气虚致使肺之升清降浊功能减退，津液停聚，日久停滞于鼻窍

所致，表现为鼻塞而胀，鼻涕清稀或者黏白，嗅觉减退，鼻黏膜苍白、肿胀或呈息肉样变，伴有头晕，气短，四肢困倦，大便时溏。

［治法］健脾益气。

［方药］补中益气汤（《内外伤辨惑论》）或四君子汤（《太平惠民和剂局方》）加减。

补中益气汤：人参10g，黄芪20g，白术10g，炙甘草6g，升麻6g，柴胡6g，陈皮10g，当归10g。

四君子汤：人参10g，白术10g，茯苓15g，甘草3g。

［方解］补中益气汤：方中人参、黄芪、白术、炙甘草皆甘温，可健脾气、补肺气；升麻、柴胡升举中阳，可协助黄芪升提下陷之中气；当归养血和营，协人参、黄芪益气养血；陈皮可理气健脾和胃，使诸药补而不滞。四君子汤：人参、白术、茯苓、甘草能健脾益气渗湿。

［加减］嚏多，鼻黏膜水肿甚，加大茯苓量或服用补中益气丸。鼻塞甚，加辛夷、白芷、细辛；头晕头痛，加藁本、葛根、蔓荆子；大便不成形，加高良姜。

3. 肾阳亏虚

［证候］偶有鼻痒，喷嚏、清涕量多，鼻塞，或伴有嗅觉减退，鼻黏膜苍白、肿胀；畏寒，肢冷，腰膝酸软，夜尿增多；女子易宫寒不孕，男子阳痿，遗精。舌淡，苔白，脉沉细。

［证候分析］肾阳亏虚，可常年发作鼻痒、打喷嚏，还有可能表现为小便清长、腰膝酸软、四肢不温等情况。

［治法］补肾温阳。

［方药］金匮肾气丸（《金匮要略》）或右归丸（《景岳全书》）加减。

金匮肾气丸：附子6g（先煎），桂枝10g，熟地黄10g，山药10g，山茱萸10g，牡丹皮10g，泽泻6g，茯苓6g。

右归丸：熟地黄10g，山药15g，山萸肉10g，枸杞子10g，鹿角胶10g（烊化），菟丝子10g，杜仲10g，当归6g，肉桂10g，附子6g（先煎）。

［方解］金匮肾气丸：方中熟地黄、山药、山萸肉滋补肝肾之阴；牡丹皮、泽泻、茯苓利水渗湿；附子辛热，桂枝甘温，二药相合，补肾温阳。右归丸：鹿角胶、菟丝子、杜仲、肉桂、附子补肾阳，地黄、山药、枸杞子补肝阴，当归助鹿角胶补养精血。

［加减］头冷痛，加吴茱萸；鼻塞甚，加细辛、川芎、辛夷、苍耳子。

（二）急性发作期

1. 肺气亏虚，风寒上犯

［证候］突发性鼻痒，连续性喷嚏，流清涕，鼻塞，或伴有嗅觉减退，鼻黏膜色淡、肿胀；面色晄白，言语声低，怕冷，汗多，或伴有咳嗽、痰稀白。舌淡红，苔薄

白，脉细弱。

［证候分析］肺为恶寒之脏，寒邪袭肺，经络淤塞，金叩乃鸣，而多鼽嚏。因肺气素虚并外感风寒，肺气失宣，鼻窍不利而致，表现为鼻腔奇痒，连续打喷嚏，继而流大量的清水样鼻涕，鼻塞，嗅觉减退，鼻黏膜苍白，水肿，伴有气短，自汗。

［治法］补益肺气，祛风散寒。

［方药］温肺止流丹（《疡医大全》），或玉屏风散合苍耳子散（《济生方》）加减。

温肺止流丹：人参 10g，诃子 6g，细辛 3g，荆芥 10g，桔梗 10g，鱼脑石 10g，甘草 3g。

玉屏风散合苍耳子散：黄芪 20g，白术 10g，防风 6g，辛夷 10g，白芷 15g，苍耳子 9g，薄荷 3g（后下）。

［方解］温肺止流丹：方中人参味甘而补益肺气，诃子味酸而收敛肺气，两药合用，有补肺敛气之功。细辛、荆芥辛温，可祛风解表散寒。桔梗辛平，鱼脑石咸平，二者相合有散结除涕之效。甘草味甘而缓，既可助人参、诃子补敛肺气，又可调和诸药。玉屏风散合苍耳子散：方中黄芪甘温，可补益脾肺之气，白术健脾益气，可助黄芪加强补气之力，两药合用，使脾气足而肺气旺。防风、苍耳子、白芷、辛夷、薄荷皆味辛走表而有疏散风寒之效。

［加减］鼻塞甚，加川芎、当归、地龙。流涕严重，加乌梅。

2. 肺脾两虚，清阳不升

［证候］突发性鼻痒，喷嚏，清涕量多，鼻塞，或伴有嗅觉减退，鼻黏膜色淡、肿胀；食少或食欲不振，大便稀薄，易乏力。舌淡红，边有齿痕，苔薄白，脉细弱。

［证候分析］饮食失调，劳倦过度，脾气虚弱，清阳不升，土不生金，鼻失温养。肺气亏虚，卫气防御功能失职，导致鼻部气机不调，津液瘀滞鼻腔，故见鼻痒、喷嚏，清涕，鼻塞。

［治法］健脾补肺，升阳通窍。

［方药］芪防鼻通片，或补中益气汤（《内外伤辨惑论》），或参苓白术散加减（《太平惠民和剂局方》）。

芪防鼻通片：黄芪、防风、白术、辛夷、白芷、高良姜、羌活、牡丹皮、蝉蜕、乌梅、甘草。

补中益气汤：人参 10g，黄芪 15g，白术 10g，炙甘草 6g，升麻 3g，柴胡 6g，陈皮 10g，当归 10g。

参苓白术散：人参 10g，白术 10g，茯苓 15g，甘草 3g，山药 10g，莲子 6g，白扁豆 10g，薏苡仁 15g，砂仁 3g，陈皮 10g，桔梗 10g，大枣 6g。

［方解］芪防鼻通片：方中以黄芪、白术、高良姜健脾益气、培土生金，益卫固表；辛夷、白芷、防风、羌活、蝉蜕祛风解表，通窍止痒；牡丹皮凉血可佐制诸药燥热之性，活血助祛风散邪，即“治风先治血，血行风自灭”之义；乌梅酸收止涕，敛

气生津，与诸辛味药合用发挥辛散酸收作用。

补中益气汤：方中人参、黄芪、白术、炙甘草甘温健脾气，补肺气；升麻、柴胡升举中阳，协助黄芪升提下陷之中气；当归养血和营，协人参、黄芪以益气养血；陈皮理气健脾和胃，使诸药补而不滞。

参苓白术散：方中人参、白术、茯苓、甘草益气健脾；山药、莲子性味平和，可增强人参、白术、茯苓、甘草的健脾益气之效；白扁豆、薏苡仁可助白术、茯苓增强健脾渗湿之效；砂仁有醒脾和胃、行气化湿之功，使诸药补而不滞；桔梗宣肺利气、通窍，且可载药上行，使诸药直达病所。

［加减］大便不成形，加高良姜或干姜；鼻涕多加辛夷、苍耳子、豨莶草、地龙；鼻塞不通，加当归、川芎、白芷、细辛。

3. 肺肾亏虚，鼻失温煦

［证候］突发性鼻痒，喷嚏频作，清涕量多，鼻塞，或伴有嗅觉减退，鼻黏膜苍白、肿胀；面色苍白或偏暗，畏寒，肢冷，腰膝酸软，夜尿多；舌淡，苔白，脉沉细。

［证候分析］肾阳不足，难以温养于肺，固摄作用失职，肺虚冷自怯，易导致寒邪侵袭，促发本病。

［治法］补肾益肺，温阳通窍。

［方药］金匮肾气丸（《金匮要略》）加减。

附子 10g（先煎），桂枝 10g，熟地黄 10g，山药 15g，山茱萸 10g，牡丹皮 10g，泽泻 10g，茯苓 15g。

［方解］方中熟地黄、山药、山茱萸滋补肝肾之阴；牡丹皮、泽泻、茯苓利水渗湿；附子辛热，桂枝甘温，二药相合，补肾阳之虚。

［加减］鼻黏膜息肉样变或形成息肉，加猪苓、僵蚕；对老年患者加缩泉丸，益智仁、乌药；鼻塞甚，加细辛。

4. 肺经郁热，上犯鼻窍

［证候］突发性鼻痒，连续喷嚏，清涕量多或为黏稠涕，鼻塞，或伴有嗅觉减退，鼻黏膜充血、肿胀；口干，或伴有咽痒咳嗽，大便偏干；舌红，苔白或黄，脉数。

［证候分析］鼻为肺窍，痒为火化，火乘肺金，故鼻中奇痒而气喷于声。

［治法］清热宣肺，通利鼻窍。

［方药］辛夷清肺饮（《外科正宗》）加减。

辛夷 10g，石膏 20g（先煎），知母 10g，栀子 10g，黄芩 6g，甘草 3g，麦冬 10g，桑白皮 10g，茜草 10g，紫草 6g，墨旱莲 10g。

［方解］方中辛夷辛温，质轻而上行，宣肺而通利鼻窍；石膏、知母、栀子、黄芩、桑白皮和甘草，清泄肺热；麦冬养阴润肺，茜草、紫草和墨旱莲均入血分，可凉血活血，消肿止痒。

［加减］鼻塞流涕重，加白芷；涕黄，加败酱草、鱼腥草。

四、预防与调护

（一）起居调摄，顺应季节

中医强调天人相应，不同季节有不同的养生要点。在季节交替时，尤其是春秋季，过敏性鼻炎高发。春季多风，要注意防风邪，避免过早减少衣物。秋季干燥，要注意润肺。例如，春季外出时可佩戴轻薄的口罩，既能阻挡部分过敏原，又能防风。

（二）规律作息

保持充足的睡眠对预防过敏性鼻炎很重要。晚上应尽量在23时前入睡，因为中医认为子时（23时～1时）是胆经当令，此时入睡有利于胆气的升发，而胆气与人体的正气相关。正气充足，人体抵御外邪（包括过敏原等致病因素）的能力就强。长期熬夜会导致正气不足，容易诱发过敏性鼻炎。

（三）饮食调养，避免食用发物

中医认为某些食物属于发物，可能诱发过敏反应。对于过敏性鼻炎患者，要避免食用海鲜（如虾、蟹等）、羊肉等发物。这些食物在中医理论中多具有温热、发越的特性，容易引发体内气血的异常变动，可能导致过敏症状的出现。

（四）多食健脾食物

脾胃为后天之本，气血生化之源。健脾可以提高人体的正气。可以多吃一些如山药、薏苡仁、芡实等食物。山药具有补脾养胃、生津益肺、补肾涩精的功效；薏苡仁有利水渗湿、健脾止泻等作用；芡实能益肾固精，补脾止泻。可以将山药、薏苡仁、芡实煮粥食用，每周食用2～3次。

（五）情志调节，保持平和心态

情志过激会影响人体的脏腑功能。长期的焦虑、紧张、抑郁等不良情绪会导致肝郁气滞，进而影响脾胃功能。脾胃功能失调可能影响人体对营养物质的吸收，导致正气不足。例如，工作压力大的人容易出现焦虑情绪，这种情况下可以通过练习太极拳、八段锦等传统养生功法来调节情志。这些功法动作舒缓，在练习过程中可以使人精神集中，达到身心放松的效果。

第十四章

急性气管－支气管炎

第一节　概　述

一、西医学概述

急性气管－支气管炎是由生物性或非生物性因素引起的气管－支气管黏膜的急性炎症性疾病。病毒感染是常见病因，临床主要表现为咳嗽和咳痰。在过度疲乏、受凉、气候突变时容易发病。近年来，随着工业的发展，空气污染加重，气管－支气管炎疾病的发病率呈快速上升趋势，这也是诱发气管－支气管炎的重要原因之一。本病属常见病、多发病，尤以小儿和老年多见。本病常于寒冷季节或气候突变时诱发，可由病毒、细菌直接感染引起，也可因急性上呼吸道感染的病毒或细菌蔓延引起，往往在病毒感染的基础上继发细菌感染。秋、冬为本病多发季节，寒冷地区更多见。在流感流行时，本病的发生率增加显著。另外，过冷空气、粉尘、刺激性气体或烟雾等理化因素吸入，花粉、真菌孢子、寄生虫等过敏反应，以及吸烟、大气污染、气候变化，甚至自主神经功能失调、营养失调，均可使支气管黏膜上皮抵抗力削弱，而诱发本病。

二、中医学概述

中医古代文献中并未提及“急性气管－支气管炎”这一病名，根据其主要临床表现及病程长短，可以将其纳入中医外感咳嗽范畴。咳嗽是邪犯肺系，肺失宣肃，肺气上逆所致的以咳嗽为主要症状的一种肺系病证。它既是肺系疾病中的一个症状，又是独立的一种疾患。有声无痰为咳，有痰无声为嗽，有痰有声称为咳嗽。临床上多痰、声并见，故以咳嗽并称。

咳嗽病最早见于《黄帝内经》，该书对咳嗽的成因、症状、证候分类、病理转归及治疗等问题作了系统论述。如《素问·宣明五气》说“五气所病……肺为咳”，指出咳嗽的病位在肺。对咳嗽病因的认识，《素问·咳论》指出咳嗽系由“皮毛先受邪气，邪气以从其合也”，“五脏六腑皆令人咳，非独肺也”。五脏六腑之咳“皆聚于胃，关于肺”，说明外邪犯肺可致咳，其他脏腑受邪、功能失调而影响于肺者亦可致咳。咳嗽不限于肺，也不离乎肺。该篇依据咳嗽的不同表现，将其分为肺、肝、心、脾、肾、胃、大肠、小肠、胆、膀胱、三焦诸咳，从而确立了以脏腑分类的方法，为后世医家对咳嗽病证的研究奠定了理论基础。隋代巢元方《诸病源候论》有十咳之称，除五脏咳外，尚有风咳、寒咳、胆咳、厥阴咳等，虽然体现了辨证思想，但名目繁多，临床难以掌握。明代张介宾执简驭繁，将咳嗽分为外感、内伤两大类，《景岳全书》指出：“咳嗽一证，窃见诸家立论太繁，皆不得其要，多致后人临证莫知所从，所以，治难得效，以余观之，则咳嗽之要，止唯二证。何为二证？一曰外感，二曰内伤，而尽之矣。”至此，咳嗽的辨证分类渐趋完善，切合临床使用。

咳嗽的治法方药历代均有论述，如汉代张仲景治虚火咳逆的麦门冬汤，至今仍为临床应用。后世在张仲景的基础上，对咳嗽的治法方药提出了许多新的见解。如《景岳全书》指出“外感之邪多有余，若实中有虚，则宜兼补以散之。内伤之病多不足，若虚中夹实，宜当兼清以润之”，提出外感咳嗽宜“辛温”发散为主、内伤咳嗽宜“甘平养阴”为主的治疗原则，丰富了辨证论治的内容。清代喻嘉言在《医门法律》中论述了燥的病机及其伤肺为病而致咳嗽的证治，创立温润、凉润治咳之法；针对新久咳嗽治疗中常见的问题，提出“凡邪盛咳频，断不可用劫涩药。咳久邪衰，其势不锐，方可涩之”等六条治咳之禁，对后世颇多启迪。

清代叶天士的《临证指南医案》指出：“若因于风者，辛平解之。因于寒者，辛温散之。因于暑者，为熏蒸之气，清肃必伤，当与微辛微凉，苦降淡渗……若因于湿者，有兼风、兼寒、兼热之不同，大抵以理肺治胃为主。若因秋燥，则嘉言喻氏之议最精。若因于火者，即温热之邪，亦以甘寒为主……至于内因为病，不可不逐一分之。有刚亢之威，木叩而金鸣者，当清金制木，佐以柔肝和络。若土虚而不生金，真气无所禀摄者，有甘凉、甘温二法，合乎阴土阳土以配刚柔为用也。又因水虚痰泛，元海竭而诸气上冲者，则有金水双收，阴阳并补之治，或大剂滋填镇摄，保固先天一气元精。”这些论述，堪为治疗咳嗽的基本规律，至今对本病的治疗仍有参考价值。

第二节　病因病机

一、西医病因病理

急性气管－支气管炎是因感染、过敏和理化因素刺激等引起的支气管黏膜急性炎症，病原为各种病毒、细菌或混合感染等。本病多为散发，无流行倾向，年老体弱者易感。常发生于寒冷季节或气候突变时，受凉或过度疲劳可使上呼吸道的生理防御机制下降，从而增加感染机会；也可由于上呼吸道感染迁延不愈所致。临床症状主要为咳嗽和咳痰。治疗以对症治疗为主，可针对性地给予止咳化痰药物治疗；对咳嗽剧烈的急性气管－支气管炎患者，可给予中枢性镇咳药物，对伴有气管痉挛患者，使用茶碱类药物。现在大多数急性气管－支气管炎患者可以适当给予抗生素等相关治疗。在治疗时，需综合分析病情进展和临床表现，一旦治疗不当，可发展成慢性支气管炎疾病。

急性气管－支气管炎是由于生物（病毒、细菌）、天气变化或过敏等因素引起气管－支气管的黏膜炎症。可以因为寒冷季节或气候多变引起，也可以因为急性上呼吸道感染迁延不愈导致。该病的发病机制主要有三种原因：第一种为常见的感染，可以由病毒、细菌直接感染，也可因急性上呼吸道感染的病毒或细菌蔓延引起本病。常见致病细菌为流感嗜血杆菌、肺炎球菌、链球菌、葡萄球菌等，常常在病毒感染的基础上继发细菌感染，在机体气管－支气管功能受损时发病；第二种为理化因素，过冷空气、粉尘、刺激性气体或烟雾（如二氧化碳、二氧化氮、氨气、氯气等）的吸入，可对气管－支气管黏膜产生急性刺激；第三种为过敏反应，常见的致病原包括花粉、有机粉尘、真菌孢子等，钩虫、蛔虫的幼虫在肺移行，或对细菌蛋白质过敏亦可导致本病。研究发现，复发性急性支气管炎患者往往伴有哮喘病史，其哮喘发病率较正常人群要高。

病理主要为气管－支气管黏膜充血、水肿、分泌物增加；黏膜下层水肿、淋巴细胞和中性粒细胞浸润。一般仅限于气管、总支气管和肺叶支气管黏膜，严重者可蔓延至细支气管和肺泡。组织学上，按其病变可分为：①急性卡他性气管－支气管炎：黏膜呈斑状发红，表面覆有较稀薄的黄色黏性分泌物。若分泌物过多，造成支气管阻塞，则可引起通气障碍。②急性化脓性气管－支气管炎：管壁呈化脓性炎症表现，炎症也可经细支气管管壁累及附近肺泡。患者常咳出黄色黏性脓痰。③溃疡性气管－支气管炎：除感染因素外，也可由吸入有害气体、异物或胃内容物引起，大多仅发生表浅的黏膜坏死，坏死如较深则形成溃疡。炎症消退后，损伤程度轻者，黏膜上皮由黏膜基底层细胞增生而修复，气管、支气管的结构和功能可恢复正常。损伤程度重者，管壁由瘢痕修复，甚至引起支气管的瘢痕性狭窄。

二、中医病因病机

咳嗽多因外感风邪而发病，风邪外袭于肺络，肺气受损，风邪留而不解，或体虚外感，正虚无力祛邪外出，而致久咳不愈。故本病病位在肺络，气络失司，热毒郁结于气络，而致肺气郁滞。

咳嗽的病因有外感和内伤两类。外感咳嗽因六淫外邪侵袭肺系；内伤咳嗽因脏腑功能失调，内邪干肺。不论邪从外而入，还是自内而发，均可引起肺失宣肃，肺气上逆，而致咳嗽。

（一）病因

1. 外感六淫

外感六淫是指引起人体发病的，来自自然界的风、寒、暑、湿、燥、火六种外感病邪的总称。其主要包括两种情况：第一，六淫邪气较重，如非其时而有其气，六气发生太过或不及，以及气候变化过于急骤等，超过了大多数人的适应能力而发病；第二，机体正气亏虚，即便正常的气候变化也会使其发病，此时的六气对于发病的人来说，亦称为六淫。肺乃调节人体适应气候变化的最主要脏腑，故肺伤易外感；又肺为华盖，主皮毛，乃人体之藩篱，开窍于鼻，六淫又多从皮毛、口鼻侵入人体，故外感多伤肺。肺络作为肺脏功能和结构的有机组成部分，其病变受外感六淫的影响很大，风寒可束络，风热能犯络，风燥易伤络，风湿多困络，暑温常中络。

2. 饮食不节

饮食不节，过饥则气血生化乏源，土不生金，肺络失养；过饱则气机阻滞，肺络壅塞。偏嗜肥甘厚味、辛辣炙煿，或饮酒成性，或素体脾虚，则痰湿、痰热内生，浸淫肺络，或发为咳，或哮，或喘，或痈，《医碥》曰：“哮者……得之食味酸咸太过，渗透气管，痰入结聚，一遇风寒，气郁痰壅即发。”《仁斋直指方论》说：“唯夫邪气伏藏，痴涎浮涌，呼不得呼，吸不得吸，于是上气促急。”《张氏医通》说：“或夹湿热痰涎垢腻，蒸淫肺窍，皆能致此。”亦有饮食不洁，或进食海膻发物，污秽毒邪经脾转输至肺，肺络受损者，其毒邪尚可继续经肺络布散体表，扩大病变范围。如长期酒食不节、饥饱失宜，损伤脾胃，或因平素脾失健运，水谷不能化为精微，水谷精微聚而成痰，痰阻气机，肺气上逆，乃生咳嗽。

3. 情志内伤

生理情况下，喜、怒、忧、思、悲、恐、惊是人体对外界环境的正常心理反应，称为“七情”，当情志刺激过于强烈或者持久，超出了人体正常的适应能力，或者脏腑虚弱不能适应轻微的情志刺激，使得七情成为影响疾病发生发展的重要因素，此时称其为“内伤七情”。内伤七情首伤脏腑气机，终日戚戚于得失，费尽心机，而所思不遂，气机郁结；或者暴富发达，乐极气散，神不内敛；或者不悟生死，不明洒脱，过于执着人世悲欢离合，忧思不堪；又或者生性懦弱，终日惕惕，魂不守舍等，皆可导致人体气机逆乱，正如《素问・举痛论》所云：“百病生于气也，怒则气上，喜则气缓，悲则气消，恐则气下……惊则气乱……思则气结。”肺与悲应，悲则气消，肺络失充则其性能失宜而致肺系各种病证；又肺主气，司呼吸，气机逆乱则劫肺络之气，致肺络失调，可影响呼吸的深浅、频率和气血生化的质量、效率；肺络连于心，心藏神，《类经》中说：“心为五脏六腑之大主，而总统魂魄，并赅意志，故忧动于心则肺应，思动于心则脾应，怒动于心则肝应，恐动于心则肾应，此所以五志唯心所使也。”故情志伤脏，先伤心，后伤相应之脏。可见，内伤七情不仅可以直接伤及肺络，亦可通过经络连属间接累及肺络。如情志抑郁，肝络气机郁滞，久则脉络受阻，络血不畅，瘀滞脉络化火，因肝脉布胁而上注于肺，故气火循经犯肺，发为咳嗽。

4. 肺脏自病

肺系疾病反复迁延不愈，影响脏腑气机，导致络气郁滞，络脉功能失调，津血互换失常，伤阴耗气，肺主气司呼吸功能失常，以致肃降无权，肺气上逆。

（二）病机

咳嗽的基本病机为邪犯于肺，肺失宣肃，肺气上逆。因肺主气，司呼吸，开窍于鼻，外合皮毛，内为五脏六腑之华盖，其气贯百脉而通他脏。由于肺体清虚，不耐寒热，故称为娇脏，易受内外之邪侵袭而致病。肺为邪干，肺失宣肃，肺气上逆，发为咳嗽。《医学心悟》谓："肺体属金，譬若钟然，钟非叩不鸣，风、寒、暑、湿、燥、火六淫之邪，自外击之则鸣，劳欲情志，饮食炙煿之火，自内攻之则亦鸣。"病位在肺，涉及肝、脾、肾等多个脏腑。

外感咳嗽属于邪实，在人体正气不足、卫外功能失调时，六淫之邪侵袭人体肌表，并按阳络－经络－阴络的顺序传变。外感六淫先伤阳络，亦可直中阴络；温邪上受，从鼻而入，先伤肺络。肺络作为肺脏功能和结构的组成部分，其病变受外感六淫的影响很大，风为阳邪，易袭阳位，肺阳络居上，风邪侵袭肺之气络，使气络失调而绌急作咳。风寒可束络，风热能犯络，风燥易伤络，风湿多困络，暑温常中络。因于风寒者，肺气失宣，津液凝滞；因于风热者，肺气不清，热蒸液聚为痰；因于风燥者，燥邪灼津生痰，肺气失于润降，则发为咳嗽。若外邪未能及时解散，还可发生演变转化，如风寒久郁化热，风热灼津化燥，肺热蒸液成痰等。《幼幼集成》云"咳而久不止，并无他证，乃肺虚也"，咳嗽反复不愈，亦可致肺气耗伤，肺络空虚，络气不足，气不化津，痰饮内生，或肺络阴伤，虚火灼津成痰，痰阻肺络，更易感外邪，风痰相引而发病。

内伤咳嗽，病理因素主要为痰与火。痰有寒热之别，火有虚实之分。痰火可互为因果，痰可郁而化火（热），火能炼液灼津为痰。因其常反复发作，迁延日久，脏气多虚，故病理性质属邪实与正虚并见。虚实之间尚有先后主次的不同。他脏有病而及肺者，多因实致虚。如肝火犯肺者，每见气火炼液为痰，灼伤肺津。痰湿犯肺者，多因湿困中焦，水谷不能化为精微上输以养肺，反而聚生痰浊，上干于肺，久延则肺脾气虚，气不化津，痰浊更易滋生，此即"脾为生痰之源，肺为贮痰之器"的道理。甚则病及于肾，致肺虚不能主气，肾虚不能纳气，由咳致喘。如痰湿蕴肺，遇外感引触，痰从热化，则易耗伤肺阴。肺脏自病者，多因虚致实。如肺阴不足，每致阴虚火炎，灼津为痰；肺气亏虚，气不化津，津聚成痰，甚则痰从寒化为饮。

咳嗽虽有外感、内伤之分，但互为因果，可相互为病。外感咳嗽迁延不愈，伤及肺气，更易反复感邪，咳嗽频作，肺脏日益耗伤，可成内伤咳嗽。若夹湿夹燥，病势更为缠绵，难以痊愈。内伤咳嗽，肺虚卫外不固，更易感受外邪，侵袭肺脏，而致咳嗽加重。

第三节　西医诊断与治则

一、临床表现

该病起病较急，往往先有上呼吸道感染的症状，如鼻塞、喷嚏、咽痛、声嘶等。全身症状轻微，仅有轻度畏寒、发热、头痛及全身酸痛等。咳嗽初期较轻，呈刺激性，痰少。1～2天后咳嗽加剧，或伴痰量增多，呈黏液或黏液脓性。晨起、睡觉体位改变，吸入冷空气或体力活动后，有阵发性咳嗽，甚至终日咳嗽。咳剧时可伴恶心呕吐或胸腹肌痛。相当一部分患者由于气道高反应性发生支气管痉挛时，可出现气急、喘鸣、胸闷等症状。急性气管－支气管炎一般呈自限性，发热和全身不适可在3～5天消退，咳嗽和咳痰可延续2～3周，有时可延长数周。

体征表现为两肺呼吸音粗，有时可闻及散在湿啰音。黏液分泌物在较大支气管时，可有较粗的干性啰音，咳嗽后消失。如果水样分泌物积留在小支气管时，则在肺部听到湿性啰音。

二、实验室及其他检查

（一）血常规

白细胞计数和分类多无明显改变。细菌性感染时，白细胞总数和中性粒细胞比例升高。

（二）痰涂片或培养

痰涂片或培养可发现致病菌。

（三）胸部X线

胸部X线大多数正常或提示肺纹理增粗。

三、诊断与鉴别诊断

（一）诊断

具有以下特点的患者应该考虑急性气管－支气管炎临床诊断：起病较急，常有急性上呼吸道感染的症状。常有刺激性干咳，咳少量黏液性痰，伴胸骨后不适感；伴有细菌感染时咳嗽剧烈，咳痰量较多，为黏液性或黏液脓性痰，偶尔痰中带血。全身症状较轻，体温一般不超过38℃；查体两肺呼吸音粗，有时可闻及散在湿啰音，在咳嗽、咳痰后消失。胸部X线可见肺纹理增多或正常。排除肺炎、肺结核、支气管肺癌、支气管结核等疾病。

急性气管－支气管炎通常根据症状、体征、X线表现等检查即可明确诊断。相关实验室检查可作出病原学诊断，尤其是对重症、继发细菌感染者，下呼吸道分泌物应送检细菌培养等，能指导临床正确选用抗生素。

（二）鉴别诊断

1. 肺炎

肺炎患者的发热温度通常高于急性气管 - 支气管炎患者，且病情可更为严重，肺部检查时可闻及湿啰音，胸部 X 线检查可见肺炎浸润。

2. 变应性鼻炎

变应性鼻炎患者通常有鼻后滴漏，可引起咳嗽。鼻腔检查时，患者有明显的急性鼻炎表现且伴有咽后壁引流。

3. 流行性感冒

常有流行病史，起病急骤，全身中毒症状重，可出现高热、全身肌肉酸痛、头痛乏力等症状，但呼吸道症状较轻。根据病毒分离和血清学检查结果可确定诊断。

4. 充血性心力衰竭

可出现咳嗽，同时伴有其他症状和体征，例如劳力性呼吸困难、端坐呼吸、肺部检查有啰音、外周性水肿、颈静脉压升高及心脏疾病病史。胸部 X 线检查显示肺血管充血，心影扩大。

5. 支气管哮喘

常有过敏、鼻炎、湿疹个人史或家族史；症状呈发作性，并有一定的诱因可循，有明显的喘息，通常对支气管舒张剂治疗有反应。部分患者可见外周血嗜酸性粒细胞升高，胸部 X 线检查正常或过度通气，肺功能有可变的呼气气流受限。

四、治疗原则

一般患者无须住院治疗。有慢性心、肺基础疾病者，流感病毒引起的支气管炎导致严重缺氧或通气不足时，需住院接受呼吸支持和氧疗。①适当休息、注意保温、多饮水、避免吸入粉尘和刺激性气体。②对症治疗主要是止咳祛痰。剧烈干咳或少痰者，可适当应用镇咳剂；伴支气管痉挛时，可给予解痉平喘和抗过敏药物。③对于未明确病原者，抗生素不宜作为常规治疗使用。但如果患者出现发热、脓性痰和重症咳嗽，可结合实验室检查考虑应用抗生素。

第四节　中医辨证论治

一、辨证要点

（一）辨外感与内伤

外感咳嗽，多为新病，起病急，病程短，常伴肺卫表证。内伤咳嗽，多为久病，常反复发作，病程长，可伴见他脏见证。

（二）辨虚实

外感咳嗽多是新病，常常在不慎受凉后突然发生，伴随有鼻塞流涕、恶寒发热、全身酸痛等症状，属于实证，多以风寒、风热、风燥为主，治应祛邪利肺为主，邪去则正安。内伤咳嗽多是宿疾，起病较为缓慢，咳嗽病史较长，伴有其他脏腑病症，多属邪实正虚。肺主气，司呼吸，乃宗气生成之源，劳力过度则耗气，气虚则络伤；房劳过度则肾虚，肾虚精气不足则延及络脉，子盗母气，致肺肾两虚；过逸则气机不畅，肺络舒缩失宜，吐纳功能不全，清气不得吸入，浊气不得排出，且阳气不振，肺络不得卫气之充盈，易招内外之邪侵入，如《医学三字经》曰："肺为脏腑之华盖，呼之则虚，吸之则满，只受得本脏之正气，受不得外来之客气，客气干之则呛而咳矣；亦只受得脏腑之清气，受不得脏腑之病气，病气干之，亦呛而咳矣。"标实为主者，以痰、火为主，治应祛邪止咳；本虚为主者，有肺虚、脾虚等区分，治应扶正补虚。咳嗽的治疗需根据虚实夹杂和病情的缓急，从整体出发，权衡主次，或标本兼顾，或先后分治。本病发病较急，病程较短，病位较浅，人体的正气未伤，故多属实。

二、治疗原则

急性气管－支气管炎以外邪为主因，治疗当以祛邪为主。病位主要在肺，应当宣通肺气，总的治疗原则是宣肺祛邪。

三、辨证治疗

（一）风寒袭肺

［证候］咳嗽声重，气急咽痒，咳痰稀白，鼻塞流涕，恶寒发热，无汗，头痛，肢体酸楚，舌苔薄白，脉浮或浮紧。

［证候分析］风寒袭肺，肺气失宣。正如清代陈修园《医学三字经》所言："肺如钟，撞则鸣，风寒入，外撞鸣，痨损积，内撞鸣。"肺主皮毛，六淫外邪侵袭皮表，肺气失宣，络气郁闭为其共同病机。风寒束肺者常见咳痰稀薄；肺主皮毛，络气失宣，卫气郁遏，而有恶寒、发热、无汗诸症；肺气通于鼻，鼻窍不通而致鼻塞、流清涕。

［治法］疏风散寒，宣肺止咳。

［方药］止嗽散（《医学心悟》）合三拗汤（《太平惠民和剂局方》）加减。

炙麻黄 9g，前胡 9g，荆芥穗 12g，杏仁 9g，陈皮 9g，桔梗 6g，百部 9g，款冬花 9g，炙甘草 3g。

［方解］止嗽散止咳化痰兼解表邪。方中紫菀、百部专入肺经，为止咳化痰要药，对于新久咳嗽皆宜。桔梗宣肺止咳，白前降气化痰。两者协同，一宣一降，以复肺气之宣降，合君药则止咳化痰之力尤佳。荆芥穗疏风解表，以祛在表之余邪；陈皮行气

化痰。甘草合桔梗以利咽止咳，兼能调和诸药。三拗汤重在宣肺散寒，主治外感风寒，咳嗽痰多，胸满气急。方中麻黄发散风寒、宣肺平喘，杏仁助麻黄温散肺寒、下气定喘，甘草化痰利肺，合用有发散风寒、止嗽平喘的作用。三药相配，共奏疏风宣肺、止咳平喘之功。诸药配伍，肺气得宣，外邪得散，则咳痰咽痒得瘥。对其兼夹证，需注意随证施治。

［加减］若外寒内热，症见恶寒鼻塞、口渴咽痛、痰黏不易咳出、舌质红、舌苔白腻而黄，治以散寒清热，可选用麻杏石甘汤；若风寒夹饮，症见痰呈泡沫或清稀、舌苔薄白滑，治以疏散风寒、温化寒饮，用小青龙汤加减。通宣理肺丸由紫苏叶、前胡、桔梗、苦杏仁、麻黄、甘草、陈皮、半夏（制）、茯苓、枳壳（炒）、黄芩组成，具有解表散寒、宣肺止嗽的作用，对于风寒袭肺证咳嗽有一定的效果。其他可酌情选用小青龙颗粒等。

（二）风热犯肺

［证候］咳嗽频剧，咳时汗出，呼吸气粗或咳声嘶哑，喉燥咽痛，咳痰不爽，痰稠且黄，常伴鼻流清涕，口渴引饮，头痛肢楚，身热恶风，舌质红，苔薄黄，脉浮数或浮滑。

［证候分析］风热犯肺，肺失清肃。风热犯肺者虽亦有络气失宣之发热、微恶风寒等症，但风热为阳热之邪，袭入肺络，灼津化热，故见咳痰稠黄、口干咽痛、鼻流浊涕等。

［治法］疏风清热，宣肺止咳。

［方药］桑菊饮（《温病条辨》）加减。

桑叶 15g，菊花 6g，杏仁 12g，连翘 12g，薄荷 6g（后下），苦桔梗 12g，甘草 3g，苇根 15g。

［方解］本方为辛凉轻剂，疏风清热、宣肺止咳。方中桑叶味甘苦性凉，疏散上焦风热，且善走肺络，能清宣肺热而止咳嗽。菊花疏散风热，清利头目而宣肺，与桑叶配伍，既能增强疏散在表风热，又能清透肺中风热。桔梗宣畅肺气，开达气机，长于止咳。杏仁肃降肺气，使肺气能够主持清肃之令，与桔梗配伍，一宣一降，调理肺气。连翘清热解毒，既走表又走肺。薄荷疏散风热，与菊花配伍清利头目；与桔梗配伍，宣达肺气。苇根清泄肺热而生津止渴。甘草与桔梗配伍以利咽解毒，并能调和诸药。诸药相伍，使在表在肺风热得以疏散，肺气得以宣畅，然则诸症悉除。

［加减］咳嗽甚者，加瓜蒌皮、枇杷叶、浙贝母清宣肺气，化痰止咳；表热甚者，加金银花、荆芥、防风疏风清热；咽喉疼痛、声音嘶哑，加射干、山豆根、板蓝根清热利咽；痰黄稠，肺热甚者，加黄芩、知母、石膏清肺泄热；若风热伤络，见鼻衄或痰中带血丝者，加白茅根、地黄凉血止血；热伤肺津，咽燥口干者，加沙参、麦冬清热生津；夏令暑湿，加六一散、鲜荷叶清解暑热。

（三）燥邪伤肺

［证候］温燥伤肺症见咳嗽少痰，不易咳出，或痰中带血丝，咽干，咽痛，唇鼻干燥，咳甚则胸痛，初起或有恶寒，发热，舌尖红，舌苔薄黄而干，脉细数或无变化。凉燥伤肺症见咳嗽，少痰或无痰，喉痒，咽干唇燥，头痛，恶寒，发热，无汗，舌苔薄白而干，脉浮紧。

［证候分析］风燥伤肺，肺失清润。燥邪犯肺，郁闭肺气，灼伤津液，故见干咳无痰或少痰，或痰黏难咳，唇、舌、咽、鼻干燥欠润，灼伤肺络则胸痛痰中带血等。

［治法］清宣温燥，润肺止咳。

［方药］桑杏汤（《温病条辨》）加减。

桑叶 12g，杏仁 9g，北沙参 12g，麦冬 12g，浙贝母 6g，淡豆豉 6g，栀子皮 6g，梨皮 6g。

［方解］本方清宣凉润。方中桑叶轻清宣散，长于疏散风热，宣肺清热；杏仁苦温润降，功善肃降肺气而止咳。淡豆豉辛凉透散，以助桑叶轻宣发表；浙贝母清化痰热。沙参养阴生津，润肺止咳；梨皮益阴降火，生津润肺；栀子皮质轻而寒，入上焦清泄肺热。诸药合用，共奏清宣温燥、润肺止咳之功。

［加减］表证较重者，加薄荷、连翘、荆芥疏风解表；津伤较甚者，加麦冬、玉竹滋养肺阴；肺热重者，酌加生石膏、知母、黄芩清肺泄热，亦可用清燥救肺汤；痰中带血丝者，加地黄、白茅根、藕节清热凉血止血；咽痛明显者，加玄参、马勃、胖大海。另有凉燥伤肺咳嗽，乃风寒与燥邪相兼犯肺所致，表现为干咳少痰或无痰、咽干鼻燥，兼有恶寒发热、头痛无汗，舌苔薄白而干等症。用药当以温而不燥、润而不凉为原则，方取杏苏散加减。若恶寒甚、无汗，可配荆芥、防风以解表发汗。

（四）痰热壅肺

［证候］咳嗽气息粗促，或喉中有痰声，痰多黏稠或为黄痰，咳吐不爽，或痰有热腥味，或咳吐血痰，胸胁胀满，或咳引胸痛，面赤，或有身热，口干欲饮，舌质红苔薄黄腻，脉滑数。

［证候分析］痰热壅肺，肺失肃降。痰湿蕴久化热，痰热互结，壅塞肺络，则见咳痰黄稠量多、胸闷气促、发热口渴、便秘溲赤、舌红苔黄腻、脉滑数。

［治法］宣肺泄热，化痰止咳。

［方药］连花清咳片。

麻黄、桑白皮、石膏、黄芩、炒苦杏仁、连翘、清半夏、浙贝母、前胡、牛蒡子、山银花、大黄、陈皮、桔梗、甘草。

［方解］见第十一章第四节。

［加减］若痰热郁蒸，痰黄如脓或有热腥味，加鱼腥草、金荞麦根、薏苡仁、冬瓜仁等清化痰热；痰热壅盛，胸满咳逆、便秘者，加葶苈子、大黄泻肺通腑；痰热伤津，咳痰不爽、口干者，加北沙参、麦冬、天花粉养阴生津。

四、预防与调护

（一）预防

提高机体卫外功能，增强皮毛腠理适应气候变化的能力；积极预防上呼吸道感染，防止疾病进一步蔓延。体虚易感冒者可常服玉屏风散。改善环境卫生，消除烟尘和有害气体的危害，加强劳动保护。吸烟者戒烟。锻炼身体，增强体质，提高抗病能力。

（二）调护

注意起居有节，劳逸结合，保持室内空气清新。忌食辛辣、香燥、肥甘厚味及寒凉之品。保持心情舒畅，避免性情急躁、郁怒化火伤肺。发病后注意休息，清淡饮食。多饮水，以利排痰。

第十五章

支气管扩张

第一节　概　述

一、西医学概述

支气管扩张（bronchiectasis，简称支扩）在形态上指支气管不可逆的扩张和管壁的增厚。它通常是一个解剖学上的定义，由病理学家Laennec在1819年最先描述，用于代表感染、理化、免疫或遗传等原因引起的终末期病理损害，包括支气管壁肌肉和弹力支撑组织破坏，临床表现为慢性咳嗽、大量咳痰和（或）间断咯血，伴或不伴气促和呼吸衰竭等轻重不等的症状。其临床病程以间歇性加重和反复发作为特征。影像学典型表现为“轨道征”、“戒指征”或“葡萄征”。据报道，全世界每10万人中有566人患有支气管扩张症，近10年发病率增加了40%。我国目前尚无大规模支扩流行病学调查数据，2013年发表的一项在7省市城区40岁以上居民的电话调查研究结果显示，1.2%（135/10811）的居民曾被诊断为支扩，其中男性患病率为1.5%（65/4382），女性患病率为1.1%（70/6429），支扩的患病率随着年龄增长而增加。在抗生素前时代，支气管扩张在儿童和青少年是一个常见和致命的疾病。但近半个世纪以来，随着抗菌药物的早期有效应用、卫生条件改善和营养加强、儿童期麻疹和百日咳免疫接种的普及，典型传统支气管扩张症呈逐年下降趋势，但其他原因的支气管扩张由于肺部高分辨CT的广泛应用而被逐渐认识。

二、中医学概述

中医古代文献没有支气管扩张之病名记载，但关于支气管扩张的症状有较多论述，主要见于“劳嗽”“肺痈”“咳血”等论述中。东汉张仲景《金匮要略》载：“若口中辟辟燥咳即胸中隐隐痛，脉反滑数，此为肺痈，咳唾脓血。”“风伤皮毛，热伤血脉，风舍于肺，其人则咳……血为之凝滞，蓄结痈脓，吐如米粥。”隋代巢元方在

《诸病源候论》中载："肺痈者……寒乘虚伤肺，寒搏于血，蕴结成痈，热又加之，积热不散，血败为脓。"支气管扩张急性加重时，出现发热、咳嗽、吐痰腥臭，甚则咳吐脓血的症状，与肺痈表现基本一致。明代戴原礼的《秘传证治要诀》中也有相关论述"劳嗽……所嗽之痰，或浓，或时有血腥臭异常"，其描述的症状与支气管扩张较一致。明代孙一奎的《赤水玄珠》言："咯血者，喉中常有血腥，一咯血即出，或鲜或紫者是也，又如细屑者亦是也。"清代张璐的《张氏医通》言："咯血者，不嗽而喉中咯出小块，或血点是也。其证最重，而势甚微，常咯两三日即止。盖缘房劳伤肾，阴火载血而上。亦有兼痰而出者，肾虚水泛为痰也。"

第二节　病因病机

一、西医病因病理

支气管扩张是一组异质性疾病，其病因复杂，国外常简单分成囊性纤维化支气管扩张（CF）和非囊性纤维化支气管扩张（NCFB）两类。国内极少见到CF患者，主要类型是NCFB。造成支气管扩张的直接原因有3个：①支气管壁的损伤；②支气管腔阻塞；③临近组织纤维化造成支气管牵拉性扩张。后两个原因相对单纯，通常在影像上有提示。支气管壁损伤的原因则较为复杂，没有明确病因的支气管扩张称为特发性支气管扩张或支气管扩张症。特发性支气管扩张的发生一般归结于下面两个因素：①感染的持续刺激；②气道阻塞、支气管引流功能损害和防御功能缺损。两种因素可以同时存在，互为因果，导致气道损害进行性加重。

二、中医病因病机

本病主因先天禀赋不足或后天体虚失养，致使正气不足，复感外邪所致，或因肺脾气虚，津液转运敷布不力，痰湿随之内蕴，阻遏气道，瘀滞肺络，致使气机不畅，甚而瘀久化热，热瘀成毒，进一步影响气机和津液敷布而发病。

（一）外邪侵袭

外邪以风寒、风热之邪为主。寒邪郁肺可化热生火，或风热之邪本为阳邪，均可灼伤肺络，炼液为痰，痰阻气道，致肺气上逆，而出现咳嗽、咯大量脓痰和（或）咯血。

（二）正气不足

先天禀赋不足或肺脾两虚。脾虚则不能将水谷精微上输于肺，又使水湿聚而为痰，上干于肺；肺虚则不能宣散卫气，又不能输布津液，卫外不固则易感外邪，津液不布而留滞成痰，致外邪反复入侵，痰湿迁延日久而致本病。

（三）痰瘀互结

肺脾亏虚，水液聚而生成痰湿，加之久病入络，痰湿可痹阻血络而致血脉瘀阻，痰瘀互结，导致本病迁延不愈。在晚期易见变证迭起，出现气喘、虚劳等证。

（四）肺络受损

痰阻经络，血瘀经络，气机不畅，肺络失养而受损，气络受损可见咳嗽、气喘、咳痰迁延不愈；血络受损可见咯血频发，有的仅见咳血，有的咳血量大，导致大量失血或血阻气道，危及生命。

本病病位在肺，痰湿、热毒、瘀血是主要病理因素。外邪的侵入与机体正气的虚损相关。由于本病常与幼年麻疹、百日咳或体虚之时感受外邪有关，因正气虚损，痰湿留伏于肺，若再次感受外邪，或肝火犯肺，引动内伏之痰湿，致肺气上逆而出现咳嗽、咯吐脓痰；热伤血络，则见痰中带血或大咯血；久病入络或离经之血不散而形成瘀血，又可成为新的致病因素，导致恶性循环。本病从外邪犯肺到形成肺络损伤，是一个慢性渐进过程，因此属本虚标实、虚实夹杂，主要以肺脾两虚为本，外邪侵袭为标。本病初起时病位在肺，继之可渐及肝脾，久之可累及心肾，导致病情反复发作，迁延难愈，正气日渐耗损，因此晚期易见喘促、虚劳等变证。

第三节　西医诊断与治则

一、临床表现

患者一般都有幼年反复呼吸道感染病史，如麻疹、百日咳，并可伴有鼻窦炎和上呼吸道咳嗽综合征。大概有 2/3 的患者在青春期后病情得到改善，但在 50 岁之后可能再次出现症状恶化，典型症状为慢性咳嗽、咳大量脓性痰和反复咯血；感染加重时可以出现发热、胸痛、盗汗、食欲减退，并伴有痰量增加，每日可达数百毫升；痰液呈黄绿色脓性，常带臭味，于玻璃瓶中静置可见痰液分层现象，上层为泡沫，下层为悬脓液成分，中层为混浊黏液，底部为坏死组织沉淀物。伴有气道高反应性或反复发作致肺功能受损者可以出现喘息。部分患者仅表现为反复咯血，平素无咳大量脓痰的病史。随着医疗条件改善，抗菌药物的及时应用，每天有大量脓痰的患者逐年减少，多表现为咳嗽、咳脓痰和咯血间歇性发作，甚至没有症状或偶尔发病。

支气管扩张反复发生感染导致病程进行性加重，可以出现肺纤维化，代偿性肺气肿，也可以并发肺脓肿、气胸、胸膜炎，病程晚期还可出现肺源性心脏病和呼吸衰竭。

典型支气管扩张在病情进展或继发感染时，患侧肺部可闻及固定湿啰音，伴或不伴干鸣音。反复咳嗽、咳脓痰患者常有消瘦、杵状指（趾），出现并发症时可以伴有相应的体征。

二、实验室及其他检查

胸部 X 线检查可见，囊状支气管扩张的气道表现为显著的囊腔，腔内可存在气液平面。囊腔内无气液平面时，很难与大泡性肺气肿或严重肺间质病变的蜂窝肺鉴别。支气管扩张的其他表现为气道壁增厚，主要由支气管周围的炎症所致。由于受累肺实质通气不足、萎陷，扩张的气道往往聚拢，纵切面可显示为“双轨征”，横切面显示“环形阴影”。这是由于扩张的气道内充满了分泌物，管腔显像较透亮区致密，产生不透明的管道或分支的管状结构。但是这一检查对判断有无支气管扩张缺乏特异性，病变轻时，影像学检查可正常。

支气管造影是可明确支气管扩张诊断的影像学检查，经导管或支气管镜在气道表面滴注不透光的碘脂质造影剂，直接显像扩张的支气管。但由于这一技术为创伤性检查，现已被 CT 取代，后者也可在横断面上清楚地显示扩张的支气管。高分辨 CT（HRCT）的出现，进一步提高了 CT 诊断支气管扩张的敏感性。由于其无创、易重复、易被患者接受，现已成为支气管扩张的主要诊断方法。

其他检查有助于支气管扩张的直观或病因诊断。当支气管扩张呈局灶性且位于段支气管以上时，纤维支气管镜检查可发现弹坑样改变。痰液检查常显示含有丰富的中性粒细胞以及定植或感染的多种微生物。痰涂片染色以及痰细菌培养结果可指导应用抗生素治疗。肺功能测定可以证实由弥漫性支气管扩张或相关的阻塞性肺病导致的气流受限。

三、诊断与鉴别诊断

（一）诊断

典型的支气管扩张根据病史即可诊断。胸部 X 线常无明显异常或仅有肺纹理增多、紊乱，疾病后期可显示沿支气管分布的卷发状阴影，或呈蜂窝状；囊状型可出现气液平，有时也可见肺叶或肺段不张。传统诊断支气管扩张的金标准是支气管碘油造影，但患者对该检查的耐受性差加上后遗症多，现已被 HRCT 取代。HRCT 诊断支气管扩张敏感性在 87%～97%，特异性在 93%～100%。典型者在 HRCT 上的特征为支气管腔扩张（支气管内径大于伴行的肺动脉）、支气管壁增厚、正常支气管的鼠尾征消失，扩张的支气管腔内出现气液平；其中，柱状扩张表现为扫描平面平行的支气管呈分枝状的“双轨征”，与扫描平面垂直的支气管表现为壁厚的圆形透亮影；如果伴行的肺动脉与之相贴时，形成特征性的“印戒征”。静脉曲张型扩张的支气管与柱状扩张的支气管在 HRCT 中的表现相似，但前者的管壁厚薄不均，呈“串珠状”。囊状扩张的支气管呈单个或多个簇状气球囊，有时囊内可见液平面。

（二）鉴别诊断

需与支气管扩张鉴别的疾病主要为慢性支气管炎、肺脓肿、肺结核、先天性肺囊肿、支气管肺癌和弥漫性泛细支气管炎等。仔细研究病史和临床表现，以及参考胸部 X 线、HRCT、纤维支气管镜和支气管造影的特征常可作出明确的鉴别诊断。下述要点对鉴别性诊断有一定参考意义：①慢性支气管炎：多发生在中年以上的患者，在气候多变的冬、春季节，咳嗽、咳痰明显，多为白色黏液痰，感染急性发作时可出现脓性痰，但无反复咯血史。听诊双肺可闻及散在干湿啰音。②肺脓肿：起病急，有高热、咳嗽、大量脓臭痰；X线检查可见局部浓密炎症阴影，内有空腔气液平。急性肺脓肿经有效抗生素治疗后，炎症可完全吸收消退。若为慢性肺脓肿，则以往多有急性肺脓肿的病史。③肺结核：常有低热、盗汗、乏力、消瘦等结核毒性症状，干湿啰音多位于上肺局部，X线和痰结核菌检查可作出诊断。④先天性肺囊肿：X线检查可见多个边界纤细的圆形或椭圆阴影，壁较薄，周围组织无炎症浸润。胸部CT检查和支气管造影可助诊断。⑤弥漫性泛细支气管炎：有慢性咳嗽、咳痰、活动时呼吸困难，常伴有慢性鼻窦炎；胸部X线和CT显示弥漫分布的小结节影；大环内酯类抗生素治疗有效。

四、治疗原则

（一）治疗原发病因

纠正原发病因是治愈的希望。对活动性肺结核伴支气管扩张应积极抗结核治疗，低免疫球蛋白血症可用免疫球蛋白替代治疗。

（二）抗菌药物治疗

没有安慰剂对照组的随机临床对照试验证明了抗菌药物在NCFB的疗效，其目前是治疗支气管扩张急性加重期的主要手段。抗菌的目的是在急性加重期控制细菌感染，减少细菌负荷，阻断炎症恶性循环。鉴于支气管扩张可以长期出现细菌定植，特别是铜绿假单胞菌，一旦出现很难清除，并可导致症状加重和肺功能下降，因此主张首次分离铜绿假单胞菌应该做彻底清除铜绿假单胞菌的努力。

（三）控制炎症反应

除了大环内酯类，其他的抗炎药物如吸入糖皮质激素能够减少炎症反应和改善气道阻塞已经在哮喘的治疗中得到证实。白三烯受体拮抗剂理论上能够抑制支气管扩张的中性粒细胞介导的炎症反应，但没有被随机对照的临床试验证实。

（四）提高气道分泌物清除的能力

化痰药治疗，振动、拍背和体位引流等胸部物理治疗，均有助于清除气道分泌物。为提高清除分泌物的能力，可选择体位引流和雾化吸入重组脱氧核糖核酸酶，后者可通过阻断中性粒细胞释放DNA降低痰液黏度。

（五）免疫调节剂的使用

细菌溶解产物提取物可以提高支气管扩张患者的呼吸道的免疫功能，减少急性发作，对于支气管扩张患者的治疗有显著改善作用，一般每年连续应用3～6个月。

（六）治疗并发症

咯血为常见并发症，大咯血罕见但会威胁生命，如控制血压或通常的止血药物治疗无效，应考虑用支气管动脉栓塞来止血，支气管扩张晚期可以出现慢性呼吸衰竭和肺心病，可用无创机械通气等手段治疗。

（七）外科治疗

如果支气管扩张为局限性，且经充分的内科治疗仍反复发作者，可考虑外科手术切除病变肺组织。如果大出血来自增生的支气管动脉，经休息和抗生素等保守治疗不能缓解反复发作时，病变局限者可考虑外科手术，否则采用支气管动脉栓塞术治疗。对于那些采取了所有治疗仍致残的病例，合适者可考虑肺移植。

（八）预防

在儿童期接种流感、麻疹、百日咳、肺炎链球菌疫苗，及时控制鼻窦和气道感染，解除气道阻塞和纠正免疫低下因素，对于预防支气管扩张的发生和发展具有积极意义。

第四节　中医辨证论治

一、辨证要点

（一）辨病期

根据病程的不同阶段和临床表现，本病可分为迁延期和发作期两个阶段。通过了解痰的量、色、质、味的变化及是否伴有咳血的临床表现，辨其病程所属。迁延期的主要表现为咳嗽和咳吐浓痰；急性期则以咳血为主要症状，伴见咳嗽、咳痰、发热等症状。

（二）辨病位

本病病位主要在肺，和肝脾等脏亦密切相关。要根据临床表现，结合肺与他脏在生理功能上的相互关系，仔细推敲在病理上的相互影响，从而针对性地准确把握病位，有利于施治。

（三）辨虚实

本病属本虚标实、虚实夹杂，而且病程较长，既有素体肺脾不足，又有新感外邪引发；既有痰湿内聚，又有瘀血停滞；既能见到实证之痰盛气喘，又可见到虚证之血虚乏力。病情变化无常，病证变化不一，但总要分清虚实，把握主次矛盾，勿犯虚虚实实之戒。

二、辨证治疗

（一）痰热壅肺

［证候］身壮热不寒，或壮热时有振寒，汗出烦躁，咳嗽气急，胸满作痛，转侧不利，咳吐浊痰，呈现黄绿色，自觉喉间有腥味，口干咽燥，舌苔黄腻，脉滑数。

［证候分析］邪热由表入里，热毒内盛，壅滞于肺，正邪交争，故壮热、汗出、烦躁。热毒壅肺，肺气上逆，肺络不和，则咳嗽气急胸痛。痰瘀胶着，阻于肺络之

内，加之热毒郁蒸，酝酿成痈，则咯吐黄脓痰，喉中有腥味。热毒耗津伤液，故口干咽燥。痰热内盛，故苔黄腻，脉滑数。

［治法］清热化痰，宣肺止咳。

［方药］千金苇茎汤（《外台秘要》），送服连花清咳片。

千金苇茎汤：苇茎30g，薏苡仁15g，冬瓜仁15g，桃仁50枚，黄芩4g，黄连4g，山栀子4g，黄柏4g，甘草9g，桔梗6g。

连花清咳组成见第十四章第四节。

［方解］方中黄芩、苇茎、薏苡仁、冬瓜仁、浙贝母清肺化痰止咳，散结消痈排脓；桑白皮、生石膏清肺泄热；大黄通腑泻肺，山银花、连翘、牛蒡子辛凉清解，透热达表，共同针对气道壅滞之热毒，有清泄分消、表里双解之功。肺朝百脉，痰瘀互阻于肺络，必影响气机之运行。以桃仁活血消痈，化瘀通络；半夏、浙贝母、前胡、陈皮化痰顺气；麻黄、炒苦杏仁、桔梗宣畅肺气，使气血之瘀滞俱得消散，肺脏之宣肃功能恢复，则瘀除痰消咳止。诸药合用共奏化痰清瘀，解毒通络之功。

［加减］另可酌加蒲公英、紫花地丁、鱼腥草、败酱草等以加强清热解毒。热毒瘀结，咯脓浊痰，腥臭味甚者，可合犀黄丸以解毒化瘀。咳痰黄稠，酌配瓜蒌、射干、海蛤壳以清化痰热。痰浊阻肺，咳而喘满，咳痰浓浊量多，不得平卧者，加葶苈子以泻肺泄浊。胸满作痛，转侧不利者，加浙贝母、乳香、没药散结消滞。

（二）肝火犯肺

［证候］咳嗽阵作，反复痰中带血或少量咯血，或大咯血不止，胸胁胀痛，烦躁不安，口干口苦，大便干结，舌质红，苔薄黄少津，脉弦数。

［证候分析］火为阳，其性向上，肝为刚脏，其气向上，肝气携火，刑克肺金，故见咳嗽阵作；肝火灼伤肺络，故见痰中带血或咯血；肝气不舒，故见胸胁胀痛；热扰心神，故见烦躁不安；肝火亢盛，耗伤津液，故见口干口苦，大便干结。舌脉表现均为肝火犯肺、耗伤津液之象。

［治法］清肝泻肺，凉血止血。

［方药］黛蛤散（《卫生鸿宝》）加减，送服连花清咳片。

黛蛤散：青黛9g，煅蛤粉9g。

［方解］方中青黛咸寒清肝火，泄肺热；蛤粉入肺经，清热利湿，清肺化痰。二者相合，使肝火得降，肺热得清，痰热得化，则妄行之血归经。本方性属寒凉，易伤脾胃，故胃寒者慎用。

［加减］伴有咳吐脓血者，可加蒲公英、薏苡仁、败酱草等以加强清热解毒。咳痰黄稠，酌配瓜蒌、射干以清化痰热。痰浊阻肺，痰浓量多，咳而喘满，不得平卧者，加葶苈子予以泻肺泄浊。

（三）肺络受损

［证候］咳嗽日久，形体消瘦，痰少或干咳，咳声短促无力，痰中带血，血色鲜

红，口干咽燥，五心烦热，舌红少津，脉细数。

［证候分析］或因病程日久，或因虚损较重，肺络受损，气血不足，故见形体消瘦，肺气不足，故咳嗽无力，咳声短促；津亏液少，可见痰少、咽干口燥；肺络受损，故见痰中带血；气阴两虚，故见五心烦热，舌红少津，脉细数。

［治法］滋阴养肺，化痰止血。

［方药］百合固金汤（《慎斋遗书》）加减。

百合 12g，熟地黄 9g，生地黄 9g，当归身 9g，白芍 6g，甘草 3g，桔梗 6g，玄参 3g，川贝母 6g，麦冬 9g。

［方解］方中麦冬、玄参、地黄、熟地黄滋阴清热，养阴生津；川贝母化痰润肺止咳；当归、白芍柔润养血；白及、藕节凉血止血。

［加减］若阴虚盗汗，可加生龙骨、生牡蛎、山茱萸、浮小麦、乌梅收敛止汗；热伤血络而咯血甚，加牡丹皮、栀子、阿胶、白茅根、茜草清热凉血止血。气虚明显者，可加用山药、黄芪；若大量咯血，大汗淋漓者，急用独参汤，以防气随血脱。

（四）肺脾气虚

［证候］患者恢复期，反复咳嗽、咳痰，痰稀白或带泡沫，面色无华，少气懒言，纳差，神疲乏力，胸闷气短，或痰中带血，舌淡，苔白，脉沉细。

［证候分析］肺脾气虚，运化无力，水液聚集成痰，积存于肺，故见反复咳嗽、咳痰，痰稀白或带泡沫；肺主气，脾为气血生化之源，肺脾气虚，故气血不足，则见面色无华、少气懒言；脾虚运化无力，则食少纳差；肺气亏虚，则胸闷气短、咳嗽；气不摄血，故见痰中带血；舌淡，苔白，脉沉细均提示肺脾气虚。

［治法］补脾益肺，化痰止咳。

［方药］补肺汤（《永类钤方》）加减。

人参 6g，黄芪 6g，五味子 6g，紫菀 6g，桑白皮 12g，熟地黄 12g。

［方解］方中人参、黄芪益气补肺；五味子敛肺气；熟地黄滋肾填精；紫菀、桑白皮消痰止咳，降气平喘；山药、黄芪补益；砂仁理气醒脾。

［加减］若脾气虚甚而见食纳不振，加党参、茯苓、白术、甘草补气健脾，培土生金，木香理气醒脾；心脾血虚而失眠，加酸枣仁、远志、龙眼肉补心益脾，安神定志；痰多加陈皮、半夏、茯苓。

三、预防与调护

1. 支气管扩张患者应锻炼身体，增强机体的抗病能力。病室或家庭卧室要经常通风换气，禁止吸烟，但需保暖，免遭风邪，防止感冒。应给予营养丰富的饮食，痰量多者应给予高蛋白低脂肪食品以补充蛋白质的丢失。

2. 细菌感染急性发作期，发热时应按热证护理。应记录 24 小时痰量及痰的性状（颜色、气味），鼓励患者咳痰，指导体位排痰。病情危重或发热时，随时记录生命体征的变化。对于重病患者，护理人员应协助翻身、拍背促进痰液排出，注意引流排痰，保持呼吸道畅通，以减少继发感染，防止病情恶化。对于咯血患者，要记录咯血量，以便及时施治，要警惕大咯血的发生，准备支气管镜随时抽吸气管内积血，防止窒息。对重症患者要给予精神鼓励，做好心理护理，让患者树立战胜疾病的信心，保持乐观情绪，促进疾病早日康复。

第十六章

肺脓肿

第一节　概　述

一、西医学概述

肺脓肿（lung abscess）是由一种或多种病原微生物引起的肺组织化脓性感染，早期为化脓性肺炎，继而组织坏死、液化，脓肿形成。肺脓肿一般为单个病灶，偶尔出现多发性散在病灶。典型 X 线显示肺实质见圆形空腔伴含气液平面的空洞，如出现多个小于 2cm 的空洞又称为坏死性肺炎。临床以高热、咳嗽、咯大量脓臭痰为特征。本病可见于任何年龄，以青壮年较多见，男多于女。研究表明，肺脓肿的发病率因国家、年龄而异，在美国，每 10000 例住院人数中有 4～5.5 例被诊断为肺脓肿。在抗生素治疗之前，肺脓肿的死亡率很高，从 30% 到 40% 不等；随着抗生素的使用，肺脓肿的死亡率显著下降，研究显示其总体死亡率为 1%～8%。但罹患糖尿病、慢性阻塞性肺疾病、支气管扩张等疾病的患者若发生肺脓肿，死亡率可高达 75%，并且存活下来的患者中 30% 遗留明显的呼吸道症状。

二、中医学概述

中医学将肺脓肿归属于“肺痈”范畴。肺痈是指肺中形成痈肿疮疡，以发热、咳嗽、胸痛、痰量多并伴气味腥臭，甚至咳吐脓血为主要表现的一类病证。肺痈属内痈之一，是内科较为常见的疾病。《素问·大奇论》载“肺之雍（一作痈），喘而两胠满”，首次描述了肺痈的症状特点。东汉张仲景《金匮要略》首次提出“肺痈”病名，并设专篇，论述肺痈的病因、脉证特点及临床预后，如《金匮要略·肺痿肺痈咳嗽上气病脉证治》记载：“咳而胸满振寒，脉数，咽干不渴，时出浊唾腥臭，久久吐脓如米粥者，为肺痈。”认为病因是“风中于卫，呼气不入，热过于营，吸而不出；风伤皮毛，热伤血脉……热之所过，血为之凝滞，蓄结痈脓”，对肺痈表证期、酿脓期及溃脓期的脉证表现作了描述。并进一步建立了据临床表现判断肺痈分期的辨证论治方法，指出未成脓时，治以泻肺祛壅，用葶苈大枣泻肺汤；已成脓时，治以排脓解毒，用桔梗汤。并提出“始萌可救，脓成则死”的预后判断，强调早期治疗的重要性。隋代巢元方在《诸病源候论》中进一步完善了肺痈的发病机理，指出在劳伤卫气致虚的基础上外受风寒，寒热失调，积热郁结，久而血败成痈的病变过程。唐代孙思邈创立的“千金苇茎汤”，有清热排脓、活血消痈之功，沿用至今。

明清时期，对肺痈的分期辨证遣方用药也有创新。《医宗金鉴》提出初期未溃，脓尚未成，用射干麻黄汤发汗；气壅喘满，身不得卧，用葶苈大枣泻肺汤。咳有微热，烦满而胸中甲错，脓将成时，宜千金苇茎汤；吐脓腥臭，咳如米粥，宜桔梗汤。清代喻嘉言认为，“肺痈由五脏蕴崇之火，与胃中停蓄之热，上乘乎肺，肺受火热熏灼”而致，认识到他脏及肺的发病机制，治疗主张以“清肺热，救肺气”为要。张璐主张应“乘初起时极力攻之”。沈金鳌认为“肺痈，肺热极而成病也”，力主“清热涤痰”治疗。

综观上述，肺痈乃肺部有恶疮之症。肺痈病名由张仲景明确提出，但在《黄帝内经》中已有对痈相关的记载。在肺痈的病因、病机、治法、方药方面，后世医家在张仲景的基础上提出了不同的见解，丰富了中医对于肺痈的认识，对指导临床的治疗具有重要意义。

第二节　病因病机

一、西医病因病理

（一）病原学

肺脓肿大多数为内源性感染，主要由吸入口鼻咽部的菌群所致，病原体包括需氧菌、兼性厌氧菌和厌氧菌等。厌氧菌中，革兰氏阳性球菌如消化球菌、消化链球菌，以及革兰氏阴性杆菌如拟杆菌等，是最常见的病原体。需氧菌和兼性厌氧菌主要包括咽峡炎链球菌、米氏链球菌、金黄色葡萄球菌、化脓性链球菌、肺炎克雷伯菌、大肠埃希菌等。院内感染中，需氧菌比例通常较高。血源性肺脓肿中，病原菌以金黄色葡萄球菌最为常见，肠道术后相关感染则以大肠埃希菌、变形杆菌等为多见，腹腔、盆腔感染尚可继发血源性厌氧菌肺脓肿。其他可引起肺部脓肿性改变的少见病原体有诺卡菌、放线菌、分枝杆菌（结核和非结核分枝杆菌）、真菌（如曲霉、毛霉、马尔尼菲篮状菌）和寄生虫（如溶组织内阿米巴、肺吸虫）等。免疫功能受损宿主中，肺脓肿最常见的病因是铜绿假单胞菌和其他需氧革兰氏阴性杆菌、诺卡菌，以及真菌等。

（二）发病机制

1. 吸入性肺脓肿

口鼻咽腔分泌物吸入是急性肺脓肿的最主要原因。口鼻咽腔疾病的脓性分泌物、局部手术后的血块、齿垢或呕吐物等，在意识水平降低（头部创伤、昏迷、醉酒、癫痫发作、全身麻醉、药物滥用等）或吞咽困难（如中枢神经系统病变致延髓麻痹）等情况下，经气管吸入肺内，病原菌繁殖，发生肺炎，经 7～10 天进展为组织坏死，最终导致肺脓肿甚至脓胸。23.0%～29.3% 的患者未能发现明显吸入，可能是受寒冷、极度疲劳等诱因的影响，全身免疫状态与呼吸道防御功能减低，在深睡时吸入口腔的污染分泌物，或食管反流致吸入而发病。

本型病灶常为单发性，其发生部位与解剖结构及吸入时的体位有关。由于右主支气管较陡直，管径较粗，吸入性分泌物易进入右肺。在仰卧时，好发于上叶后段或下叶背段；在坐位时，好发于下叶后基底段；右侧位时，好发于右上叶前段与后段共同形成的腋亚段。除肺脓肿外，由其他病因导致的发生在上肺区包括右中叶或上叶前段的空洞性病变，是肺恶性肿瘤的可能性较大，应谨慎诊断。

2. 血源性肺脓肿

皮肤创伤感染、痈疖、骨髓炎、腹盆腔感染、右心感染性心内膜炎等所致的菌血症，病原菌脓毒栓子经循环至肺，引起肺小血管栓塞，进而导致肺组织炎症、坏死。此型病变常为多发性，叶段分布无一定规律，但常发生于两肺的边缘部，尤其是中下肺，中小脓肿为多。病原菌多为金黄色葡萄球菌等原发感染的病原体。

3. 继发性肺脓肿

本病多继发于其他肺部疾病，如空洞型结核、支气管扩张症和支气管肺癌等。肺部邻近器官的化脓性病变或外伤感染、膈下脓肿、肾周脓肿、食管裂穿孔等，穿破至肺，亦可形成肺脓肿。阿米巴肝脓肿好发于肝右叶的顶部，可穿破膈肌至右肺下叶，形成阿米巴肺脓肿。

（三）病理

吸入早期，局部细支气管阻塞，进而肺组织发生炎症，小血管栓塞，肺组织化脓、坏死，最终形成脓肿。炎症病变可向周围扩展，越过叶间裂侵犯邻近肺段。菌栓使局部组织缺血，助长厌氧菌感染，加重组织坏死。液化的脓液积聚在脓腔内，引起脓肿张力增高，最终破溃到支气管内，进而咳出大量脓痰。若空气进入脓腔内，则脓肿内出现气液平。有时炎症向周围肺组织扩展，可形成一个至数个脓腔，约 1/3 的病例感染直接蔓延至胸膜腔，或形成支气管胸膜瘘则可并发脓胸。若支气管引流不畅，坏死组织残留在脓腔内，炎症持续存在，则转为慢性肺脓肿。此时，脓腔周围纤维组织增生，脓腔壁增厚，周围的细支气管受累，可致变形或扩张。

二、中医病因病机

关于肺痈的形成，历代医家认为主要是肺经痰热素盛，或原有肺系其他痼疾，或中毒、溺水、昏迷不醒，导致正气内虚的基础上，风热上受，或风寒袭肺，未得及时表散，郁而化热，内犯于肺，肺脏受邪热熏灼，失于清肃，肺络阻滞，蒸液成痰，痰热壅阻，血滞为瘀，而致痰热与瘀血互结，蕴酿成痈，血败肉腐化脓，肺络损伤，脓疡内溃外泄。

（一）初期

风热（寒）之邪侵袭卫表，内郁于肺，肺卫同病，蓄热内蒸，热伤肺气，肺失清肃。

（二）成痈期

热邪内盛，壅滞肺气，炼液成痰；热化火成毒，伤及血脉，热壅血瘀，蕴酿成痈，形成痰热瘀毒蕴肺。

（三）溃脓期

痰热与瘀血壅阻肺络，热盛肉腐，血败化脓，继则肺损络伤，脓疡内溃外泄。该期是病情顺、逆的转折点：溃后邪毒渐尽，病情趋向好转，进入恢复期。若脓溃后流入胸腔，发为脓胸，是严重的恶候。若溃后脓毒不尽，邪恋正虚，则病情迁延，3 个月不愈转成慢性，或发展为肺痿。

（四）恢复期

脓疡溃后，邪毒渐尽，病情趋向好转，此时因肺体损伤，故可见邪去正虚、阴伤气耗的病理过程，随着正气逐渐恢复，病灶趋向愈合。

归纳言之，肺痈的病变部位在肺，病理性质主要为邪盛的实热证候，其成痈化脓的病理基础在于热壅血瘀。随着病情的发展，邪正的消长，演变过程表现为初期、成痈期、溃脓期、恢复期等不同阶段，脓疡溃后可见阴伤气耗之象。

第三节　西医诊断与治则

一、临床表现

临床症状和一般肺部感染类似，常表现为数周或数月内逐步进展的症状，包括咳嗽、脓痰、胸痛、发热和咯血等。急性吸入性肺脓肿起病急骤，患者畏寒、发热，体温可高达 39～40℃，但寒战少见。伴咳嗽、咳黏痰或黏液脓性痰，炎症波及局部胸膜，可引起胸痛。病变范围较广者，可出现气急。1/3 的患者有不同程度的咯血。7～10 天后，咳嗽加剧，肺脓肿破溃于支气管，咳出大量恶臭或酸臭脓痰，体温随即下降。由于病原菌多为厌氧菌，痰常带腐臭味。厌氧菌感染的临床过程相对较长，部分患者可无症状。分枝杆菌、诺卡菌等引起的肺脓肿无腐臭的呼吸道分泌物，常发生在非好发部位。慢性肺脓肿患者可有慢性咳嗽、咳脓痰、反复咯血和不规则发热、盗汗、乏力、食欲缺乏等，时伴贫血、消瘦等消耗状态。血源性肺脓肿常先有原发灶，以及原发灶引起的全身脓毒症状，数天后才出现咳嗽、咳痰等肺部症状，痰量通常不多，也极少咯血。高毒力肺炎克雷伯菌感染易发生于糖尿病患者，常导致多发迁徙性感染，如肝脓肿、肺脓肿、脑脓肿等。

体格检查的典型表现有发热、牙周疾病，伴有降低意识水平或导致吞咽困难的疾病。胸部局部常有叩诊浊音或实音，听诊呼吸音降低，有湿啰音或胸膜摩擦音；即使有空洞形成，亦很少有典型的空洞体征。并发胸膜渗液时，有胸腔积液的体征。慢性肺脓肿可有杵状指（趾）及肥大型骨关节病。口腔卫生不良或牙周疾病可作为肺脓肿线索之一，对诊断有提示作用。

肺脓肿可根据就诊前的症状持续时间分为急性或慢性，症状持续 1 个月及以上者归为慢性。根据有无相关疾病，分为原发性或继发性。易发生于误吸者或先前健康者的肺脓肿通常属于原发性；而继发性肺脓肿通常指继发于支气管源性肿瘤或破坏免疫防御能力的全身性疾病的肺脓肿。

二、实验室检查及其他检查

（一）血常规

外周血白细胞计数及中性粒细胞数显著增加，白细胞总数可达（20～30）×10^9/L，中性粒细胞在 80% 以上。慢性肺脓肿患者的白细胞可无明显改变，但可有贫血，红细胞沉降率（简称血沉）加快。

（二）病原学检查

病原学检查对肺脓肿诊断、鉴别诊断及指导治疗均十分重要。由于口腔中存在大量厌氧菌，重症和住院患者的口咽部也常有可引起肺脓肿的需氧菌或兼性厌氧菌（如肺炎克雷伯菌、铜绿假单胞菌、金黄色葡萄球菌）等定植，痰培养难以确定肺脓肿的病原体。较理想的方法是，避开上呼吸道，直接于肺脓肿部位或引流支气管内采样。这些方法各有特点，但多为侵入性，应根据情况选用。

对于重症感染以及怀疑血源性肺脓肿者，血培养可发现病原菌。由于厌氧菌引起的菌血症较少，血培养阳性率较低，吸入性肺脓肿患者的血培养结果可能仅显示部分病原体。

伴有脓胸或胸腔积液者，胸腔积液的微生物学检查是极佳的确定病原体的方式。除一般需氧培养外，尚应进行厌氧菌培养，阳性结果可直接代表肺脓肿病原体。

对免疫低下者，还应行真菌和分枝杆菌的涂片染色和培养等检查。对阿米巴肺脓肿者可从痰检中发现滋养体和包囊从而确诊。对一些疑难病例，血、肺泡灌洗液、胸腔积液等标本的病原体宏基因组高通量测序，可为病原体诊断提供线索，对临床难以分离或鉴定的病原体感染有较大诊断价值。

（三）影像学检查

X线表现根据肺脓肿类型、病期、支气管引流是否通畅，以及有无胸膜并发症而有所不同。

吸入性肺脓肿常位于低垂部位，在早期化脓性炎症阶段，其典型的X线征象为一个或数个肺段边缘不清、大片浓密模糊阴影。脓肿形成后，大片浓密影中出现圆形或不规则透亮区及气液平。在消散期，炎症逐渐被吸收，脓腔逐渐缩小而至消失，或最后残留少许纤维条索阴影。

慢性肺脓肿的脓腔壁增厚，内壁不规则，周围炎症略消散但不完全，伴纤维组织显著增生，并有程度不等的肺叶收缩、胸膜增厚。纵隔向患侧移位，使肺发生代偿性肺气肿。

血源性肺脓肿在一侧肺或两肺外周部见有多发、散在的小片状炎症阴影，或呈边缘较整齐的球形病灶，其中可见脓腔及气液平或液化灶。炎症吸收后，可呈现局灶性纤维化或小气囊。

并发胸腔积液或脓胸者，患侧肋膈角消失，呈大片浓密阴影；若伴发气胸，则可出现气液平。

胸部CT扫描常见浓密球形病灶，内有液化，或呈类圆形、内壁不规则厚壁脓腔，内可见气液平，周围有模糊渗出影。伴脓胸者尚有患侧胸腔积液改变。

（四）纤维支气管镜检查

纤维支气管镜检查可明确有无支气管腔阻塞，及时发现病因或解除阻塞以恢复引流。此外，亦可借助纤维支气管镜防污染毛刷采样、防污染灌洗采样行微生物学检查或吸引脓液，必要时可于病变部注入抗菌药物。

三、诊断与鉴别诊断

（一）诊断

根据口腔手术、昏迷、呕吐、异物吸入后，出现急性发作的畏寒、高热、咳嗽和咳大量脓臭痰等病史，结合白细胞总数和中性粒细胞比例显著增高，肺野大片浓密阴影中有脓腔及气液平的X线征象，作出临床诊断。血、胸腔积液、下呼吸道分泌物或经胸壁细针抽吸物培养（包括厌氧菌培养），分离鉴定，有助于确立病原诊断。有皮肤创伤感染，疖、痈化脓性病灶，或腹盆腔感染，发热不退，出现咳嗽、咳痰等症状，胸部X线示两肺多发性小脓肿，血培养阳性可诊断为血源性肺脓肿。

（二）鉴别诊断

1. 细菌性肺炎

早期肺脓肿与细菌性肺炎在症状及X线表现上相似。细菌性肺炎中，肺炎链球菌肺炎最常见。胸部X线示肺叶或肺段实变，或呈片状淡薄渗出病变，极少形成脓腔。

2. 空洞型肺结核

本病发病缓慢，病程长。常有好发部位。胸部影像示空洞壁较厚，其周围可见结核浸润卫星病灶，或伴有斑点、结节状病变。空洞内一般无气液平，有时伴有同侧或对侧的结核播散病灶。痰量较少，痰中可找到结核分枝杆菌。

3. 支气管肺癌

肿瘤阻塞支气管，引起支气管远端的阻塞性炎症，呈肺叶段分布。癌灶坏死、液化，可形成癌性空洞。发病较慢，常无或仅有低度毒性症状。胸部影像学常示偏心空洞，壁较厚且内壁凹凸不平，一般无气液平，空洞周围无炎症反应。由于肿瘤经常发生转移，故常见有肺门和纵隔淋巴结肿大。通过细胞学及组织病理学检查可确诊。

4. 支气管肺囊肿继发感染

肺囊肿呈圆形，腔壁薄而光滑，常伴有气液平，周围无炎性反应。患者常无明显的毒性症状或咳嗽。若能与感染前的影像资料相比较，则更易鉴别。

5. 其他

如肺栓塞、囊状支气管扩张症、肺隔离症、结节病、韦格纳肉芽肿病，亦需临床积极排除。

四、治疗原则

预防主要是减少和防止误吸，保持良好口腔卫生，肺炎早期积极给予有效的抗菌药物治疗。治疗的原则是选择敏感药物抗炎和采取适当方法进行脓液引流。治疗应个体化。

（一）抗菌药物治疗

吸入性肺脓肿中多有厌氧菌感染存在。青霉素 G 对急性肺脓肿的大多数感染细菌都有效，建议剂量为每天 640 万～1000 万单位静滴，分 4 次给予。考虑到部分厌氧菌如脆弱拟杆菌、产黑色素拟杆菌等及梭状杆菌产 β- 内酰胺酶，对青霉素耐药，目前克林霉素（每次 300～600mg，每 6～8 小时 1 次）已成为标准治疗之一。文献显示，其有效率和退热时间均优于青霉素。体外试验显示，甲硝唑对几乎所有常见厌氧菌均有效，但对微需氧链球菌及需氧菌无效，治疗时常需联合用药。其他备选药物有 β- 内酰胺类 /β- 内酰胺酶抑制剂（如阿莫西林 / 克拉维酸）、碳青霉烯类等。

酗酒、护理院及医院获得性肺脓肿者应使用有抗假单胞菌活性的第三、第四代头孢菌素（如头孢他啶或头孢吡肟）或 β- 内酰胺类 /β- 内酰胺酶抑制剂（如哌拉西林 / 他唑巴坦）、碳青霉烯类、氟喹诺酮类（左氧氟沙星、环丙沙星）之一联合克林霉素或甲硝唑。有效治疗下，体温 3～10 天可下降至正常。此时可将静脉给药转换为口服给药（如克林霉素、呼吸喹诺酮类）。应用抗菌药物的总疗程为 6～10 周，或直至临床症状完全消失，X 线显示脓腔及炎性病变完全消散，或仅残留纤维条索状阴影为止。

血源性肺脓肿疑似金黄色葡萄球菌感染者，可选用耐酶青霉素或第一代头孢菌素头孢唑林治疗。对耐甲氧西林金黄色葡萄球菌（MRSA）则需用利奈唑胺、万古霉素、头孢洛林等。对β–内酰胺类过敏或不能耐受者可选用克林霉素或万古霉素。对需氧革兰氏阴性杆菌引起的感染，应尽量根据体外药敏选药，或参照本地区的革兰氏阴性杆菌的抗菌药敏情况选药。亚胺培南/西司他丁因对肺脓肿常见病原体均有较强的杀灭作用，是重症患者较好的经验性治疗备选药物。持续存在的菌血症、高热72小时不退、7～10天的抗菌药物治疗后痰液性质和数量及放射影像学无变化者，要考虑存在未明确的呼吸道阻塞、脓胸、病原体未覆盖或抗菌药物耐药。

（二）脓液引流

体位引流对肺脓肿的治疗有一定价值，尤其在患者一般情况较好且发热不高时。操作时使脓肿部位处于高位，在患部轻拍，每天2～3次，每次10～15分钟。但对脓液甚多且身体虚弱者，体位引流应慎重，以免大量脓痰涌出造成窒息。有明显痰液阻塞征象者可经纤维支气管镜冲洗吸引。有异物者需行纤维支气管镜摘除异物。痰液黏稠、有支气管痉挛存在时，可考虑对症使用化痰药物及支气管扩张剂治疗，亦可采用雾化以稀释痰液。贴近胸壁的巨大脓腔，有建议留置导管引流和冲洗，但此举措有导致胸膜腔感染的风险。合并脓胸时，应尽早进行胸腔抽液、引流。肿瘤性疾病致支气管狭窄后的继发性肺脓肿，有时需经支气管镜球囊扩张或支架植入加强引流。

（三）外科治疗

绝大多数肺脓肿不需外科手术治疗。手术指征包括：慢性肺脓肿内科治疗效果不佳，大咯血、呼吸道阻塞致引流受限，脓胸伴支气管胸膜瘘及不愿经胸腔引流者，或考虑有非感染性疾病需组织学诊断时。

（四）其他

对有昏迷、糖尿病等基础疾病者，还应积极治疗原发病。对于营养不良者，应给予营养支持治疗。

通常来说，肺脓肿的预后相对较好，治愈率达90%～95%。但有明显合并症，感染病原体为铜绿假单胞菌、金黄色葡萄球菌和肺炎克雷伯菌的免疫受损患者，病死率较高。

第四节　中医辨证论治

一、辨证要点

（一）辨病期

根据病程的不同阶段和临床表现，可分为初期、成痈期、溃脓期、恢复期四个阶段。通过了解痰的量、色、质、味的变化及临床表现，辨其病程所属。初期痰白或黄，量少，质黏无特殊气味，出现恶寒、发热、咳嗽等肺卫表证；成痈期痰呈黄绿色，量多，质黏有腥味，出现高热、咳嗽、气急、胸痛等痰热瘀毒蕴肺的症状；溃脓期表现为排出大量腥臭脓痰或脓血痰，质如米粥，气味腥臭异常；恢复期痰色较黄，量减少，其质清稀，臭味渐轻，若正气逐渐恢复，痈疡逐渐愈合。若溃后脓毒不尽，邪恋正虚，则病情迁延。

（二）辨顺逆

溃脓期为病情顺、逆的转折点。顺证表现为溃后声音清朗，脓血稀而渐少，臭味转淡，饮食知味，胸胁少痛，身体不热，脉象缓滑。逆证表现为溃后音哑无力，脓血如败卤，腥味异常，气喘鼻扇，胸痛，食少，身热不退，颧红，指甲青紫，脉弦涩或弦急，为肺叶腐败之恶候。

二、辨证治疗

（一）初期（风热侵袭，热毒聚肺）

［证候］发热微恶寒，咳嗽，咳黏液痰或黏液脓性痰，痰量由少渐多，胸痛，咳时尤甚，呼吸不利，口干鼻燥，舌苔薄黄或薄白，脉浮数而滑。

［证候分析］风热初客，卫表不和，正邪交争则恶寒发热，风热犯肺，肺为热毒熏灼，气失清肃，不得宣畅，而见咳嗽，胸痛，咳时尤甚，呼吸不利；热灼津液则咳痰色白而黏，量由少渐多；风热上受则见口鼻干燥，舌苔薄黄或薄白，脉浮数而滑，均为风热表证，痰热较甚之象。

［治法］疏散风热，清肺化痰。

［方药］银翘散（《温病条辨》）加减。

连翘 30g，金银花 30g，苦桔梗 18g，薄荷 18g，竹叶 12g，生甘草 15g，荆芥穗 12g，淡豆豉 15g，牛蒡子 18g。

［方解］方中金银花、连翘为君，气味芳香，既能疏散风热、清热解毒，又可辟秽化浊，在透散卫分表邪的同时，兼顾温热病邪易蕴而成毒及多夹秽浊之气的特点。薄荷、牛蒡子味辛而性凉，功善疏散上焦风热，兼可清利头目，解毒利咽；风温之邪居卫，恐唯用辛凉难开其表，遂入辛而微温之荆芥穗、淡豆豉协君药开皮毛以解表散邪，俱为臣药。芦根、竹叶清热生津；桔梗合牛蒡子宣肃肺气而止咳利咽，同为佐药。生甘草合桔梗利咽止痛，兼可调和药性，是为佐使。

［加减］若内热转甚，身热，恶寒不显，咳痰黄稠，口渴者，酌加石膏、黄芩、鱼腥草，必要时还可以联合应用连花清瘟胶囊清肺泄热。痰热蕴肺，咳甚痰多，配杏仁、浙贝母、桑白皮、冬瓜仁、枇杷叶肃肺化痰。肺气不利，胸痛，呼吸不畅者，配瓜蒌皮、郁金宽胸理气。

（二）成痈期（痰瘀互阻，热毒内结）

［证候］身热转甚，时时振寒，继则壮热不寒，汗出烦躁，咳嗽气急，胸满作

痈，转侧不利，咳吐浊痰，呈现黄绿色，自觉喉间有腥味，口干咽燥，舌苔黄腻，脉滑数。

［证候分析］邪热由表入里，热毒内盛，正邪交争，故壮热、汗出、烦躁。热毒壅肺，肺气上逆，肺络不和，则咳嗽、气急胸痛。痰瘀胶着，阻于肺络，加之热毒郁蒸，酝酿成痈，则咯吐黄脓痰，喉中有腥味。热毒耗津伤液，故口干咽燥。痰热内盛，故苔黄腻，脉滑数。

［治法］清肺化痰，逐瘀排脓。

［方药］千金苇茎汤（《外台秘要》）加减，送服连花清咳片。

苇茎30g，薏苡仁15g，冬瓜仁15g，桃仁50枚，黄芩4g，黄连4g，山栀子4g，黄柏4g，甘草9g，桔梗6g。

［方解］方中苇茎（芦根）甘寒轻浮，善清肺热而通肺窍，是治疗肺痈必用之品，为君药。瓜瓣（冬瓜仁）清热化痰，利湿排脓，配合君药清肺宣壅，涤痰排脓；薏苡仁甘淡微寒，上清肺热而排脓，下利肠胃而渗湿，使湿热之邪从小便而解，共为臣药。桃仁活血逐瘀散结，以助消痈，且润燥滑肠，与冬瓜仁配伍，使痰热之邪从大便而解，为佐药。四药合用，具有清热、逐瘀、排脓之功，为治肺痈常用之方。

［加减］另可酌加蒲公英、紫花地丁、鱼腥草、败酱草等以加强清热解毒。热毒瘀结，咯脓浊痰，腥臭味甚者，可合犀黄丸以解毒化瘀。咳痰黄稠，酌配瓜蒌、射干、海蛤壳以清化痰热。痰浊阻肺，咳而喘满，咳痰浓浊量多，不得平卧者，加葶苈子以泻肺平喘。胸满作痛，转侧不利者，加浙贝母、乳香、没药散结消痈。

（三）溃脓期（热毒败肺，络瘀肉腐）

［证候］突然咯吐大量血痰，或痰如米粥，腥臭异常，有时咯血，胸中烦满而痛，甚则气喘不能平卧，仍身热面赤，烦渴喜饮，舌质红，苔黄腻，脉滑数或数实。

［证候分析］热壅血瘀，血败肉腐，痈脓内溃外泄，故陡然咳吐大量腥臭脓血痰，热毒瘀结，肺损络伤则咯血，脓毒蕴肺，肺气不利，则胸中烦满而痛，气喘，热毒内蒸，故身热，面赤，烦渴，苔黄腻，舌质红或绛，脉滑数或数实。

［治法］清热解毒，消肿排脓。

［方药］加味桔梗汤（《医学心悟》）加减，送服连花清咳片。

加味桔梗汤：桔梗20g，白及10g，橘红10g，葶苈子10g，甘草5g，贝母10g，薏苡仁20g，金银花10g。

［方解］方中桔梗清轻上浮，宣肺利咽，甘草清热解毒，一宣一清，祛痰止咳，消痈排脓。薏苡仁、贝母、橘红辅助桔梗散结排脓；金银花清热解毒；葶苈子泻肺除痈；白及凉血止血。

［加减］咯血，酌加牡丹皮、山栀子、蒲黄、藕节、三七等凉血化瘀止血。痈脓排泄不畅，脓液量少难出，配皂角刺以溃痈排脓，但咯血者禁用。气虚无力排脓者，加生黄芪益气托里排脓。津伤明显，口干舌燥者，可加玄参、麦冬、天花粉

以养阴生津。

（四）恢复期（肺络受损，气阴两虚）

［证候］身热渐退，咳嗽减轻，咯吐脓血渐少，臭味亦减，痰液转为清稀，或见胸胁隐痛，难以久卧，气短乏力，潮热盗汗，心烦，口干咽燥，面色不华，形瘦神疲，舌质红，苔薄，脉细数无力。

［证候分析］脓溃之后，邪毒已去，但余邪未尽，痰热尚存，故热降咳轻，脓痰日少，痰转清稀，神振纳佳。肺损络伤，溃处未敛，故胸胁隐痛，难以久卧。肺气亏虚则气短，自汗。肺阴耗损，虚热内灼则潮热盗汗，心烦口渴。正虚未复，故面色不华，形瘦神疲。气阴两虚，故舌质红或淡红，脉细或细数无力。若邪恋正虚，脓毒不尽，则转为慢性病变。

［治法］益气养阴，清肺化痰。

［方药］沙参清肺汤合桔梗杏仁煎（《景岳全书》）加减。

北沙参 12g，黄芪 12g，太子参 12g，合欢皮 50g，白及 6g，桔梗 5g，薏苡仁 30g，冬瓜子 30g，杏仁 12g，甘草 6g，金银花 15g，贝母 15g，枳壳 12g，红藤 15g，连翘 10g，夏枯草 10g，百合 20g，麦冬 20g，阿胶 6g。

［方解］沙参清肺汤益气养阴，清肺化痰，为恢复期调治之良方；桔梗杏仁煎养肺滋阴，兼清脓毒。药用沙参、麦冬、百合滋阴润肺，太子参、黄芪益气生肌，贝母、冬瓜子清肺化痰，阿胶、白及养阴止血，桔梗、甘草清热解毒排脓。

［加减］若邪恋正虚，咳嗽，咯吐脓血痰日久不净，或痰液一度清稀而复转臭浊，病情时轻时重，反复迁延不愈，可酌加鱼腥草、败酱草、野荞麦根等清热解毒消痈。低热，可酌加十大功劳叶、地骨皮、白薇以清虚热。若脾虚食少便溏者，加白术、茯苓、山药补益脾气。

三、预防与调护

本病多能痊愈而无后遗症。极少数患者因脓肿破溃后排出大量脓痰，或因大咯血造成气道阻塞，导致窒息而病情险恶。少数患者如治疗不及时，可发展成慢性肺脓肿，使病情迁延不愈。亦有少数患者可并发支气管扩张或患侧胸膜增厚。

加强口腔卫生的宣传教育，并要重视口腔、上呼吸道慢性感染灶的根治，防止分泌物被误吸入肺。口腔和胸部手术时，注意清除血块和分泌物，加强对昏迷患者或全麻患者的口腔护理。积极治疗皮肤感染如疖、痈等化脓性疾病，以防止血源性肺脓肿。鼓励患者咳嗽，及时排出呼吸道异物，保持呼吸道通畅。合并感染时，及时使用有效的抗生素，以截断疾病的发展。忌油腻厚味及辛辣之品，严禁烟酒。

第十七章

肺　炎

第一节　概　述

一、西医学概述

肺炎（pneumonia）是指终末气道、肺泡和肺间质的炎性反应，可由病原微生物、理化因素、免疫损伤、过敏及药物所致。细菌性肺炎是最常见的肺炎，也是最常见的感染性疾病之一。在抗菌药物应用以前，细菌性肺炎对儿童及老年人的健康威胁极大，抗菌药物和疫苗应用曾一度使肺炎病死率明显下降。但近年来，肺炎总的病死率不再降低，甚至有所上升。发病率和病死率高的原因有社会人口老龄化，吸烟，伴有基础疾病和免疫功能低下，如慢性阻塞性肺疾病、心力衰竭、肿瘤、糖尿病、尿毒症、神经系统疾病、药瘾、嗜酒、艾滋病、久病体衰、大型手术、应用免疫抑制剂和器官移植等。此外，亦与病原体变迁、医院获得性肺炎发病率增加、病原学诊断困难、不合理使用抗菌药物导致细菌的耐药性增加等有关。

二、中医学概述

中医学古籍文献中无“肺炎”病名。根据发病特点、病因病机和证候特点，肺炎可归属中医学“风温”“肺热病”“咳嗽”“肺炎喘嗽”等范畴。《素问》中言：“肺热病者，先淅然厥，起毫毛恶风寒，舌上黄身热，热争则喘咳，痛走胸膺背，不得太息，头痛不堪，汗出而寒。”张仲景《伤寒论》曰：“太阳病，发热而渴，不恶寒者，为温病。若发汗已，身灼热者，名风温。”认为风温为伤寒病误用辛温发汗剂之变证，并非指疾病而言。于后具体论述其症状：“风温为病，脉阴阳俱浮，自汗出，身重，多眠睡，鼻息必鼾，语言难出。”为后世诸多医家所沿用。唐代孙思邈《备急千金要方》指出：“病苦肺胀，汗出若露，上气喘逆，咽中塞，如欲呕状，名曰肺实热也。”肺实热与大叶性肺炎极期的临床表现相似。戴思恭在《证治要诀》中根据肺热咳嗽的表现以“热嗽”命名。清代医家叶天士指出，风温为发生在春季的新感温病，由风热之邪犯肺所致。吴鞠通在《温病条辨》中指出“风温者……风夹温也”，指出风温肺热证由感受风热病邪所致。提出用辛凉之剂银翘散、桑菊饮治疗热邪在表之证。清代王孟英《温热经纬》中言：“风温为病，春月与冬季居多，或恶风，或不恶风，必身热，咳嗽，烦渴。”在《麻科活人全书》一书中，还有“如肺炎喘嗽，以加味泻白散去人参、甘草主之”的记载。

第二节 病因病机

一、西医病因病理

（一）发病机制

正常的呼吸道免疫防御机制（支气管内黏液－纤毛运载系统、肺泡巨噬细胞等细胞防御的完整性等）使气管隆突以下的呼吸道保持无菌。肺炎病因包括病原体和宿主因素。如果病原体数量多，毒力强和（或）宿主呼吸道局部和全身免疫防御系统受到损害，即可发生肺炎。病原体可通过下列途径引起肺炎：①空气吸入；②血行播散；③邻近感染部位蔓延；④上呼吸道定植菌的误吸。肺炎还可通过误吸胃肠道的定植菌（胃食管反流）和通过人工气道吸入环境中的致病菌引起。

（二）病理生理

病原体直接抵达下呼吸道后，滋生繁殖，引起肺泡毛细血管充血、水肿，肺泡内纤维蛋白渗出及细胞浸润。病理改变有充血期、红肝变期、灰肝变期及消散期。表现为肺组织充血水肿，肺泡内浆液渗出及红、白细胞浸润，白细胞吞噬细菌，继而纤维蛋白渗出物溶解、吸收，肺泡重新充气。肝变期病理阶段实际上并无确切分界，经早期应用抗菌药物治疗，此种典型的病理分期已很少见。病变消散后，肺组织结构多无损坏，不留纤维瘢痕。极个别患者的肺泡内纤维蛋白吸收不完全，甚至有成纤维细胞形成，形成机化性肺炎。老年人及婴幼儿感染可沿支气管分布（支气管肺炎）。若未及时使用抗菌药物，5%～10% 的患者可并发脓胸，10%～20% 的患者因细菌经淋巴管、胸导管进入血液循环，可引起脑膜炎、心包炎、心内膜炎、关节炎和中耳炎等肺外感染。

经呼吸道吸入的葡萄球菌肺炎常呈大叶性分布，或呈广泛的、融合性的支气管肺炎。支气管及肺泡破溃可使气体进入肺间质，并与支气管相通。当坏死组织或脓液阻塞细支气管，形成单向活瓣作用，产生张力性肺气囊肿。浅表的肺气囊肿若张力过高，可溃破形成气胸或脓气胸，并可形成支气管胸膜瘘。偶可伴发化脓性心包炎、脑膜炎等。皮肤感染灶（疖、痈、毛囊炎、蜂窝织炎、伤口感染）中的葡萄球菌可经血液循环抵达肺部，引起多处肺实变、化脓及组织破坏，形成单个或多发性肺脓肿（血流感染）。

肺炎支原体肺炎肺部病变呈片状，或融合成支气管肺炎、间质性肺炎和细支气管炎。肺泡内可含少量渗出液，并可发生灶性肺不张。肺泡壁与间隔有中性粒细胞、单核细胞及浆细胞浸润。支气管黏膜充血，上皮细胞肿胀，胞质空泡形成，有坏死和脱落。胸腔可有纤维蛋白渗出和少量渗出液。

病毒侵入细支气管上皮引起细支气管炎，感染可波及肺间质与肺泡而致肺炎。气道上皮广泛受损，黏膜发生溃疡，其上覆盖纤维蛋白被膜。气道防御功能降低，易招致细菌感染。单纯的病毒性肺炎多为间质性肺炎，肺泡间隔有大量单核细胞浸润。肺泡水肿，被覆含蛋白及纤维蛋白的透明膜，使肺泡弥散距离加宽。肺炎多为局灶性或弥漫性，偶呈实变。肺泡细胞及巨噬细胞内可见病毒包涵体。炎性介质释出，直接作用于支气管平滑肌，致使支气管痉挛，临床上表现为支气管反应性增高。病变吸收后可留有肺纤维化。

除了金黄色葡萄球菌、铜绿假单胞菌和肺炎克雷伯菌等可引起肺组织的坏死性病变易形成空洞，肺炎治愈后多不遗留瘢痕，肺的结构与功能均可恢复。

二、中医病因病机

外邪侵袭，易伤阳络，影响卫气“温分肉、充皮肤、肥腠理、司开合”的功能。肺主皮毛，肺络亦易受邪侵。七情内伤，或是痰湿瘀血阻滞，导致气机不畅，“初为气结在经”，势必影响络脉而致气机郁滞，进而气机紊乱引起络虚不荣，肺络郁滞、肺络绌急、毒邪滞络、肺络瘀阻，肺络损伤等病理变化。

（一）邪侵肺络，络气郁滞

六淫之邪自外侵袭人体，阳络循行于皮肤或在外可视的黏膜部位，十二经脉气血敷布于肌表之间，特别是营卫之气由络以通，使肌表成为卫外抗邪的第一道屏障，发病时则首当其冲。外邪侵及人体，留滞肺络，络中气血涩滞，气滞血瘀，痰瘀阻络，肺络失用，咳、痰、喘诸症悉生。外邪上乘于肺，肺为清虚之脏，外邪蕴肺则肺失宣肃，故见咳嗽、喘逆；肺络气滞则胸闷、憋喘等；肺络气滞，气机逆乱，肺失宣降，发为咳喘；络气郁滞，气机不畅，津液输布受阻，津聚成痰，痰湿阻络；气失帅血，气滞血瘀，痹阻肺络，变生重症。

（二）热毒滞络，气道闭塞

温热疫毒侵袭肺络，或是平素嗜酒太过、恣食辛辣煎炸炙煿厚味、酿湿蒸痰化热熏灼肺络，或肺脏宿有痰热、他脏痰浊瘀热蕴结日久，上干肺络均可导致寒战高热，咳嗽气急、气促胸满，喘息鼻扇，咳痰黄稠或铁锈色，或痰中带血，舌红苔黄，脉数。

（三）“孙络－玄府”闭塞，邪陷正脱

湿毒疫戾之气从口鼻而入，首先犯肺，肺玄府郁闭不通，导致肺气痹阻，症见咳

嗽、喘促憋气。气血津液阻滞，邪热闭遏，玄府闭塞加重，新的致病因素产生，进一步加重病情，增强病邪痼结难解之势，诸病迭起，顽痼难愈。邪气壅盛，郁闭于玄府内，元气衰微，脱失于外，邪热耗伤气阴，玄府闭阖，津液不布，加重阴液亏虚，致使阳气暴脱，阳脱则固摄无权，见冷汗淋漓、气喘、呼吸困难，阴脱见神昏烦躁，正气暴脱，则脉细微欲绝。

（四）肺脾肾不足，肺络气虚

久病喘咳等耗伤肺气；禀赋不足，元气不充伤及肺气，饮食营养不足或胎产之后失于调养导致气血生化不足，累及肺气；或其他脏腑病变影响，如酒色劳伤过度重伤脾肾，耗损精血或忧思劳倦伤脾，脾虚肺弱，正气亏虚等均可导致肺络气虚。“邪之所凑，其气必虚”，肺络损伤，肺虚有隙，外来邪气趁机体正气不足之虚，或从皮毛，或从口鼻，循经入络，引发伏邪，诱发肺络病。

综上，肺炎的主要病位在肺，可涉及心包和胃。其主要病因病机为感受外邪、肺失宣肃，以及正气内虚、脏腑功能失调、病理产物积聚。风热或风寒之邪侵犯机体，首先犯肺，络气郁滞，引起肺的宣发肃降功能下降，出现咽痛、咳嗽、咳痰等症状。肺本有伏热，外邪入侵，正气与之相搏，热毒充斥体内，导致出现高热、口干、口渴等症，热毒滞络，伤及气络与血络，甚者出现神昏、出血等危候。年老体弱或久病宿疾等引起机体正气虚损，脏腑功能失调，痰、湿、瘀等滞络，从而导致病理产物积聚。痰浊内生，复感外邪，上干于肺，肺气上逆，出现咳嗽、咯白色稀痰等；痰与热邪搏结，痰热壅盛，出现发热、咯黄稠痰等证候。痰热伤阴耗气，日久出现气阴两虚之证，症见咳嗽、痰少、汗出、口干等。

第三节 西医诊断与治则

一、临床表现

细菌性肺炎的症状变化较大，可轻可重，取决于病原体和宿主的状态。常见症状为咳嗽、咳痰，或原有呼吸道症状加重，并出现脓性痰或血痰，伴或不伴胸痛。肺炎病变范围大者可有呼吸困难，呼吸窘迫。大多数患者有发热。早期肺部体征无明显异常，重症者可有呼吸频率增快、鼻翼扇动、发绀。肺实变时有典型的体征，如叩诊浊音、语颤增强和支气管呼吸音等，也可闻及湿啰音。并发胸腔积液者，患侧胸部叩诊呈浊音，语颤减弱，呼吸音减弱。

二、实验室检查及其他检查

上呼吸道黏膜表面及其分泌物中含有许多微生物，即所谓的正常菌群，因此，途经口咽部至下呼吸道的分泌物或痰极易受到污染。有慢性气道疾病如慢性支气管炎、支气管扩张的患者，老年人和危重病患者，其呼吸道定植菌明显增加，影响痰液中致病菌的分离和判断。应用抗菌药物可影响细菌培养结果。因此，在采集呼吸道标本行细菌培养时，尽可能在应用抗菌药物前采集，避免污染，及时送检，其结果才能起到指导治疗的作用。目前常用的方法如下。

（一）痰液检查

咳痰标本采集方便，是最常用的下呼吸道病原学标本。采集后在室温下 2 小时内送检。先直接涂片，光镜下观察细胞数量，如每低倍视野鳞状上皮细胞＜10 个，白细胞＜325 个，或鳞状上皮细胞：白细胞＜12.5，可作污染相对较少的“合格”标本接种培养。痰定量培养分离的致病菌或条件致病菌浓度≥10^7cfu/mL，可以认为是肺部感染的致病菌；浓度≤10^4cfu/mL，则为污染菌；介于两者之间，建议重复痰培养；如连续分离到相同细菌，浓度在 10^5～10^6cfu/mL，连续两次以上也可认为是致病菌。

（二）经纤维支气管镜或人工气道吸引物检查

经纤维支气管镜或人工气道吸引物检查受口咽部细菌污染的机会较咳痰为少，如吸引物细菌培养浓度≥10^5cfu/mL 可认为是致病菌，低于此浓度者则多为污染菌。

（三）防污染样本毛刷（PSB）检查

如所取标本培养细菌浓度≥10^3cfu/mL，可认为是致病菌。

（四）支气管肺泡灌洗（BAL）液检查

灌洗液培养细菌浓度≥10^4cfu/mL，防污染 BAL 标本细菌浓度≥10^3cfu/mL，可认为是致病菌。

（五）经皮细针吸检（PFNA）和开胸肺活检

经皮细针吸检和开胸肺活检所取标本检测的敏感性和特异性很好，但由于是创伤性检查，容易引起并发症，如气胸、出血等，故临床少用。临床一般用于对抗菌药物经验性治疗无效或其他检查不能确定者。

（六）血和胸腔积液培养

肺炎患者的血培养和痰培养分离到相同细菌，可确定为肺炎的病原菌。如仅血培养阳性，但不能用其他原因如腹腔感染、静脉导管相关性感染解释菌血症的原因，血培养的细菌也可认为是肺炎的病原菌。胸腔积液培养得到的细菌则基本可认为是肺炎的致病菌。由于血或胸腔积液标本的采集均经过皮肤，故其结果须排除操作过程中皮肤细菌的污染。

（七）尿抗原试验

尿抗原试验包括军团菌尿抗原和肺炎链球菌尿抗原。

（八）血清学检查

测定特异性 IgM 抗体滴度，如急性期和恢复期之间抗体滴度有 4 倍增高可诊断，例如支原体、衣原体、嗜肺军团菌和病毒感染等，多为回顾性诊断。

虽然目前有许多病原学诊断方法，但仍有高达 40%～50% 的社区获得性肺炎不能确定相关病原体。也没有一种方法可以确定所有的病原体，且每一种诊断检查都有其局限性。另外，标本污染、病原体的低检出率以及病原学诊断在时间上的滞后性，使大多数肺部感染抗菌治疗，特别是初始的抗菌治疗都是经验性的，而且相当一部分病例的抗菌治疗始终是在没有病原学诊断的情况下进行的。医院获得性肺炎（如呼吸机相关性肺炎），免疫抑制宿主肺炎和对抗感染治疗无反应的重症肺炎等，仍应积极采用各种手段确定病原体，以指导临床的抗菌药物治疗。也可根据各种肺炎的临床和放射学特征估计可能的病原体，见表 17-1。

表 17-1 肺炎的常见症状体征和 X 线特征

病原体	病史、症状和体征	X 线征象
肺炎链球菌	起病急、寒战、高热、咯铁锈色痰、胸痛、肺实变体征	肺叶或肺段实变，无空洞，可伴胸腔积液
金黄色葡萄球菌	起病急、寒战、高热、脓血痰、气急、毒血症症状、休克	肺叶或小叶浸润，早期空洞，脓胸，可见液气囊腔
肺炎克雷伯菌	起病急、寒战、高热、全身衰竭、咯砖红色胶冻状痰	肺叶或肺段实变，蜂窝状脓肿，叶间隙下坠
铜绿假单胞菌	毒血症的症状明显，有脓痰，可呈蓝绿色	弥漫性支气管炎，早期肺脓肿
大肠埃希菌	原有慢性病，发热，脓痰，呼吸困难	支气管肺炎，脓胸
流感嗜血杆菌	高热、呼吸困难、呼吸衰竭	支气管肺炎，肺叶实变、无空洞
厌氧菌	厌氧菌吸入病史，高热、腥臭痰、毒血症症状明显	支气管肺炎，脓胸、脓气胸，多发性肺脓肿
军团菌	高热、肌痛、相对缓脉	下叶斑片浸润，进展迅速，无空洞
支原体	起病缓，可小范围流行，乏力、肌痛、头痛	下叶间质性支气管肺炎，3～4 周可自行消散
念珠菌	慢性病史，畏寒、高热、黏痰	双下肺纹理增多，支气管肺炎或大片浸润，可有空洞
曲霉	免疫抑制宿主，发热、干咳或咳棕黄色痰、胸痛、咯血、喘息	以胸膜为基底的楔形影、结节或团块影内有空洞；有晕轮征和新月体征

三、诊断要点

（一）确定肺炎诊断

首先必须把肺炎与上呼吸道感染和下呼吸道感染区别开来。呼吸道感染虽然有咳嗽、咳痰和发热等共同症状，但各有其特点，上、下呼吸道感染无肺实质浸润，胸部 X 线检查可鉴别。其次，应把肺炎与其他类似肺炎区别开来。

（二）评估严重程度

如果肺炎的诊断成立，评价病情的严重程度对于决定在门诊或入院治疗甚或 ICU

治疗至关重要。肺炎严重性取决于三个主要因素：局部炎症程度，肺部炎症的播散程度和全身炎症的反应程度。重症肺炎目前还没有被普遍认同的诊断标准，如果肺炎患者需要通气支持（急性呼吸衰竭、气体交换严重障碍伴高碳酸血症或持续低氧血症）、循环支持（血流动力学障碍、外周低灌注）、需要加强监护和治疗（肺炎引起的脓毒症或基础疾病所致的其他器官功能障碍），可认定为重症肺炎。目前许多国家制定了重症肺炎的诊断标准，虽然有所不同，但均注重肺部病变的范围、器官灌注和氧合状态。美国感染疾病学会 / 美国胸科学会（IDsA/Ats）几经修订，于 2007 年发表了成人 CAP 处理的共识指南，其重症肺炎标准如下。主要标准：①需要有创机械通气；②感染性休克需要血管收缩剂治疗。次要标准：①呼吸频率≥30 次 / 分；②氧合指数（PaO_2/FiO_2）=250；③多肺叶浸润；④意识障碍 / 定向障碍；⑤氮质血症（BUN=11.1mmol/L）；⑥白细胞减少（WBC＜4.0×10^9/L）；⑦血小板减少（血小板＜10.0×10^9/L）；⑧低体温（T＜36℃）；⑨低血压，需要强力的液体复苏。符合 1 项主要标准或 3 项次要标准以上者可诊断为重症肺炎，考虑收入 ICU 治疗。

四、鉴别诊断

（一）肺结核

肺结核多有全身中毒症状，如午后低热、盗汗、疲乏无力、体重减轻、失眠、心悸，女性患者可有月经失调或闭经等。X 线见病变多在肺尖或锁骨上下，密度不匀，消散缓慢，且可形成空洞或肺内播散。痰中可找到结核分枝杆菌。一般抗菌治疗无效。

（二）肺癌

多无急性感染中毒症状，有时痰中带血丝。血白细胞计数不高，若痰中发现癌细胞可以确诊。肺癌可伴发阻塞性肺炎，经抗菌药物治疗后炎症消退，肿瘤阴影渐趋明显，或可见肺门淋巴结肿大，有时出现肺不张。若经过抗菌药物治疗后肺部炎症不消散，或暂时消散后于同一部位再出现肺炎，应密切随访，对有吸烟史及年龄较大的患者，必要时进一步作 CT、MRI、纤维支气管镜和痰脱落细胞等检查，以免贻误诊断。

（三）急性肺脓肿

早期临床表现与肺炎链球菌肺炎相似。但随病程进展，咳出大量脓臭痰为肺脓肿的特征。X 线显示脓腔及气液平，易与肺炎鉴别。

（四）肺血栓栓塞症

多有静脉血栓的危险因素，如血栓性静脉炎、心肺疾病、创伤、手术和肿瘤等病史，可发生咯血、晕厥，呼吸困难较明显，颈静脉充盈。X 线示区域性肺血管纹理减少，有时可见尖端指向肺门的楔形阴影，动脉血气分析常见低氧血症及低碳酸血症。D– 二聚体、CT 肺动脉造影（CT–PA）、放射性核素肺通气 / 灌注扫描和 MRI 等检查可帮助鉴别。

（五）非感染性肺部浸润

还需排除非感染性肺部疾病，如肺间质纤维化、肺水肿、肺不张、肺嗜酸性粒细胞增多症和肺血管炎等。

五、治疗原则

抗感染治疗是肺炎治疗的最主要环节。细菌性肺炎的治疗包括经验性治疗和针对病原体治疗。前者主要根据本地区、本单位的肺炎病原体流行病学资料，选择可能覆盖病原体的抗菌药物；后者则根据呼吸道或肺组织标本的培养和药物敏感试验结果，选择体外试验敏感的抗菌药物。此外，还应该根据患者的年龄、有无基础疾病、是否有误吸、住普通病房或是重症监护病房、住院时间长短和肺炎的严重程度等，选择抗菌药物和给药途径。青壮年和无基础疾病的社区获得性肺炎患者，常用青霉素类、第一代头孢菌素等，由于我国肺炎链球菌对大环内酯类抗菌药物的耐药率高，故对该菌所致的肺炎不单独使用大环内酯类抗菌药物治疗，对耐药肺炎链球菌可使用对呼吸系统感染有特效的氟喹诺酮类（莫西沙星、吉米沙星和左氧氟沙星）。老年人、有基础疾病或需要住院的社区获得性肺炎患者，常用氟喹诺酮类，第二、三代头孢菌素，β- 内酰胺类或 β- 内酰胺酶抑制剂，或尼他培南，可联合大环内酯类。医院获得性肺炎常用第二、三代头孢菌素，β- 内酰胺类或 β- 内酰胺酶抑制剂，氟喹诺酮类或碳青霉烯类。

重症肺炎的治疗首先应选择广谱的强力抗菌药物，并应足量、联合用药。因为初始经验性治疗不足或不合理，或而后根据病原学结果调整抗菌药物后，其病死率均明显高于初始治疗正确者。重症社区获得性肺炎常用 β- 内酰胺类联合大环内酯类或氟喹诺酮类；青霉素过敏者用氟喹诺酮类和氨曲南。医院获得性肺炎可用氟喹诺酮类或氨基糖苷类联合抗假单胞菌的 β- 内酰胺类、广谱青霉素或 β- 内酰胺酶抑制剂、碳青霉烯类的任何一种，如怀疑有多重耐药菌（MDR）感染可选择联合万古霉素、替考拉宁或利奈唑胺。

肺炎的抗菌药物治疗应尽早进行，一旦怀疑为肺炎，立即给予抗菌药物。病情稳定后可从静脉途径转为口服治疗。肺炎抗菌药物疗程至少 5 天，大多数患者需要 7～10 天或更长疗程，如体温正常 48～72 小时，无肺炎任何一项临床不稳定征象可停用抗菌药物。肺炎临床稳定标准为：① T=37.8℃；②心率 =100 次 / 分；③呼吸频率 = 24 次 / 分；④血压：收缩压≥90mmHg；⑤室内空气条件下，动脉血氧饱和度≥90% 或 PaO_2≥60mmHg；⑥能够口服进食；⑦精神状态正常。

抗菌药物治疗后 48～72 小时应对病情进行评价，治疗的有效表现为体温下降、症状改善、临床状态稳定、白细胞计数逐渐降低或恢复正常，而 X 线示病灶吸收较迟。如 72 小时后症状无改善，其原因可能有：①药物未能覆盖致病菌，或细菌耐药。②特殊病原体感染如结核分枝杆菌、真菌、病毒等。③出现并发症或存在影响疗效的宿主因素（如免疫抑制）。④非感染性疾病误诊为肺炎。⑤药物热。需仔细分析，做必要的检查，进行相应处理。

第四节　中医辨证论治

一、辨证要点

（一）审时求因，分清虚实

临床常须结合发病季节、患者年龄、发病特征进行辨证。常见证型包括实证类（风热犯肺证、外寒内热证、痰热壅肺证）、正虚邪恋类（肺脾气虚证、气阴两虚证）、危重变证类（“孙络－玄府”闭塞、邪陷正脱）。老年人多罹患慢性疾病，体内易积湿生痰、瘀血滞络等，在此基础上易感受外邪而患肺炎，以痰热壅肺或痰浊阻肺为主，常兼有气阴两虚、肺脾气虚、瘀血等。恢复期多以气阴两虚、肺脾气虚为主，常兼有痰热或痰浊。以上病机虽有差异，但其基本病机为痰热壅肺兼见气阴两虚，痰浊阻肺兼见肺脾气虚。故邪实（痰热）正虚（气阴两虚、肺脾气虚）贯穿于整个疾病过程中。

（二）审查缓急，分期辨证

本病初期，病邪轻浅，病位在肺卫，表现为风热闭肺证；外邪袭肺，肺失清肃，或正气虚损，脏腑功能失调，痰湿内生，表现为痰浊阻肺证。中期，外邪传里，或内有蕴热，邪正相争，肺气壅滞，出现痰热壅肺证；痰热伤阴耗气，日久出现气阴两虚之证。晚期，病情难以控制，疾病进一步传变，逆传心包，或邪陷正脱，表现为神昏谵语、喘脱、厥脱等症。

二、辨证治疗

（一）邪侵肺络，络气郁滞

1. 风热袭肺

[证候] 发热、恶风，鼻塞，鼻窍干热，流浊涕，咳嗽，干咳，口干，痰白或黄，舌尖红，舌苔薄白或黄，脉浮数。

[证候分析] 风热之邪侵袭肺卫阳络，卫气与之相争则发热；鼻通肺络，吸入风热之邪，清窍受阻则鼻塞、鼻窍干热，或流浊涕；肺络受累，则气机运行失常，宣发肃降功能失调。肺气郁闭，肺络痹阻，肺失宣降，外邪入里化热，损伤肺络，热邪熏蒸，炼液成痰，阻于气道，肃降无权则干咳，或痰少、白黏或黄，难以咯出；热灼肺津则口干甚至口渴；舌脉为风热之邪侵袭肌表阳络，卫受邪郁之象。

[治法] 辛凉解表，宣肺止咳。

[方药] 银翘散（《温病条辨》）加减，送服连花清瘟胶囊。

银翘散：金银花 12g，连翘 12g，苦杏仁 9g，前胡 9g，桑白皮 12g，黄芩 9g，芦根 15g，牛蒡子 9g，薄荷 6g（后下），桔梗 9g，甘草 6g。

［方解］见第十六章第四节。

［加减］头痛目赤者，加菊花、桑叶；喘促者，加麻黄、石膏；无汗者，加荆芥、防风；咽喉肿痛者，加山豆根、马勃；口渴者，加天花粉、玄参；胸痛明显者，加延胡索、瓜蒌。

2. 外寒内热

［证候］发热，恶寒，无汗，咳嗽，心烦，口渴，痰黄，或痰白干黏，咳痰不爽，咽干，咽痛，肢体酸痛。舌质红，舌苔黄腻，脉数。

［证候分析］本证由风寒郁而化热，壅遏于肺所致。因外感风寒，寒袭阳络，外束肌表，卫气抗邪则发热，恶寒，无汗，或肢体酸痛；肺络热壅，络滞难出，热鼓于上，则见心烦、口渴、咽痛；邪热郁闭于肺，肺络郁滞，肺气失宣而见咳嗽气急、痰黄黏稠；舌质红，舌苔黄或黄腻，脉数或浮数均为里热之象。若肺中热盛，气逆伤津，亦可见有汗而身热不解，喘逆气急，甚则鼻翼翕动，口渴喜饮，脉滑而数。

［治法］疏风散寒，清肺化痰。

［方药］麻杏石甘汤（《伤寒论》）合清金化痰汤（《统旨方》）加减。

炙麻黄 6g，荆芥 9g，防风 9g，石膏 30g（先煎），苦杏仁 9g，知母 9g，瓜蒌 15g，栀子 9g，桑白皮 12g，黄芩 9g，桔梗 9g，陈皮 9g，炙甘草 6g。

［方解］方用麻黄、荆芥、防风，取其辛散开肌腠之络以透泄邪热，是“火郁发之”之义。配以石膏、知母、黄芩、栀子，理肺络之壅滞，清泄肺热。杏仁降肺气，助麻黄、石膏清肺平喘，合瓜蒌、桑白皮、陈皮、桔梗清化痰热。

［加减］因肺中热甚，津液大伤，汗少或无汗者，加重石膏用量，或加炙桑皮、芦根、知母；若表邪偏重，无汗而见恶寒，当酌加解表之品，如荆芥、薄荷、淡豆豉、牛蒡子之类，在用清泄肺热的同时，开其皮毛，使肺热得泄而愈；若痰黏稠、胸闷者，加瓜蒌、贝母、黄芩以清热化痰，宽胸利膈。恶寒，无汗，肢体酸痛者，减荆芥、防风，加羌活、独活；往来寒热不解、口苦者，加柴胡。

3. 痰热壅肺，气道壅阻

［证候］发热，口渴，咳嗽，痰多，痰黄，痰白干黏，胸痛，面红，尿黄，大便干结，腹胀。舌质红，苔黄腻，脉滑数。

［证候分析］正邪相争则发热，热盛津伤则口渴；津气交阻，热邪灼津则痰黄或白干黏；热痰不化，清肃无权，以致肺气上逆，肺气不利，气络不通则咳嗽，甚则胸痛；肺络大肠，肺病及肠易见大便干结或腹胀；舌质红，舌苔黄腻，脉滑数是痰热壅滞之象。

［治法］清热解毒，宣肺化痰。

［方药］贝母瓜蒌散（《医学心悟》）合清金降火汤（《古今医鉴》）加减。

瓜蒌 20g，浙贝母 9g，石膏 30g（先煎），苦杏仁 9g，知母 12g，白头翁 12g，连翘 12g，鱼腥草 15g，黄芩 9g，炙甘草 6g。

上药煎汤送服连花清瘟胶囊。

［方解］方中浙贝母甘苦微寒，润肺清热，化痰止咳；瓜蒌甘寒微苦，清肺润燥，开结涤痰。石膏、知母、黄芩、连翘、白头翁清金降火，合杏仁降上逆之肺气，鱼腥草清化热痰，炙甘草调和诸药。诸药共奏清金降火、理肺化痰之效。

［加减］咳嗽带血者，加白茅根、侧柏叶；咳痰腥味者，加金荞麦、薏苡仁、冬瓜子；痰鸣喘息而不得平卧者，加葶苈子、射干；胸痛明显者，加延胡索、赤芍、郁金；热盛心烦者，加金银花、栀子、黄连；热盛伤津者，加麦冬、地黄、玄参；兼有气阴两虚之者，加太子参、麦冬、南沙参；大便秘结者，加大黄，枳实，桑白皮；下利而肛门灼热者，加黄连、葛根；兼血瘀证，见口唇发绀，舌有瘀斑、瘀点者，加地龙、赤芍。

（二）热毒滞络，气道闭塞

［证候］高热不退，恶寒或寒战，头痛，鼻咽干燥，口渴心烦。气喘促，胸闷，咳嗽，痰黄黏少，或痰中带血，喘憋，口干苦黏，大便不畅，小便短赤。舌红，苔黄腻，脉滑数。

［证候分析］热毒蕴结于内，正邪交争，故可见高热不退，且持续难降。因热毒滞于肺络，导致肺失宣降，肺气上逆，从而引发咳嗽，气喘息粗；气道闭塞不通，气体出入受阻，出现呼吸困难、张口抬肩、胸闷等症状。热毒炼液成痰，痰热互结，阻于肺络和气道，使得痰液黄稠难咯，或咳痰不爽。热毒循经上攻咽喉，导致咽喉红肿疼痛，甚至溃烂，声音嘶哑如犬吠，喉间痰鸣。严重时损伤血络，使血行不畅，形成瘀血，血络瘀阻进一步加重气道闭塞，可见喘憋气促、咳血衄血等。

［治法］宣肺化痰，泄热攻下。

［方药］宣白承气汤（《温病条辨》）加减，送服连花清瘟胶囊（颗粒）或连花清咳片。

宣白承气汤：生石膏 30g，生大黄 9g，苦杏仁 12g，瓜蒌皮 12g。

［方解］本方“宣白”指宣通肺气，“承气”谓承顺腑气。方中生石膏清泄肺热，生大黄泄热通便，杏仁粉、瓜蒌皮润肺降逆，对于肺系疾病肺热重症证属痰热蕴肺、腑气不通者发挥上宣下通的脏腑合治作用。

［加减］热毒炽盛，发热咳喘明显者，加用连花清瘟胶囊（颗粒），加强清瘟解毒、通腑泻肺作用；若咳嗽、咳痰量多，或痰少质黏，不易咳出，胸闷喘憋加重者，加用连花清咳片强化清肺化痰作用。若谵语、烦躁不安者，加服安宫牛黄丸。

（三）“孙络－玄府”闭塞，邪陷正脱

［证候］身热，烦躁，面色潮红，呼吸短促，气短息弱，神志异常，面色苍白，大汗淋漓，四肢厥冷，舌质红绛，脉细数无力或微细欲绝。

［证候分析］邪毒入络，肺络中血行迟滞、络脉失养，痰瘀互结阻于络中，可见呼吸短促或气短息弱；瘀毒犯肺，致使肺之阴阳络道难通，肺络痹阻，故临证每见发热、胸闷、呼吸困难；毒热交织，灼伤血脉，则可见胸胁痛。毒邪蕴积，营卫失和，气血津液生化不足，输布障碍，郁滞络脉，郁而化火，火毒损及心络，可见神志恍惚、烦躁、嗜睡、昏迷；络中津气消亡，致使脉络空虚而滞涩，毒邪逐渐深入，气络、血络痹阻更甚，甚则阴阳离决，可见面色苍白或潮红，大汗淋漓，四肢厥冷；偏于阴竭者，可见面色潮红，舌绛，脉细数无力；偏于阳脱者，可见面色苍白，四肢厥冷，脉微细欲绝。

［治法］益气救阴，回阳固脱。

［方药］阴竭者以生脉散（《内外伤辨惑论》）加味。

生晒参 12g（单煎），麦冬 12g，五味子 9g，山茱萸 30g，煅龙骨 20g（先煎），煅牡蛎 20g（先煎）。

阳脱者以四逆加人参汤（《伤寒论》）加味。

红参 15g（单煎），制附子 12g（先煎），干姜 9g，煅龙骨 20g（先煎），煅牡蛎 20g（先煎），炙甘草 6g。

［方解］阴竭者，方用人参大补元气以固脱，麦冬甘寒养阴生津，五味子敛肺止汗而生津。山茱萸可补可敛，合煅龙骨、煅牡蛎敛气阴。诸药共奏补、清、敛之功，使气复津回，汗止而阴存。

阳脱者，方用人参大补元气以固脱，附子、干姜温脾肾之阳，合煅龙骨、煅牡蛎敛气阴。诸药共奏补、温、敛之功，使气复阳回，汗止而阳固。

［加减］本方为急性期而设，脱证改善后，当依病势辨证施治。气虚甚者，可合白术、茯苓。

（四）气阴两伤，络虚不荣

1. 肺脾气虚

［证候］咳嗽，气短，乏力，纳呆，食少，腹胀，自汗，舌体胖大、有齿痕，舌质淡，舌苔薄白，脉沉细。

［证候分析］久病耗损正气，可致肺中络气不足。肺络气虚不能布散于周身，温煦卫外防御功能不足，则见自汗恶风，气短，咳声无力；脾虚运化失常，则纳呆、腹胀。气虚则乏力、肢体困倦，动则加重等。

［治法］补肺健脾，益气固卫。

［方药］参苓白术散（《太平惠民和剂局方》）加减。

党参 15g，茯苓 12g，白术 12g，莲子 12g，白扁豆 15g，山药 15g，苦杏仁 9g，陈皮 9g，枳壳 9g，豆豉 6g，炙甘草 6g。

［方解］方中用人参、白术、茯苓、山药、莲子肉益气健脾；并用白扁豆、薏苡仁助白术、茯苓以健脾渗湿；更用豆豉醒脾和胃，行气化滞；杏仁、桔梗宣肺利气，

通调水道；桔梗又能载药上行，培土生金；炙甘草健脾和中，调和诸药。综观全方，补脾肺之气，健脾渗湿，行络气之滞，使络充气旺，气行则湿邪得去，则诸症自除。

［加减］咳嗽明显者，加款冬花、紫菀；纳差不食者，加六神曲、炒麦芽；脘腹胀闷者，减黄芪，加木香、莱菔子；虚汗甚者，加浮小麦、牡蛎；寒热起伏，营卫不和者，加桂枝、白芍、生姜、大枣。

2. 气阴两虚

［证候］身热渐退，或低热夜甚，咳嗽，少痰，口干咽燥，气短，乏力，自汗，盗汗，手足心热，舌红少苔，脉细数。

［证候分析］邪热久羁不解，耗竭阴液，阴虚生内热，故见低热，或午后潮热、手足心热；阴液亏少，不能上滋，则口干舌燥，舌红少苔。肺失宣肃，故见咳嗽气促，痰少而黏。活动则更耗气阴，故动则乏力、汗出。

［治法］益气养阴，润肺化痰。

［方药］生脉散（《内外伤辨惑论》）合沙参麦冬汤（《温病条辨》）加减。

太子参 15g，南沙参 12g，麦冬 12g，五味子 9g，川贝母 9g，百合 15g，山药 15g，玉竹 12g，桑叶 6g，天花粉 12g，地骨皮 12g，炙甘草 6g。

［方解］方用太子参、山药、炙甘草益气而不伤阴，合沙参、麦冬、玉竹、天花粉滋阴润肺清热，养肺胃之阴津；桑叶、地骨皮轻宣燥热，疏达肺络以清肺络、营络之浮火；川贝母、百合清痰热，宁心络；五味子敛肺宁心，止汗生津。全方补、清、敛共用，以使气旺津生，络气得复，共奏补益气阴、清热敛肺宁心之效。

［加减］咳甚者，加百部、枇杷叶、苦杏仁；低热不退者，可加银柴胡、白薇，亦可选用青蒿鳖甲汤方；盗汗明显者，加煅牡蛎、糯稻根；呃逆者，加竹茹、枇杷叶；纳差食少者，加炒麦芽、炒谷芽；腹胀者，加佛手、香橼皮；对于气阴两虚，余热未清者，症见身热多汗、心烦、口干渴、舌红少苔、脉虚数者，可用竹叶石膏汤加减。

三、预防与调护

1. 加强体育锻炼，增强体质。减少危险因素如吸烟、酗酒。年龄大于 65 岁者可注射流感疫苗。年龄大于 65 岁，或不足 65 岁但有心血管、肺疾病、糖尿病、酗酒、肝硬化和免疫抑制者（如 HIV 感染、肾衰竭、器官移植受者等），可注射肺炎疫苗。

2. 流行季节可选用贯众、板蓝根、大青叶水煎服预防。

第十八章

支气管哮喘

第一节　概　述

一、西医学概述

支气管哮喘（bronchial asthma，简称哮喘）是一种以慢性气道炎症为特征的异质性疾病，具有喘息、气促、胸闷和咳嗽的呼吸道症状，伴有可变的呼气气流受限，呼吸道症状可随时间而变化。常用分型：过敏性哮喘、非过敏性哮喘、迟发型哮喘、伴有固定气流受限的哮喘、伴有肥胖的哮喘。全球哮喘防治创议（global initiative for asthma，GINA）和我国支气管哮喘防治指南是哮喘规范化防治和管理的重要指南。全球哮喘患病率为1%～18%，且呈增长趋势。2010—2012年，中国哮喘联盟组织的流行病学调查报道，中国成人哮喘患病率为1.24%；2019年报道，中国20岁以上成人哮喘患病率4.2%，显示近年我国哮喘的患病率明显增高。哮喘规范化管理使其死亡率在全球呈现下降趋势。我国是哮喘死亡率最高的国家之一。

二、中医学概述

支气管哮喘属中医“哮病”范畴。《黄帝内经》称之为“喘鸣”“喘呼”“喘喝”，三者均包含了哮病发作时呼吸气急、喉中有声的两个特点，因此，喘鸣、喘喝、喘呼为最早的哮病症状描述。哮病病名首次出现于宋代王执中的《针灸资生经》，在此以前，虽无哮病病名，但哮病的相关描述可见于喘、咳嗽、上气等病的记载之中，另也出现过呷嗽、齁喘、呴嗽、哮喘等异名。《金匮要略·肺痿痈咳上气病脉证》中有“咳而上气，喉中水鸡声，射干麻黄汤主之”，是现存最早记述哮病发作的典型症状，并给出了治疗方药的医籍。《金匮要略·痰饮咳嗽病脉证并治》明确提出“伏饮”概念及与满喘咳吐病证的相关性，“发则寒热”“满喘咳吐”“发则寒热”“其人振振身瞤剧”等症状与哮病发作时的表现类似，“伏饮”成为后世医家论述哮病的重要病机。

唐代孙思邈在《备急千金要方》中有“上气”且兼有“水鸡声”“吹管声”“喉咽鸣”等描述，与哮病的发病表现相符。宋代王执中提出“哮喘”“哮病”病名，金元朱丹溪《丹溪心法》设立哮喘专篇与喘病分篇论述。明代虞抟《医学正传》明确哮病与喘病的区别，使哮病作为独立病名的概念愈发清晰，后世大部分医家开始将哮病与喘病分开论述。明代医家提出哮病有“宿根”“夙根”的观点，认为患哮病者体内存在哮病病根，当遇寒冷、劳累或饮食不调等诱发因素易发病。明代孙一奎《赤水玄珠》将哮病的发病因素归纳为“有因惊风之后而得者，由治惊不调气，故痰不尽撤去；有感风寒而得者；有食咸酸呛喉而得者”，明代李中梓《医宗必读》责之于“痰火郁于内，风寒束于外；或因坐卧寒湿，或因酸咸过食，或因积火熏蒸，病根深久，难以卒除”，清代李用粹《证治汇补》进一步将哮病病机总结为“内有壅塞之气，外有非时之感，膈有胶固之痰，三者相合，闭拒气道，搏击有声，发为哮病”，均反映了哮病为多种因素综合作用所致，病机具有复杂性的特点。从东汉张仲景创制射干麻黄汤、小青龙汤等治疗寒饮伏肺咳逆上气的代表方剂，历代医家虽基于哮病发病与病机特点的分析也有列举相应的治疗方药，但均未在该病治疗上取得了突破性进展。现代研究需要把中医宏观整体辨证的优势与西医学微观病理研究的进展相结合，深刻阐明其发病与病机特点才能进一步提高中西医结合防治水平的提升。

第二节　病因病机

一、西医病因病理

支气管哮喘的基本病理改变为呼吸道炎症和重塑。早期为支气管黏膜肿胀、充血，分泌物增多，呼吸道内炎症细胞浸润，呼吸道平滑肌痉挛等可逆性的病理改变。随着疾病发展和反复发作，病理变化逐渐加重，可见支气管柱状上皮细胞纤毛倒伏、脱落，上皮细胞坏死，黏膜上皮层杯状细胞增多，黏液蛋白产生增多，支气管黏膜层大量炎症细胞浸润、黏液腺增生、基底膜增厚，支气管平滑肌增生，成纤维细胞增殖和活化，细胞外基质蛋白沉积，呼吸道黏膜下血管数目明显增多。

（一）呼吸道炎症

现有研究表明，Th2 细胞介导的过敏反应及 Th17、Th22、Th9、调节性 T 细胞（Treg）等 T 淋巴细胞亚群，树突细胞，呼吸道上皮细胞，固有淋巴细胞等在哮喘中发挥着重要作用。

1. Th2 细胞依赖、IgE

变应原在呼吸道被特定的抗原呈递细胞捕获，与细胞表面的主要组织相容性复合物Ⅱ类分子结合形成复合物。该复合物与 T 细胞表面受体结合，激活初始 T 淋巴细胞向 Th2 细胞分化，Th2 细胞合成并分泌白介素 4（interleukin–4，IL–4）、IL–5、IL–13

等进而激活 B 淋巴细胞，使之合成特异性 IgE，后者与肥大细胞、嗜碱性粒细胞和嗜酸性粒细胞等表面的 IgE 受体结合，使机体呈致敏状态；当再次接触同种抗原时，抗原与特异性 IgE 交联结合，从而造成炎症介质的级联释放，导致呼吸道平滑肌收缩、黏液分泌增加及炎症细胞浸润，产生哮喘的临床表现。呼吸道局部释放的趋化因子促使炎症细胞向呼吸道募集，这些效应细胞又释放多种炎症因子，从而构成了一个与炎症细胞相互作用的复杂网络，导致呼吸道慢性炎症。

2. 非 Th2 细胞的炎症途径

除 Th1、Th2 细胞外，还存在其他 T 淋巴细胞亚群。研究表明，Th17 细胞对于激素抵抗型哮喘患者出现的以中性粒细胞为主的呼吸道炎症起促进和维持作用。Treg 细胞具有免疫抑制作用。哮喘中 Treg 细胞减少，从而不能有效抑制促炎症细胞因子的合成及释放，进而导致或加重呼吸道炎症。近年来发现，固有免疫应答亦参与了哮喘的发生。过敏原直接作用于呼吸道上皮细胞，促使其释放 IL–25、IL–33、胸腺基质淋巴细胞生成素（TSLP），诱导 2 型固有淋巴细胞（ILC2）释放 IL–5、IL–13，促进骨髓嗜酸性粒细胞动员、分化、成熟，向肺部募集，参与哮喘的呼吸道炎症反应。

（二）气道高反应性

气道高反应性（AHR）指呼吸道对正常不引起或仅引起轻度应答反应的刺激物出现过度的呼吸道收缩反应。呼吸道炎症是导致 AHR 最重要的机制，呼吸道上皮损伤与炎症介质和细胞因子的参与为主要原因。AHR 是哮喘的基本特征。

（三）呼吸道重塑

呼吸道重塑指呼吸道结构发生改变，上皮损伤、基底膜增厚、呼吸道平滑肌增厚、杯状细胞化生与呼吸道血管、淋巴管增生。呼吸道重塑使哮喘患者出现不可逆气流受限及持续存在的 AHR，此与持续存在的呼吸道炎症反应和呼吸道上皮细胞正常的修复机制受损有关。

（四）神经机制

支气管受复杂的自主神经支配，包括胆碱能神经、肾上腺能神经和非肾上腺非胆碱能（NANC）肺内感觉神经系统。哮喘与 β 肾上腺素能受体功能低下和迷走神经张力亢进密切相关。此外，呼吸道上皮层内的肺神经 – 内分泌细胞（PNECs）可分泌多种肽类激素。肺内感觉神经和 PNECs 可能通过一些共有的化学信息分子（如神经肽）及其受体构成一个复杂的神经 – 分泌网络，发挥调节气道反应性和炎症的作用。

二、中医病因病机

（一）肺络郁滞，痰气交阻

多种致病因素导致肺络郁滞，肺中气机异常和营卫交汇生化障碍，宗气亏虚。因此，气之温煦充养、防卫调控、信息传导等功能不能正常发挥，表现为肺络的自适应、自调节、自稳态异常。既导致肺中血管内皮功能障碍，又引起全身NEI网络稳态失调。因此，络气郁滞成为哮喘发病的始动环节并贯穿全程，也是哮喘病机演变中由气及血、由功能性到器质性的首要因素。患者症状间歇发作，气道可逆性较大，病情较为轻浅，应及时治疗。病机重点是肺络郁滞，痰气交阻。

（二）肺络绌急，痰气搏结

肺主气司呼吸，为体内外气体交换的场所。各种致病因素，引起肺络绌急，均可导致气道狭窄，加之体内仍有痰浊隐伏，遇感引触，痰随气升，气因痰阻，相互搏结，壅塞气道，通畅不利，而致呼吸急促，喉间哮鸣，胸闷憋气，咳嗽不已。如因于寒，寒主收引，肺络拘急，则见形寒肢冷、面色晦滞、口不渴、舌苔白滑；如因于热，则伴见烦闷、汗出、口渴喜饮；如因于体质差异，对于不同物质的敏感性有异，常因接触或食用而诱发，或在春季花开季节发作。

（三）痰瘀交阻，肺络瘀塞

肺络郁滞日久导致津血互换障碍，形成痰瘀胶结的继发病理产物。瘀血和痰饮使血小板活化聚集，凝血和纤溶系统失衡，血液发生浓黏凝聚的血流变学改变。血运不畅又加速血管壁缺血缺氧，痉挛狭窄，加重气道损伤。因此，痰瘀阻络成为病情逐渐恶化的关键病机。症状反复发作且不易控制，稍遇外邪即可诱发或加重，病情持续进展。病机重点是痰瘀交阻，肺络瘀塞。

（四）肺络瘀塞，络息成积

痰瘀蕴久酿毒，痰瘀毒邪深伏肺络，肺络进一步损伤，导致肺组织和血管的继发性病理改变。肺络瘀塞，血流中断，气道血管逐渐狭窄重塑，形成不可逆的器质性改变。因此，肺络瘀塞、络息成积成为病情不可逆转的最终环节。患者动则喘甚，张口抬肩，反复继发气道感染，低氧血症，免疫力大幅降低，甚有心悸气短、唇甲发绀等心络受损症状，兼见久病累及脾肾，病情严重。病机重点是痰瘀蕴毒，毒损肺络，肺络空虚。

（五）肺络久病，络虚不荣

若哮病反复发作，寒痰伤及脾肾之阳，痰热伤及肺肾之阴，则可从实转虚。于是，肺虚不能主气，气不布津，则痰浊内蕴，并因肺不主皮毛，卫外不固，更易受外邪的侵袭诱发；脾虚不能转输水津上归于肺，反而积湿生痰；肾虚精气亏损，摄纳失常，则阳虚水泛为痰，或阴虚虚火灼津生痰，肺、脾、肾虚所生之痰上贮于肺，影响肺之宣发肃降功能。可见，哮病为本虚标实之病，标实为痰瘀阻络，本虚为肺、脾、肾络脉虚损。

概言之，本病初期，肺络郁滞、肺络绌急是发病的始动环节；中期，痰瘀毒邪既是肺络气化异常的病理产物，又是继发性的致病因素；晚期形成肺络瘀塞、络息成积和络虚不荣的病理改变。

第三节　西医诊断与治则

一、临床表现

典型症状为反复出现不同程度的喘息、气急、胸闷或咳嗽，多与接触变应原，冷空气，物理、化学性刺激，以及病毒性上呼吸道感染，运动等有关。症状可在数分钟内发生，短期内自行消失，亦可持续数小时至数天，经治疗后缓解。症状多在夜间发作或加重。发作严重者可在短时间内出现严重呼吸困难和低氧血症。

临床上以咳嗽为唯一或主要症状者称为咳嗽变异性哮喘（CVA），以胸闷为唯一或主要症状者称为胸闷变异性哮喘（CTVA）。另有隐匿性哮喘，长期存在气道高反应性，无明显胸闷、气喘症状，部分患者会发展为典型哮喘。

本病发作时的典型体征为呼气相延长，两肺以呼气相为主的散在或广泛哮鸣音。轻度发作可无哮鸣音。严重发作时可出现呼吸音低下，哮鸣音消失，临床上称为“寂静肺”，预示病情危重，随时会出现呼吸骤停。严重发作时尚会有三凹征、奇脉、心率增快、胸腹矛盾运动、发绀等。非急性发作期可无异常体征。

二、实验室及其他检查

（一）血液检查

发作时可有嗜酸性粒细胞增高；血清总 IgE 反映过敏状态，在过敏性哮喘中可升高。并发感染者白细胞计数增多，中性粒细胞比例增高。

（二）痰液检查

可用于区别哮喘表型及症状，正常人的诱导痰中嗜酸性粒细胞计数<3%，过敏性嗜酸性粒细胞型哮喘表型者的诱导痰中嗜酸性粒细胞明显升高；痰液嗜酸性粒细胞计数可作为评价哮喘气道炎症指标之一，也是评估糖皮质激素治疗反应性的敏感指标。

（三）影像学检查

一般胸部 X 线或胸部 CT 非急性发作期无明显异常。急性发作期胸部 X 线可见肺透亮度增高，膈肌低平等肺过度充气表现。哮喘严重发作者应常规行胸部 X 线检查，注意有无肺部感染、肺不张、气胸、纵隔气肿等并发症的存在。影像学检查还可协助发现哮喘患者并发症，如支气管扩张症、肺不张等表现。

（四）肺功能检查

肺功能检查是哮喘诊断和评估的重要手段。

1. 肺通气及容量检测

哮喘发作时呈阻塞性通气改变，呼气流速指标显著下降。FEV1、FEV1/FVC%、最大呼气中期流量（maximal mid-expiratory flow，MMEF）及最大呼气流量（PEF）均下降。肺弥散功能正常。肺容量指标见残气量增高、功能残气量和肺容量增高，残气占肺总量百分比增高。

2. 支气管舒张试验

对于有气道阻塞或小气道功能障碍的患者，可行支气管舒张试验。吸入支气管扩张剂后，FEV 较用药前增加≥12%，且绝对值增加≥200mL，为支气管扩张试验阳性，对诊断哮喘及评估病情有重要作用。

3. 支气管激发试验

对于有哮喘症状但肺功能正常的患者，可行支气管激发试验。吸入乙酰甲胆碱或组胺后通气功能下降、呼吸道阻力增加。在设定的激发剂量范围内，如 FEV，下降≥20%，为支气管激发试验阳性。根据 FEV 下降 20% 的累积剂量（PD20–FEV）或累积浓度（PC20–FEV），可对呼吸道高反应性的程度作出定量判断，PD20–FEV 或 PC20–FEV 越低，提示呼吸道反应性越高。支气管激发试验阳性对诊断哮喘有重要作用，如未治疗者支气管激发试验阴性，基本上可以排除哮喘。FEV＜70% 预计值时，不宜行激发试验。

4. PEF 及变异率

哮喘发作时 PEF 下降。哮喘患者常有通气功能昼夜变化，如果 1～2 周内平均昼夜 PEF 变异率≥10%（儿童≥13%），有助于哮喘的诊断。

（五）呼出气一氧化氮（FeNO）检测

FeNO 是呼吸道炎症的重要生物标志物，可评估呼吸道炎症程度。正常值：成人 5～25ppb，儿童 5～20ppb。过敏性哮喘、过敏性鼻炎、嗜酸性粒细胞性支气管炎患者的 FeNO 升高。FeNO 越高，呼吸道炎症越严重。FeNO＞50ppb，预示对吸入激素的治疗反应好，并对诊断哮喘有帮助。

（六）动脉血气分析

哮喘发作严重时，可有不同程度的动脉血氧分压（PaO_2）降低。若气道严重阻塞，还可伴二氧化碳潴留，出现呼吸性酸中毒。如缺氧明显，可合并代谢性酸中毒。

（七）特异性变应原检测

1. 特异性 IgE 的测定

变应性哮喘患者的血清中，特异性 IgE 明显增高。

2. 皮肤过敏原测试

根据病史和生活环境选择可疑的过敏原进行测试，可通过皮肤点刺的方法进行。皮试阳性患者对该过敏原过敏。吸入过敏原测试因具有一定的危险性，已较少应用。

三、诊断与鉴别诊断

（一）诊断

1. 诊断标准

（1）反复发作喘息、气急、胸闷或咳嗽，多与接触变应原，冷空气，物理、化学性刺激以及病毒性上呼吸道感染，运动有关。

（2）可变的气流受限（符合以下其中 1 项者）：①支气管舒张试验阳性；②支气管激发试验或运动激发试验阳性；③最大呼气流量（PEF）昼夜变异率≥10%（1～2 周内平均值）；④多次随访肺功能提示变化明显：FEV1 变化≥12%，且绝对值变化≥200mL（除外呼吸道感染）。

（3）除外其他疾病所引起的喘息、气急、胸闷和咳嗽。

符合 1～3 条者，可明确诊断。

2. 分期、分级和分型

（1）分期：本病分为急性发作期、慢性持续期和临床缓解期。急性发作期，喘息、气急、咳嗽、胸闷等症状突然发生，或原有症状加重，并以呼气流量降低为特征；常因接触变应原、刺激物或呼吸道感染诱发。慢性持续期，患者存在不同频度和（或）不同程度的症状。临床缓解期指患者无症状并维持 1 年以上。

（2）分级：①病情严重程度的分级：主要指慢性持续期患者，用于治疗前或初始治疗时严重程度的判断。②根据达到哮喘控制所采用 GINA 分级治疗级别的分级：分为轻度、中度和重度。轻度哮喘是指用 GINA 第 1 级或保守级治疗能控制的哮喘；中度哮喘是指 3 级治疗能控制的哮喘；重度哮喘（又称为重症哮喘）是指需要第 4 级或 5 级治疗才能控制，或仍然未控制的哮喘。③急性发作时按严重程度分级：哮喘急性发作程度轻重不一，可在数小时或数天内出现，偶尔可在数分钟内危及生命。

（3）分型：根据哮喘的临床特征、触发因素等可以对哮喘进行临床表型分类，常用的有美国国家心肺血液研究所的重症哮喘研究项目（SARP）哮喘表型的聚类分型，根据哮喘发病年龄、过敏史、生物标志物、肺功能等指标将哮喘分为 5 类，分别为轻度过敏性哮喘、轻至中度过敏性哮喘、晚发非过敏性哮喘、重度过敏性哮喘及气流受限的重症哮喘。另有根据诱导痰细胞分类和计数，将哮喘分为嗜酸性粒细胞型哮喘、中性粒细胞型哮喘、混合细胞型哮喘及寡细胞型哮喘。

（二）鉴别诊断

1. 上呼吸道阻塞性疾病

大气道肿瘤、喉水肿、声带功能障碍、复发性多软骨炎等，可出现吸气性呼吸困难。胸部 CT、纤维喉镜或支气管镜、肺功能检查可明确诊断。

2. 支气管内占位

支气管内良、恶性肿瘤，支气管结核，异物吸入等导致固定局限性哮鸣音，与哮喘反复发生的对称性哮鸣音不同。胸部 CT、纤维支气管镜检查可明确诊断。

3. 急性左心衰竭

发作时症状与哮喘相似，阵发性咳嗽、喘息，两肺可闻及广泛的湿啰音和哮鸣音。但急性左心衰患者常有高血压心脏病、风湿性心脏病、冠状动脉粥样硬化性心脏病等心脏疾病史，胸部 X 线可见心影增大、肺淤血征，有助于鉴别。

4. 变态反应性肺浸润

嗜酸性粒细胞性肺炎、变态反应性支气管肺曲菌病、变态反应肉芽肿性血管炎、过敏性肺泡炎等，这类患者除有喘息外，胸部 X 线或 CT 检查提示肺内有浸润阴影，并且变化多样，容易复发。常伴有肺外的其他表现。哮喘患者亦可合并这些疾病。

5. 慢性阻塞性肺疾病

慢性阻塞性肺疾病多见于老年人，多有长期吸烟或有害气体接触史及慢性咳嗽咳痰史，呼吸困难，且活动后明显。大部分患者对支气管扩张剂和抗炎药物的敏感度不如哮喘，呼吸道阻塞的可逆性差。中老年吸烟患者同时具有哮喘和慢性阻塞性肺疾病特征的称为哮喘阻肺重叠。

四、治疗原则

（一）治疗目标

治疗应长期规范地应用抗炎药物，预防哮喘急性发作，减少并发症发生，改善肺功能，提高生活质量，并维持哮喘控制。2014—2019 年，GINA 均提出并强调，哮喘的治疗目标，既要控制症状，又要降低不良预后的危险因素。

（二）治疗药物

根据其作用机制，治疗药物可分为支气管舒张剂和抗炎药两大类。

1. 舒张支气管药物

（1）β_2 受体激动剂：β_2 受体激动剂通过选择性兴奋 β_2 受体，舒张呼吸道平滑肌，减少肥大细胞和嗜碱性粒细胞脱颗粒和介质的释放，降低微血管的通透性，增加呼吸道上皮纤毛的摆动等，以缓解哮喘症状。β_2 受体激动剂可分为短效（作用维持 4～6 小时）和长效（作用维持 12 小时或以上）两种，后者又可分为速效（数分钟起效）和缓慢起效（30 分钟起效）两种。

（2）茶碱类：茶碱类可舒张支气管平滑肌，也有强心、利尿、扩张冠状动脉、兴奋呼吸中枢和呼吸肌等作用，低浓度茶碱还具有抗炎和免疫调节作用。GINA 不推荐茶碱作为控制药物治疗哮喘，但由于其价格低廉，在我国仍有较广泛应用。对应用吸入性糖皮质激素（ICS）或 ICS/ 长效 β_2 受体激动剂（LABA）仍未得到控制的哮喘患者，可加用缓释茶碱作为哮喘的维持治疗。静脉给药建议监测其血药浓度，避免心律失常、血压下降甚至死亡等不良反应。多索茶碱及双羟丙茶碱（喘定）的不良反应较少。

（3）抗胆碱能药物：吸入型抗胆碱能药物可阻断节后迷走神经传出支，通过降低迷走神经张力而舒张支气管。异丙托溴铵为短效抗胆碱能药物。长效抗胆碱能药物包括噻托溴铵、格隆溴铵、乌美溴铵、阿地溴铵。目前，噻托溴铵用于哮喘治疗，选择性抑制 M1 和 M3 受体，每天 1 次吸入给药。与 β_2 受体激动剂联合应用具有协同、互补作用。

2. 抗炎药物

（1）糖皮质激素：茶碱类是最有效的抗变态反应性炎症的药物，包括吸入糖皮质激素、口服糖皮质激素、静脉应用糖皮质激素。

（2）白三烯调节剂（LTRA）：包括半胱氨酰白三烯受体拮抗剂和 5– 脂氧化酶抑制剂。前者通过拮抗细胞表面白三烯受体，抑制肥大细胞和嗜酸性粒细胞释放的半胱氨酰白三烯的致喘、致炎作用，具有较强的抗炎作用，可改善症状和肺功能、减少哮喘恶化。与 ICS 联用，可减少中至重度哮喘患者 ICS 用量。尤其适用于阿司匹林哮喘、运动性哮喘和伴有过敏性鼻炎哮喘。常用孟鲁司特 10mg，每晚 1 次口服。

（3）抗组胺药物：酮替芬和新一代组胺 H_1 受体拮抗剂（氯雷他定、西替利嗪、依巴斯汀、曲尼斯特等）具有抗过敏作用，可用于伴有变应性鼻炎的哮喘患者。

（4）生物靶向药物：针对高 Th2 表型的生物靶向治疗药物已成为哮喘新药开发的热点，对重症过敏性哮喘疗效较好。

（三）哮喘的长期治疗

1. 控制药物

主要通过抗炎作用和长效扩张支气管作用的药物使哮喘达到并维持临床控制，包括 ICS、全身用糖皮质激素、白三烯调节剂、LABA（须与 ICS 联合应用）、缓释茶碱、LAMA（噻托溴铵）、抗 IgE 抗体、抗组胺药及其他抗炎药物。

2. 缓解药物

缓解药物通过迅速解除呼吸道痉挛从而缓解哮喘症状，包括短效 β_2 受体激动剂（SABA）、全身用糖皮质激素、短效胆碱能受体阻断剂（SAMA）、茶碱及短效口服 β_2 受体激动剂等。

3. 制订初始治疗及长期治疗计划

对初诊患者，要评估其病情严重度，制订初始治疗方案、长期随访行动计划，定期随访、监测、评估，以改善患者的依从性，检查吸入药物使用的正确性，并根据其病情变化及时修订治疗方案。哮喘患者的长期治疗方案分为 5 级，根据分级选择不同的药物。

（四）哮喘急性发作的处理

治疗取决于发作严重程度及对治疗的反应。目的在于尽快缓解症状、解除气流受限和低氧血症。若有相关死亡高危因素的患者，急性发作时应尽早到医院就诊。

高危因素：①曾有过气管插管和机械通气的重度哮喘发作病史；②过去 1 年因

哮喘住院或去急诊就诊；③正在使用或刚停用口服糖皮质激素；④目前未使用ICS；⑤过分依赖SABA，尤其是沙丁胺醇（或等效药物）>1支/月者；⑥有心理疾病或社会心理问题，包括使用镇静剂；⑦有对哮喘治疗计划不依从的历史。

轻度和部分中度急性发作在家或社区治疗。吸入SABA，第一小时每20分钟2～4喷。根据治疗反应，轻度可调整为每3～4小时2～4喷，中度每1～2小时6～10喷。亦可口服短效氨茶碱或特布他林。如果治疗反应不好，尽早口服糖皮质激素（泼尼松龙0.5～1mg/kg或等效剂量的其他激素），必要时及时到医院就诊。

部分中度和重度急性发作到急诊或医院就诊。①氧疗以缓解低氧血症。②雾化SABA，初始治疗时连续雾化给药，随后按需间断给药（每4小时1次）。③可联合使用$β_2$受体激动剂和抗胆碱能药物，以取得更好的支气管舒张作用。④可静脉应用茶碱。⑤尽早使用全身糖皮质激素，推荐口服泼尼松龙30～50mg/d或等效的其他激素。重度急性发作可静脉使用甲泼尼龙80～160mg，或氢化可的松400～1000mg分次给药。全身糖皮质激素的疗程一般为5～7天，通常不需递减撤药。

危重哮喘经上述治疗，临床症状和肺功能无改善甚至继续恶化，应及时给予机械通气治疗。机械通气的指征主要包括：神志改变、呼吸肌疲劳、动脉血气提示呼吸性酸中毒。可先采用无创机械通气，若无效、不能配合或出现呼吸骤停者，应及时气管插管机械通气。危重哮喘存在呼吸道阻力明显增高，要选择低潮气量通气，允许性高碳酸血症。气管插管早期可短期应用镇静剂、骨骼肌松弛剂，以减少呼吸道阻力，减少气压伤。症状改善后尽早拔管，必要时可用无创通气序贯。

激素应早期、足量、短程使用，甲泼尼龙80～240mg/d。可静脉应用氨茶碱，雾化吸入SABA和SAMA。对于顽固性重度发作者，硫酸镁和钙通道阻滞剂可能有效。注意纠正酸中毒并维持水、电解质平衡，加强对症、支持治疗。如合并感染，给予积极抗感染治疗。危重哮喘要尽早入住ICU，加强心肺功能监护，防止并发症。

应寻找并处理急性发作的诱因，制订个体化长期治疗方案及哮喘行动计划，预防再次急性发作。

第四节　中医辨证论治

一、辨证要点

（一）辨发作期与缓解期

哮喘发作期气粗声高，呼吸深长，呼出为快，脉象有力；缓解期气怯声低，呼吸短促难续，吸气不利，脉沉细或细数。

（二）辨寒热

寒哮临床表现为气促哮鸣，痰稀色白，面色晦暗，口不渴或渴喜热饮，形寒畏冷，舌苔薄白或白滑，脉弦紧或浮紧。热哮临床表现为气粗息涌，痰稠色黄，面赤口苦，渴喜冷饮，不恶寒，舌红苔黄，脉滑数或弦滑。

（三）辨肺脾肾之虚

哮病在缓解期可表现为虚证，但有肺虚、脾虚、肾虚之异。肺气虚者，症见自汗畏风、少气乏力；脾气虚者，症见食少、便溏、痰多；肾气虚者，症见腰酸耳鸣、动则喘乏。俱当加以辨别，分清主次。

二、辨证治疗

（一）发作期

1. 寒哮

［证候］呼吸急促，喉中哮鸣有声，胸膈满闷如塞，咳痰白而黏，或稀薄多沫，或呈黏沫。面色晦滞带青，形寒怕冷，口不渴，或渴喜热饮，天冷或受寒易发，或兼见恶寒发热，头身疼痛，无汗，脉浮紧，苔白滑。

［证候分析］寒痰留伏于肺，遇诱因触发，气道受阻，痰气相击，故呼吸急促而哮鸣有声。寒邪侵肺，肺气郁闭，不得宣畅，以致胸膈满闷如塞，咳痰白而黏或稀薄多沫等。面色晦滞带青，形寒怕冷，是阴寒内盛，阳气郁闭，不能宣达所致。病因于寒，内无郁热，故见口不渴或渴喜热饮。夙有寒痰，则见每遇天冷或受寒易发。兼见恶寒发热，头身疼痛，无汗，脉浮紧，均为风寒表证。舌苔白滑，为寒痰内盛之象。

［治法］温肺散寒，化痰平喘。

［方药］射干定喘汤（自拟方）加减。

射干 12g，炙麻黄 6g，炒白果 12g，炒紫苏子 12g，炒杏仁 12g，桑白皮 15g，浙贝母 12g，清半夏 12g，蝉蜕 12g，黄芩 12g。

［方解］本方取射干麻黄汤之麻黄宣肺散寒，射干开结消痰，半夏降逆化饮；定喘汤之白果敛肺定喘祛痰，紫苏子、杏仁降气平喘，桑白皮、黄芩清泄肺热，止咳平喘；同时配伍蝉蜕搜风解痉，浙贝母清热散结、化痰止咳。诸药合用，共奏宣降肺气、定痉止喘之良效。

［加减］若见痰白泡沫状者，加细辛、干姜、五味子；若见痉挛性顿咳、呼吸喘促者，加全蝎、蜈蚣，以增强定痉止喘之效；若见动则加剧、上盛下虚者，加山萸肉、生龙骨、生牡蛎、沉香。

2. 热哮

［证候］喘而气粗息涌，喉中痰鸣如吼，胸高胁胀，咳呛阵作，痰稠胶黏，或黄或白，咳吐不利，烦闷不安，汗出面赤，口渴喜饮，或兼发热，微恶寒，汗少，头痛等，舌质红，苔黄腻，脉滑数。

［证候分析］痰热壅肺，肺失清肃，肺气上逆与痰相击于气道，则喘而气粗息涌，痰鸣如吼，胸高胁胀，咳呛阵作；热蒸液聚生痰，痰热内壅于肺，则痰稠胶黏，咳吐

不利；痰火郁蒸，故烦闷不安，汗出面赤；热伤肺津，则见口渴喜饮，兼发热，头痛，微恶寒，少汗等表热证。舌红，苔黄腻，脉滑数，为痰热内盛之象。

［治法］宣降肺气，清热化痰。

［方药］定喘汤《摄生众妙方》加减。

炙麻黄 6g，炒白果 12g，炒紫苏子 12g，炒杏仁 12g，款冬花 12g，桑白皮 15g，清半夏 12g，黄芩 12g，甘草 6g。

［方解］本方中麻黄疏散风寒，宣肺平喘；白果敛肺定喘，二药配伍，散收结合，既能增强平喘之功，又可使宣肺而不耗气，敛肺而不留邪，共为君药。桑白皮泻肺平喘，黄芩清热化痰，二者合用以消内蕴之痰热，为臣药。杏仁、紫苏子、半夏、款冬花降气平喘，化痰止咳，俱为佐药。甘草调药和中，且能止咳，用为佐使。诸药配伍，内清痰热，外散风寒，宣降肺气而平咳喘。

［加减］若痰鸣息涌不得卧者，可加葶苈子、地龙或大黄、芒硝通腑利肺。若痰稠黄黏难吐者，可配知母、海蛤粉、射干、鱼腥草等加强清热化痰之力。若属风寒外束，痰热内郁之寒包热证（俗称“寒包火”），宜用厚朴麻黄汤加减治之。若病久阴虚，虚中夹实，气短难续，形瘦咽干，痰少而黏，盗汗虚烦，选用麦门冬汤加减。若喘咳痰多，短气，胸膈满闷，呼多吸少，或腰疼脚软，或肢体浮肿，此上实下虚之证，选用紫苏子降气汤加减。

（二）缓解期

1. 肺气虚

［证候］平素自汗，怕风，常易感冒，稍受风寒即易诱发，发前打嚏，鼻塞流清涕，气短声低，咳痰清稀色白，或喉中常有哮鸣声，面色㿠白，舌淡少苔，脉虚细。

［证候分析］肺主气，司呼吸，外合皮毛，若肺虚，卫气也弱，则卫外不固，故自汗，恶风，常易感冒；外邪犯肺，肺气失宣，则见鼻塞，流清涕，打喷嚏；肺虚则津液不能输布，痰浊内蕴于肺，故见气短声低，咳痰清稀色白；痰饮伏肺，气道不利，则喉中常有哮鸣声；面色㿠白，舌淡少苔，脉虚细弱，均为气虚之象。

［治法］补肺固卫。

［方药］玉屏风散（《究原方》）加减。

生黄芪 12g，白术 18g，防风 6g。

［方解］方中黄芪甘温，大补胸中宗气以固表止汗，为君药。白术益气健脾，培土生金，协黄芪以益气固表实卫，为臣药。二药相合，使气旺表实，则汗不外泄，风邪不得侵袭。佐以辛润之防风以祛风邪，黄芪得防风，则固表而不留邪。《本草纲目》曰：“黄芪得防风其功愈大。”

［加减］若怕冷畏风明显，加桂枝、白芍、姜、枣调和营卫。阳虚甚者，加附子助黄芪温阳益气。若气阴两虚，咳呛，痰少质黏，口咽干，舌质红者，可用生脉散加北沙参、玉竹等益气养阴。

2. 肺脾气虚

［证候］平素咳嗽、痰多质稠，食少脘痞，大便不实，或食油腻易腹泻，常因饮食不当而诱发咳喘，喉中哮鸣，倦息，气短不足以息，语言无力，舌淡苔白滑，脉细软。

［证候分析］脾虚气弱，健运失常，食物之精微反为浊痰，故平素咳嗽、痰多质稠，食少脘痞，大便不实；饮食不当既可损及脾胃，又可损伤肺脏，所以有因饮食不当而致咳喘者。倦息，气短不足以息，语言无力，乃中气不足之象；舌淡苔白滑，脉细软，皆属脾气虚弱之候。

［治法］健脾益气，补土生金。

［方药］六君子汤（《医学正传》）加减。

党参 10g，白术 10g，山药 10g，薏苡仁 10g，茯苓 10g，半夏 9g，陈皮 6g，五味子 5g，炙甘草 3g。

［方解］方中以四君子汤益气健脾，脾气健运则气行湿化，以杜生痰之源；半夏辛温而燥，为化湿痰之要药，并善降逆和胃止呕；陈皮既可调理气机以除胸脘痞闷，又能止呕以降胃气，还能燥湿化痰以消湿聚之痰；薏苡仁甘淡益肺；五味子摄纳肺气。诸药共奏理气健脾化痰之功。

［加减］若脾气虚甚者，加黄芪等益气健脾。若形寒肢冷便溏者，可加干姜、桂枝以温脾化饮，甚者加附子以振奋脾阳。脾肺两虚者，可与玉屏风散配合应用。

3. 肺肾亏虚

［证候］平素短气息促，动则尤甚，吸气不利，或喉中有轻度哮鸣，腰膝酸软，脑转耳鸣，劳累后易诱发哮病。或畏寒肢冷，面色苍白，舌淡苔白，质胖嫩，脉象沉细。或颧红，烦热，汗出黏手，舌红苔少，脉细数。

［证候分析］久病肾虚，摄纳失常，气不归原，故短气息促，动则尤甚，吸气不利。精气亏损，不能充养，故脑转耳鸣，腰膝酸软，劳累易诱发。畏寒肢冷，面色苍白，舌淡苔白，脉沉细，为肾阳虚之征。颧红烦热，汗出黏手，舌红苔少，脉细数，为肾阴虚生内热之征。

［治则］补肾摄纳。

［方药］七味都气丸（《张氏医通》）加减。

熟地黄 10g，山萸肉 10g，山药 10g，牡丹皮 10g，茯苓 10g，泽泻 10g，五味子 5g。

［方解］熟地黄、山萸肉、山药补肝脾肾之阴；牡丹皮清泻相火，并制山萸肉之温涩；茯苓健脾渗湿，泽泻利湿泄浊；五味子敛肺气。

［加减］肾虚不能纳气者，胡桃肉、冬虫夏草、紫石英等补肾纳气之品随证加入，喘甚时予人参蛤蚧散。有痰者，酌加紫苏子、半夏、橘红、贝母等以化痰止咳。若平时无明显症状，可用平补肺肾之剂，如党参、黄芪、五味子、胡桃肉、冬虫夏草、紫

河车之类，并可酌配化痰之品。

三、预防与调护

1. 适寒温，做好防寒保温，以防止外邪侵袭诱发哮喘；同时注意适当锻炼，增强体质。

2. 忌吸烟，避免接触刺激性气体，如花粉、灰尘、烟雾等刺激。

3. 宜食清淡饮食，忌生冷、辛辣刺激、肥甘厚味之品。

4. 注意休息，调节情志，避免因过度劳累和情志刺激而诱发。

5. 明确发病原因，避免发病。可常服扶正固本之剂，以增强机体的抗病能力。

第十九章

慢性咳嗽

第一节　概　述

一、西医学概述

咳嗽是机体的防御性神经反射，有利于清除呼吸道分泌物和有害因子。中华医学会呼吸病学分会哮喘学组在2015版《咳嗽的诊断与治疗指南》中将咳嗽按病程分为急性咳嗽（<3周）、亚急性咳嗽（3～8周）和慢性咳嗽（>8周）。全球普通人群慢性咳嗽的患病率为9.6%，在专科门诊中，慢性咳嗽的比例高达10%～38%。慢性咳嗽虽然是一个如此常见的症候，但对其系统、深入的研究不过三四十年的历史。1977年，美国的Irwin教授从神经解剖学的角度系统论述了咳嗽的病因，强调肺外因素的重要性，首先提出了鼻后滴流综合征和胃食管反流性疾病相关性咳嗽，拉开了近代咳嗽系统研究的序幕。国内从2001年开始了慢性咳嗽病因和发病机制的系统研究。由此可见，慢性咳嗽作为一个严重的公共卫生问题，日益受到重视。

二、中医学概述

中医学里并无“慢性咳嗽”一词，可归属于“久咳”“久嗽”范畴。久咳（嗽）是以咳嗽时间长为特点的病证。“久咳”最早见于《素问》：“五脏之久咳，乃移于腑。”《诸病源候论》言：“肺感于寒，微者即成咳嗽，久咳嗽，是连滞岁月，经久不瘥者也。”将久咳嗽定义为咳嗽经年累月，久不愈者。《脉因证治》言：“久咳数岁，脉弱者生，实大者死。”古籍文献中常以“连滞岁月”“数岁”“积年”“远年”等词来体现咳嗽病程时间之长。

古代医家对咳嗽、久咳有诸多论述。《素问》言：“五脏六腑皆令人咳，非独肺也。”隋代巢元方认为，除五脏咳外，亦有风咳、寒咳、久咳、胆咳、厥阴咳等，其命名丰富了咳嗽的病因。宋代陈言在《三因极一病证方论》中指出咳嗽病因包括“外因、内因、不内外因”。外因为风、寒、暑、湿，内因包括喜、怒、思、忧、恐，不内外因则为房劳伤肾、饥饱伤脾、疲极伤肝、叫呼伤肺、劳神伤心。金代张从正的《儒门事亲》把外因咳嗽分为风咳、寒咳、湿咳、燥咳、火咳、热咳。刘完素在《素问病机气宜保命集》中论述“寒暑燥湿风火六气，皆令人咳”，指出了湿邪在咳嗽发病中的重要意义。元代朱丹溪认为，咳嗽的病因病机有风寒、痰饮、火、劳嗽、肺胀。明代张景岳首次将咳嗽分为外感、内伤两大类，《景岳全书》言：“夫外感之咳，必由皮毛而入，盖皮毛为肺之合，而凡外邪袭之，则必先入于肺，久而不愈，则必自肺而传于五脏也。”指出咳嗽久而不愈，其病位不止于肺。清代喻昌《医门法律》首次论述了秋伤于燥之燥咳。薛生白《湿热论》论述了湿热咳嗽，“湿热证，咳嗽昼夜不安，甚则喘不得眠”。沈金鳌在《杂病源流犀烛》中云“盖肺不伤不咳，脾不伤不久咳，肾不伤火不炽”，论述了久咳脏腑内伤及脏腑相关的病因病机。可见咳嗽病因有外感六淫邪气、情志失调、饮食劳倦、脏腑内伤功能失调等多种因素，不管外感、内伤，总以肺失宣降、肺气上逆为基本病机，病位在肺，与脾肾相关，其中风、寒、痰饮、湿热等为最主要的病理因素。

古代医家多认为久咳多虚，当补之。治法主要为补、温、清、攻、消法，以补法为主，注重肺、脾、肾三脏之虚损。如宋代《仁斋直指方论》说：“盖肺主气而声出也，须分新久虚实。新病，风寒则散之，火热则清之，湿热则泻之。久病便属虚、属郁。气虚则补气，血虚则补血，兼郁则开郁。滋之、润之、敛之、降之，则治虚之法也。”明代《周慎斋遗书》言：“久病咳嗽作虚治。”明代《医学入门》载：“治分新久求其本，新咳，有痰者，外感随时解散；无痰者，便是火热，只宜清之。久咳，有痰者，燥脾化痰；无痰者，清金降火……久咳曾经利下及劳倦饥饱，以致肺胃寒而饮食少进者，只理脾而咳自止。”明代《万氏家传保命歌括》曰：“咳嗽连绵肺已虚，补脾滋肾莫踌躇。”清代《医宗说约》云：“治咳嗽大法，新者大约属痰食风寒，宜泻宜散；久者大抵属劳火阴虚，宜补宜收。然新者易治，久者难医。”综上，慢性咳嗽属本虚标实证，外邪袭肺为发病诱因，脏腑虚弱为咳嗽缠绵不愈的关键。用药以温补为主，治疗肺脏时应兼顾脾肾。

第二节　病因病机

一、西医病因病理

咳嗽是一种重要的保护性反射，其主要的生理功能是清除下呼吸道产生的分泌物。咳嗽的发生需要经过完整的咳嗽反射弧，反射弧中的任一环节出现问题都可中止咳嗽这一动作。人体发生咳嗽的感受器主要位于咽、喉、气管、胸膜、耳朵等部位，相应的感受器受到相关机械或化学刺激后产生神经冲动，通过传入神经传递到神经中枢，再经过传出神经将冲动传递到咽喉、膈肌、腹肌等效应器，从而发生咳嗽。

多种刺激因素都可作用于有关感受器引起咳嗽。烟、油漆、香水等产生的刺激性气味，可直接刺激感受器产生咳嗽；病毒感染可通过诱发气道炎症引起咳嗽。慢性咳嗽患者的气道炎症持续存在，会使得上皮黏膜受损，气道屏障被破坏，纤毛不能正常运动，导致咳嗽感受器对各种刺激的敏感性增加。加之气道炎性浸润会促进释放炎症介质，进一步增加咳嗽刺激。另外，感觉神经肽也与咳嗽机制有关，其大量存在会增加咳嗽敏感性。现代研究发现，慢性咳嗽患者的咳嗽中枢抑制力低于常人，咳嗽兴奋性高于正常人。故研究者现普遍认为，在多种刺激因素作用下，咳嗽的神经传导通路的敏感性增高为慢性咳嗽的发病机制。

2011 年，欧洲呼吸学会（ERS）专家组将慢性咳嗽重新定义为“咳嗽高敏综合征”（CHS），其主要机制是感觉神经通路和中枢处理在咳嗽反射调节中的失调。CHS 是一个涵盖多种复杂因素的过程和不同咳嗽的总称或表型，包括咳嗽变异性哮喘（CVA）、胃食管反流病（GERD）、鼻后滴流综合征（PNDS）、上气道咳嗽综合征（UACS）、非哮喘性嗜酸性粒细胞性支气管炎（NAEB）等。此外，某些药物，如血管紧张素转换酶抑制剂（ACEI）会增加咳嗽的敏感性。近年来，神经通路敏感性增高诱发的咳嗽已成为慢性咳嗽患者共有的临床特征。咳嗽高敏反应概念的提出，改变了慢性咳嗽的管理策略，有望减轻持续咳嗽患者的痛苦。意大利国立肺炎研究所、意大利过敏症学会、美国免疫学临床学会等机构的 12 位专家达成共识，认为中枢神经系统是调节咳嗽的重要场所，中枢咳嗽敏感性增高是顽固性慢性咳嗽的重要发病机制。

二、中医病因病机

咳嗽的病因有外感和内伤两类。外感咳嗽因六淫外邪侵袭肺系，内伤咳嗽因脏腑功能失调内邪干肺。不论邪从外而入，或自内而发，均可引起肺失宣肃，肺气上逆，而致咳嗽。

（一）病因

1. 外感六淫

六淫之邪，从口鼻或皮毛而入，侵袭肺系，郁闭肺气，肺失宣肃，而致肺气上逆作声，咳吐痰液。多因起居不慎、气候失常、冷暖失宜，或过度疲劳，正气不足，以致肺的卫外功能减退或失调，邪从外而入，内舍于肺，导致咳嗽。《河间六书》言：“寒、暑、燥、湿、风、火六气，皆令人咳。”风为六淫之首，易夹其他外邪侵袭人体，因此外感咳嗽常以风为先导，表现为风寒、风热、风燥等相合为病，但以风寒袭肺者居多。《景岳全书》云：“六气皆令人咳，风寒为主。”

2. 饮食不节

因嗜好烟酒等辛温燥烈之品，熏灼肺胃，酿生痰热，或因过食肥甘厚味，伤及脾胃，痰浊内生，或因平素脾失健运，水谷不能化为精微上输以养肺，反而聚为痰浊，痰邪干肺，肺气上逆，乃生咳嗽。

3. 情志内伤

情志不遂，郁怒伤肝，肝气郁结，失于条达，气机不畅，日久气郁化火，因肝脉布胁而上注于肺，故气火循经犯肺，发为咳嗽。

4. 肺脏自病

肺系疾病反复迁延不愈，伤阴耗气，肺主气司呼吸功能失常，以致肃降无权，肺气上逆。

（二）病机

咳嗽的基本病机为邪犯于肺，肺失宣肃，肺气上逆。因肺主气，司呼吸，开窍于鼻，外合皮毛，内为五脏六腑之华盖，其气贯百脉而通他脏。由于肺体清虚，不耐寒热，故称为娇脏，易受内外之邪侵袭而致病。肺为邪干，肺失宣肃，肺气上逆，发为咳嗽。《医学心悟》谓：“肺体属金，譬若钟然，钟非叩不鸣，风寒暑湿燥火六淫之邪，自外击之则鸣，劳欲情志，饮食炙煿之火，自内攻之则亦鸣。”

病位在肺，涉及肝、脾、肾等多个脏腑。外感咳嗽属于邪实，为六淫外邪犯肺，肺气壅遏不畅所致。因于风寒者，肺气失宣，津液凝滞；因于风热者，肺气不清，热蒸液聚为痰；因于风燥者，燥邪灼津生痰，肺气失于润降，则发为咳嗽。若外邪未能及时解散，还可发生演变转化，如风寒久郁化热，风热灼津化燥，肺热蒸液成痰等。内伤咳嗽，病理因素主要为痰与火。痰有寒热之别，火有虚实之分。痰火可互为因果，痰可郁而化火（热），火能炼液灼津为痰。因其常反复发作，迁延日久，脏气多虚，故病理性质属邪实与正虚并见。虚实之间尚有先后主次的不同。他脏有病而及肺者，多因实致虚。如肝火犯肺者，每见气火炼液为痰，灼伤肺津。湿犯肺者，多因湿陷中焦，水谷不能化为精微上输以养肺，反而聚生痰浊，上干于肺，久延则肺脾气虚，气不化津，痰浊更易滋生，此即“脾为生痰之源，肺为贮痰之器”；甚则病及于肾，以致肺虚不能主气，肾虚不能纳气，由咳致喘。如湿蕴肺，遇外感引触，痰从热化，则易耗伤肺阴。肺脏自病者，多因虚致实。如肺阴不足每致阴虚火炎，灼津为痰；肺气亏虚，气不化津，津聚成痰，甚则痰从寒化为饮。

咳嗽虽有外感、内伤之分，但互为因果，可相互为病。外感咳嗽迁延不愈，伤及肺气，更易反复感邪，咳嗽频作，肺脏日益耗伤，可成内伤咳嗽。若夹湿夹燥，病势更为缠绵，难以痊愈。内伤咳嗽，肺虚卫外不固，更易感受外邪，侵袭肺脏，而致咳嗽加重。

第三节　西医诊断与治则

一、临床表现

（一）感染后咳嗽

当呼吸道感染的急性期症状消失后，咳嗽仍然迁延不愈，多表现为刺激性干咳或咳少量白色黏液痰，持续 3～8 周或更长时间，胸部 X 线检查无异常，称为感染后咳嗽（PIC）。病毒感冒是感染后咳嗽最常见的原因，故又称为“感冒后咳嗽”。

1. 症状

感染后咳嗽多表现为刺激性干咳，以白天咳嗽为主，通常无痰或仅有少量黏液，咳嗽可能加重，尤其是在夜间或清晨，患者可能感到喉咙发痒或有异物感。除咳嗽外，通常没有其他明显症状，如发热或全身不适。

2. 体征

感染后，咳嗽的体征通常不明显，多无异常体征。在急性期症状消失后，患者可能仅表现为持续咳嗽，没有其他明显的呼吸系统体征。

（二）上气道咳嗽综合征或鼻后滴流综合征

1. 症状

除咳嗽、咳痰外，可有鼻塞、鼻腔分泌物增加。患者常感觉有黏液附着在咽后壁，有分泌物从鼻咽部流到咽喉部，因喉咽部有异物感或咽痒感而频繁清嗓。患者同时伴有基础病的临床表现。过敏性鼻炎可表现为鼻痒、喷嚏、水样涕及眼痒等。慢性鼻炎 – 鼻窦炎常有鼻塞和脓涕等症状，也可伴有面部疼痛、肿胀感和嗅觉异常等，但这些临床表现并不具有特异性，其他病因引起咳嗽的患者也常有这些表现。

2. 体征

典型体征为咽部黏膜充血，咽后壁淋巴滤泡增生（鹅卵石样改变），有黏性分泌物附着，儿童尤为明显，甚至可以看到脓样分泌物来自鼻咽部。患者同时伴有基础病的体征，变应性鼻炎的鼻黏膜主要表现为苍白或水肿，鼻道及鼻腔底可见清涕或黏涕；非过敏性鼻炎的鼻黏膜多表现为肥厚或充血样改变。前鼻镜检查可见慢性鼻炎 – 鼻窦炎患者的中鼻道有脓样分泌物，慢性鼻炎 – 鼻窦炎伴息肉的患者可见鼻腔内息肉生长。咽喉部疾病可有各自特征性体征，如新生物、声带水肿和息肉等。

（三）咳嗽变异性哮喘

1. 症状

咳嗽变异性哮喘（CVA）主要表现为刺激性咳嗽。CVA 导致的咳嗽具有典型哮喘的一些特点，即反复发作性、季节性和时间节律性。具体而言，患者通常有反复发作的咳嗽史，多于天气转变时（尤其是春秋季）发病。夜间或清晨出现咳嗽或加重是

CVA 的特征，其出现概率明显高于其他病因导致的慢性咳嗽，可作为经验性诊治的重要提示线索。CVA 患者咳嗽多为比较剧烈的刺激性咳嗽、干咳或咳少量白痰。较严重的病例，在剧烈咳嗽时可伴有呼吸不畅、胸闷、呼吸困难甚至不典型的喘息。其临床经过与哮喘类似，部分患者经过一段时间的发作后逐渐缓解，在缓解期可无明显症状。但遇到诱发因素又有可能再发作。如果没有得到及时、有效的治疗，相当部分的患者经过一段时间后发展为典型的哮喘。幼儿期有反复咳嗽史、伴有过敏性疾病（如过敏性鼻炎、湿疹等）和过敏性疾病家族史是 CVA 的易患因素。也有不少 CVA 患者合并有上气道咳嗽综合征，是临床上最常见的双重病因致慢性咳嗽的类型。常见的诱发因素为气候改变、上呼吸道感染、吸入冷空气、接触刺激性气味或过敏原、剧烈运动后等。

2. 体征

无明显喘息、气促等症状或体征，但有气道高反应性。

（四）嗜酸性粒细胞性支气管炎

1. 症状

本病可发生于任何年龄，但多见于青壮年，男性多于女性。主要症状为慢性刺激性咳嗽，这也是多数患者唯一的临床症状。表现为干咳为主，偶咳少许白色黏液痰。以白天咳嗽为主，少数伴有夜间咳嗽。部分患者对油烟、灰尘、异味或冷空气比较敏感，这些因素常为咳嗽的诱发因素。就诊前，多数患者病程超过 3 个月，甚至长达数年。大约三分之一的患者伴有变应性鼻炎症状。

2. 体征

体格检查无异常发现。

（五）胃食管反流性咳嗽

1. 症状

胃食管反流性咳嗽（GERC）为干咳或咳嗽伴有少量白色黏痰，常发生在日间，以餐中或餐后明显，入睡后大多消失。和咳嗽变异性哮喘不同的是，夜间无咳醒可作为 GERC 的临床特点。进食酸性、油腻食物，以及处于直立位或体位变换时，容易诱发或加重咳嗽。

2. 体征

体格检查无异常发现。

（六）变应性咳嗽

1. 症状

变应性咳嗽（AC）在临床上常表现为慢性刺激性干咳，多为阵发性，咳嗽在白天或夜间，油烟、灰尘、冷空气、讲话等容易诱发咳嗽，常伴有咽喉发痒、发热、咽痛、流泪、畏光。

2. 体征

体格检查无异常发现。

二、实验室及其他检查

（一）影像学检查

常规 X 线可以确定呈现疾病的肺部异常，如肺炎、肺癌等。CT 对肺部异常阴影能提供更多诊断信息，发现常规 X 线不能显示的隐蔽部位（如心脏后）或病变（如早期肺间质疾病），对诊断极有帮助，但也应避免滥用。除胸部影像学检查外，还应根据需要行鼻窦 CT 检查。

（二）肺功能检查

通气功能检查和支气管激发试验可以帮助诊断和鉴别哮喘、COPD 和上气道阻塞。常规肺功能正常时，可借助激发试验诊断 CVA。

（三）纤维支气管镜检查

当怀疑支气管肿瘤、肺肿瘤、肺结核等，纤维支气管镜窥视和活体组织检查是最有价值的检查。

（四）其他辅助检查

1. 导痰沉渣涂片、HE 染色细胞学计数和分类是诊断 NAEB 的必备检查。

2. 食管 24 小时 pH 监测可以确定有无 GERD。

3. 咳嗽激发试验用于评估吞咽功能，许多老年人的咳嗽是呛咳，即由于吞咽功能障碍误吸水或食物而引发的咳嗽。

4. 呼出气 NO 对诊断 CVA 有一定的参考意义，尤其是对合并血液中嗜酸性粒细胞增多的患者。

三、诊断与鉴别诊断

（一）诊断

临床上通常将以咳嗽为唯一症状或主要症状、时间超过 8 周、胸部 X 线检查无明显异常者称为不明原因慢性咳嗽，简称“慢性咳嗽”。慢性咳嗽是内科门诊患者最常见的疾病，与典型支气管哮喘、肺部感染、肺纤维化和支气管肺癌等病不同，由于缺乏典型的相关症状、胸部 X 线检查无异常，一些临床医师简单地给患者戴上“支气管炎或慢性支气管炎”的帽子，给予止咳祛痰药或反复使用多种抗生素治疗均无效果。流行病学调查显示，72% 的慢性咳嗽患者被诊断为支气管炎、慢性支气管炎或慢性咽喉炎。实际上，嗜酸性粒细胞性支气管炎、鼻后滴流综合征、咳嗽变异性哮喘和胃食管反流性咳嗽等病因占了慢性咳嗽病因的 70%～95%，而慢性支气管炎仅占 4%。另一方面，一些患者由于诊断不明，长期得不到有效的治疗，反复进行胸部 X 线、CT 等各种无意义的检查。这不仅给患者的工作生活乃至心理带来极大的困扰，也导致医疗资源的严重浪费，增加了患者的经济负担。

慢性咳嗽的病因既非“支气管炎”那样简单，亦非毫无规律可循。只要掌握正确的诊断方法，按照慢性咳嗽病因诊断程序，大部分患者可以获得明确的病因诊断，根据病因进行特异性治疗能够取得良好的治疗效果。早在20世纪80年代初期，美国提出了慢性咳嗽解剖学诊断程序，随后各国学者根据慢性咳嗽的临床研究，相继建立了一些改良的慢性咳嗽病因诊断程序。

国内研究表明，NAEB是慢性咳嗽的重要原因，诱导痰细胞分类检查是诊断NAEB的关键指标。Irwin诊断方案没有诱导痰检查项目，采用该方案必然使部分患者漏诊。另外，Irwin诊断方案仅用文字叙述，并非严格意义上的诊断程序，实际应用不是很方便。在Irwin诊断方案中，各项检查的顺序没有明确。对慢性咳嗽患者进行大范围的检查，必然导致医疗资源的浪费，不太符合国内的经济状况。2006年ACCP的咳嗽诊治指南过于强调经验指南，提出首先针对UACS的经验指南方案。这个方案并不适合国内的实际情况，因为国内的病因分布与美国有所不同，UACS所占慢性咳嗽比例没有美国那么高。因此，我们结合Irwin诊断方案和国内临床特点，重新制订了一个慢性咳嗽的病因诊断程序。主要思路如下：①重视病史，包括耳鼻喉病史、消化系统病史、职业接触史及用药史。②根据病史选择有关检查，检查由简单到复杂。③先考虑常见病，后考虑少见病。慢性咳嗽患者应首先考虑UACS、CVA、NAEB、GERC、AC等常见病因的可能。支气管镜检查仅对一些少见慢性咳嗽病因具有诊断价值。④诊断和治疗两者应同步或顺序进行。如检查条件不具备时，根据临床特征进行诊断性治疗，并根据治疗反应确定咳嗽病因，治疗无效时再选择有关检查。如有典型的鼻炎、鼻窦炎症状，或鼻后滴流症状、体征，可先按UACS进行治疗。如有典型胃食管反流相关症状或进食后咳嗽，则先按GERC进行治疗。⑤治疗有效是明确病因诊断的前提。治疗部分有效但未完全缓解，应评估影响疗效的因素和是否存在其他慢性咳嗽的复合病因，如UACS合并GERC、CVA或NAEB，GERC合并NAEB或CVA等。⑥治疗无效时，应评估是否诊断错误，治疗力度和时间是否足够，有无影响治疗疗效的因素，如职业或环境暴露因素。

（二）鉴别诊断

1. 过敏性鼻炎

主要表现为喷嚏频作，鼻涕多，呈清水样、鼻腔水肿、苍白，分泌物中有较多嗜酸性粒细胞。发作常与外界刺激有关，常伴有其他过敏性疾病，如荨麻疹等。

2. 流行性感冒

流感的潜伏期很短，一般1～3天，常有明显的流行性。起病急骤，以全身中毒症状为主，出现畏寒、高热、头痛、头晕、全身酸痛、乏力等。呼吸道症状轻微或不明显，可有咽痛、流涕、流泪、咳嗽等。少数患者有食欲减退，伴有腹痛、腹胀及腹泻等消化道症状。病毒分离、血气分析和血清学诊断可供鉴别。

3. 急性气管－支气管炎

表现为咳嗽咳痰，鼻部症状较轻，血白细胞计数可升高，X线常可见肺纹理增强。

4. 急性传染病早期

麻疹、脊髓灰质炎、脑炎、流行性脑炎、伤寒、斑疹伤寒、白喉等急性传染病，在患病初期可伴有发热、咽痛、鼻塞流涕、咳嗽等上呼吸道症状，但传染病多有明确的流行病学史，并有其特定的症状特点可资鉴别。

四、西医治疗

（一）感染后咳嗽

（1）生活方式调整：①保持室内空气湿润：使用加湿器或放置开水杯来增加室内湿度，帮助缓解咳嗽。②多饮水：水可以帮助稀释痰液，减少咳嗽的频率。③避免刺激性物质：尽量避免烟雾、尘埃和其他刺激性化学物质。

（2）物理治疗：①将热水袋敷在胸部，可以帮助缓解咳嗽引起的不适。②胸部按摩：轻柔地按摩胸部，有助于促进肺部气体流动，减轻咳嗽。

（3）药物治疗：①镇咳药物：如愈创甘油醚、右美沙芬等，可以帮助缓解咳嗽。②祛痰药物：如氨溴索、溴己新等，适用于咳嗽有痰的情况。③抗组胺药物：如氯雷他定等，可以减少过敏引起的咳嗽。

（4）避免自行用药：特别是抗生素和含有麻黄碱的药物，这些药物对感冒后咳嗽通常无效且有潜在不良反应。

（5）感染后咳嗽通常是自限性的，即使在不进行治疗的情况下，也可以在几周内自行缓解。然而，如果症状持续或加重，建议排除其他可能的疾病。

（二）上气道咳嗽综合征（UACS）

（1）病因治疗：①非变应性鼻炎以及普通感冒：推荐首选口服第一代抗组胺药和减充血剂治疗。②变应性鼻炎：推荐首选鼻腔吸入鼻用糖皮质激素和口服第二代抗组胺药治疗。③慢性鼻窦炎：细菌性鼻窦炎多为混合感染，抗感染是重要治疗措施。建议抗菌谱应覆盖革兰氏阳性菌、革兰氏阴性菌及厌氧菌，急性发作者应用≥2周，慢性者酌情延长使用时间。常用药物为阿莫西林克拉维酸、头孢类或喹诺酮类。长期低剂量的大环内酯类药物对慢性鼻窦炎的治疗作用有限，不建议作为常规治疗。联合鼻腔吸入鼻用糖皮质激素，疗程3个月以上。药物治疗还是手术治疗的效果更佳，目前尚无定论。内科治疗效果不佳时，建议咨询耳鼻咽喉科医师，必要时可经鼻内镜手术治疗。

（2）对症治疗：①鼻用减充血剂可减轻鼻黏膜充血水肿，有利于分泌物的引流，缓解鼻塞症状。鼻用减充血剂疗程一般<1周。建议联合应用第一代口服抗组胺药和鼻用减充血剂，疗程2～3周。②黏液溶解剂（羧甲司坦、厄多司坦）治疗慢性鼻窦炎可能使患者获益。③生理盐水鼻腔冲洗对慢性鼻窦炎治疗有效。

（三）咳嗽变异性哮喘

（1）推荐吸入ICS联合支气管舒张剂，如长效β_2受体激动剂（LABA）或单用ICS治疗。联合治疗比单用ICS或支气管舒张剂治疗能更快速有效地缓解咳嗽症状，但需要更多的临床研究证据。治疗时间8周以上，部分患者可能需要长期治疗或者按需间歇治疗，建议参考哮喘的治疗模式，治疗过程中评估患者的治疗反应，调整治疗方案。

（2）如果患者的症状或气道炎症较重，或对ICS治疗反应不佳时，可以短期口服糖皮质激素治疗（每天10～20mg，3～5天）或使用超微颗粒的吸入制剂。不推荐长期口服糖皮质激素治疗CVA。

（3）白三烯受体拮抗剂治疗CVA有效，能够减轻患者咳嗽症状，改善生活质量并减缓气道炎症。少数ICS治疗无效的患者，白三烯受体拮抗剂治疗可能有效。治疗疗程及对气道炎症的抑制作用仍有待进一步研究。

（四）嗜酸性粒细胞性支气管炎（EB）

EB对糖皮质激素反应良好，治疗后咳嗽很快消失或明显减轻。建议首选ICS治疗，持续应用8周以上。初始治疗可联合口服泼尼松每天10～20mg，持续3～5天。如果无效，应注意是否存在与嗜酸性粒细胞增高有关的全身性疾病，如嗜酸性粒细胞增高综合征、嗜酸性肉芽肿性多血管炎等。

（五）胃食管反流性咳嗽

（1）调整生活方式：对怀疑为GERC的患者，控制饮食、减重、抬高床头及避免睡前进食等有利于缓解症状。另外，需避免过饱，避免进食酸性、辛辣和油腻食物，避免饮用咖啡、酸性饮料及吸烟，避免剧烈运动。

（2）抑酸药物：推荐抑酸药物，如PPI和钾离子竞争性酸阻断剂，作为GERC的首选治疗方法。PPI的抑酸效果和症状缓解速度佳，但需餐前半小时或1小时服用。无PPI时也可选用H2受体拮抗剂。

（3）促胃动力药：促胃动力药对缓解GERD相关症状可能有效，建议对于GERC患者，可在抑酸基础上联用促胃动力药。抗反流治疗疗程至少8周，逐步减量。

（六）变应性咳嗽

吸入ICS和（或）口服抗组胺药物治疗4周以上，初期可短期口服小剂量糖皮质激素（3～5天）。

（七）其他慢性咳嗽

在这些咳嗽的治疗上，应先积极治疗原发疾病，并在此基础上对症治疗。例如：中心性肺癌伴随长期咳嗽的患者，要重点治疗肺部肿瘤，可采用手术切除、气管镜下治疗、放射治疗（放疗）、化学药物治疗（化疗）等，并可在此基础上应用右美沙芬之类的镇咳药；若咳嗽顽固，可考虑可待因等药物。对于服用ACEI类药物导致的长期咳嗽，其治疗重点在于停药，因服用药物而出现的咳嗽，大多数患者通过停服相关药物，可使咳嗽症状减轻或消失。因此，对于其他慢性咳嗽患者，咳嗽治疗的关键在于病因治疗。

第四节　中医辨证论治

一、辨证要点

（一）辨外感与内伤

外感咳嗽病程短，多为新病，病势急，常突然发生，伴有鼻塞流涕、恶寒发热、全身酸痛等肺卫表证，一般属于邪实；内伤咳嗽病程长，多为久病，病势缓，常反复发作，可伴有其他脏腑兼证，多为虚实夹杂，本虚标实。

（二）辨咳嗽特征

咳声高亢激扬者多属实证，咳声低弱无力者多属虚证。病势急骤而病程短暂者多为实证，病势缓慢而病程较长者多为虚证。咳嗽时作，白昼明显，鼻塞声重者，多为外感咳嗽；咳嗽连声重浊，晨起时阵发性加剧，痰出咳减者，多为痰湿咳嗽或痰热咳嗽；午后、黄昏咳嗽加重，或夜间有单声咳嗽，咳声轻微短促者，多属肺燥阴虚；夜卧咳嗽较剧烈，持续不断，伴有气喘者，为久咳致喘的虚寒证。

二、辨证治疗

（一）风袭肺络证

［证候］咽痒，痒即咳嗽，或呛咳阵作，气急，遇外界寒热变化、异味等因素突发或加重，多见夜卧晨起咳剧，呈反复性发作，舌苔薄白，脉弦滑。

［证候分析］风邪所致之络病，多位于体表阳络，风为阳邪，其性开泄，易使腠理疏泄而开张。故风邪外袭，首犯阳络，肺卫皮肤首当其冲，伤及肺络，气络之防御卫护功能减弱，宣发肃降功能失调，可致有形之气络绌急，气络收缩，迫气上逆而作咳。本证多见于西医临床感染后咳嗽、咳嗽变异性哮喘、嗜酸性粒细胞性支气管炎、变应性咳嗽等。

［治法］宣利肺气，疏风止咳。

［方药］止嗽散（《医学心悟》）加减。

桔梗 12g，荆芥 10g，紫菀 12g，百部 10g，白前 12g，甘草 6g，陈皮 10g。

［方解］方中紫菀、百部甘苦而微温，专入肺经，为止咳化痰要药。桔梗苦辛而性平，善于宣肺止咳；白前辛苦微温，长于降气化痰。两者协同，一宣一降，以复肺气之宣降，合君药则止咳化痰之力尤佳。荆芥辛而微温，疏风解表，以祛在表之余邪；陈皮行气化痰，二者共为佐药。甘草合桔梗以利咽止咳，兼能调和诸药，是为佐使之用。诸药配伍，肺气得宣，外邪得散，则咳痰咽痒得瘥。诚如《医学心悟》所

谓："本方温润和平，不寒不热，既无攻击过当之虞，大有启门驱贼之势。是以客邪易散，肺气安宁。"是治疗表邪未尽，肺气失宣而致咳嗽的基础方。

［加减］咽干者，加玄参、麦冬；咽痒明显者，加木蝴蝶、青果；偏于风寒者，加防风、生姜以散风寒；偏于风热、咽痛红肿者，加牛蒡子、射干、马勃以散风热；偏于痰热者，加黄芩、鱼腥草、金荞麦以清热化痰。

（二）胃气上逆证

［证候］阵发性呛咳，气急，咳甚时呕吐酸苦水，日间或直立位症状加重，平素上腹部不适，常伴嗳腐吞酸、嘈杂或灼痛，舌红，苔白腻，脉弦弱。

［证候分析］偏嗜肥甘厚味、辛辣炙煿，或饮酒成性，或素体脾虚，则痰湿、痰热内生，浸淫肺络，或发为咳，《仁斋直指方论》说："唯夫邪气伏藏，痰涎浮涌，呼不得呼，吸不得吸，于是上气促急。"污秽毒邪经脾胃转输至肺，气逆而上，肺络受损，失于宣降，气络逆乱，上冲气道，咳嗽不已。本证多见于西医临床慢性咳嗽之胃食管反流性咳嗽。

［治法］通络降逆，化痰止咳。

［方药］旋覆代赭汤（《伤寒论》）加减。

旋覆花 15g，代赭石 20g，法半夏 15g，党参 15g，干姜 10g，黄芩 12g，黄连 6g，枇杷叶 9g。

［方解］本方中旋覆花苦辛咸温，性主降，善于下气消痰、降逆止噫，重用为君。代赭石重坠降逆以止呃，下气消痰，为臣药。半夏祛痰散结、降逆和胃；生姜用量独重，和胃降逆，增半夏止呕之力，并可宣散水气以助祛痰之功；人参、大枣、炙甘草甘温益气，健脾养胃，以治中虚气弱之本，俱为佐药。炙甘草调和药性，兼作使药。诸药相合，标本兼治，共奏降逆化痰、益气和胃之功，使逆气得降、痰浊得消、中虚得复。

［加减］如反酸、烧心较甚者，加吴茱萸、黄连、煅瓦楞子以降逆制酸；若呃逆较重者，加丁香、柿蒂；痰多者，加款冬花、紫菀以化痰止咳；兼痰气交阻者，可合用半夏厚朴汤；兼寒热错杂者，合用半夏泻心汤（《伤寒论》）；兼肝胃不和者，可用柴胡疏肝散（《医学统旨》）合左金丸（《丹溪心法》）；兼胆胃郁热者，可用龙胆泻肝汤（《医方集解》）合温胆汤（《备急千金要方》）；兼胃阴不足者，可用沙参麦冬汤（《温病条辨》）。

（三）风袭肺窍证

［证候］鼻塞，鼻痒，喷嚏，清水样涕，咳嗽咳痰，平素怕风、怕冷、易感冒，四肢不温，疲倦乏力，舌淡暗，胖大，有齿印，苔薄白，脉沉细。

［证候分析］《黄帝内经》言："正气存内，邪不可干，邪之所凑，其气必虚。"因受凉引发鼻鼽，肺主宣发肃降，与脾共同协作，调节水液在体内的输布。病位主要在肺脾，脾胃不足、肺经受寒。阳气不足，水湿痰饮停留在三焦，上停在肺，则表现为咳嗽，流涕；停在中焦，脾胃虚寒，则表现为不思饮食，嗳气、疲倦乏力；停在下

焦，则大便稀溏。本证多见于西医临床慢性咳嗽之上气道咳嗽综合征。

［治法］益气固表，健脾通窍。

［方药］玉屏风散（《究原方》）合苍耳子散（《济生方》）加减。

黄芪 20g，白术 10g，防风 6g，辛夷 10g，白芷 15g，苍耳子 9g，薄荷 3g（后下）。

［方解］玉屏风散具有益气固表、止汗御风的功效。黄芪补气固表，白术健脾益气，防风祛风解表，三者合用可增强机体免疫力，防止外邪侵袭。辛夷、白芷与上述药材协同，增强散风寒、通鼻窍的效果；白术健脾益气，燥湿利水，黄芪补气升阳，促进气血生成与运行，高良姜散寒温中，与白术合用，健脾开胃，增强食欲；羌活解表散寒，祛风胜湿；蝉蜕、牡丹皮散风除热；甘草调和诸药，增强整体疗效，同时有助于健脾益胃；乌梅敛肺止咳，生津止渴，与甘草合用，可止咳化痰。诸药相合，标本兼治，共奏益气固表、祛风散寒、健脾开胃、调节气血之效。

［加减］鼻涕有清、浊之分，清者宜温宣，可加防风、白芷；浊者宜清，可选用蔓荆子、桑叶、连翘等药。火热甚者，加黄芩、栀子、鱼腥草；肺经湿热，郁热上蒸，清阳不升，不闻香臭者，可用辛夷散（《严氏济生方》）加减；伴有风邪搏结咽喉者，加僵蚕、蝉蜕；伴有痰气交阻于咽喉者，合用半夏厚朴汤（《金匮要略》）化裁。

（四）肝火犯肺证

［证候］上气咳逆阵作，咳时面红目赤，咳引胸痛，可随情绪波动增减，烦热咽干，常感痰滞咽喉，咯之难出，量少质黏，或痰如絮条，口干口苦，胸胁胀痛，舌质红，苔薄黄少津，脉弦数。

［证候分析］肝气郁结，气急上逆，木火过旺，循经上逆犯肺，伤肺之气络，灼肺之血络，使肺降不及，肺络失宣而作咳。

［治法］清泻肝络，降气止咳。

［方药］黛蛤散（《卫生鸿宝》）合黄芩泻白汤（《症因脉治》）加减。

桑白皮 15g，地骨皮 10g，黄芩 12g，青黛 10g，海蛤壳 10g，栀子 10g，牡丹皮 10g，浙贝母 30g。

［方解］方中青黛、蛤壳两味药具有清肝化痰的功效。青黛能够清热解毒，蛤壳则能化痰散结，二者合用，清肝之力更强，同时能化痰热。黄芩、桑白皮、地骨皮三味药则主要清泄肺热。黄芩苦寒，能清热燥湿；桑白皮甘寒，能泻肺平喘；地骨皮甘淡寒，能凉血退蒸。三药合用，共奏清泄肺热、止咳平喘之效。甘草具有和中养胃的作用，能够调和诸药，使泻肺而不伤津。

［加减］如反酸、烧心较甚者，加吴茱萸、黄连、煅瓦楞子以降逆制酸；若呃逆较重者，加丁香、柿蒂；痰多者，加款冬花、紫菀以化痰止咳；兼痰气交阻者，可合用半夏厚朴汤；兼寒热错杂者，合用半夏泻心汤（《伤寒论》）；兼肝胃不和者，可用柴胡疏肝散（《医学统旨》）合左金丸（《丹溪心法》）；兼胆胃郁热者，可用龙胆泻

肝汤（《医方集解》）合温胆汤（《备急千金要方》）；兼胃阴不足者，可用沙参麦冬汤（《温病条辨》）。

（五）肺阴亏耗证

［证候］干咳，咳声短促，痰少黏白，或痰中带血丝，或声音逐渐嘶哑，口干咽燥，常伴有午后潮热，手足心热，夜寐盗汗，口干，舌质红少苔，或舌上少津，脉细数。

［证候分析］肺主清肃，性喜柔润，肺阴不足，虚热内生，气机上逆，津为热灼，肺络受灼，肺之血络失于濡养，津亏气耗，甚则络伤血溢，致肺失滋润，肃降无权发为咳。

［治法］滋阴润肺，化痰止咳。

［方药］沙参麦冬汤（《温病条辨》）加减。

沙参 9g，麦冬 9g，玉竹 9g，天花粉 6g，桑叶 9g，甘草 6g，扁豆 9g。

［方解］方中北沙参与麦冬作为君药，均具有甘寒养阴、清热润燥之功效。北沙参补肺阴，清肺热；麦冬养阴润肺，清心除烦。玉竹与天花粉作为臣药，进一步加强君药的养阴生津、清热润燥作用。玉竹具有养阴润燥之效，天花粉则擅长清热生津。桑叶作为佐药，具有滋阴润燥之功。由于燥邪伤阴，脾胃运化功能亦受影响，故以生扁豆健脾胃、助运化，生甘草则益气培中、甘缓和胃。诸药相合，旨在恢复肺胃之阴液，清除燥热之邪，达到清养肺胃、生津润燥、育阴生津之目的。

［加减］若久热久咳，可用桑白皮易桑叶，加地骨皮以泻肺清热；咳剧者，加川贝母、杏仁、百部润肺止咳；若肺气不敛，咳而气促，加五味子、诃子以敛肺气；咳吐黄痰，加海蛤粉、知母、瓜蒌、竹茹、黄芩清热化痰；若痰中带血，加山栀子、牡丹皮、白茅根、白及、藕节清热凉血止血；低热，潮热骨蒸，酌加功劳叶、银柴胡、青蒿、白薇等以清虚热；盗汗，加糯稻根须、浮小麦等以敛汗。

三、预防与调护

1. 提高机体卫外功能，增强皮毛腠理适应气候变化的能力；积极预防上呼吸道感染，防止病原体进一步蔓延。体虚易感冒者常服玉屏风散加灵芝。

2. 改善环境卫生，消除烟尘和有害气体的危害，加强劳动保护；吸烟者戒烟；锻炼身体，增强体质，提高抗病能力。

3. 注意起居有节，劳逸结合，保持室内空气清新。

4. 忌食辛辣、香燥、肥甘厚味及寒凉之品；保持心情舒畅，避免性情急躁、郁怒化火伤肺；发病后注意休息，清淡饮食；多饮水，以利排痰。

5. 内伤咳嗽，缓解期进行长疗程的持续治疗，重点补益脾肾，取“缓则治其本”之义，补虚固本，以图根治。平时加强体育锻炼，适当进行室外活动，以增强体质，提高抗病能力。同时注意防寒保暖，在气候冷热变化时，及时增减衣服，避免雨淋受凉及过度疲劳。在感冒流行季节，要建议患者少去公共场所活动，防止交叉感染。

第二十章

肺结核病

第一节　概　述

一、西医学概述

肺结核病是由结核分枝杆菌引起的慢性感染性疾病，占各器官结核病总数的80%～90%，是最主要的结核病类型。痰中排菌者称为传染性肺结核病，除少数可急性发病外，临床上多呈潜伏性感染或者慢性发病过程。肺结核病的基本病理变化是炎性渗出、增生和干酪样坏死。肺结核最重要的传播途径为飞沫传播。肺结核的临床表现多种多样，发热是最常见症状，咳嗽、咳痰 2 周以上或痰中带血是肺结核的常见可疑症状。婴幼儿、老年人、HIV 感染者、免疫抑制剂使用者、慢性疾病患者等免疫力低下，是结核病的易感人群。肺结核病在全球范围仍然是最严重的公共卫生威胁之一，由于结核感染的特殊性，结核病防治仍面临巨大挑战与困难，离根除结核的目标还非常遥远。

二、中医学概述

肺结核病归属于中医学“肺痨”范畴。肺痨是由痨虫感染引起的具有传染性的慢性消耗性疾病，临床以咳嗽、咯血、潮热、盗汗以及身体逐渐消瘦为主要表现。中医学对肺痨的认识由来已久，其病名庞杂，各称谓的概念范围模糊不清，但大体可分为两类：一类以痨瘵为代表，因其虚损性而命名，如骨蒸劳、伏连、殗殜、无辜、劳嗽等；一类以传尸为代表，因其传染性而命名，如传尸、传尸痨、鬼疰、劳疰等。

“传尸”一词最早见于《中藏经》，因“感染尸气”而得名。《外台秘要》中也可见诸多关于传尸的论述。晋代葛洪在《肘后方》中将肺痨病称为“尸注”“鬼注”。唐代始见“殗殜”“伏连”之名，常在古籍中同时出现，《外台秘要》指出二者分别为传尸病的不同发病阶段，殗殜指传尸初起病邪轻浅者，即“传尸，亦名转注，以其初得，半卧半起，号为殗殜”。伏连乃传尸邪深病重者，即“内传五脏，名之伏连。不解疗者，乃至灭门”。《医心方》记载：“中华通曰传尸，蜀土都名瘦病，江左称为转注，野俗谓之伏练，下里名为殗殜，小儿乃曰无辜。”认为二者是由于地域语言习惯不同而称谓各异的。宋代始以“劳瘵”统诸称，元代《世医得效方》中将“劳瘵”之名衍化为“痨瘵”并沿用至晚清。直至清代，医家明确将“传尸”与“虚劳”相鉴别，如《程杏轩医案》提出：“传尸乃虚劳中另自一种，虚劳无虫，传尸有虫，虚劳不传染，传尸传染。但此病与虚劳形状仿佛，卒难认识。”而晚清由于受到西方医学的影响，将本病类同于肺结核，又因病位在肺，故通称为肺痨。因其病名繁杂，甚或与虚劳混而不分，且在历史发展过程中并非专门指代肺痨病，如《三因极一病证方论》中所说：“夫骨蒸、殗殜、复连、尸疰、劳疰、虫疰、毒疰、热疰、冷疰、食疰、鬼疰等，皆曰传尸者……大略令人寒热盗汗……或腹中有块，或脑后两边有小结核，连复数个，或聚或散，沉沉默默，咳嗽痰涎，或咯脓血，如肺痿、肺痈状；或复下利，羸瘦困乏，不自胜持，积月累年，以至于死，死后乃疰易傍人，乃至灭门者是也。”

病因病机方面，唐代王焘在《外台秘要》中提出“肺虫”致病说；宋代许叔微在《普济本事方》中明确“肺虫”蚀肺说；元代朱震亨在《丹溪心法》中提出“劳瘵主乎阴虚”之说；明代龚居中在《红炉点雪》中指出，劳伤精气血液为成痨之因；明代刘渊然在《上清紫庭追痨仙方》中指出，传尸痨瘵盖因气血凝而生虫所致；明代徐春甫在《古今医统大全》中指出元气精血的重要性，认为脾肾劳、忧思过则成痨；明代喻嘉言《医门法律》认为，瘀血日久，热蒸虫动则成痨瘵。其病因病机主要为虫、虚、瘀三方面，且三者互为因果。

中医治疗肺痨历史悠久，早在秦汉时期就已经有了与肺痨主症相类似的病证描述，如《灵枢》说“咳，脱形，身热，脉小以疾”，《素问》提出以“虚则补之”“劳者温之……损者补之”等温补之法为其总治则。此为后世治疗肺痨奠定了一定的理论基础。宋金元时期，医家对肺痨与虚劳的认知也愈发明确。南宋《仁斋直指方论》《三因极一病证方论》注重杀虫疗瘵；南宋张锐《鸡峰普济方》中提倡以“通神明、去恶气诸药”治痨；李东垣以脾胃立论，认为百病皆由脾胃衰而生；元代朱丹溪主张滋阴降火法治痨；元代葛可久的肺痨专著《十药神书》，用阶梯疗法以气血津液为考量论治肺痨。明清时期，古代医家对肺痨理、法、方、药的认识日趋系统完善。虞抟《医学正传》、李中梓《医宗必读》皆提出补虚杀虫为治疗肺痨的基本原则，汪绮石《理虚元鉴》中主张肺、脾、肾补虚治法，李梴《医学入门》强调以扶正祛邪之法治痨，龚居中《红炉点雪》提出益水清金降火的治疗原则，《针灸问对》《一见能医》皆推崇运用滋阴降火之法。清代李用粹的“痰瘀稽留”学说，以痰瘀立论治痨；周学海《读医随笔》以杀虫攻血说论治肺痨。综上可知，古代医家对肺痨的认识为后世治疗本病提供了理论基础和治法用药经验。

第二节　病因病机

一、西医病因病理

肺结核的传染源主要是结核病患者，飞沫传播是肺结核最重要的传播途径。传染性的大小除取决于患者排出结核分枝杆菌量的多少外，还与空间含结核分枝杆菌微滴的密度及通风情况，接触的密切程度和时间长短以及个体免疫力的状况有关。除遗传因素外，生活贫困、居住拥挤、营养不良等社会因素都影响机体对结核分枝杆菌的自然抵抗力。婴幼儿细胞免疫系统不完善，老年人、HIV 感染者、免疫抑制剂使用者、慢性疾病患者等免疫力低下，都是结核病的易感人群。

结核分枝杆菌在空气中的飞沫核中可存活数小时，被人体吸入呼吸道后，结核分枝杆菌被肺泡吞噬细胞吞噬后引起免疫应答。大部分感染者的宿主免疫应答抑制结核分枝杆菌的复制和传播，感染者不发病，处于结核潜伏感染状态。倘若免疫功能损害，便可导致受抑制结核分枝杆菌的重新活动和增殖，肉芽肿破裂，结核菌释放进入气道，演变为活动性结核，引起局部的播散和人际传播。基本病理变化是炎性渗出、增生和干酪样坏死。由于机体反应性、免疫状态、局部组织抵抗力的不同，入侵菌量、毒力、类型和感染方式的差别，以及治疗措施的影响，上述三种基本病理改变可以互相转化、交错存在。

二、中医病因病机

（一）正气虚弱，肺络失养

若先天禀赋不足，后天嗜欲无节、忧思劳倦，或大病久病失调，或外感久咳、胎产之后耗伤气血津液，或生活贫困、饮食营养不足，正气先虚，抗病力弱。肺络失养，终致痨虫乘虚伤人，发而为病。肺络受损，津液代谢失常，聚而为痰，血行不畅则成瘀。痰瘀壅塞肺络，使肺脏功能进一步受损。

（二）感染痨虫，肺络受损

痨虫（类似结核杆菌）侵袭人体肺部是发病的关键因素。痨虫具有较强的致病性，其侵入人体后，会直接损害肺络。肺络是气血津液运行的通道，痨虫的侵蚀致使肺络的气血运行失常，气血阻滞，肺络瘀滞，从而引发一系列病理变化。痨虫经口鼻侵袭肺脏，也可因他脏痨病经血脉流注于肺，痨虫损蚀肺叶。肺阴耗伤、肺络阴虚，肺失清肃而发生肺痨，痨虫致病最易伤阴动血。阴虚火旺，迫津外泄，则出现潮热、盗汗，损伤肺中络脉，则发生咯血。

由此可见，内外因素可以互为因果，但感染痨虫是发病关键，正气亏虚、肺络失养是肺痨发生发展的重要基础。正气旺盛，感染后不一定发病；正气亏虚，则感染后易于致病。同时，病情的轻重与内在正气的强弱有关。本病的病变部位在肺，与脾、肾两脏的关系最为密切，若久延而病重者，可以演变发展至肺、脾、肾三脏同病，兼及心、肝。

基本病机以痨虫损肺、肺阴亏虚为主，并可导致气阴两虚，甚则阴损及阳。病初肺体受损，肺阴被耗，肺失滋润，肺络失养，表现为肺阴亏损之候，继则肺肾同病，兼及心肝，而致阴虚火旺；或因肺脾同病，导致气阴两伤，肺络不固。病久肺、脾、肾三脏皆损，阴损及阳，出现阴阳两虚、血络失养。

第三节　西医诊断与治则

一、临床表现

肺结核病临床表现可分为全身症状和呼吸系统症状。发热为肺结核最常见的全身性毒性症状，多数为长期低热，常于午后或傍晚开始，次晨降至正常，可伴有倦怠、乏力、夜间盗汗，或无明显自觉不适；其他全身症状有食欲减退、体重减轻、妇女月经不调、易激惹、心悸、面颊潮红等轻度毒性和自主神经功能紊乱症状。咳嗽、咳痰两周以上或痰中带血是肺结核的常见可疑症状；咳嗽较轻，干咳或少量黏液痰；有空洞形成时，痰量增多，若合并其他细菌感染，痰可呈脓性；若合并支气管结核，表现为刺激性咳嗽；约 1/3 的患者有咯血，多数患者为小量咯血，少数为大咯血；结核病灶累及胸膜时可出现胸痛，为胸膜性胸痛，随呼吸运动和咳嗽加重；呼吸困难多见于干酪样肺炎和大量胸腔积液患者。

肺结核体征取决于病变位置、部位、范围或程度。病变范围较小时，可以没有任何体征；渗出性病变范围较大或干酪样坏死时，则可以有肺实变体征，如触觉语颤增强、叩诊浊音、听诊闻及支气管呼吸音和细湿啰音。较大的空洞性病变听诊也可以闻及支气管呼吸音。当有较大范围的纤维条索形成时，气管向患侧移位，患侧胸廓塌陷、叩诊浊音、听诊呼吸音减弱并可闻及湿啰音。结核性胸膜炎有胸腔积液体征：气管向健侧移位，患侧胸廓望诊饱满、触觉语颤减弱、叩诊实音、听诊呼吸音消失。支气管结核可有局限性哮鸣音。少数患者可以有类似风湿热样表现，称为结核性风湿症。

二、实验室及其他检查

（一）实验室检查

结核分枝杆菌涂片检查、结核分枝杆菌培养、结核分枝杆菌药敏测定、结核菌素皮肤试验是确诊肺结核病的主要方法，也是制订化疗方案和考核治疗效果的主要依据。结核分枝杆菌培养为痰结核分枝杆菌检查提供准确、可靠的结果，灵敏度高于涂片法，常作为结核病诊断的“金标准”。

（二）影像学检查

胸部X线检查是诊断肺结核的常规首选方法，可以发现早期轻微的结核病变，确定病变范围、部位、形态、密度、与周围组织的关系、病变阴影的伴随影像；判断病变性质、有无活动性、有无空洞、空洞大小和洞壁特点等。肺结核病变多发生在上叶的尖后段、下叶的背段和后基底段，呈多态性，即浸润、增殖、干酪、纤维钙化病变可同时存在，密度不均匀、边缘较清楚、病变变化较慢，易形成空洞和播散病灶。

胸部高分辨CT（HRCT）能提高分辨率，对病变细微特征进行评价，减少重叠影像，易发现隐匿的胸部和气管、支气管内病变，能早期发现肺内粟粒阴影和减少微小病变的漏诊；能清晰显示各型肺结核病变的特点和性质，与支气管关系，有无空洞以及进展恶化和吸收好转的变化；能准确显示纵隔淋巴结有无肿大。常用于对肺结核的诊断以及与其他胸部疾病的鉴别诊断，也可用于引导穿刺、引流和介入性治疗等。

（三）结核菌素试验

结核菌素试验对儿童、少年和青年的结核病诊断有参考意义，广泛应用于检出结核分枝杆菌。目前，世界卫生组织（WHO）推荐使用的结核菌素为纯蛋白衍化物（PPD）和PPD-RT23。结核分枝杆菌感染后需4～8周才能建立充分的变态反应，在此之前，结核菌素试验可呈阴性；营养不良、HIV感染、麻疹、水痘、癌症、严重的细菌感染包括重症结核病（如粟粒型结核和结核性脑膜炎）等，结核菌素试验结果则多为阴性或弱阳性。

（四）支气管镜检查

纤维支气管镜检查常应用于支气管结核和淋巴结支气管瘘的诊断，支气管结核表现为黏膜充血、溃疡、糜烂、组织增生、形成瘢痕和支气管狭窄，可以在病灶部位钳取活体组织进行病理学检查和结核分枝杆菌培养。对于肺内结核病灶，可以采集分泌物或冲洗液标本做病原体检查，也可以经支气管肺活检获取标本检查。

（五）γ-干扰素释放试验（IGRAs）

IGRAs通过特异性抗原ES-AT-6和GPP-10与全血细胞共同孵育，然后检测γ-干扰素水平或采用酶联免疫斑点试验（ELISPOT）测量计数分泌γ-干扰素的特异性T淋巴细胞，可以区分结核分枝杆菌自然感染、卡介苗接种和大部分非结核分枝杆菌感染，因此，诊断结核感染的特异性明显高于PPD试验。IGRAs被推荐用于对结核感染高危人群，特别是伴有免疫抑制的人群，进行筛查。但目前的IGRAs仍无法区分活动性结核病和潜伏结核感染，对潜伏感染转变为活动性结核病的风险无法进行预测。

三、诊断与鉴别诊断

（一）诊断

肺结核诊断标准：根据病史、影像学和结核菌检查结果，可将肺结核患者分为疑似病例、临床诊断病例和确诊病例。

1. 疑似病例诊断

①有肺结核可疑症状的，同时有与痰涂片阳性肺结核患者密切接触史或结核菌素皮肤试验（TST）强阳性或 γ- 干扰素释放试验（IGRA）阳性；②仅胸部影像学检查显示与活动性肺结核相符的病变。凡符合上列条件之一者为肺结核疑似病例。

2. 临床病例诊断

①痰涂片 3 次阴性，胸部影像学检查显示有与活动性肺结核相符的病变，且伴有咳嗽、咳痰、咯血等肺结核可疑症状；②痰涂片 3 次阴性，胸部影像学检查显示有与活动性肺结核相符的病变，且 TST 强阳性；③痰涂片 3 次阴性，胸部影像学检查显示有与活动性肺结核相符的病变，且 IGRA 或 TST 检查阳性；④痰涂片 3 次阴性，胸部影像学检查显示有与活动性肺结核相符的病变，且肺外组织病理检查证实为结核病变；⑤痰涂片 3 次阴性的疑似肺结核病例，经诊断性治疗或随访观察可排除其他肺部疾病者；⑥支气管镜检查符合气管支气管结核改变：单侧或双侧胸腔积液，胸腔积液检查提示渗出液，胸腔积液腺苷脱氨酶（ADA）明显升高，伴有 TST 阳性或 IGRA 阳性。凡符合上列条件之一者为肺结核临床病例。

3. 确诊病例

①凡符合下列三项之一者为痰涂片阳性肺结核病例：2 份痰标本直接涂片抗酸杆菌镜检阳性；1 份痰标本直接涂片抗酸杆菌镜检阳性，加肺部影像学检查符合活动性肺结核影像学表现；1 份痰标本直接涂片抗酸杆菌镜检阳性，加 1 份痰标本结核分枝杆菌培养阳性。②同时符合下列两项者为仅痰培养阳性肺结核：痰涂片阴性；肺部影像学检查符合活动性肺结核影像学表现，加 1 份痰标本结核分枝杆菌培养阳性。③肺部影像学检查符合活动性肺结核影像学表现，分子生物学检测阳性（如 PCR）。④肺或胸膜病变标本病理学诊断为结核病变者。

通过以上检查仍无法确诊者，可进行 TST 或 ICRAs 检测、胸部 CT、经支气管镜肺活检术（TBLB）、经皮或胸腔镜活检以协助诊断及鉴别诊断。

（二）鉴别诊断

1. 肺炎

主要与继发性肺结核鉴别。各种肺炎因病原体不同而临床特点各异，但大都起病急，伴有发热，咳嗽、咳痰明显，血白细胞和中性粒细胞数增高。胸部 X 线表现密度较淡且较均匀的片状或斑片状阴影，抗菌治疗后体温迅速下降，1～2 周左右阴影有明显吸收。

2. 慢性阻塞性肺疾病

多表现为慢性咳嗽、咳痰，少有咯血。冬季多发，急性加重期可以有发热。肺功能检查为阻塞性通气功能障碍。胸部影像学检查有助于鉴别诊断。

3. 支气管扩张

慢性反复咳嗽、咳痰，多有大量脓痰，常反复咯血。轻者胸部 X 线无异常或仅见肺纹理增粗，典型者可见卷发样改变；CT 特别是高分辨 CT，能发现支气管腔扩大，可确诊。

4. 肺癌

肺癌多有长期吸烟史，表现为刺激性咳嗽，痰中带血，胸痛和消瘦等症状。胸部 X 线或 CT 见肺癌肿块常呈分叶状，有毛刺、切迹。癌组织坏死液化后，可以形成偏心厚壁空洞。多次痰脱落细胞和结核分枝杆菌检查及病灶活体组织检查是鉴别的重要方法。

5. 肺脓肿

多有高热，咳大量脓臭痰。胸部 X 线表现为带有气液平的空洞，伴周围浓密的炎性阴影。血白细胞和中性粒细胞数增高。

6. 纵隔和肺门疾病

原发性肺结核应与纵隔和肺门疾病相鉴别。小儿胸腺在婴幼儿时期多见；胸内甲状腺多发生于右上纵隔；淋巴系统肿瘤多位于中纵隔，多见于青年人，症状多，结核菌素试验可呈阴性或弱阳性。皮样囊肿和畸胎瘤多呈边缘清晰的囊状阴影，多发生于前纵隔。

7. 其他疾病

肺结核常有不同类型的发热，需与伤寒、败血症、白血病等发热性疾病鉴别。伤寒有高热、白细胞计数减少及肝脾大等临床表现，易与急性血行播散型肺结核混淆。但伤寒常呈稽留热，有相对缓脉，皮肤玫瑰疹，血、尿、便的培养检查和肥达试验可以确诊。败血症起病急，寒战及弛张热型，白细胞及中性粒细胞数增多，常有近期感染史，血培养可发现致病菌。急性血行播散型肺结核有发热、肝脾大，偶见类白血病反应或单核细胞异常增多，需与白血病鉴别。后者多有明显出血倾向，骨髓涂片及动态胸部 X 线随访有助于诊断。

四、西医治疗

（一）化学治疗

肺结核化学治疗以早期、规律、全程、适量、联合为原则，起到杀菌、防止耐药菌、灭菌作用。整个治疗方案分强化和巩固两个阶段。常用抗结核药物包括异烟肼、利福平、吡嗪酰胺、乙胺丁醇、链霉素等。

（二）其他治疗

1. 对症治疗

肺结核的一般症状在合理化疗下很快减轻或消失，无需特殊处理。咯血是肺结核的常见症状，对于小量咯血，多以安慰患者、消除紧张、卧床休息为主，可用氨基己酸、氨甲苯酸、酚磺乙胺、卡巴克洛等药物止血。大咯血时可用垂体后叶素，垂体后叶素收缩小动脉，使肺循环血量减少而达到较好止血效果，但高血压、冠状动脉粥样硬化性心脏病、心力衰竭的患者和孕妇禁用。对于支气管动脉破坏造成的大咯血，可采用支气管动脉栓塞法。

2. 糖皮质激素

糖皮质激素治疗结核病的应用主要是利用其抗炎、抗毒作用。仅用于结核毒性症状严重者。必须确保在有效抗结核药物治疗的情况下使用。

3. 肺结核外科手术治疗

当前肺结核外科手术治疗主要的适应证是经合理化学治疗后无效、多重耐药的厚壁空洞、大块干酪灶、结核性脓胸、支气管胸膜瘘和大咯血保守治疗无效者。

第四节　中医辨证论治

一、辨证要点

（一）辨病变部位

肺痨的主要病位在肺，但常累及脾、肾等脏腑。若见咳嗽、咯血、胸痛等主要症状，病变多在肺；若兼见腰膝酸软、遗精等，可能涉及肾；出现纳呆、腹胀、便溏等症状，多与脾有关。例如，患者除咳嗽、咯血外，还有五更泄泻的症状，说明病变已累及脾肾。

（二）辨虚实

肺痨初期，痨虫侵蚀，肺络受损，正气抗邪，多表现为实证。如痰中带血、咳声响亮有力等。随着病情发展，阴虚内热之象逐渐显现，此时虚实夹杂。如既有咳嗽、咯血等实证表现，又有潮热、盗汗、消瘦等阴虚症状。病至后期，气血阴阳俱虚，以虚证为主。如患者身体极度消瘦、面色苍白、畏寒肢冷等。

（三）辨病情轻重

病情较轻时，患者可能仅有轻微咳嗽、小量咯血或低热。病情较重者，可出现大咯血、高热不退、呼吸急促，甚至出现肺不张、空洞等肺部严重病变。例如，一个患者偶尔有少量痰中带血，体力尚可，病情相对较轻；而另一个患者频繁咯血，量多，且伴有呼吸困难，病情则较重。

二、治疗原则

（一）补虚培元

通过补肺气、养肺阴、益脾气等方法，增强机体的抵抗力，促进肺络的修复与正气的恢复，为治疗肺痨的根本。常用的扶正药物有黄芪、人参、沙参、麦冬等，可根据患者的具体病情与体质进行辨证选用。

（二）抗痨杀虫

针对病因的治疗，应注重杀虫解毒与通络相结合。运用具有抗痨杀虫作用的药物，如百部、獭肝等，以清除痨虫，减少其对肺络的损害。同时，配合通络药物，如丹参、地龙等，改善肺络的气血瘀滞状态，使药物能够更好地到达病所，发挥治疗作用。

（三）化痰逐瘀

根据肺痨致津液输布失常、气血瘀滞的病理变化，采用化痰逐瘀之法。化痰药物可选用瓜蒌、贝母等，以清化痰浊，减轻咳嗽、咳痰症状；逐瘀药物如赤芍、桃仁等，能够活血化瘀，消散肺络瘀血。

三、辨证治疗

（一）肺阴亏损，肺络失养

［证候］干咳，咳声短促，或咯少量黏痰，或痰中带有血丝，色鲜红，胸部隐隐闷痛，午后自觉手足心热，或见少量盗汗，皮肤干灼，口干咽燥，疲倦乏力，纳食不香，苔薄白，边尖红，脉细数。

［证候分析］肺阴亏虚，虚热内灼，阴虚肺络失于濡润，则干咳，咳声短促；虚火灼津为痰，肺损络伤，故痰少黏白或见夹血；阴虚肺燥，津液不能濡润上承，肺络失于濡养，则咳声逐渐嘶哑，口干咽燥；阴虚火旺，故午后潮热，手足心热，颧红，夜寐盗汗；阴精不能充养而致形瘦神疲。舌质红，脉细数，均为阴虚内热之征。

［治法］滋阴润肺。

［方剂］月华丸（《医学心悟》）加减。

天冬 15g，麦冬 15g，生地黄 15g，熟地黄 15g，山药 15g，百部 15g，沙参 15g，川贝母 10g，阿胶 10g，茯苓 15g，三七 3g。

［方解］本方是治肺痨的基本方，具有补虚抗痨、滋阴镇咳、化痰止血之功。方中北沙参、麦冬、天冬、生地黄、熟地黄滋阴润肺；百部、獭肝、川贝母润肺止嗽，兼能杀虫；桑叶、白菊花清肺止咳；阿胶、三七止血和营；茯苓、山药健脾补气，以资生化之源。

［加减］若咳嗽频繁而痰少质黏者，加百合、杏仁、炙枇杷叶以润肺化痰止咳。痰中带血丝较多者，加白及、仙鹤草、白茅根、蛤粉炒阿胶等和络止血。若潮热骨蒸甚者，酌加银柴胡、地骨皮、功劳叶、青蒿等以清虚热。

（二）虚火灼肺，肺络瘀滞

［证候］呛咳气急，痰少质黏，或吐痰黄稠量多，时时咯血，血色鲜红，混有泡沫痰涎，午后潮热，骨蒸颧红，五心烦热，盗汗量多，口渴心烦，失眠，性情急躁易怒，或胸胁掣痛，男子可见遗精，女子月经不调，形体日益消瘦，舌红而干，苔薄黄

而剥，脉细数。

[证候分析] 因肺痨日久，肺之阴虚不复，肺络失养，久而及肾，致肺肾同病，或为青壮之年，纵情恣欲，耗精伤血，而成阴虚火旺之证。肺肾阴伤，虚火上炎，灼津为痰，痰滞肺络，肺络闭阻，故咳呛气息，痰少黏白或黄；虚火灼伤血络，则咯血；水亏火旺，则见午后颧红，口咽干燥，潮热骨蒸；阴虚火旺，迫津外泄而盗汗；舌红或绛，苔薄黄或剥，脉弦细数，均为阴虚火旺之象。

[治法] 滋阴降火。

[方剂] 百合固金汤（《慎斋遗书》）加减。

熟地黄 9g，生地黄 9g，当归身 9g，白芍 6g，甘草 3g，桔梗 6g，玄参 3g，贝母 6g，麦冬 9g，百合 12g。

[方解] 方中用百合、麦冬、玄参、生地黄、熟地黄滋阴润肺生津，当归身、芍药柔润养血，桔梗、贝母、甘草清热止咳。

[加减] 可加鳖甲、知母滋阴清热；百部、白及补肺止血，抗痨杀虫；龟甲、阿胶、五味子、冬虫夏草滋养肺肾之阴，培其本元。骨蒸劳热日久不退，可合用清骨散或秦艽鳖甲散。若火旺较甚，热势明显升高，酌加胡黄连、黄芩、黄柏等苦寒泻火坚阴。痰热蕴肺，咳嗽痰黄稠浊，酌加桑白皮、知母、金荞麦根、鱼腥草等清化痰热。咯血较著者，去辛窜之当归，加黑山栀、紫珠草、大黄炭、地榆炭等凉血止血；血出紫暗成块，伴胸胁掣痛者，可酌加三七、茜草炭、花蕊石、蒲黄、郁金等化瘀和络止血。盗汗甚者，可选加乌梅、煅牡蛎、麻黄根、浮小麦等敛营止汗。声音嘶哑或失音，可加诃子、木蝴蝶、凤凰衣、胡桃肉等润肺肾而通声音。

（三）气阴耗伤，肺络不固

[证候] 咳嗽无力，气短声低，咳痰清稀色白，量较多，偶或夹血，或咯血，血色淡红，午后潮热，伴有畏风，怕冷，自汗与盗汗可并见，纳少神疲，便溏，面色㿠白，颧红，舌质淡红，边有齿印，苔薄，脉细弱而数。

[证候分析] 肺主气，喜润恶燥，若痨虫侵蚀于肺，先伤肺阴，再耗肺气，气阴亏耗，肺络不固，清肃之令不行，则肺气上逆而咳。肺气虚故咳嗽无力，气短声低，神疲乏力；咳久损伤肺络，故偶有咯血；气虚卫外不固而自汗；阴虚火旺，迫津外泄则盗汗；肺虚及脾，子盗母气，则肺脾同病，脾失运化而聚湿生痰，故咳痰清稀；脾气虚，运化无力，则食少腹胀便溏；舌质嫩，苔薄，脉弱而数均为气阴两虚之象。

[治法] 益气养阴。

[方剂] 保真汤（《劳证十药神书》）加减。

当归 9g，人参 9g，生地黄 9g，熟地黄 9g，白术 9g，黄芪 9g，赤茯苓 5g，白茯苓 5g，天冬 6g，麦冬 6g，赤芍 6g，白芍 6g，知母 6g，黄柏 6g，五味子 6g，柴胡 6g，地骨皮 6g，甘草 6g，陈皮 5g，厚朴 5g。

[方解] 方中党参、黄芪、白术、茯苓、甘草补肺益脾，培土生金；天冬、麦冬、

生地黄、熟地黄、当归、白芍以育阴养营，填补精血；地骨皮、黄柏、知母、柴胡、莲心以滋阴清热；厚朴、陈皮理气运脾。

［加减］可加白及、百部以补肺杀虫。咳嗽痰稀，可加紫菀、款冬花、紫苏子温润止嗽。夹有湿痰症状者，可加半夏、陈皮以燥湿化痰。咯血量多者，可酌加花蕊石、蒲黄、仙鹤草、三七，配伍补气药以止血摄血。如纳少腹胀，大便溏薄等脾虚证明显者，酌加扁豆、薏苡仁、莲子肉、山药等甘淡健脾。慎用地黄、阿胶、麦冬等滋腻之品，以免妨碍脾之健运，必要时可佐陈皮、麦芽等以助脾运。

（四）阴阳两虚，血络失养

［证候］咳逆喘息，少气，咳痰色白有沫，或夹血丝，血色暗淡，潮热，自汗，盗汗，声嘶或失音，面浮肢肿，心慌，唇紫，肢冷，形寒，或见五更泄泻，口舌生糜，大肉尽脱，男子遗精，女子经闭，舌质淡胖，边有齿印，苔白，脉微细而数，或虚大无力。

［证候分析］此型多为肺痨经久不愈，阴损及阳而致，多属本病的后期危证。肺虚气逆，则咳逆喘息，痰呈泡沫状；肺络受损，则痰中带血；脾肾阳虚，络虚不荣，则形寒自汗，或有浮肿、腹泻等症；肺肾阴虚，声道失润，故形体消瘦，声音嘶哑；舌质淡而少津，苔光剥，脉微数或虚数无力，均为阴阳两虚之象。

［治法］滋阴补阳。

［方剂］补天大造丸（《奇方类编》）加减。

党参 30g，黄芪 30g，白术 30g，山药 20g，茯苓 15g，白芍 30g，地黄 30g，当归 20g，枸杞子 30g，龟甲 30g，鹿角胶 30g，紫河车 30g，枣仁 15g，远志 30g。

［方解］全方肺脾肾兼顾，阴阳双补。方中党参、黄芪、白术、山药、茯苓以补肺脾之气；白芍、地黄、当归、枸杞子、龟甲培补阴精以滋养阴血；鹿角胶、紫河车助真阳而填精髓；枣仁、远志敛阴止汗，宁心止悸。

［加减］若肾虚气逆喘息者，配胡桃仁、冬虫夏草、蛤蚧、五味子等摄纳肾气以定喘。阳虚血瘀水停者，可用真武汤合五苓散加泽兰、红花、北五加皮温阳化瘀行水。五更泄泻者，配用煨肉豆蔻、补骨脂以补火暖土，此时忌投地黄、阿胶、当归等滋腻润肠之品。

四、预防与调护

《中华人民共和国传染病防治法》规定，肺结核属乙类传染病。各级医疗机构要专人负责，做到及时、准确、完整地报告肺结核疫情，同时做好转诊工作。

1. 控制传染源：及早发现痰菌阳性结核患者，积极彻底治疗，控制传染源。

2. 保护易感人群：接种卡介苗是预防肺结核病最有效的办法。新生儿出生时接种，可获得免疫力，每 5 年补种，直至 15 岁。对有感染结核杆菌好发因素者如 HIV 感染者，且结核菌素试验阳性，酌情预防用药。

3. 切断传播途径：处理好患者的痰液，用2%甲酚皂消毒。活动期患者戴口罩，不随地吐痰，避免大笑和情绪激昂地讲话；保持室内通风，空气清洁，可用紫外线照射消毒等。

4. 加强对患者卫生宣传教育，多食富有营养之品，多户外活动，保持心情舒畅，锻炼身体，促进康复。

第二十一章

慢性阻塞性肺疾病

第一节　概　述

一、西医学概述

慢性阻塞性肺疾病（chronic obstructive pulmonary disease，COPD），简称慢阻肺，是一种异质性肺部疾病，由有毒颗粒或气体引起的气道异常或肺泡异常并导致持续性（常为进展性）气流阻塞。慢性阻塞性肺疾病的特征是持续存在的气流受限和相应的呼吸系统症状，其病理学改变主要是气道和（或）肺泡异常，通常与显著暴露于有害颗粒或气体相关，遗传易感性、异常的炎症反应与肺异常发育等众多宿主因素参与发病过程，严重的合并症可能影响疾病的表现和病死率，上述因素决定了慢性阻塞性肺疾病存在明显的异质性。慢性阻塞性肺疾病又是一种严重危害人类健康的常见病，严重影响患者的生命质量，是导致死亡的重要病因，并给患者及家庭，以及社会带来沉重的经济负担。根据全球疾病负担调查，慢性阻塞性肺疾病是我国 2016 年第 5 大死亡原因，2017 年第 3 大伤残调整寿命年的主要原因。WHO 关于病死率和死因的最新预测数字显示，随着发展中国家吸烟率的升高和高收入国家人口老龄化的加剧，慢性阻塞性肺疾病的患病率在未来 40 年将继续上升，预测至 2060 年，死于慢性阻塞性肺疾病及其相关疾病的患者数超过每年 540 万人。可见，慢性阻塞性肺疾病不仅在全世界范围内是一种发病率、致残率及病死率均很高的重大呼吸慢病，而且其流行趋势显示，慢阻肺的发病率及其导致的致死率仍在继续上升，慢性阻塞性肺疾病的防控面临着非常严峻的形势。

二、中医学概述

根据慢阻肺的主要临床表现，其归于中医“肺胀”范畴。“肺胀”一词早在《黄帝内经》中就已出现，胀的主要含义是肿胀或胀满，即“排脏腑而郭胸胁，胀皮肤”

的一种病理症状或状态。肺主气，司呼吸，呼出浊气，吸入清气，各种致病因素导致肺脏肿胀或胀满，肺气不降，即为肺胀。肺胀既表示肺胀病的临床症状之一，又表示发生在肺脏之胀病之名。后世医家著作中，又可见其作为病机、病症之名等含义出现。东汉张仲景明确了“肺胀”的病名，把肺胀作为一个独立的疾病进行研究。《金匮要略·肺痿肺痈咳嗽上气病脉证治》说：“上气，喘而躁者，属肺胀，欲作风水，发汗则愈。”“肺痈，胸满胀，一身面目浮肿，鼻塞清涕出，不闻香臭酸辛，咳逆，上气，喘鸣迫塞，葶苈大枣泻肺汤主之。”又如：“咳而上气，此为肺胀，其人喘，目如脱状，脉浮大者，越婢加半夏汤主之。”再如：“肺胀，咳而上气，烦躁而喘，脉浮者，心下有水，小青龙汤加石膏汤主之。”“上气面浮肿，肩息，其脉浮大不治，又加利尤甚。”以上提出了肺胀的主症为肺部胀满、咳嗽、喘，还有烦躁、短气、目如脱状、脉浮等。诸多对《金匮要略》进行注释的著作，皆效仿仲景之义，将“肺胀”作为病名来分析其病因病机、症状与治法。如清代陈念祖《金匮要略浅注》曰：“此详肺胀证，而出其正治之方也。”周扬俊《金匮玉函经二注》言：“太阳病，骨节痛，咳而喘，不渴者，此为肺胀，其状如肿，发汗则愈。”吴谦《医宗金鉴》言：“此又详申风水、皮水、黄汗、肺胀四证之治法也。”本句“肺胀”与风水、皮水、黄汗同为疾病病名而论。林珮琴《类证治裁》言咳嗽时，分别列出嗽、喘嗽、劳嗽、哑嗽、肺胀、嗽吐等论治方法，可见此处亦将“肺胀”作为病名理解，且与咳嗽病归属一类。

隋代巢元方首推“肺胀”属病机范畴，《诸病源候论》曰：“肺主于气，邪乘于肺则肺胀，胀则肺管不利，不利则气道涩，故气上喘逆，鸣息不通。”此处“肺胀”既为邪气乘肺致肺气胀满之证候而言，又为上气喘逆之机理而论。又“肺主气，肺气有余，即喘咳上气。若又为风冷所加，即气聚于肺，令肺胀，即胸满气急也”，此处“肺胀”与上一处条文中代表的含义相同，当证候与病机而论。南宋杨士瀛在《仁斋直指方论》中言：“有水气乘肺而喘者，有惊忧气郁肺胀而喘者。”元代朱丹溪云“咳嗽有风寒、痰饮、火、劳嗽、肺胀”，“肺胀而嗽，或左或右，不得眠”，皆作病机而论。明代方有执的《伤寒论条辨》言：“胸满者，肺胀也。”此处“肺胀”为病机，即由肺气胀满所致的胸膈胀满之症。清代黄元御的《伤寒悬解》载“或火升金燥而为渴，或气阻肺胀而为喘”，认为火升金燥是渴证之发病机理，气阻肺胀则为喘证之发病机理，即“肺胀”作为病机而论。《伤寒悬解》又言：“太阳与阳明合病，经迫腑郁，胃逆，肺胀，故喘而胸满。”此处“肺胀”既为病名之义，又有致喘而胸满之病机义。清代陈修园的《医学实在易》说：“实证非气闭不开即肺胀不约。”慢阻肺的临床表现及疾病发作特点与中医学关于肺胀的记载描述具有相似性，汲取历史上关于肺胀记载的文献精华，加以传承创新，对于提高慢阻肺的中西医结合治疗水平具有重要的理论与临床价值。

第二节　病因病机

一、西医病因病理

（一）病因

吸烟是引起慢阻肺最常见的危险因素，Fletcher 等对西方人进行的一项为期 8 年的前瞻性研究表明，吸烟者 FEV1 平均下降每年 60mL，明显高于正常人（每年 30mL），戒烟后 FEV1 下降率减慢。然而，大约 1/6 的慢阻肺患者从未吸烟。大量吸烟者 FEV1 可以正常，仅有 15%～20% 的吸烟者患慢阻肺，提示吸烟是否引起慢阻肺可能还与遗传易感性有关。其他危险因素包括职业环境或室内外空气污染导致的燃料烟雾、粉尘及其他有害颗粒或气体吸入，被动吸烟，呼吸道高反应性，反复呼吸道感染（特别是幼年时的感染），出生时低体重或幼年营养不良，慢阻肺家族史和不良的社会经济状况等。

（二）病理

慢阻肺包括三种重叠状态，即气道黏液高分泌、慢性细支气管炎和肺气肿。

1. 大气道病变

大气道指气管、支气管和呼气相内径大于 2mm 的细支气管。大气道病变主要表现为气道黏液高分泌和黏液纤毛功能障碍，常见的病理改变有黏液腺增生、浆液腺管的黏液腺化生、腺管扩张、杯状细胞增生、鳞状细胞化生和气道平滑肌肥大，支气管黏膜上皮细胞的纤毛发生粘连、倒伏、脱失，纤毛细胞数减少，异常纤毛的百分率明显增加，纤毛结构异常发生在干和顶部，包括纤毛细胞空泡变性、细胞膜凸出、形状改变等。

2. 小气道病变

呼气相内径小于 2mm 的细支气管。小气道病变主要表现为管壁单核巨噬细胞和 $CD8^{+}$T 淋巴细胞浸润、杯状细胞化生、平滑肌增生及纤维化，管腔扭曲狭窄、腔内不同程度黏液栓形成。

3. 肺气肿的形成

肺气肿是指终末细支气管远端部分（包括呼吸性细支气管、肺泡管、肺泡囊和肺泡）膨胀，并伴有气腔壁的破坏。肺气肿根据病变部位分为小叶中央型（呼吸性细支气管膨胀，肺泡管和肺泡基本正常）和全小叶型肺气肿。目前认为，这两种类型在吸烟引起的阻塞性肺气肿中可混合存在，但以哪种为主存在个体差异。

二、中医病因病机

基于肺络病证治提出慢阻肺之“气络－气道－血（脉）络”传变规律，宗气积聚于胸中，通过节律性的鼓动作用产生吸清呼浊的呼吸运动，宗气贯心脉分为营卫之气，营卫循脉运行是进一步实现清浊之气交运的关键因素。本病早期表现为宗气虚，气虚则血运不畅，化血不足，脉络中血液凝聚，已存在气血瘀滞的早期表现，由此产生的痰饮、瘀血等病理产物是推动慢阻肺病程不断进展的重要因素，后期出现脉络瘀阻、瘀血化水之变。宗气虚滞，贯心脉化生营卫之气不足，卫气司开阖调节气道舒缩功能失常，加之宗气亏虚，脾阳运化功能减弱又易生痰饮，痰饮阻滞气道而形成气道壅阻、绌急之变。宗气虚极下陷，不断耗伤肾中元气，日久病变则由肺及肾，出现肺肾两脏亏虚。肺胀久病而致肺虚，原有脾湿生痰，痰浊潴留，复感外邪，痰瘀互结，肺气胀满则喘急。急性期主要在本虚基础上外邪犯肺，初起多在气分，病延则耗伤正气，正虚邪恋，殃及肺络，由气入血，致使气虚为瘀，津聚成痰，阻塞气道，导致病情加重、反复。

（一）络气不足，络脉瘀阻

宗气亏虚，甚则虚而下陷，运转斡旋气机的动力不足而出现虚滞胀满的状态；络脉失于荣养，络中气虚运血无力，影响络中气血的运行而导致络病的发生。肺系疾患日久或迁延失治，损伤正气，脏腑气血功能紊乱，致使气机郁滞。脾虚生湿，凝湿成痰，肺虚津液输布失调，痰阻气道，加之肺气上逆，肾阳虚弱不能温化水湿，湿聚成痰，痰阻脉络，血行缓慢不畅，终致络脉瘀阻。肾不纳气，而发喘息。脾胃共居中焦，气升降之枢纽，脾主升清，胃主降浊，气机紊乱，清阳陷于下，浊气积于上，则有饮食呛咳，呼吸困难。络脉失养则不能荣养肺气，使得肺之肃降不能，肾失摄纳，则变生气喘等症。

（二）外寒内饮，络气郁滞

肺主通调水道，脾主运化水湿，肾主水，三焦是水液代谢的通道，肺、脾、肾、三焦的功能失调，会导致人体水液代谢障碍而形成水饮。外有表寒侵袭气络，里有水饮，外寒引动水饮，饮阻气道，肺气不宣，故咳嗽、喘息气急，痰多泡沫；表寒外束，郁闭肺卫，故无汗恶寒，身体疼痛而重；肺失宣降，不能通调水道，则咳喘。

（三）痰浊阻络，脉络瘀阻

素体肥胖多湿，且嗜食肥甘厚味，或脾虚运化无力，水谷精微不化而成痰浊阻碍气机，影响络脉的布散。湿阻脉道或脉中血热互结，均可导致络中气血的运行失常。络脉气血亏虚，运化无力，致使痰浊留滞络脉；络道瘀滞导致卫气不贯，血气不行，凝血不散，则津液失渗，停而为痰为饮，痰浊又可作为继发性致病因素损伤脉络形体，引起脉道狭窄而发为脉络瘀阻，血液运行障碍，经络阻滞。络脉瘀阻，内生邪气，多留滞不去进而影响气血的运行。气血运行不畅，痰阻胸肺经络，则胸闷气短，咳吐痰涎，纳呆少食。

（四）痰热阻络，脉络瘀阻

痰浊壅阻气道，常因反复咳嗽咳痰招致外邪侵袭，痰浊可迅速转化为痰热，表现为痰热壅肺证。引起气道损伤、气络虚滞与脉络血凝并存，引起肺换气转血功能障碍，出现咳嗽，咳黄痰，痰少质黏或咳吐黄痰，喘憋，短气不足以息等痰热壅阻气道表现。

第三节　西医诊断与治则

一、临床表现

起病隐匿，多于中年以后发病，常有反复急性加重，好发于秋、冬寒冷季节。慢性咳嗽、咳痰通常为首发症状，少数病例不伴咳痰，也有少数病例虽有明显气流受限但无咳嗽症状。痰为白色泡沫痰或黏液性痰，合并感染时痰量增多，常有脓性痰。气促或呼吸困难是慢阻肺的典型症状，早期仅于劳动时出现，后逐渐加重，以致日常活动甚至休息时也感气促。部分患者，特别是重症患者，可伴喘息、胸闷，通常于劳动后发生。晚期患者常有体重下降、食欲减退、精神抑郁和（或）焦虑等，合并感染时可咳脓痰或咯血。随病情进展，后期出现低氧血症和（或）高碳酸血症，可并发慢性肺源性心脏病和右心衰竭。

慢阻肺早期，体征可不明显，随疾病进展表现为肺气肿体征——桶状胸，早期深慢呼吸，后期呼吸变浅，频率增快，辅助呼吸肌参加呼吸，重症可见胸腹矛盾运动及剑突下心尖搏动。

二、实验室及其他检查

（一）肺功能检查

稳定期肺通气功能检查表现为支气管舒张后 FEV1/FVC＜0.7。如果一次检查 FEV1/FVC 处于临界值 10% 范围内，建议进行至少第二次的肺功能检查。根据阻塞程度及是否合并肺气肿，可以出现 FEF 25%～75% 降低、肺总量（TLC）增加、FEV 下降、IC 降低、残气量（RV）及 RV/TLC 增加等。根据 FEV1 占预计值百分比，评估气流受限严重程度。一氧化碳弥散量（DLCO）和比弥散（DLCO 与肺泡通气量 VA 之比）降低。慢阻肺支气管舒张试验可以阳性，特别是未治疗前或急性加重时。

（二）胸部 X 线

慢阻肺早期，胸部 X 线可无明显变化。典型 X 线征为肺过度充气，肺容积增大，胸腔前后径增长，肋骨走向变平，肺野透亮度增高，横膈位置低平，心脏悬垂狭长；肺门血管纹理呈残根状，肺野外周血管纹理纤细稀少等，有时可见肺大疱形成。并发肺动脉高压和肺源性心脏病时，除右心增大外，还可见肺动脉圆锥膨隆、肺门血管影扩大及右下肺动脉增宽等。

（三）胸部 CT

一般不作为常规检查，高分辨率 CT（HRCT）对辨别小叶中央型或全小叶型肺气肿、确定肺大疱的大小和数量有很高的敏感性和特异性，还可以判断是否存在支气管扩张。HRCT 对预计肺大疱切除或外科减容手术等有一定价值。

（四）动脉血气分析

慢阻肺首先表现为轻中度低氧血症。随疾病进展，低氧血症逐渐加重，合并高碳酸血症。慢阻肺急性加重期，更易发生低氧和 CO_2 潴留。部分患者在运动和睡眠过程中，动脉血氧分压（PaO_2）可进一步下降，有时睡眠较运动时更为明显。

（五）睡眠呼吸监测

睡眠呼吸监测适用于临床怀疑睡眠呼吸暂停或者存在与清醒时动脉血氧水平矛盾的低氧血症（清醒时血氧水平基本正常，但出现缺氧后果，如血红蛋白增高或肺动脉高压、肺心病等）。

（六）其他检查

并发感染时，痰培养可检出各种病原菌，常见为肺炎链球菌、流感嗜血杆菌、卡他莫拉菌、肺炎克雷伯菌、支原体、衣原体、病毒等，革兰氏阴性杆菌的比例高于社区获得性肺炎。部分急性发作者血白细胞增多，CRP 和 PCT 增加等。慢性缺氧者的血红蛋白增多，合并肺心病者血黏度增高。早年出现严重肺气肿者，α1- 抗胰蛋白酶量或活性可能降低，该病多见于白种人。

三、诊断与鉴别诊断

（一）诊断

具有以下特点的患者应该考虑慢阻肺临床诊断：慢性咳嗽、咳痰、进行性加重的呼吸困难及有慢阻肺危险因素（即使无呼吸困难症状）。确诊需要肺功能检查，稳定期使用支气管扩张剂后，FEV1/FVC＜70% 或低于正常值的 5% 下限（5% LLN），可以确认存在不可逆的气流受限。根据 FEV1 占预计值的百分比进行功能分级。如果一次测定 FEV1/FVC 在 70%±10% 范围内，建议重复测定，避免过度诊断和漏诊。

（二）鉴别诊断

慢性支气管炎、支气管哮喘均可出现慢阻肺的病理表现。三者既有联系，又有区别，不可等同。慢性支气管炎在并发慢阻肺前，病变主要限于支气管，可有阻塞性通气障碍，但程度较轻，弥散功能一般正常。支气管哮喘发作期表现为阻塞性通气障碍和肺过度充气，气体分布可严重不均。但上述变化可逆性较大，对吸入支气管扩张剂的反应较好。弥散功能障碍也不明显。而且支气管哮喘的气道反应性明显增高，肺功能昼夜波动也大，为其特点。慢阻肺多表现为逐渐加重的活动性呼吸困难，在充分舒张气管后进行肺通气功能检查提示 FEV1/FVC 小于预计值的 70%，并需排除其他引起气管阻塞的疾病。

四、治疗原则

慢阻肺强调全程管理。短期目标为减轻症状，提高运动耐量，改善健康状态；长期目标包括预防疾病进展，预防和治疗急性加重，降低病死率，识别及治疗并发症，减少治疗的不良反应。临床处理一共分 4 个部分，分别为病情评估和监测、减少危险因素、稳定期治疗和急性加重期治疗。

（一）病情评估和监测

COPD 的严重程度应根据气流受限严重度、临床症状、急性加重风险及合并症进行综合评估。

1. 慢阻肺综合评估

GOLD2023 推荐根据近 1 年急性加重次数评估未来风险，根据调整的英国医学研究委员会呼吸困难量表（mMRC）和 COPD 评估测试（COPD assessment test，CAT）评估症状。mMRC 反映呼吸困难程度，CAT 评分综合反映临床症状严重度，较 mMRC 更全面，推荐优先使用。据此将慢阻肺分为 A、B、E 三组。

2. 慢阻肺气流受限严重程度分级

应用支气管扩张剂后 FEV1/FVC＜70% 的患者，根据 FEV1 占预计值百分比将慢阻肺气流受限严重度分为 4 级。

3. 慢阻肺分期

按病程可分为稳定期和急性加重期。GOLD2023 将慢性阻塞性肺疾病急性加重期（AECOPD）定义为一种急性起病的过程，其特征是患者呼吸系统症状恶化，超出日常的变异，并需要改变药物治疗（包括增加支气管扩张剂的种类和剂量，使用抗生素或全身糖皮质激素）。稳定期则指患者咳嗽、咳痰、气短等症状稳定或症状轻微。

（二）慢阻肺稳定期治疗

慢阻肺患者确诊后，根据 A、B、E 分组有一个初步的推荐用药（支气管扩张剂），原则上根据患者的具体情况先选择一个治疗方案，然后随访患者的治疗反应和效果，再进行调整。在评估的过程中，需要注意是否有合并症和并发症，根据患者的可治疗特质、对吸入装置的掌握情况、最大吸气流速、手口协调等选择药物。随访如果症状和肺功能有改善，没有明显不良反应，可以维持原先的治疗方案；如果效果不明显或出现不良反应，可以更换方案，以及替换装置和使用不同分子的药物。

1. 药物治疗

现有药物治疗可以减少或者消除患者症状，提高活动耐力，减少急性发作次数和严重程度，以及改善健康状态。吸入治疗为首选，必须教育患者正确使用各种吸入器，向患者解释治疗的目的和效果有助于患者坚持治疗。GOLD2023 推荐按病情分组治疗，根据患者的症状严重程度、急性加重风险、药物可获得性及患者对药物疗效反应，选择个体化治疗方案。

（1）支气管扩张剂：慢阻肺的基础治疗药物。临床常用的支气管扩张剂有两类：β2受体激动剂、胆碱能受体阻断剂。两种药物的受体分布部位有所不同，联合应用有协同作用，长效制剂优于短效制剂。支气管扩张剂最重要的作用是松弛平滑肌及改善呼吸过程中的残气量。

（2）吸入糖皮质激素（ICS）：外周血嗜酸性粒细胞计数＞300μL 的患者可以考虑加用 ICS（计数越高，ICS 带来的获益越明显）。另外，反复急性加重（≥2 次 / 年中度急性加重或一次需住院）和严重气流受限（FEV1＜60% 预计值），不能被长效支气管扩张剂控制的重度以上患者有联合吸入 ICS 的指征。推荐吸入 ICS 和长效 β2 受体激动剂（LABA）联合制剂（ICS+LABA），避免吸入单药 ICS 治疗慢阻肺。使用 ICS+LABA 后症状不能较好控制时，可以加用 LAMA 或换用 LABA+LAMA，并继续观察和调整。

（3）磷酸二酯酶 4（PDE4）抑制剂：慢性支气管炎、重度和极重度气流受限同时有反复急性加重，不能被长效支气管扩张剂控制的患者被推荐使用 PDE4 抑制剂。

（4）全身糖皮质激素应用：不推荐慢阻肺稳定期患者长期口服糖皮质激素治疗。急性发作期可以短期使用。

（5）祛痰和镇咳：应用祛痰药似乎有利于呼吸道分泌物引流，改善通气，但除有黏痰患者获益外，效果并不十分确切。祛痰剂仅用于痰黏难咳者，不推荐常规使用。镇咳药可能不利于痰液引流，应慎用。

（6）抗氧化剂：应用抗氧化剂如 N– 乙酰半胱氨酸、羧甲司坦等可减少慢阻肺急性加重次数，减轻症状。

（7）免疫调节剂：对减少慢阻肺急性加重频率及其严重程度可能具有一定的作用，如泛福舒等。

2. 非药物治疗

非药物治疗主要包括呼吸康复、氧疗、手术和经面罩无创正压通气（noninvasive positive pressure ventilation，NPPV）治疗。部分慢阻肺缓解期患者，特别是白天有明确高碳酸血症者，应用 NPPV 可以延长生存期，减少住院风险。

（三）慢阻肺急性加重期治疗原则

增加支气管扩张剂种类和剂量，口服或静脉使用茶碱和激素，有感染征象者用抗生素，经鼻高流量、无创及有创机械通气，能改善动脉血气，降低死亡率，缩短气管插管时间，减少住院天数。

第四节　中医辨证论治

一、辨证要点

（一）首辨急性发作期和稳定期

急性加重期病机为痰（痰热、痰浊）阻或痰瘀互阻，常兼气虚或气阴两虚，虚实相互影响。常见风寒袭肺、外寒内饮、痰热壅肺、痰湿阻肺、痰蒙神窍等证。

稳定期常见肺气虚、肺脾气虚、肺肾气虚、肺肾气阴两虚等证。稳定期以虚为主，常见肺气虚证、肺脾气虚证、肺肾气虚证、肺肾气阴两虚证，以后三者常见，虚证常兼有痰浊、血瘀。

（二）次辨痰热、痰浊

痰浊多为咳嗽，喘息气急，痰多，痰白稀薄、泡沫，胸闷，痰易咯出，喉中痰鸣不能平卧，舌苔白滑，脉弦紧。痰热多为咳嗽，喘息，胸闷，痰多，痰黄黏干，咳痰不爽，舌质红，舌苔黄腻脉滑数。

（三）再辨肺脾肾虚

肺气虚多为咳嗽，乏力，易感冒，喘息，气短，动则加重，神疲，自汗，恶风，舌质淡，舌苔白，脉细、沉、弱。肺肾气虚多为咳嗽，喘息，气短，动则加重，乏力，自汗，盗汗，腰膝酸软，易感冒，口干，咽干，干咳，痰少，咳痰不爽，手足心热，耳鸣，头昏，头晕，舌质淡，舌苔少、花剥，脉、沉、缓、弦。肺脾气虚多为咳嗽，喘息，气短，动则加重，纳呆，乏力，易感冒，神疲，脘腹胀，舌质淡，舌苔白。

二、治疗原则

急性加重期以实为主，稳定期以虚为主。加重期病机为痰（痰热、痰浊）阻或痰瘀互阻，常兼气虚或气阴两虚，虚实相互影响，以痰瘀互阻滞络为关键。痰热日久损伤气阴，气虚则气化津液无力，津液不得正化反酿成痰浊，使阴津生化不足留于经络。痰壅肺系，损及肺朝百脉，可致血瘀滞络，气虚帅血无力也可致瘀；瘀血内阻而使津液运行不畅，促使痰饮内生，终成痰瘀互阻气络。痰壅肺系重者，循气络上升，出现包络为痰浊所壅滞，可蒙扰神明，表现有痰热、痰浊之分，多为急性加重的重症。发作缓解，病情稳定，痰瘀危害减轻，但稽留难除，正虚显露而多表现为气（阳）、阴虚损，集中于肺、脾、肾，气（阳）、阴虚损中以气（阳）为主，肺、脾、肾虚损以肾为基。故稳定期病机以气（阳）虚为主，常兼痰瘀。

治疗应遵“急则治其标，缓则治其本”原则。急性加重期，多因寒饮痰瘀滞络，气升降失司，痰瘀郁久化热，故治疗以清热涤痰、宣降肺气、化痰通络为主。稳定期，多由肺、脾、肾虚所致，虽然影响络脉运行气血的功能，但治疗应以补益为主，调补络脉为辅。得病日久，久病入络，气血不足，络脉瘀阻，络脉不通，运行失常导致痰浊内生，纳气无权，故在补益气血时要寓通于补，使络畅血活。在疾病日久，瘀阻进一步加重时，应以活络祛瘀为主兼用补益，以实现补而不滞，体现中医治病求本之理。

三、辨证治疗

（一）急性加重期

1. 外寒内饮，络气郁滞

［证候］咳嗽，喘息气急，痰多，痰白稀薄，痰易咯出，喉中痰鸣泡沫，胸闷，不能平卧，恶寒，舌苔白滑，脉弦紧。

［证候分析］外有表寒侵袭气络，里有水饮，外寒引动水饮，饮阻气道，肺气不宣，故咳嗽、喘息气急，痰多泡沫；表寒外束，郁闭肺卫，故无汗恶寒，身体疼痛而重；肺失宣降，不能通调水道，则咳喘。舌苔白滑，脉弦紧乃为寒饮内盛之征。

［治法］疏风散寒，温肺化饮。

［方药］小青龙汤（《伤寒论》）加减。

麻黄9g，桂枝9g，干姜9g，细辛3g，半夏10g，五味子5g，白芍9g，甘草3g。

［方解］方中麻黄、桂枝相须为君，发汗散寒以解表邪，且麻黄又能宣发肺气而平喘咳，桂枝化气行水以利里饮。干姜、细辛为臣，温肺化饮，兼助麻、桂解表祛邪。然而素有痰饮，脾肺本虚，若纯用辛温发散，恐耗伤肺气，故佐以五味子敛肺止咳，芍药和营养血；半夏燥湿化痰，和胃降逆，亦为佐药。炙甘草兼为佐使之药，既可益气和中，又能调和辛散酸收之品。方以麻黄、桂枝、干姜、半夏、厚朴、细辛等辛味药，与五味子、芍药两味酸味药相配，防辛散过度的同时无敛邪之弊，又助其温化之性。

［加减］咳而上气，喉中如有水鸣声，加射干、款冬花；饮郁化热，烦躁口渴、口苦者，减桂枝，加生石膏（先煎）、黄芩、桑白皮；肢体酸痛者，加羌活、独活；头痛者，加白芷。若痰饮阻滞较重者，以生姜易干姜，加强辛散痰饮之力。若患者以内热为主，可选用越婢加半夏汤，宣肺清热，降逆平喘。

2. 痰热壅肺，气道壅阻

［证候］咳嗽，喘息，胸闷，痰多，痰黄黏，咳痰不爽，舌质红，舌苔黄腻，脉滑数。

［证候分析］本证多因外邪侵袭肺之气络，肺气壅遏不宣，首先影响肺之宣发功能，外邪郁而化热，热伤肺津，炼液成痰，或有宿痰，内蕴日久化热，痰与热结，壅阻于气道所致。肺肾阳虚，热由内生，加之脾虚生痰，痰热相搏，壅结于内，加之感受外邪，外邪与痰热相合，郁遏肺气之气络，故见发热而不恶寒，气急咳喘；痰热壅

于肺之气道，气滞不通，故见胸闷胀满；痰热内盛，故见烦躁，痰黄而稠；痰热阻遏，壅逆于上，故见面红而目如脱状，肺热耗津故见口干，但又因痰热内盛，故舌苔黄腻而饮水不多。

［治法］宣肺泄热，化痰止咳。

［方药］连花清咳片。

麻黄、桑白皮、石膏、黄芩、炒苦杏仁、连翘、清半夏、浙贝母、前胡、牛蒡子、山银花、大黄、陈皮、桔梗、甘草。

［方解］见第十一章第四节。

［加减］痰鸣喘息而不得平卧者，加葶苈子（包煎）、射干、桔梗；咳痰腥味者，加金荞麦（根）、薏苡仁、桃仁、冬瓜子；痰多质黏稠，咳痰不爽者，减半夏，加百合、南沙参；胸闷痛明显者，加延胡索、赤芍、枳壳。

（二）稳定期

1. 心肺气虚

［证候］咳嗽，乏力，易感冒，喘息，气短，动则加重，神疲，自汗，恶风，舌质淡，舌苔白，脉细沉弱。

［证候分析］宗气亏虚，甚则虚而下陷，运转斡旋气机的动力不足而出现虚滞胀满的状态。宗气虚滞，贯心脉化生营卫之气不足，卫气司开阖、调节气道舒缩功能失常，加之宗气亏虚，阳运气化功能减弱，又易使痰饮阻滞气道而形成气道壅阻、绌急之变。影响络中气血的运行而致气虚血瘀，发为咳嗽、喘息、气短、乏力等症。肺系疾患日久或迁延失治，损伤正气，脏腑气血功能紊乱，致使气机郁滞。脾虚生湿，凝湿成痰；肺虚，津液输布失调，痰阻气道。

［治法］益肺定喘，活血通络，化痰止咳。

［方药］芪龙定喘方（自拟方）加减。

黄芪、丹参、土鳖虫、蝉蜕、地龙、法半夏、浙贝母、桑白皮、黄芩、紫苏子、杏仁、葶苈子、紫菀、麻黄、威灵仙。

［方解］芪龙定喘是基于慢阻肺“气络－气道－血（脉）络”传变过程中“宗气虚滞，气道壅阻，血（脉）络瘀阻”的病机特点，确立“益肺定喘，活血通络，化痰止咳”治法拟定组方。方中以近代张锡纯升补胸中大气的黄芪为君，合以紫苏子、杏仁益肺定喘；以丹参、土鳖虫活血通络；桑白皮、黄芩、半夏、浙贝母、蛤壳、葶苈子清肺化痰，泻肺平喘；蝉蜕、地龙搜风解痉，缓解气道绌急与血（脉）络绌急一举两得；麻黄为宣发肺气之代表药物，威灵仙“以走窜消克为能事，积湿停痰，血凝气滞，诸实宜之”，二药相伍，既能消散肺之气络、气道及血（脉）络中凝滞之邪，又暗合刘河间针对玄府闭塞提出的开发郁结、宣通气液之法，有助于恢复“孙络－玄府”的清浊交运生理功能。诸药合用，针对慢性阻塞性肺疾病“气络－气道－血（脉）络”传变规律及复杂交互的病机特点，发挥和合取效之功。

［加减］咳嗽痰多、舌苔白腻者，减黄芪，加百部、茯苓；自汗甚者，加浮小麦、煅牡蛎（先煎）；寒热起伏，营卫不和者，加桂枝、白芍。

2. 肺脾气虚

［证候］咳嗽，喘息，气短，动则加重，神疲，食少，腹胀，纳呆，乏力，易感冒，舌体胖大有齿痕，舌质淡舌苔白，脉沉细弱。

［证候分析］久病咳喘，胸中宗气虚损，呼吸功能减弱，宣降失职，气逆于上，则咳嗽不已，气短而喘：肺气虚，不能输布水津，聚湿生痰，故咳痰清稀；脾气虚，运化失职，则食欲不振而食少，腹胀，便溏；脾虚不能运化水液，水气泛溢肌肤，则面部虚浮，下肢微肿；气虚，全身脏腑功能减退，故少气懒言，神疲乏力；气虚运血无力，面部失养，则面白无华。舌淡，苔白滑，脉弱，为气虚之征。

［治法］补肺健脾，降气化痰。

［方药］玉屏风散（《究原方》）合补中益气汤（《脾胃论》）加减。

防风 12g，黄芪 30g，白术 12g，人参 15g，炙甘草 3g，当归 15g，升麻 6g，柴胡 12g，陈皮 9g，生姜 9g，大枣 3 枚。

［方解］玉屏风散方中主药生黄芪益气固表，辅以白术健脾益气，助黄芪以加强益气固表。二药使气旺表实，则汗不外泄，邪不内侵；佐以防风走表祛风并御风邪。三药配伍有补中有散，散中寓补的特点。补中益气方中亦用黄芪，入脾、肺经，补中益气，升阳固表，为君药，配伍人参、炙甘草、白术，补气健脾为臣药。当归养血和营，协人参、黄芪补气养血；陈皮理气和胃，使诸药补而不滞，共为佐药。少量升麻、柴胡升阳举陷，协助君药升提下陷之中气，共为佐使。炙甘草调和诸药，为使药。

［加减］咳嗽痰多、舌苔白腻者，加法半夏、白豆蔻；咳痰稀薄，畏风寒者，加干姜、细辛；纳差食少明显者，加神曲、白豆蔻、（炒）麦芽；脘腹胀闷，加木香、莱菔子、白豆蔻；大便溏者，加葛根、泽泻、芡实；自汗甚者，加浮小麦、煅牡蛎（先煎）。

3. 肺肾亏虚

［证候］喘逆剧甚，张口抬肩，鼻翼扇动，端坐不能平卧，稍动则喘剧欲绝，心慌动悸，烦躁不安，面青唇紫，汗出如珠，四肢厥冷，脉浮大无根，或见结代，甚或脉微欲绝。

［证候分析］肺为气之主，肺气亏虚，肺失所主，宣发肃降功能失司，则生咳喘；肺气虚日久，子盗母气，致脾气亏虚，土不生金，则又加重肺气亏虚；中气虚弱，生化乏源，则致宗气亏虚；肾为气之根，肾气亏虚，肾失摄纳，稍动则喘剧欲绝。喘证反复发作日久，肺、脾、肾之气俱虚，肺阴不能制节，肾阳不能归根，肺气欲绝，心肾阳衰，进而出现喘逆俱甚、张口抬肩、鼻翼翕动、不能平卧、稍动则喘促欲绝、大汗淋漓等危重证候。

［治法］补肾纳气，降逆平喘。

［方药］参赭镇气汤（《医学衷中参西录》）加减。

人参 12g，生赭石 18g（先煎），生芡实 15g，山药 15g，山萸肉 18g，生龙骨 18g（先煎），生牡蛎 18g（先煎），白芍 12g，紫苏子 6g，桂枝 12g。

［方解］生赭石镇压力最胜，能镇胃气、冲气上逆，开胸膈、坠痰涎、止呕吐、通燥结，人参益气回阳，借赭石下行之力，挽回将脱之元气。芡实、山药补脾益肾；山萸肉益气固脱，补肾；龙骨、牡蛎固脱收涩，保守元气；白芍养血敛阴；紫苏子清痰降逆，使逆气转而下气，引药力速达于下也。此方为张锡纯治喘息的首选之方，其效不同凡响。

［加减］络气虚甚者，可加人参大补元气。肾阳虚甚，故加桂枝、黄芪、黑附片补肾之阳。

四、预防与调护

（一）预防

慢阻肺的预防主要是避免发病的高危因素、急性加重的诱发因素，增强机体免疫力，早期发现与早期干预重于治疗。教育或劝导患者戒烟。注意气候变化，避免风寒外袭，预防感冒、慢性支气管炎等病的发生。改善环境卫生，做好防尘、防毒、防大气污染的工作。可用冷水洗脸，以加强耐寒能力。坚持腹式呼吸及缩唇呼吸锻炼等。

（二）调护

注意饮食卫生，少食咸甜、肥腻、辛辣食品，慎起居、适劳逸、节恼怒。加强个人劳动保护，消除及避免烟雾、粉尘和刺激气体对呼吸道的影响。可有目的地进行上下肢功能的锻炼，如哑铃操、步行、慢跑、骑行及太极拳等传统功法锻炼，以提高运动耐量，改善生活质量。

第二十二章

肺源性心脏病

第一节　概　述

一、西医学概述

肺源性心脏病，简称肺心病，是由肺组织、肺血管或胸廓的慢性病变引起肺组织结构和（或）功能异常，产生肺血管阻力增加，肺动脉压力增高，使右心室扩张或（和）肥厚，伴或不伴右心功能衰竭的心脏病。肺心病在我国是常见病、多发病，平均患病率为 0.48%，病死率在 15% 左右，随年龄增加，发病率升高。患病率存在地区差异，北方地区高于南方地区，农村高于城市。吸烟者的患病率高于不吸烟者或戒烟者。男女无明显差异。个体易感因素、气道高反应性、环境因素、职业粉尘和化学物质、空气污染等与本病的发病密切相关。

二、中医学概述

中医虽然没有明确提出肺心病的病名，但在中医古代文献中早有与其临床表现相同或相似的疾病记载。早在《内经》中就有“肺虚”“肺胀”“短气”“水气”等描述。肺胀的记载，源于《内经》，发挥于汉代张仲景，成熟于后世历代医家。《灵枢·胀论》云：“肺胀者，虚满而喘咳。”《灵枢·经脉》曰：“肺手太阴之脉……是动则病肺胀满，膨膨而喘咳。”东汉张仲景《金匮要略·肺痿肺痈咳嗽上气病脉证治》指出“咳而上气，此为肺胀。其人喘，目如脱状”，“上气喘而躁者，属肺胀”，“上气”即喘息不能平卧之意。而清代李用粹《证治汇补》中进一步指出：“肺胀者，动则喘病，气急息重，或左或右，不得眠者是也。”

古代医家对慢性肺源性心脏病之病因病机的论述详细而丰富，病因主要分为外感病因、内伤病因或者两者兼而有之。如《景岳全书》提出：“咳嗽之要，止为二证……一曰外感，一曰内伤而尽之矣。”《医学三字经》曰：“肺为脏腑之华盖，呼之则虚，吸之则满，只受得本脏之正气，受不得外来之客气，客气干之，则呛而咳矣；亦只受得脏腑之清气，受不得脏之病气，病气干之，亦呛而咳矣。”《诸病源候论》又言：“肺主于气，邪乘于肺则肺胀，胀则肺管不利，不利则气道涩，故气上喘逆，鸣息不通。”外感病因主要为寒邪、风邪、湿邪，内伤病因主要为肺、脾、肾三脏虚损，《景岳全书》提出：“实喘者有邪，邪气实也；虚喘者无邪，元气虚也。”

各种内外因所致脏腑功能失调，产生痰饮、水湿、瘀血等病理产物，也是发病的重要原因。《金匮要略·痰饮咳嗽病脉证并治》指出：“膈上病痰，满喘咳吐，发则寒热，背痛腰疼，目泣自出，其人振振身瞤剧，必有伏饮。”说明痰饮内伏，发则为病，产生胸满气喘，寒热时作，身体动等症状的机理。许叔微《普济本事方》中云：“凡遇天阴欲作雨，便发……甚至坐卧不得，饮食不进，此乃肺窍中积有冷痰，乘天阴寒气从背、口鼻而入，则肺胀作声。”陈修园《时方妙用·喘促》云：“喘者……外则不离乎风寒，内则不离乎水饮。”二者均说明了肺窍中积有痰饮，遇阴雨寒邪引动则复发的病因、病机。又朱丹溪的《丹溪心法》说：“肺胀而嗽，或左或右，不得眠，此痰夹血，碍气而病。”指出肺胀的病理因素主要是痰瘀互结，阻碍肺气。唐容川《血证论》还说：“须知痰水之壅，由瘀血使然，但去瘀血，则痰水自消。”阐述了瘀血使津液不循常道，津液聚于局部而产生痰饮水湿，如瘀血去，则津液得以归经，痰湿水饮自然消除的观点。

关于肺心病的治疗，历代医家有不同认识。李东垣提出“欲降必先升之”，用补中益气汤加吴茱萸治疗，实为补虚降气。清代李用粹在李东垣基础上提出：“气虚而火入于肺者，补气为先，六君子汤，补中益气汤。”久病咳喘者常为本虚，夹有邪实，故应扶正为主，祛邪切勿伤正。如《丹溪心法》提出：“凡久喘之证，未发宜扶正气为主，已发用攻邪为主。气虚短气而喘甚，不可用苦寒之药。”《景岳全书》又指出：“未发时以扶正为主，既发时攻邪为主，扶正气需辨阴阳，阴虚者补其阴，阳虚者补其阳；攻邪气者须分微甚，或散其风，或温其寒，或清其火。”对于痰饮、水湿、瘀血等病理产物壅塞，《金匮要略》载有射干麻黄汤温肺化饮，皂荚丸祛痰宣肺，苓桂术甘汤温阳利小便、祛除饮邪，越婢加半夏汤宣肺泄热、降逆平喘，小青龙汤散寒化饮等。《丹溪心法》云：“善治者，不治痰而治气，气顺则一身之津液，亦随气而顺矣。”指出治痰要先治气，治病求本的原则。又言“肺胀而嗽……此痰夹瘀血碍气而病，宜养血以流动乎气，降火疏肝以清痰”，善治痰者，必先治气，同时也要治血，提出肺胀痰夹瘀血证候，应从治气、治血着手的方法。总之，肺心病的临床表现复杂多样，应仔细辨析，治病求本，标本兼顾。

第二节　病因病机

一、西医病因病理

（一）发病机制

支气管、肺部疾病（尤以慢性阻塞性肺疾病最为多见），胸廓运动障碍性疾病，肺血管疾病等原因，造成肺功能和结构的不可逆性改变，发生反复的气道感染和低氧血症，导致一系列体液因子和肺血管的变化，使肺血管阻力增加，肺动脉血管的结构重塑，产生肺动脉高压。在肺动脉高压早期，右心发挥其代偿功能，克服肺动脉压升高的阻力而发生右心室肥厚。随着病情的进展，特别是急性加重期，肺动脉压持续升高，超过右心室的代偿能力，右心失代偿，右心排出量下降，右心室收缩末期残留血量增加，舒张末压增高，促使右心室扩大和右心室功能衰竭。

（二）病理生理

肺心病的病理形态改变包括原有肺、支气管、胸廓、肺血管的基础病变，以及肺动脉、右心室结构的改变。根据大量调查资料表明，我国肺心病的病因中，慢性支气管炎、肺气肿占 80%～90%。这里主要论述该类疾病的病变过程。

1. 肺脏的病变

慢性支气管炎患者，支气管上皮出现杯状细胞化生与增生，分泌亢进，分泌物滞留在支气管内，造成支气管阻塞与半阻塞。同时，支气管纤毛上皮遭到不同程度的损伤或破坏，逐渐累及细支气管，细支气管软骨被破坏，加上支气管痉挛与分泌物阻塞，使空气吸入多于呼出，导致肺泡残气量增多，压力增高，肺泡过度膨胀，肺泡壁发生被动扩张，泡壁断裂，肺泡腔融合，形成肺气肿。

2. 肺血管的病变

COPD 常反复发作气管周围炎和肺炎，炎症可累及邻近肺小动脉，使动脉壁增厚、狭窄或纤维化，肺细动脉Ⅰ及Ⅲ型胶原增生，加重肺动脉高压。此外，可有非特异性肺血管炎、肺血管内血栓形成。

3. 心脏病变

肺心病时，右心室扩张、肥厚，右心房也增大，部分病例伴左心室肥厚。肺动脉瓣环的周径超过主动脉瓣环，右室、右房心肌肥大、间质充血、水肿、纤维化、肌肉萎缩及小灶性瘢痕形成。

二、中医病因病机

本病的发生，多因久病肺虚，痰浊潴留，复感外邪，诱使病情发作并加剧。

（一）病因

1. 肺病日久，迁延失治，痰浊潴留，内伤于肺，加之反复感受六淫之邪，累及于心，心肺同病。

2. 吸烟、酗酒、纵欲、劳累、忧伤等原因，耗伤正气，加之反复感受六淫邪气，损伤肺、心，诱发该病。

3. 先天禀赋不足，肺气素虚，或高年体弱，正气不足，卫外功能下降，复感外邪，肺心受损，引发该病。

4. 工业粉尘及烟雾、汽车尾气、室内装修材料中含有的有害物质造成的空气污染等“环境毒邪”，可以损伤肺的卫外功能，卫外不固，毒邪内侵，造成肺气不降，反复感染，损伤肺、心，诱发咳喘。

（二）病机

肺合皮毛，主表卫外。外感风寒六淫之邪，侵袭人体，首先犯肺，诚如《素问·咳论》云：“皮毛先受邪气，邪气以从其合也。”外邪致肺气宣发不利，肃降失职，痰浊内生。肺失宣肃，吐故纳新不能正常进行，清气不能吸入，则宗气不足。宗气不足，不能助心行血，血脉不畅，血行瘀滞，同时营卫之气受损，交汇生化不能正常进行，血凝不流，心肺脉络瘀阻。“血不利则为水”，营津不行，凝结为痰，外渗为饮，营卫交汇生化失常，津血互换障碍，津液不能回流聚于络，外发为水肿。

肺主通调水道，肺病则津液不布，痰浊内生，肺病及脾，子耗母气，脾失健运，进一步聚湿生痰，上迫于肺，则咳嗽喘满，脾虚不能生金，肺气更虚，卫外不固，邪气更易入侵，形成恶性循环。肺为水之上源，肾为水之下源。久病，肺肾主水失职，一者化饮成痰，上犯于肺，壅遏肺气，则生痰、喘、咳；一者水液溢于肌肤可见水肿。再者，肺病及肾，肺不主气，肾不纳气，可致气喘日益加重，吸入困难，呼吸短促难续，动则更甚。心主血，肝藏血，肝主疏泄，为调血之脏，心脉不利，肝脏疏调失职，血瘀于肝，肝络瘀滞，可见胁下痞块、颈静脉怒张等症。脉络瘀滞，津液旁渗，水溢脉外，可见水停胸腹。

总之，肺心病多因肺系疾病反复发作，迁延不愈而发，为久病肺气虚，耗伤五脏之气，日久痰瘀内结，瘀血化水；又因卫外不固，反复感邪使病情加重。此病的病位在肺、心、脾、肾，后期多以心系症状为患，病理因素为痰饮、水湿、血瘀，渐而虚实夹杂。

第三节　西医诊断与治则

一、临床表现

（一）肺功能、心功能代偿期

1. 症状

患者多有长期反复的慢性咳嗽、咳痰或哮喘病史，伴活动后气促、心悸、呼吸困难、乏力和劳动耐力下降。急性感染可使上述症状加重。

2. 体征

体征为发绀及明显肺气肿表现，包括桶状胸，肺部叩诊过清音，肝浊音上界下移，心浊音界缩小甚至消失。听诊呼吸音低，可有干、湿啰音，心音遥远，肺动脉瓣第二心音（P2）＞主动脉瓣第二心音（A2），三尖瓣区可出现收缩期杂音或剑突下心脏搏动增强。部分患者可有颈静脉充盈。

（二）肺功能、心功能失代偿期

1. 呼吸衰竭

①症状：早期主要表现为呼吸困难、紫绀、心悸、胸闷，进一步发展则可能出现各种精神神经障碍症状，常有头痛，食欲下降，白天嗜睡，晚上失眠，甚至出现表情淡漠、神志恍惚、谵妄等肺性脑病的表现。②体征：明显发绀，皮肤潮红、多汗，球结膜充血、水肿，甚至视网膜血管扩张、视乳头水肿等颅内压升高的表现。腱反射减弱或消失，出现病理反射。

2. 右心衰竭

①症状：气促更明显，心悸，胃纳减退，腹胀，恶心呕吐等。②体征：发绀更明显，颈静脉怒张，肝大有压痛，肝颈静脉回流征阳性，下肢水肿，重者可有腹水，心率增快，可出现期前收缩等心律失常，剑突下可闻及收缩期杂音，甚至出现舒张期奔马律等。少数患者可出现肺水肿及全心衰竭的体征。

二、实验室及其他检查

（一）血液检查

红细胞计数及血红蛋白增高。血细胞比容正常或偏高，全血黏度、血浆黏度和血小板黏附率及聚集率增高；合并感染时，白细胞总数增高，中性粒细胞数增加。血沉一般偏快；部分患者的血清学检查可有肾功能或肝功能改变；血清钾、钠、氯、钙、镁可有变化。

（二）X线

除肺、胸基础疾病及急性肺部感染的特征外，尚有肺动脉高压的表现，如右下肺动脉干扩张，其横径≥15mm，其横径与气管横径比值≥1.07；肺动脉段明显突出，或其高度≥3mm；中央动脉扩张，外周血管纤细，形成“残根”征；右心室增大征，皆为诊断慢性肺心病的主要依据。个别患者心力衰竭控制后，可见心影缩小。

（三）心电图

主要表现有右心室肥大改变，如电轴右偏，额面平均电轴≥+90°。重度顺钟向转位 RV_1+SV_5≥1.05mV 及肺型 P 波。也可见右束支传导阻滞及低电压图形，可作为诊断慢性肺心病的参考条件。V_1、V_2 甚至延至 V_3，可出现酷似陈旧性心肌梗死图形的 QS 波，应注意鉴别。

（四）超声心动图

通过测定右心室流出道内径（≥30mm）、右心室内径（≥20mm）、右心室前壁的厚度、右心室内径比值（＜2）、右肺动脉内径或肺动脉干及右心房增大等指标，可诊断慢性肺心病。

（五）血气分析

慢性肺心病肺功能失代偿期可出现低氧血症或合并高碳酸血症，当 PaO_2＜60mmHg，$PaCO_2$＞50mmHg 时，表示有呼吸衰竭。

（六）其他

肺功能检查对早期或缓解期慢性肺心病患者有意义。痰细菌学检查可以指导急性加重期慢性肺心病对于抗生素的选用。

三、诊断与鉴别诊断

（一）诊断

患者具有明确的肺、胸疾病，或肺血管病变的基础；并已引起肺动脉高压、右心室增大或右心功能不全，如 P2＞A2、颈静脉怒张、肝大压痛、肝颈静脉回流征阳性、下肢水肿及体静脉压升高；结合心电图、胸部 X 线、超声心动图、血气分析等检查，可以作出诊断。

（二）鉴别诊断

1. 冠状动脉粥样硬化性心脏病

冠状动脉粥样硬化性心脏病有典型的心绞痛、心肌梗死病史或心电图表现，体检、X 线、心电图、超声心动图检查呈左心室肥厚为主的征象，可资鉴别。

2. 风湿性心脏病

风湿性心脏病往往有风湿性关节炎病史，多瓣膜联合病变，X 线、心电图、超声心动图有特殊表现。

3. 原发性心肌病

本病多为全心增大，无慢性呼吸道疾病史，无肺动脉高压的 X 线表现等，可资鉴别。

四、治疗原则

（一）急性加重期

积极控制感染；通畅呼吸道，改善呼吸功能；纠正缺氧和二氧化碳潴留；控制呼吸和心力衰竭；积极处理并发症。

1. 控制感染

参考痰菌培养及药敏试验选择抗生素。在还没有培养结果前，根据感染的环境及痰涂片革兰氏染色选用抗生素。

2. 保持呼吸道通畅

口服化痰药物或药物雾化吸入以消除痰液。解除支气管痉挛。对于深昏迷，或痰稠堵塞呼吸道不能咯出，严重影响气道通气功能，且导管吸痰无效者，可采用气管插管或气管切开。

3. 氧疗

为纠正缺氧和二氧化碳潴留，可用鼻导管持续低流量吸氧或面罩给氧。

4. 控制心力衰竭

慢性肺心病患者一般在积极控制感染、改善呼吸功能后，心力衰竭便能得到改善，尿量增多，水肿消退，不需加用利尿药。但对治疗无效的重症患者，可适当选用利尿药、正性肌力药或扩血管药物。

5. 呼吸兴奋剂

在呼吸衰竭有神志障碍时应用呼吸兴奋剂。同时要保障呼吸道通畅。

6. 控制心律失常

一般经过治疗感染、缺氧后，心律失常可自行消失。如果持续存在，可根据心律失常的类型选用药物。

7. 抗凝治疗

应用普通肝素或低分子肝素，防止肺微小动脉原位血栓形成。

8. 并发症的处理

肺性脑病的一般处理与肺心病急性发作期相同。对于重症肺性脑病出现脑水肿表现者，要给予脱水降颅压治疗。消化道出血可给予口服止血药物，保护胃黏膜及抑酸剂治疗。

9. 加强护理

严密观察病情变化，加强心肺功能的监护。勤翻身拍背，以排出呼吸道分泌物，改善通气功能。

（二）缓解期

采用中西医结合综合治疗措施，以增强患者的免疫功能，去除诱发因素，减少或避免急性加重期的发生，恢复或部分恢复患者的肺功能、心功能。

第四节　中医辨证论治

一、辨证要点

（一）辨营卫气血

《难经·三十二难》载："心者血，肺者气。血为荣，气为卫，相随上下，谓之营卫。"既是生理状态下心肺相关的理论基础，又是病理状态下心病及肺、肺病及心、心肺同病的根本原因。《伤寒论翼》曰："营卫行于表，而发源于心肺，故太阳病则营卫病，营卫病则心肺病矣。"心肺气虚，卫阳不足者，临床常见咳喘反复，心悸怔忡，气短懒言，神疲乏力，自汗等症。肺气上逆者可见咳喘痰涎，胸闷气促。营卫不通，络脉不通，心肺络脉瘀阻，临床常见胸闷喘促，面色黧黑，心下痞坚，口唇紫绀，舌紫暗，脉涩等。心肺阳气虚极可出现气脱证，临床症见息短气微，喘迫气促，汗出肢冷，脉微欲绝等。

（二）辨标本虚实

肺心病为本虚标实之证。该病每次发作均与外感六淫之邪有关，此时外邪为标，治疗要急则治其标。病久正气衰惫，邪气不实，此时要缓则治其本。病在肺心者，多为痰湿壅滞、瘀血阻络之实证；病及脾肾者，多为中焦失运和肾虚不纳之虚证；病在气者，多脏腑功能低下之虚证；病邪入络，多瘀血阻滞之实证。临证之时，多虚实夹杂，正虚与邪实每多互为因果。

（三）辨脏腑功能

本病初期，多为肺气失宣，肺气不降而上逆，出现咳喘之症。肺病迁延，百脉不朝，心肺同病，心络瘀阻，心神失养，出现心悸、气短、胸闷、心烦、失眠、紫绀等症；肺病及脾，脾虚不运，出现痰涎壅盛，脘闷腹胀，肢体水肿；母病及子，肺心病日久，肾阳虚衰，出现形寒肢冷，喘促息微；心脉瘀阻，肝失疏调，血瘀肝脉，肝络瘀滞，出现胁肋胀痛、胁下痞块、颈静脉怒张等症。临证所见，常两脏或多脏同病，甚至诸脏症状并见，当详细诊察。

二、治疗原则

该病为本虚标实、虚实错杂的病证，扶正祛邪、调其营卫为治疗原则。扶正以补气温阳为主，祛邪以祛痰、化瘀、通络、利水为要。调营卫要视营卫气血虚实通滞来选择不同的治疗方法。若心肺气虚，营卫失调，脉络瘀阻，营卫交汇失常，水肿形成，则要注意气、血、水同治分消。

三、辨证治疗

（一）外寒内饮，气道壅滞

［证候］咳喘，气短，痰多色白，遇寒加重。或平素伏而不发，发则恶寒发热，无汗，肢体酸楚，面色暗滞，舌淡暗，苔白腻，脉浮紧。

［证候分析］肺心病患者素有痰饮，外感寒邪引动宿痰，肺卫失宣，络气郁滞，故见咳喘、气短、痰多色白；寒邪束表，故见恶寒发热，无汗，肢体酸楚，脉浮紧；心肺脉络不畅，故见面色暗滞，舌淡暗。

［治法］解表蠲饮，降气平喘，祛痰通络。

［方药］小青龙汤（《伤寒论》）加减。

炙麻黄 6g，细辛 3g，芍药 9g，五味子 6g，半夏 12g，桂枝 6g，干姜 3g，甘草 6g，紫菀 12g，款冬花 12g，地龙 12g，当归 12g。

［方解］见第二十一章第四节。

［加减］痰湿较重，痰浊壅盛，加射干、陈皮。饮邪泛滥，浮肿明显，甚则胸水、腹水，加苓桂术甘汤、葶苈子。兼见气虚者，症见心悸，胸闷，加黄芪、龙眼肉。

（二）痰热壅肺，气道壅阻

［证候］咳喘烦躁，胸闷，发热，口干，痰多，痰黄黏干，咳痰不爽，舌质红，舌苔黄腻，脉滑数。

［证候分析］本证多因久咳伤肺，肺失宣降，津液停聚为痰，郁而化热，痰热壅遏肺气，肺气上逆则喘咳；痰热壅于肺之气道，气滞不通，故见胸闷胀满；痰热内盛，故见烦躁；痰热相搏，结于内，加之感受外邪，外邪与热相合，郁遏肺之气络，故见发热而不恶寒，肺热耗津故见口干，但又因热内盛，痰黄而稠，故舌红，苔黄腻。

［治法］宣肺泄热，化痰止咳。

［方药］麻杏石甘汤（《伤寒论》）合清金化痰汤（《医学统旨》）加减。

麻黄 9g，杏仁 9g，石膏 18g，黄芩 12g，山栀子 12g，知母 15g，桑白皮 15g，瓜蒌仁 15g，浙贝母 9g，麦冬 9g，橘红 9g，茯苓 9g，桔梗 9g，炙甘草 6g。

［方解］由麻黄、杏仁、甘草、石膏四味药材组成，具有辛凉疏表、清肺平喘的功效，方中麻黄与石膏配伍，一宣一清，既能发散风热，又能清泄肺热；杏仁与甘草相合，有助于肃降肺气，缓解咳嗽。清金化痰汤是清肺化痰的代表方剂，方中橘红理气化痰，使气顺则痰降；茯苓健脾利湿，湿去则痰自消；更以瓜蒌仁、贝母、桔梗清热涤痰，宽胸开结；麦冬、知母养阴清热，润肺止咳；黄芩、栀子、桑白皮清泻肺热；甘草补土而和中。连花清咳片由麻杏石甘汤合清金化痰汤化裁而成，亦可口服连花清咳片治疗。

［加减］痰鸣喘息而不得平卧者，加葶苈子（包煎）、射干、桔梗；咳痰腥味者，

加金荞麦（根）、薏苡仁、桃仁、冬瓜子；痰多质黏稠，咳痰不爽者，减半夏，加百合、南沙参；胸闷痛明显者，加延胡索、赤芍、枳壳。

（三）肺络瘀阻，瘀血化水

［证候］咳逆倚息不得卧，胸闷喘促，面色黧黑，心下痞坚，口唇紫绀，面浮肢肿，舌紫暗，苔白，脉细涩。

［证候分析］心肺气虚，气阳虚乏，阳气失于温煦推动，脉络瘀阻，过多的津液不能回流，聚于络外则发为水肿，而见面浮肢肿。痰饮壅塞气机，阻塞肺络，肺朝百脉，脉络瘀阻，心络瘀滞，故见咳逆倚息不得卧，胸闷喘促。瘀血痰饮凝聚，日久络息成积，而见心下痞坚。面色黧黑，口唇紫绀，舌紫暗，脉细涩均为脉络瘀阻之症。

［治法］行水化饮，益气清热。

［方药］木防已汤（《金匮要略》）加减。

人参 9g（另煎），桂枝 9g，石膏 15g（先煎），汉防己 9g，葶苈子 12g（包煎），桑白皮 12g，鱼腥草 30g，地龙 12g，桃仁 12g，车前子 12g（包煎），丹参 30g。

［方解］方以人参益心肺之气，桂枝辛温通络、通阳化气，汉防己、葶苈子、车前子利水消肿，石膏、桑白皮、鱼腥草清泄肺热，桃仁、丹参化瘀通络，地龙搜风解痉。

［加减］若痰热偏重，大便秘结，咳痰黄稠者，加海蛤粉、大黄、金银花；水肿偏重，四肢不温者，加附子。急性肺栓塞者应中西医结合积极抢救，中药可在上方中加水蛭、土鳖虫。

（四）痰浊闭窍，毒扰脑神

［证候］意识模糊，神昏谵语，烦躁面赤，甚至昏迷，呼吸急促，或伴痰鸣，舌质紫，脉滑数。

［证候分析］痰浊上扰，脑络为痰邪郁闭，故见神昏谵语，意识模糊，甚至昏迷。痰饮壅塞肺络，故见呼吸急促，或伴痰鸣。

［治法］清热燥湿，豁痰开窍，化瘀通络。

［方药］清化通络汤（自拟方）合用安宫牛黄丸（《温病条辨》）加减。

羚羊角粉 2g（冲），胆南星 8g，天竺黄 10g，黄芩 12g，瓜蒌 15g，大黄 6g，水蛭 6g，全蝎粉 6g（冲），珍珠母 15g，天麻 9g。

［方解］方中羚羊角粉清热解毒，息风通络。胆南星、天竺黄清热化痰，清心定惊，祛痰通络。瓜蒌甘寒润滑，清肺润燥化痰，导痰浊下行。四者合用，清热化痰，清心开窍。黄芩、大黄清上下焦之热。水蛭化瘀通络。全蝎搜风通络。珍珠母、天麻平肝潜阳，息风止痉。诸药合用，共达清热祛痰、息风止痉、化瘀通络之效。

［加减］肝风内动、抽搐者，加钩藤、僵蚕、蜈蚣息风止惊。热伤脉络，见皮肤瘀斑、瘀点、咯血、吐血、便血者，加地黄、三七、白茅根。

（五）心肺络瘀，元阳欲脱

［证候］喘迫气促，汗出肢冷，面色晦暗，周身水肿，舌质紫暗，脉沉细而数，或脉微欲绝。

［证候分析］虚阳欲脱，气越于上，不能归原，肺络气虚，宗气生成不足，则见喘迫气促；阳虚不能固护津液，阴液外泄，则见汗出肢冷；络气不足，运血无力，脉络瘀滞，故见面色晦暗，舌质紫暗；心肺络瘀，津液不能回流而渗于络外，故见周身水肿；阴阳离决，脉络不足以充，阳气不足以运，故见脉沉而数，或脉微欲绝。

［治法］益气温阳，生脉固脱。

［方药］参附生脉饮（自拟方）加减。

人参 12g（先煎），制附子 12g（先煎），麦冬 12g，五味子 9g，山茱萸 30g，丹参 30g，葶苈子 12g（包煎），炙甘草 5g。

［方解］方中人参大补元气，附子温补元阳；麦冬、五味子滋阴濡络；山茱萸补益肝肾，涩精固脱，伍人参益气复脉，助络脉运行之效，《医学衷中参西录》云："山萸肉……大能收敛元气，振作精神，固涩滑脱。"在此用之，还能收敛欲脱之元气。丹参化瘀通络；葶苈子泻肺平喘；炙甘草益气健中，调和诸药。

［加减］若日常肾虚明显者，加蛤蚧、芡实；兼胸中懑闷者，加沉香；水肿明显者，加茯苓、泽泻、桂枝。

（六）心肺气虚，脉络瘀阻

［证候］咳逆倚息不得卧，胸闷喘促，面色黧黑，心下痞坚，口唇紫绀，面浮肢肿，舌紫暗，苔白，脉细涩。

［证候分析］心肺气虚，气阳虚乏，阳气失于温煦推动，脉络瘀阻，过多的津液不能回流，聚于络外发为水肿，而见面浮肢肿。痰饮壅塞气机，阻塞肺络，肺朝百脉，脉络瘀阻，心络瘀滞，故见咳逆倚息不得卧，胸闷喘促。瘀血痰饮凝聚，日久络息成积，而见心下痞坚。面色黧黑，口唇紫绀，舌紫暗，脉细涩均为脉络瘀阻之症。

［治法］益气温阳，清热化痰，化瘀通络。

［方药］木防己汤（《金匮要略》）加减。

人参 9g（另煎），桂枝 9g，生石膏 15g（先煎），汉防己 9g，葶苈子 12g，桑白皮 12g．鱼腥草 30g，地龙 12g，桃仁 12g，车前子 12g（包煎），丹参 30g。

［方解］人参益心肺之气，桂枝辛温通络，通阳化气，汉防己、葶苈子、车前子利水消肿，生石膏、桑白皮、鱼腥草清泄肺热，桃仁、丹参化瘀通络，地龙搜风解痉。

［加减］若痰热偏重，大便秘结，咳痰黄稠者，加海蛤粉、大黄、金银花；水肿偏重，四肢不温者，加泽泻、附子。

四、预防与调护

本病是一种病情复杂且严重的慢性疾病，多见于中老年人，病理演变多端，一般呈进行性加重。患者的转归与预后受体质、病情、环境等影响。体质强、病情轻，环境好，加上医疗措施得当，摄生有方，康复条件较好，可使病情基本稳定，带病延年；反之，反复发作，正气衰竭，最后可导致阴阳不相维系、阴阳离决者，生命危殆，预后很差。患者在日常生活中要注意自身调养，注重精神、生活起居和饮食方面的调护。

（一）精神调节

肺心病患者因久患咳喘，缠绵难愈，多数患者伴有心理压力，甚至有的出现精神抑郁，医生与家属应耐心帮助开导，尽可能减轻患者的思想压力，使其心情舒畅。患者应保持平和心态，正确看待自己的病情，配合医生的治疗，积极与疾病作斗争，提高生活质量。

（二）生活起居

戒烟，避免被动吸烟。因为吸烟会影响气管壁纤毛活动，还可反射性引起支气管收缩，增加呼吸道阻力，降低肺泡巨噬细胞局部抗菌作用，使通气功能降低。注意防寒保暖，减少感冒。注意室内通风及环境卫生，保持空气清新。

（三）体育锻炼

积极进行体育锻炼，增强机体抵抗力。可根据自身的身体状况进行体力活动，同时又要避免过重的体力活动，以免增加心脏负担。

（四）饮食调理

肺心病患者呼吸较快，能量消耗较多，加之久病脾胃虚弱，造成患者营养较差，导致肺心病患者的免疫功能低下，易发生二重感染。因此，营养支持对肺心病患者非常重要。

第二十三章

肺动脉高压

第一节　概　述

一、西医学概述

肺动脉高压（pulmonary hypertension，PH）是一种严重的循环系统疾病，是由多种异源性疾病因素和不同的发病机制引起的肺血管结构和（或）功能的改变。这些改变导致肺血管阻力增加和肺动脉压力升高，形成了一种复杂的临床和病理生理综合征。PH 的病因极为复杂，包括原发性与继发性原因。原发性肺动脉高压的病因目前尚不明确，可能与遗传因素、药物或毒素暴露及某些炎症性疾病有关。而继发性肺动脉高压则可能与多种基础疾病相关，如左心疾病、呼吸系统疾病、代谢性疾病、免疫性疾病等。不同的病因和发病机制导致肺血管的结构和功能出现异常，如肺小动脉的痉挛、重构等，这些改变使肺血管的顺应性降低，血流阻力增加，最终导致肺动脉压力升高。

二、中医学概述

中医学无“肺动脉高压”的病名，从临床表现看，与“肺胀”“喘证”“痰饮”“心悸”“胸痹”“心痹”“心水”多为相似。肺动脉高压主要以气短、呼吸困难、乏力为主要症状，后期可表现为水肿等。此与“肺胀”“喘证”的发病特点较为契合，尤其是慢性阻塞性肺疾病多表现为“肺胀”“痰饮”，疾病后期临床症状较多符合“水肿”“支饮”“水气病”等疾病的范畴。

肺胀的病名首见于《内经》。《灵枢·胀论》说：“肺胀者，虚满而喘咳。”《灵枢·经脉》说：“肺手太阴之脉……是动则病肺胀满，膨膨而喘咳。”指出了本病虚满的基本性质和喘咳的典型症状。东汉张仲景还观察到，肺胀可出现浮肿、烦躁、目如脱等症状，认为本病与“痰饮”有关，应用越婢加半夏汤、小青龙加石膏汤等方药进行辨证论治，这与肺动脉高压后期出现“水肿”“水气病”等疾病的症状相似。隋代巢元方在《诸病源候论》中记载，肺胀的发病机理是“肺虚为微寒所伤则咳嗽，嗽则气还于肺间则肺胀，肺胀则气逆，而肺本虚，气为不足，复为邪所乘，壅否不能宣畅，故咳逆短乏气也”。后世医家对本病的认识不断充实和发展。如金元时期朱丹溪说：“肺胀而嗽，或左或右不得眠，此痰夹瘀血碍气而病。”在病理上充实了痰瘀阻碍肺气的理论。清代唐容川云：“须知痰水之壅，由瘀血使然。但去瘀血。则痰水自消，宜代抵当丸，加云茯苓、法半夏。轻则用血府逐瘀汤，加葶苈、苏子。”进一步强调了瘀血在该病的重要性。论述了祛瘀化痰法在该病治疗上的具体运用。为后世医家应用活血化瘀法治疗肺动脉高压提供了理论依据。

另关于肺动脉高压这一疾病，从“心悸”“胸痹”“心痹”“心水”等疾病论述，也早有记载。《素问·痹论》云：“心痹者，脉不通，烦则心下鼓，暴上气而喘，嗌干善噫，厥气上则恐。”阐述了心痹“脉不通”的病理变化，以及由此带来的“心下鼓”“暴上气而喘”等表现，而这些论述与肺动脉高压患者呼吸困难、心悸等主要症状基本一致。肺动脉高压患者出现全心衰时，其证候特点与中医“水病”相似，正如《素问·通调论》所言：“夫不得卧，卧则喘者，是水气之客也。”《金匮要略·水气病脉证并治》云：“心水者，其身重而少气，不得卧，烦而躁，其人阴肿。”又如《金匮要略·水气病脉证并治》提出“血不利则为水，名曰血分”的论述，所谓“血不利则为水”，实质上是指瘀血阻滞脉络，水饮停滞泛滥而致水肿之证。此条文不仅是对该病病机分析，更启发了中医千百年来因血致水的辨证思路。明代张景岳云：“凡水肿等证，乃脾、肺、肾三脏相干之病。盖水为至阴，故其本在肾；水化于气，故其标在肺；水唯畏土，故其制在脾。今肺虚则气不化精而化水，脾虚则土不制水而反克，肾虚则水无所主而妄行。”肺、脾、肾三脏相干学说，影响深远，由此可知，水肿的形成责之于肺、脾、肾三脏，病机关键在于气水互化失常，在水肿论治上首辨水与气，其次辨脏腑、虚实、缓急；治法方药，以识证论治为关键，以温补之法为著。这对于后世医家治疗水病具有重要的指导意义。

第二节　病因病机

一、西医病因病理

按照国际标准，肺动脉高压的发病原因分为以下几大类：①特发性肺动脉高压，包括家族性肺动脉高压以及相关因素所致，如胶原血管病、HIV感染、门静脉高压、先天性心脏病。②主要累及左心房或者左心室等心脏方面的疾病，如临床常见的心肌病、长期严重的高血压、主动脉瓣关闭不全、缩窄性心包炎、风湿性心脏病导致二尖瓣关闭不全等。③与肺疾病或者缺氧相关的肺动脉高压，临床上常见慢性阻塞性肺疾病、间质性疾病、睡眠呼吸障碍、肺泡毛细血管发育不良等。④慢性血栓或者栓塞性肺动脉高压，指肺动脉内形成血栓，堵塞了肺动脉，长期的结果导致肺动脉高压。⑤混合性肺动脉高压。

肺动脉高压的发病机制包括：①肺血管阻力增加：可能源于肺血管床闭塞，也可能是低氧致使肺血管收缩造成的。肺动脉高压的特点在于可逆性的血管收缩、血管内皮与平滑肌的增生肥大、慢性炎症，最终致使血管壁重塑。血管收缩的部分原因是血管收缩剂（血栓素和内皮素 –1）的活性增强，而血管舒张剂（前列环素和一氧化氮）的活性降低。血管阻塞使得肺血管压力上升，进一步损害内皮。这种损伤激活了内膜表面的凝血进程，或许会加重肺动脉高压。血小板功能出现异常也可能由纤溶酶原激活物抑制剂 1、纤维蛋白肽 A 的增多，以及组织纤溶酶原激活物活性降低引发的凝血异常和血栓形成导致。血小板被激活之后，能够通过分泌促进成纤维细胞和平滑肌细胞增殖的物质，如血小板源性生长因子（PDGF）、血管内皮生长因子（VEGF）和转化生长因子 β（TGF–β）等，从而发挥重要作用。内皮表面的局部凝血不应与慢性血栓栓塞性肺动脉高压相混淆，后者是由机化的肺动脉栓子引发的肺动脉高压。其中，突变的 BMPR2 基因在遗传性 PH 的大多数病例中存在，在特发性 PH 中也可见。异常的 BMPR2 信号会打乱 TGF–β/BMP 平衡，有利于肺动脉平滑肌和内皮细胞的促增殖和抗凋亡反应。所以，BMPR2 信号传导已成为越来越多研究肺动脉高压药物的靶点。②肺静脉压力增高：肺静脉压力升高可能导致肺泡与毛细血管壁损伤，以及肺水肿。若肺静脉压力持续上升，最终可能引发肺泡 – 毛细血管膜的不可逆增厚，进而降低肺的弥散功能。肺静脉高压最常见的原因是保留射血分数的心力衰竭，这种情况多见于患有高血压和代谢综合征的老年女性。③先天性心脏病引起的肺静脉流量增加：先天性心脏病可能导致肺动脉高压，这种情况可能在房间隔缺损、室间隔缺损和动脉导管未闭等心脏结构异常的背景下发生，通常伴随特征性的肺血管病变。然而，确切的机制尚不完全清楚，在心脏血流量增加同时伴有肺血管阻力增加或存在额外刺激时，这种增加的血流量才可能引发血管阻塞。

二、中医病因病机

中医学认为，肺动脉高压的病因病机复杂，以气虚为本，产生的痰浊、瘀血等病理产物为标，本虚标实，两者相互影响导致脉络瘀阻、水湿内停。

（一）病因

1. 外感病邪

肺合皮毛，主表卫外。风寒六淫之邪，侵袭人体，首先犯肺，诚如《素问·咳论》云："皮毛先受邪气，邪气以从其合也。"致肺气宣发不利，肃降失职，痰浊内生。肺失宣肃，吐故纳新不能正常进行，清气不能吸入，则宗气不足。宗气不足，不能助心行血，血脉不畅，血行瘀滞，同时营卫之气受损，交汇生化不能正常进行，血凝不流，心肺脉络瘀阻。

2. 肺气亏虚

《景岳全书》云："肺气虚则治节不行。"人体一身之气均归肺调控，而肺主治节的功能也有赖于肺气的作用，气虚是肺失治节的基础，也是肺动脉高压发病的先决条件。肺动脉高压具有初病气已虚，肺失治节后致使久病气更虚的特点。肺失治节于气可表现为呼吸失司、卫气失布、宗气不行、脏腑气机失和。

3. 肺络瘀阻

肺朝百脉，膈间支饮，壅塞气机，阻塞肺络，可出现咳逆倚息不得卧，胸闷喘促，心下痞坚，面色黧黑，口唇紫绀等血络瘀滞的症状；肺失宣肃，通调水道功能失常，可出现面浮肢肿。肺络瘀阻日久，痰瘀之邪压制正气，发为毒邪。此时患者正气亏虚，毒侵肺损，病势凶险，易于传变。络脉空虚，难以御邪，痰瘀毒邪无法运化，灼伤血络，侵损肺脏。

（二）病机

肺动脉高压的基本病机可以归结为肺气血阴阳失衡。以肺络气虚为其始动因素，涉及心、脾、肾、肝。肺脏具有主气司呼吸、主行水、朝百脉、主治节的生理功能。《素问·经脉别论》言："饮入于胃，游溢精气，上输于脾，脾气散精，上归于肺，通调水道，下输膀胱，水精四布，五经并行。"指出了肺主行水、通调水道的生理功能，上焦水液的运行离不开肺主行水的功能。《素问·经脉别论》载："脉气流经，经气归于肺，肺朝百脉，输精于皮毛。毛脉合精，行气于府。"指出"肺朝百脉"的生理功能。《素问·灵兰秘典论》曰："肺者，相傅之官，治节出焉。"王冰注："位高非君，故官为相傅。主行荣卫，故治节由之。"张景岳注："肺主气，气调则营卫脏腑无所不治。"心为君主之官，肺犹宰相辅佐君主，调治全身。心主血，肺主气，气血循环运行输送养料，以维持各脏器组织的功能活动及其相互间的关系。

肺动脉高压初起以气虚证为主，表现为呼吸困难、神疲乏力等。南宋严用和在《济生方》中言："人之气道贵乎顺，顺则津液流通，决无痰饮之患。"表明气道的顺畅需要津液运行输布功能正常，而津液的正常运行需要气的推动。肺气肃降失职，气道内的津液聚而成痰，加之卫气生成不足，不能"司开阖"，调控气道舒缩功能障碍，"肺管不利""气道涩"，成为"气上喘逆""鸣息不通"等喘憋、气短症状的关键环节。随着病情的进展，肺"换气转血"功能受影响，则病变由气道发展到血络，引起脉络瘀阻、绌急乃至瘀塞，甚则瘀血化水产生水肿，痰、瘀、水互结，引起继发性脏腑组织络息成积的病理变化，表现为下肢水肿、胸水、腹水、喘悸不得平卧等。因此，肺动脉高压遵循"气络－气道－血（脉）络"传变规律。

第三节 西医诊断与治则

一、临床表现

肺动脉高压在早期往往缺乏明显的自觉症状，即便肺动脉高压已导致右心室肥厚和慢性高压性肺源性心脏病，患者也可能不会立即感受到明显的不适。随着病情的进展，症状会逐渐加重，包括气促、乏力、呼吸困难、咯血、心悸和声音嘶哑等。

（一）典型症状

肺动脉高压的症状表现多样，以下是一些常见的症状。

1. 气短

气短是肺动脉高压最常见的症状之一。起初，患者在运动或进行体力活动时可能会感到呼吸困难；随着病情的发展，这种气短感可能会在休息时也出现。

2. 胸部压迫感或疼痛

患者可能会感到胸部有压迫感或疼痛，尤其是在深呼吸或咳嗽时更为明显。

3. 头晕或昏厥

由于心脏泵血功能受损，患者可能会出现头晕或昏厥的情况。

4. 干咳

干咳比较常见，也可能痰中带血。

5. 雷诺现象

遇冷时手指变紫，这在结缔组织相关的肺动脉高压患者中最常见，许多特发性肺动脉高压患者也有此症状。

6. 水肿

肺动脉高压可能导致体液在身体低垂部位积聚，引起踝关节、腿部和腹部肿胀等。

（二）伴随症状

1. 唇甲发绀

发绀是血液中氧含量低导致的皮肤或黏膜颜色变深，常见于嘴唇和指甲。这是因为肺动脉高压影响了血液在肺部的正常氧合过程，导致血液中氧含量下降。

2. 体重减轻

肺动脉高压可能影响食欲和代谢，导致体重下降。此外，患者可能因气短、疲劳等不适而减少日常活动，这也可能导致体重减轻。

3. 脱发

脱发是肺动脉高压患者可能出现的症状之一。这可能是由于疾病对身体的慢性影响，包括可能的营养吸收问题或压力反应。

4. 月经不规则或停经

在女性患者中，肺动脉高压可能影响生殖系统的正常功能，导致月经周期不规律或停经。这可能与身体对疾病的压力反应、激素水平的变化，以及可能的营养不足有关。

二、实验室及其他检查

（一）血液检查

1. 肝功能试验

肝功能试验用于排除肝硬化，肝硬化可能是导致肺动脉高压的继发性因素。

2. HIV 抗体检测

HIV 抗体检测用于检查是否存在 HIV 感染，HIV 感染可能通过免疫系统异常影响血管系统。

3. 血清学检查

通过血清学检查特定抗体，可以识别隐匿的结缔组织病，这些疾病可能与肺动脉高压有关。

4. 血气分析

血氧分压可能在早期正常，但多数患者会出现轻度至中度的低氧血症，这通常由通气 / 血流比例失衡引起。中度低氧血症可能与心排出量下降、肺动脉血栓或卵圆孔开放有关。

（二）心电图

心电图主要帮助判断心脏的结构和功能，特别是右心室的增大或肥厚，但并不能直接反映肺动脉压的升高。

（三）胸部 X 线

胸部 X 线能够揭示肺动脉高压的征象，包括右下肺动脉干的扩张、肺动脉段的突出或高度增加、中央动脉的扩张与外周血管的纤细，形成所谓的“残根”征。

（四）超声心动图和多普勒超声检查

超声心动图和多普勒超声检查可以评估心脏的结构和功能，识别心脏瓣膜问题、心肌病变等引起肺动脉高压的潜在原因。

（五）肺功能测定

肺功能测定评估患者的呼吸功能，包括通气障碍和弥散功能的降低。重症患者可能出现残气量增加及最大通气量降低。

（六）放射性核素肺通气 / 灌注扫描

此检查是排除慢性血栓栓塞性肺动脉高压（CTEPH）的重要手段。在肺血栓性肺动脉高压患者中，肺通气 / 灌注扫描通常表现为弥漫性稀疏或基本正常。

（七）右心导管术

右心导管术是唯一能够准确测定肺血管血流动力学状态的方法。慢性血栓栓塞性肺动脉高压的血流动力学诊断标准包括肺动脉平均压（mPAP）＞20mmHg，肺动脉楔压（PAWP）≤15mmHg，毛细血管前性 PH 的肺血管阻力（PVR）＞2WU。

（八）肺动脉造影

肺动脉造影目前仍然是诊断 CTEPH 的影像学金标准，有助于明确肺动脉栓塞部位、范围和血流灌注情况，是目前评估 CTEPH 手术或介入治疗适应证不可或缺的手段。另外，肺动脉造影可以明确肺血管炎患者的肺血管受累情况。

（九）经皮肺活体组织检查

经皮肺活体组织检查可以提供组织学证据，有助于确诊。但应谨慎进行本检查，避免对心功能差的患者造成额外风险。

三、诊断与鉴别诊断

（一）诊断

通过询问患者的具体症状和家族病史，以及进行体格检查，初步判断病情。对于疑似患者，医生可能会要求其进行一系列辅助检查，包括但不限于抽血化验、影像学检查、心电图、24 小时动态心电图、6 分钟步行试验、肺功能检测、肺通气 / 灌注扫描和右心漂浮导管检查等。这些检查的目的是明确诊断，确定肺动脉高压的具体病因，以及评估疾病的严重程度，从而为后续的治疗方案提供科学依据。

（二）鉴别诊断

1. 左心衰竭

左心衰竭与肺动脉高压都会出现活动后气促的症状。但左心衰竭最早出现的症状是劳力性呼吸困难，患者咳出的痰为白色浆液性泡沫状。在急性发作时，可能会出现粉红色泡沫样痰。而肺动脉高压最常见的首发症状是活动后气促，同时可能出现晕厥或眩晕、胸痛和咯血等症状。

2. 缩窄性心包炎

缩窄性心包炎与肺动脉高压都可能导致下肢水肿。缩窄性心包炎患者通常有心包积液、恶性肿瘤、胸部放疗或胸心外科手术等病史。主要症状包括心悸、劳力性呼吸困难、活动耐量下降、疲劳和肝肿大。此外，还可能伴有腹腔积液和胸腔积液。肺动脉高压的首发症状主要为活动后气促，可能伴有眩晕、晕厥、胸痛和咯血等。

3. 冠状动脉疾病

心肌缺血是劳力性胸痛的最常见原因，也可引起缺血诱导的心律失常伴劳力性晕厥。冠状动脉疾病可通过负荷试验和（或）心导管术识别。

四、治疗原则

肺动脉高压需依据其病因差异来制定个性化的治疗方案。对于已经被确诊为肺动脉高压的患者来说，如果存在确切的基础性疾病与之相关，那么在治疗肺动脉高压的同时，还必须针对这些基础性疾病进行相应的治疗。基本的治疗手段主要包括一般治疗、药物治疗和手术治疗。

（一）一般治疗

1. 氧疗

医生可能建议吸入纯氧治疗肺动脉高压，尤其在居住高海拔地区或患有睡眠呼吸暂停时，部分患者可能需要持续氧疗。

2. 体力活动和专业指导下的康复

除了药物治疗，还需要在专业指导下进行运动康复训练。

3. 妊娠、避孕及绝经后激素治疗

随着靶向药物的广泛应用，妊娠患者的死亡率有所下降，但仍在 5%～23%，且妊娠并发症多，因此，建议本病患者避免受孕。若妊娠期间被确诊为肺动脉高压，最好早期中止妊娠；选择继续妊娠者，必须转至专业的医疗机构进行全面评估和密切随访。

4. 择期手术

本病患者即使进行择期手术也会增加风险，接受择期手术者，硬膜外麻醉可能比全身麻醉耐受性好。

5. 预防感染

患者容易合并肺部感染，而肺部感染是加重心衰甚至导致死亡的重要原因之一。因此，推荐患者预防性应用流感疫苗和肺炎链球菌疫苗等。

6. 社会心理支持

研究显示，本病会对患者的情绪产生重大影响，焦虑发生率 20%～40%，抑郁发生率 21%～55%，58% 的患者存在认知后遗症。因此，应充分评估患者的精神心理状态，鼓励家属给予心理支持，必要时请专科干预和支持。

7. 旅行建议

功能分级低、血氧饱和度低的本病患者，旅行时应考虑吸氧。应避免前往海拔高于 2000 米的地区。

8. 遗传咨询

对筛查出基因突变的患者，需要告知遗传学变异的可能性，家庭成员可能携带相关的突变基因致动脉型肺动脉高压的风险增加，建议相关家庭成员进行筛查及早期诊断。

（二）药物治疗

针对肺动脉高压的治疗主要包括以下几类药物和方法。

1. 血管扩张药

这类药物通过舒张血管来改善血流，有助于打开狭窄的血管。给药方式多样，包括吸入、口服或静脉注射。部分药物需在患者体内植入泵持续给药。常用药物有依前列醇、曲前列尼尔等。

2. 可溶性鸟苷酸环化酶（sGC）刺激物

此类药物能放松肺动脉，降低肺部压力，如利奥西呱。孕妇应避免使用。

3. 内皮素受体拮抗剂

这类药物能逆转血管壁中导致血管狭窄的物质，有助于扩张血管，可提升能量并缓解症状，如波生坦、马昔腾坦和安立生坦。孕妇不宜服用。

4. 5 型磷酸二酯酶（PDE–5）抑制剂

这类药物可促进血液流动，增加肺部血流量，如枸橼酸西地那非和他达拉非。

5. 大剂量钙通道阻滞剂

此类药物有助于放松血管壁，包括氨氯地平、地尔硫䓬和硝苯地平。但仅少数患者使用此类药物有改善。

6. 抗凝药

如华法林，用于预防血凝块。这些药物会减缓凝血过程，增加出血风险，特别是在手术期间。

7. 地高辛

该药可控制心室率，增加心肌收缩力，尤其是心衰合并快速房颤患者。

8. 利尿剂

利尿剂能帮助肾脏排出多余液体，减轻心脏负担，并减少肺部、腿部和腹部的积水。

（三）手术治疗

在药物疗法无法有效控制肺动脉高压症状的情况下，医生可能会考虑将手术治疗作为下一步的治疗方案。

1. 房间隔造口术

当药物治疗无法缓解肺动脉高压的症状时，医生可能会建议进行房间隔造口术。目的是减轻心脏右侧腔室承受的压力，从而改善心脏功能。尽管这种手术能够使患者得到一定的缓解，但可能会带来一些并发症，其中最常见的是心律失常。

2. 肺移植或心肺移植

对于特发性肺动脉高压的年轻患者，或者病情较为严重且药物治疗效果不佳的患者，肺移植或心肺移植可能成为治疗的选择。在这种极端情况下，患者的肺部或整个心肺系统将被替换。移植手术后，患者需要终身服用免疫抑制剂，以降低身体对移植器官产生排斥反应的风险。

（四）预后

目前尚无根治肺动脉高压的方法，但是有一些治疗手段可以改善症状，延长寿命，并防止病情进一步恶化。此外，患者还需要接受预防肺动脉高压的治疗。如果未进行有效和及时的治疗，肺动脉高压将进一步恶化，最终可能导致死亡。早期诊断和干预对于改善本病的预后至关重要，有助于帮助患者缓解症状、改善生活质量、延长生存期，并尽可能控制疾病进展。

第四节　中医辨证论治

一、辨证要点

（一）辨证候虚实

以虚证为主者，表现为活动后气促、疲劳、呼吸困难、胸闷、胸痛、晕厥等；以实证为主者，多由水湿停聚、津液凝聚成痰饮，血行凝滞不畅则成瘀血，表现为咳嗽、咳痰，或唇甲紫绀、浮肿。

（二）辨脏腑功能失调

肺动脉高压发病与五脏均有关系，但与肺脏关系最为密切，患者初期以肺脏发病多见，表现为活动后气短。疾病后期常为多脏合病，肺肾气虚者，表现为呼多吸少、喘息甚等；连及心脏者，以气短、胸闷、唇甲紫绀为主；肺、脾、肾三脏合病者，可表现为恶心、呕吐、腹胀、呼多吸少、水肿，兼见咳嗽、咳痰、胸闷。

（三）辨气络血络

本病以气虚、血瘀、水停为特点。肺动脉高压患者初期以肺络气虚为主，以气短、胸闷、憋喘为主要临床表现；随着疾病的发展，久病气虚则无力推动，温煦失职，导致肺血络受损，血运滞涩，日久成瘀。血瘀由气虚所致，属虚中夹实之证，以心悸、胸痛、唇青舌紫为主要临床表现；久病气虚，不能调控荣卫之气与脏腑气机，从而致脾失运化，肾失气化，心失相傅之助，血脉不利，最终导致津液的运行和排泄失司，水湿泛溢，表现为踝部、下肢的水肿，逐步发展至腹水以及全身的水肿。

二、治疗原则

肺动脉高压以气虚血瘀为本。肺气虚为始动因素，心、肺、脾、肾参与致病过程。随着病情的进展，出现水饮证。本病与肺、脾、肾的气化功能关系密切。“气络－气道－血（脉）络”相互影响，相互作用，日久形成恶性循环之痼疾。治疗上应注重温通阳气，调畅脏腑气化功能，并佐以活血通脉，化气利水，最终实现脏腑气机和调，瘀血去，水饮逐。

三、辨证治疗

（一）心肺气虚，脉络瘀阻

［证候］喘息短促无力，活动后尤甚，语声低微，体倦懒言，或痰多清稀，自汗心悸，面色白，舌淡苔白，脉细弱。

［证候分析］肺主气，司呼吸，肺气不足则咳喘气短，气少不足以息，肺气虚则

体倦懒言，声音低怯，且动则耗气，所以喘息益甚。气虚连及心脏，导致心悸，活动后尤甚。肺气虚不能输布津液，聚而成痰，可见痰多清稀，面色白为气虚常见症状。肺气虚不能宣发卫气于肌表，腠理不固，故自汗畏风，易于感冒。舌淡苔白，脉细弱为气虚之征。

［治法］补肺益气，活血通络。

［方药］补肺汤（《永类钤方》）加减。

生黄芪 30g，白术 12g，丹参 12g，桑白皮 12g，清半夏 12g，浙贝母 12g，海蛤壳 15g（先煎），苏子 12g，防风 12g，杏仁 12g，地龙 12g，南葶苈子 9g（包煎），炙麻黄 3g，威灵仙 6g。

［方解］方中黄芪升补胸中大气，白术补脾益肺，黄芪、白术合以苏子、杏仁益肺定喘；丹参活血通络；桑白皮、半夏、浙贝母、蛤壳、葶苈子清肺化痰，泻肺平喘；地龙搜风解痉，防风祛风解表，麻黄宣发肺气，威灵仙"以走窜消克为能事，积湿停痰，血凝气滞，诸实宜之"。诸药配伍，有补肺益气、止咳平喘、活血化瘀之功效。

［加减］若兼见脾虚，咳嗽、痰多，恶心、胸闷、食少者，加莱菔子、陈皮、枳壳以理气化痰；若喘促较甚，呼多吸少，重用蛤壳，加山药以补肾纳气；若口唇紫暗、面色黧黑，加桂枝、赤芍、党参，以增强益气活血、化瘀通络之力；若肺阴虚甚，加沙参、玉竹、百合以滋阴养肺。

（二）气虚血瘀，脉络阻滞

［证候］身喘咳无力，气短难续，痰吐不爽，心悸，胸闷，面色淡白或晦暗，唇甲发绀，神疲乏力，舌暗淡，脉细涩无力。

［证候分析］肺虚甚，身喘咳无力，气短难续，咳嗽咳痰，但咳吐不爽，气虚不能够推动血液上荣于面部，会出现面色淡白；或者面部的气血运行缓慢，日久脉络瘀阻，而出现面色晦滞、没有光泽；肺气虚不足以助心行血，或瘀血阻心络，则见心悸、胸闷，唇甲发绀；气虚、元气不足，导致脏腑功能减退，会出现疲乏无力、身体困倦等症状，舌暗淡，脉细涩无力均为气虚血瘀之征。

［治法］益气活血，化瘀通络。

［方药］通心络胶囊。

人参、水蛭、全蝎、赤芍、蝉蜕、土鳖虫、蜈蚣、檀香、降香、制乳香、炒酸枣仁、冰片。

［方解］方中人参补益心气，入肺经，助肺气而通经活血；水蛭专入血分，化瘀通络，且不伤气分；土鳖虫逐瘀通络，合水蛭并搜剔络中之瘀；全蝎、蝉蜕、蜈蚣相配合，搜风通络，解痉止痛；赤芍活血散血，行瘀止痛；檀香、降香、乳香流畅气络，化瘀止痛；酸枣仁安神定悸；冰片引药入络通窍。全方补益心肺之气，活血化瘀通络。

［加减］若瘀痛入络甚，可加三棱、莪术等破血通络止痛；合并气机郁滞，加川楝子、香附、青皮等以疏肝理气止痛；胁下有痞块，属血瘀者，可酌加丹参、郁金等

以活血破瘀，消癥化滞。

（三）气阳虚乏，脉络瘀阻

［证候］神疲少气，气短息微，咳喘无力，咳吐涎沫量多清稀，胸部闷痛，遇寒加重，或喘息不能平卧，夜间尤甚，面色晄白或灰白而暗，形寒肢冷，足面虚浮，心悸自汗，腹胀腹泻、谷物不消，夜尿清长，舌质淡胖或有齿痕，苔白滑润，脉沉细或沉迟。

［证候分析］气阳虚衰，则见神疲少气，气短息微，阳虚不能化气，气虚不能摄津、布津，津液停滞于肺，咳吐涎沫量多清稀，或伴复感寒邪，可见胸部闷痛，遇寒加重，或喘息不能平卧；阳气不足，血脉失于温煦，气血不能布达面部、四肢，见面色晄白或灰白而暗，形寒肢冷，重者足面虚浮，心阳不振，心悸自汗出；脾胃阳虚，腹胀腹泻、谷物不消；肾阳虚衰，开合失度，膀胱不约，夜尿清长；舌质淡胖或有齿痕，苔白滑润，脉沉细或沉迟均为气阳虚乏、瘀血内阻脉络之征象。

［治法］益气温阳，活血通络。

［方药］芪苈强心胶囊。

黄芪、人参、制附子、丹参、葶苈子、泽泻、玉竹、桂枝、红花、陈皮、香加皮。

［方解］方中黄芪、制附子、桂枝益气温阳通络，兼利水消肿；人参大补元气，助心肺之气通经活血；丹参、红花、泽泻活血通络，利水消肿；葶苈子泻肺平喘；陈皮、香加皮调畅气络，化痰祛瘀。全方合用，气络血络同治，益气温阳治其本，活血通络利水治其标。

［加减］若痰热较重，可加黄连、桑白皮加强清热化痰；若脘腹胀满较重，可加白术、茯苓加强健脾化湿；若患者出现盗汗、口干等症状，加麦冬、五味子滋阴清热。

（四）脉络瘀阻，瘀血化水

［证候］面浮，或面色黧黑，下肢浮肿，甚则一身悉肿，脘痞，或腹部胀满有水，小便不利，心悸，喘咳不能平卧，咳痰清稀，怕冷，面唇青紫，舌体胖质暗，舌苔白滑，脉沉细或结代。

［证候分析］血瘀阻络，气滞水停，泛于体表，则面浮或面色黧黑，或见于下肢水肿，甚或全身皆肿；水停腹腔则脘痞，或腹部胀满有水，小便不利；水停胸中，水气凌心，则喘憋心悸，不能平卧，咳痰清稀；舌体胖质暗，舌苔白滑，脉沉细或结代为血瘀水停之象。

［治法］化痰祛瘀，温阳利水。

［方药］木防己汤（《金匮要略》）加减。

人参 9g（另煎），桂枝 9g，石膏 15g（先煎），汉防己 9g，葶苈子 12g（包煎），桑白皮 12g，鱼腥草 30g，地龙 12g，桃仁 12g，车前子 12g（包煎），丹参 30g。

［方解］方中人参益心肺之气，桂枝辛温通络、通阳化气，汉防己、葶苈子、车前子泻肺利水消肿，石膏、桑白皮、鱼腥草清泄肺热不伤阴，桃仁、丹参化瘀通络，

地龙搜风解痉。全方合用，共奏化痰祛瘀通络、益肺温阳利水之效。

［加减］若痰湿偏重，加苍术、白蔻仁、法半夏、陈皮等化湿和中；若痰热偏重，大便秘结，咳痰黄稠者加海蛤粉、大黄、金银花；水肿偏重，四肢不温者，加泽泻、附子。

（五）心肺络瘀，元阳欲脱

［证候］喘迫气促，心悸欲脱，汗出肢冷，面色晦暗，周身水肿，舌质紫暗，脉沉细而数，或脉微欲绝。

［证候分析］虚阳欲脱，气越于上，不能归原，肺络气虚，宗气生成不足，则见喘迫气促；心阳虚乏至极，心悸欲脱，阳虚不能固护津液，阴液外泄，则见汗出肢冷；络气不足，运血无力，脉络瘀滞，故见面色晦暗，舌质紫暗；心肺络瘀，津液不能回流而渗于络外，故见周身水肿；阴阳离决，脉络不足以充，阳气不足以运，故见脉沉而数，或脉微欲绝。

［治法］回阳救逆，生脉固脱。

［方药］参附生脉饮（自拟方）加减。

人参 12g（另煎），制附子 12g（先煎），肉桂 12g，麦冬 12g，五味子 9g，山茱萸 30g，丹参 30g，葶苈子 12g（包煎），炙甘草 5g。

［方解］方中人参大补元气；附子、肉桂温补元阳，回阳救逆；麦冬、五味子滋阴濡络，敛肺止汗；山茱萸补益肝肾，涩精固脱，伍人参益气复脉，助络脉运行之效，《医学衷中参西录》云："山萸肉……大能收敛元气，振作精神，固涩滑脱。"在此用之，还能收敛欲脱之元气。丹参化瘀通络；葶苈子泻肺平喘；炙甘草益气健中，调和诸药。

［加减］若日常肾虚明显者，加蛤蚧、芡实；兼胸中憋闷者，加沉香、降香；水肿明显者，加茯苓、泽泻。

四、预防与调护

（一）保持休息，睡眠充足

患有肺动脉高压的人需要充足的休息，尽量避免过度劳累或过度的体力活动。建议患者确保每天都有足够的睡眠时间，以缓解身体疲劳和焦虑情绪。

（二）饮食调整，戒烟戒酒

饮食可以帮助控制体重，从而减轻心肺的负担。建议患者遵循健康的饮食习惯，避免高盐和高脂肪食物，增加水果、蔬菜和全谷类食品的摄入量。吸烟和饮酒会影响心肺功能，加重疾病风险，应尽量避免吸烟和饮酒。

（三）药物治疗，定期检查

肺动脉高压通常需要长期用药治疗，包括扩血管药、降脂药物、抗凝药等。肺动脉高压是一种慢性疾病，需要定期到医院进行检查和复诊，以避免病情加重。

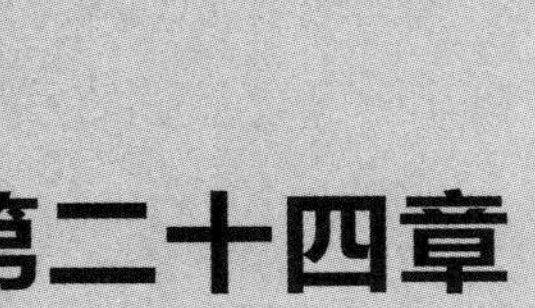

第二十四章

硬皮病

第一节　概　述

一、西医学概述

系统性硬化症（systemic sclerosis，SSc），也称为硬皮病，是一种原因不明、临床上以局灶性或弥漫性皮肤增厚和纤维化为特征的多系统结缔组织病。除皮肤受累外，常常累及内脏，如肺、肾、心、消化道等多系统、多器官。硬皮病有很大的异质性，其严重程度和发展情况变异较大，从进展迅速且往往为致命内脏损害的弥漫性皮肤增厚，到仅有少部分皮肤受累，均可见到。

全球范围内，该病的患病率和发病率分别为 17.5/10 万和 1.4/10 万，女性多于男性。病程可持续数月至数年，早期症状多为非特异性，如雷诺现象、乏力和肌肉骨骼痛等。随后，患者可能出现皮肤肿胀、增厚等特异性表现，从手开始，逐渐累及其他部位，如肺、心脏、消化道和肾脏。无雷诺现象的患者，肾脏受累风险增加。硬皮病可导致患者残疾，并引发严重并发症，极大地影响患者的生活质量。因此，早期诊断和积极治疗至关重要，以控制病情发展，减轻症状，提高患者的生活质量，改善预后。

硬皮病的分类，根据皮肤增厚的程度和病变侵犯的部位可分为：（1）系统性硬化症：包括弥漫皮肤型、局灶皮肤型、无皮肤硬化的系统性硬化症、重叠综合征；（2）局灶型硬皮病：包括硬斑病、带状硬皮病、额顶部带状硬皮病（剑伤性硬皮病）。

二、中医学概述

中医学无硬皮病的对应名称，总结历代医家对疾病发病特点的描述，本病属“皮痹”范畴。皮痹是以局部或全身皮肤进行性肿硬、萎缩，严重者可累及脏腑为主要表现的病证。皮痹的病位在皮肤，与肺脏关系密切。《素问・痹论》言：“风寒湿三气杂至，合而为痹……皮痹不已，复感于邪，内舍于肺，所谓痹者，各以其时重感于风寒湿之气也。凡痹之客五脏者，肺痹者，烦满喘而呕。”指出了皮肤肌表外受风寒湿之邪，首先导致皮痹，进而影响其所合之肺脏的发病过程。《素问·玉机真脏论》言：“风寒客于人，使人毫毛毕直，皮肤闭而为热，当是之时，可汗而发也，或痹不仁肿痛，当是之时，可汤熨及火灸刺而去之，弗治，病入舍于肺，名曰肺痹。”与《素问·痹论》所言相互呼应，指出皮痹内传可发为肺痹。肺痹的形成因素内有正气不足，肺气虚损，宣降失司，加之风、寒、湿等外邪侵入皮毛，痹阻日久内舍于肺，这与西医学系统性硬化症累及肺脏时，可发生肺广泛纤维变及囊肿性变，以致肺功能不全，出现进行性呼吸困难伴咳嗽等症状，还可累及消化道出现吞咽困难、恶心呕吐等症状，与肺痹“烦满喘而呕”的症状描述相似。

系统性硬化症的肺部病变属于营卫失常、脏腑功能失调引起的皮肉筋骨、四肢百骸进而累及五脏六腑诸脏器的病变，故调和营卫、调节络脉功能为主要治则之一。治法包括虫类通络、祛湿逐痰通络、辛温通络、温阳通络、清热通络、散结通络、解痉通络、滋阴息风柔络等。

第二节　病因病机

一、西医病因病理

（一）病因

1. 遗传因素

病因及遗传因素尚不明确。有证据表明，病原体、环境毒素和药物以及微嵌合是该病的潜在触发因素。SSc 一级亲属的患病率高于普通人群。目前发现，表观遗传修饰也与 SSc 发病有关。

2. 病毒感染

EB 病毒（EBV）、人巨细胞病毒（HCMV）、微小病毒 B19 均是本病潜在的诱发因素。最近有研究证实，EBV 遗传物质可表达于 SSc 患者硬化皮肤的成纤维细胞和微血管。而且 EBV 可以诱导 TLR 样受体介导的成纤维细胞应答。抗 HCMV 抗体可诱导内皮细胞凋亡和成纤维细胞活化。

3. 环境因素

已经发现多种化学物质可以引起 SSc，包括二氧化硅、聚氯乙烯、甲苯、二甲苯、三氯乙烯、有机溶剂等。某些药物包括博来霉素、喷他佐辛、多西紫杉醇、紫杉酚、可卡因等，也可引起 SSc。另外，乳腺硅胶填充及肿瘤放疗也与 SSc 发病有关。

4. 嵌合

健康女性受孕多年后，体内仍存在起源于胎儿的免疫干细胞，被称为微嵌合状态。一些研究发现，SSc 女性患者循环中的胎儿细胞数较健康女性高。据推测，持续存在的胎儿细胞可通过移植物抗宿主反应触发，或通过母体对胎儿细胞（自身）产生的免疫应答参与 SSc 的发展。

（二）发病机理

1. 免疫异常

本病患者的血清中可测出多种自身抗体，如抗核抗体、抗线粒体抗体、SCL–70 抗体、抗着丝点抗体等，患者血中还可查见免疫复合物。本病可伴发其他自身免疫病。这些发现提示本病与体液免疫有关。患者外周血中的 T 抑制细胞减少导致 T 辅助细胞活性增加，由它产生的 IL–2 也较正常人增多。系统性硬化症血管和间质的浸润细胞多数是 T 细胞。患者外周循环 T 细胞可与其细胞膜成分板层素及某些逆转录病毒蛋白相互作用；另外，淋巴细胞与内皮细胞的黏附作用也增加，提示 T 细胞可能与整个血管系统的内皮细胞发生了自身反应。

2. 血管异常

血管的损伤发生于纤维化之前。开始为内皮细胞损伤，继而内膜增厚，管腔狭窄，甚至闭塞。患者血中有过多的活化与损伤血管内皮细胞的因子，如 IL–L、IL–2、TNF 等，血中的 Von–Millebrand 因子水平增高，说明患者的内皮细胞被激活。Von–Millebrand 因子有活化血小板和促进血小板黏附的作用，促发血管内凝血。活化血小板释放的血小板衍生生长因子（PDGF）有使成纤维细胞趋化和分裂的作用，可导致内膜纤维化，经由损伤的血管壁向外渗透时，可导致外膜和血管周围组织纤维化。

3. 结缔组织代谢异常

皮肤的毛细血管周围不仅成纤维细胞数量增多，而且有活跃的胶原合成。实验证明，转化生长因子可激活成纤维细胞的胶原基因启动因子，在转录水平上增加胶原 mRNA 的表达，并诱导成纤维细胞丝裂原自分泌。

总之，硬皮病的发生是多种因素相互作用的结果，究竟以何种为主、相互间存在的关系均有待进一步研究。

二、中医病因病机

硬皮病的病因主要是正气内虚，外邪侵袭。先天不足，脾肾阳虚，或内有沉寒痼冷，或卫外不固，外感风寒湿邪，邪阻阳络，络气郁滞，导致营卫不和，气血不通，进则外邪沿经脉内侵脏腑之络，脏腑功能失调，阳气虚衰。在疾病的发生发展过程中，又有痰凝水聚、气滞血瘀、络息成积等病理改变。

局灶性硬皮病的病变仅限于皮肤，而系统性硬化症的病变比较广泛，主要包括皮肤病变和内脏病变两大部分。皮肤和内脏是络脉循行的部位，系统性硬化症病变初起，伤及阳络，而随着疾病的发展，病变由阳络（皮肤）传至经脉，再由经脉传至阴络（内脏）。阴络布于里，阳络浮浅散于外，络脉就像网络一样遍布全身，外络肌表，内连脏腑，无处不至。系统性硬化症不仅起病于络，其发展又有由表入里、沿经传变的特征。正如《灵枢·百病始生》言：“虚邪之中人也，始于皮肤，皮肤缓则腠理开……留而不去，则传舍于络脉，在络之时，痛于肌肉……留而不去，传舍于经，在经之时，洒淅喜惊……留而不去，传舍于肠胃之外，募原之间，留著于脉，稽留而不去，息而成积，或著孙脉，或著络脉。”《素问·缪刺论》也说：“夫邪之客于形也，必先舍于皮毛，留而不去，入舍于孙脉；留而不去，入舍于络脉，留而不去，入舍于经脉；内连五脏，散于肠胃，阴阳俱感，五脏乃伤，此邪之从皮毛而入，极于五脏之次也。”均指出了外邪袭人先犯皮肤之络脉，再至经脉，终至脏腑之络脉的过程。又如《素问·皮部论》曰：“腠理开，开则邪入，客于络脉，络脉满则注于经脉，经脉满则入舍于脏腑也。故皮部又有分部，不与，而生大病也。”《三因极一病证方论》说：“三气袭人经络，入于筋脉、皮肉、肌骨，久而不已，则入五脏。”而又有部分系统性硬化症患者在长时间的观察中并无内脏受累或内脏病变轻微，皮肤病变也逐渐好转，皮肤代谢改善，功能恢复，盖因脏实而不受邪，或由于治疗及时得当，邪犯阳络即逐邪外出。正如《医宗金鉴》云：“其人脏实而不受邪，复还于外，则易治多生。假如久病皮痹，复感于邪，当内传肺而为肺痹。若无胸满而喘咳之证，则是脏实不受邪，余脏仿此。”

硬皮病的皮肤病变分肿胀期、硬化期、萎缩期，而且三期逐渐演变。肿胀期病机为外感寒湿之邪阻于肌肤之络（孙络），致络气郁滞、络脉瘀阻，而“血不利则为水”，此即“由血及水”的道理。络脉具有使布散于肌膜中的津液还于脉中的作用，当外邪犯络，络脉瘀阻时，津液不能渗于脉中而渗于脉外，于是出现皮肤水肿、皱纹消失等症。络脉瘀阻，气血失和，久则络中津血不足，络虚不荣，肌肤失养而致皮肤硬化萎缩。

总之，硬皮病可以出现络－经－络的传变，络脉病变的形成包括新病入络和久病入络两个方面。新病入络的病因为外感六淫，主要为风、寒、湿。外感六淫，邪客肌表，入舍阳络，留而不去，传入经脉，正邪相争，气血失和，迁延不愈，从而形成气滞、血瘀、痰积等病理变化，而这些病理变化正是“久病入络”和硬皮病病及脏腑阴络的病理基础。同时外邪久稽，耗伤正气，或先天禀赋不足，形成的络虚不荣证候，而六淫外邪、情志等因素导致的气滞、血凝、痰积络脉，又可形成络脉的绌急状态。可见硬皮病络脉病变包括络气郁滞、络脉瘀阻、络脉绌急、络脉痰阻、络脉损伤、络虚不荣、络息成积等病理机制，各种病理机制之间又相互影响、互为因果、同时存在。

第三节　西医诊断与治则

一、西医诊断

（一）局灶性硬皮病

1. 斑状损害

皮损初期为圆形、长圆形或不规则形，淡红或紫红色水肿性硬片状损害。数周或数月后渐扩大，直径可达 1～10cm 或更大，色转淡呈淡黄或象牙色，周围常围绕淡紫或淡红色晕。表面干燥平滑，呈蜡样光泽，触之有皮革样硬度，有时伴毛细血管扩张。局部不出汗，也无毛发。损害可涉及单个或多个部位，经过缓慢，数年后硬度减轻，渐出现白色或淡褐色萎缩性瘢痕。可发生于任何部位，以躯干较多见。在局灶型中此型最为多见，约占 60%。

泛发性硬斑病罕见，其发生和发展类似斑状硬皮病，但特点为损害数目多，皮肤硬化面积大，分布广泛而无系统性损害。好发于胸腹及四肢近端，但面、颈、头皮、前臂、小腿等处也可累及。常可合并关节痛、神经痛、腹痛、偏头痛和精神障碍。

2. 带状损害

皮损常沿肢体或肋间呈带状分布，但头面或面颊部也常发生，形状与片状损害相似，但皮损有明显凹陷，有时皮损下的肌肉，甚至骨骼可有缺钙、疏松、吸收变细。多见于儿童。

3. 点滴状损害

皮损多发生于颈、胸、肩、背等处，损害为绿豆至黄豆大集簇性或线状排列的发硬小斑点。表面光滑发亮，呈珍珠母或象牙色，周围有色素沉着，时间较久，可发生萎缩。此型比较少见。

（二）系统性硬化症

1. 早期症状

系统性硬化症最多见的初期表现是雷诺现象、隐袭性肢端和面部肿胀，并有手指皮肤逐渐增厚。约 70% 病例的首发症状为雷诺现象，雷诺现象可先于硬皮病的其他症状（手指肿胀、关节炎、内脏受累），5～10 年甚至是更长时间出现或与其他症状同时发生。多关节炎同样也是突出的早期症状。

2. 皮肤

皮肤改变依次经历肿胀、硬化、萎缩，往往从肢体远端开始，逐渐向近端扩展。受累皮肤干燥，毛发稀少，可伴色素沉着和（或）减退，毛细血管扩张。晚期鼻变尖，眼裂变小，口唇变薄，张口受限，口周放射状沟纹。肿胀期皮肤呈非可凹性肿胀，触之有坚韧的感觉；硬化期皮肤呈蜡样光泽，紧贴于皮下组织，不易捏起；萎缩期浅表真皮变薄变脆，表皮松弛。

3. 肺部受累

间质性肺疾病（ILD）是 SSc 最常见的肺部表现，约 80% 弥漫型 SSc 患者和 20% 局灶型 SSc 患者可发生一定程度的 ILD。ILD 可有弥漫性皮肤受累。美国黑人，印第安人，抗拓扑异构酶Ⅰ（Scl–70）抗体、抗 U3RNP 抗体或抗 Th/To 抗体阳性患者，发生严重进展性 ILD 的风险更高。ILD 早期阶段，潜在的活动性纤维性肺泡炎可以无任何症状。呼吸困难（最初表现为劳力性呼吸困难）和疲劳是 SSc 相关肺疾病最常见的症状。不典型胸痛和干咳是晚期常见并发症。ILD 的典型体征是双肺底吸气相细小爆裂音（“Velcro” 啰音）。ILD 的典型表现为肺容量下降、肺实质纤维化与网状间质增厚，以肺底最为明显。病理研究表明，SSc 相关纤维性肺泡炎最常见的组织病理类型是非特异性间质性肺炎（NSIP）。

肺动脉血管病变是 SSc 的常见临床表现，SSc 合并肺动脉高压（PAH）是一种危及生命的临床征象，PAH 依靠超声心动图筛查，通过右心导管检查确诊。如果以超声心动图为诊断工具，PAH 的发生率为 30%～50%，而运用右心导管（RHC）检查的查出率为 8%～12%。肺血管病变可以隐匿和无临床症状，也可以由于严重 PAH 和右心衰竭出现呼吸困难。PAH 的典型症状包括呼吸困难、疲劳和相对少见的胸痛或晕厥。随着疾病进展，可以出现三尖瓣反流引起的收缩期杂音、S2 亢进、S3 奔马律和右心衰竭的体征（右侧胸骨旁隆起、颈静脉怒张、肝大、周围水肿等容量负荷过重的体征）。晚期出现缺氧和充血性心力衰竭可以突发晕厥或猝死。SSc 相关肺血管病变可以表现为 3 种形式：①孤立的 PAH，无其他明显肺部病变；②重度肺纤维化相关肺血管病变；③肺微血管病变，无 ILD 体征的孤立一氧化碳弥散量（DLCO）下降。PAH 属于 SSc 晚期并发症，局灶型 SSc、发病年龄晚、大量毛细血管扩张、DLCO 降低、抗 U3RNP 抗体阳性患者发生 PAH 的风险高。

4. 消化系统

消化道受累为系统性硬化症的常见表现，仅次于皮肤受累和雷诺现象。消化道的任何部位均可受累，其中食管受累最为常见，肛门、直肠次之，小肠和结肠较少。

（1）口腔：张口受限，舌系带变短，牙周间隙增宽，齿龈萎缩，牙齿脱落，牙槽突骨萎缩。

（2）食管：食管下部括约肌功能受损可导致胸骨后灼热感，反酸。长期可引起糜烂性食管炎、出血、下食管狭窄等并发症。下 2/3 食管蠕动减弱可引起吞咽困难、吞咽痛。

（3）小肠：常可引起轻度腹痛、腹泻、体重下降和营养不良。营养不良是由肠蠕动缓慢，微生物在肠液中过度繁殖导致的。偶可出现假性肠梗阻，表现为腹痛、腹胀和呕吐，甚至可以出现危及生命的严重胃肠道功能障碍。

（4）大肠：累及大肠可发生便秘，下腹胀满，偶有腹泻。由于肠壁肌肉萎缩，在横结肠、降结肠可有较大开口的特征性肠炎，如肛门括约肌受累，可出现直肠脱垂和大便失禁。

（5）钙质沉着、雷诺现象、食管运动功能障碍、指端硬化和毛细血管扩张（CREST）综合征：患者可发生胆汁性肝硬化。

5. 心脏

临床表现为气短、胸闷、心悸、水肿。临床检查可有室性奔马律，窦性心动过速，充血性心力衰竭，偶可闻及心包摩擦音。超声心动图显示，约半数病例有心包肥厚或积液，但临床心肌炎和心包填塞不多见。

6. 肾脏

系统性硬化症肾病变临床表现不一，部分患者有多年皮肤及其他内脏受累，而无肾损害的临床现象；有些在病程中出现肾危象，即突然发生严重高血压，急进性肾功能衰竭，如不及时处理，常于数周内死于心力衰竭及尿毒症。

7. 骨和关节

多关节痛和肌肉疼痛常为早期症状，也可出现明显的关节炎。皮肤增厚且与其下关节紧贴，致使关节挛缩和功能受限。长期慢性指（趾）缺血，可发生指端骨溶解。由于肠道吸收不良、废用及血流灌注减少，常有骨质疏松。

二、实验室及其他检查

（一）实验室检查

1. 常规实验室检查

红细胞沉降率可正常或轻度增快。轻度血清白蛋白降低和球蛋白增高较为常见，可有多克隆高丙种球蛋白血症和冷球蛋白血症。

2. 免疫学检查

自身抗体检测有助于判断 SSc 患者的临床表型及预后，超过 90% 的 SSc 患者抗核抗体阳性。60%～80% 的患者可出现下述特异性抗体之一，包括抗 Scl-70 抗体、抗着丝点蛋白抗体和抗 RNA 聚合酶Ⅲ抗体。抗 Scl-70 抗体的阳性率为 9.4%～42%，最常见的是 IgG 亚型，特异性高，尤其与弥漫皮肤型 SSc 密切相关，提示预后不良，与病死率增高、ILD 高度相关。另有报道，抗 Scl-70 抗体与骨骼肌和心肌受累、指端溃疡、手指挛缩畸形等相关。抗着丝点蛋白抗体在 SSc 中的检出率为 20%～40%，其与局灶皮肤型 SSc 密切相关，尤其是 CREST 综合征，而严重的 ILD 和肾危象少见。约 20% 的抗着丝点蛋白抗体阳性者合并 PAH。抗 RNA 聚合酶Ⅲ抗体在 SSc 中的阳性率约为 20%，对 SSc 高度特异，其与弥漫皮肤型 SSc、快速进展的皮肤病变、胃窦血管扩张、肾危象、伴发肿瘤等相关。抗 U3 核糖核蛋白（U3RNP，又称 Fibrillarin）抗体的阳性率约 8%，多见于男性 SSc 患者，与弥漫性皮肤受累相关。抗纤维蛋白 Th/To 抗体的阳性率约 5%，与局灶性皮肤受累及 PAH 相关。抗 PM/Scl 抗体的阳性率约

1%，见于局灶皮肤型 SSc 和重叠综合征（炎性肌病）。约 30% 的 SSc 患者类风湿因子阳性。

3. 皮肤病理

受累皮肤组织的活检病理见网状真皮致密胶原纤维增多、表皮变薄、皮突消失及皮肤附属器萎缩。真皮和皮下组织内可见 T 细胞、巨噬细胞等淋巴细胞聚集。多数患者具有特征性临床表现，皮肤活检并非必须检查。

4. 甲襞微循环检测

SSc 特异性的甲襞微循环异常表现为甲襞毛细血管密度明显减小且形态异常（晚期出现的异常新生毛细血管），或存在巨大管袢（管袢均匀增宽，袢径超过 50μm 的毛细血管），对 SSc 的早期诊断和预后判断具有重要意义。并可根据毛细血管密度、袢径、异常形态和甲襞出血的情况进行早期、活动期和晚期的区分。

（二）影像学检查

1. 肺部影像学检查

胸部 X 线可见两下肺间质纹理增多、不规则，可呈网格样结节状改变。间质性浸润表现为肺纹理模糊，肺野呈斑片状模糊阴影；间质性纤维化表现为肺容积缩小，呈网状表现，久而久之可合并肺大泡以及多发囊状改变而呈蜂窝肺。中心肺动脉扩张，而周围肺动脉纤细，为肺动脉高压表现。多层螺旋 CT 及高分辨率 CT 可见间质性渗出及纤维化，包括小叶间隔增厚、磨玻璃密度影、网格状影、肺气囊、支气管柱状扩张等直接或间接征象。

2. 消化道影像学检查

X 线气钡双重造影可见食管（尤以中下段为著）扩张、蠕动缓慢或消失、食管下段可见反流性食管炎。病情严重者，食管全程可出现扩张，食管蠕动减弱或消失，可形成无狭窄的动力性梗阻，管壁僵硬，黏膜紊乱、增粗。十二指肠与空肠一般同时受累，十二指肠水平段管腔显示扩张，黏膜呈“弹簧状”改变，钡剂于此呈“钟摆样”往返摆动，蠕动缓慢不前；小肠可显示扩张，张力降低，蠕动减慢，部分小肠分段扩张，黏膜消失或增粗，呈弹簧状张弛。由于大肠肠壁肌肉萎缩，在横结肠、降结肠可有较大开口的特征性肠炎（憩室）。如肛门括约肌受累，可出现直肠脱垂。CT 可见食管节段性或全程性扩张，管壁僵硬、增厚，但管腔外围无软组织受侵征象，亦无纵隔内淋巴结增大转移征象。

3. 心脏影像学检查

X 线检查可见心影增大，其增大程度一般与临床表现呈正相关。CT 检查可发现心房或（和）心室增大，可以合并心包腔内环状液性低密度影，提示心包腔积液。当出现心包积液时，常常同时合并胸膜腔积液，CT 纵隔窗可见胸廓背侧新月形液性低密度影。

三、诊断与鉴别诊断

（一）诊断

1. 局灶性硬皮病

局灶性硬皮病根据局灶性典型的皮肤硬化症状及皮肤活检可作出诊断。

2. 系统性硬化症

（1）1980 年美国风湿病学会分类标准

主要标准：近端硬皮病，手指和掌指关节以上皮肤对称性增厚、绷紧和硬化。这类变化可累及整个肢体、面部、颈及躯干（胸和腹部）。

次要标准：①手指硬皮病，上述皮肤改变仅限于手指；②手指有凹陷性瘢痕或指垫消失，缺血所致的指尖凹陷或指垫组织消失；③双侧肺基底纤维化，标准显示双侧呈线形网状或线形结节状阴影，以肺底部最明显，可呈弥漫性斑点或“蜂窝肺”外观。这些改变并非其他原发性肺部疾病所致。

凡具有以上 1 项主要标准或 2 项以上次要标准者，可诊断为系统性硬化症。此外，雷诺现象，多发性关节炎或关节痛，食管运动障碍，伸侧皮肤组织病理检查示胶原纤维肿胀和纤维化，血清中有抗 Scl–70 抗体，抗着丝点抗体、抗核仁抗体阳性等皆有助于诊断系统性硬化症。

（2）2013 年美国风湿病学会 / 欧洲抗风湿病联盟（ACR/EULAR）分类标准（见表 24–1）

表 24–1　2013 年 ACR/EULAR 分类标准

指标	子指标	权重 / 得分
双手手指皮肤增厚并延伸至邻近的掌指关节近端（充分条件）	–	9
手指皮肤增厚（只计数较高的分值）	手指肿胀	2
	指端硬化（离掌指关节较远但离指间关节较近）	4
指尖病变（只计数较高的分值）	指尖溃疡	2
	指尖点状瘢痕	3
毛细血管扩张	–	2
甲壁毛细血管异常	–	2
肺动脉高压和（或）间质性肺疾病（最高分值 2 分）	肺动脉高压	2
	间质性肺疾病	2
雷诺现象	–	3

续表

指标	子指标	权重 / 得分
SSc 相关的自身抗体 ［抗着丝点抗体，抗拓扑异构 酶Ⅰ抗体（抗 Scl–70），抗 RNA 聚合酶Ⅲ］ （最高分值 3 分）	抗着丝点抗体	3
	抗拓扑异构酶Ⅰ抗体	3
	抗 RNA 聚合酶Ⅲ	3

这些标准适用于任何一个考虑纳入系统性硬化症研究的患者。但该标准不适用于手指皮肤增厚的患者或临床表现能被硬皮病样疾病解释（肾硬化性纤维化、硬斑病、嗜酸性筋膜炎、糖尿病相关的硬肿病、硬化性黏液性水肿、硬化性肌痛、卟啉病、移植物抗宿主反应、糖尿病性手关节病变）的患者。总分值由每一个分类中的最高比重（分值）相加而成，总分≥9 分的患者被分类为系统性硬化症。

（3）2011 年欧洲硬皮病试验和研究联盟（EUSTAR）

EUSTAR 提出了极早期 SSc 分类标准，一旦患者出现雷诺现象、手指肿胀及抗核抗体阳性三联征，建议进一步转诊至风湿专科就诊，尽快完善甲襞微循环、SSc 相关抗体及内脏病变的筛查。

（二）鉴别诊断

1. 成人硬肿病

皮损一般多从头颈向肩背部和双上肢近心端发展，呈弥漫性非凹陷性肿胀、发硬，手足常不受累。其特点为真皮深层肿胀和僵硬，局部无明显色素沉着，无雷诺现象，无萎缩和毛发脱落表现，无内脏受累（除部分患者合并糖尿病）。

2. 嗜酸性筋膜炎

嗜酸性筋膜炎多见于青年人，剧烈运动后发病，表现为四肢皮肤肿胀，绷紧并伴有肌肉压痛。无雷诺现象和内脏病变，抗核抗体阴性，血嗜酸性粒细胞增加。皮肤活检也可鉴别。

3. 嗜酸性粒细胞增多 – 肌痛综合征

早期表现为流感样症状，伴有明显的肌痛和肌肉痉挛，无雷诺现象。嗜酸性粒细胞增高，病理表现为嗜酸性粒细胞增多和成纤维细胞活化。

4. 硬化性黏液水肿

硬化性黏液水肿，又称弥漫性（泛发性）和硬皮病样黏液水肿性苔藓或 Arndt–Gottron 病，是一种原发性皮肤黏蛋白病，特征为泛发性丘疹和硬皮病样皮疹常伴单克隆丙种球蛋白病。患者出现大量蜡样质硬丘疹和斑块，组织学检查显示黏蛋白沉积、成纤维细胞增殖增多及纤维化。系统损害可累及多系统，或可造成严重并发症和死亡。

5. 皮肤僵硬综合征

该病被认为是先天性或遗传性疾病，但大多数患者并无家族史。患者小时候可出现皮肤局灶性僵硬，硬度如石，皮肤硬化常从臀部或股部开始，缓慢进展，逐渐累及腰部、臀部、股部和下肢等部位，且皮肤硬化最显著部位亦见于筋膜丰富的股部和臀部，但手足皮肤正常受累部位皮肤常出现轻中度多毛症，以腰部显著。由于皮损僵硬、挛缩，可致关节活动受限，肘、膝及髋关节常受累，颈及腰椎活动受限，脊椎前凸。本病不累及内脏和肌肉，也无免疫学异常，预后良好，但严重者可影响患儿身材发育和引起肺部通气障碍。

6. 肢端骨质溶解症

本病患者具有雷诺现象，手指和手部有硬皮病样皮损，最早见于末节指骨的溶解性骨损害。患者有接触氯乙烯的病史，停止接触后症状可好转，手指和手部硬化症状、皮肤损害可逐渐消退，溶解性骨损可自然痊愈，然而手指呈杵状。

7. 混合性结缔组织病

患者具有系统性红斑狼疮、系统性硬化症、多发性肌炎等结缔组织病的混合表现。混合性结缔组织病可有指端硬化，但无广泛硬化表现，肾脏病变较轻或缺如，多关节炎、肌炎多见。血清中有高滴度的 RNA（核糖核酸）抗体，未能查到硬皮病特征性抗 Scl–70 抗体，对糖皮质激素疗效较好。

另外，注意除外由某些化学物质如氯化乙烯、环氧聚合物树脂等，药物如博来霉素等，以及其他疾病如肢端肥大症、淀粉样变性、类癌综合征所导致的类似硬皮病的皮肤改变（假性硬皮病）。

四、西医治疗

局灶性硬皮病的治疗多采用局部疗法。系统性硬化症目前尚无特效药物，早期诊断和系统治疗可使症状部分缓解和停止发展。

（一）局灶性硬皮病

早期炎症硬化，可用泼尼松龙混悬液间歇性皮损内注射，或外用含激素的霜剂、软膏，坚持体疗和物理治疗，如音频、石蜡等以改善肢体的挛缩，恢复肢体的功能。口服维生素 E，每日 300～1200U，有一定效果。

（二）系统性硬化症的治疗

尚无治疗 SSc 的特效药物。需根据病情调整治疗方案，建议早期治疗、危险分层和个体化治疗、联合治疗。

1. SSc 相关 ILD

制订 SSc 相关 ILD 患者的治疗方案应综合考量多种因素。对亚临床、稳定期或轻症的 SSc 相关 ILD 患者，可予以非药物干预，密切观察及随访，当出现呼吸道症状加重、肺功能下降或影像学进展时，可考虑启动药物治疗。终末期的 SSc 相关 ILD 患者可考虑肺移植。

（1）糖皮质激素：对肺纤维化无明确效果，对伴有炎症浸润者可能有一定作用，但不推荐单独使用。吗替麦考酚酯和环磷酰胺是治疗 SSc 相关 ILD 的优选药物，吗替麦考酚酯每日 2～3g，亚洲人的使用剂量偏小，一般不超过每日 2g；环磷酰胺多采用静脉冲击，0.5～1g/m^2，每月 1 次，缓解后改为吗替麦考酚酯（每日 1～2g）或硫唑嘌呤（每日 50～100mg）维持。对严重或进展的 SSc 相关 ILD，若吗替麦考酚酯和环磷酰胺效果不佳或不耐受，可考虑托珠单抗或利妥昔单抗治疗。

（2）抗纤维化药物：尼达尼布可与吗替麦考酚酯等免疫抑制剂联合，作为 SSc 相关 ILD 起始和升级的治疗。吡非尼酮已被批准用于治疗特发性肺纤维化，亦可考虑用于 SSc 相关 ILD 的治疗。尼达尼布是一种小分子酪氨酸激酶抑制剂，可同时阻断血小板源性生长因子受体、血管内皮生长因子受体、成纤维细胞生长因子受体和转化生长因子受体等介导的信号通路，从而发挥抗纤维化作用。目前已获国家药品监督管理局批准用于 SSc 相关 ILD 的治疗。常用剂量为每次 100～150mg，每日 2 次，常见不良反应有胃肠道反应和肝功能异常（通常可逆）。吡非尼酮是一种含改良苯基吡啶的口服小分子活性药物，目前认为主要通过阻断转化生长因子等相关信号抑制成纤维细胞的增殖和细胞外基质的合成，同时还可能发挥抗炎和抗氧化作用。推荐初始剂量为每次 200mg，每日 3 次，耐受后可酌情递增剂量至每次 300～600mg，每日 3 次，稳定期的维持剂量亦可考虑每次 100～200mg，每日 3 次。密切监测不良反应，如胃肠道症状、光过敏、肝功能异常等。

2. SSc 心脏受累

目前关于治疗 SSc 心脏受累的循证依据有限。若诊断为心肌纤维化，可考虑系统使用免疫抑制剂，目前仅有应用吗替麦考酚酯、环磷酰胺和托珠单抗治疗的病例报告。注意环磷酰胺潜在的心脏毒性（呈剂量依赖性），需谨慎使用。一旦进展至心力衰竭，建议予以积极的抗心力衰竭治疗，必要时可植入心脏起搏器或心律转复除颤器。

3. SSc 胃肠道疾病

推荐使用质子泵抑制剂和组胺 H2 受体拮抗剂治疗胃食管反流。可使用促胃动力药物改善 SSc 相关胃肠动力失调的症状。对于严重体重减轻或肠内营养效果不佳者，可考虑行肠外营养。可使用止泻药（如洛哌丁胺）或泻药分别对症治疗患者的腹泻和便秘。

4. SSc 血管病变

（1）雷诺现象：应注意保暖，避免情绪波动、吸烟等诱发因素。当雷诺现象较严重或反复发作影响患者生活时，钙离子拮抗剂可作为一线治疗用药。临床上常用硝苯地平，每次 10mg，每日 3 次，其他剂型亦可以采用。钙离子拮抗剂的不良反应有低血压、头晕、头痛和外周水肿。亦可考虑使用血管紧张素Ⅱ受体阻断剂，如氯沙坦每次 50mg，每日 1 次。效果不佳者可采用 5 型磷酸二酯酶（PDE-5）抑制剂（枸橼酸西地那非、他达那非），推荐的起始剂量为：西地那非每次 20mg，每日 3 次；他达那非每次 10～20mg，每日 1 次。不可与硝酸盐类药物合用，有心血管疾病者慎用。静脉注射前列环素类似物可作为二线药物用于严重的雷诺患者。氟西汀适用于不能耐受血管活性药物者，起始剂量为每次 20mg，每日 1 次。

（2）肢端溃疡：应在局部对症处理的同时，积极进行系统性治疗。可选择的药物包括 PDE-5 抑制剂、前列腺素类药物、内皮素受体拮抗剂（ERA）类药物，如波生坦。西地那非（PDE-5 抑制剂类）可显著改善指端溃疡，推荐剂量为每次 20mg，每日 3 次。波生坦可预防指端溃疡的发作，推荐剂量为每次 62.5～125mg，每日 2 次，波生坦的主要不良反应是肝功能异常、水肿和贫血。必要时予以镇痛对症治疗，出现伤口感染时应酌情予抗感染药物、清创措施。对病情严重、顽固者，可考虑手指（手掌）交感神经切除术。

5. SSc 相关 PAH

ERA（波生坦、安利生坦和马昔腾坦）、PDE-5 抑制剂（西地那非、他达那非）及可溶性鸟苷酸环化酶刺激剂（利奥西呱）均可用于治疗 SSc 相关 PAH，前列环素类似物（依前列醇、伊洛前列素、曲前列环素）及前列环素受体（IP 受体）激动剂，司来帕格可考虑用于治疗严重的 SSc 相关肺动脉高压（PAH）。对重症患者，必要时可考虑联合治疗方案，如 ERA 联合 PDE-5 抑制剂或利奥西呱，司来帕格联合 PDE-5 抑制剂或 ERA，但利奥西呱不能与 PDE-5 抑制剂联用。此外，可选用利尿剂及氧疗等对症支持治疗。华法林等抗凝药物仅用于有明确血栓者，不推荐常规使用。

6. 硬皮病肾危象（SRC）

应早期识别 SRC，及时给予血管紧张素转化酶抑制剂（ACEI）治疗。通常采用半衰期较短的卡托普利以便调整剂量，起始剂量为每次 12.5～25mg，每 8 小时 1 次，逐渐增至最大可耐受剂量，目标是 24 小时内将收缩压降低 20mmHg（1mmHg=0.133kPa），舒张压降低 10mmHg，72 小时内降至正常，密切监测血压，避免低血压发生，后期可改为半衰期较长的依那普利等药物长期维持。对顽固性高血压，可联合其他降压药物如钙离子拮抗剂和利尿剂，β 受体拮抗剂可能会加重 SSc 的雷诺现象，故避免使用。血栓性微血管病相关性 SRC 可考虑采用治疗性的血浆置换。有报道 ACEI 类药物联合 ERA 类药物如波生坦 62.5～125mg 每次，每日 2 次，对 SRC 患者显示出一定疗效。进入终末期肾病的患者需要透析治疗，对肾功能无好转可能的患者，可行肾移植。糖皮质激素与 SRC 风险增加相关，ACEI 无预防 SRC 的作用。诊断存疑时，可行肾穿刺活检，以排除合并血管炎等少见情况。

7. 其他治疗

（1）体外光化学治疗（ECP）：体外光化学治疗作为一种免疫调节疗法，它以提取光敏细胞为理论基础，首先提取已口服光敏物质 8-MOP 患者的全血，提取出白细胞，UVA 光源照射白细胞及血浆，然后回输入患者体内，处理过的白细胞因已发生改变可以诱发 T 细胞免疫应答。

（2）血浆置换：能去除血浆中的抗原抗体、循环免疫复合物、补体、炎性介质、淋巴因子及内皮细胞毒性因子，促进单核细胞吞噬功能，从而使血管舒缩和血液稳态失衡得以纠正，改善皮肤内脏血液循环，减轻血管炎性损害。

（3）胸导管引流术：此法不仅可以除去外周血、淋巴组织中的淋巴细胞，而且可以改变淋巴细胞形态，从而动摇了发生系统性硬化症的免疫基础，并且外周血淋巴细胞在引流术结束后的5个月仍被显著持续清除。胸导管引流术后连续引流淋巴液，可显著降低免疫球蛋白G，从而起到免疫抑制的作用。

第四节　中医辨证论治

一、辨证要点

因本病的病位在络脉。故调节络脉功能为主要治则之一，其中包括虫蚁通络、祛湿逐痰通络、辛温通络、温阳通络、解痉通络、滋阴息风柔络等。在通络的基础上结合皮肤三期辨证和脏腑辨证治疗，扶正祛邪，借以恢复皮肤和脏腑的正常功能。

（一）辨寒热虚实

疾病初期以邪实壅络为主，中后期往往以正亏络虚多见，或寒热虚实间杂。但本病以虚寒证多见时，症见四肢逆冷，手足遇寒变白变紫，颜面或皮肤肿胀但无热感，或皮肤变硬、变薄，伴有身倦乏力、头晕腰酸等症，舌淡苔白，脉沉细或沉迟；而湿热瘀阻证型多见于水肿期，或湿热外侵，或寒湿入里化热，或脾肾阳虚，水湿不化，郁而化热，症见皮肤肥厚红肿，皮纹消失，呈淡黄色或黄褐色，皮温高，或伴有发热，关节疼痛红肿，病变皮肤面积发展较快，舌质红，苔黄腻，脉滑数。

（二）脏腑辨证

系统性硬化症可以累及肺、食管、胃、肠道、心、肾等多个脏器，而且随着病情的发展，往往成为疾病的主要矛盾，成为治疗的重点。外邪不解，沿经内传，病及肺络，可见咳嗽和进行性呼吸困难；病及食管表现为吞咽困难，或伴有呕吐、胸骨后或上腹部饱胀或灼痛感；胃肠道受累可有食欲不振、腹痛、腹胀、腹泻或腹泻与便秘交替等；病及心络，可见心慌、气短、胸闷、脉结代等症；病及肾络，可见浮肿、尿浊、眩晕等症状。根据累及脏腑不同而五脏分治，总以理气和血通络、维护脏腑功能为治疗思路。

二、辨证论治

（一）湿热蕴结，玄府闭塞

［证候］皮肤肿胀、硬化、潮红、光亮如蜡，舌质偏红，苔薄黄，脉数。

［证候分析］风寒袭表，卫阳被郁，营气涩滞，络气郁滞，毛窍闭塞，郁而化热，

故见皮肤肿胀、硬化、潮红；阳络郁滞，郁而化热，故舌质偏红，苔薄黄，脉数。

［治法］清热解毒，化湿解表。

［方药］四妙勇安汤（《验方新编》）加味。

金银花 20g，玄参 15g，当归 15g，生甘草 15g，海桐皮 15g，白鲜皮 15g，土茯苓 15g，桑叶 15g，杏仁 12g。

［方解］方中金银花善于清热解毒，疏风散热；玄参清热凉血，滋阴降火，解毒散结；海桐皮苦能燥湿，微寒能清热，善于祛风通络，凉血消肿；白鲜皮清热燥湿，祛风解毒；土茯苓解毒除湿，通利关节；桑叶祛风清热，凉血明目，走肺络而宣肺气；当归养血活血，生甘草解毒。全方配伍，共奏清热解毒、化湿解表之功。

［加减］皮肤瘙痒，可加用地肤子、白蒺藜；咳嗽、咳痰，加用桔梗、杏仁；皮肤肿胀明显，舌体胖大，加用薏苡仁；皮肤潮红明显，可联合应用丹归活络散。

（二）脾肾阳虚，寒湿阻络

［证候］畏寒肢冷，眩晕耳鸣，腰膝酸软，双肢酸困，遗精阳痿，大便不成形，尿频等，舌质淡，苔薄白，脉沉弱无力。

［证候分析］脾主肌肉四肢，肾主骨生髓，司二便，主生殖，开窍为耳，腰为肾之府，脾肾阳虚即可出现四肢、腰膝、生殖及二便异常。舌质淡，苔薄白，脉弱亦是脾肾阳虚之表现。

［治法］温肾散寒，健脾化浊。

［方药］二仙汤合苓桂术甘汤加减。

仙茅 10g，淫羊藿 15g，麻黄 6g，细辛 5g，桂枝 10g，当归 15g，知母 10g，茯苓 30g，白术 15g，半夏 12g，甘草 10g。

［方解］方中仙茅、淫羊藿为君药，补肾阳，强筋骨，祛湿寒，解毒消肿。麻黄、桂枝、细辛温经散寒通络，茯苓、白术健脾祛湿，半夏祛痰化浊散结，共为臣药。知母滋阴清热，防止温热之品燥热伤阴，为佐药；甘草调和诸药为使药。全方配伍，使得肌肤得以温煦，寒湿得化，络脉得荣，诸症缓解。

［加减］大便不成形，可以加用四神丸，夜尿频多，合用缩泉丸；雷诺现象明显，可以合用桂芍通络散（河北以岭医院制剂）；肾阳虚明显，合用参苓扶元胶囊；脾虚乏力明显，可以合用参芪益气胶囊。

（三）痰瘀互结，络息成积

［证候］皮肤顽厚肿硬，光亮如蜡，色素沉着明显，关节伸屈不利，肌肤甲错，舌质紫暗，苔白，脉涩。

［证候分析］风寒湿侵袭肢体关节，气络中卫气温煦充养、防御卫护功能失职，脏腑气机气化失常，津血失于输布代谢，致津凝为痰，血滞为瘀，痰瘀阻络，不通则痛。络息成积是邪气稽留络脉，络脉瘀阻或瘀塞，瘀血与痰浊凝聚成形的病变。以上病变导致皮肤出现皮肤顽厚肿硬，肌肤甲错；如累及肺脏可以表现为肺间质病变。

［治法］祛痰活血，软坚散结。

［方药］双合汤（《杂病源流犀烛》）加减。

陈皮 15g，半夏 15g，党参 15g，茯苓 15g，白术 15g，当归 15g，熟地黄 10g，川芎 10g，白芍 10g，莪术 10g，山慈菇 12g，皂角刺 12g，甘草 6g。

［方解］方中二陈汤理气化痰，四君子汤健脾祛湿化痰，四物汤活血化瘀，莪术、山慈菇、皂角刺软坚散结通络，甘草调和诸药。全方配伍，共奏祛痰活血、软坚散结之功效。

［加减］若咳嗽痰多，加白芥子温肺豁痰利气，散结通络；合并有肺间质纤维化，可以合瓜蒌薤白半夏汤。

（四）虚滞郁寒，络脉绌急

［证候］畏寒怕冷，肌肤麻木不仁，双手雷诺现象明显，肢端溃疡，舌质淡暗，苔薄白，脉弱无力。

［证候分析］络气虚滞，气虚温煦无力，所致血行涩滞；寒性凝滞，主收引，易使络气郁滞不畅，或寒胜阳虚失于温煦，肌肉筋脉拘急收引、脉络绌急引起血行障碍而出现上述症状。

［治法］补虚祛寒，解痉缓急。

［方药］黄芪桂枝五物汤（《金匮要略》）加减。

黄芪 15g，桂枝 10g，细辛 3g，当归 12g，芍药 30g，甘草 10g，蜈蚣 3g，蝉蜕 6g。

［方解］方中黄芪为君，益气固表，行滞通痹，敛疮生肌；桂枝温通经脉，芍药养血和营、缓急止痛，二者配伍调和营卫；芍药、甘草合成芍药甘草汤养阴柔筋，解痉止痛；当归补血活血；细辛辛温通络，祛风散寒，温肺化饮；蜈蚣息风镇痉，攻毒散结，通络止痛；蝉蜕搜风通络，解痉止痛；甘草调和诸药，又缓急止痛。全方配伍，共奏补虚祛寒、解痉缓急之功。

［加减］肌肤麻木不仁，可加鸡血藤、威灵仙养血祛风通络；雷诺现象明显、四肢逆冷，合以四逆汤或当归四逆汤；肢端溃疡明显，合以阳和汤。本证型亦可合用通心络胶囊益气活血，通络止痛。

（五）气血两虚，脉络失荣

［证候］皮肤萎缩，身体瘦弱、疲乏无力，自汗出，纳差，舌质淡，苔薄白，脉细弱无力。

［证候分析］气主煦之，血主濡之，气为血之帅，血为气之母，气血亏损，腠理疏豁，风、寒、湿三气得以乘虚外袭，留滞以生湿痰、浊血，流注凝涩，正气为邪所阻，脏腑经络不能畅达，出现肌肤失荣，皮肤萎缩，身体瘦弱，疲乏无力；气虚不能固摄，自汗出；脾胃气虚，纳差等。

［治法］补气养血通络。

［方药］十全大补汤（《太平惠民和剂局方》）加减。

人参 15g，茯苓 15g，白术 15g，炙甘草 15g，熟地黄 20g，川芎 15g，当归 15g，白芍 20g，黄芪 25g，肉桂 15g。

［方解］方中四君子汤益气健脾，四物汤养血活血，气能生血，黄芪益气、固表、生血，肉桂散寒通络。全方配伍共奏益气补虚、养血通络之功，使气足、血旺，络脉通。

［加减］气血不足，心悸，口舌干燥，脉结代者，可配生地黄、炙甘草、西洋参等同用，如复脉汤（《医门补要》）；自汗出，合玉屏风散；纳差，合保和丸。

三、静脉滴注中药注射液

气血亏虚者，选用黄芪注射液、参麦注射液、生脉注射液、参芪扶正注射液；阳虚者，选用参附注射液、灯盏细辛注射液等；兼有热象或有痰热内蕴者，选痰热清注射液、双黄连注射液、脉络宁注射液、清开灵注射液；有血瘀者，用复方丹参注射液、红花注射液、血塞通注射液、银杏达莫注射液、川芎嗪注射液、灯盏细辛注射液、疏血通注射液等。

四、特色院内中药制剂

根据硬皮病主要症状，按中医辨证组方制成。

（一）仙灵活络散

扶元固本，温散寒凝，化瘀解毒。主治皮肤顽厚而肿，光亮如蜡，萎缩，运动受限，面部表情僵硬，眼睑闭合不全，手足青紫，关节疼痛，肌肤甲错。口服，每日 3 次，每次 5g，温开水送服，或遵医嘱。

（二）丹归活络散

化瘀解毒，清热散结。主治硬皮病皮肤顽厚肿硬，按之局部发热，皮肤光亮如蜡，运动受限，张口困难，甚则吞咽不利，累及内脏。口服，每日 3 次，每次 5g，温开水送服，或遵医嘱。

（三）参麦开肺散

益气养阴，解毒活血。用于硬皮病肺部病变，见胸闷、气短、憋气、呼吸困难、咳声无力、有痰咯之不出等症状。口服，每次 5g，每日 2～3 次，温开水送服，或遵医嘱。

（四）参赭助运散

和胃降逆，通降并用。用于硬皮病消化道病变：饮水发呛，吞咽困难，胃肠道反流，腹痛，腹泻或便秘，或腹泻与便秘交替出现等症。口服，每次 5g，每日 2～3 次，温开水送服，或遵医嘱。

（五）参芪益气胶囊

扶正祛邪，解毒活血。用于硬皮病患者身体虚弱，疲乏无力，脘腹胀满，饮食减少，气短自汗，免疫功能异常等。口服，每次2～4粒，每日2～3次，温开水送服，或遵医嘱。

（六）参苓扶元胶囊

健脾补肾，益气温阳。用于硬皮病患者真元亏损，温煦无力所致的畏寒肢冷、眩晕耳鸣、腰膝酸软、遗精阳痿、尿频等症状。口服，每次2～4粒，每日3次，温开水送服，或遵医嘱。

（七）桂芍通络散

温阳解痉，活血通络。用于硬皮病出现四末厥冷，手足紫绀，间歇性苍白、青紫、潮红三相改变，遇冷及情绪刺激后加重。严重者有指趾畸形，屈伸不利，溃疡，坏疽等症。口服，每次5g，每日2～3次，温开水送服，或遵医嘱。

（八）参精养荣胶囊

培元固本，养荣生肌。用于硬皮病萎缩期，表现为皮下组织及肌肉萎缩，皮肤紧贴于骨骼上，形成木板样硬化等症。口服，每次4～6粒，每日2～3次，温开水送服，或遵医嘱。

五、外治法

（一）局部或全部药浴

皮肤是人体最大的器官，药浴直接作用于皮肤，改善皮肤代谢。

（二）中药封包疗法

中药封包疗法的主要功效是疏通经脉，化瘀软坚散结，改善皮肤代谢。本法自开展以来，深受广大患者青睐。

（三）穴位埋线疗法

穴位埋线的取穴可以选用足三里、丰隆、三阴交、血海等，主要功效是调理脾胃功能、疏通经络气血、调节免疫功能。本疗法对穴位刺激量较大，且持久，疗效确切。

（四）针刺疗法

临床实践中我们总结出一套针法，针对雷诺现象有明显疗效。主要取穴：曲池、手三里、支沟、外关、三叉一、三叉二、三叉三、灵骨、合谷等穴。平补平泻，每日1次，每周6次，可以连续2～3周。

（五）艾灸疗法

可以采用普通艾灸、脐灸、雷火灸。以温经活血、散寒通络为主。

（六）指端溃疡辨证用药

愈疡膏1号：主治肢端溃疡、感染有脓，具有清热解毒、排脓止痛功效。

愈疡膏2号：主治溃疡久不收口，具有生肌敛疮、促进溃疡愈合功效。

愈疡膏3号：主治干性溃疡、凹陷性瘢痕，病情反复发作，具有温阳散寒、促进局部血液供应及加速瘢痕修复功效。

六、预防与调护

（一）避免感染

流感高发季节避免交叉感染。

（二）增强免疫力

通过合理饮食、适当锻炼、规律作息，提高机体免疫力。

（三）皮肤护理

使用温和、无刺激的保湿霜加强皮肤保湿。

（四）监测病情

定期到医院进行复查，监测病情的变化。

第二十五章

肺间质纤维化

第一节　概　述

一、西医学概述

肺间质纤维化（pulmonary fibrosis，PF）是多种病因肺间质性疾病的常见结局。其典型特征是细胞外基质蛋白过度沉积、血管生成和重构、肺实质不可逆瘢痕形成，导致气体交换减少和肺功能受损。PF 按照发病原因是否明确分为继发性肺间质纤维化（SPF）和特发性肺间质纤维化（IPF）。PF 病因复杂、病程隐匿，初期往往缺乏征兆，多在疾病晚期出现严重的呼吸困难时才被诊断。PF 种类繁多，其中 IPF 最常见，故本文围绕 IPF 进行阐述。

IPF 是一种典型的原因不明的慢性进展性纤维化性间质性肺疾病，病变不仅累及肺间质，也可影响肺泡实质和肺血管。表现为健康肺组织被过度沉积的细胞外基质取代，肺泡结构破坏，肺顺应性降低，通气功能障碍，最终导致呼吸衰竭或死亡。IPF 通常表现为干咳和逐渐加剧的呼吸困难（活动后气喘），可表现为散发性或家族性，严重影响患者的生活质量，威胁患者生命。IPF 多发生于老年人，男性多于女性，诊断的中位年龄约为 65 岁，预后较差，诊断后中位生存时间为 3～5 年。随着对 IPF 认知度的增加，其发病率似乎呈逐年上升趋势。

二、中医学概述

关于 PF 属于中医“肺痹”范畴，还是“肺痿”范畴，学术界看法不一。肺间质纤维化复杂的病理生理过程，很难用一个中医病名归类。它可能同时兼具了肺痹和肺痿的病机特点，只是在不同的病程阶段，或侧重于肺痹的邪实正虚，气血运行不畅痹阻不通，或侧重于肺痿的本虚肺叶痿弱不用，而在整个肺间质纤维化的慢性迁延过程中表现出由实致虚，因虚致实，虚实夹杂的复杂病机特点。肺痹与肺痿也发生着相互转化。肺痹日久，因实致虚，可由肺痹逐渐演变成肺痿；肺痿气虚，运化无权，推动不利，浊血凝痰闭阻，则是肺痿中产生肺痹之机转。

（一）肺痹

“肺痹”首见于《黄帝内经》，该书中涉及“肺痹”的共五篇，包括《素问》中的“玉机真脏论”“痹论”“四时刺逆从论”“五脏生成”及《灵枢》的“邪气脏腑病形”。《素问·痹论》明确提出：“风寒湿三气杂至，合而为痹……皮痹不已，复感于邪，内舍于肺，所谓痹者，各以其时重感于风寒湿之气也，凡痹之客五脏者，肺痹者，烦满喘而呕。”指出了皮肤肌表外受风寒，首先导致皮痹，进而影响其所合之肺脏的发病过程，这是关于肺痹最为经典的记载，也是当前从肺痹论治肺间质纤维化的理论渊薮。《素问·玉机真脏论》言：“风寒客于人，使人毫毛毕直，皮肤闭而为热，当是之时，可汗而发也，或痹不仁肿痛，当是之时，可汤熨及火灸刺而去之，弗治，病入舍于肺，名曰肺痹。”与《素问·痹论》所言相互呼应，对肺痹的罹患途径除皮痹内传外，补充了外邪直中肺脏。清代叶天士将病因由风、寒、湿三气扩展为六淫成痹，是对《黄帝内经》所论肺痹在病因学上的发展。

《素问·四时刺逆从论》也言“少阴有余病皮痹瘾轸，不足病肺痹”，指出少阴肾经气不足是皮痹导致肺痹的内在因素。明代马莳指出“以其内伤为之本，而后外邪得以乘之”，指同内外合邪在肺痹发病中的作用。《素问·五脏生成》则曰：“白脉之至也，喘而浮，上虚下实，惊，有积气在胸中，喘而虚，名曰肺痹，寒热，得之醉而使内也。”《灵枢·邪气脏腑病形》则言“（脉）微大，肺痹引胸背，起恶日光”，描述了“肺痹”的脉症表现。综合《内经》所论，肺痹的形成内有正气不足，肺气虚损，宣降失司，外有风、寒、湿等邪侵入皮毛，痹阻日久内舍于肺，这也为后世诊治肺痹提供了理论遵循。痹者闭也，闭阻不通之谓，肺为气之主，肺痹与肺中气机失常关系密切，即《素问·五脏生成》提出的“积气在胸中”的肺痹重要病机观点。东汉《中藏经》直言“气痹”：“痹者，风寒暑湿之气，中于人脏腑之为也……入于肺，则名气痹……气痹者，愁忧思喜怒过多，则气结于上，久而不消，则伤肺。”清代喻嘉言认为“肺痹即为气痹”；清代沈金鳌在《杂病源流犀烛》中说：“盖痹既入肺，则脏气闭而不通，本气不能升举，肺职行治节，痹则上焦不通，而胃气逆，故烦满喘而呕也。”亦有观点认为是肺气受损发为痹阻不通，明代张景岳在《类经》中言：“气在胸中，喘而且虚，病为肺痹者。”明代秦景明在《症因脉治》中言：“肺气受损，而肺痹之症作矣。”则是对肺气因虚留滞，滞则痹阻不通的病机认识。肺气流通不畅，又会夹杂湿痰、浊血，加重痹阻不通，清代叶天士的《临证指南医案》从更广的角度解析痹阻不通的内涵，言：“痹者，闭而不通之谓也，正气为邪所阻，脏腑经络，不能畅达，皆由气血亏损，腠理疏豁，风寒湿三气得以乘虚外袭，留滞于内，致湿痰浊血，流注凝涩而得之。”清代董西园在《医级》中直言：“痹非三气，患在瘀痰。”

（二）肺痿

肺痿是多种肺系疾病导致肺脏真阴受损而出现的病证，《内经》虽未直接提出“肺痿”病名，但《素问·痿论》论述了五脏对应之痿病，提出“肺热叶焦，则皮毛虚弱急薄，著则生痿躄”，为后世从肺燥津伤论治肺痿奠定了理论基础。《金匮要略·肺痿肺痈咳嗽上气病脉证治》中正式提及肺痿的病名并指出了其典型脉症表现：“寸口脉数，其人咳，口中反有浊唾涎沫者何？师曰：为肺痿之病。”又曰：“肺痿吐涎沫而不咳者，其人不渴，必遗尿，小便数。”《金匮要略·脏腑经络先后病脉证》也记载了肺痿的主要症状“息张口短气者，肺痿唾沫”。后世医家论及肺痿，除咳嗽、唾涎沫外，也多涉及喘息这一肺病的常见症状，另有咳血、寒热、烦渴、咽不利、汗出、消瘦食少、目眩、毛枯等症状，显示肺痿既有与疾病相关的特异性症状又有诸多兼夹症状，提示疾病的复杂性。张仲景将肺痿分为虚热和虚寒论治，《金匮要略·肺痿肺痈咳嗽上气病脉证治》言：“热在上焦者，因咳为肺痿，肺痿之病，从何得之……或从汗出，或从呕吐，或从消渴，小便利数，或从便难，又被快药下利，重亡津液，故得之。”“热在上焦”和“重亡津液”高度概括了虚热肺痿的病机特点为肺燥津伤。清代喻嘉言在《医门法律》中指出：“肺痿者，其积渐已非一日，其寒热不止一端，总由胃中津液不输于肺，肺失所养，转枯转燥，然后成之。”其所创制的清燥救肺汤，治“诸气膹郁，诸痿喘呕”，认为“诸痿喘呕之属于上者，亦属于肺之燥也”，将痿与喘并列看作为燥热伤肺所致，对张仲景所论虚热肺痿给出了正治之方。

张仲景亦记载了肺气虚冷型肺痿及其证治方药。《金匮要略·肺痿肺痈咳嗽上气病脉证治》言：“肺痿吐涎沫而不咳者，其人不渴，必遗尿，小便数，所以然者，以上虚不能制下故也。此为肺中冷，必眩，多涎唾，甘草干姜汤以温之。”魏念庭释曰：“肺气既虚，而无收摄之力，但趋脱泄之势，膀胱之阳气下脱，而肺金益清冷干燥以成痿也。”突出了肺气虚在虚冷型肺痿发病中的重要作用。肺痿的关键在于“痿”，“痿”与“萎”通假，《汉书·哀帝纪赞》言：“集注引如淳，音萎枯之萎。”《说文解字》将痿定义为“痿弱无力以运动”之意，《经籍纂诂》释萎“草木菸也”及“柔软也”。“肺萎”见于隋代《诸病源候论》：“肺气壅塞，不能宣通诸脏之气，因成肺萎也。”以肺痿言者，重在突出痿弱无力的功能衰落；以肺萎言者，重在突出肺叶干枯皱缩的局部病理特点。其病机或为热在上焦，肺燥津伤，或为肺气虚冷，气不化津，总缘肺脏虚损，津气重伤，以致肺叶枯萎而成。正如清代尤怡《金匮要略心典》中所言：“痿者萎也，如草木之萎而不荣，为津烁而肺焦也。”关于肺痿的病因，除了外感六淫、饮食不节、劳欲过度、情节内伤、久病伤肺，唐代《外台秘要》将肺痿归为传尸疾中气急咳的一种：“传尸之疾，本起于无端，莫问老少男女，皆有斯疾……故曰传尸……气急咳者，名曰肺痿。”此论指出了肺痿可见于急性传染病后期，可导致不同程度的肺部纤维化病变。《孔氏谈苑》载：“贾谷山采石人，末石伤肺，肺焦多死。”“末石伤肺”的记载与空气环境中粉尘等污染物导致肺间质纤维化的认识是一致的。而肺虚日久，肺叶萎缩，肺失宣肃又可致气郁、痰凝、血瘀之变。晋代陶弘景认为肺虚气血不行，多兼气郁血结之证；明代张景岳《类经》言“肺志不伸，则气郁生火”；清代周学海论述肺痿的治疗时，强调“宜清热宣郁，养液行瘀”；清代叶天士在《临证指南医案》中说：“其津液留贮胸中，得热煎熬，变为涎沫。”诸家所言，对于肺虚基础上的寒热、气郁、痰瘀、血瘀等病机变化加以阐发，对于肺痿的临证用药也加以丰富。清代喻嘉言提出七大治疗要点“缓而图之，生胃津，润肺燥，下逆气，开积痰，止浊唾，补真气，散火热”，可谓切中了肺痿复杂病机特点，为临床遣方用药提供了准绳。

第二节　病因病机

一、西医病因病理

目前已知高龄、男性和吸烟是 IPF 的危险因素。IPF 风险增加还与环境暴露相关，如暴露于金属粉尘、木屑、农林牧渔业养殖、石尘或二氧化硅等吸入颗粒物。有一项针对来自 10 个国家的病例对照研究结果显示，持久或慢性病毒感染（包括 EB 病毒、巨细胞病毒及人疱疹病毒）会显著增加 IPF 的患病风险，提示病毒感染是 IPF 的潜在危险因素。肺部菌群与 IPF 关系的研究正在开展。已有研究表明，IPF 患者的肺部菌群发生明显变化，菌群负荷可预测纤维化进程，微生物的多样性和组成与肺泡促纤维化因子的增加密切相关。胃食管反流导致上皮损伤一直被认为是 IPF 的另一个潜在危险因素，多数 IPF 患者存在异常、伴或不伴有临床症状的胃食管反流。遗传风险也是近年关注的焦点。越来越多的证据表明，遗传易感性在 IPF 的发展中起作用。家族性间质性肺炎的研究中发现了罕见的遗传变异，如表面活性蛋白功能障碍和端粒生物学（PARN、RTEL）相关的基因。总之，IPF 是一种极其复杂的疾病，不管是家族性还是散发性 IPF，都是由这些已知及未知的危险因素相互作用导致的，危险因素作用占比的不同又导致了个体发病的差异性。

IPF 的病理改变与病变的严重程度有关。主要特点是病变在肺内分布不均一，可以在同一低倍镜视野内看到正常组织、间质炎症、纤维增生和蜂窝肺的变化，以下肺和胸膜下区域病变明显。肺泡壁增厚，伴有胶原沉积、细胞外基质增加和灶性单核细胞浸润。炎症细胞不多，通常局限在胶原沉积区或蜂窝肺区。肺泡腔内可见到少量的Ⅱ型肺泡上皮细胞聚集，可以看到蜂窝肺气囊、纤维化和纤维增殖灶。继发的改变有肺容积减少、牵拉性支气管扩张和肺动脉高压等改变。

关于 IPF 的发病机制，目前有一种假说得到很多人支持，即肺泡上皮细胞衰老加速，同时有反复持续的上皮细胞微损伤，导致受损肺泡的异常修复和由肌成纤维细胞引发的间质纤维化沉积。Ⅱ型肺泡上皮细胞（AECⅡs）具有重要的分泌（表面活性剂)、代谢及免疫功能，是Ⅰ型肺泡上皮细胞（AECⅠs）的祖细胞，肺稳态或损伤时能维持肺泡上皮细胞的更新和修复。在IPF患者肺组织中，可见AECⅠs丢失和AECⅡs异常，成纤维细胞灶多位于增生或凋亡的肺泡上皮细胞附近。肺泡上皮细胞的衰老和成纤维细胞异常激活似乎是IPF的关键。炎症反应、端粒缩短、氧化损伤、蛋白质稳态失调和内质网应激以及线粒体功能障碍等导致肺泡上皮细胞增殖减少和促纤维化介质分泌。在IPF中，肺泡上皮细胞是促纤维化细胞因子的主要来源，上皮细胞在受到外源性或内源性损伤后释放多种细胞因子和生长因子，这些促纤维化因子进而作用于成纤维细胞，促进成纤维细胞的迁移、增殖和细胞外基质重构累积，最终引起持续的纤维化反应。生理条件下，细胞外基质、整合素、细胞因子和实质细胞之间紧密合作，共同维持肺的正常功能。成纤维细胞和肌成纤维细胞在细胞外基质的合成、沉积和重构中起重要作用。在IPF中，细胞外基质的沉积，包括胶原蛋白（如Ⅰ型、Ⅲ型)、α-平滑肌肌动蛋白（α-SMA)、纤维连接蛋白、弹性纤维和蛋白聚糖等，是异常组织重建的标志。肺微环境失衡，结构发生紊乱，肺泡-毛细血管单位随之逐渐丧失，蜂窝肺形成。

IPF是一种慢性、病因不明的致死性疾病，主要表现为肺组织受到反复及不明原因的刺激，导致肺组织持续损伤后修复调节失控及肺组织结构重建。组织的修复必然离不开血管新生。早期有报道称，在肺纤维化较轻的区域，肺毛细血管密度增加；而在广泛的纤维化病变区域中，随着纤维化程度逐渐加重，毛细血管密度逐渐降低，且存在异质性血管重构。成纤维细胞及肌成纤维细胞离散集合形成的成纤维细胞灶缺乏血管，被杂乱无序的毛细血管包绕。除了血管密度的改变，也有证据表明，IPF组织中大血管重构，血管面积及周长缩短，管壁增厚，管腔狭窄，血管退化，且在肺纤维化较严重的区域，血管阻塞增加。有学者认为，肺部受到刺激被广泛损伤后，修复初期，血管生成异常（血管分布、形态等异常）是纤维化性修复的启动和推动因素，早期干预异常的血管生成有望防止肺纤维化的发生。如何干预肺损伤后早期的血管生成，使血管新生适度，既不影响损伤组织的及时修复，又不会过度而引起修复失控导致纤维化，值得进一步探讨。

二、中医病因病机

肺纤维化的病因可分为外感和内伤两类。

（一）外邪袭络

1. 六淫外袭

六淫通常指风、寒、暑、湿、燥、火六种外感病邪。在人体正气不足，卫外功能失调时，六淫之邪从口鼻或者皮毛而入，侵袭肺系，并向内传变，由阳络到经脉再到肺之阴络。《素问·调经论》言："风雨之伤人也，先客于皮肤，传入于孙络，孙脉满则传入于络脉，络脉满则输于大经脉。"络脉中的阳络多分布于体表，六淫之邪从外而入，则机体之阳络首当其冲，且六淫之邪无形，容易渗透侵入络脉；“肺合皮毛”，皮毛之络邪内传，则肺络必受邪伤。《灵枢·百病始生》论述积之形成时说“虚邪之中人也，始于皮肤……留而不去，传舍于肠胃之外，募原之间，留著于脉，稽留而不去，息而成积，或著孙脉，或著络脉”，指出积的形成与邪稽络脉相关。所以，六淫之邪客于肺络是本病常见的病因。现代研究表明，“六淫”包括细菌、病毒、支原体等在内的各种病原微生物，当人体感受外邪后，可造成肺部损伤，大量炎性细胞浸润，并释放各种炎性介质，进而启动炎性免疫反应；在肺损伤修复的同时，大量纤维结缔组织增生，最终形成肺纤维化。

2. 毒损络脉

毒邪是指一类致病猛烈，含义较广的一类病因。“邪之甚谓之毒”，毒有内外之分。内毒由情志内伤，治疗不当，或脏腑功能失调，毒邪郁积而成；外毒则自外感受，可为温热戾气，或由六淫之邪转化而来。热毒之邪壅阻于肺，可使肺失清肃，或肺气壅滞，甚至直接损伤肺络。现代研究认为，中医学所论的“毒邪”既包括嗜热链球菌、冠状病毒等对肺部损伤严重、致病力强的细菌和病毒，又包括一些人类迄今尚无明确认识却危害较大的病原微生物。此外，粉尘、雾霾、高浓度氧疗、放射线、二氧化硫等非生物病原亦归于“毒邪”，这些都是肺纤维化的重要致病因素。

（二）久病入络（内伤）

“久病入络”是难治性疾病的病理特点。病久不愈，脏腑之络空虚，病邪则乘虚内袭，由气及血，甚则积聚成形。肺纤维化常见于慢性疾病的中晚期，特别是内伤久咳、哮病、喘证、肺痨等慢性肺系疾患，久病迁延不愈，机体津气耗伤，导致肺气阴两虚。慢性肺系疾患还易产生肺之内燥，如痰热久嗽，热灼阴伤；肺痈日久，余毒未清，灼伤肺阴；肺痨久嗽，虚热内灼，耗伤阴津等。肺燥阴竭，肺失濡养，则上焦生热。因此，肺燥津枯与肺纤维化的形成有着直接的关系。另外，虚劳、痹证等全身性慢性疾患迁延不愈，脏腑虚损，亦可殃及肺而致肺纤维化。《灵枢·百病始生》说“肠胃之络伤，则血溢于肠外，肠外有寒汁沫与血相搏，则并合凝聚不得散而积成矣”，所谓“凝血蕴里而不散，津液涩渗，著而不去，而积皆成矣”，明确指出积由凝血不散与津液涩渗形成，血在络中，津在络外，津血在络脉末端互渗互换，津血的凝滞显然属于络内血液瘀滞与络外津液凝聚交织的病变而致。亦说明内伤杂病影响肺之津血在络脉末端互渗互换，可能导致肺积发生。

第三节　西医诊断与治则

一、临床表现

本病多于 50 岁以后发病，呈隐匿起病，主要表现为活动性呼吸困难，渐进性加重，常伴干咳，全身症状不明显，可以有不适、乏力和体重减轻等，但很少发热。75% 有吸烟史。约半数患者可见杵状指，90% 的患者可在双肺基底部闻及吸气末细小的爆裂音（Veicro 啰音）。在疾病晚期可出现明显发绀、肺动脉高压和右心功能不全征象。

二、实验室及其他检查

（一）实验室检查

常规进行全血细胞学、尿液、生物化学及肝肾功能、红细胞沉降率（ESR）检查，结缔组织疾病相关的自身抗体如抗核抗体（ANA）、类风湿因子（RF）、抗中性粒细胞胞质抗体（ANCA）等检查。这些检查对于明确病因或伴随疾病有提示作用。

（二）影像学检查

1. 胸部 X 线

胸部 X 线通常显示双肺外带、胸膜下和基底部分布明显的网状或网结节模糊影，伴有蜂窝样变和下叶肺容积减低。

2. 胸部高分辨 CT（HRCT）

HRCT 能更细致地显示肺实质异常的程度和性质，能发现 X 线不能显示的病变，已成为诊断肺纤维化的重要手段。典型的 CT 表现为不规则线状或网格状影、小结节影、蜂窝状影、牵引性支气管或细支气管扩张、少量磨玻璃影、斑片状实变影等。其中，位于双肺下叶的周边及胸膜下的网格状影、不规则状影和蜂窝状改变最为常见，是 IPF 在 HRCT 上的特征。

（三）肺功能

早期肺纤维化病变，肺功能可正常；随着病情进展，患者肺功能可出现典型的限制性通气障碍，伴肺容量减少，但如果合并肺气肿则肺容量可正常。

（四）支气管镜检查

纤维支气管镜检查可见明确的肺纤维化病变。

（五）支气管肺泡灌洗

支气管肺泡灌洗（BALF）回收液中细胞总数增高，而中性粒细胞比例增加是肺纤维化比较典型的改变，对诊断有帮助。

（六）经皮肺活体组织检查

经皮肺活体组织检查包括开胸肺活检（OLB）和电视辅助胸腔镜肺活检（VATS），除了已有典型临床影像表现的特发性肺纤维化病例和诊断明确的病例，肺活检对于确定病理类型和活动性评价是非常必要的。

三、诊断与鉴别诊断

（一）诊断

1. IPF 诊断遵循如下标准

①已诊断 ILD 但排除了其他原因（如环境、药物和结缔组织病等）；② HRCT 表现为 UIP 型；③联合 HRCT 和外科肺活检病理表现诊断 UIP。第③项为或然项。

2. IPF 急性加重（AE-IPF）

IPF 患者出现新的弥漫性肺泡损伤，导致急性或显著的呼吸困难恶化，即为 AE-IPF。诊断标准：①过去或现在诊断 IPF；② 1 个月内发生显著的呼吸困难加重；③ CT 表现为 UIP 背景下出现新的双侧磨玻璃影伴或不伴实变影；④不能完全用心衰或液体过载解释。

（二）鉴别诊断

主要与慢性过敏性肺炎、石棉沉着病、结缔组织病等可引起肺间质纤维化的疾病相鉴别。过敏性肺炎多有环境抗原暴露史。支气管肺泡灌洗液的细胞学分析显示，淋巴细胞比例增加。石棉沉着病、硅沉着病或其他职业尘肺，多有石棉、二氧化硅或其他粉尘末接触史。结缔组织病多有皮疹、关节炎、全身多系统累及和自身抗体阳性。

四、西医治疗

（一）药物治疗

（1）糖皮质激素（GC）：GC 是目前治疗 IPF 的主要药物。它能抑制免疫炎症反应，对以肺泡炎症为主要病理改变的局限性肺纤维化有效，但对较为广泛的肺间质纤维化基本无效。临床试验及观察证明，仅有少于 30% 患者对激素治疗有效，且长期应用激素的不良反应较大。

（2）抗纤维化药物：①吡非尼酮（PFD）能降低肺纤维化程度，具有抑制肺纤维化的作用；②尼达尼布可以治疗轻度或中度肺纤维化，而对重度 IPF 患者无明显效果；③单纯使用 N- 乙酰半胱氨酸，抗纤维化效果并不显著。

（二）非药物治疗

（1）吸氧和佩戴呼吸机：对于 IPF 早期气短等缺氧症状较重患者，应坚持长期低流量吸氧，流量宜设定在 1.5～2L/min，条件允许情况下建议每天吸氧 15 小时以上。对于肺纤维化晚期患者，因其心肺功能严重下降、呼吸困难加剧，建议佩戴呼吸机，通过机械辅助通气的方法改善临床症状，减轻心肺负担，延缓生命。

（2）肺移植：肺移植是当前治疗 IPF 的最有效方法。若供体肺功能基础较好，则对受体非常有利。患者在肺移植术后，肺功能得到极大改善，生活质量和生存期限也得到较为显著的改善。该法最大的缺点是费用极高且很难找到合适的肺源，对于多数患者来说，较难实现。

第四节　中医辨证论治

一、辨证要点

（一）辨虚实

肺纤维化的主要病机为络虚不荣，肺络痹阻，总属本虚标实。络脉亏虚是本虚，肺络痹阻为标实。临床辨证时，应分清患者现阶段是以络气不荣为主还是肺络痹阻为主。若表现为气短、干咳少痰、倦怠乏力、口干咽燥、舌红少苔、脉细数无力等，则以气阴亏虚为主；若主要表现为咳嗽不畅、喘促憋闷、口唇发绀、舌暗或有瘀斑、苔薄、脉细弦或细涩等证候，则以肺络痹阻为主。此外，临证还当辨别气虚、阴虚的主次，以及夹痰、夹瘀之侧重。只有详审病之虚实，才能正确运用养肺通络之法。

（二）辨寒热

肺纤维化可由外邪、内伤等多种原因引起，在病程不同阶段可有偏实、偏虚或虚实夹杂的差异，但多属因虚致病，总以肺脏虚损，津气严重耗伤，致肺叶萎弱不用为主要特征。就其虚而言，可有虚寒、虚热之分。虚寒者，肺气虚冷，不能温化、固摄津液，进而导致津亏液耗或津凝成痰；或阴伤及阳，气不化津，致气络受损，肺失濡养，渐致肺叶枯萎不用，失去主气功能，甚至可见上不制下而小便频数或遗尿。虚热者，因热在上焦，消亡津液，阴虚生内热，津枯则肺燥，肺燥且热，清肃之令不行；或因脾阴胃液耗伤，不能上输于肺，肺失濡养，遂致肺叶枯萎。虚热证易火逆上气，常见咳逆喘息较甚。病程日久，阴损及阳，还可见寒热夹杂之证，临床以上热下寒者为多。本病临床虽以气阴虚为多，但仍可见虚寒或寒热互结者，此时应分清其以气伤虚冷为主还是阴虚内热为主，并分别予以正治之法。

（三）辨络病

肺纤维化属肺积范畴，病位在“孙络－玄府”。“孙络－玄府”的部位，涵盖了肺泡壁尤其是肺泡上皮细胞和毛细血管内皮细胞之间的间隙，包括肺内的结缔组织及其中的血管、淋巴管和神经，是肺之“气络－气道－血（脉）络”在微观层面上的结构功能体现。肺间质纤维化以肺泡、肺间质、肺小血管、终末气道不同程度的炎症损伤，以及损伤后的修复、纤维化为特征，炎症细胞、免疫细胞、肺泡上皮细胞和成纤维细胞及其分泌的炎症介质和细胞因子共同参与其中，基于“气络－气道－血（脉）络”的相互作用，有利于提纲挈领地把握肺间质纤维化分子互作的复杂病理过程中的病机演变规律。“孙络－玄府”闭阻不通、络息成积是其主要病机。“络以通为用”，治当养肺（益气养阴）通络。《医学真经》云：“通之法各有不同，调气以和血，调血以和气，通也；下逆者使之上行，中结者使之旁达，亦通也；虚者助之使通，无非通之之法也。”围绕“孙络－玄府”闭塞的关键病机，祛除病变之因以利“孙络－玄府”

通畅，针对“孙络－玄府”闭塞引起的继发性脏腑组织病理改变，采取有效治疗方药，皆可调整其闭塞不通的病理状态，阻断病变进一步发展演变，有利于“孙络－玄府”通利，达到“通”之目的。

二、辨证治疗

（一）肺热津伤，肺痿不振

［证候］气短咳嗽，无痰或痰少而黏，不易咯出，或痰中带有血丝，咳声不扬，气急喘促，口渴咽燥，唇鼻发干，皮毛干枯，形体消瘦，舌红而干，脉虚数。

［证候分析］肺热津伤，虚火内炽，肺失肃降，则气逆喘促；热灼津液成痰，故咳吐痰涎；燥热伤津，津液不能濡润上承，故咳声不扬，口渴咽燥，唇鼻发干；阴虚火旺，灼伤肺络，则见咳痰带血；肺痿不振，阴津枯竭，内不能洒陈脏腑，外不能充身泽毛，故形体消瘦，皮毛干枯。舌红而干，脉虚数均是阴枯热灼之象。

［治法］清热润肺，滋阴生津。

［方药］清燥救肺汤（《医门法律》）合麦门冬汤（《金匮要略》）加减。

桑叶 15g，生石膏 20g，杏仁 12g，麦冬 30g，西洋参 12g，阿胶 9g，胡麻仁 20g，枇杷叶 15g，清半夏 15g，甘草 10g，大枣 4 枚。

［方解］方中桑叶、生石膏、枇杷叶清肺胃之热；麦冬滋阴润燥；西洋参益气生津；阿胶、胡麻仁滋养肺液；清半夏下气降逆，止咳化痰；杏仁宣肺利气；甘草、大枣甘缓补中。诸药合用，共奏清热润肺、滋阴生津之效。

［加减］火盛，出现虚烦、呛咳、呕逆者，则去大枣，加竹茹、淡竹叶，清热和胃降逆。咳吐浊黏痰，口干欲饮，可加天花粉、知母、川贝母。津伤甚者，加北沙参、玉竹以养肺阴；潮热者，加银柴胡、地骨皮以清虚热退蒸。

（二）络虚不荣，气阴两虚

［证候］喘息气短，动则喘剧，神疲乏力，畏风怕冷，语音低微，咳嗽无力，干咳少痰，或咳嗽伴痰多色白，潮热盗汗，五心烦热，颧红口干，舌红少苔，脉数或舌淡苔白，沉细无力。

［证候分析］肺络气虚可见喘息气短，动则喘剧，语声低微，咳嗽无力，咳嗽伴痰多色白、神疲乏力等症状；肺络气虚，不能摄津，故咳嗽伴痰多色白；肺络失濡，气不布津，故干咳少痰；阴虚则热，故见潮热盗汗、五心烦热、颧红口干。舌淡苔白，沉细无力或舌红少苔，脉数为气阴两虚之征。

［治法］益气养阴，补虚通络。

［方药］补肺汤（《永类钤方》）、甘草干姜汤（《金匮要略》）合沙参麦冬汤（《温病条辨》）加减。

黄芪 30g，人参 10g，熟地黄 30g，紫菀 12g，桑白皮 9g，五味子 6g，干姜 6g，麦冬 15g，北沙参 15g，玉竹 12g，天花粉 15g，桑叶 6g，甘草 6g。

［方解］方中人参、黄芪大补肺气，补虚通络；熟地黄、北沙参、麦冬、玉竹、天花粉，养阴生津，补虚通络；紫菀、桑白皮泻肺止咳；五味子敛肺益气；干姜温脾肺，使气能化津，咳痰自止；甘草调和诸药。诸药合用，共奏益气养阴、补虚通络之效。

［加减］气虚乏力，精神不振者，可加党参、茯苓、山药、白术；阴虚潮热，加银柴胡、青蒿、鳖甲、胡黄连以清虚热；肺热灼阴，咯吐黄痰，加海蛤粉、知母、黄芩清热化痰；咳吐白痰较多，加用紫苏子、芥子、细辛，温肺化痰。

（三）肺络虚滞，脉络瘀阻

［证候］咳嗽无力，气短而喘，动则尤甚，吐痰清稀，或痰中带血，血色暗红或成块，伴有胸部刺痛，声低乏力，或有自汗畏风，唇甲紫绀，舌淡暗有瘀斑，脉细涩或弦。

［证候分析］肺气虚可见咳嗽无力，气短动甚，声低乏力，自汗畏风，脉细弱等；气虚无力推动血行，肺络瘀阻，可见胸部刺痛，唇甲紫绀，舌有瘀斑，脉涩或弦等血瘀征象。

［治法］补气平喘，活血通络。

［方药］补肺汤（《永类钤方》）合救肺生化汤（《医方简义》）加减。

黄芪 24g，人参 10g，熟地黄 24g，五味子 6g，紫菀 9g，桑白皮 9g，白蛤壳 15g，川芎 10g，当归 10g，炮姜 3g，橘红 6g，降香 6g。

［方解］黄芪、人参、五味子补肺益气，熟地黄、川芎、当归养血活血，紫菀、桑白皮、白蛤壳、橘红止咳化痰，炮姜温经活血，降香活血行气。

［加减］若气短、自汗、恶风明显，加白术、茯苓，健脾益气，培土生金；若“努力呼吸有似乎喘”者，加升麻、柴胡、桔梗，以升提胸中大气；若咳痰量多，痰白质黏或黄稠，加生石膏、鱼腥草以增强清泄肺热之功；若口唇紫暗、面色黧黑，加桂枝、赤芍、人参，以增强益气活血、化瘀通络之力；若下肢浮肿、气喘不能平卧，加泽兰、泽泻、车前子，以活血利水。

（四）痰瘀互结，络息成积

［证候］咳嗽痰多，色白或黄，质稠，喉间痰鸣，喘息不能平卧，憋闷如塞，面色灰白而暗，或有心悸、唇甲发绀。舌质暗红或紫暗，苔腻或浊腻，脉滑结代。

［证候分析］肺纤维化后期痰浊壅滞者，可见痰多喘促等症；肺络瘀阻，见心悸、唇甲发绀；痰瘀夹杂痹阻肺络气机，可见憋闷等表现。舌质暗红或紫暗，苔腻或浊腻，脉滑结代为痰瘀之象。

［治法］化痰祛瘀，散结通络。

［方药］益肺化积汤（自拟方）加减。

西洋参 12g（另煎），麦冬 20g，五味子 9g，北沙参 12g，杏仁 10g，制半夏 10g，土鳖虫 9g，鱼腥草 30g。

［方解］方中西洋参、麦冬、五味子、北沙参益气养阴补肺，使津布血行，痰瘀不生；杏仁、制半夏降气祛痰；土鳖虫化瘀通络，鱼腥草清泄肺热。诸药合用，共奏益气养阴、化痰祛瘀、散结通络之功。

［加减］若痰多稠厚者，加紫苏子、芥子、莱菔子降气化痰；若寒痰较重，痰黏白如沫，加干姜、细辛温肺化痰；血瘀明显，唇甲紫绀，加丹参、红花、桃仁、莪术活血化瘀通脉。

（五）“孙络－玄府”闭塞，邪陷正脱

［证候］喘逆剧甚，张口抬肩，鼻翼扇动，端坐不得平卧，稍动则喘剧欲绝，或有痰鸣，心慌动悸，烦躁不安，面青唇紫，汗出如珠，肢冷，脉浮大无根，或见歇止，或模糊不清。

［证候分析］“孙络－玄府”闭塞，则见喘逆剧甚，张口抬肩，鼻翼扇动，端坐不得平卧，稍动则喘剧欲绝，或有痰鸣，心慌动悸，烦躁不安，面青唇紫；汗出如珠，脉浮大无根，或见歇止，或模糊不清，为邪陷正脱之象。

［治法］扶正固脱。

［方药］四逆加人参汤（《伤寒论》）加减。

附子 15g（先煎），干姜 10g，人参 15g，龙骨 30g（先煎），牡蛎 30g（先煎），炙甘草 15g。

［方解］方中附子、干姜、炙甘草回阳救逆，人参大补元气，龙骨、牡蛎镇摄浮越之阳气。诸药合用，共奏扶正固脱之功。

［加减］若伴有烦躁内热，口干颧红，汗出黏手，为气阴俱竭，可去附子、干姜，加麦冬、五味子等益气养阴。

三、预防与调护

改善环境卫生，减少暴露在空气污染环境中。戒烟戒酒，减少对呼吸道的刺激，以减少咳嗽的发作。加强锻炼，增强体质，提高机体抗病能力。

第二十六章

肺小结节

第一节　概　述

一、西医学概述

肺小结节是影像学概念，并不是单一疾病，包括一系列良性或恶性病变。根据《肺结节诊治中国专家共识（2018 年版）》，影像学表现为肺内直径≤3cm 的局灶性、类圆形、密度增高的实性或亚实性肺部阴影即为肺结节，同时不伴肺不张、肺门淋巴结肿大和胸腔积液。可单发或多发，边界清晰或不清晰。直径＜5mm 者为微小结节，直径为 5～10mm 者为小结节。不同密度的肺结节，其恶性概率不同，依据密度分为 3 类：实性结节、部分实性结节和磨玻璃密度结节。其中，部分实性结节的恶性概率最高，其后依次为磨玻璃密度结节及实性结节。磨玻璃密度结节是指肺内模糊的结节影，结节密度较周围肺实质略增加，但其内血管及支气管的轮廓尚可见。实性结节是指其内全部是软组织密度的结节，密度较均匀，其内血管及支气管影像被掩盖。部分实性结节是指肺结节内既包含磨玻璃密度又包含实性软组织密度的结节，密度不均匀。

一项针对亚洲成年人群的研究显示，肺结节的发生率约为 35.5%，肺结节良性占比为 80%～90%，但部分良性肺结节存在演变为恶性的概率，危害生命健康。研究报道，孤立性肺结节在肺癌筛查中的发现率为 20% 左右，约有 4% 的肺结节为早期肺癌。肺癌是癌症死亡的主要原因，占癌症死亡总数的 18.4%。且肺癌预后极差，我国肺癌的 5 年生存率仅为 16.1%。因此，肺癌的筛查是改善肺癌生存、降低肺癌死亡率的希望所在。如何更好地结合临床实际情况来明确肺结节的性质、选择针对性的诊治手段、形成科学合理的诊治规范流程，已成为目前研究的热点。

二、中医学概述

肺小结节属于中医“肺积”范畴。关于“肺积”的记载，最早可见于《黄帝内经》。《素问·奇病论》载："病胁下满，气逆，二三岁不已，是为何病……病名曰息积，此不妨于食。"《灵枢·百病始生》认为："积之始生，得寒乃生，厥乃成积也……腹胀则肠外之汁沫迫聚不得散，日以成积。卒然多食饮，则肠满，起居不节，用力过度，则络脉伤……肠胃之络伤则血溢于肠外，肠外有寒，汁沫与血相搏，则并合凝聚不得散，而积成矣。卒然中外于寒，若内伤于忧怒，则气上逆，气上逆则六输不通，温气不行，凝血蕴里而不散，津液涩渗，著而不去，而积皆成矣。"认为"积"病的病因与外寒、饮食不节、情志忧怒、形体过劳、瘀血、痰饮有关。肺积之名首见于《难经》,《难经·五十六难》载："肺之积，名曰息贲，在右胁下，覆大如杯。久不已，令人洒淅寒热，喘咳，发肺壅。"其中，息贲指代肺积，指出肺积发生于右胁部，如杯大，长时间无改善，产生发热、恶寒及喘咳等症状，从而造成肺部阻塞。晋代王叔和《脉经》详细记录了"肺积"的脉症："诊得肺积，脉浮而毛，按之辟易，胁下气逆，背相引痛，少气，善忘，目瞑，皮肤寒，秋瘥夏剧，主皮中时痛，如虱缘之状，甚者如针刺，时痒，其色白。"

后世医家对肺积的认识深受《难经》与《脉经》影响，丰富了肺积的病因病机和治疗方药。如巢元方在《诸病源候论》中曰："邪乘于肺则肺胀，胀则肺管不利，不利则气道涩，故气上喘逆，鸣息不通。诊其肺脉滑甚，为息奔上气。脉出鱼际者，主喘息。其脉滑者生，快者死也。"认为息奔上气喘逆可因肺胀肺管不利所致，且其脉主滑甚。孙思邈在《备急千金要方》中云："诊得肺积，脉浮而毛，按之辟易……病洒洒寒热，气逆喘咳，发肺痈。"认为肺积发病会导致肺痈。《诸病源候论》载："积聚者，由阴阳不和，腑脏虚弱，受于风邪，搏于脏之气所为也……诸脏受邪……留滞不去，乃成积聚……肺之积，名曰息奔……诊得肺积脉，浮而毛，按之辟易。"论述了积聚主要为脏腑虚弱又复感风邪，邪正相搏留滞不去而成，并载紫菀散治疗肺积。陈无择《三因极一病证方论》言："五积者，五脏之所积，皆脏气不平，遇时相逆而成其病……喜则伤心，心以所胜传肺，遇春肝旺，传克不行，故成肺积，名曰息贲；息贲者，以积气喘息贲溢也。"认为情志失调可导致肺积，并载化气汤治疗肺积。元代朱丹溪《脉因证治》中记载："留饮，蓄水而已……但积水则生湿，停酒则满，燥久而成痰，左胁同肥气，右胁同息贲，上入肺则嗽，下入大肠则泻。"认为积水、停酒在右胁停久症同息贲，并指出"积病不可用下药"，应用消积药。明代《古今医统大全》载："肺气郁于右，胁硬而痛，咳喘为肺积，名息贲也。"描述了肺气郁可致肺积，症见痞硬、胁痛、咳喘，并认为治疗积证应固本培元，养正消积。清代喻嘉言的《医门法律》说："二阳之病发心脾……其传为息贲者，死不治，此亦肺燥所由来……大肠之燥，传入于肺而为息贲，息贲者，息有音而上奔不下也。"指出二阳之病为息贲主要由肺燥所致，大肠燥也可传入肺而引发息贲。清代沈金鳌在《杂病源流犀烛》提道"邪积胸中，阻塞气道，气不宣通，为痰，为食，为血，皆得与正相搏，邪既胜，正不得而制之，遂结成形而有块"，认为邪正相争，气滞痰阻为积病发生的原因；

“息贲，肺积病也，在右胁下……皆由肺气虚，痰热壅结也”，认为息贲由肺气虚，痰热壅结所致。

综上可见，中医对肺积的认识由来已久，其理论源于《内经》，发展于《难经》和《脉经》，体系形成于宋金元至明清，历代诸家从不同角度发展补充了肺积的病因病机理论和治法。

第二节　病因病机

一、西医病因病理

肺小结节的病因病理可能与环境因素和遗传因素有关，其发病机制与感染、免疫病理机制有密切联系。肺小结节形成的原因众多，25%～35% 的肺小结节是一过性的，常常为感染所致或炎性病变，可自然消失或抗感染治疗后吸收。经过 CT 筛查持续存在的很可能是恶性病变。具体常见原因如下。

（一）吸烟

吸烟是肺部疾病的主要危险因素之一，无论是主动吸烟还是被动吸烟，都会对肺部造成严重损害。烟草中的有害物质如尼古丁、焦油等，会损伤肺部组织，刺激局部炎症和异常细胞增殖从而促进肺小结节的形成。吸烟的数量与时间与肺小结节的发病风险呈正相关，长期吸烟者患肺小结节的概率明显高于非吸烟者。

（二）长期接触粉尘

现代工业发展和城市化进程造成的大气污染、环境恶化，都可能造成肺小结节的发生。空气中的粉尘、颗粒物、有害气体等，都可能被吸入肺部，引发肺结节。此外，职业暴露，对于长期在粉尘过多环境中工作的人，如矿工、建筑工人等，吸入大量粉尘颗粒后，会持续刺激肺部细胞，引起肺部的免疫反应，从而导致肺小结节的发生。

（三）感染因素

肺部受到（细菌、病毒、真菌及其他特殊菌等）严重感染时，虽然会启动机体的免疫系统，但仍可能会使肺部组织持续存在炎症，感染后造成组织破坏，留下痕迹，形成肉芽肿、瘢痕或造成淋巴结增生、肺部纤维化等。

（四）肿瘤性因素

肺小结节分为良性结节和恶性结节。有研究表明，筛查或偶然发现的肺部结节中，94% 是良性的，包括活动性炎性结节、结核结节、炎性肉芽肿、硅肺结节、霉菌、钙化、出血等几十种；而恶性结节，绝大多数是周围型肺癌，小部分是其他恶性疾病比如转移瘤。肺小结节的恶性概率由高到低依次是部分实性结节（PS）、非实性结节（NS）、实性结节（S）；密度均匀且较小（直径＜5mm）的 NS 常提示不典型腺瘤样增生（AAH）；实性成分超 50% 的 PS 常提示恶性可能性大，但也有存在表现为 NS 的微浸润腺癌（MIA）或浸润性腺癌（IAC）；持续存在的亚实性结节（SSN）大多数为肿瘤性结节有恶性可能，或有向恶性发展的倾向。腺癌是最常见的恶性肺结节病理类型，目前临床上公认肺腺癌的发展趋势为不典型腺样增生（AAH）–原位癌（AIS）–微浸润性腺癌（MIA）–浸润性腺癌（IAC），其典型临床影像学表现多呈非实性结节–部分实性结节–实性结节的变化。

（五）遗传因素

近年来，多个遗传学研究证实了肺小结节的发病与遗传因素有关。这些研究涉及多个基因和变异，包括 EGFR、K–RAS、BAP1 等基因的突变以及某些基因的多态性等。这些遗传变异可能增加个体患肺结节的风险，并可能影响疾病的预后和治疗效果。

二、中医病因病机

肺小结节的发生发展因患者素体先天不足或后天正虚（气虚、阳虚），外邪侵袭，或因肝气不舒，气滞不行，或肺、肝、脾、肾功能失常，从而造成气、湿、痰、瘀等病理因素集聚互结，最终导致脉络阻塞，肺络郁闭，络息成积。

（一）正气不足，肺络虚损

素体先天不足或后天正虚（气虚、阳虚），导致肺络虚损，络虚则邪（六淫邪气、职业暴露、吸烟、雾霾及工业重金属废弃物）易扰，邪入则络更虚，络虚与病邪或病理产物交结，反复为之。正气不足（气虚、阳虚）在整个病理过程中占据重要地位。《四圣心源》有云：“气统于肺，凡脏腑经络之气，皆肺气之所宣布也。”气之所伤，肺易受之，气络虚损，运之无力，痰瘀积聚，阻于肺络，气机失调，气滞又进一步加重痰瘀之势，痰瘀胶结反复为患。肺结节大多以肺络虚损为始，随着疾病的进展，入其血络、孙络。肺络虚损贯穿肺结节发生发展之始终，也为肺脏变生他病之源。

（二）肝气郁结，肺络郁滞

《诸病源候论》指出：“结气病者，忧思所生也。心有所存，神有所止，气留而不行，故结于内。”肝主升，肺主降，为调畅全身气机最重要的脏腑。肝气的条达有利于肺气的肃降，肺气的肃降又有利于肝气的疏泄，二脏相互联系相互制约，肝郁不能主升，继而影响全身之气周流，导致肺气不能敛降，功能失调，病理产物滞于肺部，进而肺络瘀滞，日久则成积聚。

（三）脾肾亏虚，络息成积

人体的水液代谢和调节，与肺、脾、肾三脏有关，肾脏起主要作用。《内经》曰：“肾者，水脏，主津液。”水入于胃，经脾气散精上输于肺，肺通调水道，下行于肾，经肾“气化”，升清降浊，水液分布代谢正常。脾肾亏虚，清浊不分，生痰聚湿，导致水液代谢分布异常，而致肺络气机失调，气不化水，居上为痰，水不化气，积下为饮，气不行血，停而为瘀，最终导致肺络郁闭、络息成积。

综上，人体正气亏虚，气机失常，有形之血与津液缓滞不通，易致病理产物停积。正虚气滞，痰瘀内聚，最终导致肺络郁闭、络息成积而发为结节。本病病位在肺，与肺、肝、脾、肾功能失常有关，属于本虚标实证。

第三节　西医诊断与治则

一、临床表现

肺小结节通常没有明显的临床症状，大多数是在胸部X线或CT检查时偶然发现。尤其是随着人们健康体检意识的提高，大部分肺部结节是在体检过程中发现的。随着临床上低剂量螺旋CT扫描的普及、计算机AI技术的使用，越来越多的人被发现有肺结节。如果肺结节较大，或者已经对周围组织产生影响，可能出现持续性咳嗽、咳血、呼吸困难、胸痛，也可能出现声音嘶哑、体重下降、皮肤变化、眼部症状、关节症状等情况。

二、肺小结节评估方法

（一）临床信息

采集与诊断和鉴别诊断相关的信息，如年龄、职业、吸烟史、慢性肺部疾病史、个人和家族肿瘤史、治疗经过及转归，可为鉴别诊断提供重要参考意见。

（二）影像学检查

虽然X线能够提高肺癌的检出率，但大多数直径＜1cm的结节在X线上不显示，故不推荐胸部X线用于肺结节的常规评估。与胸部X线相比，胸部CT扫描可提供更多关于肺结节位置、大小、形态、密度、边缘及内部特征等信息。推荐肺结节患者行胸部CT检查（结节处行病灶薄层扫描），以便更好地显示肺结节的特征（1C级）。薄层（≤1mm层厚）胸部CT可更好地评价肺结节的形态特征。分析肿瘤体积可科学地监测肿瘤生长。建议设定低剂量CT检查参数和扫描的范围：①扫描参数：总辐射暴露剂量为1.0mSv；kVp为120，mAs≤40；机架旋转速度为0.5；探测器准直径≤1.5mm；扫描层厚5mm，图像重建层厚1mm，扫描间距≤层厚（3D成像应用时需有50%重叠）。②扫描范围：从肺尖到肋膈角（包括全部肺），扫描采样时间≤10秒，呼吸时相为深吸气末，CT扫描探测器≥16排，不需要注射对比剂。

（三）肿瘤标志物

目前尚无特异性生物学标志物应用于肺癌的临床诊断，但有条件者可酌情进行如下检查，为肺小结节诊断和鉴别诊断提供参考依据：①胃泌素释放肽前体（Pro-GRP）：可作为小细胞肺癌的诊断和鉴别诊断的首选标志物。②神经元特异性烯醇化酶

（NSE）：用于小细胞肺癌的诊断和治疗反应监测。③癌胚抗原（CEA）：目前，血清中 CEA 水平的检查主要用于判断肺腺癌复发、预后以及肺癌治疗过程中的疗效观察。④细胞角蛋白片段 19（CYFRA21-1）：对肺鳞癌的诊断有一定参考意义。⑤鳞状细胞癌抗原（SCC）：对肺鳞癌疗效监测和预后判断有一定价值。如果在随访阶段发现上述肿瘤标志物有进行性增高，需要警惕早期肺癌。

（四）功能显像

对于不能定性、直径＞8mm 的实性肺小结节，采用正电子发射计算机断层显像－计算机断层扫描（PET-CT）区分良性或恶性。PET-CT 对纯磨玻璃结节（pGGN）及实性成分≤8mm 肺小结节的鉴别诊断无明显优势。对于实性成分＞8mm 的肺小结节，PET-CT 有助于鉴别良性、恶性。多项研究结果显示，PET-CT 诊断恶性肺结节的敏感度为 72%～94%，还可为选择穿刺活检部位提供重要依据。

（五）非手术活检

1. 气管镜检查

常规气管镜检查是最常用的诊断方法，包括气管镜直视下刷检、活检或透视下经支气管镜肺活检（TBLB）及支气管肺泡灌洗获取细胞学和组织学诊断。支气管内超声引导下肺活检术（EBUS-TBLB）采用外周型超声探头观察外周肺病变。EBUS-TBLB 较传统 TBLB 技术定位更精确，可进一步提高外周肺结节活检的阳性率。虚拟导航支气管镜（VBN）IS 利用薄层高分辨率 CT 图像重建三维图像并规划路径，由医生确定最佳路径，VBN 系统通过气管路径的动画，为到达活检区域提供完全视觉化的引导。

2. 经胸壁肺穿刺活检术（TTNB）

可在 CT 或超声引导下进行，对周围型肺部小结节进行穿刺取材，明确病变性质。病变靠近胸壁者，可在超声引导下进行活检；对于不紧贴胸壁的病变，可在透视或 CT 引导下穿刺活检。

（六）手术活检

1. 胸腔镜检查

胸腔镜检查适用于无法经气管镜和 TTNB 等检查方法取得病理标本的肺小结节，尤其是对肺部微小结节病变行胸腔镜下病灶切除，即可明确诊断。

2. 纵隔镜检查

纵隔镜检查是确诊肺癌和评估淋巴结分期的有效方法，是目前临床评价肺癌患者纵隔淋巴结状态的金标准，可弥补 EBUS 的不足。

三、诊断与肺癌风险评估

（一）诊断

目前，胸部 CT 仍是肺结节主要的诊断方式，影像学表现只要满足为直径≤3cm

的局灶性、类圆形、密度增高的实性或亚实性肺部阴影，同时不伴肺不张、肺门淋巴结肿大和胸腔积液，即可被诊断为肺结节。根据大小，直径＜5mm者为微小结节，直径为5～10mm者为小结节。根据数量，肺结节可分为孤立结节和多发结节（≥2个）；根据结节密度，分为实性肺结节和亚实性肺结节。

（二）肺癌风险评估

肺小结节具有一定的恶性概率，直径在6～8mm的肺小结节恶性概率约为7.39%，直径＞8mm的肺小结节恶性概率约为21.79%。不同密度、大小的结节恶性概率也有差异，根据恶性概率的差异定义肺结节的危险程度分级。结合我国肺结节实际情况，综合《肺结节诊治中国专家共识（2018年版）》《中国肺癌筛查与早诊早治指南（2021版）》《Fleischner学会肺结节指南（2017版）》及相关文献，对肺结节危险程度的分级定义如下。

1. 实性结节

高危：①结节直径＞8mm，②结节直径介于6～8mm兼有恶性CT征象。中危：结节直径介于6～8mm且无明显恶性CT征象。低危：结节直径＜6mm。

2. 部分实性结节

高危：①结节直径＞10mm，②结节直径≤10mm且实性成分比例（CTR）＞0.5。中危：结节直径≤10mm且CTR≤0.5。低危：无（考虑到部分实性结节恶性概率最高）。

3. 非实性结节

高危：结节直径＞15mm。中危：结节直径介于8～15mm。低危：结节直径＜8mm，并且前一个规范的随访周期内未见结节增大。

四、治疗原则

根据肺小结节危险程度的差异，建议采取不同的治疗方式。对于综合评估恶性程度较高的结节，建议进行外科手术治疗，部分不能耐受手术创伤或不愿意进行手术的患者，可选择消融、立体定位放疗等手段；对于恶性程度较低的患者，建议进入随访观察。老年肺小结节人群管理需结合具体情况进行选择，如老年患者合并其他基础疾病、预期寿命短于结节的进展时间，建议随访；对于多发结节，存在1个占主导地位的结节和（或）多个小结节者，建议单独对每个结节进行评估。

外科切除目前仍是公认治疗恶性肺小结节的第一选择。手术方式可分为肺叶切除术、肺段切除术和肺楔形切除术，原则上尽可能保留正常肺功能。电视辅助胸腔镜手术（VATS）已基本取代开胸手术。相比传统的开胸手术，VATS有着愈合时间更短、疼痛更轻、外观更美观的优势，且二者远期疗效基本相同。

手术切除方式据结节的位置不同有所区分。病灶位于周边，先行肺楔形切除；病灶位置较深时，可先行亚肺段、肺段或肺叶切除。若术中冰冻病理提示IAC，需要联合肺门淋巴结及纵隔淋巴结的采样或清扫；而对于磨玻璃成分为主的亚实性肺结节，其病理多见 AAH、AIS 或 MIA，可以不清扫淋巴结或仅行纵隔淋巴结采样。对于同侧多发甚至双侧多发结节，治疗原则为主病灶优先，兼顾次要病灶，肺的总切除范围不宜超过 10 个肺段。对于次要亚实性结节病灶，如在同侧且位于优势部位，可考虑同期手术切除，如在对侧且考虑为 AAH 或 AIS，可密切随访。另外，热消融、冷冻消融及立体定位放疗也可作为外科手术治疗的补充手段。

第四节　中医辨证论治

一、辨证要点

对于肺结节的辨治，应该在全程管理的基础上，通过辨病、辨体、辨证，“三辨”结合进行施治。“辨证”具体见第二部分辨证分型。

（一）辨病

临床上，许多肺小结节患者就诊时仅有影像学异常并无临床症状体征。对于这类患者，无证可辨，需要从“病”论治。肺结节是动态变化的病变，腺癌是恶性肺结节最常见的病理类型。目前公认的肺腺癌发展历程（AAH–AIS–MIA–IAC）及其典型临床影像学表现趋势变化（NS–PS–S）对应着结节恶性程度的逐渐升高，结合影像病理学、中医取象比类思维，相应的病理因素表现为从痰湿向血瘀的过渡。若见高密度实性成分增加，提示恶性风险增加。结节增大，提示肺络气机郁滞加深，湿、痰、瘀、邪留存结聚增多，病程更久。

（二）辨体

大部分肺结节具有惰性、稳定性，患者临床就诊时无相关不适主诉，早期肺结节相关治疗手段的缺乏，增加了肺结节恶化为肺癌的风险。中医体质辨证治疗对于临床无症状肺结节患者具有独特优势。研究表明，肺结节患者中，阳虚质、气郁质、气虚质患者最多，在恶性肺结节患者中尤为显著，且易兼夹阳虚质、阴虚质及气郁质，尤以青年、女性人群为著。在确定患者特有的偏颇体质后，医者可以在患者生活起居、饮食情志等多方面进行指导干预，以期调整患者整体内部微环境，减小恶变可能。

二、辨证论治

（一）气机失调，肺络郁滞

［证候］胸闷不畅，时轻时重，胸膈痞闷，胁肋胀痛，情志抑郁，时有咳嗽，可见便秘。舌淡红，苔薄白，脉弦。

［证候分析］情志内伤，饮食失宜，劳逸失度，以及湿、热、痰、瘀、毒等病理产物，均可导致脏腑气机不畅，肝失疏泄，而可见胸闷不畅，时轻时重，常太息，若

非实质病变，嗳气可减轻。肺主气功能失司，气郁伤肺，肺络瘀滞，脾胃失运化，大肠传导功能下降，气血运行不畅，津液失布，痰饮、水湿、瘀血停聚而并发结节，可兼见咳嗽、便秘、情绪低落、纳差、乏力等症状。舌红苔白、脉弦为肝郁气滞之象。

［治法］解郁散结，行气通络。

［方药］越鞠丸（《丹溪心法》）加减。

香附 10g，川芎 10g，苍术 10g，神曲 10g，栀子 10g。

［方解］香附疏肝解郁，畅通气机以治气郁，为君药。川芎辛香，为血中气药，既可活血化瘀以治血郁，又可助香附行气解郁之功。两药配伍，行气通络，活血散结。栀子善清上、中、下三焦之火，以防火郁；苍术燥湿健脾，助脾化湿利水以治湿郁；神曲消食导滞，助大肠行气导滞以治食郁。

［加减］情志所伤者，加用柴胡、远志；气血不调者，加用当归、桃仁、陈皮；痰瘀互结者，加用半夏、贝母、水蛭。

（二）络阳虚乏，阴寒凝滞

［证候］胸中满闷，气短心悸，形气怯懦，恶寒或恶风、手足欠温，自汗。舌淡，苔薄白，脉微。

［证候分析］正气不足，阳气亏虚，阴寒内盛，或复感寒邪、肺络之络阳虚乏，水湿痰饮集聚导致肺络气机不畅，阴寒凝滞，肺失宣发肃降，或水气凌心、心阳不振而表现为胸中满闷，心悸气短；肺卫不固，卫阳被遏或寒邪内侵导致表现为自汗、形气怯懦、恶寒或恶风；四肢末端失于温煦而表现为手足欠温。舌淡、苔白，脉微为阳虚、阴寒之象。

［治法］温阳通络，祛寒散湿。

［方药］桂枝去芍药加麻黄附子细辛汤（《金匮要略》）加减。

桂枝 9g，生姜 9g，甘草 6g，大枣 12 枚，麻黄 6g，细辛 6g，制附子 6g（先煎）。

［方解］方中桂枝温卫助阳，通达气机而散寒凝。生姜散寒而解凝，与桂枝相合，化饮通阳，散寒解凝，温阳通络。麻黄宣散阴寒凝结，畅调气机，利水祛湿。细辛温阳散寒，化饮开结，与桂枝合用以宣通肺络，与生姜合用以化饮散湿，与麻黄合用以祛寒解凝。附子温壮阳气，逐寒散寒，与桂枝、麻黄相合，重在宣通肺络，温阳散寒。与细辛、生姜合用，重在温化饮邪以开结。甘草、大枣益中气，与附子、桂枝合用温阳补阳，以疗络阳虚乏。与麻黄、细辛、生姜相合，化饮散湿之中有益气生津之功，以祛邪而不伤正，并能调和诸药。

［加减］胸脘胀闷、咳喘较甚者，可加用薤白、陈皮行气祛痰，宽胸散结；兼有胸痛、瘀象明显者，加郁金、川芎、延胡索行瘀止痛；形寒肢冷、自汗明显者，加黄芪、白术、防风补气固表；痰多黏稠难咳者，加海蛤壳清肺化痰，软坚散结。

（三）脾肾亏虚，络息成积

［证候］面色㿠白，少腹腰膝冷痛，腹胀便溏，懒言少气，畏寒肢冷，舌质淡或

边有齿印，苔白滑，脉沉细。

[证候分析] 肾为先天之本，脾为后天之本，脾肾亏虚主要以脾肾阳虚为主，或先天不足，或久病、久泻，或水饮痰湿久停所致。脾肾阳气相互滋生，脾阳虚不能运化水谷，气血生化不足，故面色㿠白、少气懒言。阳虚无以温煦形体，故畏寒肢冷。阳虚内寒，脉络凝滞，故少腹腰膝冷痛。脾肾阳虚，水谷不得腐熟运化，可见腹胀便溏。脾肾两虚，水湿内停，反映在舌象上为舌体胖大，边缘有齿痕，舌苔白滑。气血不足，阳气虚弱，脉象可表现为脉沉细。

[治法] 补肾健脾，养正消积。

[方药] 养正消积胶囊。

黄芪、女贞子、人参、灵芝、莪术、绞股蓝、白术、茯苓、白花蛇舌草、半枝莲、白英、蛇莓、鸡内金、土鳖虫、茵陈、徐长卿。

[方解] 方中黄芪、莪术为君药，补中益气，散结通络；莪术还可化瘀、散结、消积。加土鳖虫，破血逐瘀，消积通络，增强莪术作用。人参、黄芪、女贞子联用，补元气，益宗气，提高免疫力；白术、茯苓，健脾益气，燥湿渗湿；配以半枝莲、白花蛇舌草、白英、蛇莓，解毒抗癌，散结消肿；绞股蓝可清热利湿，解毒消肿；鸡内金消食导滞，联合茵陈健脾和胃，清热利湿，消脾胃之积；徐长卿散瘀通络，引药力直达病所。全方突出了扶正不留邪，祛邪不伤正的治疗原则。

三、预防与调护

（一）饮食养生

肺小结节患者在饮食上需注意少食肥甘之品，脾胃虚弱者难以运化，从而生痰生湿，不利于肺结节的消散。平素可饮服玫瑰花、陈皮等代茶饮调理气机，服用山药、白扁豆、黄芪等药食同源之品健运脾胃。

（二）情志调摄

日常生活中注意情志的调摄，忌情志过极，宜培养爱好，修身养性，调畅情志。

（三）起居环境

室内应保持空气良好，及时通风换气；室外活动应避开雾霾等空气污染天气。

（四）导引运动

注重规律、适量体育活动，可练习八段锦、五禽戏等传统功法强身健体，借助导引使全身气机通畅。

第二十七章

肺　癌

第一节　概　述

一、西医学概述

原发性支气管肺癌，简称肺癌，为起源于支气管黏膜或腺体的恶性肿瘤。在全球范围内，肺癌是男性癌症死亡的首要原因，也是女性癌症死亡的第二大原因（仅次于乳腺癌）。总体上，男性肺癌的发病率和死亡率大约是女性的两倍。2022 年，中国新发肺癌病例约 87.1 万，新增肺癌死亡病例约 76.7 万，分别占所有恶性肿瘤发病和死亡病例的 18.1% 和 23.9%，目前，肺癌的新增病例数和死亡病例数均位居我国恶性肿瘤的首位。早期肺癌多无明显症状，临床上多数患者就诊时已属晚期，晚期肺癌患者的 5 年生存率在 20% 左右。随着诊断方法进步、新药以及靶向治疗药物的出现，规范有序的诊断、分期以及根据肺癌临床行为进行多学科治疗的进步，肺癌患者的生存率已经有所提高。然而，要想大幅度地延长生存率，仍有赖于早期诊断和早期规范治疗。

西医学对肺癌按组织学分类，分为鳞状上皮细胞癌、小细胞癌、腺癌、大细胞癌等，其中以鳞状上皮细胞癌多见。由于肿瘤部位的不同，临床常分为中央型肺癌和周围型肺癌，以中央型肺癌常见。

二、中医学概述

本病属于中医学的“肺积”“肺岩”“肺花疮”“痞癖”“息贲”“咳嗽”“咯血”等范畴。《素问·奇病论》说：“病胁下满气逆，二三岁不已……病名曰息积，此不妨于食。”盖邪气痹着，则肺气不清，轻则咳逆，重则悬饮、喘鸣。因其不关于胃，故不妨食，并指出了本病病程长的特点。《灵枢·邪气脏腑病形》说：“肺脉……微急为肺寒热，怠惰，咳唾血，引腰背胸。”及《素问·玉机真脏论》说：“大骨枯槁，大肉陷下，胸中气满，腹内痛，心中不便，肩项身热，破䐃脱肉，目眶陷。”对肺积的后期症状作了更加详细的描述。《灵枢·九针论》载：“四时八风之客于经络之中，为瘤病者也。”是风邪入络成瘤的经典论述。“肺积”一名最早见于《难经·五十六难》说：“肺之积曰息贲……久不已，令人洒淅寒热。”肺主气而合皮毛，肺郁成积。

“癌”作为病名出现，最早见于宋代东轩居士《卫济宝书》：“嵒疾初发，却无头绪。”其中“嵒”与“癌”通。宋代杨士瀛在《仁斋直指方论》中对癌症的特征作了详细的描述：“癌者上高下深，岩穴之状，颗颗累垂……毒根深藏，穿孔透里。”《严氏济生方》提出：“息贲之状，在右胁下，大如覆杯，喘息奔溢，是为肺积。诊其脉浮而毛，其色白，其病气逆，背痛少气，喜忘，目瞑，肤寒，皮中时痛；或如虱缘，或如针刺。”对肺积的症状作了详细全面的描述。李东垣的息贲丸，所治之证颇似肺癌症状。

明清时期，肺癌的认识有较大进展。明代张景岳《景岳全书》说：“劳嗽，喑哑，声不能出，或喘息气促者，此肺脏之败也，必死。”这同晚期肺癌的临床表现相同，并明确指出预后不良。他明确指出，虚弱失调之人多有积聚之病。明代申斗垣的《外科启玄》记载：“癌发，四十岁以上，血亏气衰。”提到40岁以上是肺癌的高发年龄段。清代沈金鳌在《杂病源流犀烛》中提道：“邪积胸中，阻塞气道，气不宣通，为痰，为食，为血，皆得与正相搏，邪既胜，正不得而制之，遂结成形而有块。”则说明了肺中积块的产生与正虚邪侵，气机不通，痰血搏结有关，对于后世研究肺癌的发病和治疗具有重要的启迪意义。清代《张氏医通》曰：“阴虚咳嗽，久之喉中痛者，必有肺花疮，难治。”丰富了肺癌的病因病机。《中藏经》云：“积聚癥瘕……皆五脏六腑真气失而邪气并，遂乃生焉。”强调真气失为积聚病的致病之本。《医宗必读》载：“积之成也，正气不足，而后邪气踞之。”肺积的发生先有宗气虚陷，营卫循脉运行失常，贯通营卫之气的功能失职，气机升降失常，随之产生痰、瘀、毒等病理产物。以上为后世医家从中医防治肺癌提供了思路。

第二节 病因病机

一、西医病因病理

（一）病因和发病机制

1. 吸烟

吸烟已经公认是肺癌的重要危险因素。国内外的调查均证明，80%～90%的男性肺癌与吸烟有关，19.3%～40%的女性肺癌也与吸烟有关。吸烟是肺癌死亡率进行性增加的首要原因。与不吸烟者比较，吸烟者发生肺癌的危险性平均高4～10倍，重度吸烟者可达10～25倍。烟雾中含有多种化学物质，如苯并芘、烟碱（尼古丁）、亚硝胺、多环芳烃碳氢化合物、镍、砷和少量放射性元素钋等均有致癌作用。而细胞内的芳烃羟化酶（AHH）含量与吸烟者肺癌的发生呈正相关，肺癌患者的芳烃羟化酶活性显著高于对照人群。苯并芘等多环芳烃碳氢化合物在芳烃羟化酶的作用下，转变为环氧化物，成为终致癌物，可与DNA共价结合，引起细胞突变和恶性转化，可能有K-ras基因的突变。经病理学证实，吸烟与支气管上皮细胞纤毛脱落、上皮细胞增生、鳞状上皮化生、核异形变密切相关。因此，吸烟尤其易致鳞状上皮细胞癌和未分化小细胞癌。

2. 职业致癌因子

已被确定的致人类肺癌职业因素包括石棉、砷、铬、镍、铍、煤焦油、芥子气、三氯甲醚、氯甲基甲醚、烟草的加热产物，以及铀、镭等放射性物质衰变时产生的氡和氡子气，电离辐射和微波辐射等。这些因素可使肺癌发生率增加3～30倍。其中，石棉是公认的致癌物质，接触者肺癌、胸膜和腹膜间皮瘤的发病率明显增高，潜伏期可达20年或更久。接触石棉吸烟者的肺癌死亡率为非接触石棉吸烟者的8倍。此外，铀暴露和肺癌发生之间也有很密切的关系，特别是小细胞肺癌，吸烟可明显加重这一危险。

3. 空气污染

空气污染包括室内小环境和室外大环境污染。室内被动吸烟、燃料燃烧和烹调均可能产生致癌物。室内用煤、接触煤烟或其不完全燃烧物为肺癌的危险因素，对女性腺癌的影响较大。在大城市和工业区，肺癌的发病率和死亡率较高，与大气污染有密切关系。工业和生活中能源（煤、柴油、汽油等）大量燃烧后的烟尘及产生的工业废气和生活废气，是造成大气污染的重要原因。在重工业城市大气中，存在着3,4-苯并芘、氧化亚砷、放射性物质、镍铬化合物以及不燃的脂肪族碳氢化合物等致癌物质。城市中的汽车废气、工业废气、公路沥青中都存在致癌物质，其中主要是苯并芘。

4. 电离辐射

大剂量电离辐射可引起肺癌，不同射线产生的效应也不同，铀和氟石矿工接触惰性气体氡气、衰变的铀副产品等，较其他的肺癌发生率明显要高。人群中电离辐射的来源为自然界和医疗照射。铀矿和锡矿工人患肺癌主要是α射线造成的。还有报告指出，接受放射线治疗的患者，肺癌的发生率也明显增高。

5. 肺部慢性感染

如肺结核、支气管扩张症等患者，支气管上皮在慢性感染过程中可能化生为鳞状上皮，终致癌变，但这类情况较为少见。美国癌症学会将结核列为肺癌的发病因素之一。有结核病者患肺癌的危险性是正常人群的10倍。其主要组织学类型是腺癌。

6. 饮食与营养

一些实验证明，维生素A及其衍生物β胡萝卜素能够抑制化学致癌物诱发的肿瘤。维生素A类能作为抗氧化剂直接抑制苯并芘、亚硝酸铵的致癌作用和抑制某些致癌物与DNA的结合，拮抗促癌物的作用，直接干扰癌变过程。维生素A及β胡萝卜素对于正在吸烟者或既往吸烟者的保护作用特别明显。

7. 遗传和基因改变

现在已经逐步认识到，肺癌可能是一种外因通过内因发病的疾病。外因可诱发细胞的恶性转化和不可逆的基因改变，包括原癌基因的活化、抑癌基因的失活、自反馈分泌环的活化和细胞凋亡的抑制，从而导致细胞生长失控。这些基因改变是长时间内多步骤、随机产生的。许多基因发生癌变的机制还不清楚，但这些改变最终导致细胞关键性生理功能的失控，包括增殖、凋亡、分化、信号传递与运动等。与肺癌关系密切的癌基因主要有ras和myc基因家族、c-erbB-2、Bcl-2、c-fos以及c-jun基因等。相关的抑癌基因包括p53、Rb、CDKN2、FHIT基因等。与肺癌发生、发展相关的分子改变还包括错配修复基因如hMSH2及hPMS1的异常、端粒酶的表达。

（二）病理和分类

1. 按解剖学部位分类

（1）中央型肺癌：发生在段支气管至主支气管的肺癌称为中央型肺癌，约占3/4，多见鳞状上皮细胞癌和小细胞肺癌（SCLC）。

（2）周围型肺癌：发生在段支气管以下的肺癌称为周围型肺癌，约占1/4，多见腺癌。

2. 按组织病理学分类

肺癌的组织病理学分类分为两大类。

（1）非小细胞肺癌（NSCLC）：①鳞状上皮细胞癌（简称鳞癌）：以中央型肺癌多见，并有向管腔内生长的倾向，早期常引起支气管狭窄导致肺不张或阻塞性肺炎。鳞癌最易发生于主支气管腔，阻塞管腔引起阻塞性肺炎。有时也可发展成周围型，形成中央性坏死和空洞。②腺癌：腺癌早期即可侵犯血管、淋巴管，常在原发瘤引起症状前已转移。肺泡细胞癌或称细支气管肺泡癌，有人认为它是分化好的腺癌之一，发生在细支气管或肺泡壁。这一类型的肺癌可发生于肺外周，保持在原位很长时间。或呈弥漫型，侵犯肺叶的大部分，甚至波及一侧或两侧肺。③大细胞癌：可发生在肺门附近或肺边缘的支气管。大细胞癌的转移较小细胞未分化癌晚，手术切除机会较大。④其他：腺鳞癌、类癌、肉瘤样癌、唾液腺型癌（腺样囊性癌、黏液表皮样癌）等。

（2）小细胞肺癌（SCLC）：细胞质内含有神经内分泌颗粒，其分泌的物质可引起类癌综合征。SCLC在发生发展的早期多已转移到肺门和纵隔淋巴结，并且由于其易侵犯血管，在诊断时大多已有肺外转移。

二、中医学病因病机

肺癌是由正气内虚、邪毒外侵引起的，以痰浊内聚，气滞血瘀，蕴结于肺，致肺失宣发与肃降为基本病机，以咳嗽、咯血、胸痛、发热、气急为主要临床表现的恶性疾病。

（一）正气内虚

肺之气络是肺络中具有温煦充养、防御卫护、信息传导、调节控制作用的网络分支，主要作用是把经气中运行的元气、宗气、卫气敷布于肺，参与上述生理功能的发挥。正气内虚，不能通过肺络发挥肺脏功能，脏腑功能失调，这是罹患肺癌的主要基础。气络与脉络相伴而行，气络运行经气，脉络运行血液，共同发挥“行血气而营阴阳”的生理功能，气络中的络气虚滞，无力推动血行，则血流缓慢不畅，日久瘀血阻滞脉络，脉络瘀阻，息而成积，发为癌瘤。

（二）烟毒内侵

清代顾松园认为：“烟为辛热之魁。”烟毒为辛燥之品，有火热之气，易动火生痰，克伐肺金清润之体。肺开窍于鼻，烟多由口鼻而入，长期吸烟，烟毒之邪入于肺络，热灼津液，阴液内耗，致肺阴不足，久则气阴亏虚，加之烟毒之气内蕴，羁留肺窍，阻塞肺络及气道，而致痰湿、瘀血凝结，形成肿块。

（三）邪毒侵肺

肺为华盖、娇脏，易受邪毒侵袭，如工业废气、石棉、矿石粉尘、煤焦烟炱和放射性物质等，邪毒客于肺络，不但损伤肺络，且致肺气肃降失司，郁滞不宣，气不布津，聚液生痰或血瘀于内，邪毒、痰湿、血瘀、气郁交结于肺，久而形成肿块。且肺癌的放疗、化疗亦同于邪毒，耗伤人体气阴，因此邪毒贯穿肺癌发生和形成后的治疗始末。

（四）痰湿聚肺

气络气化与气血津液的相互转化密切相关。气化失常，津液输布代谢异常，不归正化，凝聚成痰湿，痰湿阻滞肺络，变生肺络病变。脾主运化，脾虚运化失调，水谷精微不能生化输布，致湿聚生痰，留于肺脏；或饮食不节，水湿痰浊内聚，痰贮肺络，肺气宣降失常，痰凝气滞；或肾阳不足，失于蒸化水饮，水饮上犯于肺，酿湿生痰，进而导致气血瘀阻，毒聚邪留，郁结胸中，肿块逐渐形成。

络病理论指导提出肿瘤“络息成积”的病机概念，究其发病之本为正气虚乏，免疫自稳监视功能低下。社会心理、饮食起居、环境污染等因素导致脾肾亏虚、气络自稳功能低下，在此基础上加之毒邪滞络，或因环境外毒如农药残留、环境污染内侵，或因内毒包括气化失常，代谢废物如氧自由基在体内蓄积，正虚邪稽终致络息成积。我们提出癌症“脾肾亏虚、络气虚滞，内外毒蓄、热毒滞络，痰瘀阻络、脉络滋生”三大基本病理环节。正气虚损，阴阳失调，邪毒乘虚入肺，滞于肺络，导致肺脏功能失调，肺气郁结，宣降失司，气机不利，血行瘀滞，津液失于输布，津聚为痰，痰凝气滞，瘀阻络脉，于是瘀毒胶结，日久形成肺部积块。

第三节 西医诊断与治则

一、临床表现

本病的临床表现与肿瘤大小、类型、发展阶段、所在部位、有无并发症或转移有密切关系。有 5%～15% 的患者无症状，仅在常规体检、胸部影像学检查时发现，其余的患者或多或少有与肺癌有关的症状与体征。按部位可分为原发肿瘤、肺外胸内扩展、胸外转移和胸外表现四类。

（一）原发肿瘤引起的症状和体征

1. 咳嗽

咳嗽为早期症状，常为无痰或少痰的刺激性干咳，肿瘤引起的支气管狭窄可加重咳嗽，多为持续性，呈高调金属音性咳嗽或刺激性呛咳。

2. 血痰或咯血

血痰或咯血多见于中央型肺癌。

3. 气短或喘鸣

肿瘤向支气管内生长，或转移到肺门淋巴结致使肿大的淋巴结压迫主支气管或隆突，或引起部分气道阻塞时，可有呼吸困难、气短、喘息。

4. 发热

肿瘤组织坏死或抗生素治疗效果不佳的阻塞性肺炎可导致发热。

5. 体重下降

消瘦为恶性肿瘤的常见症状之一。

（二）肺外胸内扩展引起的症状和体征

1. 胸痛

近半数患者可有模糊或难以描述的胸痛或钝痛，可由肿瘤细胞侵犯所致，或阻塞性炎症波及部分胸膜或胸壁引起。

2. 声音嘶哑

声音嘶哑由癌肿直接压迫或转移至纵隔淋巴结，压迫喉返神经导致。

3. 吞咽困难

吞咽困难由癌肿侵犯或压迫食管导致。

4. 胸腔积液

胸腔积液通常提示肿瘤转移累及胸膜或肺淋巴回流受阻。

5. 上腔静脉阻塞综合征

胸腔积液是由于腔静脉被附近肿大的转移性淋巴结压迫或右上肺的原发性肺癌侵犯，以及腔静脉内癌栓阻塞静脉回流引起的。表现为头面部和上半身瘀血水肿，颈部肿胀，颈静脉扩张，可在前胸壁见到扩张的静脉侧支循环。

6. Horner 综合征

肺尖部肺癌又称肺上沟瘤（Pancoast 瘤），易压迫颈部交感神经，引起患侧眼睑下垂、瞳孔缩小、眼球内陷，同侧额部与胸壁少汗或无汗。也常有肿瘤压迫臂丛神经，造成以腋下为主、向上肢内侧放射的火灼样疼痛，在夜间尤甚。

（三）胸外转移引起的症状和体征

胸腔外转移以小细胞肺癌居多，其次为未分化大细胞肺癌、腺癌、鳞癌。

1. 转移至中枢神经系统

转移至中枢神经系统可引起颅内压增高，如头痛，恶心，呕吐，精神状态异常。少见的症状为癫痫发作，偏瘫，小脑功能障碍。

2. 转移至骨骼

转移至骨骼可引起骨痛和病理性骨折。

3. 转移至腹部

部分小细胞肺癌可转移到胰腺，表现为胰腺炎症状或阻塞性黄疸。其他细胞类型的肺癌也可转移到胃肠道、肾上腺和腹膜后淋巴结。

4. 转移至淋巴结

锁骨上淋巴结是肺癌转移的常见部位，可无症状。典型者多位于前斜角肌区，固定且坚硬，逐渐增大、增多，可以融合，多无痛感。

（四）胸外表现

胸外表现指肺癌非转移性胸外表现，或称为副肿瘤综合征，主要为以下几方面表现。

1. 肥大性肺性骨关节病

多侵犯上、下肢长骨远端，发生杵状指（趾）和肥大性骨关节病。

2. 异位促性腺激素

出现异位促性腺激素的大部分是大细胞肺癌，主要表现为男性轻度乳房发育和增生性骨关节病。

3. 分泌促肾上腺皮质激素样物

多见于小细胞肺癌或支气管类癌。

4. 分泌抗利尿激素

可见厌食、恶心呕吐等水中毒症状及逐渐加重的低钠、低渗。

5. 神经肌肉综合征

神经肌肉综合征包括小脑皮质变性、脊髓小脑变性、周围神经病变、重症肌无力和肌病等。

6. 高钙血症

高钙血症常见于鳞癌，表现为嗜睡，厌食，恶心，呕吐和体重减轻及精神变化。

7. 类癌综合征

类癌综合征的典型特征是皮肤、心血管、胃肠道和呼吸功能异常。主要表现为面部、上肢、躯干的潮红或水肿，胃肠蠕动增强，腹泻，心动过速，喘息，瘙痒和感觉异常。这些阵发性症状和体征与肿瘤释放的不同血管活性物质有关。

二、影像学及其他检查

（一）胸部影像学检查

影像学检查是发现肿瘤最重要的方法之一。影像学检查包括 X 线透视及照片、CT、MRI、PET–CT 等。主要观察肺部肿块特征，肿瘤范围，是否侵犯肺门、胸膜、胸壁、纵隔，是否伴有肺不张、局限性肺气肿、阻塞性肺炎、胸腔积液等。

1. X 线及 CT

X 线为诊断肺癌的首选、基本方法，正、侧位胸部 X 线可较全面观察病变的部位和形态，特别是对诊断周围型肺癌的意义更大。CT 为肺癌影像学诊断中不可缺少的检查手段，其对肿瘤分期、定位，了解肿瘤侵犯的部位和范围，搜索位于隐蔽部位的病灶等具有重要意义。

（1）中央型肺癌：肿瘤向管腔内生长可引起支气管阻塞征象。阻塞不完全时呈现肺段、肺叶局限性气肿。完全阻塞时，表现为肺段、肺叶不张。肺不张伴有肺门淋巴结肿大时，下缘可表现为倒 S 状影像，是中央型肺癌，特别是右上叶中央型肺癌的典型征象。若肿瘤向管腔外生长，可产生单侧性、不规则的肺门肿块。肿块亦可能由支气管肺癌与转移性肺门或纵隔淋巴结融合而成。CT 支气管三维重建技术还可发现段支气管以上的管腔内肿瘤或狭窄。

（2）周围型肺癌：早期多呈局限性小斑片状阴影，边缘不清，密度较淡，随着肿瘤增大，阴影渐增大，密度增高，呈圆形或类圆形，边缘常呈分叶状，伴有脐凹或细毛刺。高分辨 CT 可清晰地显示肿瘤的分叶、边缘的毛刺、胸膜凹陷征，支气管充气征和空泡征，甚至钙质分布类型。

（3）细支气管 – 肺泡细胞癌：有结节型与弥漫型两种表现。结节型与周围型肺癌的圆形病灶在影像学上不易区别。弥漫型为两肺大小不等的结节状播散病灶，边界清楚，密度较高，随病情发展逐渐增多、增大，甚至融合成肺炎样片状阴影。病灶间常有增深的网状阴影，有时可见支气管充气征。

CT 的优点在于能够显示一些普通 X 线检查不能发现的病变，包括小病灶和位于心脏后、脊柱旁、肺尖、近隔面及肋骨头部位的病灶。CT 还可显示早期肺门和纵隔淋巴结肿大。CT 更易识别肿瘤有无侵犯邻近器官。

2. 磁共振显像（MRI）

与 CT 相比，MRI 在明确肿瘤与大血管之间的关系上有优越性，主要用于评价是否存在脑转移和骨转移，而在肺部原发灶诊断方面及发现小病灶（直径＜5mm）方面则不如 CT 敏感。

3. 单光子发射计算机断层显像（SPECT）

SPECT 方法简便、无创，利用肿瘤细胞与正常细胞之间摄取放射性核素的差异，进行肿瘤定位、定性和骨转移诊断。

4. 正电子发射计算机体层显像（PET-CT）

PET-CT 可用于肺癌及淋巴结转移的定性诊断，诊断肺癌骨转移的价值也优于 SPECT。PET-CT 对肺癌的敏感性可达 95%，特异性可达 90%，对发现转移病灶也很敏感，但对肺泡细胞癌的敏感性较差。

（二）病理细胞学检查

1. 痰脱落细胞检查

如果痰标本收集方法得当，3 次以上的系列痰标本可使中央型肺癌的诊断率提高到 80%，周围型肺癌的诊断率达 50%。

2. 针吸细胞学检查

可经皮或经纤维支气管镜进行针吸细胞学检查，还可在超声波、X 线或 CT 引导下进行。目前常用的方法主要为浅表淋巴结和经超声波引导针吸细胞学检查。

（1）浅表淋巴结针吸细胞学检查：对于质地较硬、活动度差的锁骨上或腋下肿大的浅表淋巴结，可得到很高的诊断率。

（2）经纤维支气管镜针吸细胞学检查：可用于周围型病变和气管、支气管旁肿大的淋巴结或肿块。与 TBLB 合用时，中央型肺癌的诊断率可提高到 95%。

（3）经皮针吸细胞学检查：病变靠近胸壁者，可在超声引导下行针吸活检；病变不紧贴胸壁时，可在透视或 CT 引导下行穿刺针吸或活检。

（三）纤维支气管镜和电子支气管镜检查

纤维支气管镜和电子支气管镜检查对诊断、确定病变范围、明确手术指征与方式有帮助。纤维支气管镜可见的支气管内病变，刷检诊断率可达 92%，活检诊断率可达 93%。经支气管镜肺活检（TBLB）可提高周围型肺癌的诊断率。对于直径＞4cm 的病变，诊断率可达 50%～80%。但对于直径＜2cm 的病变，诊断率仅 20% 左右。对纤维支气管镜检查时的灌洗物、刷检物进行细胞学检查也可对诊断提供重要帮助。

纤维支气管镜检查的合并症很少，但检查中可出现喉痉挛、气胸、低氧血症和出血。有肺动脉高压、低氧血症伴二氧化碳潴留和出血体质者，应列为肺活检的禁忌证。

（四）纵隔镜检查

纵隔镜检查是一种对纵隔转移淋巴结进行评价和取活检的创伤性检查手段。它有利于肿瘤的诊断及 TNM 分期。

（五）胸腔镜检查

胸腔镜检查主要用于确定胸腔积液或胸膜肿块的性质。

（六）其他细胞或病理检查

如胸腔积液细胞学检查，胸膜、淋巴结、肝或骨髓活检。

（七）开胸肺活检

若经痰细胞学检查、支气管镜检查和针刺活检等均未能确立细胞学诊断，则考虑开胸肺活检，但必须根据患者的年龄、肺功能等仔细权衡利弊后决定。

（八）肿瘤标志物检查

肺癌的标志物很多，其中包括蛋白质、内分泌物质、肽类和各种抗原物质如癌胚抗原（CEA），可溶性膜抗原如 CA–50、CA–125、CA–199，某些酶如神经特异性烯醇酶（NSE）、cyfra21–1 等。

三、鉴别诊断

肺癌常与某些肺部疾病共存，或其影像学形态表现与某些疾病相类似，故常易误诊或漏诊，必须及时进行鉴别，以利于早期诊断。痰脱落细胞检查、纤维支气管镜或其他组织病理学检查有助于鉴别诊断，但应与下列疾病鉴别。

（一）肺结核

1. 肺结核球

肺结核球多见于年轻患者，病灶多见于结核好发部位，如肺上叶尖后段和下叶背段。一般无症状，病灶边界清楚，密度高，可有包膜，有时含钙化点；周围有纤维结节状病灶，多年不变。

2. 肺门淋巴结结核

肺门淋巴结结核易与中央型肺癌相混淆。本病多见于儿童、青年，多有发热、盗汗等结核中毒症状。结核菌素试验常阳性，抗结核治疗有效。肺癌多见于中年以上成人，病灶发展快，呼吸道症状比较明显，抗结核药物治疗有效。

3. 急性粟粒性肺结核

急性粟粒性肺结核应与弥漫型细支气管肺泡癌相鉴别。通常，粟粒型肺结核患者年龄较轻，有发热、盗汗等全身中毒症状，呼吸道症状不明显。X 线表现为细小、分布均匀、密度较淡的粟粒样结节病灶。而细支气管 – 肺泡细胞癌的两肺多有大小不等的结节状播散病灶，边界清楚、密度较高，进行性发展和增大，且有进行性呼吸困难。

（二）肺炎

若无毒性症状，抗生素治疗后肺部阴影吸收缓慢，或同一部位反复发生肺炎时，应考虑到肺癌的可能。肺部慢性炎症机化，形成团块状的炎性假瘤，也易与肺癌相混淆。但炎性假瘤往往形态不整，边缘不齐，核心密度较高，易伴有胸膜增厚，病灶长期无明显变化。

（三）肺脓肿

起病急，中毒症状严重，多有寒战、高热、咳嗽、咳大量脓臭痰等症状。肺部 X

线表现为均匀的大片状炎性阴影，空洞内常见较深气液平。血常规检查可发现白细胞和中性粒细胞增多。癌性空洞继发感染，常为刺激性咳嗽、反复血痰，随后出现感染、咳嗽加剧。胸部X线可见癌肿块影有偏心空洞，壁厚，内壁凹凸不平。结合纤维支气管镜检查和痰脱落细胞检查可以鉴别。

（四）纵隔淋巴瘤

纵隔淋巴瘤颇似中央型肺癌，常为双侧性，可有发热等全身症状，但支气管刺激症状不明显，痰脱落细胞检查阴性。

（五）肺部良性肿瘤

许多良性肿瘤在影像学上与恶性肿瘤相似。其中尤以支气管腺瘤、错构瘤等更难鉴别。

四、治疗原则

治疗方案主要根据肿瘤的组织学决定。通常，SCLC发现时已转移，难以通过外科手术根治，主要依赖化疗或放、化疗综合治疗。相反，NSCLC可为局限性，外科手术或放疗可根治，但对化疗的反应较SCLC差。早期肺癌采用手术治疗是获得治愈和远期疗效的可靠手段，但疗效仍不够满意。放疗和化疗对部分患者近期有效，但不良反应严重，复发转移率高，多数仅有姑息效果。中西医结合治疗可起到提高疗效或减毒增效的作用，以改善症状，提高生存质量，延长生存期。

（一）非小细胞肺癌（NSCLC）

1. 局限性病变

（1）手术：对于可耐受手术的Ⅰa、Ⅰb、Ⅱa和Ⅱb期NSCLC，首选手术。Ⅲa期病变患者可酌情考虑手术。术前化疗（新辅助化疗）可使原先不能手术者降级而能够手术。

（2）根治性放疗：Ⅲ期患者以及拒绝或不能耐受手术的Ⅰ、Ⅱ期患者均可考虑根治性放疗。

（3）根治性综合治疗：对产生Horner综合征的肺上沟瘤可采用放疗和手术联合治疗。对于Ⅲa期患者，N2期病变可选择手术加术后放、化疗，新辅助化疗加手术或新辅助放、化疗加手术。

2. 播散性病变

对于不能手术的NSCLC患者，可根据行动状态评分为0（无症状）、1（有症状，完全能走动）、2（＜50%的时间卧床）、3（＞50%时间卧床）和4（卧床不起）选择应用化疗和放疗，或支持治疗。

（1）化学药物治疗（化疗）：若患者行为状态评分≤2分，且主要器官功能可耐受，可给予化疗。化疗应使用标准方案，如紫杉醇＋卡铂、多西紫杉醇＋顺铂，或长春瑞滨＋顺铂，吉西他滨＋顺铂，以及丝裂霉素C+长春地辛＋顺铂等。

（2）放射治疗（放疗）：如果患者的原发瘤阻塞支气管，引起阻塞性肺炎、上呼吸道或上腔静脉阻塞等症状，应考虑放疗。

（3）靶向治疗：肿瘤分子靶向治疗是以肿瘤组织或细胞的驱动基因变异以及肿瘤相关信号通路的特异性分子为靶点，利用分子靶向药物的特异性，阻断该靶点的生物学功能，选择性地从分子水平逆转肿瘤细胞的恶性生物学行为，从而达到抑制肿瘤生长甚至使肿瘤消退的目的。目前，靶向治疗主要应用于非小细胞肺癌中的腺癌患者。靶向药物治疗包括以表皮生长因子受体为靶点的靶向治疗，代表药物为吉非替尼、厄洛替尼和单克隆抗体（MAb），可考虑用于化疗失败者或者无法接受化疗的患者。以肿瘤血管生成为靶点的靶向治疗代表药物为贝伐珠单抗、安罗替尼。

（4）转移灶治疗：伴颅脑转移时可考虑放疗。术后或放疗后出现的气管内肿瘤复发，可经纤维支气管镜给予激光治疗。

（二）小细胞肺癌（SCLC）

推荐以化疗为主的综合治疗以延长患者生存期。

1. 化疗

化疗常使用的联合方案是依托泊苷加顺铂或卡铂，3 周 1 次，共 4～6 个周期。其他常用的方案为依托泊苷、顺铂和异环磷酰胺。

2. 放疗

对明确有颅脑转移者，应给予全脑高剂量放疗。对完全缓解的患者，可给予预防性颅脑放疗。对有症状、胸部或其他部位病灶进展的患者，可给予全剂量放疗。

3. 综合治疗

大多数局限期的 SCLC 患者，可考虑给予依托泊苷加铂类药物化疗以及同步放疗的综合治疗。

对于广泛期病变，通常不提倡初始胸部放疗。然而，对情况良好的患者（如行动状态评分 0～1、肺功能好以及仅一个部位扩散者），可在化疗基础上增加放疗。

常规不推荐 SCLC 行手术治疗，但纵隔淋巴结阴性且无转移者可行切除术治疗。

（三）生物反应调节剂（BRM）

BRM 为小细胞肺癌提供了一种新的治疗手段。如小剂量干扰素（2×10^6U）每周 3 次间歇疗法。转移因子、左旋咪唑、集落刺激因子（CSF）在肺癌的治疗中都能增加机体对化疗、放疗的耐受性，提高疗效。

第四节 中医辨证论治

一、辨证要点

（一）辨络虚络瘀

肺癌的发生多与肺气不足，痰湿瘀血阻滞有关。肺癌的本虚以阴虚、气阳两虚为多见；实则不外乎气滞、血瘀、痰凝、毒聚之病理变化。肺癌早期，多见络气郁滞、瘀血阻络、痰湿毒蕴之证，以邪实为主；肺癌晚期，因病久，内外毒邪损伤络气、阴津，多见阴虚毒热、气阴两虚之证，以正虚为主。亦有肺癌初期，络气虚损，正气不足，外界毒邪乘虚而入，损伤气络，或直中脏腑阴络，络息成积；疾病中期，痰浊、瘀血、热毒内盛，络脉瘀阻，病理机制由虚至实；晚期，内外毒邪伤津耗气，络气、津液受损，表现为一派虚证，病理机制再由实至虚。整个过程，是由虚至实再至虚的过程。可见临床上，肺癌多病情复杂，虚实互见。

（二）辨邪正盛衰

肺癌是高度恶性的肿瘤，发展快，变化速。辨明邪正盛衰，是把握扶正祛邪治则和合理遣方用药的关键。一般说来，肺部癌瘤及症状明显，但患者形体尚丰，生活、活动、饮食等尚未受阻，此时多为邪气盛而正气尚充，正邪交争之时；如病邪在肺部广泛侵犯或多处转移，全身情况较差，消瘦、乏力、衰弱、食少，生活行动困难，症状复杂多变者，多为邪毒内盛而正气不支的正虚邪实者。

二、治疗原则

中医治疗肺癌时要从整体出发，先辨虚实，察阴阳，再畅气血，故应以补肺益气、散结通络、解毒抗癌为治疗原则，活用补、通、化三法。

三、辨证治疗

（一）肺郁痰瘀

［证候］咳嗽不畅，咳痰不爽，痰中带血，胸胁背痛，胸闷气急，唇紫口干，便秘，舌暗红，有瘀斑或瘀点。苔白或黄，脉弦滑。

［证候分析］此证多见于肺癌的胸膜转移或骨转移，多和其他证型夹杂，单独出现者较少。肺主气，司呼吸，邪毒外侵，肺气郁闭，失于宣降，气机不利，脉络瘀滞，痰浊内生，毒邪结聚于肺而成本病。络气郁滞，脏腑气机失常，气络中形气转化的物质能量交换异常，故而脾运失健，水谷精微不从正化，反聚为痰湿之邪，则咳痰不爽；肺气郁闭，失于宣降，痰浊凝聚则咳嗽不畅、胸闷气急；气滞血瘀，迫血妄行，损伤肺络，则痰中带血；气机郁滞，络脉痹阻，不通则痛，故胸胁背痛；肺失宣降，津液失布，气机不畅，故口干、便秘；唇紫，舌暗红，瘀斑（点），苔白或黄，脉弦滑皆为气郁痰阻之象。

［治则］宣肺理气，化痰逐瘀。

［方药］苇茎汤（《外台秘要》）加减。

芦根 12g，冬瓜仁 15g，桃仁 12g，薏苡仁 30g，浙贝母 12g，猫爪草 15g，山慈菇 15g，白花蛇舌草 30g，甘草 6g，三七 6g。

［方解］方中苇茎甘寒轻浮，清肺泄热；冬瓜仁化痰排脓；桃仁活血行瘀；薏苡

仁清肺破毒肿。四药合用，共成清肺化痰、逐瘀排脓之功。加用浙贝母、猫爪草、山慈菇化痰散结；白花蛇舌草化瘀散结，清热解毒止痛；三七活血通络；甘草缓急止痛，化痰止咳，调和药性。

[加减]气滞血瘀者，可用血府逐瘀汤加减；胸胁胀痛者，加制乳香、制没药、延胡索；反复咯血，血色暗红者，加仙鹤草、白茅根、藕节、旱莲草、蒲黄、三七祛瘀止血；痰瘀发热者，加金银花、连翘、黄芩、重楼。瘀滞化热，暗伤气津见口干、舌燥者，加沙参、天花粉、生地黄、玄参、知母等清热养阴生津；食少、乏力、气短者，加黄芪、党参、白术益气健脾。

（二）脾虚痰湿

[证候]咳嗽痰多，咳痰稀薄，胸闷气短，疲乏懒言，纳呆消瘦，腹胀便溏。舌淡胖，边有齿痕，舌苔白腻，脉濡、缓、滑。

[证候分析]此证肺癌多在慢性支气管炎的基础上产生。久病，肺脾之气已伤，或为肺癌早中期。脾气亏虚，失于运化，痰湿内蕴，肺气郁滞，气不布津，脉络受阻，故咳嗽痰多，咳痰稀薄；脾不健运，机体失养，故疲乏懒言，纳呆消瘦，腹胀便溏；脾失运化，痰湿内生，贮存于肺，肺失宣降，故胸闷气短；舌淡胖，边有齿痕，舌苔白腻，脉濡缓滑均为肺脾气虚夹痰湿的表现。

[治则]健脾燥湿，理气化痰。

[方药]六君子汤（《医学正传》）加减。

党参15g，茯苓12g，白术15g，甘草9g，半夏15g，陈皮12g，浙贝母12g，猫爪草10g，山慈菇12g，生牡蛎15g，壁虎3g。

[方解]方中党参、茯苓、白术、甘草健脾益气，半夏、陈皮祛痰化湿，浙贝母、猫爪草、山慈菇、生牡蛎、壁虎等豁痰散结。

[加减]若见胸脘胀闷、喘咳较甚者，可加用葶苈大枣泻肺汤以泻肺行水；脾虚失运明显者，可用参苓白术散加减健脾化湿；若寒湿较重，可加温肺之品如麻黄、细辛、干姜等；若痰浊化热，舌苔黄腻者，加黄连、黄芩、全瓜蒌、重楼、天竺黄、桑白皮等；兼血瘀表现者，加桃仁、丹参，重者加水蛭、土鳖虫以剔除络瘀；气机郁滞，心胸胀闷明显者，加降香、乳香；胸痛甚，且瘀象明显者，加郁金、川芎、延胡索行瘀止痛；痰涎壅盛者，加牛蒡子；络气虚滞，体倦乏力明显者，加人参、黄芪。

（三）气阴两虚

[证候]咳嗽痰少，或痰稀而黏，咳声低弱，气短喘促，神疲乏力，面色㿠白，形瘦恶风，自汗或盗汗，口干少饮，舌质红或淡，脉细弱。

[证候分析]此证可见于肺癌各期，尤其多见于肺癌术后及放、化疗后。肺气不足，宣肃无权，故咳嗽有痰或无痰；肺气亏虚，肺不主气，神疲乏力、皮毛不固，则气短汗出，时有心悸；肺阴耗伤，虚热内灼，则口干发热，或午后潮热，手足心热；脾虚不健，故纳呆脘胀，便干或稀；舌红苔薄，或舌胖嫩有齿痕，脉细数无力为气

阴两虚之候。

［治则］益气养阴，解毒抗癌。

［方药］补肺抑癌汤（自拟方）加减。

西洋参12g（另煎），生黄芪12g，麦冬30g，五味子9g，女贞子30g，山慈菇15g，浙贝母12g，露蜂房12g，蜈蚣3条，莪术12g，半枝莲12g，白花蛇舌草30g。

［方解］补肺抑癌汤中，西洋参益气养阴，生黄芪益气补虚，麦冬养阴生津，五味子敛补肺津，女贞子滋肝益肾，山慈菇解毒散结，露蜂房攻毒祛风，莪术、山慈菇散结通络，蜈蚣化瘀通络，白花蛇舌草、半枝莲、浙贝母解毒抗癌、散结消肿。诸药合用，共奏散结通络、解毒抗癌之功。

［加减］以阴虚内热为主者，可用沙参麦冬汤加减；肺肾亏虚，咳痰带血者，可用百合固金汤加减；若见痰热明显者，加黄芩、瓜蒌、海浮石；伴发热者，加金银花、连翘；阴虚明显，舌红少津、干咳少痰者，加天花粉、玄参、枇杷叶；后期兼有肾虚表现者，加淫羊藿、蛤蚧；咯血者，加花蕊石、白茅根、三七粉；血瘀明显者，加桃仁、三七活血通络；低热盗汗，加地骨皮、白薇、五味子育阴清热敛汗；面肢浮肿者，加葶苈子、郁金行气利水；神志昏蒙者，加全蝎攻毒通络。

（四）肺肾亏虚，络息成积

［证候］咳嗽，少痰，或痰稀而黏，气短，动则喘促，咳痰无力，胸闷腹胀，面色㿠白，口干少饮，腰膝酸软，神疲乏力，自汗便溏，肢凉畏寒，舌质偏淡，苔白或白腻，脉细数或沉细无力。

［证候分析］肺气不足，宣肃无权，故咳嗽有痰或无痰；肺气亏虚，肺不主气则神疲乏力，气短汗出，时有心悸；肺阴耗伤，虚热内灼，则口干发热，或午后潮热，手足心热；脾虚不健，故纳呆脘胀，便干或稀；舌红苔薄，舌胖嫩有齿痕，脉细数无力为气阴两虚之候。

［治则］健脾益肾，化瘀解毒，散结通络。

［方药］养正消积胶囊。

黄芪、女贞子、人参、灵芝、莪术、绞股蓝、炒白术、茯苓、白花蛇舌草、半枝莲、白英、蛇莓、鸡内金、土鳖虫、茵陈、徐长卿。

［方解］此症见于肺癌晚期，久病正气殆尽，肺不能主气，肾不能纳气，并见气虚脾弱之症。方中重用黄芪、女贞子为君药，黄芪补益脾肺之气，女贞子滋肝益肾。人参大补元气，灵芝补真阴益精气，助君药恢复脾肾亏耗之精气；莪术化瘀散结消积；绞股蓝清热利湿，解毒消肿。四药合用，兼以扶正，共为臣药。炒白术、茯苓和中益气，燥湿渗湿；白花蛇舌草、半枝莲、白英、蛇莓清热解毒，散结消肿；鸡内金消食导滞；土鳖虫破血逐瘀，消积通络；茵陈疏肝经气滞，清化湿热，共用为佐药。徐长卿散瘀通络和血，引药力直达病所，为使药。全方在健脾益肾基础上，突出了扶正不留邪、祛邪不伤正的治疗原则。

[加减] 咳甚者，加紫菀、百部、款冬花以降气化痰，润肺止咳；胸闷痛者，加瓜蒌、薤白、延胡索、白芍以宽胸豁痰，理气止痛；皮疹瘙痒者，加白芍、防风、地肤子、金银花、蝉蜕以凉血祛风，解毒消疹；腹泻属脾胃虚寒者，加吴茱萸、肉豆蔻、补骨脂温中止泻，属脾虚湿盛者加山药、薏苡仁健脾燥湿止泻。

此外，肺癌患者治疗涉及手术、化疗、放疗等治疗方法，针对患者不同时期的不同证型，可选用不同方药。

围手术期肺癌患者见气血亏虚者，选用八珍汤、当归补血汤或十全大补汤加减；脾胃虚弱者，选用四君子汤加减。肺癌术后者，多见正气不足、痰瘀阻滞，可在养正消积胶囊基础上，加用丹参、桃仁等活血化瘀药物。

化疗初期，以消化道症状为主，脾胃不和、胃气上逆者，可用旋覆代赭汤或橘皮竹茹汤加减，脾虚痰阻、胃气上逆者，可选用陈夏六君子汤或温胆汤加减；化疗中期，多见气血亏虚之证，方用八珍汤、归脾汤或当归补血汤加减；化疗后期，以脾肾亏虚、肝肾亏虚为主，选用肾气丸、右归丸加减，体倦乏力者，选用补中益气汤。

中医学将放射治疗归属于"火毒"之邪，放疗所致不良反应多属"热毒伤阴"的范畴。火毒之邪直中肺脏，灼伤肺阴，肺失濡润，宣降受阻，阻滞气络，气行不畅，津液输布失常，而肺为贮痰之器，痰火搏结，故有咳嗽、胸闷、气喘、呼吸困难等症状。中医治疗应清热解毒、养阴生津。热盛血瘀者，选用清气化痰汤合桃红四物汤；气阴两虚者，选用百合固金汤。放疗初期热毒伤津，方用沙参麦冬汤加减；放疗后期真阴耗竭，热毒阴伤症状进行性加重，以肺肾阴亏多见，方用六味地黄汤合生脉散加减。放射性肺炎者，选用清燥救肺汤加减。

使用靶向药物治疗的肺癌患者中，血热壅滞而皮肤瘙痒者，可用清瘟败毒散加减；阴虚血燥，皮肤瘙痒者，选用荆防四物汤加减；脾虚湿盛而食少腹胀、大便稀溏、肢体倦怠者，可选用参苓白术散加减，以泄泻为主要表现者可选用藿香正气散加减。

肺癌患者，如合并有上腔静脉压迫综合征，出现颜面、胸上部青紫水肿，声音嘶哑，头痛眩晕，呼吸困难，甚至昏迷的严重症状，严重者可在短期内死亡。中医治疗从瘀血、水肿论治，活血化瘀、利水消肿可使部分患者缓解。常用方剂如通窍活血汤、五苓散、五皮饮、真武汤等。压迫症状较轻者，可在辨证施治方药中，酌加葶苈子、猪苓、生麻黄、益母草等泻肺除壅，活血利水。

四、预防与调护

由于肺癌的治疗过程较长，患者在治疗期间会出现情绪上的波动，容易紧张、抑郁、悲伤等，对治疗产生消极影响的情绪和悲观的态度。故在治疗过程中，不仅强调药物治疗的重要性，也要注重对患者的情绪及饮食调护。

在情志方面，从沟通入手，适时开导患者，让患者拥有乐观积极的治疗态度，树立战胜疾病的信心，避免不良的情绪对患者造成消极的影响。同时在治疗的用药方面，根据患者的临床症状，加用玫瑰花、绿萼梅、郁金、合欢皮、柴胡等疏肝理气解郁的药物。将情志治疗与药物治疗相结合，对疾病的治疗也能起到一定的帮助。在日常生活方面，告诫患者戒烟禁酒，尽量少食用腌制、霉变的食物，多食用新鲜蔬菜、水果以及富有营养的食物，并辅以适当运动，避免过度劳累等。

第二十八章

睡眠呼吸暂停综合征

第一节　概　述

一、西医学概述

阻塞性睡眠呼吸暂停低通气综合征（obstructive sleep apnea hypopnea syndrome，OSAHS）是指睡眠时上气道塌陷阻塞引起的呼吸暂停和低通气，通常伴有打鼾、睡眠结构紊乱、频繁发生血氧饱和度下降、白天嗜睡、注意力不集中等症，并可导致高血压、冠状动脉粥样硬化性心脏病、糖尿病等多器官多系统损害。此综合征是最常见的睡眠呼吸紊乱疾病。其患病率在西方国家报道为2%～5%，我国目前尚无大样本的流行病学调查资料。OSAHS 可发生在任何年龄阶段，其中以中年肥胖男性发病率最高。OSAHS 不仅严重影响患者的生活质量和工作效率，而且易并发心脑血管疾病，具有潜在的危险性，小儿严重者可影响生长发育。

二、中医学概述

中医学关于本病的论述较少，大致属“鼾眠”范畴。睡眠呼吸暂停综合征以睡眠时严重鼾声、呼吸暂停及低通气为主要症状，同时伴有白天嗜睡、困倦，严重者可并发眩晕、头痛、中风、心悸、肺胀等症。

“鼾”最早见于《伤寒论》：“风温为病，脉阴阳俱浮，自汗出，身重，多眠睡，鼻息必鼾，语言难出。”提出外感温邪，误用辛温发汗治疗，邪热蒙神，整日昏睡，热邪充斥肺胃，故鼻息必鼾，语言难出。“鼾眠”见于隋代巢元方《诸病源候论》，书中首次将鼾眠作为一种病证加以描述：“鼾眠者，眠里喉咽间有声也。人喉咙，气上下也，气血若调，虽寤寐不妨宣畅；气有不和，则冲击喉咽而作声也。其有肥人眠作声者，但肥人气血沉厚，迫隘喉间，涩而不利，亦作声。”提出产生睡眠打鼾的原因是气血不和，且体形偏胖之人起病多责之痰浊瘀阻气道，肺气出入不利。明代龚廷贤

《寿世保元》载“盖打鼾睡者，心肺之火也”，提出用羚羊角、乌犀角磨汁加入养心汤治之，明确提出鼾眠的产生与心、肺有密切关系。清代程国彭《医学心悟》指出：“鼻鼾者，鼻中发声，如鼾睡也，此为风热壅闭。鼻鸣者，鼻气不清，音响从瓮中而出也，多属风寒壅塞，须按兼证治之。”进一步指出了鼻鼾的病因除了痰瘀壅塞，还包括风热、风寒等外感因素。近代中医学家黄文东认为“鼾而不寐乃痰热内蕴，肺气不利夹肝火上逆所致”，说明呼吸道阻塞是主要病因，情志变化对其也有一定影响。

中医学认为此病为本虚标实，病理因素主要是痰湿和血瘀，与肺、脾、肾等脏器密切相关。能够改善睡眠打鼾的方剂主要有千金葳蕤汤、清咽利膈汤（《喉症全科子真集》）、血府逐瘀汤（《医林改错》）；具有促醒治疗的药物有安宫牛黄丸、牛黄清心丸、通窍活血汤、醒脑静注射液。临床观察发现，葶苈子、六神曲、冰片、青礞石、冰片有明显改善打鼾的作用。对 OSAHS 的中医证候研究和临床观察研究及有关中医治疗的中医药评价尚缺乏系统的研究。

第二节　病因病机

一、西医病因病理

（一）病因

1. 上气道解剖结构异常或病变

（1）鼻腔及鼻咽部狭窄：包括所有导致鼻腔和鼻咽部狭窄或阻塞的因素，如鼻中隔偏曲、鼻息肉、慢性鼻窦炎、鼻甲肥大、腺样体肥大、鼻咽狭窄或闭锁等。儿童腺样体肥大可导致鼻塞、张口呼吸，可影响其颅面结构的发育，若不及时纠正，会导致颅面部发育异常而使病情进一步加重。

（2）口咽腔狭窄：腭扁桃体肥大、软腭肥厚、咽侧壁肥厚、悬雍垂过长、舌根肥厚、舌体肥大等，均可引起该部位的狭窄。因为口咽腔由软组织构成，无软骨或骨性支架，所以口咽腔狭窄在 OSAHS 发病中占有重要地位。

（3）喉咽和喉腔狭窄：如婴儿型会厌、会厌组织的塌陷等。

（4）上、下颌骨发育不良，畸形也是 OSAHS 的常见及重要病因。

2. 上气道扩张肌张力异常

主要表现为颏舌肌、咽侧壁肌肉及软腭肌肉的张力异常，上气道扩张肌张力降低是 OSAHS 患者气道反复塌陷阻塞的重要原因，但造成 OSAHS 患者上气道扩张肌张力异常的因素有待进一步确定。

3. 呼吸中枢调节异常

呼吸中枢调节异常主要表现为睡眠过程中，呼吸驱动异常降低或对高 CO_2、高 H^+ 及 O_2 的反应异常，可为原发，也可继发于长期睡眠呼吸暂停和（或）低通气而导致的睡眠低氧血症。某些全身因素或疾病也可通过影响上述三种因素而诱发或加重本病，如肥胖、妊娠期、绝经和围绝经期、甲状腺功能低下、糖尿病等。

4. 其他

遗传因素可使OSAHS的发生概率增加2～4倍，饮酒、安眠药等因素可加重OSAHS患者的病情。

对于某一患者而言，常为多种病因共同作用的结果，但各因素所占的比例不同。一般上气道结构异常为发病基础；肌张力异常在结构异常的基础上发生作用；而长期睡眠低氧血症可导致呼吸中枢调节功能异常，故病史越长，病情越重，此因素所占比例越大。

（二）病理

OSAHS患者由于睡眠时反复发生上气道塌陷阻塞而引起呼吸暂停和（或）低通气，从而引发一系列的病理生理改变。

1. 低氧及二氧化碳潴留

当呼吸暂停发生后，血氧分压逐渐下降，二氧化碳分压逐渐上升。低氧可导致儿茶酚胺分泌增高，从而导致高血压的形成。低氧还可以导致心律失常、促红细胞生成素升高、红细胞计数升高、血小板活性升高、纤溶活性下降，从而诱发冠心病和脑血栓等。低氧还可以导致肾小球滤过率增加，使夜尿增加，并且能使排尿反射弧受到影响，在儿童患者表现为遗尿，少数成人OSAHS患者也偶有遗尿现象。总之，低氧对机体的影响几乎是全身性的，OSAHS引起的病理生理改变几乎也是全身性的。

2. 睡眠结构紊乱

睡眠过程中反复发生呼吸暂停和（或）低通气，反复出现微觉醒，造成睡眠结构紊乱，Ⅲ、Ⅳ期睡眠和快速眼动（REM）期睡眠明显减少，使患者的睡眠效率下降，从而导致白天嗜睡、乏力、注意力不集中、记忆力减退，长期影响可使患者发生抑郁、烦躁、易怒等性格改变。机体内的许多内分泌激素，如生长激素、雄性激素、儿茶酚胺、心房钠尿肽、胰岛素等的分泌都与睡眠有关，由于OSAHS患者的睡眠结构紊乱，这些激素的分泌会受影响。生长激素的分泌与Ⅲ、Ⅳ期睡眠密切相关，Ⅲ、Ⅳ期睡眠减少，生长激素分泌就减少，严重影响儿童的生长发育；在成人患者，生长激素分泌过少也可引起机体的代谢紊乱，使脂肪过度增加，肥胖加重，进一步加重睡眠呼吸暂停的发生，形成恶性循环。OSAHS患者的睾酮分泌减少，加之REM期睡眠减少等因素造成的性器官末梢神经损害，可引起性欲减退、阳痿等性功能障碍。

3. 胸腔压力的变化

发生睡眠呼吸暂停时，吸气时胸腔内负压明显增加，由于心脏及许多大血管均在胸腔内，因而胸腔内压的剧烈波动会对心血管系统产生巨大的影响，如心脏扩大和血管摆动等，同时由于胸腔高负压的抽吸作用，胃内容物易反流至食管和（或）咽喉部，引起反流性食管炎、咽喉炎。在儿童患者，长期的胸腔高负压还可引起胸廓发育的畸形。另外，OSAHS 患者往往有很高的血清瘦素水平，瘦素水平升高是一种代偿性反应，而高瘦素水平可影响呼吸中枢功能，直接引起呼吸暂停。OSAHS 患者长期缺氧和睡眠结构紊乱还可造成机体免疫功能下降。

二、中医病因病机

位于上气道的鼻窍、颃颡、喉关和声户是呼吸气流出入之通道，亦为肺之门户，若该部位痰瘀互结，壅塞气道，则气息出入受阻，冲击作声；若上气道周边肌肉松弛，则吸气时气道塌陷，气息出入暂时停止（呼吸暂停）。

中医理论认为，肺开窍于鼻，故鼻与肺的关系最为密切。从结构上来说，鼻后连颃颡，下通于肺，是肺之门户，属肺之系，故鼻为肺之外窍、肺之官。《素问·金匮真言论》说："西方白色，入通于肺，开窍于鼻。"《灵枢·五阅五使》说："鼻者，肺之官也。"鼻与皮肤皆为人体接触外界空气的第一道门户，为人体的藩篱，感受气温的寒暖变化最为灵敏。肺主气的功能主要表现为肃降，肺的肃降使气往内收、往下降。鼻窍的通畅是发挥呼吸与嗅觉功能的必要条件。正常情况下，肺的肃降不仅有利于鼻所吸之气下沉于丹田，还有利于上部的浊气下降，从而保持鼻窍的通畅，发挥其正常功能。若肺气肃降失常，则上部的浊气不能下降，闭塞鼻窍，可导致鼻塞、流涕、打鼾等症状产生。肺气肃降失常，最常见的原因是外邪入侵，如《诸病源候论》说："肺脏为风冷所乘，则鼻气不和，津液壅塞而为鼻齆。"

咽喉为饮食、呼吸之要道，又是经脉循行交会之要冲，天地之气由此进入身体，经脏腑化生的清阳之气由此上达清窍。因此，咽喉系一身命脉之关隘，有着极其重要的地位，宜通畅而不宜壅塞。咽喉的功能由内在的脏腑功能推动，与五脏密切相关。喉属肺之系，喉者，候也，所候者"天气"（自然界的清气）。喉上连颃颡、鼻窍，下接气道而通于肺，属肺之系。《疮疡经验全书》说："喉应天气，乃肺之系也。"因此，肺与喉的关系最为密切，实为喉之根本。肺为脏腑之华盖，主气，以肃降为顺。肺能正常肃降，则喉无壅塞而气息出入顺畅。若肺失肃降，易致痰浊之气上逆，阻塞喉部，导致呼多吸少之呼吸困难。

肺的肃降有助于咽喉畅通。肺的肃降可使上部的浊气及火热下降，这对于保持咽喉通畅十分重要。若外邪袭肺，使肺气的肃降功能失常，上部的痰浊之气不能下降，气郁于上而不降则易化火，痰火壅结于咽喉，可致鼾眠、喉痹、乳蛾、喉痈等咽喉红肿疼痛的病证。

从上可知，本病属本虚标实，主要病理因素为痰湿、血瘀、气滞，具体病因病机如下。

1. 外感六淫，气道阻塞

感受风温热邪伤阴耗气，灼津成痰，咽喉肿胀壅塞，气血痹阻或感受风寒湿之邪，引动痰湿，均将诱发或加重本病。

2. 饮食失调，痰瘀壅阻

患者多有肥胖，痰湿体质。嗜食酒酪肥甘、膏粱厚味，使脾失健运，不能运化与转输水谷精微，聚湿生痰，痰湿血脂聚集，以致体态臃肿。痰湿上阻于气道，壅滞不畅，痰气交阻，肺气不利，入夜益甚，使肺主气、司呼吸功能失常，出现鼾声如雷、呼吸暂停等症状。痰湿浊毒壅塞，则致血脉痹阻，痰、湿、气、瘀血交阻，互为因果，加重病情。

3. 络气虚滞，气道萎陷

年老体弱，阳气衰减，气血不足，无以上承咽喉，咽喉失养，松弛无力，咽壁塌陷，气道受阻，则呼吸不利，故睡眠时鼾声明显。或嗜食肥甘，烟酒无度，损及脾胃，以致化源匮乏，土不生金，肺脾气虚。肌肉失去气血充养，则松软无力，弛张不收，不能维持气道张力，导致吸气时气道塌陷狭窄，气流出入受阻，故睡眠打鼾，甚则呼吸暂停。

4. 先天禀赋异常

如先天性鼻中隔偏曲、下颌后缩、小颌畸形、巨舌等上气道解剖结构异常，导致气道不畅，呼吸不利而暂停。具有一定的家族史。

第三节　西医诊断与治则

一、临床表现

（一）症状

1. 睡眠打鼾、呼吸暂停，随着年龄和体重的增加，鼾声可逐渐增加；同时鼾声呈间歇性，出现反复的呼吸节律紊乱和呼吸暂停的现象，严重者可有夜间憋醒现象。多数患者的症状在仰卧位加重。

2. 白天嗜睡，轻者表现为轻度困倦、乏力，对工作、生活无明显的影响；重者可有不可抑制的嗜睡，在驾驶甚至谈话过程中出现入睡现象。患者入睡很快，睡眠时间延长，但睡后精神体力无明显恢复。

3. 记忆力减退，注意力不集中，反应迟钝。

4. 晨起口干、咽喉有异物感，晨起后头痛，血压升高。

5. 部分重症患者可出现性功能障碍，夜尿次数增加甚至遗尿。

6. 烦躁易怒或抑郁等性格改变，一般见于病程较长的患者。

7. 儿童患者还可出现颌面发育畸形、生长发育迟缓、胸廓发育畸形、学习成绩下降等表现。

（二）体征

1. 一般征象

成年患者多数比较肥胖，颈部短粗，部分患者有明显的上、下颌骨发育不良。部分患者外鼻窄小，水平直视可见向上翘起的鼻孔，同时伴有上唇翘起。儿童患者一般发育较同龄人差，可有颅面发育异常，还可见胸廓发育畸形。

2. 上气道征象

咽腔，尤其是口咽腔狭窄，可见扁桃体肥大、软腭肥厚松弛、悬雍垂肥厚过长、舌根或（和）舌体肥厚、舌根淋巴组织增生、咽侧索肥厚等；部分患者还可见腺样体肥大、鼻中隔偏曲、鼻甲肥大、鼻息肉等。

二、实验室及其他检查

（一）多导睡眠图（PSG）监测

多导睡眠图监测是目前评估睡眠相关疾病的重要手段。其中，整夜 PSG 监测是诊断 OSAHS 的标准方法。其监测指标主要包括以下项目。

1. 眼电图和下颌肌电图

眼电图和下颌肌电图用于判定患者的睡眠状态、睡眠时相，区分 REM 期和 NREM 期睡眠，以了解患者的睡眠结构，并计算患者的睡眠有效率和 AHI。

2. 口鼻气流

口鼻气流是监测睡眠过程中呼吸状态的指标，以判断有无呼吸暂停和低通气。

3. 胸腹呼吸运动

胸腹呼吸运动用于监测呼吸暂停发生时有无呼吸运动的存在，和口鼻气流一起判断呼吸暂停或低通气的性质，以区分阻塞性、中枢性和混合性呼吸暂停。

4. 血氧饱和度

监测患者睡眠期间血氧水平及变化。

5. 体位

检测患者睡眠过程中的体位，以了解体位与呼吸暂停或低通气的关联性。

6. 胫前肌肌电

胫前肌肌电主要用于鉴别不宁腿综合征。不宁腿综合征患者在夜间睡眠过程中发生反复规律性的腿动，引起睡眠反复觉醒，睡眠结构紊乱，导致白天嗜睡。

（二）嗜睡程度评价

嗜睡程度评价包括主观评价及客观评价两类。主观评价主要有艾普沃斯嗜睡量表（ESS）和斯坦福嗜睡量表（SSS），现多采用 ESS 嗜睡量表。客观评价方法可采用多次睡眠潜伏期实验（MSLT）。

三、诊断与鉴别诊断

（一）诊断

1. 定性诊断

根据患者睡眠时打鼾伴呼吸暂停、白天嗜睡、身体肥胖、颈围粗及其他临床症状可作出临床初步诊断。PSG 监测是确诊 SAHS 的金标准，并能确定其类型及病情轻重。

2. 阻塞平面的定位诊断及相关检查

目前，检查评估 OSAHS 的上气道阻塞原因、状况和阻塞部位的主要方法如下。

（1）纤维（电子）鼻咽喉镜辅以 Muller 检查法：纤维（电子）鼻咽喉镜可观察上气道各部位的截面积及引起狭窄的结构。Muller 检查法即嘱患者捏鼻闭口，用力吸气，用以模拟上气道阻塞状态喉咽腔塌陷的情况。两者结合检查是目前评估上气道阻塞部位的常用方法。

（2）上气道持续压力测定：上气道持续压力测定是目前最准确的定位诊断方法，将含有微型压力传感器的导管自鼻腔经咽送入食管内，该导管表面的压力传感器分别位于上气道的不同部位。正常吸气时，导管上全部的传感器均显示一致的负压变化；当上气道某一处发生阻塞时，阻塞平面以上的压力传感器将不显示压力变化，据此可判定上气道的阻塞部位。

（3）X 线头颅定位测量：该方法主要用于评价气道的形态特点。

（4）上气道 CT、MRI：可对上气道进行二维和三维的观察测量，以更好地了解上气道的形态结构特点。

（二）鉴别诊断

1. 单纯鼾症

夜间有不同程度的打鼾，但 AHI＜5 次 / 时，白天无症状。

2. 上气道阻力综合征

夜间可出现不同频度、程度鼾症，虽上气道阻力增高，但 AHI＜5 次 / 时，白天有嗜睡或疲劳等症状，试验性无创通气治疗有效可支持该诊断。

3. 继发于内分泌障碍的睡眠呼吸暂停

如继发于肢端肥大症、甲状腺功能减退等的睡眠呼吸暂停。

4. 中枢性睡眠呼吸暂停低通气综合征

患者无上气道狭窄，入睡后鼾声轻微，但可出现呼吸窘迫。呼吸暂停期间，鼻腔、口腔气流与胸腹式呼吸运动同时暂停。中枢性睡眠呼吸暂停和 OSAHS 可共存（混合型），也可相互转化。

四、西医治疗

（一）一般治疗

根据病因、病情程度、阻塞平面和全身情况的不同，采用个体化多学科综合治疗。锻炼、减肥、戒烟、戒酒、养成良好的睡眠及生活习惯、白天避免过度劳累等。

（二）非手术治疗

1. 无创气道正压通气治疗

无创气道正压通气治疗包括持续正压通气治疗（CPAP）和双水平气道正压通气（BiPAP），为内科治疗中最有效方法。其原理是通过一定压力的机械通气，使患者的上气道保持开放状态，保证睡眠过程中呼吸通畅。

2. 口腔矫治器治疗

口腔矫治器治疗适用于单纯鼾症及轻中度的OSAHS患者，特别是有下颌后缩者。使用方法是在睡眠时佩戴特定的口内装置，将下颌向前牵拉，以扩大舌根后气道。但长期佩戴有引起颞颌关节损害的危险，重度颞颌关节炎或功能障碍、严重牙周病、严重牙列缺失者不宜使用。

3. 药物治疗

目前尚无疗效确切的药物。临床上曾应用黄体酮、肺达宁、抗抑郁药物丙烯哌三嗪，但疗效不肯定，且有不同程度的不良反应。

（三）手术治疗

依据狭窄和阻塞平面的不同，可选择不同的术式：若鼻腔鼻咽平面阻塞，可行鼻中隔偏曲矫正术、鼻腔扩容术、腺样体切除术等；若口咽平面阻塞，可行悬雍垂腭咽成形术（UPPP）及改良术式、舌根牵引术、舌骨悬吊术、上气道低温等离子射频组织消融术等；针对颌面畸形，可行颌骨前徙术等；对于某些严重的OSAHS患者，气管切开也是一种较好的选择。以上手术方式可单独或联合，同期或分期进行。

第四节　中医辨证论治

一、辨证要点

1. 辨标本虚实

本病的临床特征表现为打鼾、夜间呼吸暂停和反复憋醒。在辨证时，应根据鼾声轻重、呼吸深度和病程长短，仔细审别疾病之虚实。鼾声如雷、呼吸粗重、疾病初期多以实证为主，以痰湿、痰浊、气滞为著；鼾声轻微、呼吸浅促、发病日久多以虚证为主，表现为肺脾肾虚为著，兼有瘀象。

2. 辨病与辨证

根据本病临床症状，结合PSG监测结果，仔细审别疾病之部位。痰湿内阻、肺气壅滞型与痰浊壅塞、气滞血瘀型以及肺脾肾亏、痰瘀交阻型三型以阻塞型患者多见，其中，痰湿内阻、肺气壅滞型多见于年轻人或发病初期；肺脾肾亏、痰瘀交阻型多见于老年人阻塞型发病后期。

二、辨证治疗

（一）肺气郁滞，气道受阻

［证候］夜间睡眠鼾声重，呼吸气粗。白天困倦，注意力不集中，头痛，头重，胸胁胀痛。舌质红或紫斑，舌苔白或黄，脉弦。

［证候分析］七情所伤，肝气郁结，疏泄失常，胸胁胀痛；气郁化火伤金，气机不畅以致头痛、头重；肺气郁滞，气滞血瘀，可见舌质红或紫斑，舌苔白或黄，脉弦；气道受阻，故睡眠时可有鼾声。

［治法］行气活血，通利气道。

［方药］丹栀逍遥散（《太平惠民和剂局方》）加减。

牡丹皮10g，栀子8g，柴胡8g，茯苓10g，白芍10g，当归8g，白术10g，薄荷3g，炙甘草6g。

［方解］方中牡丹皮、栀子清热泻火，柴胡疏肝解郁，条达肝气，为君药；当归甘辛苦温，养血和血；白芍酸苦微寒，养血敛阴，柔肝缓急，为臣药；当归与白芍合用，养肝体以助肝用，兼制柴胡疏滞太过。白术、茯苓健脾祛湿，使运化有权，气血有源，炙甘草益气补中，缓肝之急，为佐药。薄荷少许，疏散郁遏之气，透达肝经郁热。

［加减］偏气滞者，宜加川芎、香附、橘皮；偏血凝者，加红花、桃仁、郁金。

（二）痰瘀互结，气道阻塞

［证候］睡眠打鼾，张口呼吸，甚或呼吸暂停。形体肥胖，痰多胸闷，恶心纳呆，头重身困。唇暗，舌淡胖有齿印，或有瘀点，苔腻，脉弦滑或涩。

［证候分析］多见于体态肥胖者。素体脾胃虚弱，运化失职，水湿上泛，痰湿结聚，痰湿阻肺，气机不利，日久气血瘀滞，血脉痹阻。痰湿气血凝结，迫隘喉咽，病久致瘀，痰瘀互结气道，致气息出入不利，冲击作声，故睡眠打鼾，甚则呼吸暂停；痰湿阻滞，气机升降失常，故痰多胸闷，恶心纳呆，头重身困；痰湿内阻，则舌淡胖，苔腻，脉弦滑；瘀血内结则唇暗，舌有瘀点，脉涩。

［治法］化痰散结，活血祛瘀。

［方药］导痰汤（《济生方》）合桃红四物汤（《医宗金鉴》）加减。

半夏6g，南星3g，陈皮3g，茯苓3g，枳实3g，甘草15g，当归15g，熟地黄15g，川芎15g，白芍15g，桃仁15g，红花15g。

［方解］方中制半夏、南星燥湿化痰，陈皮、枳实行气消痰，茯苓健脾利湿，桃仁、红花、当归、赤芍、川芎活血祛瘀，甘草调和诸药。

［加减］若舌苔黄腻，可加黄芩以清热；局部组织肥厚增生，可加僵蚕、贝母、蛤壳、海浮石等以加强化痰软坚散结之功效。身困嗜睡加石菖蒲、茯神。

（三）肺脾气虚，气道萎陷

［临床表现］睡眠打鼾，甚则呼吸暂停。形体肥胖，肌肉松软，行动迟缓，神疲乏力，食少便溏，记忆衰退，白天嗜睡。舌淡苔白，脉细弱。本证多见于老人和儿童，儿童可见发育不良或虚胖，注意力不集中。

［证候分析］肺主一身之气，脾为气血生化之源，又主肌肉，肺脾气虚，生化乏源，咽部肌肉失养，以致痿软无力，不能维持上气道张力，吸气时气道塌陷狭小，气流进入受阻，故睡眠打鼾，甚则呼吸暂停；脾虚不能运化水谷精微，则食少便溏；气虚则神疲乏力，行动迟缓，形体虚胖；肺脾气虚，清阳不升，则记忆衰退、嗜睡、注意力不集中；小儿脾气虚弱，气血生化不足，可见形体消瘦或虚胖，发育不良；舌淡、苔白、脉细弱为气虚之象。

［治法］健脾益气，开窍醒神。

［方药］补中益气汤《内外伤辨惑论》加减。

黄芪 15g，人参 15g，白术 10g，炙甘草 15g，当归 10g，陈皮 6g，升麻 6g，柴胡 12g，生姜 6g，大枣 10g。

［方解］方中党参、黄芪、白术、甘草健脾益气，陈皮理气养胃，当归养血，升麻、柴胡升阳。

［加减］若夹痰湿，加茯苓、薏苡仁、苍术健脾利湿助运，加半夏燥湿化痰；若兼血虚，可加熟地黄、白芍、枸杞子、龙眼肉以加强养血之力；若记忆力差，精神不集中，可加益智仁、芡实等；嗜睡，可加石菖蒲、郁金以开窍醒脑。

以上两型，具有肥胖痰湿体质者，均可加入冬瓜皮、泽泻、葶苈子、玉米须、赤小豆、焦六神曲等利水化湿之品。

三、针灸推拿治疗

（一）体针

取百会、水沟、足三里、合谷、三阴交，可配合丰隆、列缺、尺泽、肺俞、太渊等穴。每次选主穴、配穴各 2～3 个，平补平泻，每日或隔日 1 次。

（二）推拿治疗

1. 拿揉两侧胸锁乳突肌，滚揉、一指禅推两侧竖脊肌及斜方肌。重点按揉天鼎、中府、缺盆、天容、水突等穴，配合拿肩井、风池、少冲、合谷。

2. 滚揉、一指禅推腰背部足太阳膀胱经和督脉，点揉肺俞、天柱。以上每日 1 次，每次 25 分钟，20 次为 1 个疗程。

四、预防与调护

（一）健康饮食，规律运动

通过健康饮食和规律运动来减轻体重，可以减少颈部脂肪的堆积，缓解气道压力，降低睡眠呼吸暂停的发生风险。

（二）调整睡姿

尽量侧卧睡眠，避免仰卧。侧卧时，松弛的肌肉会向一边侧移，不会堵住呼吸道，从而降低呼吸暂停的风险。睡前应尽量避免使用安眠药、镇静与麻醉剂等。

（三）戒烟戒酒

吸烟和乙醇都会加剧睡眠呼吸暂停的症状。吸烟会使肌肉松弛，而乙醇则会抑制呼吸中枢，两者都会增加气道阻塞的可能性。

（四）体育锻炼

适当的体育锻炼可以增强肌肉力量，包括喉部肌肉，有助于保持气道的通畅。

（五）其他

外感时应积极治疗，以免加重鼻窍、颃颡及喉关等部位的阻塞症状。患者不宜从事高空作业和驾驶工作。

第二十九章

呼吸衰竭

第一节　概　述

一、西医学概述

呼吸衰竭（respiratory failure，RF）是指肺内、外的各种原因，通常是构成呼吸系统驱动、气体传导、胸廓运动、肺泡结构以及血液携带氧的能力等某一个或几个成分存在疾患，引起的肺通气和（或）换气功能严重障碍，使静息状态下亦不能维持足够的气体交换，导致低氧血症伴（或不伴）高碳酸血症，进而引起一系列病理生理改变和相应临床表现的综合征。其临床表现缺乏特异性，明确诊断有赖于动脉血气分析，在海平面、静息状态、呼吸空气条件下，动脉血氧分压（PaO_2）＜60mmHg，伴或不伴二氧化碳分压（$PaCO_2$）＞50mmHg，并排除心内解剖分流致低氧因素，即可诊断为呼吸衰竭。呼吸衰竭是临床危重症，我国尚无其确切发病率的统计资料，据不完全统计，每年发病不低于 200 万人次。

二、中医学概述

中医学无呼吸衰竭病名，因呼吸衰竭的主要临床表现有喘促、发绀等症状，故可归属于“喘证”“喘脱”等危急重症范畴。许多古代文献对于其病因、证候、病机、治疗都有详细的论述，如《灵枢·五阅五使》说“故肺病者，喘息鼻张”，《灵枢·本脏》曰“肺高则上气肩息咳”，提示喘病以肺为主病之脏，并以呼吸急促、鼻扇、抬肩为特征。《灵枢·五邪》指出“邪在肺，则病皮肤痛，寒热，上气喘，汗出，咳动肩背”，《素问·举痛论》又说“劳则喘息汗出”，指出喘病病因既有外感，也有内伤，病机亦有虚实之别。此外，《素问·痹论》云：“心痹者，脉不通，烦则心下鼓，暴上气而喘。”《素问·经脉别论》云：“有所堕恐，喘出于肝。”提示喘虽以肺为主，亦涉及他脏。东汉张仲景的《伤寒杂病论》已经认识到许多疾病，如伤寒、肺痿、肺痈、水气、黄疸、虚劳都可导致喘病，并给出了具体的方药治疗。金元以后，诸多医家充实了内伤诸因致喘的证治。如元代朱丹溪在《丹溪心法》中说：“六淫七情之所感伤，饱食动作，脏气不和，呼吸之息，不得宣畅而为喘急。亦有脾肾俱虚体弱之人，皆能发喘。”认识到六淫、七情、饮食所伤，体质虚弱皆为喘病的病因。明代张景岳把喘病归纳为虚实两证，《景岳全书》中说：“实喘者有邪，邪气实也；虚喘者无邪，元气虚也。”指出了喘病的辨证纲领。清代叶天士《临证指南医案》言：“在肺为实，在肾为虚。”清代林珮琴《类证治裁》则明确指出“喘由外感者治肺，由内伤者治肾”的治疗原则。明代李梴《医学入门》曰：“呼吸急促者，谓之喘……虚者气乏身凉，冷痰如冰，实者气壮胸满，身热便硬。”描述了喘脱证虚实寒热之分。清代吴鞠通《温病条辨》记载“喘咳息促，吐稀涎，脉洪数，右大于左，喉哑”，由喘促、脉洪数可知病性属热，与寒饮别；吐稀涎为饮，与痰别；以麻杏石甘汤宣肺清热，热清肺畅则饮自化。以上观点对指导后世临床实践具有重要意义。

第二节　病因病机

一、西医病因病理

（一）病因

1. 气道阻塞性病变

气管和支气管的炎症、痉挛、肿瘤、异物、纤维化瘢痕等均可引起气道阻塞。如慢阻肺、哮喘急性加重时可引起气道痉挛、炎性水肿、分泌物阻塞气道等，导致肺通气不足或通气 / 血流比例失调，发生缺氧和（或）CO_2 潴留，引起呼吸衰竭。

2. 肺组织病变

各种累及肺泡和（或）肺间质的病变，如肺炎、肺气肿、严重肺结核、弥漫性肺纤维化、肺水肿、硅沉着病、急性呼吸窘迫综合征等，均可使肺泡的有效弥散面积减少，肺顺应性降低，通气 / 血流比例失调，导致缺氧和（或）CO_2 潴留。

3. 肺血管疾病

肺栓塞、肺血管炎等可引起通气 / 血流比例失调，或部分静脉血未经氧合流入肺静脉，发生低氧血症，导致呼吸衰竭。

4. 心脏疾病

各种缺血性心脏疾病、严重心瓣膜疾病、心肌病、心包疾病、严重心律失常等均可导致通气和换气功能障碍，从而导致缺氧和（或）CO_2 潴留。

5. 胸廓与胸膜病变

胸部外伤所致的连枷胸、严重的自发性或外伤性气胸、严重的脊柱或胸廓畸形、大量胸腔积液、胸膜肥厚与粘连、手术创伤等，均可限制胸廓活动和肺扩张，导致通气不足及吸入气体分布不均，从而发生呼吸衰竭。

6. 神经肌肉疾病

脑血管疾病、颅脑外伤、脑炎以及镇静催眠剂中毒可直接或间接抑制呼吸中枢。脊髓颈段或高位胸段损伤（肿瘤或外伤）、脊髓灰质炎、多发性神经炎、重症肌无力、有机磷中毒、破伤风以及严重的钾代谢紊乱等均可累及呼吸肌功能，造成呼吸肌疲劳、无力，甚至麻痹，导致呼吸动力下降，而出现肺通气不足。

（二）发病机制

各种病因通过肺通气不足、弥散障碍、通气 / 血流比例失调、肺内动静脉解剖分流增加、氧耗量增加五个主要机制，使通气和（或）换气过程发生障碍，导致呼吸衰竭。

1. 肺通气不足

正常成人在静息状态下，有效肺泡通气量约为 4L/min 才能维持肺泡内正常的氧分压（PaO_2）和二氧化碳分压（$PaCO_2$），肺泡通气量减少会引起 PaO_2 下降和 $PaCO_2$ 上升，从而发生缺氧和 CO_2 潴留。

2. 弥散障碍

弥散障碍系指 O_2、CO_2 等气体通过肺泡膜进行交换的物理弥散过程发生障碍。气体弥散的速度取决于肺泡膜两侧气体分压差，气体弥散系数，肺泡膜的弥散面积、厚度和通透性；同时，气体弥散量还受血液和肺泡接触时间以及心排血量、血红蛋白含量、通气 / 血流比的影响。如肺实变、肺气肿和肺不张会减少弥散面积，肺水肿及肺间质纤维化导致气体厚度增加。

3. 通气 / 血流比例失调

正常成人在静息状态下，通气 / 血流比值约为 0.8。肺泡通气 / 血流比例失调有两种主要形式：①部分肺泡通气不足：肺部病变如肺泡萎陷、肺炎、肺不张、肺水肿等引起病变部位的肺泡通气不足，通气 / 血流比值变小，部分未经氧合或未经充分氧合的静脉血（肺动脉血）通过肺泡的毛细血管或短路流入动脉血（肺静脉血）中，故又称肺动 – 静脉样分流或功能性分流；②部分肺泡血流不足：肺血管病变如肺栓塞，引起栓塞部位血流减少，通气 / 血流比值增大，肺泡通气不能被充分利用，又称为无效腔样通气。

4. 氧耗量增加

发热、寒战、呼吸困难和抽搐均增加氧耗量。氧耗量增加导致肺泡氧分压下降时，正常人可通过增加通气量来防止缺氧的发生；若氧耗量增加的同时伴有通气功能障碍，则会出现严重的低氧血症。

二、中医病因病机

中医学认为，急性呼吸衰竭多由先天禀赋不足、外感温热邪毒、伤损、疮毒内攻、水湿犯肺及产后瘀血留滞、电击、溺水、烧烫伤等，导致肺之气络、气道、血

（脉）络壅塞不畅，肺气郁闭，宣降失常引起。邪热壅肺，则肺气郁闭，宣降失常；热传阳明，则热结胃肠，腑气不通，浊气上逆；热入营阴，煎灼津液，肾阴耗伤，元气虚损，致肾不纳气，呼多吸少。伤损、产后瘀血停滞，均可致肺之血络壅塞不通，肺气升降失常；水湿犯肺，肺气失于宣发肃降；烧烫伤、疮毒内攻，致邪热壅肺，亦成喘促。

慢性呼吸衰竭多由外感六淫、内伤七情、饮食劳倦、素嗜香烟、工作环境不良等，导致久咳、顽喘、肺痿、肺胀等多种慢性肺系疾病，久病上损及下，肺虚及肾，肺、肾、心、脾俱虚，水湿、瘀血、痰浊、热毒内生，痰、瘀、热互结于内，阻遏气机，郁闭肺气，凌侮心火，壅塞水道，甚至上扰清空，蒙蔽神明，而发为喘证、肺胀、心悸、饮证，甚至于痉证、厥证、闭证、脱证等严重并发症。

由此可见，痰、瘀、热是急性呼吸衰竭的主要病理因素，脾失健运，肺失输布，肾气不能温煦、气化而致水湿凝聚成痰；肺朝百脉，宗气助心行血失职，不能鼓动血脉，则血（脉）络涩滞瘀塞；外感邪热或痰瘀郁而化热均成邪热内炽，痰、瘀、热阻遏于内，胶结化热、灼津成痰，进而阻塞气道，导致脏腑虚损，恶性循环，以致病情进一步加重。慢性呼吸衰竭最初多由肺脏自病而生，其病位虽在肺脏，但与心、肝、脾、肾密切相关，以肺、脾、肾虚损为本，以热毒、瘀血和痰浊为标，系本虚标实、虚实相兼的病证。由于久病损及多个脏腑，且正虚邪实，互为因果，相互影响，在本病的严重阶段，肺肾虚极，孤阳欲脱，必致心气、心阳亦惫，心不主血脉，血行不畅而瘀滞，面色、唇舌、指甲青紫，甚则出现喘汗致脱，病情严重者可发展为心阳暴脱，甚至阴阳离决而猝死。

第三节　西医诊断与治则

一、临床表现

本病除导致呼吸衰竭原发疾病的症状和体征外，主要临床表现是缺氧及 CO_2 潴留所致的呼吸困难及多脏器功能紊乱。

1. 呼吸困难

患者自觉吸气不足，呼吸费力，且与原发病有关。如急性肺损伤患者的呼吸频率快（30～40 次 / 分），深大呼吸，伴鼻翼扇动。COPD 则由慢而深的呼吸转为浅快呼吸，此过程有辅助呼吸肌参与，表现为点头或抬肩呼吸，发生二氧化碳麻醉时，出现浅慢呼吸。中枢性呼吸衰竭呈潮式、叹气样，间隙或抽泣样呼吸，喉部或气道病变所致的吸气性呼吸困难，出现三凹征，常合并吸气喘鸣。当伴有呼吸肌疲劳时，可出现胸腹部矛盾呼吸。

2. 发绀

发绀是缺氧的典型体征，当动脉血还原血红蛋白为 1.5g/dL，血氧饱和度低于 85% 时，可在血流量较大的口唇、指甲（趾甲）出现发绀；另应注意，红细胞增多者发绀更明显，而贫血者则发绀不明显或不出现。严重休克，末梢循环差的患者，即使动脉血氧分压正常，也可出现发绀。发绀还受皮肤色素及心功能的影响。所以要综合判断患者缺氧和组织灌流是否充分。

3. 神经精神症状

急性呼吸衰竭的精神症状较慢性更为明显，急性缺氧可出现精神错乱、躁狂、昏迷、抽搐等症状。慢性缺氧多有智力或定向功能障碍。

高碳酸血症出现中枢抑制之前的兴奋状态，如失眠、烦躁、躁动等，此时切忌用镇静或安眠药，以免加重高碳酸血症，发生“肺性脑病”，表现为神志淡漠、肌肉震颤、间隙抽搐、昏睡，甚至昏迷等。pH 对精神症状有重要影响，若患者吸氧时，其 $PaCO_2$ 为 100mmHg，pH 代偿，尚能进行日常个人生活；急性高碳酸血症，pH＜7.3 时会出现精神症状。严重高碳酸血症可出现腱反射减弱或消失，锥体束征阳性等。但严重肺泡通气不足的患者在短期经过机械通气后，原先低 pH 可能出现迅速逆转，大于 7.5 甚至更高，也会诱发惊厥。

4. 循环系统

严重缺氧和高碳酸血症可加快心率，增加心输出量，升高血压。肺循环血管收缩引起肺动脉高压，可因右心衰竭伴有体循环淤血体征。高碳酸血症使外周体表静脉充盈，皮肤红润、温暖多汗、血氧升高、心搏量增多而致脉搏洪大；脑血管扩张，产生搏动性头痛。由于严重缺氧，酸中毒引起心肌损伤，出现周围循环衰竭、血压下降、心律失常、心脏停搏。

5. 消化和泌尿系统症状

严重呼吸衰竭可明显影响肝肾功能，表现为血清谷丙转氨酶升高，血肌酐升高，小便少，尿中出现蛋白尿、红细胞和管型。重度缺氧和高碳酸血症常因胃肠道黏膜充血、水肿、糜烂渗血或应激性溃疡引起上消化道出血。以上这些症状均可随缺氧和高碳酸血症的纠正而消失。临床上常预防性使用抑酸药物和胃黏膜保护剂，以减少消化系统并发症的发生。

二、诊断

除原发疾病、低氧血症及 CO_2 潴留所致的临床表现外，呼吸衰竭的诊断主要依靠血气分析。而肺功能、胸部影像学和纤维支气管镜等检查，对于明确呼吸衰竭的原因至关重要。

急性呼吸衰竭患者，只要动脉血气分析证实 PaO_2＜60mmHg，常伴 $PaCO_2$ 正常或偏低（＜35mmHg），则诊断为Ⅰ型呼吸衰竭，若伴 $PaCO_2$＞50mmHg 即可诊断为Ⅱ型呼吸衰竭。

慢性呼吸衰竭患者由于机体的多种代偿和适应，组织无明显缺氧，在呼吸空气时，仍能从事日常活动，而不出现酸血症，称为代偿性慢性呼吸衰竭。如一旦发生呼吸道感染或气胸等状况，则可出现严重缺氧和高碳酸血症的酸血症，称为失代偿性慢性呼吸衰竭，其诊断的指标稍放宽些，可以 PaO_2＜55mmHg，$PaCO_2$＞55mmHg 界定呼吸衰竭。

三、临床分型

（一）按动脉血气分类

1. Ⅰ型呼吸衰竭

Ⅰ型呼吸衰竭即低氧性呼吸衰竭，血气分析特点是 PaO_2＜60mmHg，$PaCO_2$ 降低或正常。主要见于肺换气功能障碍（通气 / 血流比例失调、弥散功能损害、肺动 – 静脉分流等），如严重肺部感染性疾病、间质性肺疾病、急性肺栓塞等。

2. Ⅱ型呼吸衰竭

Ⅱ型呼吸衰竭即高碳酸性呼吸衰竭，血气分析特点是 PaO_2＜60mmHg，同时伴有 $PaCO_2$＞50mmHg。本病由肺泡通气不足所致。单纯通气不足，低氧血症和高碳酸血症的程度是平行的；若伴有换气功能障碍，则低氧血症更为严重，如慢阻肺。

（二）按发病急缓分类

1. 急性呼吸衰竭

急性呼吸衰竭因某些突发的致病因素，如严重肺疾患、创伤、休克、电击、急性气道阻塞等，肺通气和（或）换气功能迅速出现严重障碍，短时间内即可发生呼吸衰竭，因机体不能很快代偿，若不及时抢救，会危及患者生命。

2. 慢性呼吸衰竭

一些慢性疾病可使呼吸功能的损害逐渐加重，经过较长时间发展为呼吸衰竭。如慢阻肺、肺结核、间质性肺疾病、神经肌肉病变等，其中以慢阻肺最常见。早期虽有低氧血症或伴高碳酸血症，但机体通过代偿适应，生理功能障碍和代谢紊乱较轻，仍保持一定的生活活动能力，动脉血气分析 pH 在正常范围（7.35～7.45）。另一种临床较常见的情况是在慢性呼吸衰竭的基础上，因合并呼吸系统感染、气道痉挛或并发气胸等情况，病情急性加重，在短时间内出现 PaO_2 显著下降和（或）$PaCO_2$ 显著升高，称为慢性呼吸衰竭急性加重，其病理生理学改变和临床表现兼有慢性和急性呼吸衰竭的特点。

（三）按发病机制分类

1. 通气性呼吸衰竭

通气性呼吸衰竭又称泵衰竭，由神经肌肉病变引起。

2. 换气性呼吸衰竭

换气性呼吸衰竭也称肺衰竭，由肺、气道或胸膜病变引起。

四、治疗原则

呼吸衰竭由多种肺内或肺外疾病所致，除了对其基础疾病进行治疗，更重要的治疗原则是保持呼吸道通畅，纠正缺氧，改善通气，纠正代谢功能紊乱，防止因缺氧引起的多器官功能障碍。

（一）保持呼吸道通畅

保持气道通畅的方法主要有：①若患者昏迷应使其处于仰卧位，头后仰，托起下颌并将口打开，并清除口腔、咽部分泌物及胃内反流物，预防呕吐物被吸入支气管。对痰多、痰黏不易咳出者，给予超声雾化化痰药物；有气道痉挛者，雾化支气管扩张剂。②人工气道：包括简便人工气道、气管插管及气管切开，后两者属气管内导管。简便人工气道主要有口咽通气道、鼻咽通气道和喉罩，是气管内导管的临时替代方式，在病情危重不具备插管条件时应用，待病情允许后再行气管插管或气管切开。气管内导管是重建呼吸通道最可靠的方法。

（二）氧疗

1. 鼻导管或鼻塞

吸入氧浓度（%）=21+4× 氧流量（L/min）；增加吸氧浓度，可提高肺泡内氧分压，提高动脉血氧分压及血氧饱和度，增加氧利用。而对于慢阻肺导致的慢性呼吸衰竭，应给予持续低浓度（＜35%）吸氧。

2. 面罩

主要包括简单面罩、带储气囊无重复呼吸面罩和文丘里面罩。

（三）呼吸兴奋剂

呼吸兴奋剂主要适用于以中枢抑制为主、通气量不足引起的呼吸衰竭，不宜用于以肺换气功能障碍为主的呼吸衰竭。常用的药物有尼可刹米、洛贝林、多沙普仑等，阿米三嗪，这些药物为口服呼吸兴奋剂，主要刺激颈动脉窦和主动脉体化学感受器，兴奋呼吸中枢，增加通气量，改善通气 / 血流比例，提高动脉氧分压。

（四）机械通气

当机体出现严重的通气和（或）换气功能障碍时，以人工辅助通气装置（有创或无创呼吸机）来改善通气和（或）换气功能，使呼吸肌得到休息。慢阻肺患者急性加重早期，给予无创通气可防止呼吸功能不全加重，减少后期气管插管，改善预后。但无创正压通气应具备以下基本条件：①清醒能够合作；②血流动力学稳定；③不需要气管插管保护（患者无误吸、严重消化道出血、气道分泌物过多且排痰不利等情况）；④无影响使用鼻（面）罩的面部创伤；⑤能够耐受鼻（面）罩。否则，应及时气管插管，行有创机械通气。

（五）病因治疗

如前所述，引起急性呼吸衰竭的原发疾病多种多样，在解决呼吸衰竭本身所致危害的前提下，针对不同病因采取适当的治疗措施十分必要，这也是治疗呼吸衰竭的根本所在。感染是慢性呼吸衰竭急性加重的最常见诱因，因此，合理使用抗微生物药物控制感染极为重要。

（六）纠正酸碱失衡及电解质紊乱

慢性呼吸衰竭常伴有 CO_2 潴留，导致呼吸性酸中毒，其发生为慢性过程，机体会增加碱储备来代偿。当以机械通气等方法迅速纠正呼吸性酸中毒时，增加的碱储备使 pH 升高，会对机体造成损害，故纠正呼吸性酸中毒时应注意纠正潜在的代谢性碱中毒。

1. 呼吸性酸中毒

呼吸性酸中毒由肺泡通气不足，CO_2 潴留所致，故治疗原则是改善肺泡通气，促使 CO_2 排出，一般不用补碱来纠正。

2. 呼吸性酸中毒合并代谢性酸中毒

由于低氧血症，血流量不足，心排量减少及周围循环障碍使体内固定酸（如乳酸）增加，肾功能损害，影响酸性代谢产物排泄，可出现此种情况。应适当给予补碱治疗，如补充5%碳酸氢钠的毫升数为［正常 $HCO3^-$（mol/L）– 测得 $HCO3^-$（mol/L）］× 0.5× 体重（kg），或先一次给予5%碳酸氢钠100～150mL静脉滴注，使 pH 升到7.25左右即可，不宜急于将 pH 调至正常范围，否则有可能加重 CO_2 潴留。

3. 呼吸性酸中毒合并代谢性碱中毒

由于利尿剂的应用，患者进食减少，或机械通气应用不当，CO_2 呼出过多或碱性药物补充过多，可产生代谢性碱中毒，可补充氯化钾。如 pH＞7.45 而 $PaCO_2$ 不高（≤60mmHg）时，可用醋氮酰胺，促进肾脏排出，常用量为0.25g，口服1～2次即可；也可用精氨酸静脉滴注纠正代谢性碱中毒。

（七）一般支持疗法

慢性呼吸衰竭患者可因营养不良引起机体免疫功能下降，感染难以控制，呼吸肌疲劳，甚至死亡。应及时经口服、鼻饲管等途径补充高蛋白、高脂肪、低碳水化合物及适量的多种维生素和微量元素饮食，胃肠功能障碍者可应用静脉营养。

（八）其他重要脏器功能的监测与支持

呼吸衰竭往往会累及其他重要脏器，因此应及时将重症患者转入ICU，加强对重要脏器功能的监测与支持，预防和治疗肺动脉高压、肺源性心脏病、肺性脑病、肾功能不全、消化道功能障碍和弥散性血管内凝血。特别要注意防治多脏器功能障碍综合征。

第四节　中医辨证论治

一、辨证要点

（一）辨轻重缓急

呼吸略急促，尚能平卧，休息后可缓解，为轻、为缓；胸闷气短、呼吸困难、不能平卧或肢体浮肿、行走困难，为重、为急；出现昏迷、厥脱表现为危重。

（二）辨标本虚实

虚实是辨别肺络病邪正盛衰的纲领，本病总属本虚标实。本虚为宗气不足，肺脾肾亏虚，防御和调节能力低下，对于致病邪气的斗争无力，临床上表现出一系列虚弱、衰退和不足的证候；标实有痰、瘀、热与外邪之分。在临床实践当中，要分析心、肺、脾、肾亏虚的程度，气滞、水饮、痰浊、瘀血的有无，以及是否有外感六淫邪毒，从而确定治疗原则。

二、治疗原则

呼吸衰竭为喘证之急候、重候，甚或出现昏迷、喘脱。由于病情危重，应予以中西医结合治疗，待病情缓解之后再用中药进行调理以巩固疗效。急性呼吸衰竭多以机械通气为主要治疗措施，可配合中药治疗，因其临床表现多为实证，依临床辨证多施以通下法、清营法、清热化痰法、活血化瘀法，慢性呼吸衰竭除必要时用机械通气治疗之外，多以中西医并用进行救治。

慢性呼吸衰竭多由呼吸系统疾病反复发作，迁延不愈，出现不可逆病理改变，肺功能进行性下降，持续存在气道炎症与黏液高分泌状态，部分患者出现血流动力学紊乱，并发肺动脉高压甚至肺心病。这种病理生理状态符合中医病机宗气亏虚，营卫交汇生化紊乱，痰瘀互结。故而总的治疗原则为补益宗气，调和营卫，化痰祛瘀通络。临床当分期论治，早期为代偿期，可见喘促，或有劳累后喘憋加重，休息后缓解等，治疗以补益宗气为主，化痰祛瘀为辅。如感染外邪后，突发喘促不能缓解、面唇青紫、不能平卧、晕厥等，应先治标，以解表化痰、宣肺利气为主，并进行中西医结合抢救。疾病晚期为失代偿期，肺脾肾亏虚，元气、宗气、营卫之气具不足，中医治以益气温阳扶正为主，化痰、祛瘀、解毒、利水化饮为辅，并可能需要持续机械通气。总之，治疗以改善患者临床症状，提高生活质量，延长生命为治疗目标。

三、辨证治疗

（一）急性呼吸衰竭

1. 痰热壅盛

［证候］喘促气急，喉间痰鸣，痰稠且黄，发热口渴，烦躁不安，时有抽搐，口干，舌质红，苔黄厚，脉滑数。

［证候分析］痰热壅肺，痰浊阻塞气道，肺失宣发肃降之能，则见喘促气急、喉间痰鸣；热盛煎灼津液，则见发热、咳痰黄稠、烦躁不安、口干、口渴；热极生风，则可见抽搐；舌质红，苔黄厚，脉滑数，均为痰热壅盛之象。

［治法］清肺化痰，降气平喘。

［方药］射干定喘汤（自拟方）合清金化痰汤（《医学统旨》）加减。

射干 12g，炙麻黄 6g，炒白果 12g，炒紫苏子 12g，炒杏仁 12g，桑白皮 15g，浙贝母 12g，清半夏 12g，蝉蜕 12g，黄芩 12g，麦冬 12g，知母 12g，瓜蒌 15g，甘草 6g。

［方解］方中麻黄宣肺散寒，射干开结消痰，半夏降逆化饮，白果敛肺定喘祛痰，紫苏子、杏仁降气平喘，桑白皮、黄芩、瓜蒌、知母清泄肺热、止咳平喘，同时配伍蝉蜕搜风解痉，浙贝母清热散结、化痰止咳，麦冬养阴润肺兼防燥热、苦寒伤阴，甘草调和诸药。全方合用，共奏清肺化痰、降气平喘之良效。

［加减］热甚者，加黄连、栀子以加强清肺泄热之力；喘甚者，加葶苈子以助泄肺平喘之力；夹瘀者，加桃仁、赤芍、川芎以化瘀通络，痰瘀去，肺络通，则喘促可平；痰迷心窍，嗜睡，蒙眬，甚至昏迷，气促痰鸣，可合导痰汤加减，加法半夏、陈皮、竹茹、天竺黄、制南星清热燥湿化痰，石菖蒲、远志、苏合香开窍醒神。

2. 热犯心包

［证候］喘促气急，高热夜甚，谵语神昏，心烦不寐，口不甚渴，舌质红绛，脉细数。

［证候分析］邪热内盛，病变可由气道影响到血络，肺之“换气转血”功能异常，故热争则喘；热入营分而身热夜甚，口不甚渴；心包代心受邪，喜乐不出，心主神志失常，而见谵语神昏，心烦不寐；舌质红绛，脉细数均为热盛之象。

［治法］清心开窍，透热养阴。

［方药］清营汤（《温病条辨》）加减。

水牛角 30g（先煎），地黄 15g，麦冬 12g，玄参 15g，金银花 15g，连翘 15g，淡竹叶 12g，黄连 12g，丹参 20g，石菖蒲 12g。

［方解］方中水牛角清解营分之热毒；地黄凉血滋阴，麦冬清热养阴生津，玄参滋阴降火解毒，三药共用，既清热养阴，又助清营凉血解毒；温邪初入营分，故用金银花、连翘、竹叶清热解毒，透营分之邪外达，即“透热转气”；黄连清心解毒，丹

参清热凉血、活血散瘀，防热与血结；石菖蒲开窍醒神。

［加减］毒热盛者，加黄芩、栀子以加强清心营邪热之力；喘甚者，加瓜蒌皮、桑白皮，以加强清热祛痰、泻肺平喘之力；神昏者，加安宫牛黄丸、至宝丹以加强清热除痰开窍之力；抽搐者，加钩藤、全蝎、蜈蚣以加强祛风、解痉之功效。

3. 阳明腑实

［证候］发热不恶寒，喘促气憋，腹胀满痛，大便秘结，小便短赤，舌苔黄燥，脉洪数。

［证候分析］肺与大肠相表里，肺气郁闭而腑气不通，阳明腑实，可见喘促气憋、腹胀满痛、大便秘结等症；阳明腑实又致热毒内盛，热灼津伤，而见但热不寒，小便短赤；舌苔黄燥，脉洪数，均为阳明腑实、血热内盛之象。

［治法］清肺定喘，泄热通便。

［方药］宣白承气汤（《温病条辨》）加减。

生石膏 30g（先煎），生大黄 15g（后下），苦杏仁 12g，瓜蒌皮 12g，枳实 12g，厚朴 15g，桑白皮 12g，芦根 30g。

［方解］见第十二章第四节。

［加减］热毒炽盛，发热咳喘明显者，加用连花清瘟胶囊（颗粒），以加强清瘟解毒、通腑泻肺作用；若咳嗽、咳痰量多，或痰少质黏，不易咳出，胸闷喘憋加重者，加用连花清咳片强化清肺化痰作用；热邪炽盛者，加知母、黄连助大黄清解三焦邪热之力。

4. 气阴两竭

［证候］呼吸微弱，间断不续，或叹气样呼吸，时有抽搐，精神萎靡，汗出如油，咽干口渴，舌红无苔，脉虚细数。

［证候分析］本证多由温热、暑热之邪耗气伤津所致，治疗以益气生津、敛阴止汗为主。肺主皮毛，肺气虚则卫外失固，津液外泄，故汗多；肺主气，司呼吸，气竭则呼吸微弱、间断不续，或叹气样呼吸；阴伤而津液不足以上承，则咽干口渴，阴虚动风则有抽搐；气阴两虚，心神失养，则见精神萎靡；舌红无苔，脉虚细数，乃气阴大伤之象。

［治法］益气生津，敛阴固脱。

［方药］生脉散（《医学启源》）合炙甘草汤（《伤寒论》）加减。

西洋参 15g（另煎），麦冬 15g，地黄 30g，阿胶 6g（烊化），五味子 9g，黄芪 30g，山药 15g，炙甘草 12g，牡蛎 30g（先煎）。

［方解］方中西洋参补气养阴，清热生津；麦冬养阴生津，润肺清心；五味子敛肺止汗，生津止渴；地黄滋阴养血；炙甘草、黄芪、山药补肺脾之气；资气血生化之源，助宗气生成，以复肺主呼吸之能；牡蛎滋阴潜阳，敛汗固脱。

［加减］大汗淋漓，汗出如洗者，加龙骨、白芍以加强敛汗固脱之力；元阳欲脱，

神志昏迷，面唇青暗，气息微弱，汗出如油，四肢厥冷，脉微欲绝者，合四逆汤加减，可加熟附子、干姜、肉桂，以回阳救逆；暴喘下脱，肢厥滑泄者，加黑锡丹以止泄固脱平喘。

（二）慢性呼吸衰竭

1. 肺络气虚，痰瘀互结

［证候］呼吸不畅，喘促短气，喉间痰鸣如锯，语言无力，咳声低微，自汗畏风，口唇青紫，或感咽喉不利，舌质暗淡，苔白腻，脉细滑。

［证候分析］肺主气司呼吸、朝百脉、宣发肃降等功能由聚于胸中之宗气及其所分的营卫之气完成。宗气走息道行呼吸、贯心脉行气血，宗气虚可导致气道闭塞、心脉瘀阻，呼吸不畅，喘促短气，喉间痰鸣如锯，语言无力，咳声低微，口唇青紫；卫气行于脉外，固护肌表，卫气虚，卫表不固而见自汗畏风；肺为贮痰之器，肺气虚则痰气不化，结于咽喉则见喉间痰鸣如锯、咽喉不利；舌质暗淡、苔白腻、脉细滑为气虚痰瘀之象。

［治法］补益肺气，涤痰祛瘀。

［方药］补肺汤（《永类钤方》）合三子养亲汤（《韩氏医通》）加减。

人参 9g，黄芪 24g，熟地黄 24g，五味子 6g，紫菀 9g，桑白皮 9g，白芥子 9g，紫苏子 12g，莱菔子 15g，丹参 12g，土鳖虫 6g。

［方解］方中人参、黄芪益气补肺，针对气络虚滞的病机之本；熟地黄滋肾填精，五味子收敛肺气；紫菀、桑白皮消痰止咳，降气平喘；白芥子温肺化痰，利气散结；苏子降气化痰，止咳平喘；莱菔子消食导滞，下气祛痰；丹参、土鳖虫活血通络。如《灵枢·刺节真邪论》所言："宗气不下，脉中之血，凝而留止。"

［加减］若"努力呼吸有似乎喘"者，加升麻、柴胡、桔梗以升提胸中大气；若咳痰量多，痰白质黏或黄稠，加生石膏、鱼腥草、瓜蒌以增强清泄肺热之功；若口唇紫暗、面色黧黑，加赤芍、川芎、桂枝以增强益气活血化瘀通络之力；若下肢浮肿、气喘不能平卧，加泽兰、泽泻、车前子以活血利水。

2. 肺脾阳虚，痰瘀阻络

［证候］喘促气急，咳嗽痰多，脘腹胀闷，肢体困重，口淡不渴，纳呆便溏，又有口唇青紫，舌暗淡胖，苔白滑，脉濡弱。

［证候分析］脾络气虚，脾阳不足，健运失职，气化不利，则湿滞而为痰为饮，而痰饮随气升降，无处不到，阻滞中焦，脾失健运，枢机不利，则见脘腹胀闷，口淡不渴，纳呆便溏；泛溢肢体，则见肢体困重；上凌于肺，而肺本虚，故痰液留于肺，肺失宣肃，则见喘促气急，咳嗽痰多；肺脾阳气不足，宗气乏源，血行无力，血络不畅，瘀血内生，口唇青紫；舌暗淡胖、苔白滑、脉濡弱，为阳虚痰瘀阻络之象。

［治法］温补肺脾，化痰行瘀。

［方药］苓桂术甘汤（《金匮要略》）加减。

党参 15g，茯苓 15g，白术 12g，炙甘草 6g，法半夏 12g，陈皮 12g，桂枝 12g，干姜 9g，熟附子 12g（先煎），赤芍 12g，桃仁 15g。

［方解］本方茯苓、白术健脾利水，渗湿化饮，既能消除积聚之痰饮，又善平饮邪之上逆；熟附子、干姜温阳化气；桂枝助阳通脉，平冲降逆；党参、炙甘草合茯苓、白术加强健脾补肺之力；法半夏、陈皮燥湿化痰；赤芍、桃仁活血化瘀，通行血络。

［加减］气虚甚者，加黄芪补益中气；咳嗽痰多者，加紫菀、款冬花加强化痰止咳之力；喘甚者，加紫苏子、地龙，加强肃肺通络平喘之力。

3. 肺肾阴虚，痰瘀化热

［证候］呼吸浅促急迫，动则喘甚，痰少色黄，口唇指甲发绀，耳鸣，腰膝酸软，口燥咽干，心烦，手足心热，尿黄，舌质暗红，少苔，脉细数。

［证候分析］肺肾两脏，阴液互滋，“金水相生”。肺阴亏损，失于滋养，虚火扰动，肺失清肃，则咳嗽痰少色黄；肾阴不足，腰膝失于滋养，则腰膝酸软；肺肾阴亏，失于滋养，虚热内生，则口燥咽干、手足心热；肾阴不足，水不济火，则心火偏亢，而见心烦躁动、尿黄；阴虚血少，血络不畅，血络虚滞，瘀血内生，则见口唇、指甲发绀；舌暗红少苔，脉细数，为阴虚内热之象。

［治法］滋阴清热，化痰行瘀。

［方药］百合固金汤（《慎斋遗书》）合七味都气丸（《张氏医通》）加减。

百合 15g，地黄 15g，熟地黄 15g，玄参 15g，浙贝母 15g，桔梗 9g，甘草 3g，麦冬 15g，白芍 15g，当归 12g，山药 15g，山茱萸 12g，瓜蒌皮 15g，川芎 15g，丹参 20g，牡丹皮 12g，五味子 9g。

［方解］方中二地滋补肾阴亦养肺阴，熟地黄兼能补血，生地黄兼能凉血；百合、麦冬滋养肺阴并润肺止咳，尤其百合色白，其形象肺，为滋阴润肺，清金润燥之佳品；玄参咸寒，滋阴且降虚火；浙贝母清热润肺，化痰止咳；桔梗载药上行，化痰散结，合甘草以利咽喉；当归、芍药补血敛肺止咳；山茱萸、山药加强补肾之力；川芎、丹参、牡丹皮活血化瘀，丹参、牡丹皮兼凉血清热；五味子补肾敛肺；甘草兼调和诸药。

［加减］喘促较甚者，合用参蛤散以加强益气平喘之力；虚火明显者，加知母、黄柏以加强滋阴降火之力；虚火灼肺咳血者，可加栀子、茜草凉血止血而不留瘀。

4. 肾阳虚衰，痰瘀泛滥

［证候］喘促日久，呼多吸少，心悸气短，动则喘促更甚，腰痛肢冷，面青唇暗，时有下肢或颜面水肿，舌质淡胖，苔白腻，尺脉沉细或沉弱而迟。

［证候分析］肾主纳气，肾之阳气虚衰，肾不纳气，则见喘促、呼多吸少，动则尤甚；肾主水，肾阳虚弱，不能化气行水，上凌心肺而见心悸气短；水湿泛溢肌表，则可见下肢或颜面水肿；腰为肾之府，肾阳虚衰，经脉失于温养，则腰痛肢冷；阳虚

血络失于温煦，血行滞涩，留而为瘀，则可见面青唇暗；舌质淡而胖，尺脉沉细或沉弱而迟，皆为肾阳虚衰之象。

［治法］温肾纳气，祛瘀利水。

［方药］金匮肾气丸（《金匮要略》）合真武汤（《伤寒论》）加减。

熟地黄 15g，山药 12g，山茱萸 12g，茯苓 12g，泽泻 9g，牡丹皮 9g，熟附子 9g（先煎），桂枝 12g，白芍 15g，白术 12g，丹参 20g。

［方解］方中附子大辛大热，温阳补火；桂枝辛甘而温，温通阳气。二药相合，补肾阳，助气化。熟地黄滋阴补肾生精，配伍山茱萸、山药补肝养脾益精，阴生则阳长；泽泻、茯苓利水渗湿，配桂枝又善温化痰饮；牡丹皮、丹参活血散瘀，配伍桂枝则可调血分之滞；白术健脾燥湿，既助附子温阳散寒，又合茯苓、白术宣散水湿；白芍利小便以行水气，兼防附子燥热伤阴，以利于久服缓治。

［加减］肺脾气虚较甚者，加党参、黄芪以加强益肺健脾之力；稍动则喘者，加沉香、枳壳以加强下气平喘之力；痰多者，加瓜蒌、浙贝母以加强化痰之力；瘀血甚者，酌加赤芍、川芎、桃仁、三棱、莪术以加强活血消瘀之力。

四、预防与调护

慢性呼吸衰竭一般呈进行性加重，早期氧疗，尤其是应用无创呼吸机，可明显延长患者的生命和生活质量。本病常由各种诱因引发急性加重，抢救治疗不及时常导致患者死亡。

患者平时要避风寒，适寒温，节饮食，少食黏腻和辛热刺激之品，以免助湿生痰动火。尤需防寒保暖，防止受邪而诱发，忌烟酒，远房事，调情志，饮食清淡而富有营养，可根据体力选择散步、气功或太极拳等活动锻炼，增强体质，提高机体的抗病能力，但不宜过度疲劳。平素可采用中医“冬病夏治”及“扶正固本”的方法调理体质。

第三十章

急性呼吸窘迫综合征

第一节　概　述

一、西医学概述

急性呼吸窘迫综合征（acute respiratory distress syndrome，ARDS）是一种危及生命的非心源性肺水肿，可由多种肺内因素（肺炎、误吸等）或肺外因素（脓毒症、急性胰腺炎、外伤等）诱发，导致严重低氧血症、肺顺应性降低、动静脉分流增多和生理无效腔增加。ARDS 的主要病理特征为肺微血管通透性增高导致肺泡渗出液中富含蛋白质的肺水肿及透明膜形成，并可伴有肺间质纤维化。由中性粒细胞为介导的肺脏局部炎症反应是形成肺毛细血管通透性增高性肺水肿的病理基础。病理生理改变以肺顺应性降低、肺容积减少、肺内分流增加及通气 / 血流比值失调为主。临床表现为呼吸频数和呼吸窘迫、顽固性低氧血症。

目前，国际上多采用“柏林定义”对 ARDS 进行诊断及严重程度分层，并需与多种疾病进行鉴别诊断。近年来暴发的甲型流感、新型冠状病毒感染、严重急性呼吸综合征等疾病均可引起 ARDS。在新型冠状病毒感染之前，约 10% 的呼吸系统重症患者会发生 ARDS，死亡率为 30%～50%。新型冠状病毒感染大流行增加了 ARDS 的发病率，但其对 ARDS 发病率和结果的确切影响需要进一步研究。最新流行病学调查资料显示，ARDS 的发病率为（2.6～78.9）/10000，而我国 ICU 患者中的 ARDS 总体发病率为 3.57%，但在不同医疗条件下，ARDS 的诊断效能存在较大差异。因此，在某种程度上，我国 ARDS 发病患者中，中、重度较多，分别为 47%、42.8%，轻度较少，为 9.7%。有研究表明，男性患 ARDS 的可能性略高于女性，但重度持续性 ARDS 患者中，男性的死亡率低于女性。

二、中医学概述

急性呼吸窘迫综合征的临床表现为进行性加重的喘憋、胸闷、呼吸困难，古代中医文献中无急性呼吸窘迫综合征的明确病名，但根据其临床表现，可归属于中医“喘脱”“暴喘”范畴。

清代之前无“喘脱”病名，但“喘”早在《黄帝内经》中就已出现，如《素问·通评虚实论》载“喘鸣肩息者，脉实大也”，《素问·脏气法时论》云“肺病者，喘咳逆气”，《素问·太阴阳明论》曰“入六腑则身热不时卧，上为喘呼”，多指呼吸急促。《黄帝内经》虽无喘脱之名，但可见对类似喘脱症状的描述，如《素问》云“大骨枯槁，大肉陷下，胸中气满，喘息不便，其气动形，期六月死”，即喘证并见大骨枯槁、大肉陷下等重度营养不良症状时，病情危重，易致喘脱。东汉张仲景《伤寒论》也描述了类似“喘脱”的表现，如“少阴病，六七日，息高者死”，“下利、手足厥冷无脉者，灸之不温，若脉不还，反微喘者，死”。此皆肾气绝于下、肺气脱于上的喘脱证候，是肾气已竭、真阳涣散之危重症。明代张景岳言：“其病必虚里跳动，而气喘不已，此之喘状，多无咳嗽，但觉胸膈舂舂，似胀非胀，似短非短，微劳则喘甚，多言亦喘甚，甚至通身振振，慌张不宁，此必情欲伤阴，以致元气无根，孤阳离剧之候也，多不可治。”认为喘兼心悸者病多危重。

清代以后，“喘脱”病名开始在众多医家著作中出现。如《张聿青医案》云：“久咳痰多，数日来中脘结聚有形，食入痞阻，痰喘气逆。脉象沉弦，舌苔淡白。此带病感寒。寒湿痰交阻肺胃。大节在迩，有喘脱之虞。”《丁甘仁医案》云：“李左始由腹痛，误服姜醋，辛热过度，引动心肝之火上亢，阳络损伤，则血上溢，舌衄如涌，气粗喘促，口干不欲饮，欲小溲则大便随之，脉弦数而促，舌干涸无液，肺金化源告竭，龙雷之火飞越升腾，颇虑喘脱之险。”

喘脱的发生，总不外邪实正虚两途。明代张景岳的《景岳全书》谓：“气喘之病，最为危候，治失其要，鲜不误人，欲辩之者，亦唯二证而已。所谓二证者，一曰实喘，一曰虚喘也。此二证相反，不可混也。然则何以辨之？盖实喘者有邪，邪气实也；虚喘者无邪，元气虚也。实喘者气长而有余，虚喘者气短而不续。实喘者胸胀气粗，声高息涌，膨膨然若不能容，唯呼出为快也；虚喘者慌张气怯，声低息短，惶惶然若气欲断，提之若不能升，吞之若不相及，劳动则甚，而唯急促似喘，但得引长一息为快也。”喘脱的严重阶段，不但肺肾俱虚，在孤阳欲脱之时，每多影响到心。清代唐容川认为：“人之元气，生于肾而出于肺，肺阴不能制节，肾阳不能归根，则为喘脱之证。”近代名医张锡纯将之描述为：“气短不足以息。或努力呼吸，有似乎喘。或气息将停，危在顷刻。其兼证，或寒热往来，或咽干作渴，或满闷怔忡，或神昏健忘，种种病状，诚难悉数。其脉象沉迟微弱，关前尤甚。其剧者，或六脉不全，或参伍不调。”对于喘脱的病机，张锡纯还认为：“阴阳两虚，喘逆迫促，有将脱之势。”

历代医家对喘脱的辨治积累了丰富的经验。如明代皇甫中认为，肺气太虚者易出现六阳气脱而致喘脱，其症见“久病而喘，气不续接”，治宜“益气固脱”，方用生脉散加阿胶、白术、陈皮。清代张璐在论治虚喘时强调“阴血亏虚、气机逆乱”的病机，主张以四物汤为基础方，配伍童便、麦冬、五味子等药物滋阴养血、敛肺平喘。唐容川认为，喘脱多属肾阳欲脱、肺阴不制，治宜大补元气、阴阳并补，方用参附汤、参茸黑锡丹等回阳益气固脱。近代张锡纯认为，喘脱常见阴阳两虚、肾虚不摄、胃气不降之证，其症见“喘逆迫促，有将脱之势”“脉浮而微数，按之即无”，治宜扶本固肾、镇潜降逆，方用参赭镇气汤。可见，喘脱的成因除与先天禀赋不足有关外，还与瘀痰伏肺伤及阳气和咳喘反复发作重伤阳气有关，其中阳衰尤为明显，故喘脱证的抢救要特别重视回阳固脱，益气养阴并举。

第二节　病因病机

一、西医病因病理

（一）病因

ARDS 的发病机制错综复杂，目前尚未完全阐明，包括肺内因素（直接因素）和肺外因素（间接因素）。

1. 肺内因素指对肺的直接损伤

（1）化学性因素：如吸入毒气（氨、氯气、二氧化硫）、烟尘、胃内容物（pH＜2.5）时，可使肺泡Ⅰ型上皮细胞坏死、脱落，并破坏肺泡毛细血管及氧中毒（吸入高浓度氧时，氧自由基的生成速度快，超过了组织抗氧化系统的清除能力，也可引起 ALI）等。

（2）物理性因素：如肺挫伤、放射性损伤等。肺挫伤后即刻的病理变化为肺不张和肺出血，是引起 ALI 的一个重要原因。挫伤 36 小时内引起肺功能失常的主要因素为肺间质和肺泡水肿及弥散功能障碍，特别是分流的增加，最终导致低氧血症。

（3）生物性因素：如重症肺炎。细菌内毒素直接损伤肺泡毛细血管，受伤的肺组织或血液成分能释放多种炎性介质，使肺血管通透性增强，并致肺血管痉挛和支气管收缩。

2. 肺外因素

肺外因素包括严重休克、感染中毒症、严重非胸部创伤、大面积烧伤、大量输血、急性胰腺炎、器官移植、子痫、空气或羊水栓塞、糖尿病酮症酸中毒、尿毒症、肝功能衰竭、药品或麻醉品（如海洛因、美沙酮、巴比妥类、镇痛剂、噻嗪类利尿剂、水杨酸盐、秋水仙碱、阿糖胞苷、乙氯戊烯炔醇、硫酸镁等）中毒等。

（二）发病机制

ARDS 由许多原发疾病引起，发病机制错综复杂。虽然肺损伤的机制迄今尚未完全阐明，但已确认它是系统性炎症反应综合征的一部分。除有些致病因素对肺泡膜的直接损伤外，更重要的是多种炎症细胞（中性粒细胞、巨噬细胞、血小板）及其释放的炎性介质介导的肺炎症反应，最终引起肺泡膜损伤、通透性增加和微血栓形成，并可造成肺泡上皮损伤，表面活性物质（PS）减少和消失，加重肺水肿和肺不张，从而引起肺的氧合功能障碍，导致顽固性低氧血症。

许多介质和细胞因子都不同程度地参与了 ARDS 的发病过程，包括白细胞介素 -1（IL-1）、白细胞介素 -8（IL-8）、肿瘤坏死因子 -α（TNF-α）、血小板活化因子（PAF）、补体、超氧化物、黏附分子等。中性粒细胞在肺内迁移、聚集、激活，通过损伤肺毛细血管内皮细胞（PCEC）以及释放和激活补体、凝血和纤溶系统等，诱发其他炎性介质的释放，并通过“呼吸爆发”即瀑布效应（sequestration）释放氧自由基是重要的炎症介质之一，它可使释放蛋白水解酶（PMN）向炎症区游走、聚集，激活并释放溶酶体酶，损伤血管内皮，引起血管通透性增加，可导致严重的肺组织损伤；花生四烯酸代谢产物（AAM）、蛋白酶、炎性介质（如 LTC4 和 LTC4）均具有收缩支气管平滑肌和毛细血管的作用，增加血管通透性，可直接引起肺水肿，出现恶性循环，这可能是 ARDS 难以治愈的重要原因之一。肺泡巨噬细胞、嗜酸性粒细胞、肺毛细血管内皮细胞参与是 ALI 与 ARDS 发病的重要细胞学机制。此外，基质金属蛋白酶的表达和活性明显增加，加速了肺损伤与损伤后肺重建。

发生 ARDS 时，肺毛细血管内皮细胞和肺泡上皮细胞（PC）损伤，肺泡膜通透性增加，引起肺间质和肺泡水肿；肺表面活性物质减少或消失，导致小气道陷闭，透明膜形成，肺泡萎陷不张，肺顺应性降低，从而引起肺的氧合功能障碍，导致顽固性低氧血症。由于病变不均匀，以重力依赖区（仰卧时靠近背部的肺区）最重，肺水肿和肺不张占据了该区，通气功能极差，而非重力依赖区（仰卧时靠近胸前壁的肺区）肺泡的通气功能基本正常。由于肺泡萎陷，功能残气量减少，有效参与气体交换的肺泡数量减少，故称 ARDS 肺为“婴儿肺”。上述病理改变会引起弥散障碍和肺内分流，造成严重的低氧血症和呼吸窘迫。

（三）病理

ARDS 的发病机制错综复杂，目前尚不完全清楚，病理生理和临床过程基本上并不依赖于特定病因。共同的 ARDS 病理基础为肺泡 - 毛细血管膜的急性损伤，主要病理改变为肺广泛性充血水肿和肺泡内透明膜形成。其病理过程可分为三个阶段，即渗出期、增生期和纤维化期，三个阶段常重叠存在。ARDS 肺组织的大体表现为肺呈暗红色或暗紫色的肝样变，可见水肿、出血，重量明显增加，切面有液体渗出，故有“湿肺”之称。显微镜下可见肺毛细血管充血、出血、微血栓形成，肺间质和肺泡内有富含蛋白质的水肿液及炎症细胞浸润。约经 72 小时后，凝集的血浆蛋白、细胞碎片、纤维素及残余的肺表面活性物质混合形成透明膜，伴灶性或大片肺泡萎陷，可见Ⅰ型肺泡上皮受损坏死。经1～3周，逐渐过渡到增生期和纤维化期，可见Ⅱ型肺泡上皮、成纤维细胞增生和胶原沉积。部分肺泡的透明膜经吸收消散而修复，亦可有部分形成纤维化。ARDS患者容易合并肺部继发感染，可形成肺小脓肿等炎症改变。

二、中医病因病机

ARDS病位在肺、肾。热毒、瘀血闭郁肺气，或久病肺肾之气虚疲，而致上气喘促，为本病的基本病机特点。病理性质总属本虚标实，虚实夹杂，虚为肺肾亏虚，实为热毒瘀血。肺气被邪毒所遏，失其宣肃，内生痰浊，肺气上逆而为喘促息数，呼吸窘迫。或创伤所致热毒瘀肺，或疫毒炽盛，灼伤肺络，痰瘀互结，阻碍气机，致肺气上逆而喘。内伤久病，病情恶化，日渐危笃，肺气欲绝，气阴两伤，易致正气脱竭而死。

（一）感受外邪

若六淫或疫毒之邪毒性剧烈，邪气突破人体卫气的防御屏障，遵循肺之“气络－气道－血（脉）络”的传变规律，自口鼻而入，先犯肺之气络，肺气郁闭，痰浊内生，逆而为喘。肺主气而朝百脉，心主血，肺气闭塞，脉络瘀阻，易致心血运行不畅，加重肺气闭塞。外感热邪，邪热壅肺，热传阳明，则燥热内结，腑气不通，浊气上迫；热灼阴津，则元气耗散，肺失主气之权，肾失纳气之职，均可致喘。

（二）创伤瘀毒

外伤失血气脱，使肺气衰败，肺失肃降而喘逆；胸部创伤，肺体受伤，肺络受损，气血失和，血瘀内结，肺络不畅，血脉瘀阻，浊气内逆，清气亏少，脏真受伤而生痰湿，逆而为喘。烫伤、烧伤未能及时清解消透，热毒过盛，内归于肺，壅阻肺络，肺气上逆而作喘。

（三）内伤久病

宿疾恶化或医治失当，肺气虚损，或他脏虚损传肺，久病迁延，肺肾俱虚，既可致气阴衰败，肾不纳气，元阳欲绝，气虚欲脱而致喘息不能卧，又能致心阳衰惫，鼓动血脉无力，脉络瘀阻，出现喘逆、气促、心悸等症。

玄府是人体之气出入升降的道路门户，络脉能渗灌气血津液，濡养脏腑组织。络脉与玄府在功能上具有高度相关性，玄府是介于络脉与其所渗灌的脏腑组织、四肢百骸之间的孔隙通道，是络脉向脏腑组织延伸并与脏腑组织关联形成的孔道。孙络是脉络的末端组织，“孙络－玄府”体现了脉络与气、血、津、液、精等相互交换的通道，承接肺气的升降出入，其开阖通利以维持人体正常的生理功能。感受外邪或宿疾等原因，造成“孙络－玄府”闭塞，开阖失司，气络不通，气液、血脉、营卫、精神不能升降出入，因而不能濡养脏腑；脏腑亏虚，亦加重气机闭塞，久则气血阴阳亏虚，阴竭阳脱。

第三节　西医诊断与治则

一、临床表现

（一）症状

ARDS 多发生于脓毒血症、严重创伤、休克、误吸、急性胰腺炎等原发病的发展过程中，易被误认为原发病情加重而被忽视。

1. 起病急剧而隐袭，多在原发病发生后 5 天内起病，常为原发病症状所掩盖，极易被误诊。发病早期易与肺部感染或右心衰竭相混淆。

2. 呼吸频数（＞28 次 / 分）、窘迫，吸气时可见三凹征。老年体弱或女性患者若呼吸频率超过 20 次 / 分，应引起重视。

3. 缺氧症状：随着病情的发展，唇和指（趾）甲发绀逐渐加重，常规氧疗不能改善，亦不能用原发心肺疾病（如肺气肿、肺炎、气胸、肺不张、心力衰竭等）解释。

（二）体征

呼吸急促而困难、发绀。除有原发疾病的体征外，发病早期可无异常体征，或仅可闻及双肺少量细湿啰音，后期可闻及水泡音，可有管状呼吸音。

二、实验室及其他检查

（一）动脉血气分析

典型改变为 PaO_2 降低，常低于 60mmHg。吸入气中的氧浓度分数（FiO_2）＞0.5，PaO_2 仍低于 50mmHg 时，可作为判断 ARDS 的一项重要指标。其中 PaO_2/FiO_2（氧合指数，即氧分压与吸入氧浓度的比值）最为常用，氧合指数降低（正常值为 400～500，ARDS 时≤300）是 ARDS 诊断的必要条件。ARDS 早期因过度通气，$PaCO_2$ 常低于 30mmHg 或更低。晚期因组织严重缺氧，代谢性酸中毒加重，$PaCO_2$ 升高，说明病情加重，预后不良。

（二）床旁肺功能监测

ARDS 的早期诊断非常困难，尚无统一的诊断标准。ARDS 时肺顺应性降低，无效腔通气量比例（VO/VT）增加，但无呼气流速受限。顺应性改变对 ARDS 的严重性评价和判断有一定的意义。

（三）血流动力学监测

ARDS 与左心衰竭鉴别有困难时，可通过置入漂浮导管（Swan–Ganz）测定肺动脉楔压（PAWP），这是反映左房压较可靠的指标。一般 PAWP＜12mmHg，若＞18mmHg，则支持左心衰竭的诊断。

（四）胸部X线、CT检查

ARDS早期在影像学上多无异常。胸部X线有时可出现轻度间质改变，呈边缘模糊的肺纹理增多，随病情发展，可逐渐出现斑片状阴影，甚至相互融合呈大片浸润阴影，其中可见支气管充气征。其演变快速多变，符合肺水肿的特点。ARDS后期出现肺间质纤维化，胸部X线可见心影边缘不清或消失。胸部CT在ARDS初期可见肺内弥漫性分布斑片状磨玻璃样密度增高影，肺叶、段实变影，有时可见小叶中心密度增高影，后期影像多样化，典型表现是粗糙的网络结构及磨玻璃影，提示可能存在肺纤维化。

三、诊断与鉴别诊断

（一）诊断

根据ARDS柏林定义，满足如下四项条件即可诊断ARDS。

1. 在明确诱因下1周内出现急性或进展性呼吸困难。

2. 胸部X线或CT显示双肺浸润影，不能完全用胸腔积液、肺叶或全肺不张和结节影解释。

3. 呼吸衰竭不能完全用心力衰竭和液体负荷过重解释。如临床没有危险因素，需要用客观检查（如超声心动图）来评价心源性肺水肿。

4. 低氧血症。根据PaO_2/FiO_2确立ARDS诊断，并将其按严重程度分为轻度、中度和重度。

轻度：$200mmHg < PaO_2/FiO_2 \leqslant 300mmHg$。

中度：$100mmHg < PaO_2/FiO_2 \leqslant 200mmHg$。

重度：$PaO_2/FiO_2 \leqslant 100mmHg$。

需要注意的是，上述氧合指数中，PaO_2都是在机械通气参数PEEP/CPAP不低于$5cmH_2O$的条件下测得的；所在海拔超过1000m时，需对PaO_2/FiO_2进行校正，校正后的PaO_2/FiO_2 =（PaO_2/FiO_2）×（所在地大气压值/760）。

（二）鉴别诊断

ARDS以呼吸困难和肺水肿为突出的临床表现，应注意与以下疾病鉴别。

1. 心源性肺水肿

心源性肺水肿常见于高血压心脏病、冠状动脉粥样硬化性心脏病、心肌炎、心肌病、心脏瓣膜病等各种心脏疾病引起的急性左心功能不全。心源性肺水肿时，水肿液中的蛋白质含量不高，患者卧位时呼吸困难加重，咯粉红色泡沫样痰，肺部湿啰音多在肺底部，采用强心剂、利尿剂疗效好。

2. 非心源性肺水肿

非心源性肺水肿可见于多种情况，如输液过量，血浆胶体渗透压降低，肝硬化，肾病综合征，以及胸腔抽液、抽气过多、过快引起的肺复张后肺水肿。

3. 急性肺栓塞

起病突然，可有剧烈胸痛、发热、呼吸困难、发绀、咯血、烦躁不安等症状，有心动过速、肺部湿啰音、胸膜摩擦音或胸腔积液等体征。

另外，还应与自发性气胸、急性心肌梗死、大片肺不张、肺间质纤维化、上气道阻塞等疾病鉴别。

四、治疗原则

ARDS 患者主要表现为急性进行性呼吸窘迫、呼吸频数、明显缺氧，是一种急性呼吸系统危重症。其治疗须遵循呼吸病学与危重病医学紧密结合的原则，并在严密监护下进行。治疗目标：改善肺氧合功能，纠正缺氧，保护器官功能，防治并发症和治疗基础疾病，防止缺氧造成的多器官功能衰竭。治疗措施：积极治疗原发疾病；氧疗，常规给氧方法不能纠正缺氧时，应尽早给予机械通气；控制感染；调节机体液体平衡等。因此，ARDS 应以西医治疗为主，机械通气乃是重要的治疗手段。

（一）氧疗

ARDS 一旦确诊，应立即给予氧疗，采取有效措施，尽快提高 PaO_2，一般给予高浓度吸氧，使 PaO_2≥60mmHg 或使血氧饱和度（SaO_2）≥90%。轻者可面罩给氧，多数患者需用机械通气给氧。为维持适当氧合，ARDS 患者需较高浓度氧疗，而浓度过高或时间过长又可能导致氧中毒。一般情况下，吸入氧气浓度低于 60% 不会对肺组织造成损伤，故在维持适当氧合的基础上，应尽量将氧浓度降至 60% 以下。若 SaO_2 低于 90%，尤其是低于 85%，容易导致重要脏器的缺氧性损伤，必须提高氧浓度，待氧合改善后，再将氧浓度降至安全水平以下。机械通气，尤其是合理应用呼气末正压通气（PEEP）时，氧中毒的机会显著减少。

（二）机械通气

目前 ARDS 机械通气的指征虽无统一标准，但大多数学者认为，一旦确诊应尽早进行机械通气。应用机械通气的主要适应证是低氧血症。ALI 阶段的早期患者可试用无创正压通气，无效或病情加重时，尽快气管插管或切开行有创机械通气。机械通气的目的是提供充分的通气和氧合，以支持各器官功能。ARDS 的机械通气以减轻或不加重肺损伤为原则，故强调“保护性肺通气”，即“最佳”呼气末正压通气，低平台、适当潮气量和呼吸频率。主要措施如下。

1. 呼气末正压通气（PEEP）

为保障适当的组织供氧量，应采用以呼气末正压通气为主的综合治疗。呼气末正压通气是治疗 ARDS 的主要手段，其改善氧合的作用包括以下几点：①适当的 PEEP 可使呼气末肺容量增加，扩张陷闭肺泡和小气道；②减轻肺泡和肺间质水肿，改善肺泡弥散功能和通气 / 血流比例，减少肺内分流，改善氧合功能和肺顺应性；③减少肺血流总量。

2. 小潮气量

ARDS 时，为防止肺泡过度充气，机械通气时采用小潮气量，即 6～8mL/kg，将吸气压控制在 30～35cmH_2O 以下。为保证小潮气量，可允许一定程度的二氧化碳潴留和呼吸性酸中毒（pH7.25～7.30）。合并代谢性酸中毒时，需适当补碱。

注意：在呼吸支持治疗中，保持呼吸道畅通，合理地湿化，及时地吸引和引流，防止气压伤，预防交叉感染和氧中毒等并发症的发生等亦非常重要。

（三）原发疾病的治疗

原发疾病是引起 ALI/ARDS 的最重要原因，应及时治疗。如休克的纠正，骨折的固定，严重感染的抗生素治疗，阻止炎症反应对肺的进一步损伤。

（四）改善血流动力学

为了防止 ARDS 患者心输出量降低，必要时需补充全血和电解质平衡液，使充盈压保持在 15～17mmHg。如心脏指数（CI）下降，心脏收缩力降低时，可使用氯化钙、多巴胺、强心剂等增强其收缩力。合理使用 PEEP 能产生最大的肺顺应性，对氧输送量和血流量的影响最小。

（五）药物治疗

1. 血管扩张剂

山莨菪碱（654–2）不仅能阻断胆碱能受体，解除小血管痉挛，还能减轻溶酶体对肺组织的损伤，抑制血小板聚集，减缓肺微血栓的形成，可尽早应用。但用量不宜大，不宜久用，一般用 10～20mg，每 6 小时静滴 1 次，病情改善后酌情减量或停用。

2. 糖皮质激素

在 ARDS 早期和晚期，有许多学者试图用糖皮质激素减轻肺内炎症反应，但很少能证明糖皮质激素的益处，故目前证据不支持大剂量糖皮质激素治疗 ARDS 患者。

（六）液体管理、纠正酸碱失衡和水电解质紊乱

为减轻 ARDS 患者的肺水肿，应合理限制液体入量，以可容许的低循环容量来维持有效循环，使肺保持相对“干”的状态。在血压稳定的前提下，液体出入量宜轻度负平衡。ARDS 因有效血容量不足休克时，应补充血容量。若因创伤出血过多，必须输血，注意输血切忌过量，滴速不宜过快，最好输入新鲜血。严重缺氧或伴二氧化碳潴留者，可发生混合性酸中毒，应及时补充碱性药物（如 5% 碳酸氢钠）。

（七）支持治疗

ARDS 患者常处于高代谢状态，能量消耗增加，应补充足够的营养。ARDS 急性期患者，应及时补充热量和蛋白、脂肪等营养物质。静脉营养可引起感染和血栓形成等并发症，应提倡全胃肠营养，不仅可避免静脉营养的不足，而且能保护胃肠黏膜，防止肠道菌群移位。ARDS 患者应在 ICU 中严密监视，动态监测呼吸、循环、水电解质、酸碱平衡等，有利于及时调整治疗方案。

第四节　中医辨证论治

一、辨证要点

（一）辨虚实

本病辨证应以虚实为纲。一般初期以实证居多。如热毒、损伤、瘀血等实邪致病，常表现为呼吸急促、高热、烦躁等。肺病日久，耗伤气血过多为虚证。病程短者实，病程长者虚。体壮者多实，体弱者多虚。呼吸气迫喘促，气粗声高息涌，胸腹胀满，大便秘结者实；呼吸短促难续，心悸声低息短，大便溏泄者虚。后期可能会出现虚实夹杂的情况，比如在正虚基础上兼夹痰瘀等病理因素，则有气短、神疲、口唇紫暗等表现。

（二）辨病位

病位主要在肺，与心、肾、脾等脏腑也密切相关。肺主气司呼吸，患者出现喘息伴有痰多、胸闷等呼吸窘迫的典型症状，主要病位在肺，与肺气壅滞、肺失宣降有关。若伴有纳呆、腹胀等脾胃症状，与脾胃功能失调、脾胃失和有关。病情严重时还会涉及心、肾等其他脏腑。若出现心悸、水肿、腰膝酸软、动则喘甚等症状，提示病邪累及心、肾。

（三）辨病情轻重

轻度患者可能仅有呼吸气促、口唇轻度发绀等表现；重度患者则呼吸困难明显加剧，甚至出现昏迷，呼吸困难浅促，精神萎靡，唇面发绀，四肢厥冷，脉微欲绝等脱证表现。

二、治疗原则

目前在有效的机械通气支持下，呼吸衰竭和缺氧本身已不是ARDS的主要死亡原因，所以积极治疗基础疾病和并发症是提高疗效的重要因素。中医治疗重视清热解毒、活血化瘀，因血瘀导致喘促，喘促形成以后又加重瘀血的病理表现，瘀血既是病因，也是病理结果，瘀血在ARDS的发生发展过程中贯穿始终；辨清虚实，喘促因病因病机不同，在临床表现上有虚实之别，所以为防止失治误治，必须审明病因病机，相应地予以泻实补虚。急则治标，本病病情危急，先治其标以缓其急，并治其本去其因。同时，在恢复期给予滋阴温阳、补肺纳气等中药治疗，对促进患者早日康复可起到积极的作用。

三、辨证治疗

（一）热毒滞络，气道闭塞

［证候］喘促气急，或张口抬肩，不能平卧，高热烦渴，面唇发绀，舌质绛，苔薄白或薄黄，脉洪数。

［证候分析］热毒炽盛，肺之气络卫外抗邪作用受损，正邪交争剧烈，阳热亢盛而出现发热；热毒犯肺，肺络宣降失常，肺气上逆而咳，热毒炼液为痰，故痰液黄稠。热毒壅滞于肺络，宣降失司，损伤肺络，气体交换受阻，故气息喘促，不能平卧；热毒导致肺络受损，血行不畅，气血瘀滞，使口唇等部位失于气血濡养而出现面唇紫绀。舌质绛，苔薄黄，为热毒内蕴之象；脉多洪数，体现了热邪鼓动气血，血流加速的状态。

［治法］清热解毒，宣肺降逆。

［方药］清瘟败毒饮（《疫疹一得》）合麻杏石甘汤（《伤寒论》）加减。

生石膏 20g，知母 12g，水牛角 12g，地黄 20g，赤芍 15g，牡丹皮 15g，黄芩 15g，黄连 6g，栀子 12g，连翘 12g，玄参 12g，桔梗 6g。

［方解］方中生石膏、知母可以清热泻火，直折热毒，清除肺中炽热。水牛角、地黄、赤芍、牡丹皮凉血化瘀，因热毒易入血分导致血瘀，这些药物可防止热余血结，且能改善热毒导致的气血瘀滞状态。黄芩、黄连、栀子能够清热燥湿解毒，增强清除肺中热毒的功效。连翘、玄参、桔梗等有助于解毒利咽、宣畅肺气，桔梗载药上行，使药力更好地作用于肺。

［加减］痰热壅肺见喘促气涌、咳嗽痰多、胸中烦热、咽干口渴者，可用清金化痰汤加减清热化痰，肃肺平喘。若患者高热不退，可加用羚羊角粉、安宫牛黄丸，以加强清热凉血、解毒开窍之力；若痰多且浓稠难咯，可加用瓜蒌、贝母，起到清热化痰、宽胸散结的作用，帮助排出痰液；若热盛伤津，口干舌燥者，可加天花粉、芦根清热生津；若胸痛明显，可加入郁金、延胡索，有行气活血、化瘀止痛的功能，能够缓解胸痛症状；肺经痰热壅阻，肠腑热结不通、肺气不降者，可选用宣白承气汤；若大便秘结，可加入大黄、芒硝，起到泻下攻积、清热泻火的作用，使热毒从大便而解，或用大承气汤保留灌肠，通腑泄热。血瘀发绀者，则加丹参、川芎活血化瘀。若热入营血，舌绛，可合犀角地黄汤清营凉血。

（二）气阴两伤，络虚不荣

［证候］喘促气短，动则尤甚，痰少或稀薄，声低懒言，自汗畏风，身倦乏力，心烦，口干面红，舌质淡红，苔薄白或少苔，脉沉细数或弱。

［证候分析］气阴两虚，肺气不足，故喘促气短。气阴两虚，体内津液生成和运化失常，故痰少、稀薄。气阴不足，周身失于滋养，导致疲倦乏力、倦怠懒言、声音低微。气虚不能固表，汗液外泄，同时卫气不足，御邪能力减弱而自汗畏风。阴虚内

热，热扰心神，故心烦。阴虚阴液不足，不能上承滋润口腔，故口干；虚热上炎而面红。

［治法］益气养阴。

［方药］生脉散（《医学启源》）合补肺汤（《永类钤方》）加减。

人参 12g，麦冬 12g，五味子 6g，黄芪 30g，熟地黄 30g，紫菀 15g，桑白皮 30g。

［方解］人参益气生津、大补元气，为君药。麦冬辅助人参滋养阴液，润肺生津，为臣药。五味子与人参、麦冬相配，一酸一甘一苦，既能收敛耗散之气，又能生津止渴，为佐药。黄芪与人参相伍，增强补气之力，固表止汗。熟地黄滋阴补血，益精填髓。紫菀润肺下气，消痰止咳。桑白皮泻肺平喘，利水消肿。

［加减］若出现口干舌燥、舌红少苔等肺阴虚甚者，酌加百合、沙参、玉竹滋阴润肺；阳虚有寒者，可加干姜、吴茱萸温阳散寒；若气短、乏力等气虚症状明显者，可加白术、山药等加强补气健脾之功。若有咳嗽、咳痰，可加川贝母、杏仁等止咳化痰。

（三）“孙络－玄府”闭塞，邪陷正脱

［证候］喘气急促，张口抬肩，呼多吸少，动则喘甚，神疲气短，汗出肢冷，面青唇紫，舌质淡，脉沉细无力。

［证候分析］“孙络－玄府”闭塞，外邪袭肺，阳气亏虚，肺之气络升降失常，宣发肃降失司，清气不升，浊气不降，故喘气急促，呼多吸少，动则喘甚。“孙络－玄府”闭塞，元气不能上达胸中充养宗气，宗气不能下注于气街充养元气，故精神疲倦、气短乏力。“孙络－玄府”闭塞，腠理汗孔不能正常开合，且肺卫之气不能外达肌表，固摄之力不足，故汗出，汗为心之液，阳气外脱则大汗淋漓；同时阳气不能温煦四肢，出现肢冷。“孙络－玄府”闭塞，气血流通失常，血行不畅，气血不能上荣面部和口唇，出现面色发青、口唇发紫。外邪内陷，阳气不足而舌质淡，心肾阳虚，气血运行无力而脉沉细无力。

［治法］益气回阳固脱，温经散寒救逆。

［方药］参附汤（《圣济总录》）合四逆汤（《奇效良方》）加减。

人参 12g，制附子 9g，干姜 6g，当归 12g，细辛 3g，桂枝 10g，白芍 15g，蛤蚧 1 对。

［方解］人参大补元气，健脾益肺；制附子温通心阳，温补肾阳，纳气归原。二者相伍，共奏益气回阳固脱之功。桂枝、细辛温散寒邪，通阳止痛；干姜温中回阳，温肺化痰；当归、芍药养血活血；蛤蚧补肺纳肾。

［加减］真阳不足，肾不纳气者，加黑锡丹镇摄浮阳，纳气定喘；肾气虚动则喘甚者，加沉香纳气平喘。阳虚明显见汗出肢冷者，加肉桂温通心肾；血瘀较重见面青唇紫者，加赤芍、丹参、川芎活血化瘀。若呼吸微弱，间断难续，或叹气样呼吸，汗出如洗，烦躁内热，口干颧红，舌红无苔，或光绛而紫赤，脉细微而数，或散或芤，为气阴两竭之危证，治应益气救阴固脱，可用生脉散加生地黄、山萸肉、龙骨、牡蛎

以益气救阴固脱。若出现阴竭阳脱者，加附子、肉桂急救回阳。

四、预防与调护

急性呼吸窘迫综合征通常发生在严重感染、创伤、休克、烧伤或误吸入有毒物质等情况下，可能导致肺组织受到损伤，引发炎症反应和肺部血管通透性增加，进而导致肺水肿、肺充血或肺出血等症状。对于出现此疾病的患者，要注意早期诊断、积极治疗和控制原发病。如果急性呼吸窘迫综合征不严重，且及时、积极进行治疗，纠正低氧血症和呼吸窘迫，没有造成严重的并发症，则有可能治愈。如果治疗不及时或病情严重，出现并发症，如器官功能衰竭，则可能无法治愈。

1. 急性呼吸窘迫综合征患者多数属于病情危重者，需要给予积极的氧疗，采取各种吸氧的方式，尽量改善患者的气体交换，必要时要采取机械通气辅助呼吸。

2. 对于神志清楚的患者，要鼓励咳痰；对于不能排痰者，要给予及时的吸痰，必要时建立人工气道。

3. 对于急性呼吸窘迫综合征能量消耗显著增加的患者，此时需增加营养，应选择富有高蛋白、易消化的饮食。原则上要少量多餐，不能自食者予以鼻饲治疗或者选择静脉营养。加强患者的身心调护，做好家属的安抚工作，以获得支持。

药物篇

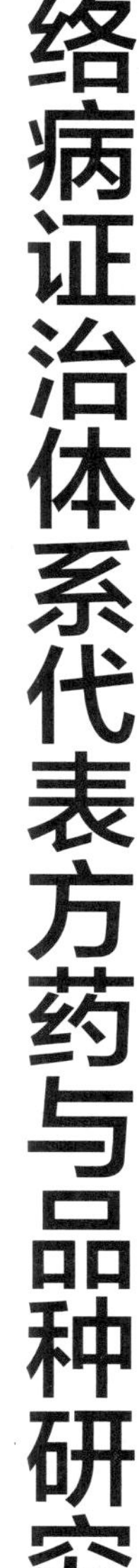

第三十一章

连花清瘟胶囊（颗粒）研究

连花清瘟组方是在2003年为应对SARS制定的。SARS是由新发病毒引起的新型呼吸系统传染病，既往没有任何治疗SARS的临床经验可以借鉴。根据SARS致病的证候特点及流行特征提出该病属中医“瘟疫”范畴，其发展演变规律并未完全遵从六经传变或卫气营血传变规律，特别是中后期导致肺实变、呼吸窘迫综合征引起呼吸衰竭，或治愈康复后遗留肺纤维化，均不能用六经传变三阴虚寒证或卫气营血传变营血分证的斑疹出血解释，提示SARS病毒应有新的传变途径。系统梳理中医学两千多年抗击疫病的历史文献，对历代1500余首防治疫病方剂的组方用药规律进行数据挖掘分析，首次运用络脉空间位置分布探讨SARS病毒由阳络传至经脉的病机特点，以及易于传入脏腑阴络的传变规律，提出“卫气同治，表里双解；先证用药，截断病势；整体调节，多靶治疗”的积极干预策略。传承两千年中医学抗击疫病的用药精华，结合临床经验荟萃制定连花清瘟组方。连花清瘟汲取清代银翘散、东汉麻杏石甘汤卫气同治，表里双解，结合明代吴又可治疫病用大黄经验先证用药截断病势，在汇聚三朝名方的基础上，根据临床经验加入清肺化瘀护正气的红景天与芳香化湿护脾胃的藿香。全方清热与辛温兼备，扶正与通腑同施，解毒与芳化并用。中国人民解放军军事科学院军事医学研究院微生物流行病研究所体外研究发现，连花清瘟可有效抑制SARS病毒。河北省特批其用于SARS疫情防控，连花清瘟的应用使SARS疫情迅速得到有效控制。2004年连花清瘟通过国家药监部门绿色通道以流感适应证获批新药上市，抑制SARS病毒作用被列入其药品说明书。2009年甲型H1N1流感暴发期间，循证医学研究证实，连花清瘟在病毒核酸转阴时间及流感总体症状缓解时间方面与磷酸奥司他韦疗效相当，改善疾病严重程度和缓解流感样症状持续时间优于磷酸奥司他韦，且日治疗费用仅为磷酸奥司他韦的1/8。对疫区甲型H1N1流感密切接触者预防用药，明显降低症状出现率。2020—2022年新型冠状病毒感染期间，我们率先开展随机对照，开放、双盲，国际、国内多中心临床研究和前瞻性、回顾性队列研究，证实连花清瘟能降低密切接触者的核酸阳性率，提高无症状感染者的核酸转阴率，改善确诊轻型患者的临床症状，降低确诊普通型患者的转重率，提高临床治愈率，显示出防治结合的临床优势。可见，基于文献挖掘、大数据分析、临床经验荟萃制定连花清瘟组方的方法，为应对新发病毒引起的传染病发挥中医药先发应用优势，迅速用于疫情防控提供了示范。

连花清瘟“异病同治”SARS、甲型H1N1流感、新型冠状病毒感染显示出的独特临床疗效，为肺疫证治理论体系的形成提供了重要支撑。中医学两千多年抗击疫病的历史文献体现了通过临床实践不断升华理论的历史规律。东汉张仲景《伤寒杂病论》，明代吴又可《温疫论》，清代叶天士、吴鞠通温病学派为代表的三次发展高峰表明，学术思想与学术著作的形成均与作者生活的时代背景有密切关系。东汉张仲景《伤寒杂病论》自序中明确指出“余宗族素多，向余二百，建安纪年以来，犹未十稔，其死亡者，三分有二，伤寒十居其七”，反映了东汉末年大疫频发的时代背景，曹植《说疫气》也描述“家家有僵尸之痛，室室有号泣之哀”，张仲景家族二百余人十年间近半数死于伤寒类疫病，促成其“勤求古训，博采众方”撰成《伤寒杂病论》，成为中医学关于外感温热病辨证论治的第一次系统理论总结。明代吴又可撰写中医学第一部疫病学专著《温疫论》，也与其生活的社会环境大疫流行不断有关，面对“一巷百多家，无一家仅免；一门数十口，无一口仅存”的疫情阴霾，当世之医墨守成规搬用伤寒方法治疗，或“延误时日”或“攻补失序”，枉死民众不计其数的现状，吴又可深入疫区仔细观察与悉心治疗患者，在此基础上对温疫发病、传变、治疗及预后提出了极富创新性的学术观点，撰著《温疫论》，成为推动中医外感温热病学术发展的代表著作。清代叶天士、吴鞠通等也基于诊治疫病的临床实践提出了卫气营血及三焦辨治体系，成为中医外感温热病学术理论体系发展的又一高峰。在近20年应对新发病毒类呼吸系统传染病过程中，连花清瘟不仅在抗击疫情的实践应用中发挥了重大作用，同时基于临床实践升华理论，逐渐形成了针对病毒类呼吸系统传染病的肺疫证治体系：根据疫毒沿阳络－经脉－阴络的络脉空间位置传变，指出阳络传至经脉的病机特点及易于传入脏腑阴络的传变规律；基于肺络病治提出肺之气络－气道－血（脉）络传变，先犯肺之气络影响气道，易致肺“换气转血”功能失常，传至血（脉）络导致病情迅速加重。这一体系同样体现了中医学在两千年抗击疫病的临床实践中不断升华理论的历史规律。

一、抗击SARS，形成组方，转化新药

2003年SARS暴发流行，根据SARS以发热为主，具有明显传染性，可引起暴发流行的特点，将其归于瘟疫范畴。我们首次运用络脉空间位置分布，探讨瘟疫病邪由阳络传至经脉的病机特点，以及易于传入脏腑阴络的传变规律：患者早期短暂恶寒，疫毒侵袭六经皮部之阳络；旋即高热，则邪毒由阳络进入经脉，表现为卫气同病的病机特点；若不能及时阻止病程发展，则热毒由经脉内侵肺脏阴络，SARS中后期可出

现肺实变、呼吸窘迫导致呼吸衰竭而死亡，若积极治疗康复后也可出现肺间质纤维化，此均属疫毒影响肺之阴络引起的病变。在此基础上提出“卫气同治，表里双解；先证用药，截断病势；整体调节，多靶治疗”的积极干预策略。

虽然面对新发病毒引起的呼吸系统传染病没有既往的临床实践经验可供参考，但两千年中医药抗击疫病的历史经验可供借鉴。我们系统梳理秦汉至清末疫病相关文献涉及的1500余首方剂，基于数据挖掘分析总结历代治疗疫病的组方用药规律，结合临床经验荟萃确立了连花清瘟组方。该方以清代《温病条辨》辛凉清解代表方——银翘散、东汉《伤寒杂病论》宣肺泄热代表方——麻杏石甘汤为基础方，卫气同治，表里双解；汲取明代吴又可治疫病用大黄经验，先证用药，截断病势；再结合疫毒病变特点，创新加入清肺化瘀护正气的红景天与芳香化湿护脾胃的藿香。全方具有“清热与辛温兼备、解毒与芳化并用、扶正与通腑同施”组方特色，使清而不过凉，温而不助火，扶正不留邪，祛邪不伤正。中国人民解放军军事科学院军事医学研究院微生物流行病研究所在体外研究中首先发现连花清瘟具有显著的抑制SARS病毒作用，河北省特批该药用于省内SARS疫情防控。2004年，连花清瘟获批新药的适应证为流感。抑制SARS病毒作用被批准写入连花清瘟药品说明书，连花清瘟成为SARS疫情期间通过国家药监部门绿色通道获批的唯一中成药。

二、应对“甲流”，循证证据，一鸣惊人

2009年甲型H1N1流感暴发期间，连花清瘟治疗甲型H1N1流感随机、双盲、对照、多中心244例临床研究的结果证实，连花清瘟在病毒核酸转阴时间及流感总体症状缓解时间方面与磷酸奥司他韦疗效相当，但连花清瘟能更明显减少疾病的严重程度和咳嗽、喉咙痛、疲劳等症状的持续时间，且日治疗费用仅为磷酸奥司他韦的1/8。对疫区甲型H1N1流感密切接触者及周围人群20553人预防应用连花清瘟，结果显示，连花清瘟治疗组症状出现率为1.2%，其他药物组为6.8%，未用药组为8.8%，预防效果显著优于其他两组。连花清瘟被收入《人感染甲型H1N1流感诊疗方案》及《中药饮片和中成药的储备品种》，河北省各级医疗机构储备用药，北京市、陕西省、湖北省、湖南省等防控甲流储备用药；其独特的防治优势被列入《科技日报》2009年国际十大科技新闻，连花清瘟在抗击甲型H1N1流感疫情中发挥了重大作用，获2011年国家科学技术进步奖二等奖。2024年8月30日，由广州医科大学附属第一医院为组长单位，全国55家医疗机构共同完成的连花清瘟预防季节性流感随机双盲、安慰剂对照、多中心临床研究，纳入聚居环境中季节性流感密切接触者1886例，结果表明，确诊的季节性流感患者口服连花清瘟，显著降低聚居环境中与其密切接触的人群二次传播率。连花清瘟成为首个基于国际公认的循证医学研究方法，被证实具有预防流感作用的中成药。

三、防控“新冠”，蜚声国际，铸就品牌

新型冠状病毒感染是近百年来全球最严重的传染病大流行，其传播速度之快、影响范围之广、防控难度之大成为21世纪最具挑战的呼吸系统传染病。42%密切接触者检出病毒阳性，阳性感染者30%～50%无症状，成为重要传播链；75%野生型病毒感染出现肺炎，17%肺炎转重；过度炎症及小气道黏液栓影响通气、换气是加重恶化关键因素。如何防止密接人群发病、促进无症状感染者转阴、降低确诊患者转重促恢复，是亟待解决的疫情防控难题。率先开展随机对照，开放、双盲，国际、国内多中心临床研究和前瞻性、回顾性队列研究，证实连花清瘟能降低密切接触者的核酸阳性率，提高无症状感染者的核酸转阴率，改善确诊轻型患者的临床症状，降低确诊普通型患者的转重率，提高临床治愈率，显示出防治结合的临床优势。基础研究揭示了连花清瘟基于病毒－宿主双重干预的广谱抗病毒、抗炎、免疫调节疗效机制。

新型冠状病毒感染期间，我们率先发表了中成药治疗新型冠状病毒感染的研究成果，产生了重大学术影响。首篇中成药治疗新型冠状病毒感染的随机对照临床研究的文章，发表于*Phytomedicine*（IF 7.9），被他引308次，入选ESI高被引论文、中国百篇最具影响国际学术论文；首篇中成药抑制新型冠状病毒基础研究的文章，发表于*Pharmacological Research*（IF 9.3），被他引479次，入选ESI高被引论文，获2020年度该杂志最佳文章；首个中成药国际多中心循证医学研究发表于*Virology Journal*（IF 4.8），被列入中国中药领域十大医学研究；药效物质研究作为封面文章发表于*Acta Pharm Sin B*（IF 14.5），入选ESI热点论文、高被引论文。国际权威期刊给予肯定性评价，*Lancet*述评连花清瘟具有广谱抗病毒和抗炎作用，*The New England Journal of Medicine*述评广泛使用的中药连花清瘟可以缓解症状，*Nature reviews immunology*述评连花清瘟抑制新型冠状病毒并阻断病毒诱导的细胞因子产生，*Signal Transduction and Targeted Therapy*述评早期应用连花清瘟可加速新型冠状病毒感染中度患者康复和改善预后，*Acta Pharmaceutica Sinica B*指出连花清瘟可以改善新型冠状病毒感染临床症状，在中国广泛用于新型冠状病毒感染预防和治疗。

连花清瘟在国内外疫情防控中发挥了重大作用，是首批获新型冠状病毒感染适应证的药品，被列入国家疫情防控“三方三药”，用于确诊患者、无症状感染者、密接人群，被列入国家卫生健康委员会及各省市的诊疗方案、指南、共识中。新型冠状病毒感染期间，连花清瘟被湖北省1600余家医院（包括武汉320家）应用，被列入《方舱医院工作手册》；新疆维吾尔自治区政府采购5200万盒用于疫情防控；香港特别行政区政府采购1700万盒用于300万家庭疫情防控，连花清瘟被收入《香港中医药远程诊疗处方》，中评数据发表述评“中医药救香港，务必正名”，指出香港市民服用连花清瘟后，对中医药抗疫正面情绪指数持续升高；上海市政府采购9400万盒用于疫情防控。钟南山院士在中欧抗疫交流会、海外留学生交流会上介绍，充足证据证

明连花清瘟对治疗新型冠状病毒感染有效。张伯礼院士曾在国务院联防联控机制新闻发布会上推荐连花清瘟。广东、陕西、湖南、贵州及上海援鄂医疗队充分肯定了连花清瘟的抗疫成效。

连花清瘟在世界疫情防控中发挥了重要作用，26个国家和地区以药品注册销售。连花清瘟在科威特、蒙古国、老挝获批了新型冠状病毒感染适应证；入选乌兹别克斯坦抗疫药品白名单；获准进入泰国、柬埔寨新型冠状病毒感染定点医院，入选柬埔寨新型冠状病毒感染居家治疗方案中成药。柬埔寨卫生部部长评价，连花清瘟和新型冠状病毒疫苗配合应用在柬埔寨抗疫中发挥了重要作用。新华社有报道称连花清瘟在科威特因确切疗效受到好评，上海合作组织称赞连花清瘟为战胜疫情作出巨大贡献；《环球时报》英文版称连花清瘟等中药助力全球疫情防控，在“一带一路”合作伙伴受热捧；“参考消息”称连花清瘟成为全球抗疫中医方案；海外网称海外媒体涉及中医药的正面报道从疫情前17.42%迅速升至40.16%（2020.4）。这些表明，连花清瘟等中药显著提升了中医药的国际影响力，推动了中医药国际化的进程。“肺疫病证治指导新型冠状病毒感染防治及应用”获2024年度世界中医药学会联合会中医药国际贡献奖——科技进步奖一等奖。

连花清瘟自上市以来，先后30余次被列入国家权威指南共识推荐用药，包括2005年卫生部《人禽流感诊疗方案》推荐用药、2009年卫生部《人感染甲型H1N1流感诊疗方案》推荐用药、2011年卫生部《流行性感冒诊断与治疗指南》、2012年国家中医药管理局《乙型流感中医药防治方案》、2013年国家卫生和计划生育委员会《人感染H7N9禽流感医疗救治专家共识》推荐用药、2014年国家中医药管理局《中医药治疗埃博拉出血热专家指导意见》推荐用药、2015年国家卫生和计划生育委员会《中东呼吸综合征病例诊疗方案》推荐用药、2017年国家卫生和计划生育委员会《人感染H7N9禽流感诊疗方案》推荐用药、2019年国家卫生健康委员会《流行性感冒诊疗方案（2019年版）》推荐用药、2020年国家卫生健康委员会《新型冠状病毒肺炎诊疗方案》试行第四至十版等；入选中国品牌建设促进会首批“品牌建设领跑者”工程。

第一节　理论与组方研究

一、理论研究

络脉是从经脉支横别出、逐层细分、广泛分布于脏腑组织间的网络结构，呈现“外（体表阳络）-中（经脉）-内（脏腑阴络）”的空间分布规律。《灵枢·百病始生》说：“是故虚邪之中人也，始于皮肤，皮肤缓则腠理开，开则邪从毛发入……留而不去，则传舍于络脉，在络之时，痛于肌肉……留而不去，传舍于经，在经之时，洒淅喜惊……留而不去，传舍于伏冲之脉……留而不去，传舍于肠胃……留而不去，传舍于肠胃之外，募原之间，留著于脉，稽留而不去，息而成积，或著孙脉，或著络脉。”明确指出外邪由阳络传至经脉，最后进展到脏腑阴络的传变过程，显示出空间概念对认识流感的中医病位及传变趋势具有重要意义。团队首先运用络病理论空间概念探讨SARS、甲型H1N1流感等瘟疫毒邪的病机传变规律，根据SARS及甲型H1N1流感以发热为主，具有明显传染性，可引起暴发流行，将其归于瘟疫范畴。患者早期短暂恶寒，疫毒侵袭六经皮部之阳络，此即“留而不去，则传舍于络脉”；旋即高热，则邪毒由阳络进入经脉，所谓“留而不去，传舍于经”，表现为卫气同病的病机特点；若不能及时阻止病程发展，则热毒由经脉内侵脏腑阴络，此即“稽留而不去，息而成积，或著孙脉，或著络脉”。SARS及甲型H1N1流感中后期可出现肺炎等并发症，显示病邪由经入络，壅阻肺络，导致脏腑功能衰竭的病变特点，提示阻止病邪传变的“积极干预”治疗对策对早期治疗、截断病势、阻断病程的重要价值。

《灵枢·百病始生》揭示了外感温热病“(阳)络–经–(阴)络”由表入里的普遍传变规律。根据《素问·刺热》所载肺热病“先淅然厥，起毫毛，恶风寒，舌上黄，身热，热争则喘咳，痛走胸膺背，不得大息，头痛不堪”，进一步指出病毒类呼吸系统传染病遵循肺之气络–气道–血(脉)络传变的规律，与“(阳)络–经–(阴)络”既一脉相承又明确了肺疫传变的病机特点。肺之气络中的卫气借助肺之宣发作用，昼行于肌表皮部之阳络，发挥卫外御邪作用，机体的口鼻、咽喉及皮肤肌表为人体抵御外邪的第一道屏障，为肺之气络所主。疫毒自口鼻而入先犯肺之气络，邪正交争于口鼻咽喉与肌表阳络肺卫防御之地，临床可见发热、咽痛、乏力、头痛、肌痛、鼻塞流涕等症状，表现出外周血淋巴细胞减少，免疫细胞数量下降且与病毒感染相关的免疫应答过度激活的特点，与疫毒袭肺，气络调动卫气防御功能下降密切相关，符合肺疫早期“疫毒袭肺、气络虚滞、邪袭正损”的病机特点。外来疫毒之邪迅速入里化热，继发内生之毒热，损伤肺之气道，炼液成痰，痰热与毒热相互交织，病变发展至气道，表现出与气道壅阻相关的持续高热、汗出咳喘、咳吐黄痰或白痰量少质黏等“毒热内生、气道壅阻、邪盛正衰”的病机特点。该阶段的高炎症状态造成细支气管或肺泡弥漫性损伤，黏液渗出增多，引起通气–换气功能障碍，导致低氧血症、呼吸困难及急性呼吸窘迫综合征等临床表现，往往使病变迅速发展加重，这与毒热内生、气道壅阻引起“换气转血”功能失常的认识高度一致。该阶段既有过度炎症与免疫抑制的免疫反应失衡状态，又有损伤后机体修复机制紊乱等复杂病理过程，既是阻断病势传变的关键环节，又是临床干预的难点问题。后期“延及血络、络紊血伤、邪极正脱”，临床可见瘀血阻络甚则络伤血溢，表现出喘憋气促、咳血衄血等症，多见于后期的脓毒症休克、凝血功能障碍及多脏器衰竭等。后期络紊血伤的病机变化提示疾病已到终末阶段，失去了治疗干预的价值，根据积极干预的治疗原则，阻断病变由“气络–气道”传至血(脉)络是防治的重点。

无论是“（阳）络－经－（阴）络”传变还是肺之气络－气道－血（脉）络传变，根据疫毒毒性剧烈、传变迅速的特点，吸取明代吴又可《瘟疫论》中治疗瘟疫的思想，对早中期关键病理因素疫毒及毒热，提出“积极干预”治疗对策：①卫气同治，表里双解：肺疫由口鼻而入，初期先犯肺之气络，连及体表阳络，出现恶寒发热、头痛、鼻塞、流涕等卫分症状，但往往表证未解，病邪已入里传变，出现以高热为主要表现的气分症状，即卫气同病，治疗当以“卫气同治，表里双解”，此时，“积极干预”治疗往往可使疾病于病变初期即被控制。②先证用药，截断病势：针对肺疫发病急、传播快的特点，吸取中医疫病治疗经验，先证用药，阻断病邪由经脉向脏腑阴络的传变。明代吴又可在《瘟疫论》中提出“数日之法，一日行之，因其毒甚，传变亦速，用药不得不紧”，下不厌早、下不厌频、祛邪务尽，专用大黄“驱逐毒秽”，早期即使无燥结或出现溏泄，亦可用大黄泻下。肺疫病位虽在肺，但肺与大肠相表里，大黄通腑泄热，寓有通腑泻肺、通腑清肺、通腑安肺的“积极干预”思想，能有效截断病程，阻止病势发展。③整体调节，多靶治疗：发挥复方中药整体调节优势，权衡邪正抗争，把握病程阶段与病机转趋，把驱除疫毒、缓解症状、促进康复有机结合，提高临床疗效。逐邪为疫病治疗“第一要义”，故肺疫治疗应配伍具有显著抗病毒作用的药物；针对疫毒进入机体后引起的临床症状对症治疗，解表清气、通腑泄热、化痰止咳，可使临床症状迅速缓解；同时提高机体的免疫功能和抗病康复能力，配伍扶正又不助邪的药物，加快病情痊愈。

二、连花清瘟组方特点

基于“积极干预”策略确立“清瘟解毒，宣肺泄热”的治法，制定连花清瘟组方。该方由连翘、金银花、麻黄（炙）、苦杏仁（炒）、石膏、板蓝根、绵马贯众、鱼腥草、广藿香、大黄、薄荷脑、甘草等组成。组方汲取了两千年中医药抗击疫病的用药精华，以东汉张仲景《伤寒杂病论》麻杏石甘汤与清代吴鞠通《温病条辨》银翘散为基础方，吸取明代吴又可《温疫论》治疫用大黄的用药经验，又配伍红景天、藿香而成。全方清热与辛温兼备、解毒与芳化并用、扶正与通腑同施，使清而不过凉，温而不助火，扶正不留邪，祛邪不伤正，体现了治疗肺疫的积极干预策略。

（1）清热与辛温兼备：SARS、甲型 H1N1 流感、新型冠状病毒感染等肺疫初起表证未除，内热已炽，属于卫气同病。连花清瘟组方中应用银翘散和麻杏石甘汤，取连翘、金银花、薄荷辛凉解表之用；石膏为清气分热之重剂，加强清泄肺热之力。麻黄性味辛温，中空而发外邪，轻巧而浮，宣畅肺气，为肺病专药，又为肺络之要药，《本草正义》载其“轻清上浮，专疏肺郁，宣泄气机……虽曰解表，实为开肺，虽曰散寒，实为泄邪”。苦杏仁性味苦温，中实而降肺气。麻黄、苦杏仁并用，辛温解表，宣降肺气。吴鞠通《温病条辨》评价麻杏石甘汤：“麻黄中空而达外，杏仁中实而降里，石膏辛淡性寒，质重而气清轻，合麻杏而宣气分之郁热。”连花清瘟组方中连翘、金银花、薄荷清表热，石膏清肺热，麻黄发外邪，苦杏仁降肺气，辛凉清热与辛温解表之药配伍应用，既可遏制麻黄的温散之性，又可减轻石膏的寒凉之力，使清而不过凉，温而不助火，还可协同加强清泄肺热、宣肺止咳之效。

（2）解毒与芳化并用：疫毒之邪侵袭是肺疫的始发因素，应首先针对病因治疗，正如《素问·至真要大论》言："必伏其所主，而先其所因。"中医学将疫病的发病原因归为"毒"。明代吴又可《温疫论》说："今感疫气者，乃天地之毒气也。"喻嘉言提出逐邪与解毒之法同步实施，认为治疗疫毒之邪应以解毒为第一要义。连花清瘟全方中，除连翘、金银花清热解毒外，还配伍绵马贯众、板蓝根、鱼腥草加强解毒之力。疫毒之邪多兼秽浊之气，如《温病条辨》言"温疫者……多兼秽浊"。对于疫毒兼夹秽浊之气导致的胸闷脘痞、呕吐恶心等症状，配伍芳香辟秽、化湿和胃的广藿香，避免寒凉伤胃之弊，同时助连翘、金银花、薄荷增强芳香辟秽解毒之力。此外，甘草兼具清热解毒、补脾益气、和中缓急的作用。上述诸药，解毒与芳化并用，既解毒逐邪辟秽，又护胃和中缓急。

（3）扶正与通腑同施：《素问·刺法论》载"五疫之至，皆相染易……不相染者，正气存内，邪不可干"。若机体免疫力低下，感染概率大大提高，还会出现病情迁延，甚至继发多种并发症。所以，固护正气，提高免疫防御和抗病康复能力对于防控疫病具有重要价值。吴又可强调祛邪务早务尽，指出"大凡客邪贵乎早治……早拔去病根为要耳"，推崇大黄通腑泻肺、早逐客邪之功。连花清瘟组方中配伍补气清肺的红景天，既能清肺化瘀，又能调节免疫固护正气，借大黄泻下荡涤肠胃积滞，寓有通腑清肺、通腑泻肺、通腑安肺之义，腑气下通而肺气自降、肺热自清，先证用药，早逐客邪，扭转病机，截断病势，切断向肺之血（脉）络传变路径，体现扶正与通腑相配、扶正不留邪、祛邪不伤正的用药特点。

综上所述，连花清瘟在吸取两千年中医药抗击疫病的用药精华，汇聚三朝名方基础上配伍红景天与广藿香，体现清热与辛温兼备、解毒与芳化并用、扶正与通腑同施的组方特色，针对肺疫"气络－气道"关键病理因素——疫毒与毒热，发挥清瘟解毒、宣肺泄热作用，从而扭转病机，截断病势。

第二节　基础研究

连花清瘟具有广谱抗病毒、抑菌抗炎、退热、止咳、化痰，调节免疫、提高机体抗病康复能力等作用。在广谱抗病毒方面，可明显抑制 SARS 病毒活性，对新型冠状病毒野生型及变异株，甲型流感病毒 H1N1、H3N2，禽流感病毒 H7N9、H9N2，柯萨奇 B4 病毒、腺病毒、呼吸道合胞病毒等均有明显抑制作用。智能质谱数据挖掘与血管紧张素转换酶 2（ACE2）生物色谱技术发现，连花清瘟胶囊中 4 种入血成分能靶向抑制 ACE2，从而发挥抗新型冠状病毒作用。在抑菌抗炎方面，连花清瘟可明显抑制肺炎球菌、大肠埃希菌、铜绿假单胞菌、肺炎克雷伯菌、金黄色葡萄球菌；改善病毒、细菌感染动物肺部炎症，抑制炎症因子表达，延长动物生存期，还可以退热、止咳、化痰，缓解临床症状。在调节免疫方面，连花清瘟具有调节流感病毒感染小鼠的免疫功能，利用质谱流式技术绘制奥密克戎感染者外周血免疫细胞图谱，证实该方具有连续、动态调节机体免疫功能。如激活 T 细胞、自然杀伤（NK）细胞、B 细胞，减轻 T 细胞耗竭，提高宿主免疫防御能力，促进清除病毒；调节过度炎症与免疫抑制失衡状态，阻断疾病进展。以上药效学作用体现了连花清瘟针对病毒类呼吸系统传染病，发挥基于病毒与宿主的系统干预作用。

一、连花清瘟广谱抗病毒作用

连花清瘟具有广谱抗病毒作用，能有效防治病毒类呼吸系统感染性疾病。在治疗流感病毒感染方面，连花清瘟对甲型流感病毒 H1N1、H3N2，禽流感病毒 H7N9、H9N2 等均有抑制作用。在治疗冠状病毒感染方面，可以显著抑制 SARS 病毒，对新型冠状病毒野生株和变异株（阿尔法、贝塔、德尔塔、奥密克戎）均有显著抗病毒作用。在治疗副黏病毒感染方面，明显抑制副流感病毒、呼吸道合胞病毒（RSV）。在治疗肠病毒感染方面，对肠道病毒 71 型（EV71）、柯萨奇 B4 病毒（CVB4）、柯萨奇 16 病毒（CA–16）具有抑制作用。

（一）抑制流感病毒

1. 抑制甲型 H1N1 流感病毒

中国人民解放军军事科学院军事医学研究院微生物流行病研究所采用连花清瘟预处理（药物预处理狗肾细胞 24 小时，病毒感染 1 小时），共处理（药物与病毒液共孵育细胞 1 小时），后处理（病毒液孵育细胞 1 小时，后药物孵育）三种不同给药方式进行体外抗甲型 H1N1 流感病毒研究。结果显示，三种给药方式下，连花清瘟的治疗指数均高于磷酸奥司他韦 1 倍左右，为连花清瘟治疗甲型 H1N1 流感提供了客观实验依据。另有研究采用 H1N1 流感病毒的分株——流感病毒亚甲型鼠肺适应株 FM1 滴鼻感染小鼠模型，结果显示，与模型组比较，连花清瘟低、中剂量明显降低感染后小鼠的肺指数（1.12vs1.36、1.02vs1.36，$P<0.05$），表明连花清瘟具有抗流感病毒 FM1 作用，能减轻肺损害。

2. 抑制甲型 H3N2 流感病毒

莫红缨等以利巴韦林作阳性对照药物，采用存留细胞结晶紫染色法测定连花清瘟不同给药方式对甲型流感病毒 H3N2 的体外抑制作用及其时效关系。实验采用 4 种不同的给药方式：①将药物与病毒同时加入 MDCK 细胞；②药物预处理 24 小时后，换病毒吸附 1.5 小时，再换不含药维持液；③病毒先吸附后加药；④病毒经药物预处理后感染细胞。结果显示，在 4 种给药方式中，连花清瘟均表现出较好的抑制甲型 H3N2 病毒的作用，预防给药的方式抗流感病毒作用最强。表明连花清瘟可显著降低病毒的感染性，通过抑制病毒吸附、抑制病毒吸附后的复制繁殖、直接杀伤病毒，发挥多环节综合抗甲型流感病毒的作用。其对病毒综合抑制和对病毒复制增殖过程抑制的能力可与利巴韦林相媲美，且预防性用药抗流感病毒的作用明显优于利巴韦林注射液。

3. 抑制禽流感病毒 H7N9、H9N2

丁月文等分别采用 H7N9、H9N2 病毒感染 MDCK 细胞，通过药物毒性试验、空斑减少实验等观察连花清瘟颗粒对禽流感病毒的抑制作用。结果显示，连花清瘟颗粒对高致病性禽流感病毒 H7N9、H9N2 有明显的抑制作用（$P<0.005$），可有效抑制病毒核蛋白输出；在病毒早期复制阶段明显抑制病毒的复制与吸附（$P<0.01$）；空斑减少实验显示，连花清瘟可明显减少病毒空斑形成。表明连花清瘟对禽流感病毒 H7N9、H9N2 具有抑制作用。

（二）抑制冠状病毒

1. 抑制冠状病毒 SARS-CoV

朱舜亚等采用 SARS-CoV 病毒 BJ01 株感染非洲绿猴肾细胞（Vero E6），观察连花清瘟胶囊抗冠状病毒的作用。结果显示，连花清瘟胶囊抑制 BJ01 病毒株的半数有效浓度（EC_{50}）为 0.11mg/mL，治疗指数（TI）为 40.3。说明连花清瘟对 Vero E6 细胞中的 SARS-CoV 有一定抑制作用。

2. 抑制新型冠状病毒 SARS-CoV-2

Li 等采用 SARS-CoV-2 病毒感染 Vero E6 和人肝癌（Huh-7）细胞，细胞病变抑制实验和空斑减数实验结果显示，连花清瘟对 SARS-CoV-2 病毒诱导的细胞病变半数抑制浓度（IC_{50}）为 411.2μg/mL，显著抑制 SARS-CoV-2 病毒表达量，具有剂量依赖性，且抑制病毒感染细胞空斑形成，证实连花清瘟可体外明显抑制 SARS-CoV-2 病毒活性。连花清瘟干预感染病毒 48 小时的 Vero E6 细胞，结果显示，连花清瘟抑制细胞内病毒表达量，改变细胞内病毒形态，证实连花清瘟可以抑制细胞内病毒复制。连花清瘟明显抑制病毒感染 Huh-7 细胞诱导的促炎细胞因子（TNF-α、IL-6、CCL-2/MCP-1 和 CXCL-10/IP-10）过度表达（$P<0.05$），且呈浓度依赖性。表明连花清瘟显著抑制 SARS-CoV-2 病毒活性，抑制细胞内病毒复制及病毒感染后的炎症反应。研究结果发表在 *Pharmacological Research*，这是首次报道中医药抑制新型冠状病毒的基础研究，被 *Lancet*、*Nature* 等广泛引用，被评为该期刊 2019/2020 年度全球最佳文章。

3. 抑制新型冠状病毒变异株（阿尔法、贝塔、德尔塔、奥密克戎），明显减少被感染细胞内的病毒颗粒

针对阿尔法变异株，细胞研究证实，连花清瘟可以抑制阿尔法变异株的病毒复制和吸附作用；减少病毒空斑形成，减轻细胞病毒复制；减少被感染细胞内病毒颗粒的数量，减轻被感染细胞的炎症反应。针对贝塔变异株，细胞研究证实连花清瘟可以抑制病毒复制，降低病毒核酸 N 基因、ORF1ab 基因 S 基因亚基因组 RNA 拷贝数；动物研究证实，连花清瘟可以减轻被感染小鼠的肺损伤。针对德尔塔变异株，细胞研究证实连花清瘟可以抑制病毒复制。针对奥密克戎变异株，细胞研究证实连花清瘟对新型冠状病毒奥密克戎变异株感染诱导的细胞病变具有明显的抑制作用，起到抗新型冠状病毒的作用，提示病毒的突变并未影响连花清瘟的抗病毒效果。提高奥密克戎变异毒株感染 hACE2 转基因 C57BL/6 小鼠模型的实验结果显示，连花清瘟对感染小鼠具有保护作用，能降低感染小鼠肺组织病毒滴度，对病毒感染所致的组织损伤，特别是间质性肺炎、细支气管黏膜上皮变性、坏死、脱落具有较好的改善作用。

（三）抑制副流感病毒、呼吸道合胞病毒及肠道病毒

1. 抑制副流感病毒

郭海等采用仙台病毒滴鼻感染 ICR 小鼠，随机分为正常组、模型组、利巴韦林组（0.0585g/kg）、连花清瘟中剂量组（0.39g/kg）、连花清瘟低剂量组（0.13g/kg），灌胃 5 天。结果显示，与正常组比较，模型组的肺指数显著升高（1.36vs0.69，$P<0.01$）。与模型组比较，利巴韦林组和连花清瘟中剂量组的肺指数显著降低（1.06vs1.36，$P<0.05$；1.02vs1.36，$P<0.01$），抑制率分别为 22.09%、25.00%；连花清瘟低剂量组的肺指数有降低趋势，但差异无统计学意义。表明连花清瘟可显著降低副流感病毒仙台株感染后小鼠的肺指数。

2. 抑制呼吸道合胞病毒（RSV）

刘晓燕等将腺癌人类肺泡基底上皮细胞（A549 细胞）复苏并进行传代培养，接种 RSV 毒株后观察连花清瘟胶囊的抗病毒效果。结果显示，连花清瘟胶囊明显抑制 RSV，且对 RSV 感染率的抑制作用有剂量依赖效应；显著抑制 RSV 感染 A549 细胞的病毒内化和病毒吸附作用，且对 RSV 吸附细胞的抑制作用随浓度增加而增强。

丁月文等采用 RSV 滴鼻感染 BALB/c 小鼠，随机分为正常对照组、模型组、利巴韦林组［45mg/（kg·d）］、连花清瘟高剂量组［1300mg/（kg·d）］、连花清瘟低剂量组［650mg/（kg·d）］。灌胃 5 天，观察小鼠体质量变化、肺病毒滴度的变化，评价连花清瘟的体内抗病毒药效。结果显示，连花清瘟高、低剂量组，分别于感染后第 2 天、第 3 天出现体质量下降，并于第 5 天回升，利巴韦林组小鼠无明显体质量减轻。与模型组比较，连花清瘟高剂量组、利巴韦林组小鼠肺匀浆中的病毒滴度显著降低（分别为 $P<0.05$，$P<0.01$）。

3. 抑制肠道病毒（CA-16、EV71、CVB4）

（1）抑制 CA-16、EV71：刘晓燕等采用 CA-16 感染人结肠癌细胞（HT-29），EV71 感染 HT-29 细胞、人横纹肌肉瘤（RD）细胞，分别接种 CA-16、EV71 毒株，RD 细胞接种 EV71 毒株。结果显示，连花清瘟通过抑制 CA-16、EV71 的内化和吸附，发挥抗病毒作用，且抗病毒感染作用具有剂量依赖性。连花清瘟对 CA-16、EV71 感染 HT-29 细胞的治疗系数 SI 值分别为 0.67、0.8，表明同样浓度的连花清瘟能抑制更多的 EV71 病毒。

（2）抑制 CVB4：刘钊等用 CVB4 感染鼻咽癌（Hep-2）细胞，并用不同浓度的连花清瘟处理。结果显示，连花清瘟对 CVB4 有直接灭活作用，并能阻止 CVB4 的吸附细胞和抑制 CVB4 在 Hep-2 细胞内的生物合成，其半数抑制浓度（IC_{50}）分别为 410.32μg/mL、343.13μg/mL、412.00μg/mL，治疗指数（TI）分别为 2.67、3.20、2.66。其中，抗病毒吸附作用最强（$P<0.01$）。在 100～1600μg/mL 范围内，连花清瘟与 CVB4 抑制率呈明显的量效关系（$P<0.05$），在 500μg/mL 时抑制 CVB4 在 Hep-2 细胞内的增殖超过 50%。提示连花清瘟可有效抑制 CVB4，且具有预防病毒感染作用。

二、连花清瘟抑菌作用

连花清瘟具有抑菌作用，可有效抑制大肠埃希菌、铜绿假单胞菌、鲍曼不动杆菌、金黄色葡萄球菌、甲型溶血性链球菌、乙型溶血性链球菌、肺炎球菌、流感杆菌、耐甲氧西林金黄色葡萄球菌（MRSA）等多种致病菌。其中，抑制金黄色葡萄球菌、耐甲氧西林金黄色葡萄球菌的机制可能是连花清瘟胶囊能够抑制生物膜形成，降低膜内生物总量及活菌数。

（一）体外抑制大肠埃希菌、铜绿假单胞菌、鲍曼不动杆菌

史利克等采用 96 孔板微量肉汤稀释法进行体外抑菌实验，观察连花清瘟浸膏粉溶液对大肠埃希菌、铜绿假单胞菌的影响。结果显示，连花清瘟对大肠埃希菌、铜绿假单胞菌的最小抑菌浓度分别为 128mg/mL、64mg/mL，最低杀菌浓度均为 128mg/mL。使用微量棋盘稀释法评价连花清瘟胶囊浸膏粉溶液与美罗培南联用对耐碳青霉烯类鲍曼不动杆菌、耐碳青霉烯类铜绿假单胞菌的体外联合抑菌效果。结果显示，连花清瘟与美罗培南联用对鲍曼不动杆菌具有协同效应，可以提高耐碳青霉烯类鲍曼不动杆菌的敏感性；其中，有协同效果的组合浓度为连花清瘟 16mg/mL、美罗培南 16μg/mL。表明连花清瘟对大肠埃希菌、铜绿假单胞菌、鲍曼不动杆菌等临床常见致病菌均有抑菌作用。连花清瘟联合美罗培南对耐碳青霉烯类鲍曼不动杆菌有协同作用，可为临床治疗耐药菌感染提供依据。

（二）体外抑制金黄色葡萄球菌、甲型溶血性链球菌、乙型溶血性链球菌、肺炎球菌、流感杆菌

制备含不同药物浓度的含药琼脂平板接种待检菌液，分为空白对照组、青霉素-链霉素阳性对照组（100U/mL）。结果显示，连花清瘟对金黄色葡萄球菌、甲型溶血性链球菌、乙型溶血性链球菌、肺炎球菌、流感杆菌的体外最低抑菌浓度（生药 g/mL）分别为 0.119、0.030、0.060、0.030、0.119。表明连花清瘟体外对金黄色葡萄球菌、甲型溶血性链球菌、乙型溶血性链球菌、肺炎球菌、流感杆菌均有明显的抑菌作用。史利克等采用 96 孔板微量肉汤稀释法观察连花清瘟对金黄色葡萄球菌的体

外抑制作用。结果显示，连花清瘟可明显抑制金黄色葡萄球菌，最小抑菌浓度为2mg/mL，最低杀菌浓度为8mg/mL。

（三）抑制金黄色葡萄球菌、MRSA 生物膜形成，有助于解决细菌耐药问题

细菌耐药性系指细菌对于抗菌药物作用的耐受性。耐药性一旦产生，药物的化疗作用就明显下降。据统计，80% 细菌感染与细菌生物膜（简称菌膜）形成相关，菌膜中的细菌形态和生理作用均与游离菌不同，对抗生素的耐受性可以提高 10～1000 倍，且对宿主免疫防御的抗性很强，是造成细菌耐药性的主要原因。雷洪涛等用结晶紫和微生物活性检测法观察连花清瘟对金黄色葡萄球菌生物膜（S.aBF）的抑制作用。结果显示，连花清瘟可显著抑制 S.aBF 的形成（$P<0.01$），降低 S.aBF 厚度（$P<0.01$），并减少 S.aBF 内活菌量（$P<0.05$），与青霉素疗效相当。采用腹腔注射金黄色葡萄球菌的方法制备小鼠感染模型，结果显示，连花清瘟低剂量组（生药 1.5g/kg）、连花清瘟中剂量组（生药 3.0g/kg）、连花清瘟高剂量组（生药 6.0g/kg）及罗红霉素组（40mg/kg）的小鼠 48 小时死亡数分别为 8、7、6、4 只，均较模型组死亡小鼠（16 只）显著减少（$P<0.05$）。表明连花清瘟可有效抑制金黄色葡萄球菌，显著抑制 S.aBF 形成并杀灭膜内细菌，还可以减少金黄色葡萄球菌感染造成的小鼠死亡。

王艺竹等建立体外抗药性金黄色葡萄球菌（MRSA）生物膜模型，采用激光共聚焦方法，分别于 MRSA 生物膜形成时及成熟后加入连花清瘟水提物 173mg/mL，对照组给同体积生理盐水，以 20μg/mL 甲氧西林作为阳性对照，给药 24 小时，观察连花清瘟水提物对 MRSA 生物膜的影响。结果显示，微孔板法显示与对照组比较，对于形成期的 MRSA 生物膜，连花清瘟水提物 10.81～173mg/mL 能够显著减少 MRSA 生物膜形成过程中的生物总量以及活菌数（$P<0.01$），而甲氧西林在浓度较高（20μg/mL）时也能够降低细菌生物膜的活菌及生物总量（$P<0.01$）。对于成熟期的 MRSA 生物膜，甲氧西林各浓度（0.04～20μg/mL）几乎无抑制作用，连花清瘟水提物在 0.34～1.35mg/mL 浓度范围内可显著减少 MRSA 成熟生物膜内生物总量（$P<0.01$），而且在 0.34～43.25mg/mL 浓度范围内，连花清瘟水提物能够降低细菌生物膜内活菌数（$P<0.05$）。激光共聚焦结果显示，与对照组比较，连花清瘟水提物（173mg/mL）能够降低 MRSA 形成期和成熟期生物膜厚度，并可以显著减少生物膜中活菌和死菌数量。提示连花清瘟对 MRSA 细菌生物膜有破坏作用，可用于耐甲氧西林金黄色葡萄球菌感染的临床治疗。

三、连花清瘟抗炎作用

（一）抑制细菌感染所致的炎性反应

崔雯雯等通过小鼠气管内滴注 LPS 溶液的方法制备小鼠急性肺损伤模型，随机分为正常对照组、模型组、地塞米松组（5mg/kg）、连花清瘟低剂量组（2g/kg）、连花清瘟中剂量组（4g/kg）、连花清瘟高剂量组（8g/kg），给药 7 天。结果显示，与模

型组比较，地塞米松组炎细胞渗出明显减少，少量红细胞渗出，增生、水肿明显减轻；连花清瘟各剂量组小鼠的肺部病理形态损伤均有不同程度改善；各给药组小鼠外周血中IL-6、TNF-α水平，肺组织中单核细胞趋化蛋白-1（MCP-1）mRNA水平及NF-κB P65、IκBα、IKKβ的蛋白表达水平均有不同程度的降低（$P<0.05$）；连花清瘟中剂量组、连花清瘟高剂量组和地塞米松组的间隙连接蛋白43、闭锁蛋白、闭锁小带蛋白的表达水平显著提高（$P<0.05$）。表明连花清瘟能够通过抑制IKK/IκB/NF-κB信号通路，抑制炎性细胞浸润，减轻炎症反应，保护肺泡上皮细胞，减轻脂多糖导致的肺损伤。

李琦等在体外实验中使用含10%FBS的DMEM培养基培养RAW264.7细胞，分为正常组、模型组（LPS 2mg/L）及连花清瘟（25mg/L、50mg/L、100mg/L、500mg/L）给药组，将LPS与连花清瘟同时加入培养板内，24小时后收集培养上清液，对THP-1细胞和腹腔巨噬细胞进行上述实验检测方法。使用含10%FBS的1640培养基培养THP-1细胞，分为正常组、佛波酯（PMA）组（PMA 50mg/L）、模型组（PMA 50mg/L+LPS 2mg/L）、连花清瘟给药组（50mg/L、100mg/L、500mg/L）用显微镜对细胞进行计数。结果显示，与模型组比较，连花清瘟给药组所趋化的巨噬细胞数量、单核细胞数量显著降低（$P<0.05$，$P<0.01$），连花清瘟可减少趋化的巨噬细胞数量、单核细胞数量（$P<0.05$，$P<0.01$），MCP-1mRNA和蛋白表达呈剂量依赖性的显著降低（$P<0.05$，$P<0.01$）。表明在巨噬细胞中，连花清瘟能够有效地抑制LPS引起的MCP-1表达上调，并且药效结果具有显著的剂量依赖性。

为了进一步验证该疗效，将120只SPF级雄性昆明（KM）小鼠随机分成正常对照组、模型组、地塞米松组（5mg/kg）、青/链霉素组（5mg/kg）、连花清瘟组（300mg/kg、600mg/kg、1200mg/kg），干预7天。结果显示，与模型组比较，各给药组肺泡巨噬细胞的数目显著减少，TNF-α和MCP-1的浓度均显著下降（$P<0.05$，$P<0.01$）。HE染色显示，与模型组比较，连花清瘟给药组小鼠的肺部病理形态损伤均有不同程度改善，高剂量组可见少量中性粒细胞、红细胞等渗出物，水肿、增生等情况明显改善，中剂量组肺内可见炎症细胞浸润、红细胞渗出、增生等，但均有减轻，低剂量组仍可见中性粒细胞、巨噬细胞，肺泡壁薄厚不均，但与模型组相比也有改善。表明连花清瘟能够通过降低MCP-1表达量和单核巨噬细胞在肺部感染灶的趋化和募集，进而降低病理性炎症损伤水平，阻断急性肺损伤模型动物的疾病进展。

（二）抑制病毒感染所致的炎性反应

1. 抑制流感病毒所致的炎性反应

Ding等培养MDCK细胞和A549细胞，接种不同的流感病毒（H1N1、H3N2、H9N2、H7N9）。结果显示，连花清瘟均能抑制H1N1、H3N2、H9N2、H7N9的病毒活性，其中对H3N2、H9N2的抑制效果最好（SI分别为15.85和8.80）。进一步研究发现，在病毒复制的早期（0～2小时），连花清瘟显著降低病毒滴度，能够抑制不同流感病毒（H1N1、H3N2、H9N2、H7N9）诱导的NF-κB活化，并以剂量依赖的方式降低病毒诱导的IL-6、IL-8、TNF-α、IP-10和MCP-1的mRNA水平。提示连花清瘟具有广谱抗流感病毒作用，抑制感染早期病毒复制，且降低病毒感染所致的炎性因子水平。

樊高薇等采用甲型H1N1流感病毒液滴鼻感染BALB/c小鼠，随机分为对照组、模型组、连花清瘟组（5g/kg），干预5天。结果显示，与模型组比较，连花清瘟组的肺组织酪氨酸蛋白激酶（JAK1）/信号转导和转录激活因子（STAT3）mRNA水平显著降低（$P<0.05$）。HE染色显示，与模型组比较，连花清瘟组小鼠肺组织水肿、充血现象减轻，炎症细胞浸润明显减少，肺部病变得到缓解。表明连花清瘟颗粒可以抑制甲型H1N1流感病毒性肺炎小鼠体内JAK/STAT信号通路，减少小鼠肺组织炎性损伤。

莫红缨等将小鼠随机分为正常组、模型组、连花清瘟低剂量组（0.13g/kg）、连花清瘟中剂量组（0.39g/kg）、连花清瘟高剂量组（1.17g/kg），以及利巴韦林组（0.0585g/kg）。干预第3天，除正常组外，其他组每只小鼠在乙醚浅度麻醉下从鼻腔滴入流感病毒甲型鼠肺适应株（FM1）尿囊液50μL；正常对照组同法滴入无菌生理盐水。结果显示，与模型组比较，连花清瘟低、中剂量组和利巴韦林组的TNF-α、IL-1β、IL-6等炎性细胞因子水平显著下降（$P<0.05$）；连花清瘟低、中、高剂量组和利巴韦林组小鼠的平均存活时间分别为12.6天、12.93天、9.87天、13.4天，死亡保护率分别为37.50%、50.00%、12.50%、62.50%，与模型组比较，差异均有统计学意义（$P<0.05$）。表明连花清瘟可通过调节炎性细胞因子TNF-α、IL-6的表达水平，平衡机体免疫状态以减轻FM1流感病毒引起的小鼠肺部炎性损伤。

2. 抑制新型冠状病毒所致的炎性反应

Li等采用SARS-CoV-2病毒感染Huh-7细胞观察连花清瘟的抗病毒作用。结果表明，连花清瘟明显抑制SARS-CoV-2病毒感染Huh-7细胞诱导的促炎细胞因子（TNF-α、IL-6、CCL-2/MCP-1和CXCL-10/IP-10）过度表达（$P<0.05$），且呈浓度依赖性。另有研究表明，连花清瘟显著降低新型冠状病毒B.1.1.529变体病毒感染hACE2转基因小鼠促炎细胞因子（IL-6、IL-8、IP-10、MIP-1α、MCP-1和CCL5）mRNA水平（$P<0.01$）。

3. 抑制RSV所致的炎性反应

丁月文等采用RSV滴鼻感染BALB/c小鼠，随机分为正常组、病毒组、利巴韦林组[（45mg/（kg·d）]、连花清瘟高剂量组[1300mg/（kg·d）]、连花清瘟低剂量组[650mg/（kg·d）]。除正常组外，各组小鼠在乙醚轻度麻醉下，以扩增后的RSV病毒液50μL滴鼻感染小鼠，给药5天。结果显示，感染后第3天，与病毒组比较，连花清瘟高剂量组和利巴韦林组的IL-1β、IL-6 mRNA水平显著下调（$P<0.01$），连花清瘟低剂量组IL-6 mRNA水平显著下调（$P<0.01$）。各给药组TNF-α、角蛋白趋化因子（KC）的mRNA水平与模型组比较无显著差异（$P>0.05$）。表明连花清瘟可显著降低肺内炎性因子水平，改善病毒所致肺组织的病理炎性反应。

（三）抑制空气污染所致的炎性反应

1. 抑制 PM2.5 所致的炎性反应

Ping 等采用气管内滴注细颗粒物 PM2.5 的方法制备粉尘暴露大鼠模型，随机分为模型组、连花清瘟低剂量组（2g/kg）、连花清瘟中剂量组（4g/kg）、连花清瘟高剂量组（8g/kg），另将未暴露大鼠分为生理盐水对照组（1.5mL/kg）和空白对照组（不给药，不接触 PM2.5），给药 24 小时。结果显示：①连花清瘟减轻肺组织炎性反应：模型组肺泡隔增厚，毛细血管充血，肺间质水肿，细支气管周围淋巴细胞和中性粒细胞浸润，连花清瘟治疗组的炎症性反应明显减轻。②连花清瘟抑制氧化炎症反应：与模型组比较，各给药组肺泡灌洗液和血清中的丙二醛（MDA）水平显著降低（$P<0.05$），连花清瘟中、高剂量组肺泡灌洗液和血清中的乳酸脱氢酶（LDH）降低，血清中的谷胱甘肽过氧化物酶（GSH–Px）含量升高（$P<0.05$）。③连花清瘟调节肺组织中氧化炎症相关蛋白表达：与模型组比较，连花清瘟中剂量组和高剂量组大鼠肺组织中的血红素氧合酶 –1、核因子 E2 相关因子 2、醌氧化还原酶 –1（NQO1）蛋白表达升高（$P<0.05$），低剂量组 NQO1 蛋白表达升高（$P<0.05$）。提示连花清瘟可以抑制环境中细颗粒物 PM2.5 引起的大鼠肺组织氧化炎症反应，减轻肺损伤。

2. 抑制汽车尾气所致的炎性反应

唐思文等将 75 只健康 SPF 级雄性昆明种小鼠随机分为溶媒组、模型组、连花清瘟低剂量组（2g/kg）、连花清瘟中剂量组（4g/kg）、连花清瘟高剂量组（8g/kg），除溶媒组外，其他小鼠均放入汽车尾气染毒柜染毒，每天灌胃给药 1 次，连续 14 天。结果表明，HE 染色显示，与模型组比较，连花清瘟中、高剂量组小鼠的肺组织病理损伤明显减轻。与溶媒组比较，模型组肺组织 TNF–α、IL–1β、IL–4、IL–6、IL–12、IL–13 的 mRNA 和蛋白水平均显著升高（$P<0.01$）；与模型组比较，连花清瘟各给药组肺组织中 TNF–α、IL–1β、IL–4、IL–6、IL–12、IL–13 的 mRNA 和蛋白水平均有不同程度的降低（$P<0.05$，$P<0.01$）。表明连花清瘟通过降低血液和肺组织中的炎性因子水平，改善汽车尾气造成的肺组织病理损伤。

（四）抑制二甲苯所致小鼠耳肿胀

将雄性小鼠随机分为模型组、连花清瘟小剂量组（生药 1.5g/kg）、连花清瘟中剂量组（生药 3.0g/kg）、连花清瘟大剂量组（生药 6.0g/kg）及阳性药醋酸泼尼松组（8.0mg/kg），干预 7 天。结果显示，模型组、连花清瘟小剂量组、连花清瘟中剂量组、连花清瘟大剂量组、醋酸泼尼松组的小鼠耳肿胀度分别为 11.4、8.6、8.8、7.8，各剂量连花清瘟和醋酸泼尼松均可显著抑制二甲苯所致小鼠耳肿胀（$P<0.05$），表明连花清瘟具有抗炎作用。

（五）抑制 1% 角叉菜胶所致大鼠足肿胀

将雄性大鼠随机分为模型组、连花清瘟小剂量组（生药 1.2g/kg）、连花清瘟中剂量组（生药 2.4g/kg）、连花清瘟大剂量组（生药 4.8g/kg）及阳性药醋酸泼尼松组（6.0mg/kg），干预 7 天。结果显示，在致炎后 1 小时，上述各组小鼠的足肿胀度依次为 1.52、1.00、3.75、0.78、0.80，连花清瘟小剂量组、连花清瘟大剂量组和醋酸泼尼松组的足肿胀度均显著低于模型组（$P<0.01$）。致炎后 2 小时，上述各组小鼠的足肿胀度依次为 1.55、1.40、3.06、1.09、1.06，连花清瘟大剂量组和醋酸泼尼松组的足肿胀度均显著低于模型组（$P<0.01$）。致炎后 4 小时，上述各组小鼠的足肿胀度依次为 1.26、0.96、3.98、1.03、0.93，连花清瘟小剂量组、连花清瘟大剂量组和醋酸泼尼松组的足肿胀度均显著低于模型组（$P<0.05$，$P<0.01$）。致炎后 6 小时，上述各组小鼠的足肿胀度依次为 1.18、1.05、3.78、0.88、0.72，连花清瘟大剂量组和醋酸泼尼松组的足肿胀度均显著低于模型组（$P<0.01$）。提示连花清瘟有明显的抗炎作用。

（六）抑制 0.6% 醋酸致小鼠腹腔毛细血管通透性增加

建立 0.6% 醋酸致小鼠腹腔毛细血管通透性增加小鼠模型，随机分为模型组、连花清瘟小剂量组（生药 1.5g/kg）、连花清瘟中剂量组（生药 3.0g/kg）、连花清瘟大剂量组（生药 6.0g/kg）及阳性药醋酸泼尼松组（8.0g/kg），干预 7 天。结果显示，与模型组比较，上述各给药组均可显著降低小鼠腹腔毛细血管通透性（$P<0.01$）。提示连花清瘟有较强的抗炎作用。

四、连花清瘟调节免疫作用

（一）调节免疫功能低下小鼠的免疫功能

1. 调节免疫功能低下小鼠的细胞免疫功能

采用对 2,4- 二硝基氟（DNFB）诱发迟发型超敏反应小鼠皮下注射氢化可的松以制备免疫功能低下模型，观察连花清瘟对特异性细胞免疫功能的作用。将小鼠随机分为正常组、模型组、连花清瘟小剂量组（生药 1.5g/kg）、连花清瘟中剂量组（生药 3.0g/kg）、连花清瘟大剂量组（生药 6.0g/kg）及阳性药胸腺肽组（5mg/kg）。结果显示，上述各组小鼠的耳肿胀度依次为 12.1、6.3、10.1、10.2、10.6、11.3，与模型组比较，各给药组的小鼠耳肿胀度均显著升高（$P<0.01$）。提示连花清瘟可明显增强免疫功能低下小鼠对 2,4- 二硝基氟苯诱发的迟发型超敏反应，提高其细胞免疫功能。

2. 调节免疫功能低下小鼠的体液免疫功能

采用皮下注射环磷酰胺的方法制备小鼠免疫功能低下模型，随机分为正常组、模型组、连花清瘟小剂量组（生药 1.5g/kg）、连花清瘟中剂量组（生药 3.0g/kg）、连花清瘟大剂量组（生药 6.0g/kg）及阳性药左旋咪唑组（30mg/kg）。结果显示，与模型组比较，各给药组小鼠的血清溶血素抗体水平（219.84、203.10、245.62、247.97）均显著升高（$P<0.01$）。提示连花清瘟能提高免疫功能低下小鼠血清溶血素抗体水平，提高其体液免疫功能。

3. 调节免疫功能低下小鼠的巨噬细胞吞噬功能

采用皮下注射环磷酰胺的方法制备免疫功能低下小鼠模型，观察连花清瘟对非特异性免疫功能的作用。随机分为正常组、模型组、连花清瘟小剂量组（生药 1.5g/kg）、连花清瘟中剂量组（生药 3.0g/kg）、连花清瘟大剂量组（生药 6.0g/kg）及阳性药左旋咪唑组（30mg/kg）。结果显示，连花清瘟小剂量组、连花清瘟中剂量组、连花清瘟大剂量组和左旋咪唑组的吞噬百分率分别是 40.5、35.6、34.4、42.6，吞噬指数分别是 0.204、0.252、0.301、0.326，均显著高于模型组（$P<0.01$）。提示连花清瘟可提高免疫功能低下小鼠腹腔巨噬细胞的吞噬功能。

（二）调节流感病毒感染小鼠的免疫功能

郭海等采用流感病毒 FM1 滴鼻建立感染小鼠模型。将小鼠随机分为正常组、模型组、利巴韦林组（0.0585g/kg）、连花清瘟高剂量组（0.39g/kg）、连花清瘟低剂量组（0.13g/kg）。结果显示，与模型组比较，连花清瘟高剂量组小鼠血中的 $CD4^+$ 和 $CD4^+/CD8^+$ 水平显著升高（$P<0.05$）。表明连花清瘟对流感病毒感染引起的细胞免疫功能有一定的改善作用。

Ding 等实验将 BALB/c 小鼠随机分为正常组、模型组、连花清瘟低剂量组［650mg/（kg·d）］、连花清瘟高剂量组［1300mg/（kg·d）］，采用 H1N1 流感病毒滴鼻感染小鼠（正常组除外），模型组给予溶剂处理，干预 5 天。结果显示，与模型组比较，连花清瘟高剂量组病毒滴度显著降低（$P<0.05$），低剂量组有降低的趋势，但差异无统计学意义（$P>0.05$）。与模型组比较，感染后第 4 天，连花清瘟低剂量组和连花清瘟高剂量组的 KC、IL-1β、IL-6、IFN-γ 水平显著降低（均 $P<0.05$），高剂量组的 TNF-α、MCP-1、IP-10 水平显著降低（$P<0.05$）；感染后第 6 天，连花清瘟低、高剂量组的 MCP-1 水平降低（均 $P<0.05$），高剂量组的 KC 水平降低（$P<0.05$）；感染后第 8 天，仅高剂量组的 IFN-β 水平降低（$P<0.01$）。表明连花清瘟可降低促炎因子和趋化因子，调节病毒感染小鼠的免疫应答。

（三）动态连续调控新型冠状病毒感染后免疫功能

2021 年，“基于免疫调节的病毒类呼吸系统传染病‘异病同治’机制研究”获批国家自然科学基金重点项目。研究结果显示，以免疫调节机制为切入点，整合质谱流式（CyTOF）、RNA 测序技术（RNA-seq）、Olink 微量蛋白组学技术，绘制奥密克戎感染者外周血免疫细胞图谱，从免疫细胞、基因、蛋白层面揭示连续动态调控免疫功能时空特征：①提高宿主的免疫防御能力清除病毒：下调 PD-L2 基因促进 NK 细胞活化；上调 4-1BB、P2RX5、OX40 基因促进 T 细胞活化，抑制致病性 Treg、耗竭性 $CD8^+$T 细胞；上调 NEIL1、EBF1、TLR6 基因促进 B 细胞活化，提高代偿性免疫介导抗体生成。②调节过度炎症与免疫抑制失衡状态，阻断疾病进展：上调 AMPD3、RLN2、RAPGEF3 抗炎基因，下调 IRS1、IL9R 促炎基因，抑制 T 细胞、B 细胞过度活化，减轻炎症反应；降低 CXCL11、PLXNA4 蛋白，解除 T 细胞、NK 细胞免疫抑制；抑制致病性细胞因子 β- 神经生长因子（β-NGF）、KRT19，提高保护性细胞因子成纤维细胞生长因子 -19（FGF-19）。证实连花清瘟能连续、动态调节机体免疫功能：激活 T 细胞、NK 细胞、B 细胞，减轻 T 细胞耗竭，提高宿主免疫防御能力，促进清除病毒；调节过度炎症与免疫抑制失衡状态，阻断疾病进展。这些研究为连花清瘟用于密接人群防发病、无症状感染者促转阴，确诊患者降转重、促恢复，防治新型冠状病毒感染提供了免疫学机制。

五、连花清瘟解热、止咳、化痰作用

（一）解热作用

采用伤寒 - 副伤寒甲 - 副伤寒乙三联菌苗致家兔发热模型，将家兔随机分为模型组、连花清瘟小剂量组（生药 1.2g/kg）、连花清瘟中剂量组（生药 2.4g/kg）、连花清瘟大剂量组（生药 4.8g/kg）、阳性药醋酸泼尼松片组（6mg/kg）。结果显示，与模型组比较，连花清瘟小剂量组家兔在给药后 0.5 小时、1 小时、2 小时、3 小时、4 小时各时间点的体温显著降低（均 $P<0.05$），连花清瘟中剂量组家兔在给药后 1 小时、2 小时、3 小时、4 小时、5 小时各时间点体温显著降低（均 $P<0.05$），连花清瘟大剂量组家兔在给药后 0.5 小时、1 小时、2 小时、3 小时、5 小时各时间点体温显著降低（均 $P<0.05$），醋酸泼尼松片组家兔在给药后 1 小时、2 小时、3 小时、4 小时、5 小时各时间点体温显著降低（均 $P<0.05$）。提示连花清瘟胶囊对伤寒—副伤寒甲—副伤寒乙三联菌苗致家兔发热有明显的解热作用。

（二）镇咳作用

采用氨水致小鼠咳嗽模型，将小鼠随机分为模型组、连花清瘟小剂量组（生药 1.5g/kg）、连花清瘟中剂量组（生药 3.0g/kg）、连花清瘟大剂量组（生药 6.0g/kg）、阳性药复方甘草片组（0.2g/kg），干预 7 天。结果显示，与模型组比较，各用药组的咳嗽潜伏期均显著延长（均 $P<0.05$），3 分钟内咳嗽次数均显著减少（均 $P<0.05$），表明连花清瘟具有显著的镇咳作用。

（三）化痰作用

将雄性小鼠随机分空白对照组、连花清瘟小剂量组（生药 1.5g/kg）、连花清瘟中剂量组（生药 3.0g/kg）、连花清瘟大剂量组（生药 6.0g/kg）及复方甘草片阳性对照组（0.2g/kg），各给药组灌胃给予相应剂量药物，空白对照组给予等量羧甲基纤维素钠，连续给药 7 天。末次给药后 30 分钟，腹腔注射酚红，半小时后处死动物，剥去气管周围组织，剪下自甲状软骨下至气管分支处的一段气管，比较 OD 值（用 OD 值大小表示酚红排泌量的多少，OD 值大表示酚红排泌量多）。结果显示，上述各组的 OD 值依次为 0.057、0.106、0.146、0.154、0.154，与空白对照组比较，各给药组均可显著增加酚红的排泌量（$P<0.05$），表明连花清瘟具有明显的化痰作用。

六、连花清瘟药效物质基础研究

（一）连花清瘟体内药物代谢学研究

1. 连花清瘟化学成分表征研究

利用UPLC–QE–HRMS/MS全面检测连花清瘟相关成分并进行表征，共检测出124个黄酮类、蒽醌类、萜类、生物碱类、咖啡奎宁酸类、苯乙醇苷类、有机酸类及氰苷类化合物。基于HPLC–MS/MS技术定量分析方法，对其中48个化合物进行含量测定。结果发现，含量较高的化合物主要来源于连翘、甘草和金银花。其中，连翘脂苷I含量最高（9.437mg/mL），其次为连翘脂苷H（6.387mg/mL），甘草酸（4.483mg/mL）和隐绿原酸（3.439mg/mL），这为连花清瘟体内代谢研究提供了研究数据。

2. 连花清瘟体内药代动力学研究

Chen等基于高分辨质谱和智能非靶向数据挖掘技术对人体中连花清瘟暴露成分进行分析和评估。结果显示，在人血浆和尿液中共识别出188个相关化合物，包括66个原型和122个相关代谢产物，成功对其中的174个化合物（其中26个为麻黄碱和伪麻黄碱相关成分）进行了结构鉴定，筛选出22个具有代表性的化合物进行人体内代谢途径研究，发现氧化、葡萄糖醛酸化和硫酸化是绝大部分化合物均会涉及的代谢反应。

Zhu等在单次灌胃连花清瘟的大鼠体内（血浆、尿液、粪便和胆汁）共检测到505个相关化合物，包括219个原型和286个代谢产物，并对其中443个化合物进行了结构鉴定。进一步针对血浆的46个化合物进行药物动力学研究和定量分析。结果发现，与人体内代谢相比，多数化合物在大鼠体内的代谢途径基本涵盖了其在人体内的主要代谢途径，说明连花清瘟在大鼠与人体内的代谢途径具有良好的一致性。为进一步验证连花清瘟不同种属间的代谢相似性，采用曲线下方面积混合法（AUC pooled法）比较大鼠和人血浆中连花清瘟暴露组分差异。结果显示，大鼠与人血浆中的主要暴露成分一致，说明大鼠可作为连花清瘟非临床体内代谢研究的理想模型动物。

3.“药味–成分–靶点–通路–药效”多层次关联网络构建

（1）PK–PD连花清瘟潜在活性成分验证：基于连花清瘟在人和大鼠体内代谢的一致性，共筛选出15个潜在活性成分（麻黄碱、苦杏仁苷、咖啡酸、奎宁酸、没食子酸、β–甘草次酸、甘草素、芒柄花素、大黄素、大黄酸、连翘脂苷A、连翘苷、木犀草素、山柰酚、红景天苷）。采用脂多糖（LPS）诱导建立小鼠急性肺炎模型和RAW 264.7细胞炎症模型。结果显示，与模型组相比，各潜在药效物质组治疗后，均有效改善组织病理学损伤。肺组织免疫荧光显示，经各药效物质组治疗后巨噬细胞M1型标志蛋白iNOS表达显著降低，M2型标志蛋白CD206表达升高，且血清中促炎因子TNF和IL–6水平降低，说明各药效物质组均具有免疫调节和抗炎作用。且大黄素、大黄酸组治疗效果优于咖啡酸、奎宁酸、没食子酸，β- 甘草次酸、甘草素、芒柄花素和连翘苷、连翘脂苷 A 组；麻黄碱、苦杏仁苷和山柰酚抗炎效果相近，均优于红景天苷。

根据小鼠肺组织 RNA-seq 的转录组数据，进行差异基因网络药理学和功能富集分析，通过构建"药材 – 成分 – 靶点 – 通路"多层次关联网络，推测 15 个潜在活性物质可能通过参与调控多条炎症（IL-17、NOD 样受体、TNF）、免疫（趋化因子、免疫系统中的细胞因子信号传导等）和病毒感染相关（COVID-19 不良反应、SARS-CoV-2 网络图谱和 SARS-CoV-2 先天免疫逃避和细胞特异性免疫反应等）的信号通路，干预相关炎症因子的表达（STAT1、TNF、IL6、ISG15、IFI35、CXCL10、IFIT3 和 IRF7 等），降低其分泌水平（TNF 和 IL-6），进而发挥抗炎作用。

（2）连花清瘟靶向抑制 ACE2 发挥抗病毒作用的药效物质基础：Chen 等首次合成 ACE2 生物色谱固定相用于筛选连花清瘟有效成分，成功鉴定出 8 种人体内高暴露且具有潜在 ACE2 靶向活性的成分，包括新绿原酸及其异构体、苦杏仁苷、野黑樱苷、甘草酸、连翘苷 A、连翘苷 I、大黄酸、芦荟大黄素。等离子共振分析、分子对接模拟显示大黄酸、连翘酯苷 A、连翘酯苷 I、新绿原酸及其异构体 4 种成分对 ACE2 具有酶活抑制作用，通过阻断新型冠状病毒 S 蛋白与 ACE2 受体结合发挥防治新型冠状病毒的作用。该文章是连花清瘟人体暴露信息和 ACE2 靶向组分的首次报道，为其在抗新型冠状病毒的药理活性成分和机制研究方面提供了化学和生物学依据。研究结果发表在 *Acta Pharmaceutica Sinica B*，并被作为封面文章报道，入选 ESI 热点论文和高被引论文。

4. 连花清瘟组方关键单体对结构细胞与免疫细胞互作机制的干预研究

基于人体和大鼠体内暴露视角确定连花清瘟组方中的代表性单体成分：来源于麻杏石甘汤的野黑樱苷或苦杏仁苷（苦杏仁）、甘草次酸（甘草），来源于大黄的大黄酸、大黄素，来源于银翘散的连翘酯苷 A（连翘），咖啡酸、奎宁酸（金银花）和来源于红景天的红景天苷。

（1）甘草次酸激活呼吸道上皮细胞早期抗新型冠状病毒活性反应：Qi 等采用均相时间分辨荧光共振能量转移技术（HTRF）、生物膜干涉技术和分子对接技术，观察甘草次酸体内外抗新型冠状病毒的药效作用，表明甘草次酸通过特定位点（SER-162 和 TYR-240 等氨基酸位点）与人干扰素基因刺激蛋白（hSTING）特异性结合。并通过 STING 激活干扰素调节因子 3（IRF3）的核转位激活下游 Ⅰ 型干扰素相关基因（IFNβ、OSA1、ISG15 等）表达，增强宿主细胞抗病毒作用。证实甘草次酸通过调控 cGAS-STING 信号通路，激活呼吸道上皮细胞早期广谱抗病毒活性反应，防止病毒感染早期过度复制。

（2）连翘酯苷 A 维持结构细胞 – 免疫细胞互作稳态：采用 NRF2 报告基因体系，发现连翘酯苷 A 可以激活 NRF2 信号通路。生物膜干涉技术、分子对接技术等证明，连翘脂苷A通过结合并抑制KEAP1对NRF2的降解，从而促进NRF2的入核，增强下游HO-1、NOQ、GPX4和AMID等抗氧化应激，特别是铁死亡抵抗等相关基因的表达。进一步在急性肺损伤和新型冠状病毒感染小鼠模型中证明，连翘酯苷A可以通过激活结构和免疫细胞中NRF2相关抗炎、抗氧化应激通路，维护结构－免疫细胞互作平衡，减轻LPS和病毒导致的炎症细胞浸润，缓解肺组织病理损伤。结果表明，连翘酯苷A通过激活NRF2及其下游相关通路，维护结构细胞－免疫细胞互作，发挥抗氧化应激及抗病毒导致的炎症反应，从而发挥抗炎抗病毒的作用。

（3）红景天维持结构细胞－免疫细胞互作稳态：体外培养小鼠骨髓单核细胞并诱导成巨噬细胞研究结果显示，红景天能够增强M1巨噬细胞的吞噬功能，维持M2巨噬细胞比例，并提高抗炎因子IL-10的分泌，同时降低促炎因子IL-6的分泌。体外培养人肺微血管内皮细胞（HPMEC）经过LPS刺激，红景天干预，采用RNA-seq测序分析表明红景天能降低内皮细胞中炎症反应相关基因的表达，并提高紧密连接相关基因的表达水平。此外，红景天有效降低缺氧条件下HPMEC中HIF-1α的表达。利用含或不含红景天干预的巨噬细胞条件培养基处理肺上皮细胞，发现红景天促进上皮细胞的增殖，提示对免疫细胞与结构细胞互作有保护作用。在急性肺损伤模型中，初步证实红景天能有效减轻LPS引起的肺部炎性细胞浸润。

（4）大黄酸调节急性肺损伤小鼠模型“肠－肺轴”及其结构细胞－免疫细胞互作稳态：采用LPS气道滴注构建小鼠急性肺损伤，DSS诱导小鼠急性结肠炎模型，大黄干预并通过免疫荧光检测肠道、肺屏障完整性；采用ELASA检测肠道－循环（血液）－肺部炎症相关因子（如LPS和TNFα）的水平。结果表明，急性结肠炎模型中出现肺部病理损伤，急性肺损伤模型观察到肠道的改变；大黄及其活性成分通过维持肠－肺上皮屏障的完整性，并降低肠－血－肺中促炎因子的水平，有效调节“肠－肺轴”及其结构细胞－免疫细胞互作稳态，从而抗击炎症导致的肠、肺损伤。

以上的研究结果表明，连花清瘟的多种活性成分通过多靶点和多通路的机制，调节宿主细胞及其与免疫细胞的相互作用，从而在病毒识别、入侵、复制和感染扩展等过程中有效抵抗病毒感染。

（二）连花清瘟基于拆方的配伍科学内涵研究

1. 连花清瘟整合药效学作用来自银翘散类、麻杏石甘类和大黄

基于连花清瘟汇聚三朝名方的组方特点建立拆方方案，分为整方组、减麻杏石甘汤组、减银翘散组、减大黄组，根据整方药效学特点建立抗病毒、抗炎、退热、镇咳、化痰、维护肠道屏障的多维度药效评价体系，通过整方与拆方药效作用对比解析其配伍科学意义。抗病毒作用：整方组＞减麻杏石甘汤组＞减大黄组＞减银翘散组。抗炎作用：整方组＞减麻杏石甘汤组＞减大黄组＞减银翘散组。退热作用：整方组＞减银翘散组＞减大黄组＞减麻杏石甘汤组。镇咳作用：整方组＞减大黄组＞减银翘散组＞减麻杏石甘汤组。化痰作用：整方组＞减大黄组＞减麻杏石甘汤组＞减银翘

散组。改善肺损伤引起的肠道损伤：整方组＞减银翘散组＞减麻杏石甘汤组＞减大黄组。上述结果表明，连花清瘟的整合药效学作用分别来自组方中的银翘散、麻杏石甘汤、大黄，银翘散类成分主要发挥抗病毒、抗炎、化痰作用，麻杏石甘汤主要发挥退热、镇咳作用，大黄的主要作用为减轻肺损伤引起的肠道损伤，同时在抗病毒、抗炎、退热等方面也发挥着重要作用。

2. PK–PD 联合解析历代疫病代表方药配伍起效的科学内涵

基于 HPLC–MS/MS 技术，遴选 46 个血浆中有暴露的成分，建立多成分药代动力学定量分析方法，全面解析连花清瘟的不同组方成分对体内药代特征的影响，结合药效学验证数据，PK–PD 联合阐明连花清瘟组方配伍的科学性。①整方和拆方药代动力学比较数据表明：连花清瘟整方在体内吸收显著优于各个拆方组，提示整方具有非常好的药代“和谐性”。② PK–PD 联合证实，麻杏石甘汤类组分影响银翘散类相关成分的吸收和药效。PK：减麻杏石甘汤组中银翘散类相关成分（绿原酸类、连翘酯苷类和断氧化马钱子苷）吸收显著下降。PD：减银翘散组体内抑制病毒复制的作用显著降低，提示银翘散成分具有体内抑制病毒复制作用；减麻杏石甘汤组虽然仍含有银翘散类成分，但是无抗病毒作用，揭示去除麻杏石甘汤成分后，银翘散的体内暴露量下降，抗病毒活性减弱。③ PK–PD 联合证实大黄影响银翘散和麻杏石甘汤类相关成分的吸收和药效。PK：减大黄组中银翘散类相关成分（绿原酸类、连翘酯苷类和断氧化马钱子苷）和麻杏石甘汤相关成分（苦杏仁苷的代谢产物野黑樱苷和甘草酸的代谢产物甘草次酸）的体内暴露量均显著下降。PD：减银翘散组和减麻杏石甘汤组的体内抗病毒活性降低，提示银翘散类组分和麻杏石甘汤组分均具有抗病毒作用；减大黄组虽然仍含有银翘散和麻杏石甘汤成分，但是无抗病毒作用，揭示减去大黄后，银翘散和麻杏石甘汤类成分的体内暴露量下降，抗病毒活性减弱。④ PK–PD 联合证实银翘散与麻杏石甘汤类成分影响大黄在体内的吸收和药效。PK：减银翘散组或减麻杏石甘汤组中大黄相关成分（大黄素、大黄酸、大黄素 –8–O–β–D– 葡萄糖苷等）的吸收均显著下降。PD：减大黄组促进 LPS 致急性肺损伤模型的纤毛摆动作用显著降低，提示大黄具有促进纤毛摆动作用；减银翘散组虽然仍含大黄成分，但是无促进纤毛摆动作用，揭示减银翘散后，大黄的体内暴露量下降，促进纤毛摆动活性减弱；此外，减大黄组缓解 LPS 致大鼠发热的作用降低，提示大黄具有缓解 LPS 致大鼠发热作用；减麻杏石甘汤组虽然仍含有大黄的成分，但是无缓解 LPS 致大鼠发热作用，揭示减麻杏石甘汤后，大黄的体内暴露量下降，缓解 LPS 致大鼠发热作用减弱。上述研究证实，连花清瘟组方中的银翘散、麻杏石甘汤、大黄类成分相互促进体内的吸收和代谢，使整方发挥最佳药效作用。本研究进一步从 PK–PD 联合证实连花清瘟汇聚三朝名方组方配伍特点的科学内涵。

第三节　临床研究

连花清瘟吸取三朝名方发挥“清瘟解毒，宣肺泄热”的积极干预作用，药效学研究显示出广谱抗病毒、有效抑菌抗炎，退热、止咳、化痰改善临床症状，调节机体免疫、增强抗病康复能力的系统干预作用。临床应用于流行性感冒、新型冠状病毒感染等病毒类呼吸系统传染病，发挥防治结合的“异病同治”作用；还可应用于上呼吸道感染、社区获得性肺炎等多种呼吸系统疾病，均取得了显著临床疗效。

一、连花清瘟有效防治流行性感冒

流行性感冒是由流感病毒引起的急性呼吸道传染病，具有季节性传播、流行面广、发病率高及高度传染性等特点。临床主要表现为发热、头痛、鼻塞、流涕、咽喉痛等症状，多伴有全身肌肉关节酸痛、乏力、食欲减退。临床研究证实，连花清瘟治疗成人及儿童流行性感冒可明显减少疾病的严重程度和症状的持续时间，治疗季节性流感尤其是外感风热者临床疗效较好，对流感患者的密切接触者及健康人群具有预防作用。

（一）有效治疗甲型 H1N1 流感及季节性流感

Duan 等开展连花清瘟治疗甲型 H1N1 流感随机、双盲、对照、多中心临床研究，将 244 例甲型 H1N1 流感患者随机分为治疗组（122 例）和对照组（122 例），治疗组给予连花清瘟胶囊（每次 4 粒，3 次 / 天），对照组给予磷酸奥司他韦胶囊（每次 75mg，3 次 / 天），给药 5 天，观察 7 天。结果显示，治疗组的流感样症状缓解时间与对照组无显著差异（69 小时 vs85 小时，$P>0.05$），病毒核酸转阴时间与对照组差异无统计学意义（108 小时 vs101 小时，$P>0.05$），退热时间优于对照组（17 小时 vs23 小时，$P<0.05$），单项症状咳嗽（62 小时 vs73 小时）、喉咙痛（43.5 小时 vs60 小时）、疲劳（20.5 小时 vs37 小时）的缓解时间均显著优于对照组（$P<0.05$），两组不良反应的发生率差异无统计学意义（$P>0.05$）。表明连花清瘟在病毒核酸转阴时间及流感总体症状缓解时间方面与磷酸奥司他韦疗效相当，但连花清瘟能明显减轻疾病的严重程度和缩短咳嗽、喉咙痛、疲劳等症状的持续时间，且安全性良好。此外，连花清瘟的治疗费用仅为磷酸奥司他韦的 1/8。

中国中医科学院广安门医院等研究者采用阳性药平行对照、分层区组随机、双盲、多中心临床试验设计方法，将 440 例流行性感冒（毒热袭肺证）患者按照 3∶1 的比例随机分为治疗组（330 例）和对照组（110 例），治疗组给予连花清瘟胶囊（每次 2 粒，3 次 / 天），对照组给予羚羊感冒胶囊（每次 2 粒，3 次 / 天），疗程 3 天。结果显示，①证候疗效：治疗组的证候疗效显效率显著高于对照组（78.1%vs59.0%，$P<0.01$）。②体温疗效：治疗组的体温疗效显效率显著高于对照组（72.7%vs57.1%，

$P<0.01$）。③单项症状消失率：治疗组发热（92.1%vs79.0%）、恶寒（91.4%vs81.9%）、咽干或痛（66.0%vs50.0%）、肌肉酸痛（81.0%vs70.5%）、咳嗽（44.4%vs34.4%）等症状消失率均高于对照组（$P<0.05$）。④次要疗效指标：治疗组发热起效时间、体温复常率均显著优于对照组（$P<0.01$）。⑤不良反应：治疗组未见不良反应发生。提示连花清瘟治疗流行性感冒（毒热袭肺证）疗效显著，有效改善患者发热、恶寒、咽干咽痛、肌肉酸痛、咳嗽等临床症状，且安全性良好。

戴跃龙等开展连花清瘟治疗不同证候的季节性流感的临床研究，纳入季节性流感患者 793 例，其中外感风热组 451 例（随机分为治疗组 245 例，对照组 206 例），外感风寒组 342 例（随机分为治疗组 167 例，对照组 175 例）。治疗组口服连花清瘟胶囊（每次 4 粒，3 次 / 天），对照组口服复方氨酚烷胺胶囊（每次 1 粒，2 次 / 天），疗程 5 天。结果显示：①发热持续时间：治疗组的整体发热持续时间显著短于对照组（2.1 天 vs3.3 天，$P<0.01$），治疗组与对照组比较，外感风热型患者的发热持续时间（2.0 天 vs3.3 天，$P<0.01$）和外感风寒型患者的发热持续时间（2.2 天 vs3.3 天，$P<0.01$）均显著缩短。②症状改善情况：风热治疗组与对照组比较，症状缓解明显，其中咽痛（2.4 天 vs4.5 天）、咳嗽（2.2 天 vs4.2 天）、头痛或头晕（2.3 天 vs3.3 天）的持续时间均显著缩短（$P<0.01$），风寒治疗组的症状缓解程度与对照组的差异无统计学意义。③不良反应：两组差异无统计学意义（$P>0.05$）。表明连花清瘟治疗季节性流感疗效确切，尤其适用于外感风热患者，且安全性良好。

（二）对流感的预防作用

2024 年 8 月 30 日，由广州医科大学附属第一医院为组长单位，全国 55 家医疗机构共同完成的连花清瘟预防季节性流感的随机双盲、安慰剂对照、多中心循证研究，纳入聚居环境中季节性流感密切接触者 1886 例，分别给予连花清瘟和连花清瘟模拟剂进行干预，疗程 5 天，随访至 30 天，主要观察指标为随机分组后第 9 天（±1 天）流感二次传播密切接触者的比例。结果表明，连花清瘟降低流感密切接触者二次传播率 51%、PCR 阳性率 51.5% 及密接者 PCR 阳性且有临床症状的比率 71.1%。

2009 年甲型流感期间，对廊坊市甲型流感密切接触者及周围人群 20553 人预防应用连花清瘟胶囊。结果显示，连花清瘟组（6367 例）的症状出现率为 1.2%，其他药物组（1177 例）为 6.8%，未用药组（13009 例）为 8.8%，连花清瘟的预防效果显著优于其他两组（$P<0.01$），提示针对流感密切接触者和周围健康人群，连花清瘟具有良好的预防作用。

（三）治疗小儿流行性感冒

朱司军等将 220 例甲型流感患儿随机分为对照组（110 例）和治疗组（110 例），对照组给予磷酸奥司他韦，治疗组在对照组基础上加用连花清瘟颗粒，疗程 3 天。结果显示，治疗组的总有效率显著高于对照组（96.36%vs89.09%，$P<0.05$）。治疗组与对照组比较，退热时间（1.93 天 vs2.51 天）、咳嗽消失时间（2.58 天 vs3.30 天）、

咽痛消失时间（1.49 天 vs1.85 天）、病毒转阴时间（5.39 天 vs6.17 天）均显著缩短（$P<0.01$）。治疗组的促炎因子（CRP、TNF-α、IL-6、IL-8）水平均较对照组显著降低（$P<0.01$）。表明连花清瘟联合磷酸奥司他韦治疗儿童甲型流感疗效确切，有效减轻炎症反应。

王勇等将 124 例儿童流感病毒感染患者随机分为对照组（62 例）和观察组（62 例），对照组口服磷酸奥司他韦颗粒剂，治疗组在对照组基础上加用连花清瘟胶囊，疗程 3 天。结果显示，治疗组与对照组比较，证候疗效总有效率（91.94%vs77.42%）、体温疗效总有效率（93.55%vs77.42%）、退热起效时间（3.04vs5.65），均显著优于对照组（$P<0.05$）。治疗组 NO、IFN-γ 水平较对照组显著升高（$P<0.05$），IL-17 水平较对照组显著降低（$P<0.05$）。表明连花清瘟联合奥司他韦有效治疗儿童流感病毒感染能显著提高证候疗效，快速退热，减轻炎症反应。

（四）治疗流行性感冒的系统评价

牛倩倩等纳入 10 项连花清瘟治疗流行性感冒临床研究，总样本量为 1525 例患者，进行 Meta 分析。结果显示，连花清瘟胶囊在缓解流感症状方面优于奥司他韦，可缩短头痛消失时间（SMD = –0.25，95%CI：–0.48～–0.01）、咽痛消失时间（SMD = –0.53，95%CI：–0.72～–0.34）、咳嗽消失时间（SMD = –0.39，95%CI：–0.57～–0.21）、周身酸痛消失时间（SMD = –0.49，95%CI：–0.78～–0.21）、乏力消失时间（SMD = –0.56，95%CI：–0.82～–0.29）、退热时间（SMD = –3.47，95%CI：–6.27～–0.67）。临床疗效优于利巴韦林（RR = 1.53，95%CI：1.24～1.90），体温疗效优于氨咖黄敏胶囊（RR=1.37，95%CI：1.19～1.57），差异均有统计学意义（$P<0.05$）。表明连花清瘟治疗流行性感冒安全有效，改善头痛、咽痛、咳嗽、周身酸痛、乏力、发热等症状的作用优于奥司他韦，疗效优于利巴韦林，退热优于氨咖黄敏胶囊。

Zhao 等采用荟萃分析回顾了连花清瘟胶囊与奥司他韦治疗甲型流感病毒感染疗效的研究结果，纳入并分析了 5 个随机对照试验。结果显示，与服用奥司他韦的患者相比，服用连花清瘟胶囊的患者，其发热（WMD = –4.65，95%CI –8.91～–0.38，P=0.030）、咳嗽（WMD = –9.79，95%CI –14.61～–4.97，$P<0.0001$）、喉咙痛（WMD = –13.01，95%CI –21.76～–4.27，P = 0.004）、身体疼痛（WMD = –16.68，95%CI –32.33～–1.03，P = 0.040）等症状持续时间均显著缩短。提示连花清瘟胶囊在改善甲型流感病毒感染症状方面优于奥司他韦。

二、连花清瘟有效防治新型冠状病毒感染

新型冠状病毒感染是近百年来全球最严重传染病大流行，是第二次世界大战以来最严重的公共卫生事件，因其传播速度之快、影响范围之广、防控难度之大，是 21 世纪最具挑战的呼吸系统传染病。42% 密切接触者病毒检出阳性、阳性感染者 30%～50% 无症状，这两类群体成为重要的传播链，75% 野生型患者出现肺炎，17%

肺炎患者转重。连花清瘟能够解决新型冠状病毒感染的关键难题，降低普通型患者的转重症率，改善轻型患者的症状，提高无症状感染者的转阴率，降低密接者的核酸阳性率，显示出防治结合的综合干预优势。连花清瘟作为国家疫情防控的中医药重大成果——“三方三药”的代表药物，在世界疫情防控中发挥重大作用。

（一）防发病——降低新型冠状病毒感染密切接触者核酸阳性率

Gong 等开展连花清瘟对新型冠状病毒感染者密切接触者的前瞻性开放性对照试验，将 1976 例与新型冠状病毒感染者有密切接触史的受试者随机分为对照组（875 例）和治疗组（1101 例），对照组给予常规医学观察，治疗组在对照组基础上加用连花清瘟胶囊（每次 4 粒，3 次 / 天），疗程 14 天。结果显示，治疗组与对照组比较，密接及次密接人群预防应用连花清瘟后核酸检测阳性率降低 76%（0.27%vs1.14%，$P=0.0174$），临床总体症状发生率（99.36%vs98.06%，$P=0.0084$）、发热症状发生率（0.18%vs1.71%，$P<0.001$）显著降低，且无严重不良事件。表明连花清瘟能预防新型冠状病毒感染且安全性良好，为新型冠状病毒感染者的接触者提供了预防用药选择。

Qiao 等开展连花清瘟对新型冠状病毒感染者密切接触者的核酸阳性率影响的回顾性队列研究，共纳入 199 个隔离点的 22975 名新型冠状病毒奥密克戎变异株感染者的密切接触者。其中，对照组（5689 例）给予常规医学观察，治疗组（17286 例）在对照组基础上加用连花清瘟（每次 4 粒，3 次 / 天），疗程 14 天，以鼻、咽拭子核酸检测阳性率为主要评价指标。结果显示，治疗组与对照组比较，核酸检测阳性率显著降低 48%（5.10%vs9.80%，$P<0.001$）；治疗组的男性亚组核酸检测阳性率显著降低（5.19%vs9.46%，$P<0.001$），女性亚组核酸检测阳性率显著降低（4.99%vs10.25%，$P<0.001$）。表明连花清瘟用于密切接触人群，可降低新型冠状病毒感染的发生率。

（二）促转阴——提高新型冠状病毒感染无症状感染者转阴率

Zhang 等开展连花清瘟治疗新型冠状病毒感染无症状感染者的随机对照、多中心临床研究，将 120 例无症状感染者随机分为对照组（60 例）和治疗组（60 例），对照组隔离观察，治疗组隔离观察并给予连花清瘟胶囊（每次 4 粒，3 次 / 天），疗程 14 天。结果显示，在 14 天的隔离观察期间，治疗组的核酸转阴率较对照组提高 81.21%（48.33%vs26.67%，P=0.0142），核酸转阴时间较对照组缩短 7 天（7.5 天 vs14.5 天，P=0.018），临床症状出现率较对照组降低 47.5%（35.00%vs66.67%，P=0.0005），转为普通型比例较对照组降低 51.4%（28.33%vs58.34%，P=0.0005），未发生严重不良事件。表明连花清瘟治疗新型冠状病毒感染无症状感染者疗效确切，提高核酸转阴率，促进病情恢复，防止病情进展。

Xu 等开展连花清瘟治疗新型冠状病毒感染无症状感染者回顾队列研究，共纳入 18151 例无症状感染者，对照组（4360 例）隔离观察，治疗组（4360 例）在隔离观察的同时给予连花清瘟胶囊（每次 4 粒，3 次 / 天），疗程 7 天。主要观察指标为 7

天内的核酸转阴率，次要观察指标包括核酸转阴时间、住院时间和安全性。结果显示，治疗组的核酸转阴率提高 19.78%（55.1%vs46%，$P<0.001$），核酸转阴时间缩短 1 天（7 天 vs8 天，$P<0.001$），住院时间缩短 2 天（10 天 vs12 天，$P<0.001$）。两组均无严重不良事件报告。表明连花清瘟可提高无症状感染者的核酸转阴率，促进病情恢复。

（三）缩病程——改善轻中度新型冠状病毒感染患者临床症状

国家呼吸系统疾病临床医学研究中心为牵头单位，在中国、泰国、菲律宾、越南等 4 个国家的 17 家参研分中心，完成首个中成药治疗奥密克戎变异株引起的轻中度新型冠状病毒感染的随机、双盲、安慰剂对照、国际多中心临床研究。该研究将 815 例轻中度新型冠状病毒感染患者（症状出现≤4 天，鼻塞或流涕、咽痛、咳嗽、气短、精神不振或疲倦、肌痛或身体痛、头痛、发冷或寒战、发热 9 个症状中出现≥3 个）随机分为治疗组（410 例）和对照组（405 例），两组均给予标准治疗，治疗组在标准治疗基础上加用连花清瘟胶囊（每次 4 粒，3 次 / 天），对照组在标准治疗基础上加用连花清瘟安慰剂（每次 4 粒，3 次 / 天），疗程为 14 天。结果显示，治疗组可显著缩短 9 个主要症状达到持续缓解的中位时间，较对照组缩短 2.7 天（4.0 天 vs6.7 天，$P<0.05$），且能明显改善轻中度新型冠状病毒感染患者的发热、乏力、咳嗽、咳痰、气促、胸闷、食欲减退，显著提高主要症状缓解的患者比例 20.72%（86.8%vs71.9%，$P<0.001$），提高症状改善率 19.69%（85.1%vs71.1%，$P<0.001$）。表明连花清瘟治疗轻中度新型冠状病毒感染患者疗效确切，显著改善临床症状，缩短症状持续时间，且无记录严重不良事件。研究结果发表在国际病毒学期刊 *Virology Journal*，为首个中成药随机双盲、安慰剂对照、国际多中心临床研究，入选 2023 年中国中药领域十大医学研究。

（四）防转重——降低新型冠状病毒感染确诊患者转重率，提高临床治愈率

武汉大学人民医院、武汉金银潭医院、广州医科大学第一附属医院等全国 9 个省份的 20 余家医院共同参与的连花清瘟治疗新型冠状病毒感染的前瞻性、随机、对照、多中心临床研究，将 284 名新型冠状病毒感染患者随机分为对照组（142 例）和治疗组（142 例），对照组给予常规治疗，治疗组在对照组的基础上加用连花清瘟（每次 4 粒，3 次 / 天），治疗 14 天。结果显示，治疗组与对照组比较，症状消失率（91.5%vs82.4%，P=0.022）、胸部影像学（CT）好转率（83.8%vs64.1%，$P<0.001$）和临床治愈率（78.9%vs66.2%，P=0.017）均显著提高。治疗组与对照组比较，临床症状中位持续时间（7 天 vs10 天）、发热持续时间（2 天 vs3 天）、乏力持续时间（3 天 vs6 天）和咳嗽持续时间（7 天 vs10 天）显著缩短（$P<0.001$）。治疗组的转重型率较对照组下降 50%（$P>0.05$），显示出良好趋势。两组均无严重不良事件报告。表明连花清瘟治疗新型冠状病毒感染患者疗效确切，有效缓解发热、乏力、咳嗽等临床症状，提高临床治愈率，在降低转重率方面具有良好趋势，且安全性良好。研究结果发

表于 *Phytomedicine*，为国际首篇中成药治疗新型冠状病毒感染的临床文章，入选 ESI 高被引论文、中国百篇最具影响国际学术论文，被 *AnnRheum Dis*、*Signal Transduct TargetTher* 等期刊广泛引用。

（五）防治新型冠状病毒感染的系统评价

Liu 等纳入 11 项连花清瘟治疗新型冠状病毒感染的临床研究，总样本量为 982 例患者，进行 Meta 分析。结果显示，与单纯西药治疗相比，连花清瘟联合西药治疗显著提高总有效率（RR=1.230，95%CI 1.113～1.359，*P*=0.000）和治愈率（RR=1.604，95%CI 1.181～2.177，*P*=0.002），降低疾病加重率（RR=0.350，95%CI 0.154～0.792，*P*=0.012）和住院时间（WMD=–1.991，95%CI –3.278～–0.703，*P*=0.002）。此外，还可提高发热、咳嗽、咳痰、乏力、胸闷、厌食等症状的消失率，缩短患者的发热、乏力时间（*P*＜0.05）。表明连花清瘟联合西药治疗新型冠状病毒感染疗效较好。

Liu 等纳入 8 项连花清瘟治疗新型冠状病毒感染的临床研究，总样本量为 924 例患者，进行 Meta 分析。结果显示，连花清瘟联合常规治疗与单纯常规治疗相比，有效率（RR=1.16，95%CI 1.04～1.30，*P*=0.01）和 CT 恢复率（RR=1.21，95%CI 1.02～1.43，*P*=0.03）显著提高，病情加重率（RR=0.59，95%CI 0.37～0.94，*P*=0.03）和腹泻发生率（5.6%vs13.4%，*P*=0.026）降低。研究表明，连花清瘟可以显著提高新型冠状病毒感染的临床疗效，有效缓解临床症状，改善肺部 CT 表现，安全性良好。

Li 等纳入 7 项连花清瘟治疗新型冠状病毒感染的临床研究，总样本量为 916 例患者，进行 Meta 分析。结果显示，与常规西药治疗相比，口服连花清瘟胶囊联合常规西药治疗显著提高治愈率（OR=2.23，95%CI 1.56～3.18），降低转重症率（OR=0.47，95%CI 0.30～0.75），缩短发热、咳嗽和疲劳的持续时间，提高咳嗽和疲劳的恢复率，增加胸部 CT 表现的改善率并提高恢复率（*P*＜0.05），且不良反应发生率低。表明连花清瘟联合常规治疗新型冠状病毒感染的临床疗效更好。

三、连花清瘟有效治疗上呼吸道感染

上呼吸道感染通常又被称为普通感冒，是最常见的急性呼吸道感染性疾病，其病原体 70%～80% 为病毒，如副流感病毒、呼吸道合胞病毒、腺病毒和鼻病毒等。临床研究显示，连花清瘟治疗上呼吸道感染可明显改善患者的临床症状，提高临床疗效。

（一）有效治疗上呼吸道感染

王以炳等将 200 例上呼吸道感染患者随机分为治疗组（100 例）和对照组（100 例），治疗组给予连花清瘟胶囊（每次 4 粒，3 次 / 天），对照组给予强效感冒片（每次 2 片，3 次 / 天），疗程 3 天。结果显示，①主要疗效：治疗组疗效积分显著高于对照组（4.5vs3.6，*P*＜0.01）。②体温疗效：治疗组痊愈 77 例，显效 17 例，无效 6 例，有效率 94%；对照组痊愈 45 例，显效 30 例，有效率 75%。治疗组体温有效率显著高于对照组（*P*＜0.01）。③症状疗效：治疗组症状消失 93 例，症状改善 7 例，有效率 93%；对照组症状消失 59 例，症状改善 19 例，有效率 59%。治疗组症状有效率显著高于对照组（$P<0.01$）。④次要疗效：治疗组的主症消失时间（4vs6，$P<0.01$）、发热起效时间（1.2vs3.0，$P<0.01$）显著短于对照组，体温复常率（81%vs97%，$P<0.01$）显著低于对照组。⑤两组不良反应无明显差异。提示连花清瘟有效治疗上呼吸道感染，可改善临床症状，降低体温。

石琼宜等将 102 例病毒性感冒患者随机分为西药组（51 例）和中西药结合组（51 例），西药组给予磷酸奥司他韦胶囊（每次 75mg，2 次 / 天），中西医结合组在西药组基础上加用连花清瘟胶囊（每次 4 粒，3 次 / 天），疗程均为 7 天，观察连花清瘟胶囊对临床疗效、临床症状消失时间、不良反应等指标的影响。结果显示，中西药结合组的总有效率显著高于西药组（98.04%vs84.31%，$P<0.05$），咽痛、流鼻涕、发热、关节酸痛等症状的消失时间均显著短于西药组（0.97±0.18vs1.58±0.31、1.29±0.21vs2.15±0.37、1.02±0.20vs1.62±0.33、1.41±0.23vs2.24±0.41，均 $P<0.05$）。两组不良反应的发生率差异无统计学意义。表明连花清瘟胶囊联合磷酸奥司他韦胶囊可改善病毒性感冒临床症状，且安全有效。

赵明敬等将 1000 例中医辨证属于外感风热的急性上呼吸道感染患者随机分为治疗组（500 例）和对照组（500 例），观察组予连花清瘟胶囊（每次 4 粒，3 次 / 天），对照组予维 C 银翘片（每次 2 片，3 次 / 天），疗程 6 天。结果显示，治疗组治愈 241 例，总有效率 94.4%；对照组治愈 187 例，总有效率 78.0%，治疗组总有效率显著高于对照组（$P<0.05$）。治疗组的症状体征改善，包括发热（92.9%vs82.4%）、恶寒（86.8%vs81.7%）、咽痛（78.2%vs52.9%）、四肢酸痛（82.5%vs70.9%）、口渴（77.1%vs53.2%）、鼻塞流涕（84.5%vs35.6%）、咳嗽（89.9%vs50.7%）、汗出（87.5%vs50%）均优于对照组（均 $P<0.05$）。表明连花清瘟有效治疗急性上呼吸道感染，改善临床症状体征。

（二）有效治疗儿童上呼吸道感染

1. 有效治疗儿童急性上呼吸道感染

杜赢将 120 例急性上呼吸道感染患儿随机分为治疗组（60 例）和对照组（60 例），治疗组给予连花清瘟颗粒，对照组给予小儿氨酚黄那敏颗粒，疗程 72 小时。结果显示，观察组与对照组比较，临床疗效总有效率（90%vs81.7%）和发热（95.2%vs84.1%）、咳嗽咳痰（88.8%vs81.6%）、咽部红肿（93.2%vs73.8%）等各项症状改善的总有效率均显著提高（均 $P<0.05$），不良反应发生率显著降低（6.8%vs13.3%，$P<0.05$）。表明连花清瘟能明显改善临床发热、流涕、鼻塞、咽部不适及咳嗽等症状，痊愈时间更短。

2. 有效治疗儿童反复呼吸道感染

李荟等将 100 例反复呼吸道感染患儿随机分为对照组（50 例）和治疗组（50 例），对照组给予利巴韦林泡腾颗粒（每次 0.45g，3 次 / 天），治疗组在对照组基础上加用连花清瘟颗粒（每次 6g，3 次 / 天），疗程 3 天。结果显示，联用连花清瘟可提高临床总有效率（98%vs82%，$P<0.05$），降低 $CD4^{+}CD25^{+}/CD4^{+}$、$CD4^{+}CD25^{+}CD127^{low}/CD4^{+}$ 水平（$P<0.05$）。表明在常规西药治疗的基础上加用连花清瘟，能够提高患儿的整体治疗有效性，增强患儿的机体免疫功能。

3. 有效治疗儿童呼吸道合胞病毒感染

朱冰封等将 876 例呼吸道合胞病毒（RSV）感染患儿随机分为对照组（438 例）和治疗组（438 例），对照组给予重组人干扰素 α1b，观察组在对照组基础上加用连花清瘟颗粒，疗程 1 周。结果显示，观察组与对照组比较，加用连花清瘟颗粒可以显著缩短咳嗽消失时间（3.0 天 vs4.5 天，$P<0.05$）、流涕消失时间（2.2 天 vs3.6 天，$P<0.05$）、鼻塞消失时间（2.9 天 vs4.6 天，$P<0.05$）、退热时间（1.4 天 vs3.9 天，$P<0.05$）。治疗组患者 IFN-γ、IL-12、IL-10、IL-4 等炎症因子水平改善优于对照组（$P<0.05$）。表明加用连花清瘟可显著改善 RSV 感染患儿炎性因子水平，改善临床症状。

（三）治疗上呼吸道感染的系统评价

王诗恒等纳入 8 项连花清瘟治疗普通感冒的临床研究，总样本量为 955 例（试验组 478 例，对照组 477 例），进行 Meta 分析。结果显示，连花清瘟组总有效率（RR=1.20，95%CI 1.09～1.32，P=0.70）、体温复常率（RR=1.13，95%CI 1.02～1.24，P=0.001）、症状改善率（RR=1.18，95%CI 1.12～1.24，P=0.16）均显著优于对照组，表明连花清瘟治疗病毒性感冒疗效显著。

孙彬等纳入 6 项连花清瘟治疗普通感冒的临床研究，总样本量为 1202 例（连花清瘟胶囊治疗组 675 例，对照组 527 例），Meta 分析结果显示，治疗组临床疗效显效率（OR=2.94，95%CI 2.20～3.94）、退热率（OR=5.03，95%CI 3.00～8.45）均优于对照组（$P<0.01$），不良反应发生率低于对照组（2.07%vs3.47%）。提示连花清瘟治疗普通感冒疗效显著且安全性良好。

张捷等系统评价连花清瘟胶囊治疗上呼吸道感染的疗效及安全性，共纳入 21 篇文献，包括 3249 例患者。Meta 分析结果显示，试验组的有效率优于对照组（RR=1.22，95%CI 1.18～1.25，$P<0.00001$），退热时间短于对照组（MD=-1.03，95%CI -1.52～-0.53，$P<0.00001$），恶寒改善率高于对照组（RR=1.24，95%CI 1.17～1.31，$P<0.00001$），肌肉酸痛改善率高于对照组（RR=1.28，95%CI 1.19～1.38，$P<0.00001$），表明连花清瘟治疗上呼吸道感染安全有效。

四、连花清瘟有效治疗社区获得性肺炎

社区获得性肺炎（CAP）指在医院外罹患的感染性肺实质炎症，常由支原体、衣原体等病原体感染所致，常有咳嗽、咳痰或原有呼吸道疾病症状加重和发热、胸痛等临床表现，严重影响患者的生活质量，具有较高发病率及致死率。临床研究证实，连

花清瘟有效治疗 CAP，减轻炎性反应，提高免疫功能，缓解 CAP 进展。

（一）有效治疗成人社区获得性肺炎

姜霞等将 120 例 CAP 患者随机分为对照组（60 例）和治疗组（60 例），对照组给予抗感染基础治疗，治疗组在对照组的基础上加用连花清瘟胶囊（每次 4 粒，3 次 / 天），疗程 14 天。结果显示，治疗组与对照组比较，加用连花清瘟可显著提高治疗总有效率（96.7%vs86.7%，$P<0.05$），缩短发热消失时间（2.30vs5.89，$P<0.05$）、咳嗽咳痰消失时间（6.68vs7.65，$P<0.05$）及肺部啰音消失时间（6.08vs8.26，$P<0.05$）。两组不良反应的发生率差异无统计学意义。表明抗感染基础治疗联合连花清瘟可以有效协同治疗 CAP，促进临床症状好转。

胡小清等将 104 例 CAP 患者随机分为对照组（52 例）和治疗组（52 例），对照组给予静脉滴注头孢呋辛钠，治疗组在对照组基础上加用连花清瘟胶囊（4 粒每次，3 次 / 天），疗程 10 天。结果显示，治疗组与对照组比较，加用连花清瘟可显著提高总有效率（94.2%vs84.6%，$P<0.05$），缩短咳嗽消退时间（2.06vs3.28，$P<0.05$）、发热消退时间（2.38vs3.08，$P<0.05$）、啰音消退时间（2.76vs4.12，$P<0.05$）、住院治疗时间（4.13vs6.23，$P<0.05$）和白细胞恢复正常时间（2.39vs5.31，$P<0.05$），降低患者 TNF-α、hs-CRP、脑钠肽和降钙素原水平（$P<0.05$），降低不良反应发生率（3.8%vs5.8%，$P>0.05$）。表明连花清瘟联合注射用头孢呋辛钠治疗 CAP 疗效确切，可有效缓解临床症状、降低炎症反应。

（二）治疗儿童肺炎支原体肺炎

肺炎支原体肺炎（MPP）占住院儿童社区获得性肺炎的 10%～40%，该病好发于学龄儿童，严重威胁儿童的健康及生长发育。临床研究证实，连花清瘟对肺炎支原体感染免疫状态的影响，有望成为治疗 MPP 的突破口。

王妍等将 160 例 MPP 患儿随机分为对照组（80 例）和治疗组（80 例），对照组给予常规治疗，治疗组在对照组基础上加用连花清瘟颗粒（每次 6g，3 次 / 天），疗程 10 天。结果显示，治疗组与对照组比较，加用连花清瘟颗粒显著提高临床疗效总有效率（96.25%vs88.75%，$P<0.05$），改善肺功能，提高肺活量、用力肺活量、最大呼气流速、FEV1，提高用力呼出肺活量 25%、50%、75% 时流速水平（$P<0.05$），降低 IL-16、IL-10、IFN-γ、CRP 水平（$P<0.05$），升高 IL-2 水平（$P<0.05$）。表明常规西药联合连花清瘟治疗儿童 MPP 可以调节免疫功能，抑制炎症反应，显著改善肺功能，临床疗效明显优于常规西药治疗，值得临床推广应用。

史晓霞等将 73 例 MPP 患儿随机分为治疗组（39 例）和对照组（34 例），研究组给予连花清瘟颗粒，对照组给予小儿止咳平喘糖浆，疗程 7 天。结果显示，治疗后与治疗前比较，治疗组的 $CD3^+$（75.87vs74.29）、$CD4^+$（38.33vs37.09）、$CD4^+/CD8^+$（1.28vs1.26）和 NK（11.62vs10.10）略有升高，但差异无统计学意义（$P>0.05$）；对照组的 $CD3^+$（75.72vs74.36）、$CD4^+$（40.94vs39.75）、$CD4^+/CD8^+$（1.50vs1.48）和 NK

（9.39vs8.41）略有升高，但差异无统计学意义（$P>0.05$）。治疗组的 $CD3^+$、$CD4^+$、NK 升高幅度、$CD4^+/CD8^+$ 的降低幅度均略大于对照组，但差异无统计学意义（$P>0.05$），治疗组临床治愈率略高于对照组，但差异无统计学意义（87.18%vs82.35%，$P>0.05$）。表明连花清瘟对提高 MPP 患儿的细胞免疫功能（$CD3^+$、$CD4^+$ 和 NK）具有一定的效果，其机制可能是通过抗炎，调控 Th 细胞的分化，从而调节细胞因子的表达水平；通过抗病毒、抗菌、解热镇痛及调节免疫功能，阻断 MPP 多个病理环节，调动机体的抗病康复能力，且具有较好的安全性。

（三）治疗社区获得性肺炎的系统评价

周珍等纳入 6 项连花清瘟治疗社区获得性肺炎的随机对照试验研究，进行 Meta 分析。结果显示，连花清瘟联合治疗组与单纯西医治疗相比，有效率显著提高（RR=1.70，95%CI 1.15～2.52，$P=0.008$），退热时间（WMD=–2.33，95%CI 2.52～–2.13，$P<0.001$）、咳嗽好转时间（WMD=–2.63，95%CI –2.84～–2.41，$P<0.001$）、影像学转归时间（WMD=–1.95，95%CI –2.73～–1.18，$P<0.001$）均显著缩短。表明连花清瘟联合治疗社区获得性肺炎的有效率提高，症状缓解时间、影像学转归时间缩短，安全性良好。

五、连花清瘟安全性分析

1. 上市前毒理学研究证实具有良好安全性

急性毒性试验最大给药剂量为生药 152g/kg，相当于成人临床用量的 447 倍，未发现明显毒性反应。长期毒性试验最大给药剂量为生药 20g/kg，为临床成人用剂量的 60 倍，连续给药 1 个月，大鼠的一般状态、体重、摄食量、血液学、血液生化、组织病理学均无明显异常，表明连花清瘟具有良好的安全性。

2. 基于临床研究的系统评价具有良好安全性

王艳勋等系统评价连花清瘟的临床用药安全性，纳入 RCT 临床文献 40 篇，试验组 2592 例，对照组 2314 例。疾病涉及流行性感冒、急性上呼吸道感染、肺部感染、辅助治疗急性支气管炎等。不良反应主要表现为恶心、呕吐、过敏性皮炎、皮疹等。试验组有 63 例发生不良反应，不良反应发生率为 2.4%；对照组有 100 例发生不良反应，不良反应发生率为 4.3%。提示连花清瘟的消化系统不良反应发生率低于其他对照组，且不良反应均为轻度，停药后可以缓解，表明连花清瘟有较好的安全性。Hu 等采用系统综述和 Meta 分析的方法，评价连花清瘟制剂的临床用药安全性，纳入 RCT 临床文献 217 篇。结果显示，与常规药物组相比，连花清瘟组或联用常规药物组的总不良反应发生率显著降低（RR=0.63，95%CI 0.58～0.69，$P<0.001$），且呼吸系统损伤、皮肤及其附件损伤、神经系统损伤、胃肠系统损伤以及其他不良反应的发生率较低，表明连花清瘟制剂有较好的安全性。

3. 上市后国家药品不良反应监测系统报告数据显示安全性良好

自上市以来，连花清瘟胶囊销量约 464 亿粒，累计应用 10 亿人次，共收到系统反馈的不良反应报告共 14111 例，报告率约为 0.25/10000，常见不良反应为恶心、腹泻、呕吐、皮疹、瘙痒等。依据国际医学科学组织委员会（CIOMS）推荐的不良反应发生率判定标准，连花清瘟不良反应发生率仅为 0.25/10000，属于十分罕见级别。表明连花清瘟临床用药具有良好的安全性。

第三十二章

连花清咳片研究

连花清咳片（简称连花清咳）是应用肺络病证治指导外感咳嗽研发的国家专利中药，基于外感咳嗽风热袭表、痰热壅肺、气道壅阻病机特点，确立宣肺泄热、化痰止咳的治法，以麻杏石甘汤与清金化痰汤为基础方化裁形成连花清咳组方。随机双盲、安慰剂对照、多中心Ⅲ期临床研究显示，连花清咳治疗急性支气管炎疗效确切，显著缓解咳嗽、咳痰症状。气道黏液高分泌既是急性气管－支气管炎及慢性阻塞性肺疾病等急、慢性气道炎症疾病的重要病理特点，又是社区获得性肺炎迁延不愈的独立危险因素，同时，新型冠状病毒感染肺部的病理解剖也显示出黏液高分泌和黏液栓形成的特点，这一特点是病情转重并迅速恶化的关键因素，有效解决气道黏液异常分泌的临床难题，改善通气－换气功能，对于提高下呼吸道感染性疾病的防治水平具有重要临床价值。连花清咳针对气道黏液高分泌，发挥减少痰液生成、降低痰液黏度、促进痰液排出的作用。其不仅能有效治疗急性支气管炎，而且对肺炎、慢性阻塞性肺疾病急性发作等代表性下呼吸道感染性疾病发挥“异病同治”作用。

第一节　理论与组方研究

一、理论研究

急性气管－支气管炎、社区获得性肺炎、医院获得性肺炎、慢性阻塞性肺疾病急性加重等属于西医下呼吸道感染性疾病范畴，临床也属于独立的病种。中医通常也将其分为不同的病种，以咳嗽为主的称为肺咳，以发热为主的称为肺热，以咳痰特别是脓痰腥臭者称为肺痈。但基于肺之气络－气道－血（脉）络传变，肺咳、肺热与肺痈虽作为肺系疾病独立病种却遵循着共性的传变规律，这为“异病同治”上述疾病奠定了理论基础。

下呼吸道感染性疾病遵循肺之气络－气道－血（脉）络传变规律，风热袭阳络，痰热壅肺，气道壅阻是其主要病机特点。肺外合皮部之阳络，又开窍于鼻，是外邪侵袭内舍于肺的主要途径。卫外抗邪之卫气主要由肺所主，通过肺之气络布散于人体皮部阳络，发挥防御卫护作用，故有“肺卫”之称。下呼吸道感染性疾病均存在感染的因素，以外邪侵袭肌表阳络肺卫防御之所为发病的始端，东汉张仲景《伤寒论》载“伤寒……发汗后，不可更行桂枝汤，汗出而喘，无大热者，可与麻黄杏子甘草石膏汤。”指出了外感伤寒由表入里，突破皮部阳络的防御卫护，入里化热影响肺之气道而“汗出而喘”的病机变化。外邪之中又以风热为多见，即便初期为风寒也会很快入里化热，热灼津伤，炼液为痰，导致痰热壅肺之变，影响肺之宣发肃降功能，表现为咳嗽、发热、咳痰等症状。西医学也认为，各种致病因素引起的病理变化是继发于细菌、病毒等病原体的气道炎症反应，引起黏膜充血、水肿、分泌物增加。中医认为，痰是继发于风热袭肺的病理产物又成为致病因素，与热互结，停滞于肺，加重气机郁滞，痰热壅阻气道，病势延及血络，轻则热灼络伤而溢络外见痰中带血，重则影响肺之气道“换气转血”功能而见喘咳加重、口唇青紫、舌质暗红、舌下脉络曲张等症。急性气管－支气管炎严重者可蔓延至细支气管和肺泡，引起微血管坏死和出血。急性肺炎的炎症部位充血、水肿及渗出引起局部循环障碍，加重炎性组织肿胀及渗出导致限制性通气功能障碍、低氧血症等并发症，与气道壅阻及其继发影响到血络结构与功能的病机特点相一致。同时，肺之卫气郁滞影响其“司开阖”功能亦可导致肺之气道绌急病变，与痰热壅肺所致气道壅阻交互影响，使病变发展加重，类似西医学气道炎症与气道高反应性之间的相互影响，气道炎症损伤使气道黏膜出血、水肿、渗出和黏液栓形成而促使气道阻塞，炎症刺激可反射性使迷走神经兴奋引起小气道痉挛而出现伴有炎症反应的气道高反应性。

基于风热袭表、痰热壅肺的病机特点，确立“宣肺泄热，化痰止咳”的治法。治疗应以宣为主，宣肃结合，方能把握病机关键。肺主宣发肃降，宣肃有别，外邪侵袭肺卫首先影响肺之宣发功能，肺气壅遏不宣为发病之因，治疗当以宣肺为主，及时宣散、宣透，宣邪外出，宣畅气机，通畅气道；同时，肺气壅遏不宣亦可导致其清肃之令不行，在治疗上宣发在肺之邪，肃降上逆之气。同时清热化痰，舒张气道，切中中心环节，本病的病理机转为痰热壅阻气道，痰既是病理产物又是肺气上逆的致病因素，因此需重视治痰，治痰又以顺气为先，如朱丹溪所言：“善治痰者不治痰而治气，气顺而一身之津液亦随气而顺矣。”化痰顺气又需结合清泄肺热，通腑泻肺，热清则痰自消，痰消则火无所依，缓解气道壅阻的同时舒张气道。本病常由风热侵袭所致，病变过程中有痰热之变，可适当佐以金银花、连翘、牛蒡子等辛凉清解之品，与清泄肺热同用，清宣结合，有风热者可疏散风热，里热已成者可发挥清热解毒、透热达表的功效，有助热邪从表而散，也暗合肺位至高，其体至清，“治上焦如羽，非轻不举”的肺络病用药要旨。

二、连花清咳组方特点

根据“宣肺泄热，化痰止咳”的治法制定连花清咳组方，融汇古方化裁而成。以东汉张仲景《伤寒论》麻杏石甘汤宣肺泄热；明代叶文龄《医学统旨》清金化痰汤合以清半夏、前胡清泄肺热，化痰止咳；山银花、连翘、牛蒡子清热解毒，透热达表；大黄通腑泻肺。组方顺应肺之生理特性，以宣肺祛邪为主，清泄肺热，化痰顺气，兼顾肺之清润肃降之性，从而使热去痰消，肺之宣发肃降各复其职，咳嗽、咳痰、发热等症皆消。

君药：麻黄、桑白皮。麻黄功能开达肺气，宣肺止咳。该药中空，其象玄府，为入肺之气络要药，古人皆称其有止咳平喘之功，其味辛，其气轻，径入肺中，复其宣发之职。《神农本草经》言其“去邪热气，止咳逆上气”，《本草经疏》言其可用于治疗“咳逆上气者，风寒郁于手太阴也”，可见该药为肺家专药，又为肺络之要药，善治咳逆上气。麻黄气味俱薄，轻巧而浮，宣畅肺气，故《本草正义》载：“麻黄轻清上浮，专疏肺郁，宣泄气机，虽曰解表，实为开肺，虽曰散寒，实为泄邪，风寒固得之而外散，即温热亦无不赖之以宣通。”与本病外邪侵袭，肌表郁闭，肺气壅遏不宣之病机甚为相宜。方中用麻黄不为发汗解表之谓，而为开达肺气，宣肺止咳，使肺壅遏之气得宣，而复“上焦开发，宣五谷味，熏肤，充身，泽毛，若雾露之溉”之功，故近代名医张锡纯《医学衷中参西录》谓其“主咳逆上气者，以其善搜肺风兼能泻肺定喘也”。桑白皮泻肺平喘，《药性论》谓其“治肺气喘满”，《滇南本草》也谓其“止肺热咳嗽”，《药品化义》指出：“桑皮……散热，主治喘满咳嗽，热痰唾血，皆由实邪郁遏，肺窍不得通畅，借此渗之散之，以利肺气，诸证自愈，故云泻肺之有余，非桑皮不可。”本品性寒降逆，主入肺经，功专清肺火而止咳平喘，发挥清热泻肺、降逆止咳之功。

臣药：石膏、黄芩、炒苦杏仁、连翘。石膏清热泻火，为清泄肺经气分邪热之要药，用于邪热郁肺，气急喘促、咳嗽痰稠、发热口渴等症。《本草经疏》说：“辛能解肌，甘能缓热，大寒而兼辛甘，则能除大热。”《医学衷中参西录》言其“凉而能散，有透表解肌之力，外感有实热者，放胆用之，直胜金丹”。《孔伯华医案》言：“其气轻能解肌表、生津液、除烦渴、退热疗狂、宣散外感温邪之实热，使从毛孔透出；其性之凉并不寒于其他凉药，但其解热之效，远较其他凉药而过之。”方中臣以石膏倍于麻黄，取辛甘大寒之性，急清肺热以存阴，热清咳定，同时制麻黄辛温之性。麻黄与石膏相伍是东汉张仲景《伤寒论》治“汗出而喘，无大热”之麻杏石甘汤中的主药，仲景针对伤寒发汗而表未解，邪气入肺，肺中因寒而蕴热，以麻黄开达肺气，重用石膏急清肺热以存阴。关于连花清咳片组方中麻黄与石膏的配伍意义，近代名医张锡纯《医学衷中参西录》之论述切中肯綮：“锢闭难出之风邪，非麻黄不能开发其锢闭之深，唯其性偏于热，于肺中蕴有实热者不宜，而重用生石膏以辅弼之，既可解麻黄之热，更可清肺中久蕴之热。”黄芩入肺经，善清肺火及上焦之实热，对于肺热壅遏，肺失清宣，咳嗽痰稠者尤为相合。《医学启源》言“其用有九”“泻肺经热”为首要功效。《医学衷中参西录》谓：“黄芩味苦性凉，中空象肺，最善清肺经气分之热。”《药鉴》言：“主治诸经实热，中枯而飘者，泻肺火，清痰利气。”方中配以为臣药，与桑白皮相伍可共助石膏清泄肺热之力。

炒苦杏仁功专苦泄润降，止咳平喘，为治咳喘要药。杏仁与麻黄相配，能散能降，降气润燥，专入太阴肺经，乃利下之剂，复其肃降之功。二药一宣一降，正合肺之特性，助其宣肃，故而咳定嗽平，是以麻杏相配乃治咳喘要药。正如王子接《绛雪园古方选注》指出：“麻黄开毛窍，杏仁下里气，而以甘草载石膏辛寒之性从肺发泄，俾阳邪出者出，降者降，分头解散。”清代医家邹澍言亦说：“盖麻黄主开散，其力悉在毛窍，非借杏仁伸其血络中气，则其行反濡缓而有所伤，则可谓麻黄之于杏仁，犹桂枝之于芍药。”连翘既能清热解毒，又能疏散风热，正如近代名医张锡纯《医学衷中参西录》所言：“具升浮宣散之力，流通气血……能透表解肌，清热逐风，又为治风热要药。”方中配伍连翘，要义有三：针对外邪入里化热，以其清热解毒之功与桑白皮、黄芩相协助石膏清泄肺热；以其升浮宣散之力，透热达表，助麻黄开肺祛邪，宣散肺中邪气，取“火郁发之”之义；借其辛凉清解之功，对肺热已起而风热之证犹在者双管齐下，两全其功。

佐药：清半夏、浙贝母、前胡、牛蒡子、山银花、大黄、陈皮。清半夏辛温而燥，燥湿化痰，为治疗咳嗽痰多，色白质稠之湿痰、寒痰之要药，与桑白皮、黄芩等清热药相伍，又可用于咳嗽痰黄，稠黏难咳之痰热蕴肺证。浙贝母清泄肺热，化痰止咳，为治风热咳嗽、痰热蕴肺之要药，《本草汇言》言：“开郁，下气、化痰之药，润肺消痰，止咳定喘……贝母专司首剂。”前胡既能祛痰以除肺气之壅塞，又能降气止肺气之上逆，实为肺气上逆之喘咳、痰稠要药，对本病痰热壅肺，肺气不降，咳嗽痰稠者最宜。同时，本品味辛能散，能宣能降，具有宣不过散、降不过下的特点，降气祛痰的同时又能宣散肺中风热，有助于将肺中痰热火邪尽快清泻宣散。明代李时珍《本草纲目》对本品的功效论述尤为贴切：“清肺热，化痰热，散风邪……其功长于下气，故能治痰热喘嗽……气下则火降，痰亦降矣，所以有推陈致新之绩，为痰气要药。”

牛蒡子辛散苦泄，寒能清热，故能疏散风热，宣肺利咽；又辛苦性寒，于升浮之中亦有清降之性，外散风热的同时，又能内泻其毒，且性偏滑利，通行大便，外疏、内清、下利，针对肺部风热、郁火、火热三管齐下，有效治之。正如《药品化义》谓：“能升能降，力解热毒……味苦能清火，带辛能疏风……凡肺经郁火，肺经风热，悉宜用此。”山银花与金银花药理相通、药性相同，在临床上可以相互替代。其甘寒芳香疏散，善散肺经热邪，而透热达表，与连翘相伍，有助于清肺中郁热，故《重庆堂随笔》言：“清络中风火实热，解瘟疫秽恶浊邪。”

大黄功能泻下攻积，清热泻火，“气味大苦大寒，性禀直逐，长于下通”，苦寒降泄，借其泻下荡涤肠胃积滞，使热毒下泄而清热，故《本草切要》曰：“痰涎壅盛，喉闭乳蛾，腮颊肿痛，连及口齿，用清痰降火之剂，必加姜制大黄。”肺与大肠相表里，本方于清热化痰药中伍以大黄，借其通腑泄下之力使在上之火热之邪向下直趋而出，达到通腑泻肺、清肺、安肺之目的。陈皮理气燥湿化痰，为治痰理咳之要药，气实痰滞必用，泻肺邪，降逆气。使药桔梗功善开宣肺气，祛痰宽胸，正如《本草求真》言：“开提肺气之圣药，可为诸药舟楫。”甘草得中和之性调和诸药。

本方与连花清瘟组方均含有麻杏石甘汤组成药物及大黄，宣肺泄热之功为双方所共有；但连花清咳片合以清金化痰汤重在化痰止咳，与连花清瘟配以银翘散类重在清瘟解毒的功效又有差异。连花清瘟、连花清咳针对呼吸道感染性及传染性疾病病位在“气络－气道”，根据疫毒、毒热及痰阻的轻重程度可单用或联用宜协同取效。

第二节　基础研究

一、连花清咳片“化痰止咳”的科学内涵

（一）减少痰液生成

连花清咳药效学研究通过抗病毒、抗菌体外模型和新型冠状病毒感染转基因动物模型，证实其具有明显抗病毒、抑菌及抗炎作用，从而减轻病毒细菌介导的炎症反应对气道的损伤，减少痰液生成。

1. 抗病毒

离体细胞实验证实，连花清咳能够有效抑制新型冠状病毒。体内实验证明，连花清咳能够抑制新型冠状病毒感染小鼠的肺指数增加，抑制感染小鼠肺脏中的新型冠状病毒复制，减少肺组织中的炎症细胞浸润，改善肺间质组织增生。此外，连花清咳还能抑制感染后体重降低，明显改善动物的一般状态。另一项研究证实，连花清咳能明显抑制冠状病毒 HCoV-229E 感染小鼠的肺指数增加，抑制感染小鼠肺脏中冠状病毒 HCoV-229E 的复制，减轻肺组织中炎症细胞的浸润及降低炎症因子的表达水平，缓解肺组织病理性变化，通过调节冠状病毒 HCoV-229E 感染小鼠外周血淋巴细胞亚群占比，改善系统性免疫功能。体外研究表明，连花清咳对流感病毒所致细胞病变有一定的保护作用，体内给药显示其具有较强的抗流感病毒作用，降低小鼠感染流感病毒后的死亡率，延长感染病毒小鼠的生存时间，降低感染小鼠的肺指数及肺脏中的病毒滴度。

2. 抑菌

体外研究证实，连花清咳抑制金黄色葡萄球菌、甲型溶血型链球菌、乙型溶血型链球菌、肺炎双球菌、表皮葡萄球菌、卡他球菌等。体内给药具有较好的抗金黄色葡

萄球菌活性，可推迟金黄色葡萄球菌感染小鼠死亡时间。

3. 改善气道炎症

在抑菌抗病毒的同时，减轻炎症因子释放及气道炎症浸润，保护气道黏膜，降低急性支气管炎模型的炎症因子 IL–6、IL–8、TNF–α、MDA 含量，增加 NO、SOD、IL–10 的含量，提高 $CD4^+/CD3^+$、$CD8^+/CD3^+$、$CD4^+/CD8^+$ 的比例；明显抑制急性肺损伤模型的肺泡损伤及肺泡壁间质增生，降低肺泡壁破坏百分比；通过调节慢性支气管炎急性发作模型的炎性细胞因子平衡，减少支气管黏膜的炎性细胞浸润和病理改变，改善肺功能。抑制各种致病因素引起的气道炎症反应是其减少痰液生成的机制之一。网络药理学分析显示，连花清咳中的活性成分包括新绿原酸、隐绿原酸、甲硫酸苷 A、橙皮苷、黄芩苷、牛蒡苷、甘草酸铵、柠檬酸、大黄素、植素等，通过抑制 NF–κB 信号通路来改善气道炎症。

（二）降低痰液黏度

气道黏液保护和清除功能依赖于黏液流变性能，气道黏蛋白 5AC（MUC5AC）和水通道蛋白（AQP5）共同维持气道黏液的平衡状态，二者失衡是气道黏液高分泌的重要病理基础。通过气道炎症体外模型和急性肺损伤、慢性阻塞性肺疾病加重（AECOPD）、重症肺炎动物模型，证实连花清咳通过调节黏蛋白 MUC5AC 和水通道蛋白 AQP5 表达，从而降低痰液黏度。

1. 抑制气道炎症模型细胞黏蛋白分泌

采用脂多糖（LPS）损伤人支气管上皮细胞（16HBE）24 小时构建气道炎症模型，检测连花清咳对模型细胞黏蛋白 MUC5AC 分泌的影响。结果显示，连花清咳对模型细胞 MUC5AC 分泌具有显著抑制作用，且具有剂量依赖性。

2. 降低急性肺损伤小鼠痰液黏度

采用 LPS 气管滴注诱发小鼠急性肺损伤模型，发现连花清咳低、高剂量能够明显抑制 LPS 诱导的肺泡损伤，抑制肺泡壁间质增生、肺泡间隙增宽，降低肺泡壁的破坏百分比（$P<0.001$）；连花清咳低、高剂量均抑制 LPS 诱导的炎症细胞浸润，减少中性粒细胞捕获网形成（$P<0.05$），降低肺泡灌洗液中黏蛋白 MUC5AC 含量（$P<0.01$）。

3. 降低 AECOPD 大鼠痰液黏度

采用烟熏联合气道滴注 LPS 的方法制备大鼠 AECOPD 气道黏液高分泌模型，研究结果显示，连花清咳减轻气道上皮杯状细胞化生（$P<0.01$），抑制 MUC5AC 分泌及基因表达（$P<0.05$），增加 AQP5 蛋白及基因表达（$P<0.05$），降低气道痰液黏度，改善气道黏液高分泌状态。

4. 降低重症肺炎小鼠痰液黏度

靳培培等将 BALB/c 小鼠随机分为对照组、模型组、连花清咳低剂量组［3.7g/（kg · d）］、连花清咳高剂量组［7.4g/（kg · d）］。实验造模第 1 天按照 12mg/kg

的剂量进行 LPS 腹腔注射，造模第 6 天按照 4mg/kg 剂量进行气管滴注，于造模第 7 天进行取材。从 LPS 腹腔注射前 4 天开始进行连花清咳灌胃，并持续到 LPS 气管滴注 24 小时后进行动物取材，收集小鼠气道黏液和肺组织上清液。观察连花清咳对气道和肺组织中 MUC5AC 蛋白水平的影响。结果显示，与对照组比较，模型组气道黏液和肺组织中的 MUC5AC 蛋白表达水平均显著增加（$P<0.05$）；与模型组比较，连花清咳各剂量组气道黏液和肺组织中 MUC5AC 表达水平均显著降低（$P<0.05$）。提示连花清咳可降低重症肺炎小鼠的 MUC5AC 表达水平，降低痰液黏度。

（三）促进痰液排出

呼吸道存在的黏液纤毛清除防御机制由黏液和纤毛两部分组成，纤毛在黏液毯中规律连续性摆动，将有害颗粒及病原体推送出气道。正常的黏液纤毛清除不仅要求黏液具有特定流变学特征，而且要求有足够数量、结构功能完整的纤毛。病理状态下，伴随着黏液的黏弹性变化，纤毛功能紊乱造成无效摆动，最终也影响气道黏液的排出。连花清咳可通过改善 AECOPD 模型大鼠气道纤毛结构及功能促进痰液排出。

1. 改善纤毛细胞结构和功能

采用烟熏联合气道滴注脂多糖的方法制备大鼠 AECOPD 气道黏液高分泌模型，观察连花清咳片对纤毛细胞结构和功能的作用。研究结果显示，连花清咳减少炎症细胞浸润及支气管上皮细胞脱落（$P<0.01$），改善气道上皮纤毛形态及结构完整性，防止纤毛细胞丢失（$P<0.05$），增加纤毛长度（$P<0.01$），增加纤毛数量（$P<0.05$）；改善纤毛搏动频率（$P<0.01$），改善纤毛摆动方向（$P<0.01$）。大鼠气管环纤毛及体外纤毛细胞实验证实，连花清咳提高纤毛摆动频率。表明连花清咳通过改善 AECOPD 大鼠纤毛结构及功能，促进痰液排出。

2. 增加排痰量，促进痰液排出

采用气管段酚红法观察连花清咳对小鼠的化痰作用。结果显示，连花清咳低、中、高剂量均具有显著的化痰作用。采用毛细玻管法，观察连花清咳对大鼠排痰量的影响。结果显示，连花清咳高、中剂量组每小时排痰量，每小时排痰量变化、变化率，与模型大鼠比较有显著差异。提示连花清咳有明显增加呼吸道分泌，促进痰液排出的作用。

二、连花清咳片其他药效作用

药效研究表明，连花清咳具有显著止咳、保护气道黏膜、缓解气道痉挛、改善气道阻力、退热、调节免疫、改善肺顺应性和肺功能的作用优势，可有效改善多种下呼吸道疾病气道黏液异常分泌，解决肺通气－换气功能障碍的临床难题，具有临床价值和应用前景。

（一）镇咳作用

采用氨水所致小鼠咳嗽模型观察连花清咳的止咳作用。结果显示，连花清咳明显

延长小鼠咳嗽潜伏期，降低 3 分钟内咳嗽次数，提高止咳率，提示连花清咳对氨水所致小鼠咳嗽有显著的抑制作用。采用枸橼酸所致豚鼠咳嗽模型观察连花清咳的止咳作用。结果显示，连花清咳明显延长豚鼠咳嗽潜伏期，降低 5 分钟内咳嗽次数，提高止咳率。提示连花清咳对枸橼酸所致豚鼠咳嗽有显著的抑制作用，且药物作用随剂量增加而增强。

（二）缓解气道痉挛作用

采用卵蛋白诱发豚鼠支气管痉挛实验发现连花清咳组潜伏期明显延长，提示连花清咳对卵白蛋白引起的过敏性支气管痉挛有明显改善作用。采用组胺所致豚鼠喘息性哮喘模型，观察连花清咳的平喘作用。结果显示，连花清咳组的喘息性抽搐潜伏期、跌倒时间均明显增加，提示连花清咳对组胺与氯化乙酰胆碱诱发的豚鼠喘息性哮喘有治疗作用，且药物作用随剂量增加而增强。

（三）退热作用

采用干酵母所致大鼠发热模型，观察连花清咳的解热作用。结果显示，连花清咳低、高剂量组造模 6 小时体温明显降低，温度变化幅度明显减小，提示连花清咳对干酵母所致大鼠发热有一定的解热作用。采用内毒素诱发家兔发热模型，观察连花清咳的解热作用。结果显示，连花清咳组在用药后 2 小时、3 小时、4 小时、5 小时体温均明显下降，温度变化幅度较大，提示连花清咳对细菌内毒素所致家兔发热具有明显的降温作用，且药物作用随剂量增加而增强。

（四）调节免疫作用

靳培培等将 BALB/c 小鼠随机分为对照组、模型组、连花清咳低剂量组［3.7g/（kg·d）］、连花清咳高剂量组［7.4g/（kg·d）］。实验造模第 1 天按照 12mg/kg 的剂量进行 LPS 腹腔注射，造模第 6 天按照 4mg/kg 剂量进行气管滴注，于造模第 7 天进行取材。从 LPS 腹腔注射前 4 天开始进行连花清咳灌胃，并持续到 LPS 气管滴注 24 小时后进行动物取材。通过多色免疫荧光法检测肺组织中主要免疫细胞的数量变化，质谱流式（CyTOF）技术分析肺组织中细胞群体的免疫分型及分布情况，观察连花清咳对重症肺炎小鼠的免疫调节作用。结果显示：①多色免疫荧光染色显示，与正常组比较，模型组的巨噬细胞和中性粒细胞数量显著增加（$P<0.001$），$CD4^+T$ 细胞、$CD8^+T$ 细胞和 B 细胞数目显著减少（均 $P<0.001$）；与模型组比较，连花清咳组的巨噬细胞和中性粒细胞数量显著降低（$P<0.001$，$P<0.05$），$CD4^+T$ 细胞、$CD8^+T$ 细胞和 B 细胞数量显著增加（$P<0.01$，$P<0.001$，$P<0.001$）。② CyTOF 技术在免疫细胞表面使用 36 种分子标志物进行综合免疫表型分析，确定了 21 个细胞亚群。结果显示，与正常组比较，模型组的 B 细胞、$CD4^+T$ 细胞和 $CD8^+T$ 细胞比例降低（均 $P<0.05$），巨噬细胞的比例增加（$P<0.05$）；与模型组比较，连花清咳组的 B 细胞、$CD4^+T$ 细胞和 $CD8^+T$ 细胞的比例增加（均 $P<0.05$），巨噬细胞的比例降低（$P<0.05$），粒细胞比例具有降低趋势（$P=0.05$）。$CD4^+$ 细胞分型结果显示，与正常组

比较，模型组 CD4hi、CD3 ε hi 辅助性 T 细胞（Th1）比例降低（$P<0.05$），CD4lo、CD3 ε lo Th1 细胞比例有所降低，调节性 T 细胞（Treg）的数量增加（$P<0.05$）；与模型组比较，连花清咳组两簇 Th1 细胞数量的降低均得到缓解，Treg 细胞比例降低（$P<0.05$）。$CD8^+$ 细胞分型结果显示，与正常组比较，模型组活化 T 细胞的数量减少（$P<0.05$）；而与模型组相比，连花清咳组中活化 T 细胞的减少有所改善（$P<0.05$）。粒细胞分型结果显示，与正常组比较，模型组中性粒细胞数量增加（$P<0.05$）；与模型组比较，连花清咳组中性粒细胞数量有所下降。巨噬细胞分型结果显示，与正常组比较，模型组肺泡巨噬细胞（AMs）的数量降低（$P<0.05$），间质巨噬细胞（IMs）细胞比例有增加的趋势；与模型组比较，连花清咳组 AMs 的数量增加（$P<0.05$），IMs 的细胞数量有所减少。提示连花清咳通过保持重症肺炎小鼠肺泡巨噬细胞的比例并限制单核细胞衍生的巨噬细胞浸润来增强固有免疫功能，增加 $CD4^+$ 和 $CD8^+$T 细胞数量，维持 Th1 和活化 T 细胞比例并抑制 Treg 细胞增加来缓解 T 细胞耗竭，调节重症肺炎小鼠的免疫功能。

（五）保护通气换气单元作用

马妍等采用气管内滴注脂多糖 LPS（5mg/kg）构建小鼠急性肺损伤模型。将小鼠随机分为对照组、模型组、连花清咳低剂量组［3.7g/（kg·d）］、连花清咳高剂量组［7.4g/（kg·d）］和地塞米松组［5mg/（kg·d）］，给药 3 天。结果显示：①连花清咳保护内皮屏障，改善肺水肿和肺血管通透性：与模型组比较，连花清咳组肺系数值和异硫氰酸荧光素 – 葡聚糖（FITC–Dextran）含量显著降低（$P<0.01$）。②连花清咳减少肺血管内皮细胞凋亡：与模型组比较，连花清咳高剂量组凋亡细胞数量显著减少（$P<0.05$）。③连花清咳上调紧密连接蛋白表达：与模型组比较，连花清咳组血管内皮钙黏蛋白（VE–cadherin）、紧密连接蛋白（Occludin）的表达显著升高（$P<0.01$）。为进一步验证连花清咳对内皮屏障的保护作用，建立 LPS 诱导的原代人肺微血管内皮细胞（HPMECs）损伤模型，随机分为对照组、模型组、连花清咳低剂量组（125μg/mL）、连花清咳高剂量组（250μg/mL），检测连花清咳对细胞凋亡、跨膜电阻和紧密连接蛋白的影响。结果显示，连花清咳降低死亡细胞数量和 Bax 表达（$P<0.05$），升高跨膜电阻（TEER）值（$P<0.01$），上调 VE–cadherin、Occludin 的表达水平（$P<0.05$、$P<0.01$）。上述研究表明，提示连花清咳可改善 LPS 诱导的急性肺损伤小鼠模型“肺泡 – 毛细血管”屏障结构与功能损伤，保护通气 – 换气单元。

（六）改善肺顺应性和肺功能作用

采用烟熏法诱导大鼠慢性支气管炎模型，观察连花清咳对大鼠慢性支气管炎急性发作模型肺功能的影响。结果显示，与模型组比较，连花清咳低、中、高剂量能一定程度降低肺弹性阻力，升高 Cdyn、FVC、FEV0.25、PEF、FEV0.25/FVC 等肺功能指标。采用气管内滴注脂多糖 LPS（5mg/kg）构建小鼠急性肺损伤模型，观察连花清咳对肺功能［功能残气量（FRC）、阻力指数（RI）、最大呼气中期流量（MMEF）和

FEV20/FVC]，结果显示与对照组比较，模型组小鼠的 FRC、RI 显著升高（$P<0.01$），MMEF、FEV20/FVC 显著降低（$P<0.01$）；与模型组比较，连花清咳低剂量组、地塞米松组的 FRC、RI 降低（$P<0.05$），连花清咳高剂量组和地塞米松组的 MMEF、FEV20/FVC 显著升高（$P<0.01$）。以上研究证实，连花清咳片明显改善模型动物气道弹性阻力、肺顺应性和肺功能。

第三节　临床研究

连花清咳是基于外感咳嗽风热袭表、痰热壅肺、气道壅阻的病机特点，确立宣肺泄热、化痰止咳的治法，以麻杏石甘汤与清金化痰汤为基础方化裁形成的组方。随机双盲、安慰剂对照、多中心Ⅲ期临床研究显示，连花清咳可改善急性支气管炎咳嗽、咳痰症状。更为关键的是，药效学研究显示，连花清咳针对气道黏液高分泌发挥减少痰液生成、降低痰液黏度、促进痰液排出的作用，不仅有效治疗急性支气管炎，而且对肺炎、慢性阻塞性肺疾病急性发作等代表性下呼吸道感染性疾病也发挥着“异病同治”作用。气道黏液高分泌既是急性气管－支气管炎及慢性阻塞性肺疾病等急、慢性气道炎症的重要病理特点，又是社区获得性肺炎迁延不愈的独立危险因素；新型冠状病毒感染的肺部病理解剖也显示出黏液高分泌和黏液栓形成的特点。黏液高分泌和黏液栓是病情转重并迅速恶化的关键因素。有效解决气道黏液异常分泌的临床难题，改善通气－换气功能，对于提高呼吸系统传染性或感染性疾病的防治水平具有重要临床价值。连花清咳用于重症肺炎患者可改善疾病的严重程度，缩短住院时间；用于新型冠状病毒感染确诊普通型患者可提高临床治愈率，升高氧合指数。以上研究有助于进一步认识把握下呼吸道感染性疾病“气络－气道”阶段的共性病机特点。

一、有效治疗急性气管－支气管炎

由全国 8 家三甲医院参与的连花清咳治疗急性气管－支气管炎的随机双盲、安慰剂对照、多中心研究，纳入符合要求的 480 例受试者，其中试验组为 360 例（连花清咳片，每次 4 片，每天 3 次），对照组为 120 例（连花清咳模拟片，每次 4 片，每天 3 次），疗程 7 天。结果显示：①治疗 7 天，试验组对咳嗽、咳痰、咽干口渴、心胸烦闷、大便干、呼吸音粗和湿性啰音的改善明显优于对照组（$P<0.01$）；②试验组与对照组比较，咳嗽症状消失率提高（试验组 49.01%vs 对照组 8.40%，$P<0.01$）；③试验组与对照组比较，疾病疗效总有效率提高（试验组 92.39%vs 对照组 47.06%，$P<0.01$）；④试验组与对照组比较，中医证候疗效总有效率提高（试验组 92.39%vs 对照组 47.06%，$P<0.01$）。研究结果证实，连花清咳具有确切的止咳化痰作用，可有效缓解患者咳嗽、咳痰、咽干口渴、心胸烦闷等症状，且安全性良好。

连花清咳治疗小儿急性支气管炎痰热壅肺证随机、开放、平行对照、多中心临床研究，纳入248名受试者，其中对照组124例（常规治疗），观察组124例（常规治疗联合口服连花清咳）。研究结果显示：①观察组患儿疾病总有效率为96.8%，明显优于对照组的90.3%（$P<0.01$）。②服药满3天时，观察组症状体征积分明显低于对照组（$P<0.01$）；服药满7天时，观察组症状体征积分同样明显低于对照组（$P<0.01$）。③观察组中医证候疗效总有效率为97.6%，明显高于对照组的93.5%（$P<0.01$）。④服药满3天时，观察组中医证候积分明显低于对照组（$P<0.01$）；服药满7天时，观察组中医证候积分同样明显低于对照组（$P<0.01$）。⑤服药后，观察组症状（咳嗽）消失时间明显缩短（5.52天vs6.60天，$P<0.01$）。研究结果证实，急性支气管炎痰热壅肺证患儿在常规治疗的基础上联合连花清咳可明显改善咳嗽、咳痰、发热等症状，缩短咳嗽消失时间，从而缩短总体病程，显著提高患儿的生活质量。

二、有效治疗新型冠状病毒感染

连花清咳治疗普通型新型冠状病毒感染144例的前瞻性随机对照、多中心临床研究，其中对照组72例（常规治疗），观察组72例（常规治疗加用连花清咳，每次4片，每天3次），结果显示：①观察组与对照组相比，14天症状缓解率显著提高16.4%（98.61%vs84.72%，$P<0.05$）；②观察组与对照组相比，症状缓解时间缩短3天（4天vs7天，$P<0.05$）；③观察组与对照组相比，咳嗽症状消失率提高16.5%（98.44%vs84.51%），咳痰症状消失率提高21.4%（100%vs82.35%）；④分析临床症状恢复的时间，观察组与对照组相比，发热症状恢复时间缩短1天（2天vs3天），咳嗽、咳痰症状恢复时间缩短3天（4天vs7天，3天vs6天）；⑤观察组与对照组相比，28天CT好转率提高19.2%（86.11%vs72.22%），临床治愈率提高22.4%（83.33%vs68.06%）。研究结果证实，在常规治疗基础上加用连花清咳，可明显提高患者临床症状缓解率，提高咳嗽、咳痰消失率，缩短发热、咳嗽、咳痰恢复时间，且在改善28天胸部CT征象、临床治愈率方面也显示出良好趋势。

三、有效治疗重症肺炎

连花清咳治疗重症肺炎的前瞻性、随机、对照临床研究，将80例重症肺炎患者随机分为对照组（40例）和治疗组（40例，其中连花清咳低、高剂量组各20例），对照组给予基础治疗，治疗组在对照组基础上给予连花清咳（低剂量组每次4片，高剂量组每次8片，均每天3次），疗程7天。主要临床疗效指标为治疗7天后的急性生理与慢性健康评分（APACHE-Ⅱ）评分表分值变化值及变化率，次要临床疗效指标包括住院总时长、治疗7天后胸部X线变化程度、通气-换气功能、纤毛细胞比例，MUC5AC蛋白含量、肺泡灌洗液炎症细胞比例。结果显示：①连花清咳降低APACHE-Ⅱ评分：治疗组与对照组比较，APACHEⅡ评分显著降低（-2.6 ± 3.17vs -0.2 ± 3.00，$P<0.001$）。②连花清咳缩短住院时间：治疗组与对照组比较，住

院时间显著缩短（9.1±2.42vs10.7±2.95，$P<0.05$）。③连花清咳改善肺部影像学表现：治疗组与对照组比较，胸部X线或CT改善率显著升高（67.5%vs40%，$P<0.05$）。④连花清咳改善通气–换气功能：治疗组与对照组比较，氧合指数（67.81±117.97vs18.83±114.01，$P<0.05$）、动脉氧分压（9.47±14.01vs2.82±14.71，$P<0.05$）和动脉血氧饱和度（9.86±12.79vs2.75±15.20，$P<0.05$）均显著提高。⑤连花清咳提高纤毛细胞比例，降低痰液黏度：与对照组比较，治疗组的β–tubulin Ⅳ的蛋白水平显著升高（$P<0.001$），MUC5AC蛋白水平显著降低（$P<0.01$），痰液黏度显著降低（$P<0.001$）。⑥连花清咳降低炎性浸润：治疗组与对照组比较，肺泡灌洗液炎性细胞数量显著减少（$P<0.01$）。⑦连花清咳改善气道上皮损伤：HE染色显示，重症肺炎患者的气道上皮出现了不同程度的损伤，治疗组患者的气道上皮得到修复。表明连花清咳可维持重症肺炎患者气道上皮稳态，降低重症肺炎患者的疾病严重程度和炎症状态，缩短住院时间，可能与其降低痰液黏度、促进痰液排出、改善通气–换气功能有关。

四、有效治疗新型冠状病毒感染转阴后咳嗽

连花清咳治疗新型冠状病毒感染转阴后咳嗽480例的随机双盲、安慰剂对照、多中心临床研究，随机将患者分为连花清咳组240例（连花清咳，每次4片，3次/天）和安慰剂对照组240例（连花清咳安慰剂，每次4片，3次/天），疗程14天。主要疗效指标为观察期14天内咳嗽消失时间。研究结果显示：与安慰剂对照组比较，连花清咳组缩短14天内咳嗽消失时间（连花清咳组11.98vs安慰剂对照组13.88，$P<0.001$），提高14天咳嗽消失率（连花清咳组54.81%vs安慰剂对照组32.37%，$P<0.001$）。在第7天和第14天，连花清咳显著改善咳嗽、咳痰、咽痒、气急症状总评分、咳嗽视觉模拟评分及咳嗽程度评分（均$P<0.001$），提高生活质量。

五、治疗慢性阻塞性肺疾病急性发作

由复旦大学附属中山医院为组长单位，联合国内25家临床中心共同开展的连花清咳治疗慢性阻塞性肺疾病急性发作的随机双盲、安慰剂对照临床研究，以呼吸困难、咳嗽、咳痰量表评分较基线变化值为主要指标，评价连花清咳对慢性阻塞性肺疾病急性发作的临床疗效，同时观察其对咳嗽程度、肺功能、炎症因子及转重症比例的作用，预计2025年9月揭盲。

连花清咳在获批新药前，鉴于其化痰止咳改善通气换气功能的重要临床价值，被河北省药品监督管理局特批用于河北省内新型冠状病毒感染疫情防控。2020年5月上市后，连花清咳被列入《国家基本医疗保险、工伤保险和生育保险药品目录（2023年）》，先后近50次被国家及多省卫生健康委员会、中医药管理局发布的传染性公共卫生事件防治方案、指南共识列为推荐用药；被多省卫生健康委员会、中医药管理

局列入儿童急性呼吸道感染、儿童肺炎支原体感染、急性呼吸道感染性疾病防治方案推荐中成药；被中华中医药学会《全国儿童呼吸道感染中医药防治方案》列为痰瘀闭肺证推荐中成药。显示出连花清咳在“异病同治”呼吸道感染性疾病中的重要应用价值。

第三十三章

藿夏感冒颗粒研究

藿夏感冒颗粒是肺络病证治指导下研发的治疗感冒风邪袭表、湿蕴中阻证的专利中药。藿夏感冒颗粒针对风邪袭表、湿蕴中阻的感冒夹湿证，由宋代《太平惠民和剂局方》藿香正气散、清代石寿棠《医原》藿朴夏苓汤和吴鞠通《温病条辨》新加香薷饮三首经典名方加减化裁而成，具有解表和中、辟秽化湿功效。基础研究证实，其不仅具有广谱抗病毒作用，还能明显抑制胃排空和肠动力，发挥止泻、解热、镇痛、抗炎作用。临床研究结果显示，藿夏感冒颗粒治疗感冒夹湿证可提高临床痊愈率，缩短临床痊愈中位时间，缓解感冒样症状。

第一节　理论与组方研究

一、理论研究

中医学认为，风、湿合邪相夹致外感者，病位在肺与胃肠，并与脾密切相关。肺主气属卫，外合肌表阳络防御护卫功能。风邪侵袭肺卫，肺络郁滞，卫气宣发失常发为感冒，则见发热恶风、鼻塞流涕等外感表证；湿邪易犯中州，其性黏滞重浊，影响脾胃肠腑气之升降，使全身清阳不展、气机不畅，出现脘腹胀痛、食少纳呆、泛恶欲呕、便溏等消化道不适症状，故表现为外感肺卫表证与消化道症状并见。中医药在针对外邪袭表兼夹湿邪为患造成的肺卫失宣、胃肠失和证的治疗中积累了丰富经验，为本病治疗组方提供了新思路。

《黄帝内经》论述了外感六淫的致病特点，《素问·风论》载“风者，百病之长”，指出风为六淫之首，其性开泄，常为外邪致病之先导而与其他六淫邪气相兼为患。湿邪重浊黏腻，易伤脾胃，导致便溏泄泻等便质异常表现，即“湿胜则濡泻”。《素问·六元正纪大论》进一步指出：“风湿交争，风化为雨，乃长乃化乃成，民病大热少气，肌肉萎足痿，注下赤白。”自然界风湿交争则风化为雨，木得土化则生长化收藏，在人体为厥阴风木司令，太阴湿土不能当权则会出现发热、痿证及便下脓血黏冻。东汉张仲景在《伤寒论》中首次论述风湿相兼为患的临床证治规律："风湿相搏，一身尽疼痛，法当汗出而解，值天阴雨不止……汗之病不愈者，何也？答曰：发其汗，汗大出者，但风气去，湿气在，是故不愈也。若治风湿者，发其汗，但微微似欲出汗者，风湿俱去也。"指出了风湿相搏在表的临床证候特点，提出了微发其汗的治法。张仲景进一步指出"湿家身烦疼，可与麻黄加术汤发其汗为宜""病者一身尽疼，发热，日晡所剧者，名风湿。此病伤于汗出当风，或久伤取冷所致也。可与麻黄杏仁薏苡甘草汤"。麻黄加术汤与麻黄杏仁薏苡甘草汤体现了发汗解表与渗利除湿相结合治疗风湿相兼病证的治法。

宋代《太平惠民和剂局方》首载藿香正气散，"治伤寒头疼，憎寒壮热，上喘咳嗽，五劳七伤，八般风痰，五般膈气，心腹冷痛，反胃呕恶，气泻霍乱，脏腑虚鸣，山岚瘴疟，遍身虚肿。妇人产前、产后，血气刺痛。小儿疳伤，并宜治之"，治疗外感风寒、内伤湿滞诸症，体现了解表化湿、理气和中的治法。藿香正气散证除表证外，还有湿滞胃肠，气之升降失常，清浊交互错乱产生的肠胃症状。方中主药藿香苦辛芳香，行气化湿兼以解表，是治疗外感风寒、内伤湿滞的代表药物；同时方中配伍苏叶、白芷、桔梗宣畅肺气以利水道。另有香薷散治疗夏月乘凉饮冷，外感风寒，内伤于湿所致阴暑。以夏月祛暑解表要药香薷芳香质轻，辛温发散；配伍厚朴苦辛性温，行气除满，燥湿运脾；白扁豆甘淡性平，健脾和中，渗湿消暑。清代吴鞠通《温病条辨》中记载新加香薷饮主治暑温夹湿、复感外寒证，主要处方变化为加入金银花、连翘等辛凉清解之品，突出了夏季温热之邪易与暑湿相兼为患的特点，使辛温之香薷散变为辛凉之新加香薷饮。

综上可见，基于肺与大肠相表里的脏腑相合关系，手太阴肺经起于中焦脾胃，风伤肺、湿伤脾，风湿相兼既有恶寒发热、头身困重、肢体沉重等肌表阳络受阻之表现，又有湿滞中焦脾胃下渗大肠，影响中焦气机及大肠传导功能而见泛恶欲呕、脘腹胀痛、食少纳呆、便溏等症。东汉张仲景确立了发汗解表与渗利除湿相结合的治法方药，其后又有宋代藿香正气散、香薷散及清代新加香薷饮等方药，为风寒夹湿证的治疗提供了立法处方的依据。

二、治法与组方研究

藿夏感冒颗粒由紫苏叶、广藿香、香薷、厚朴、黄芩、清半夏、山银花、连翘、茯苓、陈皮、生姜等组成。处方汲取宋代《太平惠民和剂局方》藿香正气散和吴鞠通《温病条辨》新加香薷饮组方特点化裁而成，解表和中，辟秽化湿，既可宣散在表之邪，又可内化蕴浊之湿。用于感冒风邪袭表、湿蕴中阻证，有效缓解发热恶风、头痛昏沉、便溏、鼻塞流涕、咳嗽、咽痛、肢体困重、脘腹胀痛、食少纳呆、泛恶欲呕等症状。

方中君药为广藿香、紫苏叶。广藿香苦辛温芳香，为行气化湿而兼解表之要药，轻扬温散，辛温入肺经以调气，入脾胃以和中，既辛散鼓动卫气以外散时邪，又芳香开胃通行中焦气机以内化湿浊，为“振动清阳妙品”。紫苏叶轻扬宣散，芳香味烈，通上焦则外开皮毛，泻肺气而通腠理，助藿香辛散祛邪之功，改善风湿在表之发热恶风、头痛昏沉、鼻塞流涕、肢体困重等症；入脾经走中焦以醒脾胃，宣化痰饮，解郁结而利气滞，助藿香化湿和中，减轻脘腹胀痛、食少纳呆、泛恶欲呕等中焦脾胃运化功能失常的表现。臣以香薷、厚朴、黄芩、清半夏。香薷辛温发汗，化湿行水，为夏月之麻黄，“上之能开泄腠理，宣肺气，达皮毛……下之能通达三焦，疏膀胱，利小便，以导在里之水”；厚朴苦辛温行气化湿，畅中除满；清半夏燥湿和胃，降逆止呕；黄芩清热燥湿，尤善“治肺中湿热”，防表邪入里或湿蕴日久化热之变。佐以山银花、连翘辛凉清解，清轻疏散；茯苓、陈皮淡渗利湿，理气化湿。使以生姜解表散邪，止呕和中。

综上，本方以苦辛芳香、苦温燥湿、淡渗利湿与辛凉清解之品共用，共奏宣肺解表、化湿和中之效。方中诸药大部分以辛味为主，辛味走散，既行于表以疏解阳络中郁滞之卫气，以助卫外祛邪之功，又行于里畅行脾胃中交混之清浊，以助脾胃升清降浊之力。正如清代叶天士所言“络以辛为泄”，辛味药的应用体现了流气畅络的通络用药特色，与其他药物协同配伍，发挥解表与和中之功。

第二节　基础研究

药效实验显示，藿夏感冒颗粒除具有广谱抗病毒作用外，还有明显的抑制胃排空和肠动力、止泻、解热、镇痛、抗炎等作用。

一、藿夏感冒颗粒广谱抗病毒作用

藿夏感冒颗粒对甲型流感病毒（H3N2）、乙型流感病毒（IBV）、呼吸道合胞病毒（RSV）、柯萨奇病毒（CVB3）、肠病毒（EV71）、冠状病毒（HCoV-229E）、副流感病毒（PIV）、轮状病毒（RV）均有明显的抗病毒作用。

（一）体外抑制多种病毒

采用细胞病变效应法（cytopathic effect，CPE）观察受试物在体外对病毒的抑制作用，结果显示，藿夏感冒颗粒对甲型流感病毒（H3N2）、乙型流感病毒（IBV）、呼吸道合胞病毒（RSV）、柯萨奇病毒（CVB3）、肠病毒（EV71）、冠状病毒（HCoV-229E）、副流感病毒（PIV）和轮状病毒（RV）具有较强的体外抑制作用，治疗指数（therapeutic index，TI）分别为4.47、6.17、＞7.43、＞32.79、＞166.94、＞5.27、＞10、＞10，提示藿夏感冒颗粒具有广谱抗病毒能力。

（二）体内抑制柯萨奇病毒复制，调节免疫，减轻炎症

采用幼龄 SD 大鼠腹腔注射柯萨奇病毒 B3 体内感染模型，评价藿夏感冒颗粒体内抗柯萨奇病毒 B3 的药效作用。结果显示，藿夏感冒中、高剂量组能显著抑制大肠组织中柯萨奇病毒复制，显著减轻结肠组织病变程度；低、中剂量组显著增加血中 $CD4^+/CD8^+$ 淋巴细胞比值，高剂量组能显著减少血中 $CD8^+$ 淋巴细胞的比例和增加 $CD4^+/CD8^+$ 淋巴细胞的比值；各剂量组均显著降低大肠组织中 TNF-α 水平，升高 IFN-γ 水平。上述结果表明，藿夏感冒颗粒能抑制柯萨奇病毒 B3 在幼龄大鼠大肠组织中复制，调节免疫细胞平衡，降低局部组织的炎症反应。

二、降低小鼠肠推进率，抑制胃排空

采用对正常小鼠肠推进的模型，计算小肠推进率及检测胃色素残留值评价药物作用。结果显示，与模型组比较，藿夏感冒中、高剂量组小鼠的小肠推进率明显降低（$P<0.05$），胃色素残留（吸光度）明显升高（$P<0.05$）。提示藿夏感冒颗粒具有抑制胃排空和肠动力的作用。

三、延长腹泻模型小鼠腹泻出现时间，缩短持续时间，降低评分

采用番泻叶水煎剂灌胃诱导小鼠腹泻模型评价藿夏感冒颗粒的止泻作用，观察并记录 6 小时内各组动物的排便量、有无腹泻以及出现腹泻的时间，6 小时后计算腹泻率、腹泻出现时间、腹泻持续时间、腹泻评分等指标。结果显示，与模型组比较，藿夏感冒中、高剂量组小鼠腹泻出现时间明显延后（$P<0.05$）；藿夏感冒低、中、高剂量组小鼠腹泻持续时间均有所缩短，但未见明显差异（$P>0.05$），腹泻评分均有所降低，但未见明显差异（$P>0.05$）。提示藿夏感冒颗粒对番泻叶水煎剂灌胃诱导的小鼠腹泻具有止泻的作用。

四、降低 LPS 注射发热大鼠体温差

通过腹腔注射脂多糖（LPS）致大鼠发热，观察藿夏感冒颗粒的解热作用。结果显示，模型组大鼠腹腔注射 LPS 造模后，体温差（$\Delta T = Tx-T0$）呈明显上升趋势。与模型组比较，藿夏感冒低、中剂量组大鼠造模后 5 小时体温差明显降低（$P<0.05$）；藿夏感冒高剂量组大鼠造模后 1 小时体温差明显降低（$P<0.05$）。提示藿夏感冒颗粒具有抑制大鼠腹腔注射 LPS 引起发热作用。

五、延长 0.7% 醋酸注射致小鼠疼痛扭体潜伏期，减少扭体次数

采用 0.7% 醋酸腹腔注射致小鼠出现扭体反应，观察藿夏感冒颗粒对疼痛的影响。结果显示，与模型组比较，藿夏感冒低、中、高剂量组小鼠扭体潜伏期明显延长（$P<0.05$）；藿夏感冒高剂量组小鼠扭体次数明显减少（$P<0.01$）。提示藿夏感冒颗粒

可明显抑制醋酸刺激小鼠腹膜引起的疼痛反应。

六、减小二甲苯致小鼠耳肿胀度，抑制局部炎症

采用小鼠一侧耳涂布化学致炎物质二甲苯致耳肿胀模型，通过测定肿胀度即两耳重量差值，观察藿夏感冒颗粒对二甲苯致炎的影响。结果显示，与模型组比较，藿夏感冒低、中、高剂量组小鼠耳肿胀度明显减小（$P<0.01$），肿胀抑制率分别为38.89%、35.90%、38.82%。提示藿夏感冒颗粒明显抑制二甲苯致小鼠耳肿胀，具有抗二甲苯诱导的局部炎症作用。

第三十四章

连花御屏颗粒研究

连花御屏颗粒是应用肺络病证治指导治疗体虚感冒研制的专利中药，由南宋张松《究原方》玉屏风散、汉代张仲景《伤寒杂病论》桂枝汤及清代吴鞠通《温病条辨》银翘散化裁而拟定，具有“益气固卫、祛风解毒”作用。其用于感冒气虚证肺络虚滞复感外邪，症见恶风、畏寒、鼻塞、流涕、发热、咽痛，伴倦怠、乏力、气短、懒言等。药效学研究证实，连花御屏颗粒可降低病毒感染及密接动物呼吸道的病毒载量及效价，抑制炎症，调节免疫，提升全身及气道局部防御能力，不仅对常见呼吸道病毒引起的感冒具有预防和治疗作用，而且具有解热、镇咳、镇痛、祛痰作用。

第一节　理论与组方研究

一、理论研究

古人重视正气对防御外邪侵袭的重要作用。《素问·刺法论》言：“正气存内，邪不可干。”《素问·评热病论》也言：“邪之所凑，其气必虚。”《灵枢·百病始生》进一步指出：“风雨寒热不得虚，邪不能独伤人。卒然逢疾风暴雨而不病者，盖无虚，故邪不能独伤人。此必因虚邪之风，与其身形，两虚相得，乃客其形。”“两虚相得，乃克其形”强调了正气作为内因在外邪袭人中扮演着重要作用，故《灵枢·百病始生》指出虚邪中人“始于皮肤，皮肤缓则腠理开，开则邪从毛发入，入则抵深……留而不去，则传舍于络脉……留而不去，传舍于经……留而不去，传舍于肠胃之外……或著孙脉，或著络脉”，若正气亏虚不仅卫外防御失职，而且容易导致外邪由外入里，长驱直入引起脏腑病变。

东汉张仲景同样重视正气在人体中的作用，正如《金匮要略·脏腑经络先后病脉证》谓：“若五脏元真通畅，人即安和。”此处“五脏元真通畅”指人体五脏元气畅通无碍，人体正气充沛则不易受外邪侵犯，这与《黄帝内经》所言的“正气存内，邪不可干”，“邪之所凑，其气必虚”一脉相承。张仲景从经络与血脉角度论述疾病的发病规律，《金匮要略·脏腑经络先后病脉证》所言：“千般疢难，不越三条：一者经络受邪入脏腑，为内所因……病由都尽。”关于“病由都尽”，清代唐容川认为“由”字指路径而言，“病由都尽”指病之传变路径：“经络受邪，各循其腠理之部分而入焉，此为脏腑受邪之路径。”这与《灵枢·百病始生》所言“虚邪中人”由外至内遵循“络－经－络”的传变规律异曲同工。而仲景强调此为“内所因”，与其重视人体元气对脏腑功能维持的重要性有关。张仲景创制的桂枝汤是针对外感风寒表虚证而设的，新加汤较桂枝汤重用芍药、生姜再加人参，用于太阳表虚较重者；桂枝加附子汤用于卫气虚滞基础上又出现卫阳虚乏者；竹叶汤用于治疗产后中风，为标本兼顾、寒温并用之剂。上方为后世在调和营卫基础上益气温阳、扶正解表提供了组方思路。后世又有人参败毒散散寒祛湿、益气解表，加减葳蕤汤滋阴解表，均体现了扶正解表的组方用药特点。

卫者，卫外防御之意也。宗气贯心脉分为营卫之气，卫气借助肺之气络宣发布散于体表阳络，发挥卫外防御作用。宗气又受中焦脾胃运化产生的水谷精微之气充养，若中焦脾胃之气不足，土不生金，则宗气来源匮乏，影响卫气防御卫护之功。气虚感冒患者平素多有肺脾不足、卫气虚滞的临床表现，如倦怠、乏力、气短、懒言、自汗、面色㿠白等症，若在此基础上感受外邪，即“两虚相得，乃客其形”，影响卫气“温分肉、肥腠理、充皮肤、司开阖”之功，营卫失常则会出现恶风恶寒、发热汗出等症状。

二、治法及组方研究

针对体虚感冒肺脾气虚复感外邪的病机特点，确立“益气固卫、祛风解毒”治法，以南宋张松《究原方》玉屏风散、汉代张仲景《伤寒杂病论》桂枝汤及清代吴鞠通《温病条辨》银翘散化裁拟定连花御屏颗粒组方。方以黄芪、山银花为君药，黄芪益气固卫，山银花辛凉清解。臣以防风、桂枝祛风解表，发汗解肌，与黄芪合用扶正固表不留邪，祛风发汗不伤正；白芍益阴敛营，合桂枝调和营卫；连翘清热解毒，助山银花辛凉清解。佐以白术、干姜、大枣助黄芪益气温阳，扶正固表，乃“培土生金”之义；板蓝根助山银花、连翘清热解毒；桔梗为载药之舟楫，引诸药入肺之气络随卫气敷布肌表；陈皮健脾理气又防壅补滞气。使以甘草甘温益气，调和诸药。诸药合用，外可祛风解毒，内可益气固卫，通补络虚，针对体虚感冒发挥治中寓防、防中寓治、防治结合的作用。

第二节　基础研究

一、连花御屏颗粒对感冒的治疗作用

（一）广谱抗病毒作用

连花御屏颗粒具有广谱抗病毒作用。体外实验表明，本品对常见感冒病毒如甲型流感病毒、乙型流感病毒、鼻病毒、呼吸道合胞病毒、副流感病毒、肠病毒、冠状病毒、腺病毒引起的细胞病变有一定抑制作用。动物体内药效验证，选择较小年龄（约5周龄）及老龄（17月龄）小鼠滴鼻感染鼻病毒、甲型H1N1流感病毒，用以模拟免疫低下群体的病毒感染状态。结果显示，本品可提高模型小鼠体重，降低肺指数、肺组织病毒载量及效价，有效改善模型小鼠肺组织病变程度。

1. 体外抗病毒药效研究

采用致细胞病变法（CPE），测定连花御屏颗粒对甲型流感病毒（H3N2、H1N1）、乙型流感病毒（IBV）、鼻病毒（RhV）、呼吸道合胞病毒（RSV）、副流感病毒（PIV）、肠道病毒（EV71）、冠状病毒（HCoV-229E）、腺病毒（ADV）的体外抑制作用。结果显示，连花御屏颗粒对H3N2、H1N1、IBV、RhV、RSV、PIV、EV71、HCoV-229E、ADV的治疗指数（TI）分别为11.29、7.31、7.84、24.40、13.00、28.23、75.65、10.61、11.78，提示连花御屏颗粒具有广谱抗病毒能力。

2. 体内抗鼻病毒研究

采用BALB/c小鼠经鼻滴入鼻病毒原液，建立病毒气道感染模型，评价连花御屏颗粒的药效作用。结果显示，连花御屏颗粒可提高鼻病毒感染小鼠体重，降低肺指数、肺组织病毒载量，抑制肺泡灌洗液炎症细胞（WBC）产生，调节肺泡灌洗液炎症因子水平及肺组织淋巴细胞（$CD4^+$、$CD8^+$）、巨噬细胞（M1、M2）比例，上调气道机械屏障细胞间连接蛋白E-cadherin的表达水平，下调肺组织病毒识别蛋白TLR7表达水平，同时改善模型小鼠肺组织的病变程度。

3. 体内抗甲型H1N1流感病毒研究

采用BALB/c小鼠经鼻滴入甲型H1N1流感病毒原液，建立病毒气道感染模型，评价连花御屏颗粒的药效作用。结果显示，连花御屏颗粒可提高甲型H1N1流感病毒感染小鼠体重及嗜酸性粒细胞数量，降低肺指数、肺组织病毒载量、病毒效价，抑制肺泡灌洗液炎症细胞（WBC）的产生，调节肺泡灌洗液炎症因子水平及肺组织淋巴细胞（$CD4^+$、$CD8^+$）、巨噬细胞（M1、M2）比例，上调气道机械屏障细胞间连接蛋白E-cadherin、Occludin表达水平，下调肺组织病毒识别蛋白TLR7表达水平，同时显著改善模型小鼠肺组织病变程度。

4. 老龄小鼠体内抗鼻病毒研究

采用 17 月龄 C57BL/6J 小鼠滴鼻感染鼻病毒，建立病毒体内感染模型，评价连花御屏颗粒对老龄小鼠鼻病毒感染模型的药效作用。连花御屏颗粒能显著降低肺指数及肺组织病毒滴度，能显著降低肺泡灌洗液的炎症因子水平，并能显著改善模型小鼠肺组织的病变程度。提示连花御屏颗粒对鼻病毒感染老龄小鼠具有明显药效作用，作用机制可能与其调节机体中的细胞免疫和体液免疫平衡，降低局部炎症因子水平有关。

（二）抗炎作用

连花御屏颗粒具有抗炎作用。采用小鼠一侧耳涂布化学致炎物质二甲苯致耳肿胀模型，通过测定肿胀度即两耳重量差值，评价连花御屏颗粒对二甲苯致炎的影响。结果显示，与模型组比较，连花御屏中、高剂组小鼠耳的肿胀度明显减小（$P<0.05$），肿胀抑制率分别为 16.17%、16.77%，连花御屏低剂组小鼠耳的肿胀度有减小趋势，肿胀抑制率为 4.79%，提示连花御屏颗粒具有抗二甲苯诱导的局部炎症作用。

（三）免疫调节作用

连花御屏颗粒可增大免疫抑制模型小鼠的胸腺、脾脏指数，提高小鼠炭粒吞噬指数 K，具有免疫调节作用。

1. 对环磷酰胺致小鼠免疫抑制的影响

通过腹腔注射环磷酰胺建立小鼠免疫抑制模型，采用免疫器官重量法评价连花御屏颗粒的免疫调节作用。结果显示，与正常组比较，模型组小鼠的胸腺、脾脏指数均明显减小（$P<0.01$）；与模型组比较，连花御屏高剂组小鼠的脾脏指数以及低剂组的胸腺指数明显增大（$P<0.05$），连花御屏高剂组的胸腺指数、低剂组的脾脏指数以及中剂组的胸腺、脾脏指数均有所增大，但差异无统计学意义（$P>0.05$）。提示连花御屏颗粒可增大免疫抑制模型小鼠的胸腺、脾脏指数，具有免疫调节作用。

2. 对小鼠炭粒廓清能力的影响

通过小鼠尾静脉注射一定浓度的炭粒，可被单核巨噬细胞系统（RES）迅速吞噬而从血液中廓清，此为炭粒廓清法。采用该方法考察连花御屏颗粒对 RES 的影响，评价其对非特异性免疫的作用。结果显示，与模型组比较，连花御屏中剂组小鼠的炭粒吞噬指数 K 明显增大（$P<0.05$），连花御屏低、高剂组亦有所增大，但差异无统计学意义（$P>0.05$）。提示连花御屏颗粒可提高小鼠炭粒吞噬指数 K，具有调节非特异性免疫功能作用。

（四）解热、镇咳、镇痛、祛痰作用

连花御屏颗粒可抑制大鼠腹腔注射 LPS 引起的发热，抑制氨气刺激小鼠呼吸道感受器引起的咳嗽反应，明显抑制醋酸刺激小鼠腹膜引起的疼痛反应，增加小鼠呼吸道分泌液量，稀释痰液，具有解热、镇咳、镇痛、祛痰作用。

1. 解热作用

通过腹腔注射 LPS 致大鼠发热，评价连花御屏颗粒的解热作用。结果显示，与模

型组比较，连花御屏高剂组大鼠给药后 3 小时，体温明显降低（$P<0.05$），其余时间点也可见降低趋势；连花御屏低、中剂组在不同时间点亦有降低趋势，但差异无统计学意义（$P>0.05$）。提示连花御屏颗粒可抑制大鼠腹腔注射 LPS 引起的发热。

2. 镇咳作用

采用氨水喷雾致小鼠咳嗽，评价连花御屏颗粒的镇咳作用。结果显示，与模型组比较，连花御屏高剂组小鼠的咳嗽潜伏期明显延长（$P<0.05$），咳嗽次数明显减少（$P<0.05$）。提示连花御屏颗粒可抑制氨气刺激小鼠呼吸道感受器引起的咳嗽反应。

3. 镇痛作用

采用 0.7% 醋酸腹腔注射致小鼠出现扭体反应，观察连花御屏颗粒对疼痛的影响。结果显示，与模型组比较，连花御屏高剂组小鼠扭体次数明显减少（$P<0.05$），连花御屏低、中剂组小鼠扭体次数较模型组有所减少，但差异无统计学意义（$P>0.05$）；各给药组小鼠的扭体潜伏期较模型组差异无统计学意义（$P>0.05$）。提示连花御屏颗粒可明显抑制醋酸刺激小鼠腹膜引起的疼痛反应。

4. 祛痰作用

采用小鼠气管酚红排泌试验，通过测量排泌的酚红量，评价连花御屏颗粒的祛痰作用。结果显示，与模型组比较，连花御屏中、高剂组小鼠气管酚红排泌量明显升高（$P<0.05$），低剂组酚红排泌量有所升高，但差异无统计学意义（$P>0.05$）。提示连花御屏颗粒可增加小鼠呼吸道分泌液量，稀释痰液，具有祛痰作用。

二、连花御屏颗粒预防感冒作用

对 Hartley 豚鼠滴鼻甲型 H1N1 流感病毒，采用病毒感染动物与未感染动物 1∶1 合笼方式诱导密接传播，构建甲型流感病毒传播感染模型，分别进行病毒感染动物给药（切断传播）及密接动物给药（保护密接人群）。通过观察密接动物组织病毒滴度及病理学变化，评价连花御屏颗粒对甲型流感病毒引起的豚鼠呼吸道感染的预防作用。病毒感染动物给药（切断传播）结果显示：①连花御屏颗粒高剂量可显著降低病毒感染豚鼠鼻组织、气管的病毒滴度，连花御屏颗粒中、高剂量可显著降低病毒感染豚鼠肺组织的病毒滴度；②连花御屏颗粒低、中、高剂量可显著降低密接动物鼻组织、气管、肺组织的病毒滴度，连花御屏颗粒高剂量可显著降低密接动物气管及支气管病理评分，连花御屏颗粒中、高剂量可显著降低密接动物肺组织的病理评分。密接动物给药（保护密接人群）结果显示：连花御屏颗粒低、中、高剂量可显著降低密接动物鼻组织、气管、肺组织的病毒滴度；连花御屏颗粒高剂量可显著降低密接动物气管及支气管的病理评分，连花御屏颗粒低、中、高剂量可显著降低密接动物肺组织的病理评分。可见，连花御屏颗粒具有明显抗流感病毒感染药效作用，能通过切断传播及保护密接群体来降低流感病毒的传染。

第三十五章

芪防鼻通片研究

芪防鼻通片是应用肺络病证治指导治疗变应性鼻炎而研制的专利中药，源于中国医学科学院西苑医院李淑良教授经验方。组方由宋代张松《究原方》玉屏风散和严用和《严氏济生方》辛夷散化裁而成，具有“益气通窍”作用，用于变应性鼻炎肺脾两虚证，症见喷嚏、流涕、鼻痒、鼻塞，舌淡，苔白，脉浮或脉细弱等。基础研究表明，芪防鼻通片具有抗过敏、抗炎作用，可抑制Ⅰ型变态反应，减少免疫炎症介质的释放，从而减轻鼻黏膜充血水肿、基底膜增厚、炎症细胞浸润等病理改变，改善挠鼻、打喷嚏和流涕等过敏症状。临床研究表明，芪防鼻通片可有效改善持续变应性鼻炎的喷嚏、流涕、鼻塞、鼻痒等鼻部症状及眼痒、异物感、眼红、流泪等眼部症状，提高临床应答率，有效缓解自汗、恶风、神疲乏力、少气懒言等中医证候，提高患者的生活质量。

第一节　理论与组方研究

一、理论研究

变应性鼻炎属于中医学“鼻鼽”“鼽嚏”等范畴，早在西周时期就有关于“鼽嚏”的记载，如《礼记·月令》谓“季秋行夏令，则其国大水，冬藏殃败，民多鼽嚏”，指气候异常可以导致打喷嚏。《素问·至真要大论》载：“少阴之复，燠热内作，烦躁鼽嚏。”“鼻鼽”病名首见于《素问·脉解》，其曰：“所谓客孙脉，则头痛鼻鼽腹肿者，阳明并于上。”将鼻鼽与头痛、腹肿等症状并列而言。东汉刘熙《释名》释“鼻塞曰鼽，鼽，久也，涕久不通，遂至窒塞也”，提出鼻鼽是鼻塞、流涕的病症。金元刘完素亦提出“鼽者，鼻出清涕也”，对后世医家影响很大，多沿用此论述。明清时期“鼻鼽”正式作为以鼻流涕为主症的病名，明代王肯堂《证治准绳》列有“鼻鼽”一病，清代张璐《张氏医通》、沈金鳌《杂病源流犀烛》均设“鼻鼽”专篇论述。

1980 年全国高等医药院校试用教材《中医耳鼻喉科学》指出“鼻鼽的主要症状是突然发作的鼻痒、喷嚏、流清涕”，这是当代中医耳鼻喉科学专家正式提出的鼻鼽定义。变应性鼻炎反复发作严重影响生活质量，若治疗不当又可引起其他临床并发症，加强变应性鼻炎的中医药防治研究有助于为该病提供有效的治疗药物。

根据变应性鼻炎的发病特点和临床表现，提出该病病位在鼻，病变主脏在肺络，与脾密切相关，提出“肺脾两虚”为病机之本，“外邪侵袭”为病变之标的发病特点。“肺开窍于鼻”，肺鼻在生理结构上相通，在经络上相连。对肺鼻关系的论述首见于《黄帝内经》，《灵枢·五阅五使》曰“鼻者，肺之官也”，《素问·金匮真言论》言“西方白色，入通于肺，开窍于鼻”，均指出鼻为肺之官窍。《灵枢·脉度》云“肺气通于鼻，肺和则鼻能知香臭矣”，指出嗅觉是肺气功能的体现。肺鼻由经络相连，《灵枢·经脉》言：“大肠手阳明之脉……络肺……交人中，左之右，右之左，上夹鼻孔。”《诸病源候论》说“风冷伤于脏腑，而邪气乘于太阴之经，其气蕴积于鼻者，则津液壅塞，鼻气不宣调”，则从病理角度进一步说明肺与鼻的密切关系。

宗气贯心脉分为营卫之气，卫气昼行于皮部阳络，夜行于脏腑腠理阴络，发挥着“温分肉、充皮肤、司开阖”的防御卫护机制，为机体脏腑组织功能的正常发挥提供免疫稳态的内部微环境。卫气借助肺之气络宣发布散于体表阳络，发挥卫外防御作用，鼻窍亦是卫气敷布之所。络气虚滞，卫气防御卫护能力下降，则鼻窍失于卫气充养，易致风寒等外邪侵袭，宋代《圣济总录》言“鼻流清涕，至于不止，以肺脏感寒，寒气上达，故其液不能收制如此”，指出肺之络气虚滞，外邪袭鼻所致流涕不止的表现。《灵枢·本神》言“肺藏气……肺气虚则鼻塞不利少气”，故平素临床可见神疲乏力、少气懒言、鼻塞不利等症。宗气又受后天脾胃运化的水谷精微之气充养，若饮食失节、寒温不适、劳倦过度等各种致病因素导致脾胃亏虚，运化失职，水谷精微不能上达胸中而资助宗气，宗气来源匮乏则卫气易于虚滞，而招致外邪侵袭，形成恶性病理循环，故《素问·玉机真脏论》言：“脾为孤脏……其不及，则令人九窍不通。”这与临床研究显示变应性鼻炎患者发病前大多有饮食不节、嗜食寒凉、长期熬夜的习惯，或长期生活节奏快、压力大、思虑过度等因素的研究结果相一致，这些因素均可伤及脾胃而累及于肺，诚如《脾胃论》所云：“肺金受邪，由脾胃虚弱不能生肺，乃所生受病也。”

二、治法及组方研究

本病以肺脾气虚为本，卫表不固、外邪侵袭为标，故当扶正祛邪，标本兼治，施以益气健脾固其本，散邪固表通窍治其标之法。芪防鼻通片由黄芪、白术、防风、辛夷、白芷、高良姜、羌活、牡丹皮、蝉蜕、乌梅、甘草组成，由宋代张松《究原方》玉屏风散和严用和《严氏济生方》辛夷散化裁而成。以黄芪为君补益肺脾、固表实卫，《本草汇言》载其“补肺健脾，卫实敛汗”，《本草正义》谓：“能直达人之肤表肌肉，固护卫阳，充实表分，是其专长，所以表虚诸病，最为神剂。”《本草求真》亦言：“黄芪……入肺补气，入表实卫，为补气诸药之最。”臣以白术益气健脾、燥湿通窍，白术与君药黄芪配伍，取培土生金之义，母强子亦强，脾气得充则肺气自固；防风祛风解表、通窍止痒，与黄芪配伍，扶正不留邪，祛风不伤正；辛夷芳香质轻，气味俱薄，上行头目，具发散风寒、宣通鼻窍之效。《名医别录》言其“温中解肌，利九窍，通鼻塞、涕出”，辛香走窜，功专入肺，宣通肺气，升清阳而辟秽浊，善通鼻窍，尤为鼻塞、鼻涕等症之要药，如《本草纲目》所载：“辛夷之辛温走气而入肺……能助胃中清阳上行通于天，所以能温中治头面目鼻九窍之病。”佐以白芷、羌活，助防风、辛夷解表散寒，祛风通鼻窍；高良姜温中补虚，散寒通窍；牡丹皮清热凉血，化瘀通窍，《神农本草经疏》谓其“辛以散结聚，苦寒除血热，入血分，凉血热之要药也”，也暗合“治风先治血，血行风自灭”之义；蝉蜕散风止痒，搜风通窍，为疏散风邪的良药；乌梅敛肺生津，可“益精开胃化津”，用之以防辛温过燥，暗耗津液，《本草纲目》谓其有“敛肺”之功效。使以甘草甘温益气，调和诸药。诸药合用，肺脾同调，收散并举，祛邪扶正，标本兼治，共奏补脾益肺、散邪通窍之功。

第二节　基础研究

一、芪防鼻通片对变应性鼻炎模型的干预作用

（一）显著降低模型动物行为学评分

芪防鼻通片可显著改善腹腔注射鸡卵白蛋白诱导变应性鼻炎大鼠的行为学评分：与模型组比较，芪防鼻通片中、高剂量组的行为学评分均显著降低（$P<0.05$）；采用2,4- 二异氰酸甲苯酯（TDI）滴鼻诱导豚鼠变应性鼻炎模型，与模型组比较，芪防鼻通片中、高剂量组的行为学评分均显著降低（$P<0.05$）。

（二）显著改善模型动物过敏症状

芪防鼻通片可显著改善腹腔注射鸡卵白蛋白诱导变应性鼻炎大鼠的过敏症状：与过敏性鼻炎组比较，芪防鼻通高、低剂量给药组均能降低过敏、打喷嚏、流涕、挠鼻各项评分（$P<0.001$）；芪防鼻通呈剂量依赖性缓解大鼠挠鼻和打喷嚏次数，且高剂量组明显优于氯雷他定组（$P<0.01$）。

（三）改善鼻黏膜病理变化

芪防鼻通片改善腹腔注射鸡卵白蛋白诱导变应性鼻炎大鼠的鼻黏膜病理变化：HE 染色显示，芪防通鼻片低、中、高剂量组可不同程度改善鼻黏膜充血、水肿，上皮层不连续、组织结构不清晰，基底膜增厚、水肿、破坏等，降低鼻黏膜厚度，并减少嗜酸性粒细胞、肥大细胞和杯状细胞浸润，且芪防鼻通片的作用具有剂量依赖性。

（四）减轻炎症反应

1. 改善大鼠血清免疫炎症因子的水平

采用腹腔注射鸡卵白蛋白（OVA）的方法建立大鼠变应性鼻炎模型，评价芪防鼻通片的药效作用。结果显示，与模型组比较，芪防鼻通中剂量组的组胺、IgE 显著降低（$P<0.05$）；高剂量组的组胺、IgE、IL-10 显著降低（$P<0.05$），IL-12 显著升高（$P<0.05$）。调节鼻黏膜炎症因子水平：与模型组比较，芪防鼻通中、高剂量组的鼻黏膜组织 IL-2 表达升高。降低鼻黏膜中 Th2 型细胞因子（IL-4、IL-5 和 IL-13）水平：与过敏性鼻炎组比较，芪防鼻通高、中、低剂量组的上述细胞因子水平均显著降低（$P<0.05$），且芪防鼻通片的作用呈剂量依赖性，芪防鼻通高剂量组的作用明显优于氯雷他定组（$P<0.05$）。降低鼻腔灌洗液中细胞因子 Th2 型细胞因子（IL-4、IL-5 和 IL-13）和 IgE 的水平：与过敏性鼻炎组比较，芪防鼻通高、中、低剂量组的上述细胞因子水平和总 IgE、OVA-IgE 的水平均显著降低（$P<0.05$，$P<0.01$），且芪防鼻通片的作用呈剂量依赖性，芪防鼻通高剂量组的作用明显优于氯雷他定组（$P<0.05$）。

2. 抑制醋酸致小鼠腹腔毛细血管通透性增加

将 84 只 KM 小鼠随机分为正常对照组、模型组、阿司匹林组（0.3g/kg）、芪防鼻通低剂量组（生药 1.525g/kg）、芪防鼻通中剂量组（生药 3.050g/kg）、芪防鼻通高剂量组（生药 6.100g/kg），灌胃 7 天。结果显示，与模型组比较，阿司匹林组和芪防鼻通中、高剂量组的 OD 值均显著降低（均 $P<0.05$），提示芪防鼻通片能够降低醋酸引起的腹腔毛细血管通透性增加，具有一定的抗炎作用。

3. 减轻二甲苯所致小鼠耳肿胀

将 72 只 KM 小鼠随机分为正常对照组、模型组、阿司匹林组（0.3g/kg）、芪防鼻通低剂量组（生药 1.525g/kg）、芪防鼻通中剂量组（生药 3.050g/kg）、芪防鼻通高剂量组（生药 6.100g/kg），灌胃 7 天。结果显示，与模型组比较，阿司匹林和芪防鼻通中、高剂量均可显著降低小鼠耳肿胀度（均 $P<0.05$），抑制率分别为 52.60%、37.17%、34.44%，表明芪防鼻通片能够降低二甲苯所致炎性肿胀，具有一定的抗炎作用。

4. 对大鼠琼脂肉芽肿的影响

将 59 只 Wistar 大鼠随机分为模型组、阿司匹林组（0.24g/kg）、芪防鼻通低剂量组（生药 1.22g/kg）、芪防鼻通中剂量组（生药 2.44g/kg）、芪防鼻通高剂量组（生药 4.88g/kg），灌胃 14 天。结果显示，与模型组肉芽肿重量（2.23g）、肉芽肿系数（0.93）比较，芪防鼻通低、中、高剂量组肉芽肿重量（分别为 2.03g、1.89g、1.80g）及系数（分别为 0.87、0.82、0.80）均有所降低。其中，中、高剂量组肉芽肿重量与模型组比较，差异有统计学意义（均 $P<0.01$），高剂量组肉芽肿系数与模型组比较，差异有统计学意义（$P<0.05$）。表明芪防鼻通片能够降低琼脂肉芽肿的重量及系数，提示其对炎症慢性增殖相有一定的抑制作用。上述实验结果表明，芪防鼻通片对炎症

急性时相、亚急性时相、慢性增殖相均具有抑制作用，抗炎作用显著。

（五）调节免疫作用

芪防鼻通片调节腹腔注射鸡卵白蛋白诱导变应性鼻炎大鼠免疫细胞亚群：与过敏性鼻炎组比较，各给药组 $CD3^+$、$CD4^+$、$CD38^+$ 淋巴细胞水平显著降低（均 $P<0.05$）。且芪防鼻通片呈剂量依赖性地降低上述淋巴细胞水平，芪防鼻通高剂量组的作用明显优于氯雷他定（$P<0.05$）。

（六）调节鼻黏膜蛋白 2（MUC2）、紧密连接蛋白 1（Claudin1）表达

芪防鼻通片可以剂量依赖性地逆转腹腔注射鸡卵白蛋白引起 MUC2 和 Claudin1 的表达差异：与过敏性鼻炎组比较，芪防鼻通中、高剂量组的 MUC2 表达显著降低，优于芪防鼻通低剂量组和氯雷他定组；芪防鼻通高剂量组的 Claudin1 表达显著升高，优于氯雷他定组。MUC2 表达促进了黏液的高分泌，是引起变应性鼻炎流涕的主要因素。Claudin1 在维持上皮气道屏障中发挥关键作用。上述研究表明，芪防鼻通片可以减轻黏膜下嗜酸性粒细胞、肥大细胞和杯状细胞的浸润，保护黏膜上皮屏障，提示芪防鼻通片通过抑制 Th2 免疫反应治疗过敏性鼻炎。

二、芪防鼻通片抑制Ⅰ型变态反应

（一）抑制大鼠被动皮肤过敏反应

将 60 只 SD 大鼠随机分为模型组、扑尔敏组（3.24mg/kg）、芪防鼻通低剂量组（生药 1.22g/kg）、芪防鼻通中剂量组（生药 2.44g/kg）、芪防鼻通高剂量组（生药 4.88g/kg），灌胃 12 天。结果显示，与模型组 1∶10、1∶20 稀释度的蓝斑直径比较，芪防鼻通中剂量组 1∶20 稀释度的蓝斑直径（4.5）显著缩小（$P<0.05$），高剂量组 1∶10、1∶20 稀释度的蓝斑直径均显著缩小（均 $P<0.05$）。与模型组 1∶10、1∶20 稀释度的 OD 值（0.115，0.058）比较，芪防鼻通中剂量组 1∶10、1∶20 稀释度的 OD 值（0.084，0.040）均显著缩小（均 $P<0.05$），高剂量组 1∶10、1∶20 稀释度的 OD 值（0.085，0.039）均显著缩小（均 $P<0.05$）。提示芪防鼻通片能够减轻大鼠被动皮肤过敏反应，对Ⅰ型变态反应有一定抑制作用。

（二）抑制小鼠耳异种被动皮肤过敏反应

将 70 只 KM 小鼠随机分为模型组、扑尔敏组（4mg/kg）、芪防鼻通低剂量组（生药 1.525g/kg）、芪防鼻通中剂量组（生药 3.050g/kg）、芪防鼻通高剂量组（生药 6.100g/kg），灌胃 12 天。结果显示，与模型组 OD 值（0.173 ± 0.091）比较，芪防鼻通高剂量组 OD 值（0.070 ± 0.025）显著降低（$P<0.05$），抑制率为 59.54%。提示芪防鼻通片呈剂量依赖性减轻小鼠耳异种皮肤过敏反应，对Ⅰ型变态反应有一定的抑制作用。

第三节　临床研究

采用多中心、随机、双盲、安慰剂平行对照临床研究，评价芪防鼻通片治疗持续变应性鼻炎（肺脾两虚证）的疗效和安全性新药Ⅲ期临床试验。结果表明，芪防鼻通片能有效改善持续变应性鼻炎患者的鼻部症状（喷嚏、流涕、鼻塞、鼻痒）、眼部症状（眼痒、异物感、眼红、流泪），有效缓解自汗、恶风、神疲乏力、少气懒言等肺脾两虚证的症状，提高患者生活质量、临床应答率，以及对症状变化总体印象的改善率，且安全性良好。

芪防鼻通片新药Ⅲ期临床试验由全国32家临床试验机构共同完成。将540例变应性鼻炎患者，随机分为试验组（360例）、安慰剂组（180例），疗程4周。试验组服用芪防鼻通片（每次4片，每天3次），安慰剂组服用芪防鼻通片模拟剂（每次4片，每天3次）。主要疗效指标为治疗期内鼻部症状总分（TNSS）平均值较基线的变化值。次要疗效指标为TNSS周平均值较基线变化、TNSS每周应答率、鼻部或眼部单项症状评分每周较基线变化、整体症状总分（TOSS）每周较基线变化、中医症状总分、单项症状评分较基线变化（单项症状评分标准为0、2、4、6分）、中医证候疗效、鼻结膜炎生活质量调查问卷（RQLQ）评分较基线变化情况，以及患者对变化的总体印象评价（PGI-C）。

结果显示：①治疗期内TNSS平均值较基线变化值：试验组TNSS平均值较基线下降值的最小二乘均数为-2.56分，安慰剂组为-1.74分，两组最小二乘均数之差（试验组-安慰剂组）及其95%CI为-0.83（-1.16～-0.50）。为评估不同分析人群、合并季节性过敏原、治疗期间使用禁用药和缺失数据填补方法对结果的影响，对“符合方案集人群”“未合并季节过敏原的受试者”“未使用禁用药的受试者”“缺失数据的受试者”进行了分析。上述四类受试者的两组最小二乘均数之差（试验组-安慰剂组）及其95%CI依次为-0.92（-1.26～-0.58）、-0.85（-1.27～-0.44）、-0.88（-1.22～-0.54）、-0.85（-1.18～-0.52），敏感性分析结果与主分析结果一致。上述四类试验组均优于安慰剂组（均$P<0.01$）。②TNSS周平均值较基线变化值：治疗第1周，试验组TNSS-1.06vs安慰剂组-0.74；治疗第2周，-2.28vs-1.62；治疗第3周，-3.18vs-2.05；治疗第4周，-3.88vs-2.51。试验组均优于安慰剂组（均$P<0.05$）。③TNSS每周应答率：治疗第1周，试验组3.62%vs安慰剂组0.56%；治疗第2周，18.11%vs9.04%；治疗第3周，29.71%vs18.39%；治疗第4周，45.09%vs24.71%。试验组均优于安慰剂组（均$P<0.05$）。④鼻部或眼部单项症状评分较基线变化值：治疗第4周，喷嚏试验组-0.95vs-0.64；流涕-1.00vs-0.66，鼻塞-0.95vs-0.58，鼻痒-1.01vs-0.64，眼痒、异物感、眼红-0.91vs-0.65，流泪-0.81vs-0.59。上述指标试验组均优于安慰剂组（均$P<0.01$）。⑤TOSS较基线变化值：治疗第4周，试验

组变化值 –5.40vs 安慰剂组 –3.60，试验组优于安慰剂组（$P<0.05$）。⑥中医症状总分、单项症状评分比较：芪防鼻通片可以显著降低中医证候总分和中医各单项症状评分，提高中医证候总有效率（74.71%vs51.16%），自汗、恶风、神疲乏力、少气懒言中医单项症状消失率试验组均明显高于安慰剂组（均 $P<0.05$）。此外，鼻结膜炎生活质量调查问卷和患者对治疗变化的总体印象评价分析，表明芪防通窍片在改善受试者生活质量评分方面显著优于安慰剂组（–49.27%vs–31.65%，$P<0.01$），试验组对症状变化的总体印象评价为“明显改善”及以上的患者比例，显著高于安慰剂组（55.01%vs29.31%，$P<0.01$），表明芪防通窍片可以显著提高患者生活质量。⑦安全性评价：试验期间未发现与试验药物相关的安全性风险，临床试验期间安全性良好。

第三十六章

连花呼吸健康系列产品研究

连花呼吸健康系列产品是基于中医“治未病”思想，在吸取历代防疫辟秽经验的基础上，以“外防内调”综合防控策略为指导研制而成的。包括“外防”——消杀、防护切断疫毒传播途径，涵盖净化外部环境，皮肤、口腔黏膜消杀，强化体表防御；“内调”——清肺、养正，提高机体御邪能力，涵盖清肺火以调节呼吸道内环境，养体虚以增强机体免疫提高抗病毒能力。以“外防内调”综合防控策略为指导形成的消杀、防护、清肺、养正系列产品，有效切断呼吸道病毒人传人、物传人、环境传人的传播途径，为疫情期间及后疫情时代加强个体呼吸健康防护提供系列产品支撑。

第一节　外防——消杀、防护切断疫病传播途径

“外防”主要针对呼吸系统传染病的传播途径，如呼吸道飞沫和密切接触传播、气溶胶传播、物品接触传播等，形成消杀、防护系列产品，包括环境、皮肤、口鼻黏膜的消杀及防护，强化体表防御能力，有效切断人传人、物传人、环境传人的传播途径。

一、针对呼吸系统传染病传播途径的消杀防护措施

1. 环境消杀防护

气溶胶传播是呼吸系统传染性疾病的主要传播途径，是指携带病原微生物的气溶胶，在空气中扩散传播并被易感人群吸入后，导致感染发生的传播方式。气溶胶可以产生于多种场景，如患者咳嗽、打喷嚏时产生的飞沫，在空气中逐渐干燥后形成气溶胶，这些携带病毒的气溶胶可以随着空气流动而远距离传播，并且由于其颗粒微小，受空气阻力和重力影响较小，可以在空气中长时间悬浮，增加了病毒在环境中的存活时间，也增加了易感人群接触并感染病毒的风险。因此，对可能产生气溶胶的物体表面进行定期消毒，减少病毒在环境中的存活，可有效阻挡气溶胶中的病毒进入呼吸

道。唐代孙思邈的《备急千金要方》中应用辟瘟杀鬼丸、雄黄丸等辟瘟方，或焚烧烟熏，或佩戴于身，或悬挂于门前室内，驱避邪毒。明代李时珍《本草纲目》云“烧苍术以辟邪气”，清代《验方新编》中以中药烧烟熏染空气消毒，祛毒祛疫，调和环境，使人不病，这对现代应用预防药物具有重要的启示作用。

2. 皮肤消杀防护

暴露于空气中的皮肤不仅是防御外邪侵袭的天然屏障，亦是外邪入侵机体的门户。卫气行于皮毛，助皮肤以保护机体，使皮肤发挥屏障作用，抵御外界病毒的侵袭。若皮毛腠理失司，卫外不固，可致邪气入里犯肺，这与西医学病毒接触传播的特点相吻合。接触传播是指借助媒介物的直接或间接传播（主要是手接触）。皮肤消毒，特别是手部皮肤的消毒，是为了切断接触传播。《礼记·玉藻》中提出：“‘日五盥’盖谓洗手不嫌频数耳。”可见，古人已经认识到“勤洗手”是预防病毒行之有效的方法。古代医籍记载，应用涂敷、粉身、药浴等方式进行皮肤消毒御邪，使用具有抗病毒作用的中药涂敷、洗浴等方法，一方面利用药物的挥发性和透皮吸收作用，达到防御病毒的目的；另一方面促进气血流通，增强机体的防御能力，从而帮助机体抵御病邪的侵袭。

3. 口鼻黏膜消杀防护

飞沫传播是指病原体由传染源通过咳嗽、喷嚏、谈话排出的分泌物和飞沫，沉积在易感个体的黏膜表面而实现的传播。口鼻成为呼吸道病原体感染和繁殖的首选部位，阻止病原体附着于黏膜表面入侵机体，即黏膜免疫，与中医肺卫防御功能极其相似。吴鞠通《温病条辨》言“温病由口鼻而入，鼻通于肺”，明确指出疫邪经口鼻入里犯肺，涵盖了西医学病毒经呼吸道飞沫传播的途径。明代张景岳《景岳全书》载“福建香茶饼，能辟一切瘴气时疫，伤寒秽气，不时噙口中，邪气不入”，通过口腔消毒防病从口入。清代田绵淮《援生四书》中载：“凡天行时疫，传染邪气，多于鼻孔吸入，若往病家，须用烧酒涂鼻，或用人马平安散涂鼻。”古代医家应用辛散芳香之品于口鼻，通过中药的挥发性物质芳香辟秽，改变病毒依附的生存环境，让病毒失去复制的条件，这对于预防呼吸道感染至关重要。

二、以专利产品连花杀毒抑菌精油为核心的系列消杀防护产品

连花杀毒抑菌精油（HAbO）是撷取连花清瘟核心组方中的食品级精油原料，与具有抑菌抗病毒作用的天然植物成分科学配制而成。实验证实，该精油组方具有显著的抑菌、抗病毒功效。以连花精油 HAbO 为基础配方研发形成系列消杀防护产品，包含适用于口咽部黏膜消杀的连花清咽抑菌喷雾剂、连花清馨口腔抑菌喷雾剂，用于身体皮肤表面消杀的连花清体消毒喷剂、连花清蕊抑菌喷剂，用于手部皮肤消杀的连花泡沫抑菌洗手液、连花免洗手抑菌凝胶、连花清肤卫生湿巾，用于环境物体表面消杀的连花清居消毒喷剂。以连花精油 HAbO 为核心原料，联合江南大学解决连花杀毒

抑菌精油微胶囊包覆及可控释放、微胶囊整理无纺布等关键技术，开发连花杀毒抑菌双抗口罩。形成消杀防护系列产品有效切断病毒人传人、物传人、环境传人传播途径。2023 年，连花精油 HAbO 获得中国发明专利（专利号：ZL2022 8 0000139.9）授权，同年在香港和澳门获得同族专利的相应授权，2024 年在南非获得同族专利的相应授权。

（一）连花杀毒抑菌精油

【功能有效性检测】

1. 抗病毒作用

经第三方检测机构检验，连花精油 HAbO 作用 3 分钟，对新型冠状病毒灭活率＞82.22%；作用 30 分钟，灭活率＞99.82%；连花精油 HAbO 可有效灭活甲型流感病毒 H1N1 病毒，灭活率≥99.99%；连花精油 HAbO 处理肠道病毒 71 型、人疱疹病毒、腺病毒 3 型、柯萨奇病毒 A21 30 分钟，灭活率＞95%。

2. 抑菌作用

经第三方检测机构检验，连花精油 HAbO 对大肠杆菌、金黄色葡萄球菌、白念珠菌具有较强抗菌效果，杀菌率均＞99.9%。

（二）口腔黏膜消杀产品

1. 连花清咽抑菌喷雾剂

【组成】连花精油 HAbO、聚赖氨酸等。

【功能有效性及安全性检测】

（1）抑菌作用：经第三方检测机构检验，连花清咽抑菌喷剂对大肠杆菌、金黄色葡萄球菌、白念珠菌、肺炎克雷伯菌、幽门螺杆菌有较强抑菌作用，抑菌率＞99.9%。

（2）抗病毒作用：经第三方检测机构检验，连花清咽抑菌喷剂对人冠状病毒 229E 灭活率 99.62%、甲型流感病毒 H1N1 灭活率 99.95%。

（3）安全性检测：经第三方检测机构检验，连花清咽抑菌喷剂的急性经口毒性试验结果为实际无毒，急性眼刺激试验、一次完整皮肤刺激试验、多次完整皮肤刺激试验结果均为无刺激性。重金属检测结果显示，连花牌清咽抑菌喷剂的砷含量为＜3.3×10^{-3}mg/kg，铅含量为未检出，汞含量为未检出，镉含量为未检出，符合《化妆品安全技术规范》（2015 年版）的要求。

2. 连花清馨口腔抑菌喷雾剂

【组成】聚赖氨酸、连花精油 HAbO 等。

【功能有效性及安全性检测】

（1）抑菌作用：经三次重复实验结果表明，连花清馨口腔抑菌喷剂原液对金黄色葡萄球菌和大肠杆菌作用 2 分钟、5 分钟、10 分钟、20 分钟的抑菌率均＞99.9%，有较强抑菌作用；对白色念珠菌作用 2 分钟、5 分钟、10 分钟、20 分钟的抑菌率均＞50%，有抑菌作用。

（2）安全性检测：依据《消毒技术规范》眼刺激反应分级评价标准，对家兔进行急性眼刺激试验。结果显示，在家兔眼睛滴入连花清馨口腔抑菌喷雾剂清洗24小时、48小时、72小时、7天，观察动物的平均评分，角膜损伤、虹膜损伤、结膜充血、结膜水肿平均积分均为0。试验判定，连花清馨口腔抑菌喷雾剂对家兔急性眼刺激反应强度为无刺激性。

连花清馨口腔抑菌喷剂产品基于创新配方已成功获得中国发明专利（专利号：ZL2020 1 0750056.4）授权。在后续优化中，配方虽有调整，但仍保留了专利技术精髓，并实现了性能与品质的提升。

（三）皮肤消杀产品

1. 连花清体消毒喷剂

【组成】连花精油HAbO、苯扎氯铵、连花植萃提取液LHZCY-06、柿果提取物等。

【功能有效性及安全性检测】

（1）杀菌作用：连花清体消毒喷剂原液作用5分钟，对金黄色葡萄球菌、大肠杆菌平均杀灭对数值均≥5.00（杀菌率>99.999%）。

（2）抗病毒作用：参照《消毒技术规范》进行残留消毒剂物理去除方法的鉴定试验，病毒灭活试验。试验结果表明，连花清体抑菌喷剂原液处理甲型流感病毒H1N1（A/PR/8/34）2分钟，病毒灭活率>99.99%。

2. 连花清蕊抑菌喷剂（儿童便携装）

【组成】连花精油HAbO。

【功能有效性及安全性检测】

（1）抑菌作用：经第三方检测机构检验，连花清蕊抑菌喷剂作用2分钟、5分钟、10分钟、20分钟，对金黄色葡萄球菌、大肠杆菌、白色念珠菌的抑菌率均≥99.99%，产品具有较强的抑菌作用。符合《一次性使用卫生用品卫生标准》（GB15979-2002）要求。

（2）安全性检测：依据《消毒技术规范》皮肤刺激强度分级评价标准，对家兔进行一次破损皮肤刺激试验、一次完整皮肤刺激试验、多次完整皮肤刺激试验。结果显示，家兔涂抹连花清蕊抑菌喷剂受试物后均未出现红斑和水肿等反应，提示连花清蕊抑菌喷剂一次破损皮肤试验、一次完整皮肤刺激试验、多次完整皮肤刺激试验均属无刺激性。

3. 连花泡沫抑菌洗手液

【组成】连花精油HAbO，海藻糖、甘油、泛醇等保湿护肤成分。

【功能有效性及安全性检测】

（1）抑菌作用：依据WS/T 650-2019《抗菌和抑菌效果评价方法》悬液定量抑菌试验，取连花泡沫抑菌洗手液分别作用2分钟、5分钟、10分钟、20分钟，测定其对大肠杆菌、金黄色葡萄球菌和白色念珠菌的抑菌率。结果显示，连花泡沫抑菌洗手液对大肠杆菌、金黄色葡萄球菌和白色念珠菌的抑菌率均≥99.9%，具有较强的抑菌作用。

（2）抗病毒作用：经三次重复试验，连花泡沫抑菌洗手液原液作用5分钟，对流感病毒病毒H1N1平均灭活对数值>4.00（即灭活率>99.99%），可有效灭活H1N1病毒。

（3）安全性检测：依据《消毒技术规范》皮肤刺激强度分级评价标准，对家兔进行一次完整皮肤刺激试验，观察动物涂抹连花泡沫抑菌洗手液受试物1小时、24小时、48小时后的皮肤刺激反应。结果显示，家兔涂抹连花泡沫抑菌洗手液受试物1小时、24小时、48小时后均未出现红斑和水肿等反应，提示连花泡沫抑菌洗手液一次完整皮肤刺激试验属轻刺激性，符合GB38456–2020《抗菌和抑菌洗剂卫生要求》的要求。

4. 连花免洗手抑菌凝胶

【组成】连花精油HAbO、乙醇、甘油、海藻糖、桃树脂提取物、生育酚乙酸酯、泛醇等。配方添加连花精油HAbO降低乙醇对皮肤的刺激性；添加生育酚乙酸酯、泛醇等护肤成分，保持皮肤水分，修护受损皮肤。

【功能有效性及安全性检测】

（1）抑菌作用：经第三方检测机构测试，在试验条件下，经三次重复试验，连花免洗手抑菌凝胶，作用时间2分钟、5分钟、10分钟、20分钟，对大肠杆菌、金黄色葡萄球菌和白色念珠菌抑菌率均≥99.99%，符合GB15979–2002《一次性使用卫生用品卫生标准》的要求，产品有较强的抑菌作用。

（2）抗病毒作用：经第三方检测机构测试，在试验条件下对连花免洗手抑菌凝胶进行灭活试验（甲型流感病毒H1N1）。经三次重复试验，连花免洗手抑菌凝胶，作用5分钟，对载体上流感病毒平均灭活对数值>4.00（即灭活率>99.99%），可有效灭活H1N1病毒，符合《消毒技术规范》的要求。

（3）安全性检测：经第三方检测机构测试，对连花免洗手抑菌凝胶进行重金属（砷、铅、汞）测定，结果显示，该产品砷含量为$<3.3\times10^{-3}$mg/kg，铅含量为未检出，汞含量为未检出，符合《化妆品安全技术规范》（2015年版）的要求。微生物污染试验结果显示，连花免洗手抑菌凝胶中的大肠菌群、绿脓杆菌、金黄色葡萄球菌、溶血性链球菌、细菌菌落总数、真菌菌落总数的检测结果，均符合GB 15979–2002《一次性使用卫生用品卫生标准》的要求。

5. 连花清肤卫生湿巾

【组成】连花精油HAbO、苯扎氯铵等。

【功能有效性及安全性检测】

（1）杀菌作用：经第三方检测机构测试，连花清肤卫生湿巾对大肠杆菌、金黄色葡萄球菌的有效杀菌率为99.9%，依据GB 15979–2002《一次性使用卫生用品卫生标准》判定，产品杀菌率≥90%，具有杀菌作用。

（2）安全性测试：依据《消毒技术规范》眼刺激反应分级评价标准，对家兔进行急性眼刺激试验。结果显示，在家兔眼睛滴入连花清肤卫生湿巾液体24小时、48小时、72小时，观察3只动物的平均评分，角膜损害<1，虹膜损害<1，结膜充血<2，结膜水肿<2。试验判定，连花清肤卫生湿巾对家兔急性眼刺激反应强度为无刺激性。依据《消毒技术规范》皮肤刺激强度分级评价标准，对家兔进行多次完整皮肤刺激试验。结果显示，家兔皮肤经连续14天观察，每只动物的刺激反应结果均为轻刺激性，未见其他毒性，符合《消毒技术规范》要求。

（四）环境物表消杀产品

连花清居消毒喷剂

【组成】连花精油HAbO，复配阳离子季铵盐表面活性剂，提高杀菌效率。

【功能有效性及安全性检测】

（1）杀菌作用：依据《消毒技术规范》的要求，连花清居抑菌喷剂原液作用5分钟，对金黄色葡萄球菌、大肠杆菌平均杀灭对数值均≥5.00（杀菌率>99.999%），产品具有较强的抑菌作用。

（2）抗病毒作用：参照《消毒技术规范》，对连花清居消毒喷剂进行灭活试验（甲型流感病毒H1N1）。结果显示，经三次重复试验，连花清居消毒喷剂作用5分钟，甲型流感病毒H1N1（A/PR/8/34）2分钟平均灭活对数值>4.00（即灭活率>99.99%），可有效灭活H1N1病毒。

（3）安全性检测：经第三方检测机构测试，对连花清居消毒喷剂进行重金属（砷、铅、汞、镉）测定。结果显示，该产品砷含量为<0.01mg/kg，铅含量为<0.05mg/kg，汞含量为<0.005mg/kg，镉含量为<0.18mg/kg，符合《化妆品安全技术规范》（2015年版）的要求。

（五）连花杀毒抑菌双抗口罩

连花杀毒抑菌双抗口罩以连花精油为核心原料，经江南大学联合解决连花杀毒抑菌精油微胶囊包覆及可控释放、微胶囊整理无纺布等关键技术开发而成。利用CO_2响应单体改性生物质壳聚糖大分子，结合单凝聚法，制备CO_2响应型壳聚糖微胶囊；通过浸渍、喷淋或印花等技术，将微胶囊整理到无纺布中形成连花杀毒抑菌口罩，实现连花杀毒抑菌精油微胶囊包裹与缓控释放，口罩放置5天精油残留率仍达91.76%，放置30天抑菌率仍保持90%以上。

1. 关键技术——连花精油微胶囊的合成及结构表征

以改性壳聚糖作为壳材，连花精油为芯材，通过单凝聚法制备具有CO_2响应香味缓释的壳聚糖微胶囊。将聚乙烯醇、阿拉伯胶和连花精油混合乳化并加入到CO_2响应单体改性壳聚糖醋酸水溶液中，把三聚磷酸钠溶液缓慢滴加到混合液中进行离子交联反应，凝聚后得到连花精油微胶囊。微胶囊包括三层，连花精油作为芯材实现抑菌抗病毒，聚氨酯作为内壳层保证连花精油缓释稳定，改性壳聚糖则作为功能性外壳层，能够有效保护芯材并展现对 CO_2 的响应抗菌和抗病毒性能。

由微胶囊的 SEM 图［图 1（a，b）］可以看出，LFO（连花精油 HAbO 主要成分之一柠檬精油）@ 壳聚糖微胶囊呈现规则的球形且表面光滑，微胶囊的直径在 5～10μm。为进一步测定 LFO@ 壳聚糖微胶囊中 LFO 的负载率及热稳定性，通过热重分析仪对 LFO、LFO@ 壳聚糖微胶囊以及空白微胶囊进行测试，获得的 TGA 及 DTG 曲线如图 1（c，d）所示。LFO 在 120℃左右开始分解，在 367℃完全分解。与 LFO 热重曲线相比，LFO@ 壳聚糖微胶囊主要有三个失重阶段：在小于 240℃的微小质量损失，主要是样品中残留的水分蒸发造成的；在 240～315℃的失重主要由于芯材 LFO 的分解，这与 LFO 的热重曲线一致，且空白微胶囊在此温度范围内几乎没有失重现象出现；高于 315℃的失重主要由微胶囊壳材壳聚糖的降解所致。此外，LFO@ 壳聚糖微胶囊的温度峰值（T_{max}）高于 LFO，这是由于微胶囊壳材对芯材 LFO 的保护作用提高了 LFO 的热稳定性。LFO@ 壳聚糖微胶囊与空白微胶囊在 700℃时的残留率分别为 17.8% 和 12.4%，经计算得出连花精油 LFO 的负载率为 30.34%。

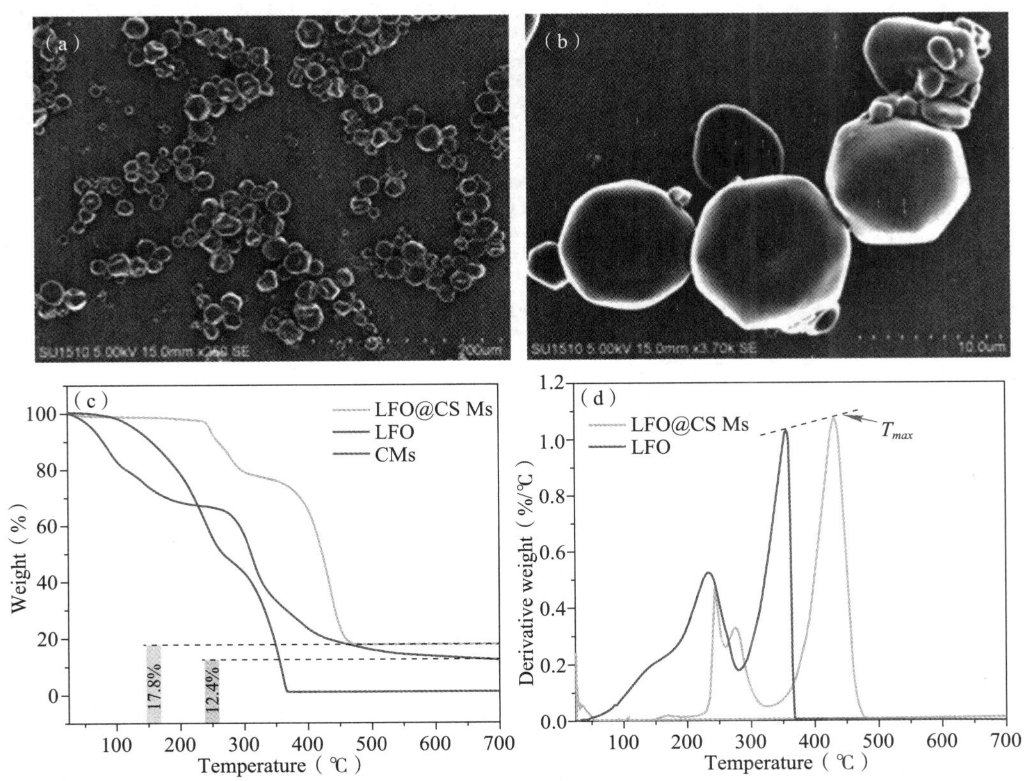

图 1　（a，b）LFO@ 壳聚糖微胶囊的 SEM 图；（c）LFO、未包覆 LFO 的空白微胶囊及 LFO@ 壳聚糖微胶囊的热重 TGA 曲线；（d）LFO 及 LFO@ 壳聚糖微胶囊的热重 DTG 曲线

2. 关键技术——连花精油微胶囊整理无纺布（黏胶纤维）研究

利用浸渍、喷淋或印花等技术，将微胶囊与无纺布整理制备，形成连花杀毒抗菌抗病毒口罩。浸渍法：将无纺布完全浸渍到微胶囊乳液中，保持一段时间后，烘干处理后即得到微胶囊整理无纺布。喷淋法：使用喷涂设备将微胶囊乳液均匀喷洒在无纺布表面，完成喷涂后进行烘干，得到微胶囊整理的无纺布。印花法：将微胶囊乳液与适量的黏合剂进行复配，随后通过印花工艺将其印制到无纺布上，烘干后形成微胶囊整理的无纺布。

LFO@ 壳聚糖微胶囊处理黏胶纤维的 SEM 研究显示，未经整理的黏胶纤维，外表光滑；微胶囊整理后的织物表面明显变得粗糙，进一步还可以看到纤维上附着大量微胶囊［图 2（a，b，c）］。采用 X 射线能谱仪对织物表面元素组成进行分析，从图 2（d，e）可知，整理织物表面含有 C、N、O 元素，且均匀分布。N 元素的存在说明 LFO@ 壳聚糖微胶囊被成功整理到织物上。

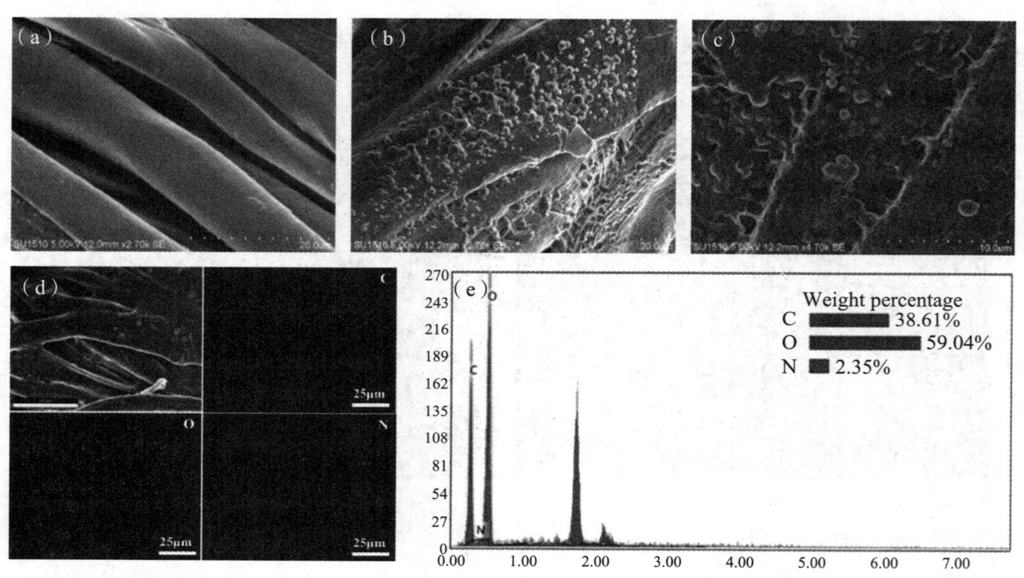

图 2 （a）空白织物的 SEM 图；（b，c）微胶囊整理织物的 SEM 图；（d，e）微胶囊整理织物的 EDS 能谱图

3. 微胶囊整理织物连花精油可控释放研究

图 3 为微胶囊在 CO_2 响应下 LFO 释放的示意图。CO_2 诱导叔氨基质子化，增加了微胶囊的亲水性，导致微胶囊膨胀，使壳层的渗透性增加，从而使微胶囊内部封装的 LFO 被释放出来。相反，如果去除 CO_2 气体会导致微胶囊收缩，将 LFO 封锁在微胶囊内部，释放速率下降。

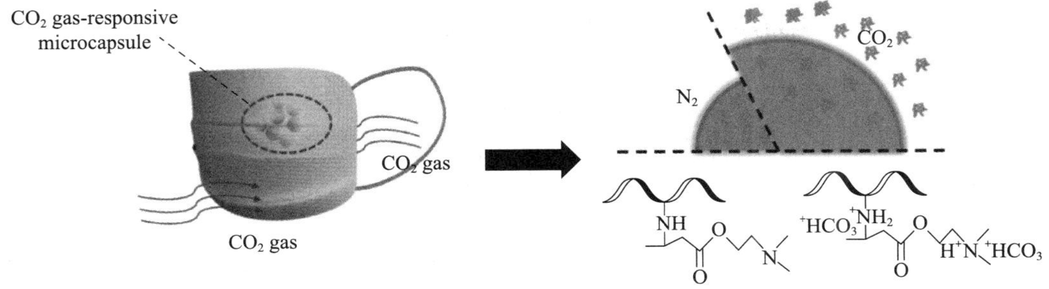

图 3　CO_2 响应下微胶囊中 LFO 释放的示意图

我们进一步研究了基于 LFO@ 壳聚糖微胶囊的无纺布香味缓释性能。如图 4（a）所示，环己烷溶液中 LFO 的浓度与吸收值成正比关系，求得的标准曲线为 C=0.08127A−0.40757。其中 C 为 LFO 的浓度，A 为 LFO 环己烷溶液的吸收值。CO_2 响应 LFO@ 壳聚糖微胶囊香味缓释的主要方式为，向溶液中通入 CO_2，使壳层的渗透性增大，LFO 先从微胶囊的内部扩散到外部，使微胶囊内外形成了浓度差，最终 LFO 从微胶囊向溶液中释放。从图 4（b）中可以看出，刚开始 LFO 的释放速率较快，主要是由于微胶囊的壳层中也含有少量 LFO，较微胶囊内部的 LFO 更容易释放出来。70 分钟后，微胶囊中 LFO 的残留率还有 67%，说明该微胶囊具有 CO_2 响应缓释性能。而且溶液中通入 N_2 时，仅有少量的 LFO 释放出来，说明 CO_2 的浓度可以控制 LFO 的释放。所以将具有 CO_2 响应的 LFO@ 壳聚糖微胶囊应用在口罩上，通过人体的吸气呼气控制 LFO 的释放，从而提高微胶囊中 LFO 的利用效率。

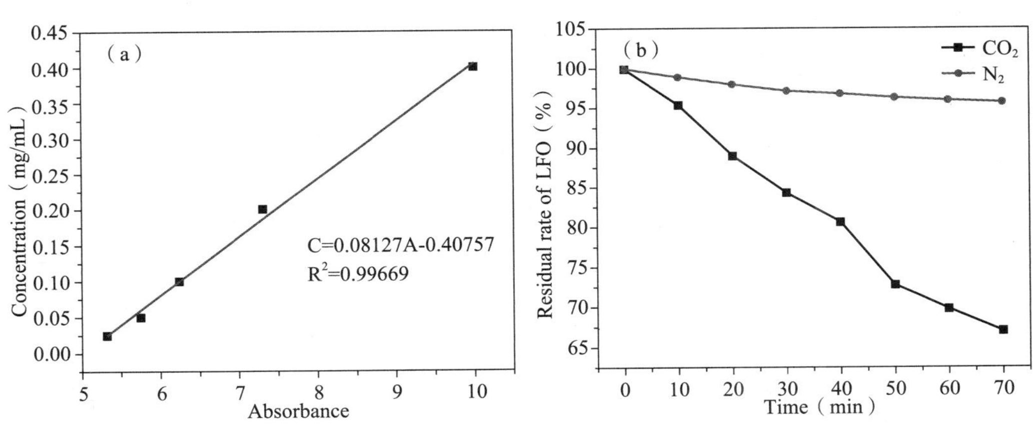

图 4　（a）连花精油 LFO 的标准曲线；（b）在不同 CO_2 浓度下整理织物中 LFO 的残留率

采用几种不同的模型对微胶囊的精油释放行为进行模拟，其中包括零级、Higuchi 和一级模型。由图 5 可知，一级模型的 R^2（衡量回归线拟合程度的指标）最高，所以该 LFO@ 壳聚糖微胶囊的释放曲线最符合一级模型。

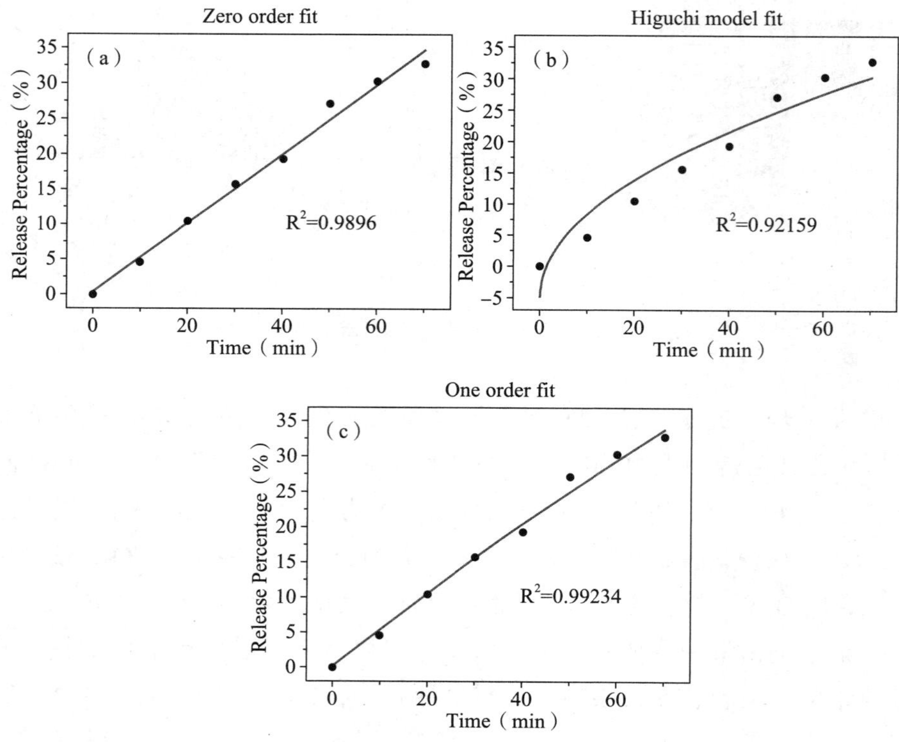

图 5 不同模型下释放率的拟合曲线：（a）零级方程；（b）Higuchi 模型；（c）一级方程

4. 微胶囊整理织物抗菌抗病毒研究

为评价整理织物的抗菌性能，采用振荡法和菌落计数法对金黄色葡萄球菌（*S. aureus*）和大肠杆菌（*E. coli*）的抗菌性能进行检测。图 6 所示为空白无纺布和分别基于壳聚糖、LFO 及 LFO@ 壳聚糖微胶囊的无纺布对金黄色葡萄球菌和大肠杆菌的抗菌实物图。从图中可以明显看出，空白无纺布对两种细菌几乎没有抗菌效果。相比之下，在壳聚糖、LFO 及 LFO@ 壳聚糖微胶囊的琼脂培养皿中，两种菌落数量明显减少。另外还可直观看出，LFO@ 壳聚糖微胶囊整理的无纺布对两种菌都具有良好的抗菌性能。为更具体地显示抗菌实验结果，还可以对培养皿上的细菌进行计数，从而计算出抗菌率。表 36–1 为以上三种无纺布对金黄色葡萄球菌和大肠杆菌的抗菌率。从表中可看出，LFO@ 壳聚糖微胶囊整理的无纺布对金黄色葡萄球菌和大肠杆菌的抗菌率高达 98.3% 和 95.7%，这主要是因为在 CO_2 的刺激下会有 LFO 的释放。说明 LFO 也具备抗菌效果，结合壳聚糖的协同抗菌性，使得 LFO@ 壳聚糖整理无纺布具有双重抗菌抗病毒效果。

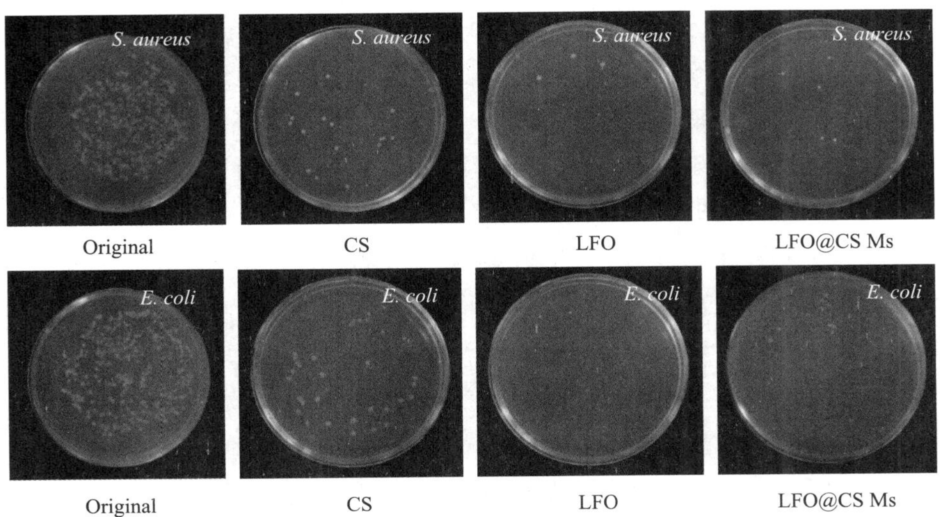

图 6　不同样品对金黄色葡萄球菌和大肠杆菌抗菌的实物图

表 36–1　不同样品对金黄色葡萄球菌和大肠杆菌的抗菌率

样品	活菌个数 金黄色葡萄球菌	抑菌率（%）	活菌个数 大肠杆菌	抑菌率（%）
空白无纺布	293	–	280	–
壳聚糖整理无纺布	16	94.5	32	88.6
LFO 整理无纺布	3	98.9	2	99.3
微胶囊整理无纺布	5	98.3	12	95.7

第二节　内调——清肺、养正提高机体御邪能力

人体感受疫邪后是否发病、病机传变及转归预后，主要与机体抗病御邪能力密切相关。机体体质和脏腑禀赋决定了机体对病毒感染的易感性。一则正气不足者，卫外御邪能力失司，如《素问·评热病论》所言："邪之所凑，其气必虚。"二则素体积热者，易受同气感召出现温热证候，如张锡纯《医学衷中参西录》言"大凡病温之人，多系内有蕴热"，强调了积热伏匿潜藏于体内，感受疫疠之邪伏而后发。针对以上两类易感疫邪人群，"内调"强调"清肺"和"养正"，提高机体御邪能力，对于健康人群及密切接触人群，可发挥较好的预防作用。

一、清肺产品

近代张锡纯《医学衷中参西录》言："大凡病温之人，多系内有蕴热。""外感之著人，恒视人体之禀赋为转移……盖人之脏腑素有积热者，外感触动之则其热益甚。"近现代中医名家孔伯华《论外感温热病因》亦提出："夫外感温热病者，必先赖于体内之郁热伏气而后感之于天地疠气淫邪而成……是以内因之郁热伏气乃外感温热病发病之本也。”现代研究显示，平素易“上火”人群的上呼吸道鼻腔、咽、喉等部位黏膜屏障功能受损，免疫球蛋白分泌减少，防御功能减弱，细菌、病毒等病原体更容易在受损黏膜处滋生繁殖，影响呼吸道微环境，从而引发上呼吸道感染。清肺火的预防措施即通过饮用相关的清肺产品，达到改善呼吸道微环境、预防呼吸系统疾病的目的。相关产品包括连花清菲颗粒、连花清菲植物饮料、连花清菲袋泡茶等。

（一）连花清菲颗粒（院内制剂）

【组成】金银花、芦根、炒苦杏仁、薄荷、浙贝母、胖大海、百合、陈皮、桔梗。

【功能】宣肺清咽，生津润燥，止咳化痰。

【主治】用于肺热津伤证，症见咽部异物感，咽干，咽痒，咽痛，咽部灼热感，多言后症状加重，伴咳嗽、咳痰、痰少或黏等，慢性咽炎、长期吸烟或雾霾所致见上述不适者。

【组方特色】金银花、薄荷、胖大海清宣郁热，解毒利咽；芦根、百合清肺润燥，生津利咽；桔梗、炒苦杏仁宣肃结合，止咳化痰；浙贝母清热化痰；陈皮理气化痰。诸药共奏清肺、化痰、生津、止咳、利咽之功。

【药理研究】

1. 改善呼吸道微环境，维护屏障功能

采用吸烟致小鼠呼吸系统损伤模型研究观察发现，连花清菲颗粒减轻模型小鼠鼻咽黏膜的局部炎症浸润，缓解鼻咽管黏膜上皮损伤，维护口咽部黏膜上皮屏障功能；鼻咽菌群的 16 SrDNA 分析显示，连花清菲颗粒改善模型小鼠鼻咽部微生物群的 Alpha 和 Beta 多样性，改善呼吸道局部微环境，并抑制长期吸烟导致的慢性炎症引起的肺部肉芽肿形成。

2. 改善雾霾颗粒致小鼠肺损伤

采用雾霾颗粒灭菌混悬液气管注射氨水引咳法致小鼠肺损伤，结果显示，连花清菲颗粒延长小鼠咳嗽潜伏期，减少咳嗽次数（$P<0.01$），缩小小鼠右肺前叶湿 / 干重比（$P<0.01$），减轻水肿程度，减少血浆乳酸含量（$P<0.05$），改善肺部缺氧状况。

3. 改善吸烟致小鼠呼吸系统损伤

采用吸烟致小鼠呼吸系统损伤模型，氨水刺激性引咳试验显示，连花清菲中、高剂量可明显延长咳嗽潜伏期，减少咳嗽次数（$P<0.01$）。病理结果显示，连花清菲减少肉芽肿形成，减轻炎症程度。表明连花清菲颗粒明显改善氨水刺激性咳嗽症状，减轻吸烟引起的肺损伤。

4. 抗炎作用

（1）减少肉芽肿系数，改善皮下组织增生：采用测定肉芽肿重量方法观察，结果显示，连花清菲颗粒可减小肉芽肿系数，且随剂量增加，抑制率逐渐升高，表现为连花清菲低剂量抑制率为 15%，中剂量抑制率为 24%，高剂量抑制率为 30%。连花清菲高剂量较模型组明显减小肉芽肿系数（$P<0.05$）。表明连花清菲颗粒高剂量可减小肉芽肿系数，改善模型大鼠皮下组织增生。

（2）改善二甲苯致炎：采用小鼠一侧耳涂布化学致炎物质二甲苯致耳肿胀模型，测定肿胀度即两耳重量差值。结果显示，连花清菲低、中、高剂量组可明显减小小鼠耳肿胀度（$P<0.01$），肿胀抑制率分别为43%、65%、57%，对二甲苯致炎有明显改善作用。

（3）减轻醋酸致小鼠炎性疼痛：采用0.7%醋酸腹腔注射致小鼠出现扭体反应观察，结果显示，连花清菲高剂量组小鼠的扭体潜伏期明显延长（$P<0.05$），扭体次数明显减少（$P<0.05$），低、中剂量组小鼠亦有相同趋势，但差异无统计学意义（$P>0.05$）。表明连花清菲颗粒高剂量可明显延长小鼠扭体潜伏期，减少扭体次数，对醋酸引起的炎性疼痛有明显改善作用。

5. 镇咳作用

采用氨水引咳法复制小鼠咳嗽模型，随机分为模型组、阳性药组（氢溴酸右美沙芬）、连花清菲低剂量组、连花清菲中低剂量组、连花清菲中剂量组、连花清菲高剂量组，连续灌胃给药6天。结果显示，连花清菲可明显延长小鼠咳嗽潜伏期、减少咳嗽次数，对氨水引起的小鼠咳嗽有明显的镇咳作用。

6. 祛痰作用

采用测量排泌的酚红量法，小鼠按体重随机分为6组，包括模型组、阳性药组（盐酸氨溴索）、连花清菲低剂量组、连花清菲中低剂量组、连花清菲中剂量组、连花清菲高剂量组，连续灌胃给药6天，结果显示，与模型组比较，连花清菲中低剂量组、中剂量组、高剂量组明显增加气管排泌的酚红含量，表明连花清菲颗粒可明显增加气管排泌的酚红含量，具有明显的祛痰作用。

（二）连花清菲植物饮料（健康食品）

【组成】金银花、芦根、桔梗、杏仁、橘皮、百合、薄荷、胖大海。

【功能】清咽润喉，清热解毒，宣泄清肺。

【药理研究】

抑制汽车尾气导致的肺部炎症：采用汽车尾气暴露致小鼠肺组织病理损伤模型观察，结果显示连花清菲饮料减少肺泡内炎性渗出，不同程度地降低肺匀浆里IL–1β、IL–6、IL–13水平；降低肺组织中IL–1β的蛋白表达和血液中IL–12的含量。

（三）连花清菲代泡茶（健康食品）

【组成】橘皮、金银花、薄荷、连翘叶、芦根、桔梗、胖大海、百合、罗汉果、杏仁。

【功用】辛凉透表，清热解毒，宣泄清肺。

【产品特色】在连花清菲组方基础上加入连翘叶、罗汉果，增强清肺热、润咽喉作用。

【药理研究】

1. 对咽喉炎模型大鼠的改善作用

采用氨水喷雾法复制大鼠慢性咽喉炎模型，结果表明，连花清菲袋泡茶显著降低模型大鼠咽喉部评分，抑制炎症细胞（白细胞、淋巴细胞、单核细胞）的产生，缓解组织氧化应激和模型大鼠咽喉部黏膜上皮增生及炎性细胞浸润。

2. 对口腔溃疡模型大鼠的改善作用

采用党参黄芪水灌胃联合氢氧化钠灼烧法复制口腔溃疡模型观察，结果显示，连花清菲袋泡茶显著降低模型大鼠口腔黏膜评分、口腔溃疡面积、肛温、口腔黏膜病理评分，调节组织中核呼吸因子 -1（NRF1）的表达，降低血清中丙二醛（MDA）的含量，增加血清中谷胱甘肽（GSH）和超氧化物歧化酶（SOD）的含量。

3. 对慢性支气管炎模型大鼠的改善作用

采用反复烟熏法诱导大鼠慢性支气管炎模型观察，结果显示，连花清菲袋泡茶显著提高模型大鼠肺功能，减少咳嗽次数，降低模型大鼠肺泡灌洗液炎症因子含量、支气管病理评分，以及肺泡灌洗液中血清 IL-1β、IL-6、TNF-α 含量，抑制炎症通路关键蛋白 AKT、FasL 表达水平。

4. 对雪貂呼吸道感染模型的改善作用

采用甲型流感病毒诱导雪貂肺炎模型观察，结果显示，连花清菲茶可显著提高模型雪貂体重，降低体温、临床评分、病毒载量、肺指数、炎症因子水平及肺组织病理评分。

二、养正产品

中医学把防御外邪及抗病康复能力统称正气。《素问·刺法论》载：“正气存内，邪不可干。”疾病发生与机体正气盛衰关系密切，机体正气不足是病邪侵入和发病的内在因素。通过服用药物提高机体正气，发挥抵抗外邪侵袭的能力，是中医“治未病”中“未病先防”追求的目标。正如《素问·刺法论》载“小金丹……服十粒，无疫干也”，清代叶天士也指出：“未受病前……即饮芳香正气之属，毋令邪入为第一义。”养正产品包括创新中药连花御屏颗粒和保健食品连花玉屏胶囊，通过调节机体免疫力发挥抗病康复作用。

（一）连花御屏颗粒（创新中药）

【组成】黄芪、山银花、防风、桂枝、白芍、连翘、白术、桔梗、干姜、大枣、陈皮、板蓝根、甘草。

【功用】益气固卫，祛风解毒。

【主治】适用于感冒气虚证，症见恶风、畏寒、鼻塞、流涕、发热、咽痛，伴倦怠、乏力、气短、懒言、自汗、面色㿠白，舌质淡，苔薄白，脉浮细或浮细弱。

【产品特色】本方由玉屏风散合桂枝汤化裁拟定。方中以黄芪、桂枝、芍药、白术、干姜、大枣益气固卫，敛阴和营，以复肌表阳络卫外之功；防风、山银花、连翘、板蓝根祛风解毒；桔梗载药之舟楫，引诸药入肺之气络随卫气敷布肌表；陈皮健脾理气化痰，防壅补之变。诸药合用，外可祛风解毒，内可益气固卫，通补络虚，标本兼治，治中寓防，防中寓治，防治结合。

【药理研究】

1. 治疗作用

（1）广谱抗毒作用：体外试验表明，连花御屏颗粒对常见感冒病毒如甲型流感病毒、乙型流感病毒、鼻病毒、呼吸道合胞病毒、副流感病毒、肠病毒、冠状病毒、腺病毒引起的细胞病变有一定抑制作用。动物体内药效实验，选择较小年龄（约 5 周龄）及老龄（17 月龄）小鼠，滴鼻感染鼻病毒、甲型 H1N1 流感病毒，用以模拟免疫低下群体的病毒感染状态。结果显示，连花御屏颗粒可提高模型小鼠体重，降低肺指数、肺组织病毒载量及效价，有效改善模型小鼠肺组织病变程度。

（2）抗炎作用：采用小鼠一侧耳涂布化学致炎物质二甲苯致耳肿胀模型，通过测定肿胀度即两耳重量差值，评价连花御屏颗粒对二甲苯致炎的影响。结果显示，与模型组比较，连花御屏中、高剂量组小鼠的耳肿胀度明显减小，肿胀抑制率分别为 16.17%、16.77%，连花御屏低剂量组小鼠的耳肿胀度有减小趋势，肿胀抑制率为 4.79%。提示连花御屏颗粒具有抗二甲苯诱导的局部炎症作用。

（3）调节免疫：①通过腹腔注射环磷酰胺建立小鼠免疫抑制模型，采用免疫器官重量法评价连花御屏颗粒的免疫调节作用。结果显示，连花御屏颗粒可增大免疫抑制模型小鼠的胸腺、脾脏指数，具有免疫调节作用。②通过碳粒廓清法，考察连花御屏颗粒对单核巨噬细胞系统（RES）的影响，评价其对非特异性免疫的作用。结果显示，连花御屏颗粒可提高小鼠炭粒吞噬指数 K，具有调节非特异性免疫功能作用。

（4）解热、镇咳、镇痛、祛痰作用：连花御屏颗粒可抑制大鼠腹腔注射 LPS 引起的发热，抑制氨气刺激小鼠呼吸道感受器引起的咳嗽反应，明显抑制醋酸刺激小鼠腹膜引起的疼痛反应，增加小鼠呼吸道分泌液量，稀释痰液，具有解热、镇咳、镇痛、祛痰作用。

2. 预防作用

采用甲型 H1N1 流感病毒感染动物与未感染动物 1∶1 合笼方式诱导密接传播，构建甲型流感病毒传播感染模型，分别进行病毒感染动物给药（切断传播）及密接动物给药（保护密接人群），评价连花御屏颗粒对甲型流感病毒引起的豚鼠呼吸道感染的预防作用。病毒感染动物给药（切断传播）结果显示：连花御屏颗粒显著降低病毒感染豚鼠鼻组织、气管病毒滴度，同时降低密接动物鼻组织、气管、肺组织病毒滴度，以及气管及支气管病理评分。密接动物给药（保护密接人群）结果显示：连花御屏颗粒显著降低密接动物鼻组织、气管、肺组织的病毒滴度，以及气管和支气管病理评分。可见，连花御屏颗粒具有明显抗流感病毒感染药效作用，能通过切断传播及保护密接群体来降低流感病毒的传染。

（二）连花玉屏胶囊（保健食品）

【组成】黄芪、茯苓、陈皮、当归、金银花。

【功用】益气健脾，护卫固表。

【产品特色】方中黄芪、茯苓健脾益气，培土生金，补肺益卫；当归养血和营；陈皮理气健脾，助黄芪、茯苓发挥健脾补肺之功；金银花清宣郁热，辛凉清解，与益卫固表等药物相互配伍，发挥扶正不留邪、祛邪不伤正之功。

【药理研究】

增强免疫力作用：采用抗体生成细胞数检测试验和小鼠血清半数溶血值（HC_{50}）试验测定连花玉屏胶囊对体液免疫的作用。结果显示，连花玉屏胶囊提高小鼠溶血空斑数及血清半数溶血值（HC_{50}），表明其具有提高体液免疫功能的作用。采用碳粒廓清试验、小鼠巨噬细胞吞噬鸡红细胞实验测定连花玉屏胶囊对小鼠单核-巨噬细胞吞噬功能的作用。结果显示，连花玉屏胶囊提高小鼠炭粒廓清吞噬指数及巨噬细胞吞噬百分率和吞噬指数，表明其具有提高单核-巨噬细胞免疫功能的作用。NK 细胞活性实验结果显示，连花玉屏胶囊提高 NK 细胞活性。

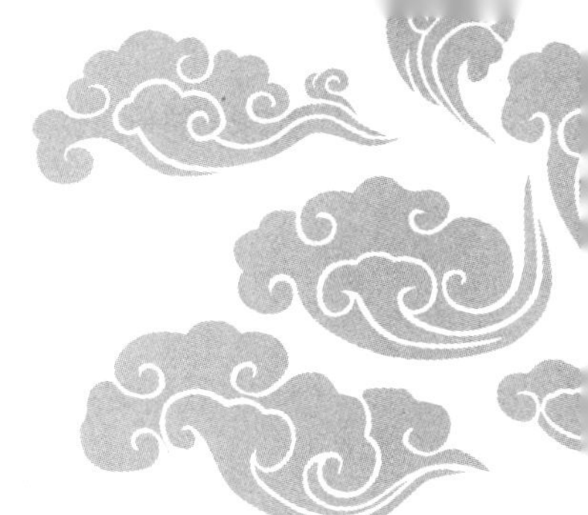

参考文献

[1] 吴以岭 . 络病学 [M] . 北京：中国科学技术出版社，2004.

[2] 吴以岭 . 脉络论 [M] . 北京：中国科学技术出版社，2010.

[3] 吴以岭 . 气络论 [M] . 北京：科学技术文献出版社，2018.

[4] 童瑶，李其忠，陈慧娟，等 . 中医脏腑解剖学属性探讨 [J] . 北京中医药大学学报，2000，(6)：4-6.

[5] 邢玉瑞 . 中医概念研究的方法学探讨 [J] . 中医杂志，2017，58（9）：721-723.

[6] 贾伟，赵立平，陈竺 . 系统生物医学：中西医学研究的汇聚 [J] . 世界科学技术 - 中医药现代化，2007，(2)：1-5.

[7] 蒋宏岩，蒋术一 . 是“心心说”，还是“肺心说”？——整合医学理论对哈维血液循环理论的修正 [J] . 医学争鸣，2015，6（1）：34-37.

[8] 蒋术一，李琦，蒋宏岩 . 血液真的循环吗？——整合医学与血液循环概念的更新 [J] . 医学争鸣，2018，9（2）：18-21.

[9] 邢玉瑞 . 中医概念研究的方法学探讨 [J] . 中医杂志，2017，58（9）：721-723.

[10] 朱大年 . 生理学（第 7 版）[M] . 北京：人民卫生出版社，2008.

[11] 张天佐 . 中医“先天”理论的文献研究 [D] . 北京：北京中医药大学，2010.

[12] 陈文彬，潘祥林 . 诊断学（第 8 版）[M] . 北京：人民卫生出版社，2013.

[13] Runfeng L，Yunlong H，Jicheng H，et al. Lianhua Qingwen exerts anti-viral and anti-inflammatory activity against novel coronavirus（SARS-CoV-2）[J] . Pharmacol Res. 2020，156：104761.

[14] Chen X，Wu Y，Chen C，et al. Identifying potential anti-COVID-19 pharmacological components of traditional Chinese medicine Lianhua Qingwen capsule based on human exposure and ACE2 biochromatography screening [J] . Acta Pharm Sin B. 2021，11（1）：222-236.

[15] Zheng JP，Ling Y，Jiang LS，et al. Effects of Lianhua qingwen Capsules in adults with mild-omoderate coronavirus disease 2019：an international，multicenter，double-blind，andomizedcontrolled trial [J] . Virol J. 2023，20（1）：277.

[16] Hu K，Guan WJ，Bi Y，et al. Efficacy and safety of Lianhua Qingwen capsules，a repurposed Chinese herb，in patients with coronavirus disease 2019：A multicenter，prospective，randomized

controlled trial [J]. 2022, 94: 153800.

[17] Xiaolong X, Jie Y, Taiping T, et al. Efficacy and Safety of Lianhua Qingke Tablets in the Treatment of Long Coronavirus Disease (COVID) Cough: A Randomized, Double-Blind, Placebo Controlled, Multicenter Clinical Study [J]. Engineering, 2024, 40: 61-9.

[18] 中国中医研究院. 中国疫病史鉴 [M]. 北京：中医古籍出版社，2003.

[19] 范天福. 吴有性的学术成就及其对清代温热病学的影响 [J]. 新中医，1981，(7): 52-55.

[20] 刘景源. 明清时期中医疫病学与温病学的形成与发展（上）[J]. 中国中医药现代远程教育，2004，2(1): 31-34.

[21] 刘景源. 明清时期中医疫病学与温病学的形成与发展（下）[J]. 中国中医药现代远程教育，2004，2(2): 27-30.

[22] 靳培培，王同兴，常丽萍，等. 基于数据挖掘的古代疫病治疗用药规律分析 [J]. 中国实验方剂学杂志，2025，31(11): 287-294.

[23] 贾振华，李红蓉，常丽萍，等. 中医学应对疫病的历史回顾与思考 [J]. 中国实验方剂学杂志，2020，26(11): 1-7.

[24] 贾振华. "外防内调"综合防控策略在呼吸系统公共卫生事件中的应用价值 [J]. 中国中西医结合杂志，2023，43(10): 1242-1246.

[25] 钟南山，王辰. 呼吸内科学 [M]. 北京：人民卫生出版社，2008.

[26] 胡燕，白继庚，胡先明，等. 我国抗生素滥用现状、原因及对策探讨 [J]. 中国社会医学杂志，2013，30(2): 128-130.

[27] 中华医学会儿科学分会呼吸学组. 急性呼吸道感染抗生素合理使用指南（试行）（下部分）[J]. 中国实用儿科杂志，2001，(12): 755-759.

[28] 陈荣昌，赵东兴. 应重视中国慢性阻塞性肺疾病的疾病负担和患者特点 [J]. 中华医学杂志，2017，97(40): 3121-3123.

[29] 支气管扩张症专家共识撰写协作组，中华医学会呼吸病学分会感染学组. 中国成人支气管扩张症诊断与治疗专家共识 [J]. 中华结核和呼吸杂志，2021，44(4): 311-321.

[30] 邱燕琴. 肺脓肿的临床特征及病原学分析 [D]. 福州：福建医科大学，2021.

[31] 贾振华. 连花清咳"化痰止咳"改善通气换气功能的科学内涵和临床价值解析 [J]. 中国实验方剂学杂志，2021，27(23): 190-194.

[32] 中华医学会呼吸病学分会慢性阻塞性肺疾病学组，中国医师协会呼吸医师分会慢性阻塞性肺疾病工作委员会，慢性阻塞性肺疾病诊治指南（2021年修订版）[J]. 中华结核和呼吸杂志，2021，44(3): 170-205.

[33] 中华医学会呼吸病学分会哮喘学组. 支气管哮喘防治指南（2020年版）[J]. 中华结核和呼吸杂志，2020，43(12): 1023-1048.

[34] 邓晓玲，许飞. 特发性肺纤维化发病机制研究进展 [J]. 实用临床医学，2020，21(10): 102-106.